Hemorrhagic and Ischemic Stroke
Medical, Imaging, Surgical, and Interventional Approaches

出血性和缺血性卒中
内科、影像、外科和介入治疗

主编

Bernard R. Bendok, Andrew M. Naidech, Matthew T. Walker, H. Hunt Batjer

主译

毛颖　张仁良　王亮

主审

吕传真

上海科学技术出版社

图书在版编目（CIP）数据

出血性和缺血性卒中：内科、影像、外科和介入治疗 /
（美）本多克（Bernard R. Bendok）等主编；毛颖，张仁良，
王亮主译 . —上海：上海科学技术出版社，2017.6
　　ISBN 978-7-5478-3422-0

Ⅰ.①出…　Ⅱ.① 本…　②毛…　③张…　④王…
Ⅲ.①脑血管疾病－诊疗　Ⅳ.① R743

中国版本图书馆 CIP 数据核字（2017）第 009013 号

出血性和缺血性卒中：内科、影像、外科和介入治疗

主编　Bernard R. Bendok, Andrew M. Naidech, Matthew T. Walker, H. Hunt Batjer
主译　毛颖　张仁良　王亮　主审　吕传真

上海世纪出版股份有限公司
上海科学技术出版社　出版
（上海钦州南路 71 号　邮政编码 200235）
上海世纪出版股份有限公司发行中心发行
200001　上海福建中路 193 号　www.ewen.co
浙江新华印刷技术有限公司印刷
开本 889×1194　1/16　印张 35.5
字数 990 千字
2017 年 6 月第 1 版　2017 年 6 月第 1 次印刷
ISBN 978-7-5478-3422-0/R·1304
定价：380.00 元

本书如有缺页、错装或坏损等严重质量问题，
请向承印厂联系调换

献　辞

谨将本书献给：我杰出的父母 Riad 和 Mima，感谢他们做出的牺牲和给予我的支持；我亲爱的妻子 Karen，她成就了我的事业；总是带给我惊喜的孩子 Michael 和 Sarah，他们是我最珍爱的礼物，是我日常快乐和灵感的来源；我杰出非凡的导师 Dr. Hunt Batjer 和 Dr. Nick Hopkins；我充满激情和奉献精神的同事和学生，他们赋予教学以价值；以及我的病人，他们每天为我展现生命的意义与人类的尊严。

—— Bernard R. Bendok

献给 Leon A. Weisberg, MD 和新奥尔良慈善医院留给我的那些记忆。那里的环境听起来如爵士乐，闻起来如辣椒，像厚厚的潮湿空气一样包裹着你。我每天都怀念它们。

—— Andrew M. Naidech

我要感谢 Dr. Eric J. Russell 的支持和指导，在我的职业生涯中他一直给我帮助；我要感谢西北大学 Feinberg 医学院从事诊断神经放射学、神经介入、神经放射学和放射学工作的同仁；我还要感谢我的家人 Karen、Grace、Owen 以及 Scooter 叔叔给我的支持。

我将神经影像学部分献给所有执业的放射学家，他们默默无闻地辛勤工作，支持并促进高分辨率解剖生理神经影像这个重要领域的发展，为卒中病人及其家人的生活带来了重要改变。正如美国作家 Thomas Merton 所言："然而正是在这种孤独中最有深度的活动开始了。就在这里，你会发现行动并非一定要有动机，劳作带来深刻的宁静，在迷蒙中可以有洞见，而且会获得超越所有欲望的、无限的满足。"

—— Matthew T. Walker

献给我伟大的朋友和导师 Duke Samson。我所有关于脑血管疾病的知识都受教于他。我只希望我学到了他所知道的一切！

—— H. Hunt Batjer

内容提要

本书由美国芝加哥西北大学神经外科主任 H. Hunt Batjer 教授邀请数十家医院相关科室的医师共同编写，综合了卒中的最新进展和专家们数十年的临床经验，内容翔实，重点突出，新颖实用。

本书的第 1 部分讨论卒中的内科处理和重症监护问题，这部分的焦点是早期诊断、内科治疗策略制订和内科干预。第 2 部分讨论用于缺血性和出血性卒中诊断的各种影像学手段。第 3 部分讨论神经外科手术，其中第 1 章主要讨论最危重和最常见的主题，即神经麻醉学；同时展示了结构性缺血和出血状况下的颅内外现代化治疗技术——在过去的几十年中，多领域的重大进步为进行挽救生命的操作提供了以往难以想象的安全环境和平台。第 4 部分讨论介入治疗和导管介入技术，这些新技术的适应证和具体的技术指南由本领域的领军人物提出。

本书的读者为神经内、外科医师，以及神经科相关学科，包括麻醉学、介入学和影像学等领域的医师，尤其是有志于血管神经病学和神经重症监护学研究的医学工作者。

译者名单

主译

毛　颖　张仁良　王　亮

主审

吕传真

译者

（以姓氏笔画为序）

王　亮　王　涌　王潇文　史之峰　朱凤平　朱汇庆　全　凯　刘文华
齐增鑫　江汉强　李郁欣　李　敏　李培良　李　薇　杨紫潇　吴泽翰
邹　翔　张双双　张仁良　张海波　林　敏　范　进　罗运贺　岳　琪
练学淦　赵鸿深　倪　伟　韩　莎　韩运飞　蔡加君

编写者名单

主编

Bernard R. Bendok, MD
Associate Professor
Departments of Neurological Surgery and Radiology
Northwestern University Feinberg School of Medicine
Chicato, Illinois

Andrew M. Naidech, MD, MSPH
Associate Professor
Department of Neurology, Anesthesiology, and Neurological
    Surgery
Northwestern University Feinberg School of Medicine
Chicago, Illinois

Matthew T. Walker, MD
Associate Professor of Radiology
Chief of Neuroradiology
Northwestern University Feinberg School of Medicine
Chicago, Illinois

H. Hunt Batjer, MD, FACS
Michael J. Marchese Professor of Neurological Surgery
Professor and Chair
Department of Neurological Surgery
Northwestern University Feinberg School of Medicine
Chicago, Illinois

编写者

Todd A. Abruzzo, MD
Department of Radiology
University of Cincinnati Neuroscience Institute
University of Cincinnati College of Medicine
Mayfield Clinic
Cincinnati, Ohio

Joseph G. Adel, MD
Department of Neurological Surgery
Northwestern University Feinberg School of Medicine
Chicago, Illinois

Felipe C. Albuquerque, MD
Division of Neurological Surgery
Barrow Neurological Institute
St. Joseph's Hospital and Medical Center
Phoenix, Arizona

Peter J. Amenta, MD
Department of Neurosurgery
Thomas Jefferson University Hospital
Jefferson Hospital for Neuroscience
Philadelphia, Pennsylvania

Sameer A. Ansari, MD, PhD
Department of Radiology, Neurology, and Neurosurgery
Northwestern University Feinberg School of Medicine
Chicago, Illinois

Salah G. Aoun, MD
Department of Neurological Surgery
Northwestern University Feinberg School of Medicine
Chicago, Illinois

Omar M. Arnaout, MD
Department of Neurological Surgery
Northwestern University Feinberg School of Medicine
Chicago, Illinois

Issam A. Awad, MD, MSc, FACS, MS(hon)
Professor of Surgery(Clinical Scholar)
Biological Sciences Division
Director of Neurovascular Surgery
Section of Surgery
University of Chicago Pritzker School of Medicine
Chicago, Illinois

Daniel L. Barrow, MD
Department of Neurosurgery
Emory Clinic
Department of Neurosurgery Service
Emory University Hospital
Emory MBNA Stroke Center
Atlanta, Georgia

H. Hunt Batjer, MD, FACS
Michael J. Marchese Professor of Neurological Surgery
Professor and Chair
Department of Neurological Surgery
Northwestern University Feinberg School of Medicine

Chicago, Illinois

John F. Bebawy, MD
Department of Anesthesiology
Northwestern University Feinberg School of Medicine
Chicago, Illinois

Rodney D. Bell, MD
Jefferson Hospital for the Neurosciences
Philadelphia, Pennsylvania

Bernard R. Bendok, MD
Associate Professor
Departments of Neurological Surgery and Radiology
Northwestern University Feinberg School of Medicine
Chicago, Illinois

Richard A. Bernstein, MD, PhD
Department of Neurology
Northwestern University Feinberg School of Medicine
Chicago, Illinois

Alan S. Boulos, MD
Division of Neurosurgery
Albany Medical Center
Albany, New York

Leonardo B. C. Brasiliense, MD
Division of Neurological Surgery
Barrow Neurological Institute
St. Joseph's Hospital and Medical Center
Phoenix, Arizona

Charles M. Cawley, MD
Department of Radiology
Emory University
Atlanta, Georgia

Neeraj Chaudhary, MD
Department of Radiology
University of Michigan Health System and Medical School
Ann Arbor, Michigan

Guilherme Dabus, MD
Department of Neurointerventional Surgery
Baptist Cardiac and Vascular Institute
Miami, Florida

John C. Dalfino, MD
Neurosurgery Group
Albany Medical Center
Albany, New York

Mark Dannenbaum, MD
Department of Neurosurgery
Emory Clinic
Atlanta, Georgia

Reza Dashti, MD, PhD
Department of Neurosurgery
Cerraphasa University
Istanbul, Turkey

Arthur L. Day, MD
Department of Neurosurgery
University of Texas Medical School
Houston, Texas

Valerie Dechant, MD
Department of Neurology
University of North Carolina
Chapel Hill, North Carolina

Colin P. Derdeyn, MD
Mallinckrodt Institute of Radiology
Departments of Neurology and Neurological Surgery
Center for Stroke and Cerebrovascular Disease
Washington University School of Medicine
St. Louis, Missouri

Rajat Dhar, MD
Department of Neurology
Division of Neurocritical Care
Washington University School of Medicine
St. Louis, Missouri

Andrew F. Ducruet, MD
Department of Neurological Surgery
Columbia University
New York, New York

Joshua R. Dusick, MD
Department of Neurosurgery
David Geffen School of Medicine
University of California-Los Angeles
Los Angeles, California

James D. Eastwood, MD
Department of Radiology
Duke University Medical Center
Durham, North Carolina

Christopher S. Eddleman, MD, PhD
Department of Neurological Surgery
Northwestern University Feinberg School of Medicine
Chicago, Illinois

Andrew J. Fishman, MD
Departments of Otolaryngology and Neurosurgery
Northwestern University Feinberg School of Medicine
Chicago, Illinois

John C. Flickinger, MD, FACR
Department of Radiation Oncology
University of Pittsburgh Medical Center
Shadyside Radiation Oncology
Pittsburgh, Pennsylvania

W. Christopher Fox, MD
Department of Neurosurgery
University of Michigan Health System
Ann Arbor, Michigan

Joseph J. Gemmete, MD
Division of Interventional Neuroradiology
Department of Radiology
University of Michigan Health System
Ann Arbor, Michigan

Nestor R. Gonzalez, MD
Departments of Neurosurgery and Radiology
David Geffen School of Medicine
University of California-Los Angeles
Los Angeles, California

Andrew Grande, MD
Department of Neurosurgery
University of Cincinnati Neuroscience Institute
University of Cincinnati College of Medicine
Cincinnati, Ohio

Bradley A. Gross, BS
Brigham and Women's Hospital
Boston, Massachusetts

Murat Gunel, MD
Department of Neurosurgery and Neurobiology
Section of Neurovascular Surgery
Yale University School of Medicine
New Haven, Connecticut

Dhanesh K. Gupta, MD
Departments of Anesthesiology and Neurological Surgery
Northwestern University Feinberg School of Medicine
Chicago, Illinois

Reza Hakimelahi, MD
Department of Radiology
Division of Neuroradiology
Massachusetts General Hospital
Boston, Massachusetts

Ricardo A. Hanel, MD, PhD
Department of Neurosurgery
Mayo Clinic
Jacksonville, Florida

Julie H. Harreld, MD
Diagnostic Imaging
St. Jude Children's Research Hospital
Memphis, Tennessee

Juha Hernesniemi, MD, PhD
Department of Neurosurgery
Helsinki University Central Hospital
Helsinki, Finland

L. Nelson Hopkins, MD
Departments of Neurosurgery and Radiology and Toshiba
    Stroke Research Center
School of Medicine and Biomedical Sciences
State University of New York at Buffalo
Department of Neurosurgery
Millard Fillmore Gates Hospital
Kaleida Health
Buffalo, New York

Jay U. Howington, MD
Neurological Institute of Savannah
Savannah, Georgia

Yin C. Hu, MD
Division of Neurological Surgery
Barrow Neurological Institute
St. Joseph's Hospital and Medical Center
Phoenix, Arizona

Michael C. Hurley, MD
Department of Radiology
Northwestern University Feinberg School of Medicine
Chicago, Illinois

Pascal M. Jabbour, MD
Department of Neurological Surgery
Division of Neurovascular Surgery and Endovascular
    Neurosurgery
Thomas Jefferson University Hospital
Philadelphia, Pennsylvania

Jennifer Jaffe, MPH, CCRP
Neurovascular Surgery Program and Section of
    Neurosurgery
Division of Biological Sciences and the Pritzker School of
    Medicine
University of Chicago
Chicago, Illinois

Rashid M. Janjua, MD
Department of Neurosurgery
University of South Florida
Tampa, Florida

Brian J. Jian, MD, PhD
Department of Neurosurgery
University of California, San Francisco
San Francisco, California

JimmyJaeyoung Kang, MD
Department of Radiology
Division of Radiology
Massachusetts General Hospital
Boston, Massachusetts

Hideyuki Kano, MD, PhD
Research Assistant Professor
Department of Neurological Surgery

University of Pittsburgh
Pittsburgh, Pennsylvania

Shah-Naz Khan, MD
Department of Neurosurgery
University of New Mexico
Albuquerque, New Mexico

Usman Khan, MD
Department of Neurosurgery
University of Cincinnati College of Medicine
Cincinnati, Ohio

Anne Catherine Kim, MD
Department of Radiology / Imaging Services
Kaiser Permanente
Walnut Creek Medical Center
Walnut Creek, California

Antoun Koht, MD
Departments of Anesthesiology, Neurological Surgery,
    and Neurology
Northwestern University Feinberg School of Medicine
Chicago, Illinois

Douglas Kondziolka, MD, MSc, FRCS(C), FACS
Department of Neurological Surgery
University of Pittsburgh Medical Center
Pittsburgh, Pennsylvania

Peter G. Kranz, MD
Department of Radiology
Duke University Medical Center
Durham, North Carolina

Michael T. Lawton, MD
Department of Neurological Surgery
University of California, San Francisco
San Francisco, California

Martin Lehecka, MD, PhD
Department of Neurosurgery
Helsinki University Central Hospital
Helsinki, Finland

Elad I. Levy, MD
Departments of Neurosurgery and Radiology and Toshiba
    Stroke Research Center
School of Medicine and Biomedical Sciences
State University of New York at Buffalo
Department of Neurosurgery
Millard Fillmore Gates Hospital
Kaleida Health
Buffalo, New York

Richard Lochhead, MD
Division of Neurological Surgery
Barrow Neurological Institute
St. Joseph's Hospital and Medical Center

Phoenix, Arizona

L. Dade Lunsford, MD, FACS
Department of Neurological Surgery
University of Pittsburgh School of Medicine
Pittsburgh, Pennsylvania

Neil A. Martin, MD
Department of Neurosurgery
David Geffen School of Medicine
University of California-Los Angeles
Los Angeles, California

Cameron G. McDougall, MD
Division of Neurological Surgery
Barrow Neurological Institute
St. Joseph's Hospital and Medical Center
Phoenix, Arizona

Laurie McWilliams, MD
Cerebrovascular Center
Cleveland Clinic
Cleveland, Ohio

Anna G. Meader, BS
Harvard University
Massachusetts General Hospital
Boston, Massachusetts

Philip M. Meyers, MD, FAHA
Department of Neurological Surgery
Columbia University
New York, New York

Jeffery Miller, MD
Department of Radiology
Northwestern University Feinberg School of Medicine
Chicago, Illinois

Mark D. Morasch, MD
Department of Vascular Surgery
Northwestern University Feinberg School of Medicine
Chicago, Illinois

Andrew M. Naidech, MD, MSPH
Associate Professor
Department of Neurology, Anesthesiology, and Neurological
    Surgery
Northwestern University Feinberg School of Medicine
Chicago, Illinois

Sabareesh K. Natarajan, MD, Ms
Department of Neurosurgery and Toshiba Stroke Research
    Center
School of Medicine and Biomedical Sciences
State University of New York at Buffalo
Department of Neurosurgery
Millard Fillmore Gates Hospital
Kaleida Health

Buffalo, New York

C. Benjamin Newman, MD
Division of Neurological Surgery
Barrow Neurological Institute
St. Joseph's Hospital and Medical Center
Phoenix, Arizona

Christopher Nichols, MD
Department of Neurosurgery
University of Cincinnati Neuroscience Institute
University of Cincinnati College of Medicine
Cincinnati, Ohio

Mika Niemelä, MD, PhD
Department of Neurosurgery
Helsinki University Central Hospital
Helsinki, Finland

Tomi Niemi, MD, PhD
Department of Anesthesiology
Helsinki University Central Hospital
Helsinki, Finland

Anitha Nimmagadda, MD
Departments of Neurological Surgery and Radiology
Northwestern University Feinberg School of Medicine
Chicago, Illinois

Christopher S. Ogilvy, MD
Department of Neurosurgery
Massachusetts General Hospital
Boston, Massachusetts

Aditya S. Pandey, MD
Department of Neurosurgery
University of Michigan Health System and Medical School
Ann Arbor, Michigan

J. Javier Provencio, MD, FCCM
Cleveland Clinic
Cleveland, Ohio

Gail Pyne-Geithman, PhD
Department of Neurovascular Research
Department of Neurosurgery
University of Cincinnati
Cincinnati, Ohio

Alejandro A. Rabinstein, MD
Department of Neurology
Mayo Clinic
Rochester, Minnesota

Rudy J. Rahme, MD
Department of Neurosurgery
Northwestern University Feinberg School of Medicine
Chicago, Illinois

Andrew J. Ringer, MD
Department of Neurosurgery
University of Cincinnati Neuroscience Institute
University of Cincinnati College of Medicine and Mayfield
    Clinic
Cincinnati, Ohio

Jaakko Rinne, MD
Department of Neurosurgery
Kuopio University Hospital
Kuopio, Finland

Rossana Romani, MD
Department of Neurosurgery
Helsinki University Central Hospital
Helsinki, Finland

Javier M. Romero, MD
Department of Ultrasound
Harvard University
Massachusetts General Hospital
Boston, Massachusetts

Robert H. Rosenwasser, MD, FACS, FAHA
Department of Neurological Surgery
Jefferson Medical College
Thomas Jefferson University
Philadelphia, Pennsylvania

Howard A. Rowley, MD
Department of Neuroradiology
University of Wisconsin, Madison
Madison, Wisconsin

Eric J. Russell, MD
Department of Radiology
Northwestern University Feinberg School of Medicine
Chicago, Illinois

Pamela W. Schaefer, MD
Department of Radiology
Division of Neuroradiology
Massachusetts General Hospital
Boston, Massachusetts

Albert J. Schuette, MD
Departments of Neurosurgery and Radiology
Emory University
Atlanta, Georgia

R. Michael Scott, MD
Department of Neurosurgery
Children's Hospital Boston
Boston, Massachusetts

Ali Shaibani, MD
Department of Radiology
Northwestern University Feinberg School of Medicine
Chicago, Illinois

Sameer A. Sheth, MD, PhD
Department of Neurosurgery
Massachusetts General Hospital
Boston, Massachusetts

Sunil A. Sheth, MD
Department of Neurosurgery
Massachusetts General Hospital
Boston, Massachusetts

Adnan H. Siddiqui, MD, PhD
Departments of Neurosurgery and Radiology and Toshiba
   Stroke Research Center
School of Medicine and Biomedical Sciences
State University of New York at Buffalo
Department of Neurosurgery
Millard Fillmore Gates Hospital
Kaleida Health
Buffalo, New York

Vineeta Singh, MD
Neurology Service
San Francisco General Hospital
University of California, San Francisco
San Francisco, California

Edward R. Smith, MD
Department of Neurosurgery
Children's Hospital Boston
Boston, Massachusetts

Robert A. Solomon, MD
Department of Neurological Surgery
Neurological Institute
Columbia University College of Physicians and Surgeons
New York, New York

Robert F. Spetzler, MD
Barrow Neurological Institute
Phoenix, Arizona

Charles M. Strother, MD
Department of Radiology
University of Wisconsin, Madison
Madison, Wisconsin

Byron Gregory Thompson, MD
Departments of Neurosurgery, Otolaryngology, and
   Radiology
University of Michigan School of Medicine
Taubman Health Care Center
Ann Arbor, Michigan

Cornelis A. F. Tulleken, MD, PhD
Department of Neurosurgery
Rudolf Magnus Institute of Neuroscience
University Medical Center Utrecht
Utrecht, The Netherlands

Patrick A. Turski, MD
Department of Radiology
University of Wisconsin, Madison
Madison, Wisconsin

Timothy Uschold, MD
Division of Neurological Surgery
Barrow Neurological Institute
St. Joseph's Hospital and Medical Center
Phoenix, Arizona

A. van der Zwan, MD, PhD
Department of Neurosurgery
Rudolf Magnus Institute of Neuroscience
University Medical Center Utrecht
Utrecht, The Netherlands

T. P. C. van Doormaal, MD
Department of Neurosurgery
Rudolf Magnus Institute of Neuroscience
University Medical Center Utrecht
Utrecht, The Netherlands

Erol Veznedaroglu, MD, FACS, FAHA
Stroke and Cerebrovascular Center of New Jersey
Hamilton, New Jersey

Matthew Vibbert, MD
Jefferson Medical College
Philadelphia, Pennsylvania

Matthew T. Walker, MD
Associate Professor of Radiology
Chief of Neuroradiology
Northwestern University Feinberg School of Medicine
Chicago, Illinois

Huai-che Yang, MD
Department of Neurological Surgery
University of Pittsburgh School of Medicine
Pittsburgh, Pennsylvania

Carine Zeeni, MD
Department of Anesthesiology
Northwestern University Feinberg School of Medicine
Chicago, Illinois

译者前言

由 Bernard R. Bendok, Andrew M. Naidech, Matthew T. Walker, H. Hunt Batjer 等教授主编的《出血性和缺血性卒中：内科、影像、外科和介入治疗》是一本内容非常新颖又实用的参考书。在卒中诊疗的临床实践中，内科、外科、影像和介入是四个支柱专业，本书综合这四个视角，使临床医生能够以多学科领域的综合视角来看待卒中，并为卒中患者制订诊治策略。

本书简明扼要地介绍了出血性和缺血性卒中的内科处理和神经重症监护，以及卒中的各种影像学诊断要点和进展，着重描述出血性和缺血性卒中中的外科手术技术和介入治疗方法，提供了大量精美的手术解剖图谱，同时在每章开始处提供了提纲挈领的要点，所有这些方式使得本书具有非常高的可读性和临床指导性。本书的作者都是卒中相关领域的著名专家，这些"明星"教授为本书带来了非常精彩的内容。我们相信本书会成为该领域的一本经典参考书，其引进将为我国广大神经内科、神经重症监护、神经影像、神经外科和神经介入专业的医师提供一本十分有益的参考书。

很荣幸，我们组织了神经内科、神经外科、神经介入和神经影像科的医师共同翻译了本书，希望能尽量体现本书的多学科交叉和各个学科"明星"教授汇聚的特点。因译者水平有限，不妥和错误之处在所难免，诚望读者批评指正。

译者

2017 年 3 月

英文版序言一

内科处理和重症监护

　　我很荣幸来介绍这部当代医学著作中的内科处理和重症监护部分，它由 Bendok、Naidech、Walker、Batjer 四位医生组织数十家医院的医师共同编写。卒中后获得最佳预后的关键在于贯穿于卒中整个病程的内科处理。尽管大多数医疗中心尚未引进先进的神经影像技术，且缺乏血管内治疗及血管神经外科的专家，但致力于卒中诊疗的所有临床医务人员，不管执业环境有多不同，只要阅读和体会这部分内容，均能从中获益。这一部分内容用词严谨，条理清晰，非常适合神经科医师，特别是从事脑血管专业和神经重症监护工作的医师进行阅读学习，这也是他们获取先进概念的优质资料来源。

　　血管神经病学和神经重症监护领域是根据运用本书所阐述的概念的需要发展而来的。对于神经内科医生来说，静脉给予组织型纤溶酶原激活剂（tPA）治疗急性缺血性卒中被证实有效，无疑是一个令人激动的消息，在这之前的治疗措施没有实质性的效果。随着脑血管病临床研究的进展，我们愈发意识到卒中处理的过程中充满了挑战。本书将使读者对这群高危患者的内科和重症监护管理的未来产生更多热情。我会把这本书放在书橱里，紧靠着那些关于卒中的金标准教科书。

Sheryl Martin-Schild, MD, PhD

血管神经病学家

神经病学系副教授

卒中项目主任

杜兰大学医学系

新奥尔良，路易斯安那州

英文版序言二

影 像 学

　　我很荣幸受邀撰写本书影像学部分的序言。这本著作由 Bendok、Naidech、Walker 和 Batjer 医生主编，对卒中的影像学和各类治疗措施进行了全面概述。

　　《出血性和缺血性卒中：内科、影像、外科和介入治疗》是一本注重读者体验的图书，为卒中患者的临床处理提供一站式指导。本书由卒中领域著名专家编写，提供了精确的、以实践为导向的医学见解，并有指导临床决策的实用性建议。本书包含了急性卒中影像学和临床处理方面的最新信息，以及卒中相关症状和相关疾病的最新治疗。这是一本内容准确、见解权威的著作，对于所有想了解卒中诊断和治疗前沿的临床医师来说是一本非常理想的参考书。这本书的内容特点在于：

- 回答了神经内科医师、神经外科医师和介入科医师在他们培训任何阶段的常见问题。
- 既阐述了卒中领域的普遍问题，也回答了一些难得一见的医学难题。
- 同时包含了卒中影像的基础知识和疑难问题。
- 临床处理包括了卒中的内科、外科和介入治疗。

Max Wintermark, MD

放射学、神经病学、神经外科

和生物医学工程学副教授

神经放射科主任

弗吉尼亚大学

夏洛茨维尔，弗吉尼亚州

英文版序言三

外科治疗

  我很荣幸来撰写本书外科治疗部分的序言，这是一部全面介绍卒中当代多学科管理的医学著作。本书编者众多，"明星"荟萃。首先它全面地阐述了出血性和缺血性卒中普通内科、临床和重症监护方面的处理、方法。第 2 部分是影像学方面的精彩内容，讨论了解剖和生理学方面的现代影像学技术，并展望了即将出现的最新技术的广阔前景。外科治疗部分的写作面面俱到，对于所有的常见和不常见的血管疾病，包括动脉瘤、动静脉畸形、硬脑膜瘘、海绵状血管瘤，以及颅内和颅外阻塞性疾病，不仅讨论了其手术技巧，同时考虑到了对这些复杂的神经外科手术非常重要的麻醉方法。介入治疗部分同样内容丰富，结尾章节尤为精彩地介绍了神经介入手术的最新进展和创新内容。

  这部著作内容上与时俱进，写作上点面结合，及时地总结了近些年来卒中在神经影像、内科处理和重症监护、外科和介入治疗方面的显著技术进步。编辑们将这些内容组织成一本可读性强、有指导作用的、插图完美的书，可谓贡献卓越。我衷心地祝贺他们！

Roberto C. Heros, MD

神经外科教授，副主任

住院医师培训部主任

迈阿密大学

迈阿密，佛罗里达州

英文版序言四

神经介入治疗

我很荣幸来写《出血性和缺血性卒中：内科、影像、外科和介入治疗》第四部分亦即神经介入治疗部分的序言。在神经介入领域从业 30 多年，我有幸见证了出血性和缺血性卒中最近在血管腔内治疗方面的巨大进步。最为重要的是，在整合严密的多学科环境中工作了十几年，我很早以前就明白：最好的进步和临床处理通常源于多学科的工作、合作和研究。

这本书中，Bendok、Naidech、Walker 和 Batjer 四位医师近乎完美地抓住并构筑了这个理念。他们召集了一群杰出的临床医师、影像学家、血管内治疗专科医师、神经外科医师和重症监护医师，共同创作了一本每位参与缺血性或者出血性卒中诊疗的医师或受训者的"定位"指导书。

我们的日常工作多集中在自己的亚专业领域上，即使参加专业会议也是要与自己的专业相符。但是，阅读这本书可以深入浅出地了解卒中领域的其他同仁对患者处理的贡献，并使自己成为一名知识渊博的卒中专家。希望通过这本专著加强各位卒中医师之间的联系，并由此使我们成为更好的研究者和医疗提供者，使这一高速发展的医学领域继续进步。

Jacques Dion, MD, FRCP（C）

神经介入科教授，主任

神经外科教授

埃默里医学中心

亚特兰大，佐治亚州

英文版前言

　　脑血管疾病，不管是缺血性还是出血性的，都是公共健康的重要问题。从婴儿到老年，这类疾病是主要的致死和致残原因。总体而言，出血性卒中的患者比缺血性卒中患者更加年轻，因此导致更重的社会负担。过去几十年来，血管腔内治疗技术层出不穷，用以治疗这类致死性疾病。在影像学诊断领域，磁共振成像（MRI）和非侵入性血管造影都取得了长足的进步。现代的重症监护团队拥有众多药物和许多医疗设备来保证患者在生命延续期维持最佳生理状态。外科手术，不论是开放性的还是导管介入的，在重要技术方面和实施策略方面都取得了巨大进步。

　　本书编写伊始，我们希望这是一本最新和最实用的图书，主要关注卒中的内科、影像学、介入和手术方面的范例。理念上，我们想努力为受训者和毕业不久的从业者提供一本便捷的、阅读体验良好的医学资源。正如本书各章节所提示的，我们的读者包括神经影像科医师、神经内科医师、神经外科医师以及参与神经重症监护治疗的医师。因为本书中介绍的各亚专业领域技术均为最高水平的，本书也可作为各位亚专业专家的参考书。

　　本书的第 1 部分讨论了卒中的内科处理和重症监护问题。这部分的焦点在于早期诊断、制订内科决策和内科干预措施。第 2 部分讨论了可用于缺血性和出血性卒中诊断的各种影像学手段。第 3 部分讨论了神经外科手术，其中第 1 章几乎都在探讨神经麻醉学这一最危重和最常见的主题，在过去的几十年中，各方面的重要进步提供了实施各种挽救生命的关键性操作的安全环境；这一章还介绍了结构性缺血和出血状况下的颅外和颅内治疗的现代化技术。第 4 部分讨论了介入治疗和导管介入技术，本领域的学科带头人提出了这些新技术的适应证和特别的技术指南。

　　为了帮助读者领会本书的精髓，我们在编写时特别采用一些实用而又新颖的写作形式。每章节都列出一个点明关键内容的要点小结，几乎每个操作性的章节都有光盘演示操作原理、外科手术和导管手术的实际操作步骤，提供生动的图解以加深读者对所描述内容的理解。

　　本书的编著者在各自的领域中都有很深造诣。Bernard Bendok 博士是一位神经显微外科专家和颅底外科医师，在血管腔内神经外科方面也受过良好培训，并且已成为这方面的专家。Andrew Naidech 博士是神经病学家，也是神经重症监护亚专业方面的专家。Matthew Walker 博士是美国西北大学的神经影像科主任，H. Hunt Bater 博士是该大学的神经外科主任，他们对脑血管疾病兴趣浓厚。我们全体编写者希望本书达到了预期目标，为读者提供了最前沿的诊疗策略和最先进而实用的侵入性操作方法，以减少脑血管病所致的长期残疾。

致谢

　　对于 Rudy Rahme 博士在编写本书中所做的不懈努力和创造性工作，我们深表感谢。也非常感谢我们的艺术家 Jennifer Pryll 对书中复杂难懂的概念的完美呈现。对于 Thieme 公司的编辑 Kay Conerly 和她的助理编辑 Lauren Henry 的无私奉献、专业水准和坚定支持，我们也感激不尽。

目　录

第 4 部分　神经介入治疗 ·· 385

第 1 部分

内科处理与重症监护

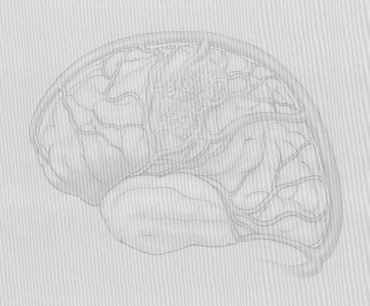

第 1 章

流行病学

Rodney D. Bell and Valerie Dechant
■韩莎 译 ■王亮 校

要点

◆ 卒中是美国致死和致残的第三位主要原因[1]。

◆ 卒中的危险因素包括年龄、性别等不可控因素和高血压、糖尿病、吸烟等可控因素。

◆ 了解卒中的危险因素有助于对患者卒中危险的分层管理和针对可控危险因素的治疗。

发病率

尽管脑血管疾病的诊断和治疗均有现代化的进步，卒中仍然是全世界死亡率和患病率上升的重要原因。世界卫生组织（World Health Organization, WHO）估计每年有 1 500 万的卒中病例。其中，500 万病例因卒中死亡，500 万长期残疾[2]。卒中在工业化国家更为普遍，是美国的主要健康问题之一。据估计美国每年发生 79.5 万例卒中。2005 年，美国心脏协会（American Heart Association, AHA）报道了143 579 例卒中相关性死亡，因此卒中成为继心脏病和肿瘤之后的第三位最常见致死原因[1]。

患病率

尽管卒中的总体发病率随着人口老龄化而增加，但因急性治疗和支持性护理技术的进步，卒中患者的死亡率有所下降。卒中后生存率有所提高，据估计美国有 470 万的卒中生存者；他们中 30% ～ 50% 不能恢复功能独立。复发性卒中在这类人群中很常见。在 40 ～ 69 岁的卒中幸存者中，15% 的男性和 17% 的女性 5 年内会再发卒中。对于 70 岁及以上的卒中患者，卒中复发率增加，男性为 23%，女性为 27%[1]。

卒中的亚型

缺血性卒中由于脑组织缺少血流所致。根据来自 Framingham Heart Study 的数据，大约 85% 的卒中是缺血性卒中。60% 的缺血性卒中是动脉硬化性，源自小血管或大血管直接的阻塞。栓塞性卒中是由于远距离来源的栓子导致脑血管栓塞而形成。栓塞性卒中约占缺血性卒中的 25%。出血性卒中约占所有卒中的 13%。其中 8% 是脑内出血（ICH），5.4% 是蛛网膜下腔出血（ subarachnoid hemorrhage, SAH ）[3]（图 1.1）。

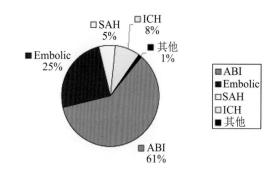

图 1.1 卒中亚型百分比。ABI，动脉粥样硬化型脑梗死；ICH，脑内出血；SAH，蛛网膜下腔出血；Embolic，栓塞型脑梗死。（资料引自 Mohr JP, Choi D, Grotta J, et al. Stroke: Pathophysiology, Diagnosis and Management, 4th ed. Churchill Livingstone, 2004.）

危险因素

流行病学研究显示伴有血管危险因素的患者卒中风险增加。Framingham 心脏研究为前瞻性地随访了病例数超过 5 000 例的队列研究，持续几十年。基于这些数据，制订出一个可预测 10 年卒中发生风险的危险因素表格。这个表格中包含年龄、收缩期血压、是否进行抗高血压治疗、糖尿病、吸烟、心血管疾病、心房颤动（房颤）和左心室肥大[4]。评估危险因素对于评价患者卒中总体风险有着重要作用。

有些危险因素如年龄和性别是无法控制的。然而，许多血管危险因素可以被合适的医学治疗所纠正。积极地监管和治疗可控危险因素可以大大降低患者卒中风险。表1.1列出可控和不可控卒中危险因素。

表 1.1　可控和不可控的卒中危险因素
不可控的危险因素
年龄
性别
种族/人种
基因
可控的危险因素
高血压
糖尿病
吸烟
血脂紊乱
体力活动不足
肥胖
过度饮酒
心房颤动
其他心脏病
药物滥用
阻塞性睡眠呼吸暂停
之前卒中史/短暂性脑缺血发作
高凝状态
主动脉动脉硬化
卵圆孔未闭
颈动脉疾病

不可控的危险因素

年龄

卒中的年发生率随着年龄增长而增加[1]。Framingham 心脏研究中持续 55 年的随访患者数据显示，从 35～95 岁每 10 年卒中风险大约增加 1 倍（图 1.2）。

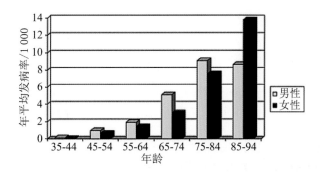

图 1.2　不同年龄和性别的动脉血栓性脑梗死发病率。（资料引自 Framingham Heart Study as presented in Mohr JP, Choi D, Grotta, Weir B, Wolf P. Stroke: Pathophysiology, Diagnosis and Management, 4th ed. Churchill Livingstone, 2004, P.15.）

性别

年轻人中，男性卒中发生率更高，随着年龄增长，这种性别差距缩小（图 1.2）。在最大年龄组（≥85 岁），女性的卒中发生率更高，也许是由于女性更长寿。在 2005 年，女性占所有卒中死亡的 60% 以上。

种族

在 Manhattan 卒中研究、社区动脉硬化危险因素研究和 Cincinnati/Northern Kentucky 卒中研究的数个荟萃分析证实种族与卒中风险相关。美国的不同人种卒中风险并不相同，非洲裔美国人卒中风险最高，随后是西班牙裔，其次是高加索种人。非裔美国人卒中风险是高加索种人的近 2 倍。这种差别在小于 55 岁的患者中更为明显。亚裔美国人缺血性卒中风险较低，但是出血性卒中风险较高。亚洲人群中高密度脂蛋白水平低更为常见，也许和出血性卒中相关[1]。

基因

根据卒中的双胞胎和家系研究提示，基因对于卒中风险有影响。多基因易感性和环境间复杂的相互作用比单个基因更能揭示个体卒中的易感性。数个基因多态性研究已证实可能和缺血性卒中、脑出血以及蛛网膜下腔出血有关[5, 6]（表 1.2）。

伴皮质下梗死和脑白质病变的常染色体显性遗传脑血管病（cerebral autosomal-dominant arteriopathy with subcortical infarcts and leukoencephalopathy, CADASIL）是最常见的遗传性卒中相关综合征。它是由于 NOTCH3 基因突变引起，导致青年人偏头痛、情感改变和皮质下卒中。

法布里病是一种伴 X 连锁隐性遗传疾病，因 β 牛乳糖缺陷而使三己糖神经酰胺在血管、神经系统、肾脏、皮肤中聚集。这些患者卒中和心脏疾病风险增加。

表 1.2 卒中相关基因多态性

基因	基因功能
动脉粥样硬化型卒中相关基因	
MTHFR	编码亚甲基四氢叶酸还原酶，四氢叶酸还原酶将同型半胱氨酸分解为蛋氨酸。MTHFR 基因缺陷导致高同型半胱氨酸血症
IPF1	编码参与胰腺发生和血糖调控的转录激活因子。和早发型糖尿病有关
TNFSF4	编码介导激活的 T 细胞黏附到血管内皮细胞上的肿瘤坏死因子家族。与心肌梗死和系统性红斑狼疮相关
ITGB2	编码参与细胞黏附的整合素蛋白
THBS2	编码介导细胞黏附和迁移的血小板相关蛋白
IL6	编码参与炎症反应的细胞因子，功能障碍导致糖尿病
ANXA5	编码参与凝血瀑布的抗凝因子
MMP12	编码参与炎症反应的细胞基质降解酶。基因缺陷与动脉粥样硬化相关
脑出血相关基因	
IL6	同上
TNF	编码由巨噬细胞分泌的促炎性因子，也许有神经保护作用
FBN1	编码原纤维蛋白 -1，细胞外基质的一部分。功能障碍与结缔组织障碍例如马方综合征相关
UCP1	编码线粒体非成对蛋白。功能障碍与肥胖相关
LIPC	编码参与脂质摄取蛋白。缺陷导致糖尿病
CCL5	编码参与 T 细胞化学吸引的细胞因子
蛛网膜下腔出血相关基因	
TNF	同上
CCL5	同上
MTHFR	同上
CAPN10	编码与非胰岛素依赖糖尿病相关的钙蛋白酶蛋白
UCP3	编码保护线粒体抵抗脂质诱导的氧化应激的线粒体非成对蛋白。缺陷与肥胖和 2 型糖尿病有关
OLR1	编码胚胎发育过程中胰岛素产生 B 细胞的转录因子很重要。缺陷与胰岛素依赖型糖尿病和胰岛素非依赖性糖尿病均相关
TGFBR2	编码参与影响细胞生长和分化的细胞信号转导受体。据推测是一种肿瘤抑制剂。缺陷与结缔组织病有关
IL10	编码参与免疫调节的单核细胞和淋巴细胞产生的细胞因子。缺陷与克罗恩病和类风湿关节炎相关

可控的危险因素

高血压

高血压是卒中最强的可控危险因素。收缩压（SBP）> 115 mmHg 后，卒中风险随着收缩压增加而增加。有效的血压控制最高可减少 1/3 卒中风险。

糖尿病

糖尿病增加包括冠脉、外周和脑血管系统在内多个部位的动脉粥样硬化[3]的发生风险。在糖尿病患者中动脉硬化伴随高血压风险增加，提示其卒中风险增加[9]。

糖尿病患者比非糖尿病患者发生卒中时年龄更小，也许是由于糖尿病加速动脉硬化疾病进展[9]；15% ~ 33% 的缺血性卒中患者伴有糖尿病[10]。

尽管糖耐量异常和血糖上升已被证实增加卒中风险，且可能是卒中患者不良预后的指标，但是仍不清楚强化血糖控制是否能够有助于减轻糖尿病患者卒中风险或者改善卒中患者的结局[3, 11]。

吸烟

在排除其他危险因素的情况下，吸烟者缺血性卒中风险是非吸烟者的近 2 倍[1]。增加的卒中风险很可能是由于加速的动脉硬化和促炎性作用。吸烟者在戒烟 5 年后，其卒中危险可以减少到与非吸烟者相同程度。美国心脏协会推荐所有卒中生存者戒烟[12]。

血脂异常

尽管高胆固醇血症与动脉粥样硬化，包括颈动脉和冠状动脉疾病相关，但是它和卒中中的直接关系尚未被完全证实[12]。冠状动脉疾病的发生率和血低密度脂蛋白（low-density lipoprotein, LDL）水平直接相关，与高密度脂蛋白（high-density lipoprotein, HDL）负相关[1, 12]。根据这个关系，美国心脏协会推荐伴有多种血管危险因素的患者的目标LDL为 < 100 mg/dL，或者 < 70 mg/dL[10]。

逐步增加的证据显示，他汀（最常用的高脂血症治疗药物）对卒中也许有保护作用。心脏保护试验（Heart Protection Study）包括了3 280名既往有卒中或者短暂性脑缺血发作（transient ischemic attack, TIA）史的患者，将其随机分组给予辛伐他汀或者安慰剂。辛伐他汀组患者卒中复发的概率大大降低，即使在那些血脂正常到轻度升高的患者中也是如此[13]。强化降低胆固醇水平预防卒中（Stroke Prevention by Aggressive Reduction in Cholesterol Levels, SPARCL）试验，研究在过去6个月内有过卒中或者TIA的患者中他汀的治疗作用。在这项研究中，他汀治疗的患者卒中发病率相对较低[14]。一项干预性的JUPITER研究（Justification for the Use of Statins in Prevention: An Intervention Trial），随访了17 000名血脂正常（LDL < 130 mg/dL）但C反应蛋白升高的患者，这项研究证明运用他汀可减少主要心血管事件，包括卒中的发生率[15]。基于这些研究，他汀之所以有抗动脉粥样硬化作用，除了对胆固醇的直接作用外，很可能还涉及他汀的抗炎作用和对于血管壁的直接抗动脉粥样硬化作用。美国心脏协会指南建议，即使卒中患者缺少高胆固醇和冠状动脉疾病等需要他汀治疗的指征，使用他汀类药物也是合理的[10]。

肥胖

肥胖与卒中的其他危险因素例如糖尿病、高血压、血脂异常相关。体质指数（body mass index, BMI）和卒中风险的相关性已被报道。尽管普通肥胖和卒中的关系也许由肥胖的其他并发症所导致，但有证据证明腹型肥胖是缺血性卒中独立的危险因素。腹型肥胖被证实与血栓前状态相关[16]。

过度饮酒

适量饮酒也许能减少缺血性卒中，其机制尚未清楚。假想的机制可能包括增加HDL，减轻血小板聚集，降低纤维蛋白原水平。过度饮酒与缺血性卒中和出血性卒中的增加有关[17]，这可能继发于饮酒相关性疾病，如高血压和心肌病[17]。

缺乏体力活动

规律锻炼可能通过改善肥胖、高血压、血糖、血脂水平等危险因素减轻卒中风险。有氧运动可能对于改善动脉粥样硬化斑块稳定性和改善内皮功能有更为直接的作用。锻炼可能有利于卒中生存者心理健康，改善功能独立性。

颈动脉疾病

颈动脉动脉粥样硬化可能是栓塞性卒中的栓子来源。颈动脉的严重狭窄和闭塞导致脑灌注不足也会引起缺血性卒中。

颈动脉狭窄的合理的治疗方法已由北美的随机试验验证。北美症状性颈动脉内膜切除术试验（Northern American Symptomatic Carotid Endarterectomy Trial, NASCET）和欧洲颈动脉卒中试验（European Carotid Surgery Trial, ECST）研究了新发无残疾的卒中和新发卒中样症状患者行颈动脉内膜切除术（carotid endarterectomy, CEA）相对于药物治疗的获益程度。两项研究都发现狭窄程度为70% ～ 99%的患者，颈动脉内膜切除术较药物治疗有益。无症状的颈动脉粥样硬化研究（Asymptomatic Carotid Atherosclerosis Study, ACAS）探讨了狭窄大于60%的患者中CEA对于药物治疗的获益程度。研究结果表明，如果手术引起的死亡率减少，CEA能使狭窄大于60%的患者获益。基于NASCET试验结果，美国神经病学协会（American Academy of Neurology, AAN）发表过一篇关于CEA在症状性和无症状性卒中患者中操作指南的文章[19, 20]（图1.3）。

颈动脉支架置入术（CAS）是颈内动脉狭窄治疗的一种替代性治疗手段。CAS是否优于CEA而使患者获益尚未明确，但是置入颈动脉支架的患者有更高的支架再狭窄风险[21]。颈动脉血供重建内膜切除术对支架研究（Carotid Revascularization Endarterectomy VS Stent Trial, CREST）发现，症状性或者无症状性颈动脉狭窄患者，在主要终点事件包括卒中、心肌梗死MI或者死亡中，颈动脉内膜切除术或者支架组无差异。支架组卒中风险更大，颈动脉内膜切除术组心肌梗死风险更大。

心房颤动

心房颤动（AF，简称房颤）导致心房无规律和无效的收缩，导致左心房血流停滞，继而形成凝块，从而栓塞大脑动脉。AF可增加5倍卒中风险[22]。尽管在所有年龄组中AF均增加卒中风险，但是AF对于卒中的独立作用随着年龄而增加[22]。华法林抗凝治疗可以降低AF患者每年1%的卒中风险。因此，对于无禁忌证的患者推荐抗凝治疗。< 65岁，并且除房颤外无其他血管危险因素的房颤患者，预防性抗凝风险很低，无须华法林[23]。房颤患者的氯吡格

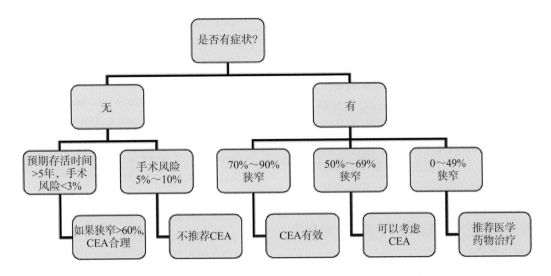

图1.3 颈动脉内膜切除术指南。(资料引自 Biller J, Feinberg WM, Castaldo JE, et al. Guidelines for carotid endarterectomy: a statement for healthcare professionals from a special writing group of the Stroke Council, American Heart Association. Stroke 1998; 29:554-562.)

雷试验和厄贝沙坦血管项目(ACTIVE)研究比较了在不能完全抗凝的患者中单用阿司匹林和阿司匹林与氯吡格雷合用的不同。尽管阿司匹林加氯吡格雷比阿司匹林单用确实可降低28%卒中,但是也增加87%的脑出血风险[24]。

阻塞性睡眠呼吸暂停

阻塞性睡眠呼吸暂停(OSA)是睡眠期间上气道阻塞导致呼吸多次暂停。呼吸暂停结果导致患者二氧化碳滞留和缺氧,这导致交感神经活动增加,进而血管收缩,形成严重高血压。OSA与内皮功能障碍、氧化应激和血小板过多活化有关[25]。已证实即使排除合并的高血压、糖尿病、肥胖等危险因素,OSA也是卒中的独立危险因素。

大动脉粥样硬化

总体而言,动脉粥样硬化疾病是卒中的一个危险因素。位于升主动脉的动脉粥样硬化斑块需特别注意,因为斑块可能直接栓塞到脑血管。在隐源性卒中患者中高比率的升主动脉粥样硬化已被证实。动脉粥样硬化的以下特征可以预测引起栓塞导致卒中的高风险。

◆ 大于4 mm厚斑块。

◆ 斑块成分不明。

◆ 斑块内有活动成分。

卵圆孔未闭

卵圆孔是胚胎时期血液流通的房间隔上的一个孔。正常情况下出生时卵圆孔关闭。当关闭未完全时,左右心脏流通尚存在。这能导致异源性的栓子从静脉系统中经卵圆孔流到动脉系统,从而发生脑梗死。预测卵圆孔未闭患者复发性卒中的高危因素如下。

◆ 存在房间隔动脉瘤。

◆ 大卵圆孔未闭。

◆ 左向右分流情况严重。

◆ 存在高凝状态。

普通人群尸检发现卵圆孔未闭的发生率为20%～35%,健康人中经食管超声检查可发现卵圆孔未闭者10%～25%[28]。尽管隐源性卒中患者中卵圆孔未闭较正常人中更为常见,但是有许多无症状性卵圆孔未闭患者。鉴于目前尚无前瞻性随机对照研究,因此无症状性卵圆孔未闭尚无明确的治疗适应证。

药物滥用

非法药物的滥用是年轻患者卒中的主要病因。当年轻患者发生隐源性卒中时做药物滥用筛查是合理的。可卡因使用与出血性卒中有关,因为可卡因可诱导极端高血压。可卡因也可诱导血管痉挛而导致缺血性损害。海洛因滥用与大面积梗死有关,也许与低血压和缺氧有关。苯丙胺(安非他命)滥用和复发的短暂性缺血、脑出血、缺血性卒中相关。

血栓前状态

凝血系统在抗凝和促凝间维持着脆弱的平衡。凝血系统不正常的患者易发生出血或者血栓形成。因此,这些患者出血性或者缺血性卒中风险增加。

抗磷脂抗体包括狼疮抗凝物和抗心磷脂抗体(免疫球蛋白G和M)。这些抗体与系统性红斑狼疮(SLE)以及其他结缔组织病有关,但是这些疾病也可能单独发生。抗磷脂抗体阳性的患者静脉和动脉血栓形成风险均增加[3, 30]。尽管证据尚有争议，一些前瞻性研究显示抗磷脂抗体阳性患者的卒中风险更高[30]。

V 因子 Leiden 变异是静脉血栓形成最常见的遗传性原因。V 因子变异使其能抵抗蛋白 C 的分解，进而使得静脉血栓形成的概率增加。V 因子 Leiden 变异和卒中有无直接关联尚有争议[3, 30]。

蛋白 C、蛋白 S 和抗凝血酶能抑制凝血瀑布的激活。这些蛋白的缺陷比 V 因子 Leiden 变异少见，但是更容易导致静脉血栓形成[3]。脑静脉血栓可以在 1% ～ 3% 的这些患者中发现。这些变异对于动脉性卒中的作用尚未明确。

凝血酶原 G20210A 变异导致凝血酶原增加，从而使得形成静脉血栓的危险性增加。有证据表明这种变异可能协同其他血管危险因素增加卒中风险，但是现有的资料尚无法一致地证实这种联系[3, 30]。

蛋氨酸代谢缺陷可使血浆同型半胱氨酸上升。高同型半胱氨酸水平与未成年的动脉粥样硬化相关，可导致卒中。在最严重的情况下，伴同型半胱氨酸尿症的儿童中，同型半胱氨酸是正常值的 20 倍，年轻时即可发生卒中。在 30% 的缺血性卒中患者中，同型半胱氨酸轻度升高（正常值的 1.5 ～ 2 倍）[3]。叶酸摄入不足或者蛋氨酸代谢缺陷可导致高同型半胱氨酸血症。补充维生素 B 可降低同型半胱氨酸水平，但是尚不能减轻卒中风险。

网络资源

www. americanheart. org: provides links to up-to-date stroke-related statistics and information for patients and physicians

www. who. int/cardiovascular_diseases: provides links to stroke-related statistics and guidelines as well as the Atlas of Heart Disease and Stroke

www. strokecenter. org: provides links to stroke-related information for both patients and health care providers, and provides a link to the stroke trials registry

www. theheart. org: provides a summary of recent publications related to vascular disease and stroke

参考文献

［1］Goldstein LB, Adams R, Becker K, et al. Primary prevention of ischemic stroke: A statement for healthcare professionals from the Stroke Council of the American Heart Association. Stroke 2001;32:280-299.Stroke. 2001;32:280-299

［2］Mackay J, Mensah G. The Atlas of Heart Disease and Stroke. Geneva: World Health Organization, 2004

［3］Mohr JP, Choi D, Grotta J, Weir B, Wolf P. Stroke: Pathophysiology, Diagnosis and Management, 4th ed. New York: Churchill Livingstone, 2004

［4］Wolf PA, D'Agostino RB, Belanger AJ, Kannel WB. Probability of stroke: a risk profile from the Framingham Study. Stroke 1991;22:312-318

［5］Yamada Y. Identification of genetic factors and development of genetic risk diagnosis systems for cardiovascular diseases and stroke. Circ J 2006;70:1240-1248

［6］Ikram MA, Seshadri S, Bis JC, et al. Genomewide association studies of stroke. N Engl J Med 2009;360:1718-1728

［7］Lawes CM, Bennett DA, Feigin VL, Rodgers A. Blood pressure and stroke: an overview of published reviews. Stroke 2004;35:776-785

［8］Chalmers J, Todd A, Chapman N, et al; International Society of Hypertension Writing Group. International Society of Hypertension（ISH）: statement on blood pressure lowering and stroke prevention. J Hypertens 2003;21:651-663

［9］Kissela BM, Khoury J, Kleindorfer D, et al. Epidemiology of ischemic stroke in patients with diabetes: the greater Cincinnati/Northern Kentucky Stroke Study. Diabetes Care 2005; 28:355-359

［10］Sacco RL, Adams R, Albers G, et al; American Heart Association; American Stroke Association Council on Stroke; Council on Cardiovascular Radiology and Intervention; American Academy of Neurology. Guidelines for prevention of stroke in patients with ischemic stroke or transient ischemic attack: a statement for healthcare professionals from the American Heart Association/American Stroke Association Council on Stroke: co-sponsored by the Council on Cardiovascular Radiology and Intervention: the American Academy of Neurology affirms the value of this guideline. Stroke 2006;37:577-617

［11］Fuentes B, Castillo J, San José B, et al; Stroke Project of the Cerebrovascular Diseases Study Group, Spanish Society of Neurology. The prognostic value of capillary glucose levels in acute stroke: the GLycemia in Acute Stroke（GLIAS）study. Stroke 2009;40:562-568

［12］Sanossian N, Ovbiagele B. Multimodality stroke prevention. Neurologist 2006;12:14-31

［13］Heart Protection Study Collaborative Group. MRC/BHF

Heart Protection Study of cholesterol lowering with simvastatin in 20,536 high-risk individuals: a randomised placebo-controlled trial. Lancet 2002;360:7-22

[14] Amarenco P, Bogousslavsky J. Callahan A Ⅲ, et al; Stroke Prevention by Aggressive Reduction in Cholesterol Levels（SPARCL）Investigators. Highdose atorvastatin after stroke or transient ischemic attack. N Engl J Med 2006;355:549-559

[15] Ridker PM, Danielson E, Fonseca FA, et al; JUPITER Study Group. Rosuvastatin to prevent vascular events in men and women with elevated C-reactive protein. N Engl J Med 2008;359:2195-2207

[16] Suk S-H, Sacco RL, Boden-Albala B, et al; Northern Manhattan Stroke Study. Abdominal obesity and risk of ischemic stroke: the Northern Manhattan Stroke Study. Stroke 2003;34:1586-1592

[17] Sacco RL, Elkind M, Boden-Albala B, et al. The protective effect of moderate alcohol consumption on ischemic stroke. JAMA 1999;281:53-60

[18] Gordon NF, Gulanick M, Costa F, et al; American Heart Association Council on Clinical Cardiology, Subcommittee on Exercise, Cardiac Rehabilitation, and Prevention; the Council on Cardiovascular Nursing; the Council on Nutrition, Physical Activity, and Metabolism; and the Stroke Council. Physical activity and exercise recommendations for stroke survivors: an American Heart Association scientific statement from the Council on Clinical Cardiology, Subcommittee on Exercise, Cardiac Rehabilitation, and Prevention; the Council on Cardiovascular Nursing; the Council on Nutrition, Physical Activity, and Metabolism; and the Stroke Council. Circulation 2004;109:2031-2041

[19] Beneficial effect of carotid endarterectomy in symptomatic patients with high-grade carotid stenosis. North American Symptomatic Carotid Endarterectomy Trial Collaborators. N Engl J Med 1991;325:445-453

[20] Chaturvedi S, Bruno A, Feasby T, et al; Therapeutics and Technology Assessment Subcommittee of the American Academy of Neurology. Carotid endarterectomy-an evidence-based review: report of the therapeutics and

technology assessment subcommittee of the American Academy of Neurology. Neurology 2005;65:794-801

[21] Bettmann MA, Katzen BT, Whisnant J, et al. Carotid stenting and angioplasty: a statement for healthcare professionals from the Councils on Cardiovascular Radiology, Stroke, Cardio-Thoracic and Vascular Surgery, Epidemiology, and Prevention, and Clinical Cardiology, American Heart Association. Circulation 1998;97:121-123

[22] Wolf PA, Abbott RD, Kannel WB. Atrial fibrillation as an independent risk factor for stroke: the Framingham Study. Stroke 1991;22:983-988

[23] Atrial Fibrillation Investigators. Risk factors for stroke and efficacy of antithrombotic therapy in atrial fibrillation. Analysis of pooled data from five randomized controlled trials. Arch Intern Med 1994;154:1449-1457

[24] Connolly SJ, Pogue J, Hart RG, et al; ACTIVE Investigators. Effect of clopidogrel added to aspirin in patients with atrial fibrillation. N Engl J Med 2009;360:2066-2078

[25] Somers VK, White DP, Amin R, et al. Sleep apnea and cardiovascular disease: an American Heart Association/ American College of Cardiology Foundation Scientific Statement from the American Heart Association Council for High Blood Pressure Research Professional Education Committee, Council on Clinical Cardiology, Stroke Council, and Council on Cardiovascular Nursing. J Am Coll Cardiol 2008;52:686-717

[26] Yaggi HK, Concato J, Kernan WN, Lichtman JH, Brass LM, Mohsenin V. Obstructive sleep apnea as a risk factor for stroke and death. N Engl J Med 2005;353:2034-2041

[27] Fujimoto S, Yasaka M, Otsubo R, Oe H, Nagatsuka K, Minematsu K. Aortic arch atherosclerotic lesions and the recurrence of ischemic stroke. Stroke 2004;35:1426-1429

[28] Thaler DE, Saver JL. Cryptogenic stroke and patent foramen ovale. Curr Opin Cardiol 2008;23:537-544

[29] Neiman J, Haapaniemi HM, Hillbom M. Neurological complications of drug abuse: pathophysiological mechanisms. Eur J Neurol 2000;7:595-606

[30] Rahemtullah A, Van Cott EM. Hypercoagulation testing in ischemic stroke. Arch Pathol Lab Med 2007;131:890-901

第 2 章
临床评估

Richard A. Bernstein
■ 韩莎　王亮　译校

要点

◆ 头痛和局部缺损症状的关系对鉴别卒中和偏头痛，以及确定卒中的病因很重要。

◆ 病史中，仔细观察是体格检查中重要的组成部分。

◆ 瞳孔扩大伴意识改变提示不可逆脑损伤或者死亡，必须采取急救措施来减轻脑水肿，进行神经影像检查，请求神经外科会诊。

急性卒中属于急诊医学，需要迅速识别，进行病因学诊断和治疗。所有这些步骤必须按同时、有序的组织形式进行，临床医师必须将两个鉴别诊断牢记心中。第一，临床医师必须排除其他诊断后才考虑的最可能诊断。第二，临床医师必须设立一个对于患者安全具有潜在可逆转的危险因素的列表，进行经验性治疗或者对于不可能的危险迅速排除。当病史采集、体格检查及实验室检查完成时，鉴别诊断也随之形成。本章讨论了如何有组织地评估由于卒中导致神经缺损症状急性发作的患者；讨论了如何获得关键临床信息以判断是否为卒中，是何种类型卒中。这些方法为临床医师提供了如何选择急性卒中治疗决策的信息，后续几章将讨论这些治疗选择。

急性神经综合征：一般处理

所有的急性神经症状的主诉均应被视为急症。大脑对于损伤的耐受性很差，可逆转损伤的时间窗也很短。由于非神经科医师常认为神经科很复杂，往往在病情未稳定时就请神经科会诊，所以要牢记，对于所有来急诊的患者，包括有神经科主诉的患者，完成基本的医疗处理是最重要的（表 2.1）。其中包括保证患者的气道通畅，如果患者呼吸功能不全则建立人工气道。患者必须保持稳定的、充分灌注的心脏节律，建议直到患者稳定前均进行心电监护。血压剧降可能导致中枢神经系统功能障碍，应测量血压和纠正低血压（收缩压小于 90 mmHg 而伴神经体征者）。急性神经综合征，包括昏迷、卒中和癫痫，可与急性低血糖反应相似。因此，如果在首次评估时未测血糖，应及时床旁测量血糖[1]。如果患者是低血糖或者血糖不明确时，应给予葡萄糖注射。急性维生素 B_1 缺乏可能导致意识障碍（Wernicke 脑病），应用葡萄糖可能加重易患患者的情况。因此，对于急性神经功能障碍的患者，建议给予葡萄糖前均应静脉给予 100 mg 维生素 B_1。急性神经功能障碍患者意识水平一般均有波动，因此必须坚持一个原则，在到患者稳定前应做到"口中无物"，以避免窒息。所有倒地的患者必须被假设为跌倒，可能有不稳定的颈椎损伤，直到其被排除。最后，患者如果使用过量的镇静剂或者阿片类镇痛剂时，应考虑做纳洛酮试验。

表 2.1　卒中患者急诊处理

1. 明确气道是否安全，如果不是，建立稳定的气道通常，GCS 评分 < 9 应该气管插管

2. 建立静脉通道

3. 如果氧饱和度 < 92%，吸氧

4. 保持收缩期血压 > 90 mmHg

5. 静脉给予维生素 B_1 100 mg

6. 明确血糖或者经验性给予葡萄糖

7. 如果发现患者躺在地上，固定颈椎直到明确放射学结果

8. 如果患者可能有药物滥用，明确纳洛酮试验结果

急性局灶性或全面性神经功能缺失——是否是卒中

卒中的特点是突然出现的局灶性神经缺损症状。局灶性缺失症状是由中枢神经系统某个特殊区域损伤而产生的。相反，全面性神经功能缺损症状是由于整个大脑或者全脑的功能异常引起，它由急性卒中引起的可能性较小。当患者稳定后（表2.1），应进行下一步评估决定患者是局灶性还是全面性缺损症状，因为它们的病因和治疗不同。局灶性缺损症状可以由病史和体格检查迅速获得。可以根据病史采集和体格检查确定是否是局灶性症状，如失语（在意识清楚时不能讲话或者不能理解）、视野缺失、单侧大脑半球病变或者严重的脑干功能障碍时，大部分卒中患者起码在发病最初时保持意识正常。全面性缺损特点为意识水平降低，而与任何局灶性症状或者体征不一致。一名患者嗜睡淡漠但运动和脑干功能正常，则不太可能是卒中（排除蛛网膜下腔出血）。

快速发生的局灶性缺损症状应考虑诊断为卒中，除非证实有其他疾病，而且其他可造成缺损症状的原因也应该考虑到[1]，这些病因概括在表2.2中。值得注意的是，只根据临床评估不足以明确急性局灶性缺损症状的患者是否是卒中，即使他们有表中列举的情况。有几个有效的院前检查工具也可以区分卒中和其他原因导致的急性脑功能障碍，并且被证实可以改善在救护车上确认的卒中情况[2, 3]。

表 2.2　导致快速发作的局灶性神经症状和体征的常见非血管性原因
1. 癫痫：阳性症状和事后遗忘
2. 偏头痛：缓慢发生的头痛后伴随的展开症状；与之前症状相似
3. 高颅压脑病：血压升高和局部症状引起的脑病
4. 低血糖
5. 转化障碍：没有相应的神经功能缺失，缺乏客观体征（例如面部无力，反射异常）

急性卒中的临床早期评估

病史

一旦认为有卒中可能时，应做针对性的病史采集和神经系统体格检查，并指导进一步检查和确定患者是否有急性治疗的指征。精确确认神经症状发生的时间极为重要。若患者或者其他目击者不能确定症状开始的时间，应确认患者最后正常的时间，如果患者失

语，必须通过听到患者能正常讲话的准确时间借以确认发病的准确时间；运动功能正常但没有听见患者说话前不能确定患者是否存在言语障碍，即使已发现有运动障碍者也应如此。大片非优势半球损害的患者，常常不知道自己有神经缺损症状，因此也不能准确告知症状的发生时间，所以要尽全力联系在家中、工作场所或发现患者所在地的目击者，尽可能准确地证实患者正常的最后时间。

神经缺损症状的发生形式应从病史中得知。缺血性卒中常在开始时缺损症状最严重，而脑出血的缺损症状则因为血肿的扩大，症状往往在数秒至数分钟后加重，但持续10～30分钟的进展性肢体功能缺损往往提示是偏头痛。神经缺损症状前有阳性症状者（如抽动），虽然也可由缺血性卒中引起，但较为罕见，2%～10%的卒中患者在发病时或在发病前后伴随着癫痫发作，因此，癫痫并不能排除伴有卒中的存在。

病史还应该记录患者的利手，明确卒中的危险因素，包括以往的卒中、心肌梗死、高血压、糖尿病、吸烟、房颤，以及外周血管疾病病史。如果可能的话，应确认患者的用药史，若不可能，至少亦应该仔细询问患者是否服用抗血栓形成的药物、抗凝药、胰岛素或者口服降糖药物。还应明确有无非法用药，特别是拟交感药物（可卡因、苯丙胺）以及草药佐剂的使用。要仔细询问头痛史，神经缺损症状之前伴随发生的头痛与缺血性和出血性卒中（包括蛛网膜下腔出血）相关，也可提示动脉血栓、损伤（夹层）或颅内静脉栓塞等。但在缺损症状恢复之后出现的头痛可能提示偏头痛。

最后，还应明确局灶性缺失症状的主诉是否恢复，若症状完全恢复，必须明确记录是否完全与发病前相同。有时，反复发生的神经功能缺失者，即使数小时后也可以做溶栓治疗。戏剧性的完全性或不完全性自我恢复患者应有良好的记录，若未经治疗即已迅速恢复者，或许不需要干预措施。还应详细描述患者哪些动作是过去不能做而现在可以做（例如，抬起上肢、系鞋带、讲话等）。

由于有太复杂的潜在的急诊医学问题，在经过多种内科、手术治疗和诊断程序的背景下，识别和评估院内卒中患者特别困难[5]。病史应包括入院原因、用药史，特别应记录局部抗血栓，镇静剂使用，近期的创伤性操作如中央静脉植入、活检、手术和内镜检查，以及潜在感染或免疫缺陷等。还必须记录每个阶段出现过的低血压、缺氧、低血糖，以及心搏骤停或心脏功能紊乱情况。

体格检查

体格检查分为全身（非神经系统）和神经系统的体格检查。必须注意的是，询问病史和与患者交谈提供了集中观察神经系统的宝贵机会。一个能够提供连贯、准确病史并交谈正常的患者，不可能有严重的临床失语。一个自知有运动障碍，因此焦虑、沮丧的患者不太可能有严重的失认。一名患者不能回忆他人并有明确看到的短暂局灶性障碍，并且不伴随意识障碍者，可能是癫痫。尽管主诉有局部无力，但患者在改变位置或动作时仍能正常移动肢体，可能是有功能性（转化）障碍。

全身体格检查

心脏检查重点在搏动节律，寻找有无房颤体征；心脏杂音的存在提示心内膜炎；外周水肿提示充血性心力衰竭（CHF），易发生栓塞。肺部检查应注意是否出现需要治疗的肺水肿，它提示左心室功能障碍。应当仔细检查是否有心内膜炎的皮肤红斑（Olser结节、Janeway损害、细小出血），皮疹可能指示有自身免疫病或者高凝状态（例如网状青斑）。最后，应当寻找外伤或者癫痫体征，如挫裂伤，瘀青，髋、膝或者肘部疼痛，或者咬破的舌头。急诊情况下对卒中患者的全身体格检查应保证在 2 ～ 3 分钟内完成。

神经系统体格检查

根据教学要求，神经系统体格检查应是平静、细心、详细，而且完整、规范、明确的体检手法。但在急性卒中诊断中，必须注重于神经系统体格检查是否可判定局灶性症状并对其严重程度进行分级。急性卒中患者的神经科评估不必进行全身两点辨别感觉的精细检查。

神经系统体格检查的目的是帮助定位诊断和帮助明确患者是否可得益于有风险的急性干预。因为大动脉阻塞可经血管内疗法治疗，所以要确定卒中是否影响由大动脉供血的皮质结构，或者不影响这些区域而只是影响运动感觉皮质束。表 2.3 示常见累及大动脉的皮质体征。

表 2.3　急性卒中大动脉阻塞的临床体征
1. 失语
2. 凝视伴对侧无力
3. 失认
4. 半侧空间忽视
5. 视野缺失
6. 偏侧视觉或触觉忽视

检查患者的精神状态，重点在于明确意识是否丧失（LOC），有无失语，有无偏身忽视的存在。通过唤醒患者的刺激程度，清醒时间的长短，在清醒期间可以做什么，来评价患者的意识水平。

在采集病史时通过和患者交谈来排除是否失语。完整的言语测试包括倾听患者自发言语是否有错词错音，言语是否流利（每分钟语言元素的个数，或者言语的流畅性），完成三个命令的能力及迅速准确地命名常见物体的能力。失语分为完全性失语（不能言语，不能理解）；运动性失语（不流利，电报式言语，语法元素不全但是语义内容保存并相对可理解）；或感觉性失语（流利但是言语无意义，经常有"术语"，缺乏理解力和深意）。

失用和忽视可以通过询问患者来检查：如对自己已经明显无力的肢体是否承认无力；命令患者指出左侧的物体；让患者指出屋里在他左边的有几个人。视觉空间忽视的快速筛查可以让检查者从患者的左边进入房间，站在患者左侧（或站于左利手患者的右侧），观察患者是否知道检查者的存在。

可疑卒中患者的脑神经检查包括视野（检查两只眼睛的四边象限作为筛查试验，如果存在视野缺陷则分别检查每只眼睛），眼球运动，面部感觉、肌力和对称性，言语的清晰性（在采集病史时已经评估），能否伸舌。运动检查应当用肌力评分［Medical Research Council（MRC）评分］和灵活度评估。轻微运动障碍常常仅有的体征是肌力正常，而手的手指动作缓慢笨拙，或者没有大肢体无力时的旋前不充分。应当迅速检查感觉系统，以防患者厌烦而影响检查结果。在大多数病例中，用针或者其他冷的东西来检查个别区域已经足够了。评估患者对于两侧同时刺激的反应是很重要的，轻微的视觉或者感觉忽略的患者可检测出如下表现：在受累侧单独刺激时可察觉到刺激，但是当在未受损侧同时刺激时则不能察觉到（表 2.3），这些发现提示顶叶损伤。四肢都应检查协调能力，如果病情稳定，患者应尽可能垂直坐在推床上以检查躯干共济失调。记录体格检查结果和用标准卒中评分工具得出的评分，如美国国立卫生研究院卒中评分量表（National Institutes of Health Stroke Scale, NIHSS），有助于系列检查中来评价患者是否稳定、好转或者进展。

深感觉、趾反射和肌张力，以及详细的感觉可以等到其他关键性诊断检查完成后再检查。

特殊卒中综合征的神经系统检查

昏迷

根据大脑如何产生意识的机制建立一种临床实用的模式可使昏迷患者的神经系统检查变得直接。这种模式认为昏迷（这里的定义为对刺激缺乏正常反应）有三种解剖学/病因学原因。昏迷是由于脑干觉醒中枢受损，双侧大脑半球功能障碍，或者单侧半球损害导致脑干或者另一侧半球的损害所致。对于昏迷患者的检查重点在于查找损害在这三部分的哪一处（表2.4）。

表2.4 昏迷患者的检查
1. 清醒水平（唤醒患者的最小刺激，或者回应的类型）
2. 瞳孔对光反射
3. 眼球运动，是否自发，是否对头的运动或者冰水试验有反应
4. 角膜反射
5. 肢体痛觉反应

在昏迷患者中，可能观察到三种不同的模式。第一种，患者昏迷，但是有完整的脑干反射，对于四肢疼痛有对称的、灵敏的躲避。这些患者往往有全脑损害导致双侧大脑半球功能障碍（例如低血糖，感染）。这种模式的缺损症状往往不是由于卒中导致的。然而，当小栓子栓塞双侧大脑半球或者栓塞双侧内侧丘脑也可能导致这种损害。这种病例并不常见，且需要神经影像进行确认。

第二种患者检查可以看到瞳孔单侧扩大，对光无反应和对侧偏瘫。这可能是大脑半球大面积损害的重要体征，病灶通常位于瞳孔扩大的同侧，伴随即将发生的脑干受压（钩回疝）。这类患者死亡风险大，需要紧急的气道处理和脑部影像：通常可以看到扩大的血肿或者大片的缺血性卒中，伴占位效应，应外科减压，加用或不加用药物治疗来减轻脑水肿，这些都是救命的措施。有时，伴钩回疝的患者在对侧肢体外展位时，外展和内旋肢体均会引起疼痛，提示对侧脑干上部受压。较轻的脑干上部损伤或者严重的半球损伤可能在屈曲位时弯曲肘、腕、手指引起疼痛。

昏迷的最后一种表现模式是不正常的眼球运动，角膜反射缺乏（通常是不对称的）和不对称的肢体运动体征。昏迷患者的这些脑神经和肢体运动障碍模式提示缺血性或者出血性卒中导致的脑干损伤。

辨别昏迷患者的这三种不同的缺损类型很重要。

第一种往往不是由于卒中。第二种是由于大的半球病灶引起，可以是大面积脑出血或者是由于大血管［颈内动脉（ICA）、大脑中动脉（MCA）］的前循环阻塞造成的。最后一种是由于脑干出血性或者基底动脉（BA）阻塞所致的缺血性卒中。

不伴其他症状或体征的运动或感觉障碍

患者会主诉躯体一侧（多包括脸、上肢、下肢）严重的运动或者感觉性障碍，而无失语、忽视、凝视或视野障碍。这些患者往往是清醒的，并且可以提供可靠的病史。检查应包括脸、上肢和下肢，但是这三个区域症状的严重程度并不相同。有些患者只主诉构音障碍（作为脸和舌部累及的体征）和同侧手笨拙或者麻木而无其他认知或视觉症状。有的患者可能同时有一侧肢体无力、麻木、共济失调等多种症状（共济失调-偏身轻瘫），但是没有其他体征或症状。这种"腔隙"综合征是由于内囊或者脑桥部位的小穿支动脉阻塞或者出血（表2.5），罕见于运动或感觉皮质的栓塞。

表2.5 小动脉阻塞的临床特征
1. 精神状态正常，无失语、忽视、凝视表现，或者视野障碍
2. 涉及脸、上肢、下肢
3. 无力，麻木，或者两者均存在
4. 有时无力和单侧共济失调同时存在

识别这些症状和体征很重要，因为这些患者很少是大动脉阻塞而不需要血管内治疗。而且血管造影也看不到这些阻塞的血管。这种患者也许对静脉溶栓（IVT）仍有反应，但是通常并不提倡行导管治疗。

半球综合征

半球综合征（hemispheric syndrome）即颈内动脉颅内段或者其主要分支［大脑中动脉或者大脑前动脉（ACA）］及其他分支的闭塞所致的大脑皮质症状和体征。在优势侧（语言）半球，皮质体征包括表达性或感觉性失语，或全面性失语。表达性失语的患者，言语缓慢，不流利，电报式言语，内容语义完整但是缺失语法词汇（不能说"和""但是"等），通常提示大脑中动脉上干阻塞，多伴对侧偏瘫。感觉性失语，特点是言语流利但是无意义，充满错词（语义性错语）或者错误字母的字词（文字性错语），通常由于优势半球大脑中动脉下干阻塞，伴随对侧视野缺失。非优势半球的大脑中动脉阻塞可能导致对侧无力，但是患者并不自知（疾病失认），对侧空间忽视，并且患者不能辨别自己的对侧肢体（自体失认），甚至否认无力侧肢体（misoplegia，偏瘫否认症）。大脑前动脉梗死导致额叶功能障碍，包括意志力丧失、冲动、执行功能紊乱和对侧下肢无力。

大脑后动脉（PCA）阻塞引起枕叶梗死而导致对侧视野丧失，如果病灶扩大到颞叶内侧受累则可出现遗忘综合征。基底动脉尖部栓塞导致双侧枕叶、双侧丘脑内侧、颞叶内侧梗死，可能出现的症状组合有意识波动、双侧视野丧失、上视不能，以及遗忘综合征（基底动脉尖综合征）。

基底动脉栓塞导致脑桥和（或）中脑梗死，当病灶扩大时，脑桥基部梗死导致四肢瘫痪，面瘫，除了眼球垂直运动外其他眼球运动丧失。在有些病例中，患者是清醒和有感觉的，但除了垂直眼球运动外不能进行其他交流，称为闭锁综合征。基底动脉分支阻塞单侧脑桥或者中脑梗死，可能导致身体同侧脑神经功能障碍伴对侧偏瘫。脑干综合征的一个典型是延髓背外侧综合征（Wallenberg 综合征），表现为眩晕伴同侧面部麻木、上腭无力、偏侧共济失调和对侧肢体痛温觉消失，可能由于椎动脉（VA）颅内段阻塞，或者可能是小脑后下动脉（PICA），或者这两条动脉的深穿支阻塞。

短暂性脑缺血发作与卒中

TIA 可被认为是迅速好转的卒中。目前 TIA 的定义是发生卒中症状但影像学上不伴急性脑梗死表现[7]。这种定义下，运用更精确的影像技术［如磁共振成像（MRI）而不是计算机层析成像（CT）］则诊断更多是卒中而不是 TIA。任何的卒中症状都可能会快速发生并导致短暂性脑缺血发作。因为大多数情况下专业医学人士不能亲眼见到患者的发作过程，患者也很难进行自我观察，病史采集或者询问目击者可能也无法获得发作的详细情况。单独发生的头晕，一般的意识模糊，或者短暂性的意识障碍均不是由 TIA 引起的。

TIA 患者同卒中患者一样需要急性评估，因为 TIA 发生后 48 小时发生卒中概率高达 5%，且这些卒中很多导致残疾或者死亡[8]。ABCD2 评分是一种简单的床旁评分量表，可对 TIA 患者再发卒中的风险进行分层分析[9]（表2.6）。0 分表示再发卒中风险小，随着分数增加，48 小时和 90 天的卒中风险增加[9]。

表 2.6　预测 TIA 后卒中风险 ABCD2 评分

1. 年龄 ≥ 60（1 分）

2. 最初血压 ≥ 140/90 mmHg（1 分）

3. 有 TIA 临床特点
　a. 单侧无力（2 分）
　b. 没有无力但是言语障碍（1 分）

4. 症状持续时间
　a. 10 ～ 59 分钟（1 分）
　b. ≥ 60 分钟（2 分）

5. 糖尿病病史（1 分）

每项分数相加为 ABCD2 评分总分，总分在 0 ～ 7

不常见而重要的卒中表现

某些很少见的卒中综合征需要特别辨别，因为涉及重要的针对性治疗。在年轻患者中，剧烈而不寻常的颈部疼痛和头痛伴发卒中或 TIA 往往可提示颈动脉内膜撕裂（颈动脉或椎动脉夹层）。这些损伤可能由或大或小的外伤造成，有报道颈椎按摩、性活动、体育活动、呕吐、打喷嚏，甚至缺乏明确的诱因均可引起[10]。通过无创性血管影像［计算机体层摄影血管造影（CTA）或磁共振血管造影（MRA）］或者血管造影可以诊断[11]。

伴严重颈动脉阻塞疾病所致血流动力学紊乱的患者，站立时或者血压降低时可能反复发作 TIA。典型症状包括站立时单手或者近端肢体无力，或者血压降低时突发反复发作的失语。有报道由于严重的颈动脉狭窄或阻塞可引起反复发作的非癫痫样的对侧上肢或者下肢摇动（肢体摇动 TIA）。单眼的短暂性视力缺损（短暂性黑蒙）长久以来被认为是来自同侧颈内动脉的微小栓塞的潜在体征。单眼在亮处视力丧失，在黑暗处恢复，并反复如此发作，这是因颈动脉供血不足而导致视网膜缺血的可靠体征。

系统性主诉伴卒中者，可提示存在着严重的、潜在的可以解释这两种情况的疾病。比如，发热、疲乏不适伴发的卒中提示细菌性心内膜炎，并且需要紧急行超声心动图检查和脑部影像学检查[13]。剧烈头痛伴视力丧失或者后循环卒中提示巨细胞（颞）动脉炎，应当考虑经验性激素治疗和颞动脉活检。最后，不可解释的体重减轻、静脉血栓和缺血性卒中也许提示由潜在恶性疾病造成的高凝状态。

脑出血的临床体征

以下临床体征提示卒中患者为脑出血而不是缺血

性卒中。脑出血可在数秒钟到 1 小时或者更长时间内一直在扩大。起病时仅轻度损害，迅速进展至严重状态，尤其伴随着意识状态的急剧下降，强烈提示存在不断增大的脑实质血肿。若血液快速破入脑室，使得颅内压力增高，或致脑组织移位，引起呕吐和脑疝表现。大多数卒中患者血压增高，多数脑内出血患者血压多特别增高，收缩压经常大于 230 mmHg。头痛在脑内出血比缺血性卒中更常见，但是无论头痛存在与否都不是脑出血诊断的特异性指标。

急性卒中的床旁监护

卒中患者在卒中发生后的任何时刻都会面临着神经功能障碍加重的风险。大面积的缺血性卒中可能引起脑水肿，导致脑疝、昏迷。大血管狭窄可能造成完全阻塞，导致症状的复发或加重。颅内血肿可能扩大或发展成血肿周围水肿，导致颅内压升高或者发生脑疝。即使是腔隙性（小血管）卒中也可能波动，可在发病后的几天呈阶梯式恶化。TIA 患者在发病 48 小时内卒中风险很大，这种卒中可用组织型纤溶酶原激活物（tPA）治疗。对所有病例应预期监测，以快速地发现任何恶化的神经系统状态，并给予相应处理。

临床监护

对于可充分检查的患者（例如不是深昏迷的患者），详细记录神经系统体格检查中的关键要素对于监测卒中是否加重十分重要。通过描述何种刺激可以唤醒患者来记录患者意识水平，患者清醒时在做什么十分重要。应通过用量表（如 NIHSS）或者描述患者的能力来记录患者的肌力，例如，"患者可以在床上举起上肢 5 秒钟，但不能用手指握住一个东西。"特定的描述能帮助其他观察者比较体检结果，这种监测的目的在于在不可逆脑损伤发生前，确定脑水肿加重或者复发性脑梗死的可能。疾病最严重者可能是昏迷伴严重运动障碍，对于这些患者临床体格检查也许直到脑疝发生前都不能查到神经症状加重。

影像学和侵入性监护

大脑半球或者小脑卒中（缺血性或出血性）导致脑水肿的患者有出现组织移位发生脑疝的风险。许多患者水肿和移位明显加重而不伴相应的临床体征。然而，超过代偿范围的患者将会迅速恶化，通常是不可逆的。在这些患者临床表现进展之前，连续的 CT 扫描可以提供重要的神经功能信息。大多数因半球卒中导致恶性水肿的患者往往受损部位超过大脑中动脉的支配区域的一半[14]。一天或者两天 1 次的 CT 扫描可以发现血肿扩大（可能需要止血治疗或者外科引流）。连续 CT 扫描可以发现血肿周围水肿或梗死周围水肿的组织移位是否增加，是否需要高渗性治疗（甘露醇）或者早期行偏侧颅骨切开术，或是否进展至梗阻性脑积水，或因后颅窝损害致脑干压迫。最后，连续 CT 扫描可以发现缺血性卒中的出血转化，导致改变或停止抗栓治疗。做连续 CT 扫描的理想频率尚未明确。这取决于患者总体的临床状态，CT 扫描的方便和快捷性，使得在临床体征进展前发现影像学征象改变变为可能[15, 16]。通常，在一次大面积卒中发生后的前 5 天内，每天 1 次或者 2 次的 CT 扫描最为有用。

缺血性卒中患者的侵入性监测的作用尚未肯定[16]。现有的技术可以检测颅内压、组织氧合程度、乳酸水平和 pH。然而，这些监测是否改善预后或者改变治疗尚未确定。一些专家建议对脑出血导致昏迷的患者进行颅内压监测（指南）。

参考文献

[1] Adams HP Jr, del Zoppo G, Alberts MJ, et al; American Heart Association/American Stroke Association Stroke Council; American Heart Association/American Stroke Association Clinical Cardiology Council; American Heart Association/American Stroke Association Cardiovascular Radiology and Intervention Council; Atherosclerotic Peripheral Vascular Disease Working Group; Quality of Care Outcomes in Research Interdisciplinary Working Group. Guidelines for the early management of adults with ischemic stroke: a guideline from the American Heart Association/American Stroke Association Stroke Council, Clinical Cardiology Council, Cardiovascular Radiology and Intervention Council, and the Athero-sclerotic Peripheral Vascular Disease and Quality of Care Outcomes in Research Interdisciplinary Working Groups: The American Academy of Neurology affirms the value of this guideline as an educational tool for neurologists. [Erratum appears in Circulation 2007 Oct 30; 116 (18): e515] Circulation 2007;115:e478-e534

[2] Kidwell CS, Starkman S, Eckstein M, Weems K, Saver JL. Identifying stroke in the field. Prospective validation of the Los Angeles prehospital stroke screen (LAPSS). Stroke 2000;31:71-76

[3] Kothari RU, Pancioli A, Liu T, Brott T, Broderick J. Cincinnati Prehospital Stroke Scale: reproducibility and validity. [see comment] Ann Emerg Med 1999;33:373-378

［4］Burn J, Dennis M, Bamford J, Sandercock P, Wade D, Warlow C. Epileptic seizures after a first stroke: the Oxfordshire Community Stroke Project. BMJ 1997;315:1582-1587

［5］Alberts MJ, Brass LM, Perry A, Webb D, Dawson DV. Evaluation times for patients with in-hospital strokes. ［Erratum appears in Stroke 1994 Mar; 25（3）: 717］ Stroke 1993;24:1817-1822

［6］Internet Stroke Center（http: //www.strokecenter.org/trials/scales/）

［7］Easton JD, Saver JL, Albers GW, et al; American Heart Association; American Stroke Association Stroke Council; Council on Cardiovascular Surgery and Anesthesia; Council on Cardiovascular Radiology and Intervention; Council on Cardiovascular Nursing; Interdisciplinary Council on Peripheral Vascular Disease. Definition and evaluation of transient ischemic attack: a scientific statement for healthcare professionals from the American Heart Association/American Stroke Association Stroke Council; Council on Cardiovascular Surgery and Anesthesia; Council on Cardiovascular Radiology and Intervention; Council on Cardiovascular Nursing; and the Interdisciplinary Council on Peripheral Vascular Disease. The American Academy of Neurology affirms the value of this statement as an educational tool for neurologists. Stroke 2009;40:2276-2293

［8］Johnston SC, Gress DR, Browner WS, Sidney S. Short-term prognosis after emergency department diagnosis of TIA. JAMA 2000;284:2901-2906

［9］Johnston SC, Rothwell PM, Nguyen-Huynh MN, et al. Validation and refinement of scores to predict very early stroke risk after transient ischaemic attack. Lancet 2007;369:283-292

［10］Debette S, Leys D. Cervical-artery dissections: predisposing factors, diagnosis, and outcome. Lancet Neurol 2009;8:668-678

［11］Ansari SA, Parmar H, Ibrahim M, Gemmete JJ, Gandhi D. Cervical dissections: diagnosis, management, and endovascular treatment. Neuro-imaging Clin N Am 2009;19:257-270

［12］Tatemichi TK, Young WL, Prohovnik I, Gitelman DR, Correll JW, Mohr JP. Perfusion insufficiency in limb-shaking transient ischemic attacks. Stroke 1990;21:341-347

［13］Baddour LM, Wilson WR, Bayer AS, et al; Committee on Rheumatic Fever, Endocarditis, and Kawasaki Disease; Council on Cardiovascular Disease in the Young; Councils on Clinical Cardiology, Stroke, and Cardiovascular Surgery and Anesthesia; American Heart Association; Infectious Diseases Society of America. Infective endocarditis: diagnosis, antimicrobial therapy, and management of complications: a statement for healthcare professionals from the Committee on Rheumatic Fever, Endocarditis, and Kawasaki Disease, Council on Cardiovascular Disease in the Young, and the Councils on Clinical Cardiology, Stroke, and Cardio-vascular Surgery and Anesthesia, American Heart Association: endorsed by the Infectious Diseases Society of America.［Errata appear in Circulation 2005 Oct 11; 112（15）: 2373; 2007 Apr 17; 115（15）: e408; 2007 Nov 20; 116（21）: e547; and 2008 Sep 16; 118（12）: e497］Circulation 2005;111:e394-e434

［14］Broderick J, Connolly S, Feldmann E, et al; American Heart Association/American Stroke Association Stroke Council; American Heart Association/American Stroke Association High Blood Pressure Research Council; Quality of Care and Outcomes in Research Interdisciplinary Working Group. Guidelines for the management of spontaneous intracerebral hemorrhage in adults: 2007 update: a guideline from the American Heart Association/American Stroke Association Stroke Council, High Blood Pressure Research Council, and the Quality of Care and Outcomes in Research Interdisciplinary Working Group. Circulation 2007;116:e391-e413

［15］Kasner SE, Demchuk AM, Berrouschot J, et al. Predictors of fatal brain edema in massive hemispheric ischemic stroke. Stroke 2001;32:2117-2123

［16］Steiner T, Pilz J, Schellinger P, et al. Multimodal online monitoring in middle cerebral artery territory stroke. Stroke 2001;32:2500-2506

第 3 章
脑缺血的溶栓治疗

Alejandro A. Rabinstein
■ 韩莎　王亮　译校

要点

◆ 静脉溶栓在急性缺血性卒中发病 4.5 小时内是一种有效的治疗方法。

◆ 症状发生到溶栓治疗时间窗是决定溶栓治疗是否成功的关键因素；随着时间的延长，获得最优预后的可能性也随之降低。

◆ 严格遵守重组组织型纤溶酶原激活物（rtPA）使用的预定方案和溶栓后监护对于减少出血并发症十分重要。

◆ rtPA 仍是唯一经证实的静脉用药后可改善患者卒中结局的溶栓药物。

◆ 运用半暗带成像技术（MRI 弥散加权成像或者灌注加权成像，CT 灌注成像）选择合适患者进行再灌注治疗能够延长脑缺血急性治疗时间窗，是一种发展前景很好的方法，但现在尚未证实。

◆ 纠正高血糖可能改善溶栓结果，应该作为接受再灌注治疗卒中患者的急性监护措施。

纤维蛋白溶解（溶栓）治疗急性缺血性卒中的概念源自：发现在各种颅内血管闭塞的动物模型中，早期再灌注可以改善预后；同时认识到人体内源性纤维蛋白溶解酶的机制往往不足以防止多数患者的脑梗死[1]。溶栓的临床运用提供了该病的有效治疗方法，革新了缺血性卒中的治疗，而之前所有的医疗措施均聚焦于预防事件的反复发作，避免继发并发症以及加强康复。

溶栓的机制

当血栓形成时，一种被称为纤维蛋白溶酶原的血浆蛋白被包裹在其中。损伤的组织和内皮细胞缓慢释放出 tPA，随之激活纤维蛋白溶酶原转化为血纤维蛋白溶解酶。血纤维蛋白溶解酶是一种强效的、可溶解纤维蛋白（凝血块的主要成分）的蛋白溶解酶，同时也能溶解凝血蛋白，如纤维蛋白原、凝血素、V 因子、Ⅷ因子和Ⅻ因子。这个过程保证了当出血停止时，特别在微循环中可以清除过多的血凝块，保持血流通畅。图 3.1 提供了纤维蛋白溶解生理过程的示意图。

缺血性卒中的溶栓治疗

证据

早期静脉使用 rtPA（阿替普酶，alteplase）已被证实可以改善急性缺血性卒中的功能预后[2]。美国国立卫生院的 rtPA 治疗缺血性卒中的临床试验（National Institute of Neurological Disorders and Stroke, NINDS）是 rtPA 治疗缺血性卒中的关键性临床研究[3]。在这个临床试验中，624 例患者被随机分为两组，在卒中症状发生的 3 小时内接受静脉 rtPA（0.9 mg/kg，最大剂量 90 mg），或者给予安慰剂比较。结果显示静脉 rtPA 治疗至少可以增加 30% 患者在 3 个月时得以功能自理的可能性，即 3 个月时达到神经功能完全恢复或者接近完全恢复[3]。治疗的主要风险是症状性颅内出血，6.4% 的 rtPA 治疗患者中出现颅内出血，而安慰剂组为 0.6%，但 rtPA 治疗患者 3 个月的死亡率并不增加。症状发生 90 分钟内治疗的患者效果最佳。90 分钟之内得到治疗的患者，完全恢复的比值比（OR）为 2.11，而 90～180 分钟之内治疗的患者比值比为 1.69[4]。图 3.2 显示

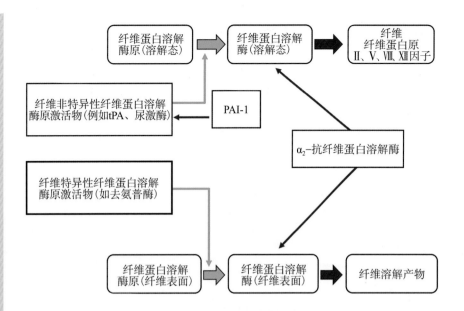

图 3.1 纤维蛋白溶解机制的示意图。空心箭头表示激活，实心箭头表示抑制或降解，tPA 为组织型纤溶酶原激活物；PAI-1 为纤溶酸原激活抑制剂 -1。

了患者在症状发生 3 小时内接受 rtPA 静脉治疗的获益程度。功能的获益维持 1 年[5]。亚组分析证实了静脉 rtPA 治疗对所有符合试验纳入和排除条件的患者均有益，包括严重卒中的高龄患者[3]。

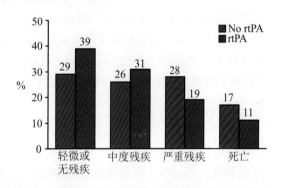

图 3.2　卒中发病 3 小时内静脉溶栓的 1 年后临床疗效。

NINDS 试验发表不久后，主要根据 NINDS 的标准，rtPA 在美国被批准静脉用于急性缺血性卒中患者的治疗。基于基线 CT 扫描发现早期大面积缺血性改变与症状性脑出血（SICH）风险相关，因此增加了一条放射学的排除标准。而更早期欧洲的临床试验结果也提示多脑叶低密度改变的患者预后不良[6]，此后的欧洲试验就排除了这部分患者。从此，静脉 rtPA 治疗得到全世界的认可，多个观察性研究中证实了 rtPA 治疗的有效性。

这些观察性研究中规模最大的是卒中溶栓治疗安全性研究试验（Safe Implementation of Thrombolysis in Stroke-Monitoring Study, SITS-MOST）[7]，这项研究纳入了 14 个欧洲国家的 6 500 名患者。正如已在随机队列研究中证实的那样，rtPA 在常规临床实践

中至少同样是安全有效的[7, 8]。超过 3/4 的治疗患者基线为患有中度到重度卒中，尽管在 90 分钟内治疗的患者只有 10.6%（对比 NINDS 试验中 rtPA 组超过半数的患者），但 3 个月后 55% 的患者实现功能自理。遵循规定的适应证和禁忌证，即使是急性缺血性卒中溶栓治疗经验有限的医学中心，治疗效果也很好。由不同标准定义的脑出血的风险，也在可接受的范围，只有 1.7% 的患者发生了因脑出血导致的实质性神经功能减退。

尽管静脉溶栓已经成为急性缺血性卒中急诊治疗的标准疗法，但只有少部分患者能接受溶栓治疗。限制这项临床干预措施的主要原因是患者往往到达医院急诊部门过迟。因此，扩大包括静脉 rtPA 治疗在内的急性再灌注治疗的时间窗成为研究热点。

一个包括了六项重要临床试验的荟萃分析评估了急性卒中症状发生 6 小时内静脉 rtPA 治疗的有效性，提示了超过 3 小时也可能获益[9]。事实上，这项分析表明症状发生 90 分钟内疗效更好，但是 90 ～ 180 分钟和 181 ～ 270 分钟疗效相似。这些结果为欧洲合作卒中研究Ⅲ（European Cooperative Stroke Study, ECASS Ⅲ）提供了合理的支持，ECASS Ⅲ 是一项在欧洲开展的评估 rtPA 和安慰剂对于急性缺血性卒中发病 3 ～ 4.5 小时内疗效的多中心的随机临床试验[10]。821 名患者入组，大概比 NINDS 试验多 1/3。在使用不同量表评价的情况下，rtPA 治疗后良好功能预后的比例均有显著改善。整体上，rtPA 治疗组的患者获得完全功能独立的有 28%，即必须治疗 14 名患者，才能增加一人达到最优结局。组间的死亡率并没有很大差异，但是安慰剂组死亡率轻度升高。按照 NINDS

试验的标准定义，rtPA 组症状性脑出血的概率为 7.9%（NINDS 试验为 6.4%），但是只有 2.4% 的患者由于出血而进一步恶化。3 ~ 4.5 小时内静脉 rtPA 治疗在大型国际观察性试验 SITS-ISTR（Safe Implementation of Thrombolysis in Stroke-International Thrombolysis Registry）中也被证实是安全的，SITS-ISTR 包含在这时间窗内的 650 名患者[11]。因此，静脉 rtPA 可用于治疗症状在 3 ~ 4.5 小时的缺血性卒中患者。

患者的评估和选择

急性卒中患者必须紧急评估以决定是否再灌注治疗。医院必须完善卒中治疗流程成流水线化，包括立即进行患者评估、完成脑影像学检查、药物治疗。展开重症监护通路（理想化的状态是在现场由医疗辅助工作人员或者其他发现者就开始评估），简便获取成文的方案和医嘱套餐有助于确保快速有效的评估和治疗（图 3.3）。医院应当监测识别需要改进的地方，确保能持续遵循推荐的时间流程表（表 3.1）。

表 3.1 急性卒中发病到溶栓治疗的目标时间	
步骤	目标时间
医师评估	10 分钟
脑影像学检查	25 分钟
解释影像学结果	45 分钟
开始溶栓	60 分钟

严格遵守既定的标准来选择患者对于避免并发症以及增加静脉 rtPA 治疗的获益程度很重要。表 3.2 显示了静脉 rtPA 治疗的适应证和禁忌证。值得注意的是在 3 ~ 4.5 小时使用 rtPA 时，出现一些禁忌证亦应考虑。

不能过度强调卒中的精确发病时间。目前的 rtPA 使用时间的指导意见是基于症状发生的持续时间界定的，而没有计算患者原有的无症状期和以往基线[2]。对于从睡眠中醒来并伴随症状的患者，起始时间是指患者清醒并无症状的最后时间。和当前症状相似的近期的短暂性脑缺血发作通常不被认为是溶栓的禁忌证；只要之前的症状完全恢复就可以重新确定新症状的发生时间。

表 3.2 急性缺血性卒中静脉 rtPA 溶栓的适应证和禁忌证
适应证
可靠的缺血性卒中诊断
治疗前症状起始 < 4.5 小时
禁忌证
临床
持续血压超过 180/110 mmHg
出现提示蛛网膜下腔出血症状
之前发生过脑出血
最近 3 个月内发生过 ST 段抬高型的心肌梗死
最近 3 个月内发生过严重的头外伤或者卒中
最近 14 天内有重大手术
最近 21 天内出现过胃肠道或泌尿道出血
最近 7 天内在非压迫部位进行过动脉穿刺
检查发现出血或者急性裂开伤
癫痫或者伴有可疑的发作后症状
神经症状轻微或者快速进展

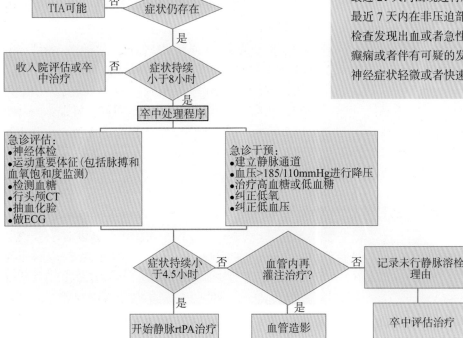

图 3.3 卒中处理流程。

影像学

　　头颅 CT 显示出血或者多脑叶梗死（大脑半球超过 1/3 低密度）

实验室检查

　　口服抗凝药，INR ＞ 1.7

　　48 小时内使用过肝素，APTT 时间延长

　　血小板计数 ＜ 100 000/mm³

　　血糖水平 ＜ 50 mg/dl（2.7 mmol/L），纠正低血糖后神经症状仍无改善

3 至 4.5 小时治疗的其他禁忌证

　　年龄 ＞ 80 岁

　　起始症状严重（NIHSS 评分 ＞ 25）

　　有卒中史和糖尿病病史

　　有些早期被列举在静脉溶栓排除标准中的因素，在现实实践中不再被认为是禁忌证。例如，只要治疗医师确认持续的症状是继发于卒中而不是癫痫发作后现象，那么在症状开始时的癫痫发作不是溶栓禁忌证[2]。同样也适用于给予葡萄糖后症状仍不改善的低血糖患者。当患者症状迅速改善时决定不进行溶栓治疗，这时候医师也应特别小心，因为这些患者常常再发卒中而导致永久性功能丧失[12]。

　　在急诊部门进行脑影像学结果判读的主要目标是排除脑出血。对于这一目标，非增强头颅 CT 就足够了，

不应为了获得更为精确的影像模式（例如多模式 MRI 和多模式 CT）而耽误急诊治疗[2]。除了出血，出现多脑叶低密度化（涉及面积超过 1/3 的大脑半球）也是溶栓的影像学禁忌证（图 3.4）。其他的 CT 发现也可能有预测价值，但其并不否定溶栓的获益，不能排除溶栓的使用（图 3.5）。例如，大脑中动脉高密度征与预后不良[13]、溶栓后出血风险[14]相关，但是静脉 rtPA 仍对这些患者有益[13]。当仔细评估 CT 扫描时，可以看到脑缺血早期的其他症状，如岛带消失，杏仁核阻塞，灰白质分界消失，脑沟消失。然而，

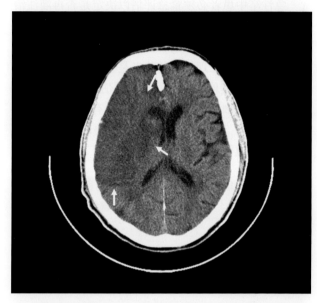

图 3.4　常规 CT 示右半球多叶低信号（箭头）。

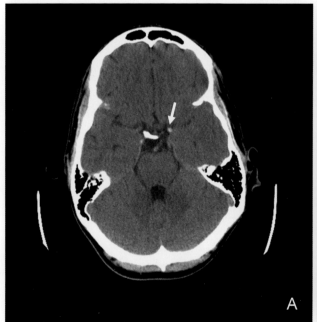

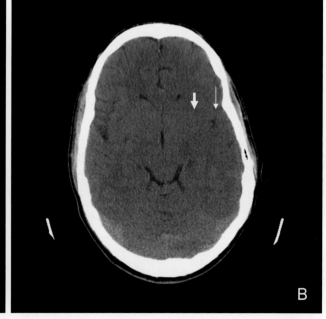

图 3.5　（A）平扫 CT 显示左大脑中动脉高密度信号提示血栓形成（箭头）。（B）平扫 CT 显示左大脑外侧裂，沟和尾状核边缘消失（箭头）。

这些征象与低密度含义不同，可能提示局部组织水肿而不是现有的梗死[15]。应由读片经验丰富的医师解释大脑影像学结果的含义，并不要求对神经科医师进行正规的神经影像训练。

静脉溶栓前、溶栓中、溶栓后必须充分控制血压以减轻脑出血的风险。表 3.3 总结了血压控制的推荐指南。大多数卒中专家认为，在急诊部门对需要静脉输注硝普钠将血压降到 185/110 mmHg 的患者进行溶栓是不安全的。

表 3.3　急性卒中患者进行溶栓时的血压管理

溶栓前

如果收缩压 > 185 mmHg 或者舒张压 > 110 mmHg

1～2 分钟静脉给予拉贝洛尔 10～20 mg（可重复 1 次）或者尼卡地平泵入 5～15 mg/h

如果血压得到控制，静脉溶栓

如果血压 > 185/110 mmHg，禁止进行溶栓

溶栓后

如果收缩压在 180～230 mmHg 或者舒张压在 105～120 mmHg

1～2 分钟静脉给予拉贝洛尔 10～20 mg，每 10～20 分钟可重复 1 次，直至 24 小时内达到 300 mg 或者静脉给予拉贝洛尔 10～20 mg，接着 2～8 mg/min 泵入或者尼卡地平泵入 5～15 mg/h

如果收缩压 > 230 mmHg 或者舒张压 > 120 mmHg

硝普钠 0.5～3 μg/（kg·min）泵入［剂量最大 10 μg/（kg·min），最多持续 10 分钟］

注：这一管理方案也可应用于除静脉 rtPA 溶栓外的其他再灌注治疗方法。

溶栓和溶栓后监管

当患者符合溶栓适应证时应该在急诊室就刻不容缓开始溶栓治疗。rtPA 的剂量是 60 分钟内 0.9 mg/kg（最大剂量 90 mg），1 分钟内团注总剂量的 10%。溶栓后，患者应被接收到卒中病房，由专业护士进行严密的神经监护。理想化的卒中后管理应该按成文的流程进行，以确保最优化的监护和避免风险。卒中后溶栓监护的关键要点列于表 3.4 中。患者至少在最初的 24 小时内应该保持心电监护。

总体的出血并发症，特别是脑出血，是静脉溶栓后最常见和最令人担心的不良事件。然而，溶栓后很可能发生致残性或者致死性的脑出血，主要见于发病时有严重神经障碍的高龄患者和大面积梗死患者（参

表 3.4　急性缺血性卒中静脉溶栓期间和溶栓后医学管理的关键事项

转入卒中病房进行神经系统和心脏监护

rtPA 溶栓期间每隔 15 分钟进行神经评分，6 小时后每 30 分钟进行 1 次，24 小时后每小时进行 1 次

如果患者出现剧烈头痛、呕吐、难治性高血压（> 180/110 mmHg），停止溶栓进行急诊 CT

前 2 小时每 15 分钟量 1 次血压，接下来 6 小时每 30 分钟测量 1 次，随后 24 小时每小时测量 1 次

如果收缩压 ≥ 180 mmHg 或者舒张压 ≥ 105 mmHg，进行抗高血压治疗（如表 3.3），增加测量血压次数

严格检测血糖，如果血糖水平在 140～180 mg/dl 应予胰岛素治疗

检测体温，如果发热，物理降温或者退热药治疗

溶栓后 24 小时避免使用抗血栓形成药物

治疗后 24 小时后再进行侵入性治疗（包括胃管置入、插导尿管、动脉导管、中心静脉导管）

在抗血栓形成治疗（抗血小板制剂或抗凝剂）之前 24 小时进行头颅影像学随访

见参考文献摘要或原文）[16, 17]。换言之，严重的脑出血使得发病时已经预后不良的患者的溶栓治疗更加复杂化。文献结果显示，几乎没有患者因静脉 rtPA 治疗受损（据估计，对于 3 小时内治疗的患者来说，致残或者致死剂量约为 126 mg，结局更差的剂量是 36.5 mg）[17]。

rtPA 溶栓的其他并发症包括血管性水肿，可能会导致部分气道阻塞。极罕见的情况下，既往有过大面积心肌梗死史的患者可能会发生心脏破裂。

静脉溶栓预后的预测因素

初始评估中不良预后的主要预测因素有高龄，就诊时神经缺损症状严重（NIHSS 评分高）和意识障碍，入院时高血糖，基线 CT 扫描有早期缺血性改变和大脑中动脉高密度征[3, 8, 13, 18～20]。溶栓时间与不同严重程度的卒中功能恢复水平有很强的负相关[4, 9]。高血糖和颅内出血预示溶栓后超急性临床症状的恶化[21]。24 小时尚无改善预示 3 个月时的预后更差[22]。高血糖、溶栓治疗时间、皮质受累程度与溶栓后第一天症状无改善相关[22]。高血糖的有害作用可能至少是由于比较低的血管再通率，更可能与高血糖诱导的纤溶能力下降有关[23]。

症状性脑出血的主要预测因素有：高龄，尽管静脉 rtPA 治疗可用于经过选择的八九十岁老人，且安全性也是可以接受的；初评 NIHSS 评分高；缺血面

积大；血糖水平高[9, 16, 25]。一些但并非所有的临床研究证实溶栓时间越迟与脑出血风险越高相关。高血压可能增加脑出血风险，但是如果没有遵守之前推荐的降压指标控制血压，脑出血风险更高。其他违背流程的情况，最值得注意的是24小时内服用抗血栓药物，能够显著增加出血风险[26]。

静脉溶栓的各项新进展

应用半暗带成像技术筛选静脉溶栓的合适患者

有强有力的生理学理论基础支持使用缺血半暗带成像技术，如磁共振成像（MRI）的弥散加权成像（DWI）和灌注加权成像（PWI）及计算机层析灌注成像（CTP），能够扩大再灌注治疗的时间窗，包括溶栓治疗。支持观点认为，不管症状持续时间，连续记录到的缺血半暗带（低灌注但是可挽救的区域）可以为再灌注治疗提供坚实的基础。假定脑影像技术能可靠地识别半暗带组织，并且区分缺血核心区出血风险大的患者，这个概念应该是有根据的。然而，这些假设尚未被证实。

弥散和灌注影像评估卒中的评价研究（Diffusion and Perfusion Imaging Evaluation for Understanding Stroke Evolution, DEFUSE）是前瞻性的观察性研究，纳入症状发生3～6小时内予静脉rtPA治疗的74名患者[16]。所有患者在溶栓前和溶栓数小时后进行了MRI DW-PW和MR血管造影，不管影像学结果如何，所有患者都给予了溶栓治疗。研究者发现"目标不匹配模式"（如大面积的低灌注区域伴面积小得多的限制性弥散区域）的患者如能再通则溶栓获益最大。相反，伴大面积限制性弥散的患者则有很高的脑出血风险。

回波平面成像溶栓评估试验（Echoplanar Imaging Thrombolytic Evaluation Trial, EPITHET）中，随机入组101例发病在3～6小时的患者接受静脉溶栓或者安慰剂治疗[27]。所有患者在治疗之前和随后几天都接受了MRI DW-PW检查，但影像学结果并不影响治疗。86%的患者存在PW-DW不匹配。39%的不匹配患者出现再灌注，这些患者梗死扩大范围较小，功能恢复较好。症状性脑出血的比例很低（4%），并且这一并发症的风险与限制性弥散的面积不相关。

一项最新的研究观察了卒中症状发生3～6小时内患者，经证实存在半暗带（由MRI DW-PW或者CTP证实）和血管阻塞（由非侵入性血管检查证实），且经替耐普酶（tenecteplase）静脉治疗，与遵循目前指南3小时内予静脉rtPA治疗的患者进行了比较[28]。尽管研究样本量相对较小（$n = 50$，替耐普酶治疗的患者只有15人），以及方法学限制导致无法得出明确的结论，但根据半暗带影像选择的患者再灌注程度高（74%），再通比例也高（10/15），这一结果令人鼓舞。替耐普酶静脉治疗症状起始3～9小时并在初始的MRI上有DW-PW不匹配的患者的初步研究也得到了令人鼓舞的结果[29, 30]。然而，更大型的DIAS-2（Desmoteplase in Acute Ischemic Stroke）研究并没有确认获益[31]。DIAS-2研究入组的大多数病例是轻型卒中伴小面积梗死核心和小的不匹配体积，这可能限制了此试验发现去氨普酶某些治疗作用的能力。

正在进行的磁共振评估取栓治疗卒中再通试验（Magnetic Resonance and Recanalization of Stroke Clots Using Embolectomy, MR RESCUE）评估起始3～8小时内伴MRI DW-PW不匹配患者进行血管内再灌注的作用。直到目前为止，作者尚无足够的证据推荐临床上可用半暗带成像技术来选择患者进行溶栓。

新型溶栓药物

阿替普酶（rtPA）不具有高度的纤维蛋白特异性，需要被纤维蛋白溶解酶裂解激活，在动物实验中被证实可以产生NMDA和藻仁酸介导的神经毒性作用。替耐普酶是重组的从吸血蝙蝠腮腺中获得的纤维蛋白溶解剂的重组形式，它没有以上这些缺点。替耐普酶只有在纤维蛋白存在时才有活性，不需要纤溶酶的激活，而且没有神经毒性[32]。正如前文所述，这种新型溶栓药物在初期的阳性结果[29, 30]并没有在DIAS-2研究中得到证实[31]。

替耐普酶是野生型tPA分子的重组变构体，半衰期更长，对纤溶酶原激活物抑制剂-1的抵抗能力比rtPA更好[32]。它是急性心肌梗死中最常用的溶栓制剂。但是替耐普酶对于急性缺血性卒中患者的治疗作用的研究很少。在临床一期试验的剂量递增研究中，运用目前rtPA治疗所用的标准证实替耐普酶在试验剂量下是安全的（0.1～0.4 mg/kg）[33]。症状起始3～9小时并影像学上可见的半暗带的小部分人群中，替耐普酶治疗再灌注程度高，再通比例大[28]。

超声辅助的溶栓治疗

在静脉溶栓后联合应用经颅多普勒持续输送超声波到阻塞的栓子上可提高其后颅内血管再通的可能性。这个概念在CLOTBUST研究（Combined Lysis of Thrombosis in Brain Ischemia Using Transcranial

Ultrasound and Tpa）中获得验证，CLOTBUST 是二期随机对照临床试验，比较了卒中发生 3 小时内静脉 rtPA 联用持续经颅多普勒检查刺激，与 rtPA 联用安慰剂治疗[34]的效果。附加持续超声刺激能显著改善 2 小时血管完全再通的比例（38%），无连续超声时为 13%，但对预后的影响只表现为有良好的临床恢复趋势。这个领域中更多的研究正在进行中。

动脉内溶栓和搭桥治疗

急性缺血性卒中血管内再灌注治疗的研究和运用受到广泛推崇。不过已有的证据虽很有前景但尚无定论。因此，血管内介入不是急性脑缺血的标准治疗。第 30 章详细讨论了化学溶栓和机械溶栓。因此，本章只是简略介绍动脉内溶栓和静脉溶栓联合动脉内溶栓（也被称为桥接治疗）的最重要知识。

PROACT Ⅱ（Prolyse in Acute Cerebral Thromboembolism）研究提供了动脉内溶栓能改善患者预后的最好证据[35]。这是一项设计良好的多中心（美国和加拿大的 54 个中心）随机开放性研究，结果为盲法评估，纳入 180 名卒中症状发生 6 小时内，经血管造影证实大脑中动脉阻塞的患者，接受动脉内尿激酶原输入超过 2 小时加静脉肝素治疗，与单用静脉肝素治疗（所有患者肝素治疗 4 小时）进行比较。不允许机械破裂血栓。动脉内溶栓血管再通率为 66%。动脉内溶栓 90 天内最佳功能恢复为 40%，对照组为 25%［P = 0.04，需要治疗的患者数（NNT）= 7］。考虑到参加治疗的患者在来诊时症状非常严重（NIHSS 评分中位数为 17），这些结果更为引人注目。动脉内溶栓患者的症状性脑出血比例为 10%（对照组为 2%），但是死亡率并无差别。根据该研究的结论，不再批准在卒中临床治疗中使用尿激酶原，生产厂家也停止生产这种药物。之后，动脉内 rtPA 应用被证实是安全的。

大脑中动脉栓塞局部溶栓试验（Middle Cerebral Artery Embolism Local Fibrinolytic Intervention Trial, MELT）是一项日本的研究，与 PROACT Ⅱ设计相似，虽然是将尿激酶（UK）而不是尿激酶原作为溶栓药物[36]。静脉用 rtPA 在日本得到批准后，尽管已纳入 114 名患者，这项试验也被终止。动脉内溶栓的临床结果更好，特别是从 90 天时达到良好功能恢复，无残疾或残疾很小的人数大大增加。溶栓患者的出血发生率为 9%（对照组为 2%）。

PROACT Ⅱ和 MELT 的结果共同为动脉内溶栓的临床应用提供了强有力的支持证据。然而，取栓器

和吸栓导管的应用导致机械性取栓的出现改变了这一领域的现状。当下，血管内再灌注治疗开始尝试取出栓子，当机械性取栓／吸栓不能取出栓子时，溶栓可作为辅助疗法。

搭桥治疗是指先静脉内溶栓，如果患者不能改善并且有主要的颅内血管闭塞时接着进行血管内治疗。国际卒中处理Ⅱ（Interventional Management of Stroke, IMS Ⅱ）试验在 81 名就诊时症状严重的卒中（NIHSS 评分中位数为 19）患者中检验了这种治疗策略。症状起始 3 小时内静脉 rtPA（0.6 mg/kg）， 5 小时内动脉 rtPA（最高 22 mg）治疗。在这项多中心、开放标签、单臂、初步研究的小规模试验中，经过治疗的患者尽管开始静脉溶栓治疗时间更晚，开始的症状更严重，但比 NINDS 试验中 rtPA 治疗的患者结局更好。颅内出血的比例将近 10%，但是 3 个月的死亡率比预期的低（16%）。IMS Ⅲ是一项随机分组对比接受标准静脉溶栓和静脉内／动脉内联合疗法（包括机械性取栓）的临床试验。

参考文献

[1] Meschia JF, Miller DA, Brott TG. Thrombolytic treatment of acute ischemic stroke. Mayo Clin Proc 2002;77:542-551

[2] Adams HP Jr, del Zoppo G, Alberts MJ, et al; American Heart Association; American Stroke Association Stroke Council; Clinical Cardiology Council; Cardiovascular Radiology and Intervention Council; Athero-sclerotic Peripheral Vascular Disease and Quality of Care Outcomes in Research Interdisciplinary Working Groups. Guidelines for the early management of adults with ischemic stroke: a guideline from the American Heart Association/American Stroke Association Stroke Council, Clinical Cardiology Council, Cardiovascular Radiology and Intervention Council, and the Atherosclerotic Peripheral Vascular Disease and Quality of Care Outcomes in Research Interdisciplinary Working Groups: the American Academy of Neurology affirms the value of this guideline as an educational tool for neurologists. Stroke 2007;38:1655-1711

[3] Tissue plasminogen activator for acute ischemic stroke. The National Institute of Neurological Disorders and Stroke rt-PA Stroke Study Group. N Engl J Med 1995;333:1581-1587

[4] Marler JR, Tilley BC, Lu M, et al. Early stroke treatment associated with better outcome: the NINDS rt-PA stroke study. Neurology 2000;55:1649-1655

［5］Kwiatkowski TG, Libman RB, Frankel M, et al; National Institute of Neurological Disorders and Stroke Recombinant Tissue Plasminogen Activator Stroke Study Group. Effects of tissue plasminogen activator for acute ischemic stroke at one year. N Engl J Med 1999;340:1781-1787

［6］von Kummer R, Hacke W. Safety and efficacy of intravenous tissue plasminogen activator and heparin in acute middle cerebral artery stroke. Stroke 1992;23:646-652

［7］Wahlgren N, Ahmed N, Dávalos A, et al; SITS-MOST investigators. Thrombolysis with alteplase for acute ischaemic stroke in the Safe Implementation of Thrombolysis in Stroke-Monitoring Study（SITS-MOST）: an observational study. Lancet 2007;369:275-282

［8］Wahlgren N, Ahmed N, Eriksson N, et al; Safe Implementation of Thrombolysis in Stroke-MOnitoring STudy Investigators. Multivariable analysis of outcome predictors and adjustment of main outcome results to baseline data profile in randomized controlled trials: Safe Implementation of Thrombolysis in Stroke-MOnitoring STudy（SITS-MOST）. Stroke 2008;39:3316-3322

［9］Hacke W, Donnan G, Fieschi C, et al; ATLANTIS Trials Investigators; ECASS Trials Investigators; NINDS rt-PA Study Group Investigators. Association of outcome with early stroke treatment: pooled analysis of ATLANTIS, ECASS, and NINDS rt-PA stroke trials. Lancet 2004;363:768-774

［10］Hacke W, Kaste M, Bluhmki E, et al; ECASS Investigators. Thrombolysis with alteplase 3 to 4.5 hours after acute ischemic stroke. N Engl J Med 2008;359:1317-1329

［11］Wahlgren N, Ahmed N, Dávalos A, et al; SITS investigators. Thrombolysis with alteplase 3-4.5 h after acute ischaemic stroke（SITS-ISTR）: an observational study. Lancet 2008;372:1303-1309

［12］Barber PA, Zhang J, Demchuk AM, Hill MD, Buchan AM. Why are stroke patients excluded from TPA therapy? An analysis of patient eligibility. Neurology 2001;56:1015-1020

［13］Qureshi AI, Ezzeddine MA, Nasar A, et al. Is IV tissue plasminogen activator beneficial in patients with hyperdense artery sign? Neurology 2006;66:1171-1174

［14］Derex L, Hermier M, Adeleine P, et al. Clinical and imaging predictors of intracerebral haemorrhage in stroke patients treated with intravenous tissue plasminogen activator. J Neurol Neurosurg Psychiatry 2005;76:70-75

［15］Muir KW, Buchan A, von Kummer R, Rother J, Baron JC. Imaging of acute stroke. Lancet Neurol 2006;5:755-768

［16］Albers GW, Thijs VN, Wechsler L, et al; DEFUSE Investigators. Magnetic resonance imaging profiles predict clinical response to early reperfusion: the Diffusion and Perfusion Imaging Evaluation for Understanding Stroke Evolution（DEFUSE）study. Ann Neurol 2006;60:508-517

［17］Saver JL. Hemorrhage after thrombolytic therapy for stroke: the clinically relevant number needed to harm. Stroke 2007;38:2279-2283

［18］Bruno A, Levine SR, Frankel MR, et al; NINDS rt-PA Stroke Study Group. Admission glucose level and clinical outcomes in the NINDS rt-PA Stroke Trial. Neurology 2002;59:669-674

［19］Heuschmann PU, Kolominsky-Rabas PL, Roether J, et al; German Stroke Registers Study Group. Predictors of in-hospital mortality in patients with acute ischemic stroke treated with thrombolytic therapy. JAMA 2004;292:1831-1838

［20］Mateen FJ, Nasser M, Spencer BR, et al. Outcomes of intravenous tissue plasminogen activator for acute ischemic stroke in patients aged 90 years or older. Mayo Clin Proc 2009;84:334-338

［21］Leigh R, Zaidat OO, Suri MF, et al. Predictors of hyperacute clinical worsening in ischemic stroke patients receiving thrombolytic therapy. Stroke 2004;35:1903-1907

［22］Saposnik G, Young B, Silver B, et al. Lack of improvement in patients with acute stroke after treatment with thrombolytic therapy: predictors and association with outcome. JAMA 2004;292:1839-1844

［23］Ribo M, Molina C, Montaner J, et al. Acute hyperglycemia state is associated with lower tPA-induced recanalization rates in stroke patients. Stroke 2005;36:1705-1709

［24］Sylaja PN, Cote R, Buchan AM, Hill MD; Canadian Alteplase for Stroke Effectiveness Study（CASES）Investigators. Thrombolysis in patients older than 80 years with acute ischaemic stroke: Canadian Alteplase for Stroke Effectiveness Study. J Neurol Neurosurg Psychiatry 2006;77:826-829

［25］Kidwell CS, Saver JL, Carneado J, et al. Predictors of hemorrhagic transformation in patients receiving intra-arterial thrombolysis. Stroke 2002;33:717-724

［26］Katzan IL, Furlan AJ, Lloyd LE, et al. Use of tissue-type plasminogen activator for acute ischemic stroke: the Cleveland area experience. JAMA 2000;283:1151-1158

［27］Davis SM, Donnan GA, Parsons MW, et al; EPITHET investigators. Effects of alteplase beyond 3 h after stroke in the Echoplanar Imaging Thrombolytic Evaluation Trial (EPITHET): a placebo-controlled randomised trial. Lancet Neurol 2008;7:299-309

[28] Parsons MW, Miteff F, Bateman GA, et al. Acute ischemic stroke: imaging-guided tenecteplase treatment in an extended time window. Neurology 2009;72:915-921

[29] Furlan AJ, Eyding D, Albers GW, et al; DEDAS Investigators. Dose Escalation of Desmoteplase for Acute Ischemic Stroke (DEDAS): evidence of safety and efficacy 3 to 9 hours after stroke onset. Stroke 2006;37:1227-1231

[30] Hacke W, Albers G, Al-Rawi Y, et al; DIAS Study Group. The Desmoteplase in Acute Ischemic Stroke Trial(DlAS): a phase Ⅱ MRI-based 9-hour window acute stroke thrombolysis trial with intravenous desmoteplase. Stroke 2005;36:66-73

[31] Hacke W, Furlan AJ, Al-Rawi Y, et al. Intravenous desmoteplase in patients with acute ischaemic stroke selected by MRI perfusion-diffusion weighted imaging or perfusion CT (DIAS-2): a prospective, randomised, double-blind, placebo-controlled study. Lancet Neurol 2009;8:141-150

[32] Meretoja A, Tatlisumak T. Novel thrombolytic drugs: will they make a difference in the treatment of ischaemic stroke? CNS Drugs 2008;22:619-629

[33] Haley EC Jr, Lyden PD, Johnston KC, Hemmen TM; TNK in Stroke Investigators. A pilot dose-escalation safety study of tenecteplase in acute ischemic stroke. Stroke 2005;36:607-612

[34] Alexandrov AV, Molina CA, Grotta JC, et al; CLOTBUST Investigators. Ultrasound-enhanced systemic thrombolysis for acute ischemic stroke. N Engl J Med 2004;351:2170-2178

[35] Furlan A, Higashida R, Wechsler L, et al. Intra-arterial prourokinase for acute ischemic stroke. The PROACT Ⅱ study: a randomized controlled trial. Prolyse in Acute Cerebral Thromboembolism. JAMA 1999;282:2003-2011

[36] Ogawa A, Mori E, Minematsu K, et al; MELT Japan Study Group. Randomized trial of intraarterial infusion of urokinase within 6 hours of middle cerebral artery stroke: the Middle Cerebral Artery Embolism Local Fibrinolytic Intervention Trial (MELT) Japan. Stroke 2007;38:2633-2639

[37] IMS Ⅱ Trial Investigators. The Interventional Management of Stroke (IMS) Ⅱ Study. Stroke 2007;38:2127-2135

第 4 章
重症监护处理

Matthew Vibbert and Andrew M. Naidech
■罗运贺 译 ■王亮 校

脑内出血处理要点

◆ 发病最初数小时内防血肿扩大是改善预后的关键。

◆ 应积极控制急性期的血压升高，理想的血压应控制在 140 ～ 160 mmHg。

◆ 应立即停止使用有抗凝作用的维生素 K 拮抗剂（华法林）。

◆ 在排除癫痫发作后，使用预防性的抗惊厥药物，对多数患者有好处。

◆ 预测不良预后可能改变治疗目标及自我期望值。

蛛网膜下腔出血处理要点

◆ 减少动脉瘤再破裂的危险应积极控制血压、闭塞动脉瘤及积极的血液稳态治疗。

◆ 血管痉挛的发生率可以通过药物治疗来降低。

◆ 症状性血管痉挛通常可以通过单独使用高动力疗法或联合血管内治疗（见本书的第 4 部分论述）。

◆ 应排除癫痫发作，常规预防性应用抗惊厥药物没有好处。

颅内压升高处理要点

◆ 颅内压升高可能与占位、缺血、营养缺乏或其他潜在的可逆原因相关。

◆ 尽快应用逐步治疗方案，先从短效措施(抬高床头位和静脉滴注）开始，再到长效作用药物（巴比妥酸盐）。

脑内出血的重症处理

急性脑内出血预后的预测因素

入院时的数个因素与脑内出血（ICH）的不良结局相关。已有几个相似预测评分量表用于预后评估[1]。

脑实质出血量

急性血块相当于颅内的占位，可压迫相邻结构，增加颅内压（ICP），导致脑积水、脑疝和死亡。出血量大与预后较差相关。

在诊断性计算机层析成像（CT）后，脑内出血量常常还会增加。近 1/3 患者的出血量还会增加 1/3 以上，出血量的增加常与不良预后相关。脑内出血量增加的预测因素包括早期的诊断性 CT、抗凝治疗、血肿增大时的诊断性 CT 以及急性高血压的处理。

脑内出血的部位

脑干的脑内出血是尤其致命的，因为它压迫脑干涉及呼吸、通气和意识的脑组织。中等量的小脑出血压迫脑干，可行神经外科手术减压治疗。

年龄

年龄较大与更差的结局相关。这可能是恢复能力差、护理目标的局限，以及在需要重症护理时心血管的耐受力减弱的综合影响。

意识及神经系统检查的水平

格拉斯哥昏迷量表和美国国立卫生研究院卒中评分量表都是结局的预测因子；任何经过验证的神经评估都是有用的。意识水平下降可能与 ICH 量增加、脑积水或癫痫发作相关。

脑室内出血

基底节、丘脑或尾状核出血会更易破入第三脑室或侧脑室。脑室内出血（IVH）会增加发热，脑脊液（CSF）流动受阻以及脑积水的风险，导致更差的预后。这时与神经外科医师协商进行脑室引流是明智的选择。

急性脑内出血的血压管理

高血压是导致 ICH 的主要原因。入院时患者的血压通常是不正常的。血压升高的病理生理学表现包括导致颅内压升高、库欣反应（由于颅内占位所致严重高血压和心率过缓），或儿茶酚胺的大量增加。

现有数据通常显示血压急性升高与 ICH 体积增加相关。病理生理机制提示血压越高，可导致越多的小血管急性出血和 ICH 量的增加。病例报道在急性 CT 血管造影术中的造影剂外渗（"斑点征"）和随后 ICH 体积增加的系列研究结果，可支持这一假设[2]。

血压控制的最佳时机、效力以及药物的选择尚未明确，几个临床试验都还在进行中。一项研究发现，"强化"控制血压［收缩压（SBP）目标值为 140 mmHg，药物选择取决于治疗医师］与标准治疗（SBP 值是 180 mmHg）相比，血肿扩大减少[3]，但试验正在进行中。当患者有严重高血压，SBP 160 mmHg 时即应考虑此种治疗，尽管这个标准可能因颅内压升高而调整，或根据最佳的大脑灌注压力（通常是目标设在 60 ～ 80 mmHg）而进行治疗药物滴定。

凝血障碍

血液凝固限制了破入大脑组织的血液容量。任何阻止凝血过程的行为都可能增加血肿体积、扩大脑室内出血，并预后不良。凝血功能抑制越强，风险越大。

维生素 K 拮抗剂（华法林）

华法林（双香豆素）是维生素 K 拮抗剂，通常用于卒中预防（尤其是在伴有心房颤动或人工心脏瓣膜的情况下），以及脑血管和周围性血管疾病的预防。抗凝强度通常用国际标准化比值（INR）监测，INR 用于校正不同实验室凝血酶原时间（PT）的差异。INR 为 1 被认为是正常的，2 ～ 3 是最常用的治疗范围。INR 的升高强烈提示和更多的迟发性血肿扩大密切相关。

应紧急地处理华法林的作用。纠正华法林作用的最好方法还没有被明确提出，不同的机构可使用不同方案。INR 被纠正到正常的时间越长（1.4 或更低被认为是理想的，虽然最好的目标尚未被定义），血肿扩大和不良预后的风险越大。纠正方法有以下几种不同的选择。

新鲜冰冻血浆

新鲜冰冻血浆（FFP）能替代被华法林抑制的凝血因子。抗凝强度越大，就需要更多单位的 FFP。2 ～ 4 单位 FFP 通常作为起始剂量，并随访 INR。

凝血酶原复合物

凝血酶原复合物（PCC）含有相对高浓度的维生素 K 依赖的凝血因子。各类 PCC 都是可用的。PCC 可能比 FFP 起效更快，需要量更少，但成本更高。如果 INR 迅速纠正，则 PCC 相比 FFP 的优势会降低。应事先咨询血液科协商出最合适的 PCC 种类和剂量以避免延误患者的紧急治疗。

重组人凝血因子Ⅶ

重组人凝血因子Ⅶ（FⅦ）已经用于纠正华法林的病例中。它可以使 INR 迅速下降，但维生素 K 依赖的凝血因子仍是不足的。Ⅶ因子对 INR 的影响是短暂的，所以应该考虑同时使用 FFP 或 PCC。

维生素 K

维生素 K 通常采用静脉滴注或口服。如果需要再次抗凝治疗（如机械性心脏瓣膜），维生素 K 会使华法林的后续应用变得复杂，有时需要几周后再应用。因为凝血因子必须由肝脏再合成，使得维生素 K 起效缓慢，所以它不适合在华法林相关脑出血时单独使用。

肝素和低分子肝素

肝素对脑内出血的影响类似于华法林，虽然不只是维生素 K 依赖的凝血因子受到影响。脑内出血的风险和抗凝强度有关，无意中的过度抗凝会增加脑出血的风险。此时应停止使用肝素，并用鱼精蛋白中和肝素的作用。低分子量肝素不能完全被鱼精蛋白纠正，通常需要使 FFP 或 PCC。

抗血小板药物［Ⅱb Ⅲa 抑制剂、阿司匹林、噻吩吡啶（氯吡格雷）］

阿司匹林使血小板上的残基不可逆地乙酰化，而使血小板功能减弱。噻吩吡啶（其中氯吡格雷广泛使用，其他药物也可能随后出现）抑制血小板活化更下游部分，并且作用更强。不同种类抗血小板药物通常联用，特别是在急性冠脉综合征介入治疗之后。与单药疗法相比，联合抗血小板治疗增加了脑内出血的风险。

现已知，抗血小板药物应用通常与脑出血量的增加和更差的预后相关[5]；血小板活性测量可以提高预测价值[6]。尽管尚无来自随机试验的数据，血小板输入已被用于改善血小板的活性。其他药物（去氨加压素、FⅦ）在这种情况下的应用还未见充分的描述。

静脉注射（Ⅳ）Ⅱb Ⅲa 抑制剂（如 abciximab、entanercept）较少导致脑出血。脑出血的风险随血压升高、脑缺血和再灌注的发生而增加。此时应停用抗血小板药物并补充血小板，根据需要拮抗的药物的半衰期来重复治疗。

缺血性卒中使用阿替普酶（组织型纤溶酶原激活物）后所致出血

急性缺血性卒中使用阿替普酶（组织型纤溶酶原激活物）致脑出血较少见（大约 5%）。遵循 NINDS 的 tPA 方案的中心与初始 tPA 试验有相似的出血转化率。当发生出血时，通常是很严重的，多发生在缺血或再灌注的脑组织中。这种风险因下列情况而增加：老年、高血压、从出现症状到治疗的时间长、更大体积的缺血脑组织（或大脑中动脉分布区域 1/3 以上）和违反方案（如早期使用阿司匹林或肝素、严重高血压）[7]。当怀疑出血时（精神状态的变化、新发头痛等），应停止使用药物，并可以通过 CT 排除。当发生脑内出血时，常规给予 FFP。

紧急止血方法

提示脑出血量增加的症状发生后最初数小时内，如果能阻止血肿扩大，结局可能会得到改善。关于在发生 ICH 后使用 F Ⅶ 作为急性止血剂，目前已有两个随机的临床试验。在这两个试验中，治疗可减少 ICH 量的增加，尽管 90 天后的功能恢复只在第一个试验中有所改善[8]。

外科减压和以导管为基础的溶栓

外科减压和以导管为基础的溶栓在本书的第 3 部分讲述。

脑内出血后的癫痫和抗癫痫药物的使用

ICH 后癫痫发生率有很大的不同，从 5% 到 > 20%。癫痫通常在 ICH 后很快发生，而确定发作次数只能在持续脑电图（EEG）监测时被发现。昏迷的患者应行 EEG 监测，排除非痉挛性癫痫发作和癫痫持续状态。与癫痫相关的危险因素包括血肿在皮质的位置、相关硬脑膜下血肿和既往的脑梗死[9]。

如果患者在 ICH 后几天内无癫痫发作，则发生癫痫的危险性很低，或通过 EEG 排除癫痫发作，则抗癫痫治疗的好处非常有限。预防性抗癫痫治疗，尤其是用苯妥英，可能会与增加发热和功能恢复预后更差相关[10]。

脑出血的自我实现的预言

脑内出血是已知预后最差的卒中亚型。然而，患者的预后可能与临床医师的预估不一致。临床医师往往认为患者的预后直接与干预和康复手段的好坏相关。有些病情一样严重的患者，在不能执行抢救遗嘱的医院，他们的死亡率高，但预后良好的患者亦不能

认为他们能恢复独立功能活动。这就意味着并不是重症监护都是必要的。临床医师应当认识它的两面性，该患者是否能从这些处理中得到益处应有医师自己的选择。

网络资源

美国心脏协会关于 ICH 处理的最新指南可见于：http://stroke.ahajournals.org/cgi/content/full/38/6/2001

正在进行中的 ICH 临床试验可见于：www.stroketrials.org

蛛网膜下腔出血的重症处理

动脉瘤所致蛛网膜下腔出血预后的预测因素

SAH 中可用于预测不良结局的特征与 ICH 相似。老年、意识水平受损、局灶的神经功能损伤、出血量、脑室出血都与不良结局相关。入院时生理功能指标紊乱，包括脉压差增大（A-a gradient）、代谢性酸中毒、高血糖、低血压和高血压都可预测不良结局（表4.1）[12]。预防再出血（见下文）对于最大限度地获得良好的神经病学预后很重要。

表 4.1 动脉瘤所致蛛网膜下腔出血预后的预测因素		
分级	Hunt and Hess[31]	世界神经外科联合会（WFNS）
1	无症状，轻微头痛，轻微颈项强直	格拉斯哥昏迷量表（GCS）15 分
2	中等到严重的头痛，颈项强直，除脑神经麻痹外无神经功能缺损	GCS 13～14 分，没有运动障碍
3	嗜睡／意识不清，轻度局灶神经功能缺损	GCS 13～14 分，运动障碍
4	昏迷，中到重度偏瘫	GCS 7～12 分
5	深昏迷，去大脑皮质状态	GCS 3～6 分

动脉瘤栓塞之前的蛛网膜下腔出血处理

SAH 的早期处理侧重于通过药物和脑脊液分流治疗 ICP 升高，通过预防再出血来限制出血负荷，并通过积极纠正来逆转生理指标紊乱。

气道管理

意识水平正常的患者一般不需要进行侵入性的气道管理。患者的意识水平下降有发生吸入性肺炎的风险，对支气管条件较差的患者，应考虑气管内插管。插管后，必须使用短效的镇静剂和止痛剂实现有效的镇静。咳嗽和呼吸节律异常可能导致脑脊液压力和血压的急剧升高，并有可能增加动脉瘤再出血的风险。

動脈瘤栓塞前的血压处理

收缩压升高与动脉瘤性 SAH 后 24 小时内再出血有关。尽管没有随机对照研究证实严格控制血压能减少再出血，但在进行动脉瘤栓塞前收缩压的目标值应小于 140 mmHg，通常是通过连续使用可快速滴定的抗高血压药物实现的。

尽管严格控制收缩压，但必须注意避免严重低血压。急性 SAH 患者常易出现血容量减少，因此在使用抗高血压药物初期有低血压的风险，特别是与镇静药物联用时。晶体或胶体液应达到并维持血容量平衡；平均动脉压（MAP）应保持在 70 mmHg 以上。如下文讨论的那样，神经源性顿抑性心肌病使实现这一目标变得有挑战性。中心静脉压监测或有创血流动力学监测可能是有用的。

神经源性顿抑性心肌病（neurogenic stunned myocardium）

60% 的神经源性顿抑性心肌病患者 SAH 后肌钙蛋白水平会升高，这与左心室功能受损及局部室壁运动异常有关。神经源性顿抑性心肌病（心肌顿抑）被认为是由心脏交感神经系统释放过多的儿茶酚胺引起的。它与心律失常、肺水肿、迟发性大脑缺血、死亡率以及残疾风险增加有关。病理检查可以发现收缩带坏死。肾上腺素能受体多态性与肌钙蛋白升高的风险以及超声心动图异常之间的关系已经被证实，心脏的自主神经功能是参与其中的 [14]。

神经源性顿抑性心肌病是 SAH 的一个早期并发症，一般发生在出血后的 5 ～ 7 天内。早期心肌功能障碍可能使得早期的纠正治疗和晚期高血流动力学治疗变得非常困难。在这种情况下医疗支持和先进的血流动力学监测大有好处。

镇痛

为了能经常进行神经功能评估，镇静作用应最小化；但有效的镇痛是必需的。不加控制的疼痛可能导致高血压并增加动脉瘤再出血的风险。对乙酰氨基酚是首选的一线药物，但必须要谨慎使用短效的静脉用麻醉药物。

脑积水

蛛网膜下腔出血扩展到第三或第四脑室常引起阻塞性脑积水。CT 上脑室扩大的进展提示需紧急放置外部脑室引流管使脑脊液分流。应小心不能过度降低脑脊液压力，当动脉瘤内的压力大于瘤外压力时，可能导致动脉瘤出血（图 4.1）。

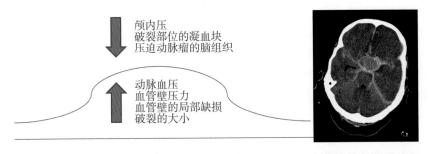

颅内压
破裂部位的凝血块
压迫动脉瘤的脑组织

动脉血压
血管壁压力
血管壁的局部缺损
破裂的大小

图 4.1 动脉壁两侧影响动脉瘤再出血的因素。左边是程式化的版本；右边是电脑断层扫描的患者脑中的大型动脉瘤；箭头指示压力的方向

再出血的预防

7% ～ 10% 的 SAH 患者发生动脉瘤再出血，是造成死亡和长期残疾的主要原因 [15]。在大多数（73%）病例中再出血发生在起病 3 天内。动脉瘤再出血最重要的预测因素是入院时神经功能评分和动脉瘤的大小。

当动脉瘤栓塞有不可避免的延误时（患者运输、设备故障等），简单的抗纤溶治疗可在不增加血管痉挛风险的情况下降低动脉瘤再出血的风险 [16]。

首选动脉瘤早期手术或血管内栓塞。动脉瘤栓塞手术在这本书的第 3 部分和第 4 部分讲解。

动脉瘤栓塞后蛛网膜下腔出血的处理

血压管理

动脉瘤栓塞后，血压参数应调整到维持收缩压低于 200 mmHg，因破裂后的 3 ～ 14 天血管痉挛的风险增加。未破裂的不稳定的动脉瘤不影响血压管理策略。

血管痉挛的预防

血管痉挛相关的脑梗死是长期残疾的一个重要原因。出血负荷是血管痉挛最好的预测指标 [17]。血管造影显示的血管痉挛和经颅多普勒检查（TCD）的平均流速升高早于症状性血管痉挛（延迟性脑缺血）或因血管痉挛所致迟发性脑梗死 [18]。

钙通道阻滞剂已用于预防血管痉挛的研究。虽然没有药物被证明可以减少血管造影显示的血管痉挛的发生率，但有尼莫地平改善3个月后结局的报道；可能涉及血管舒张以外的机制[19]。当患者入院时存在偏低血压，小剂量尼莫地平仍可考虑使用。

几个小型研究调查了SAH后他汀类药物治疗的益处。最近的一项荟萃分析显示了他汀类药物可减少症状性血管痉挛、延迟性缺血和死亡的发生[20]。

血管痉挛的治疗

平均流速升高和影像学的血管痉挛，可以通过药物治疗预防，以免进展为症状性血管痉挛或脑梗死。可用升压药升高血压来达到改善脑缺血症状或增加灌注的目标。在高血压诱发时期，应予以连续的心电图（ECG）监测和肌钙蛋白检查，因为升高的血压可能导致心肌损伤。

整个血管痉挛期患者应该保持正常血容量。这可以通过静滴等张晶体或胶体液来实现。应该避免使用低渗液体。有血管痉挛的患者，中心静脉压（CVP）监测或先进的血流动力学监测在制订维持正常容量指导治疗上可能是有指导作用的。增加血容量状态可能不比维持正常血容量状态有更多的益处[21]。

输红细胞治疗的时机和目标尚有争议，因为蛛网膜下腔出血后，输血降低了氧摄取指数，增加了氧气运输[22]。贫血增加了脑梗死和不良预后的风险[23]，但输血可能导致感染、容量超负荷或肺损伤。

因为药物控制血管痉挛及一些难治性的症状均为辅助治疗，因此血管内治疗（第4部分讨论）应尽早考虑。

发热和发热控制

发热是蛛网膜下腔出血的常见并发症，与不良预后和重症监护治疗病房（ICU）住院时间延长相关[24]。使用调整体温治疗来维持正常体温将在下面进一步讨论。

癫痫和抗癫痫药物的使用

蛛网膜下腔出血的患者常发生癫痫，据报道，多达20%的危重神经损伤患者中存在非阵挛性癫痫持续状态[9]。建议对精神状态异常的患者进行一段时间的连续脑电图监测。在蛛网膜下腔出血后围手术期可考虑使用抗癫痫药物，常用的为苯妥英钠[25]。在无临床发作或脑电图记录的癫痫时，SAH后癫痫预防用药超过72小时获益很少。苯妥英钠负荷与SAH后早期残疾和3个月后认知障碍相关[26]。

网络资源

美国心脏协会关于蛛网膜下腔出血处理的最新指南见：

http://www.americanheart.org/presenter.jhtml?identifier_3003999。

正在进行的临床试验：www.stroketrials.org。

急性缺血性卒中的重症处理

这部分没有讨论纤维蛋白溶解，该内容已在第3章论述。

血压管理

高血压是卒中的最强危险因素，急性缺血性卒中后血压通常会升高。血压的管理根据是否使用纤溶治疗而不同。除纤维蛋白溶解治疗外，没有明确的高血压控制指南。

缺血性卒中中的血压升高可能是生理性的，血压升高会增加缺血脑组织的灌注。如果脑灌注压降低或对压力变化敏感，若进一步降低血压则增加缺血，使卒中恶化。另一方面，未治疗的严重高血压可能会导致缺血性卒中的出血转换。

应避免出现低血压，入院时应评估血容量状态，并且至少每天评估一次。卒中患者可能因口服摄入减少而使容量减少。应避免使用低渗液体，低渗液可能会导致梗死脑组织的水肿。急性升压治疗试验可以考虑逐个配对研究，但因其对压力特别敏感，因此如何选择病例目前还不清楚。

心脏监护

心律失常和心功能不全是卒中的常见病因。心房颤动导致血流紊乱，形成血栓。左心室射血分数严重降低或局部心肌功能减退/失动症（来自既往心肌梗死）可能导致心室血栓形成和栓塞。成为病因的心律失常可能在入院或紧急评估时没有出现，或是间歇性发作的。急性缺血性卒中（AIS）的患者应该监测24至48小时动态心电图以排除心律不齐这一病因。应考虑进行心脏功能评估。卒中常与急性心肌梗死相关；应检测心肌缺血的血清标记物。

急性缺血性卒中后的脑水肿

梗死的大脑常常会发生肿胀，在卒中后3～5天达到顶点。大面积梗死的脑组织发生脑水肿的风险更大。大脑中动脉区域梗死更可能发生脑水肿及由此产生的占位效应。颅内压升高的评估和管理将在下文中讨论。年龄小于60岁的患者发生完全的大脑中动脉梗死，无论梗死发生在哪一侧，都应考虑早期进行偏侧颅骨瓣切除术。尽管行偏侧颅骨瓣切除术可能会导致一些功能性残疾，但可明显提高生存的比例[27]。偏侧颅骨瓣切除术将在第3部分论述。

卒中单元和神经重症监护室的卒中患者

专门的卒中单元治疗可以改善卒中患者的预后[28]。最佳实践方案的整体使用比特定的干预更重要（如机械性溶栓的使用）。认证组织已经制订了专门的指南（参见下文网络资源）。卒中单元治疗的重要方面包括提高组织管理、医疗护理协调、日常操作方案、会诊（如营养、物理和职业疗法等）。预防并发症将在下文讨论。

卒中单元团队是由几个部门组成，包括受过专门训练的医师、护士和康复人员。医疗主任监督方案的执行，并进行几个相关部门的协调。定期回顾质量标准，确保执行最佳实践，并及时增加新的干预措施。常规对部分团队成员进行特殊的血管神经病学培训。

如果卒中患者需要升压、通气支持，对合并症或其他原因进行重症监护时，这种治疗可由卒中单元、神经重症监护治疗病房或者一个单独的重症监护治疗病房提供，当然这也取决于当地的资源。对于需要重症监护的患者，医疗工作者本身与预后的改善密切相关。一些重症监护治疗病房的方案可能与卒中患者的方案发生重叠或部分冲突，因此应该提前讨论明确界定责任。

急性缺血性卒中的网络资源

美国心脏协会关于AIS的最新指南见：

http://stroke.ahajournals.org/cgi/content/full/38/5/1655

美国卒中中心的评审准则可见于：

http://www.jointcommission.org/Certification Programs/Primary Stroke Centers/

缺血性或出血性卒中急性颅内压升高的处理

病理生理学

颅内压（ICP）升高是在脑出血、蛛网膜下腔出血、大面积缺血性卒中后形成继发性神经损伤的重要的、可治疗的病因。全身躁动（比如灌注不当时）可能会导致颅内压增高。局灶占位效应可能导致相邻结构受压迫。当颅内压上升时，患者可能会代偿性地引起全身血压升高以维持足够的脑灌注压（CPP）。当代偿机制失效，脑灌注压低于临界阈值，低含氧量和缺血性损伤将会发展。这种继发性缺血性损伤会产生更大

范围的组织水肿，并进一步使颅内压升高。若继续发展，最终将导致脑疝和死亡。

早期管理

颅内压升高的早期识别和及时干预对减少神经损伤至关重要。颅内压升高的早期症状包括患者意识水平的降低、下肢肌张力升高和垂直凝视的障碍；应考虑行紧急CT扫描。当存在脑积水时，强烈建议神经外科紧急会诊放置脑室外引流。

许多病例中，逐级加强的医疗干预可以减轻或控制升高的颅内压。

外科治疗

由于占位损害（如凝块）、阻塞性脑积水或大面积脑梗死导致的颅内压升高不太可能单独用药物控制，所以应早期考虑神经外科会诊。

虽然颅内压升高仍然可能发生，但偏侧去颅骨减压术增加了颅内体积并降低了颅内压。偏侧颅骨切除术可以减少颅内压升高患者的死亡，但是如果已经有严重的神经损伤，则无法提高有效的神经恢复的可能性。手术应在脑疝压迫基底节区和脑干之前就尽早进行。

非药物性干预

床头抬高可通过改善静脉引流降低颅内压。对所有疑似或已知颅内压升高的患者，患者的床头应该尽可能保持在30°以上，包括进出ICU的时候。头也应该保持在中间位置来允许最佳的颈静脉引流。

过度通气导致二氧化碳分压迅速减少。这反过来会导致脑血管收缩和ICP下降。这种效果只持续数小时，然后二氧化碳分压恢复正常可能导致血管舒张和颅内压反弹性增高。过度通气应被视为连接更多决定性治疗的桥梁，而不是持续数天。过度通气使CO_2分压小于$20 \sim 25$ mmHg，能产生严重的血管收缩和脑梗死，所以通气过度时应考虑监测CO_2分压。过度换气对患者并无好处。应谨防患者在转送过程中的过度紧张和激动。

短效镇静和止痛药物

焦虑和痛苦可以导致颅内压升高。有颅内压升高风险的患者应该接受镇静和镇痛治疗，以保持平静、舒适状态。精确的评分量表上的目标分数［如镇静程度评分表（RASS）］可能协助药物的滴定。为了进行神经系统评估，避免过度镇静可能延长脱机通气的时间，倾向选择短效药物来产生短暂的镇静中断。

当需要频繁进行神经系统评估时，丙泊酚因具有较短的半衰期而成为有吸引力的选择。中枢神经系统损伤的年轻患者中持续使用（＞24小时）高剂量［＞65 μg/（kg·min）］的丙泊酚（通常）与致死性的"丙泊酚输注综合征"相关，其表现为代谢性酸中毒、肾功能衰竭、难治性心律失常。对于30岁的女性，伴有较严重的蛛网膜下腔出血和难治性癫痫持续状态者，发生此并发症的风险尤其高。关于早期监测和特殊治疗没有统一的意见，因此，在这种情况下应尽量使用其他药物，减少丙泊酚的使用。

即使临床没有明显的焦虑或痛苦，镇静剂和止痛药仍可降低颅内压。这些药物可减少脑代谢，通过血流－代谢偶联，可以减少脑血容量（CBV）和颅内压。对于急性颅内压升高的患者，团注短效药物是合理的。

高渗治疗

甘露醇是一种渗透性利尿剂，可以通过周围静脉注射 0.5 ～ 1.5 g/kg，15 ～ 30 分钟后起效，通常持续几个小时。在使用甘露醇后应该检测血浆渗透压，虽然最佳的渗透压升高标准尚未被明确界定。甘露醇是一种强效的利尿剂，应严密监控尿量和血容量，避免造成低血容量。

高渗盐水能有效地降低颅内压，可以单独使用或与甘露醇联用。各种浓度都可以使用，包括 3%、7%、23.4%（相比 0.9% 的生理盐水）。通过中心静脉滴注 23.4% 的盐水 30 mL（由于瓶子的形状，有时称为"弹丸"注射，注入时间为 5 ～ 10 分钟）可以有效并安全地降低颅内压并保持几小时的疗效。更快速的滴注可以产生严重的、短暂的低血压。在使用高渗盐水后应该监测血清钠和渗透压。输液可用于维持渗透压，3% 的高渗盐水 0.5 ～ 1 mL/（kg·h）通常可以维持有效血浆渗透压在 315 ～ 325 mOsm / L。如果使用超过一天，应在几天内逐渐停止使用甘露醇或高渗盐水，以避免反弹效应的发生。

脑灌注压

极端的高脑灌注压可能导致颅内压的升高。为了处理低脑灌注压，常可应用脑血管扩张药，但它能增加脑血流量（CBF）的同时导致了高颅压。而且，高的脑灌注压会掩盖代偿性脑血管收缩，导致脑血容量和颅内压升高[29]。颅内压升高患者的目标脑灌注压并没有明确的规定，通常以 60 ～ 80 mmHg 为妥。

治疗温度调整

发热可能导致颅内压升高。预先使用退烧药，如对乙酰氨基酚，可减轻发热，并对颅内压控制有益。对使用退热药物仍然发热的患者，应当考虑使用表面或血管内冷却设备来调整治疗温度以达到正常体温。

降低体温可有效地降低颅内压，可能是由于代谢活动降低的原因。此外，体温降低可能有利于调节脑损伤后的炎症反应。对颅内压控制的最佳目标温度尚未确立。在终止低体温治疗时，应缓慢升温，控制在每小时 0.25℃或更慢，因为快速复温会导致反弹性水肿和颅内压升高。

温度调节经常伴随着寒战的发生。寒战增加代谢需求，提高体温，并增加颅内压。可使用药物和非药物策略。温度调节可能不适用于发生感染的情况。在使用 2 ～ 3 天后，血栓形成、感染、心律失常等并发症的风险增加，应该权衡该治疗措施潜在的长期益处。

巴比妥类药物和长效镇静药物

巴比妥类药物可以有效地管理颅内压升高，但半衰期长且有严重的心血管副作用。巴比妥类药物通常用于治疗难治性的颅内压升高。脑电图监测可能有助于滴定爆发－压抑模式下药物镇静的水平。一旦启用，巴比妥类药物的效果就很难逆转，并使确定脑死亡变得困难，因为它混淆了神经系统检查和自主呼吸的评估。

减少神经重症监护治疗病房内科并发症

◆ 内科并发症将增加住院时间、死亡率和预期病残率。

◆ 内科并发症的"可预防"性与优质的制剂、患者的医疗支付能力和医疗保险相关。

◆ 中央静脉相关血流感染（CLABSI）、院内获得性肺炎（HAP）、呼吸机获得性肺炎（VAP）、脑室引流相关性脑膜炎 / 脑室炎、褥疮的发生率等在神经重症监护治疗病房可减少。

◆ 因昏迷而不能维持正常通气或气道感染的患者应尽早考虑气管切开，并尽早选择机械通气和应用镇静剂。

内科并发症的影响

缺血性和出血性卒中后患者的并发症的治疗，包括对发热、贫血、肺炎，高血糖和深静脉血栓事件（VTE）。这些并发症是死亡和住院时间延长的重要原因[24]。这些患者还应预防其他并发症，如胃溃疡、中央静脉相关血流感染、褥疮和营养等问题。这些并发症的好坏也被认为是高质量 ICU 护理的一个标志。

发热和体温控制

发热是脑损伤中一种常见的和可干预的并发症。在使用退烧药后持续发烧的病例中，虽然没有对照试验来评估发热控制的好处，但可以考虑用体温调节疗法来保持正常体温。一般来说，在整个神经损伤急性期保持正常体温是必要的，脑内出血和缺血性卒中体温控制 3 ~ 5 天，SAH 因血管痉挛而复杂化，一般需维持 7 ~ 14 天。

蛛网膜下腔出血后"中枢热"发病率较高，患者可能影响下丘脑体温的"调节中枢"。因此，有许多患者甚至在体温正常的时候发生明显的寒战。寒战可能增加 SAH 患者的代谢需求和颅内压。当采用治疗性的体温控制时，观察和治疗寒战至关重要。

院内获得性肺炎和呼吸机相关性肺炎

长时间插管，较差的气管卫生，误吸或有其他的高危因素的患者，发生院内获得性肺炎或呼吸机相关性肺炎的风险较高。每日间断镇静结合的自主呼吸试验可缩短机械通气的持续时间、住院时间和减少死亡率。吸痰、口腔卫生和床头抬高等策略能进一步降低相关风险。对于需要较长时间气道保护的患者，即使不需要呼吸机支持，也应考虑早期气管切开。

高血糖症

频发的高血糖会使神经损伤复杂化。未治疗的严重高血糖（> 200 mg / dL）与神经肌病、延长通气终止时间和败血症增加有关。然而，最佳的血清葡萄糖值尚不明确。通常血糖拟控制在 80 ~ 140 mg / dL 为合理。

静脉血栓形成时间

患者因不能移动而并发深静脉血栓（DVT）和肺血栓栓塞（PE）的风险较高，应常规进行机械预防。在脑内出血但血块体积已经稳定或蛛网膜下腔出血已行动脉瘤栓塞后的患者，可以考虑使用普通肝素或者低分子肝素化来预防。

对于出现深静脉血栓形成或肺动脉栓塞的患者，开始进行抗凝治疗的最佳时机仍有争议。蛛网膜下腔出血患者的抗凝治疗可以在栓塞治疗后开始。脑内出血患者很少需要抗凝治疗。在急性缺血性卒中后，有临床意义的出血性转换风险的最高峰在起初的 3 ~ 7 天，并伴随梗死面积的增加而增加。下腔静脉滤器往往被认为是合适的方法，但几乎没有相关数据。

胃溃疡

神经系统损伤的高危重症患者因胃溃疡引起有临床意义的出血的风险较大。这种风险在机械通气、凝血障碍或高剂量类固醇的患者中会增加。应常规考虑使用组胺受体阻滞剂或质子泵抑制剂预防溃疡的发生。

中心静脉血流感染

危重患者发生的 CLABSI 被认为是一种可预防的并发症。严格遵守无菌技术，完整的屏障预防和洗手准则可减少与插入相关的感染。置入插管后，插管部位的精心护理降低了之后感染的风险。中央静脉导管一般可放置超过 1 周，导管涂以米诺环素和利福平减少了细菌的定植率。每日应当进行中心静脉插入的必要性评估并尽早移除中央插管。在外围静脉通道受限或需要长时间建立中央通道的病例中，可考虑早期进行外周中心静脉置管（PICC）。

褥疮性溃疡

卒中患者有发生褥疮性溃疡的高风险，特别是合并昏迷、制动或尿失禁时。褥疮性溃疡被认为是可以预防的并发症。标准的做法应该是每日评估溃疡前皮肤变化的征象、经常翻身、早期积极治疗皮肤破裂。

营养

在初始复苏和各种类型的卒中发生的 48 小时内应尽早开始营养支持。肠内营养优于肠外营养，因为其减少了感染的风险，易于管理且成本低。胃食管放置在胃和幽门处是可以接受的，但幽门后喂食是有高误吸风险患者的首选。在缺血性卒中发生后前 2 周进行早期的经皮肤胃造瘘并不优于经鼻胃管插管[30]。当患者因为昏迷或误吸不太可能长时间通过口服获得足够的营养时，应该考虑尽早经皮胃造口术插管。可用的营养配方很多，但没有显示哪种配方对卒中患者存在特殊的好处。

网络资源

重症监护医学协会对管理和预防在 ICU 的内科并发症的最新指南见：

http://www.sccm.org/professional_resources/guide-lines/index.asp

参考文献

［1］Hemphill JC Ⅲ, Farrant M, Neill TA Jr. Prospective validation of the ICH Score for 12-month functional outcome. Neurology 2009;73:1088-1094

［2］Wada R, Aviv RI, Fox AJ, et al. CT angiography "spot sign" predicts hematoma expansion in acute intracerebral hemorrhage. Stroke 2007;38:1257-1262

［3］Anderson CS, Huang Y, Wang JG, et al; INTERACT

Investigators. Intensive blood pressure reduction in acute cerebral haemorrhage trial（INTERACT）: a randomised pilot trial. Lancet Neurol 2008;7:391-399

［4］Huttner HB, Schellinger PD, Hartmann M, et al. Hematoma growth and outcome in treated neurocritical care patients with intracerebral hemorrhage related to oral anticoagulant therapy: comparison of acute treatment strategies using vitamin K, fresh frozen plasma, and prothrombin complex concentrates. Stroke 2006;37:1465-1470

［5］Saloheimo P, Ahonen M, Juvela S, Pyhtinen J, Savolainen ER, Hillbom M. Regular aspirin-use preceding the onset of primary intracerebral hemorrhage is an independent predictor for death. Stroke 2006;37:129-133

［6］Naidech AM, Jovanovic B, Liebling S, et al. Reduced platelet activity is associated with early clot growth and worse 3-month outcome after intracerebral hemorrhage. Stroke 2009;40:2398-2401

［7］Tanne D, Kasner SE, Demchuk AM, et al. Markers of increased risk of intracerebral hemorrhage after intravenous recombinant tissue plasminogen activator therapy for acute ischemic stroke in clinical practice: the Multicenter rt-PA Stroke Survey. Circulation 2002;105:1679-1685

［8］Mayer SA, Brun NC, Begtrup K, et al; FAST Trial Investigators. Efficacy and safety of recombinant activated factor VII for acute intracerebral hemorrhage. N Engl J Med 2008;358:2127-2137

［9］Claassen J, Mayer SA, Kowalski RG, Emerson RG, Hirsch LJ. Detection of electrographic seizures with continuous EEG monitoring in critically ill patients. Neurology 2004;62:1743-1748

［10］Messé SR, Sansing LH, Cucchiara BL, Herman ST, Lyden PD, Kasner SE; CHANT investigators. Prophylactic antiepileptic drug use is associated with poor outcome following ICH. Neurocrit Care 2009;11:38-44

［11］Hemphill JC Ⅲ, Newman J, Zhao S, Johnston SC. Hospital usage of early do-not-resuscitate orders and outcome after intracerebral hemorrhage. Stroke 2004;35:1130-1134

［12］Claassen J, Vu A, Kreiter KT, et al. Effect of acute physiologic derangements on outcome after subarachnoid hemorrhage. Crit Care Med 2004;32:832-838

［13］Naidech AM, Kreiter KT, Janjua N, et al. Cardiac troponin elevation, cardiovascular morbidity, and outcome after subarachnoid hemorrhage. Circulation 2005;112:2851-2856

［14］Zaroff JG, Pawlikowska L, Miss JC, et al. Adrenoceptor polymorphisms and the risk of cardiac injury and dysfunction after subarachnoid hemorrhage. Stroke 2006;37:1680-1685

［15］Naidech AM, Janjua N, Kreiter KT, et al. Predictors and impact of aneurysm rebleeding after subarachnoid hemorrhage. Arch Neurol 2005;62:410-416

［16］Hillman J, Fridriksson S, Nilsson o, Yu Z, Saveland H, Jakobsson KE. Immediate administration of tranexamic acid and reduced incidence of early rebleeding after aneurysmal subarachnoid hemorrhage: a prospective randomized study. J Neurosurg 2002;97:771-778

［17］Hijdra A, van Gijn J, Nagelkerke NJ, Vermeulen M, van Crevel H. Prediction of delayed cerebral ischemia, rebleeding, and outcome after aneurysmal subarachnoid hemorrhage. Stroke 1988;19:1250-1256

［18］Frontera JA, Fernandez A, Schmidt JM, et al. Defining vasospasm after subarachnoid hemorrhage: what is the most clinically relevant definition? Stroke 2009;40:1963-1968

［19］Petruk KC, West M, Mohr G, et al. Nimodipine treatment in poor-grade aneurysm patients. Results of a multicenter double-blind placebo-controlled trial. J Neurosurg 1988;68:505-517

［20］Sillberg VA, Wells GA, Perry JJ. Do statins improve outcomes and reduce the incidence of vasospasm after aneurysmal subarachnoid hemorrhage: a meta-analysis. Stroke 2008;39:2622-2626

［21］Lennihan L, Mayer SA, Fink ME, et al. Effect of hypervolemic therapy on cerebral blood flow after subarachnoid hemorrhage: a randomized controlled trial. Stroke 2000;31:383-391

［22］Dhar R, Zazulia AR, Videen TO, Zipfel GJ, Derdeyn CP, Diringer MN. Red blood cell transfusion increases cerebral oxygen delivery in anemic patients with subarachnoid hemorrhage. Stroke 2009;40:3039-3044

［23］Naidech AM, Jovanovic B, Wartenberg KE, et al. Higher hemoglobin is associated with improved outcome after subarachnoid hemorrhage. Crit Care Med 2007;35:2383-2389

［24］Wartenberg KE, Schmidt JM, Claassen J, et al. Impact of medical complications on outcome after subarachnoid hemorrhage. Crit Care Med 2006;34:617-623, quiz 624

［25］Chumnanvej S, Dunn IF, Kim DH. Three-day phenytoin prophylaxis is adequate after subarachnoid hemorrhage. Neurosurgery 2007;60:99-102, discussion 102-103

［26］Naidech AM, Kreiter KT, Janjua N, et al. Phenytoin exposure is associated with functional and cognitive disability after subarachnoid hemorrhage. Stroke

第1部分 内科处理与重症监护

2005;36:583-587

[27] Vahedi K, HofmeijerJ, Juettler E, et al; DECIMAL, DESTINY, and HAMLET investigators. Early decompressive surgery in malignant infarction of the middle cerebral artery: a pooled analysis of three randomised controlled trials. Lancet Neurol 2007;6:215-222

[28] Stroke Unit Trialists Collaboration. How do stroke units improve patient outcomes? A collaborative systematic review of the randomized trials. Stroke 1997;28:2139-2144

[29] Rose JC, Mayer SA. Optimizing blood pressure in neurological emergencies. Neurocrit Care 2004;1:287-299

[30] Dennis MS, Lewis SC, Warlow C; FOOD Trial Collaboration. Effect of timing and method of enteral tube feeding for dysphagic stroke patients (FOOD): a multicentre randomised controlled trial. Lancet 2005;365:764-772

[31] Hunt WE, Hess RM. Surgical risk as related to time of intervention in the repair of intracranial aneurysms. J Neurosurg 1968;28:14-20

[32] Teasdale GM, Drake CG, Hunt W, et al. A universal subarachnoid hemorrhage scale: report of a committee of the World Federation of Neurosurgical Societies. J Neurol Neurosurg Psychiatry 1988;51:1457

第 5 章
神经血管病临床研究的评估基础

Andrew M. Naidech

■罗运贺 译 ■王亮 校

要点

◆ "良好的临床结果"应通过公认的量表来衡量。
◆ 神经病学预后量表常与功能相关。
◆ 必须仔细排除偏倚并使其最小化，否则将造成结果的混乱和偏移。
◆ 良好的统计检验将突显预设的结果，错误的统计检验可能导致错误的阴性结果（未检测到差异）或错误的阳性结果（一个并不存在的差异）。
◆ 在大数据（"数据挖掘"）上运行的大量的统计检验对有经验的读者和审稿者来说是非常有必要的。

神经血管病的功能测定

为了减少神经血管疾病的发生、影响和长期不良后果，需要神经功能测定，但并不是所有的结果都可以测定，或者在所有病患中进行测定。一般来说，一个量表越精准，那么在获得结果上就越困难（比如在时间、设备和检查者的熟练程度上）。

死亡率

当患者失访时，死亡率通常可以通过搜索公开的人口记录而确定。在神经科学的评估措施中，只有死亡率是不够的，因为它不能反映功能状态或生活质量。

对于许多患者（或潜在的患者）而言，避免严重的残疾或者植物状态比维持生理学层面的存活更为重要[1]。

功能评分

功能量表尝试衡量患者能做什么。有很多可用的指标。有些是自带说明的，可以通过在线培训，或者标准化的问卷获得。

格拉斯哥昏迷量表[2]

格拉斯哥昏迷量表（GCS，表 5.1）因为其简单性和预测的有效性，成为在致命性神经疾病中应用最广泛的神经科检查，但也有上限效应（最好的得分15 分，也可以和残疾相关）和下限效应（最差分数 3分，但并不意味着死亡）。

表 5.1 格拉斯哥昏迷评分

眼睛	运动	语言
	6 按指示睁眼	
	5 能定位疼痛	5 回答切题
4 自发睁眼	4 能逃避疼痛	4 答非所问但连贯
3 呼叫睁眼	3 刺激后屈曲	3 用词错乱
2 疼痛睁眼	2 刺激后强直	2 莫名其妙的
1 无反应	1 无反应	1 无反应

FOUR 评分[3]

无反应的完整要点（FOUR）评分，也被设计用来评估昏迷的患者，包括辅助呼吸时的呼吸应答及瞳孔对光反射的评估。对于确定最差的脑干功能比GCS 评分更有帮助。

美国国立卫生研究院卒中评分量表(NIHSS)[4]

这个经验证的神经功能可评分范围从 0（无异常）到 42（最差）。该评分的缺点是包括其对语言功能的偏倚（对视觉空间则相反），以及其相对过粗糙的意识评估。昏迷的患者无法配合这个检查的大部分内容。

改良 Rankin 量表

改良 Rankin 量表（mRS、表 5.2）[6]分级从 0（无症状）到 6（死亡）。它主要是测功能独立和行走的能力。附有经验证的问卷调查能提高不同评定者间的可靠性[7]。评分可以通过电话获得，并在不同时间可以连续评分。mRS 对认知功能障碍不敏感。一个清醒、可以交流，但卧床患者的分数和植物人的评分是一样的。

格拉斯哥预后量表

格拉斯哥预后量表（GOS）类似于 mRS 评分，从 1（死亡）到 5 级（能够重返工作或学校）。这个量表的主要特点在于营养状态、独立生活的能力、回归工作的能力。更详细的八步版本是 GOS- 扩展（GOS-E）量表[8]。

表 5.2　改良 Rankin 量表

分级	症状
0	无症状
1	无明显残疾：尽管有症状，但可进行所有的日常工作和活动
2	轻度残疾：不能完成病前的所有活动，但不需帮助能照料自己的生活
3	中度残疾：需部分帮助，但能独立行走
4	中重度残疾：不能独立行走，不能独立照料自己的日常生活
5	重度残疾：卧床，二便失禁，日常生活完全依赖他人
6	死亡

Barthel 指数[9]

Barthel 指数关注日常生活的功能，包括穿衣、吃饭和大小便控制。分数从 0（在任何项目上均是不独立的）到 100。这可能特别有助于制定康复计划[10]。

疾病影响程度量表[11]

疾病影响程度量表（SIP）是一个包含 136 项问题的调查问卷，测量在不同领域的功能，包括运动、日常生活和心理健康。SIP 已在蛛网膜下腔出血经过了验证。

认知量表

认知量表对于评定清醒的患者是否可以独立生活及回到生产性工作中具有重要意义。然而，大量的患者度过 ICU 监护后将无法完成认知测试。潜在障碍包括无法提供测试、训练有素的工作人员的成本、无

法获得临床测试空间以及由神经疾病所导致的认知障碍本身。NINDS 及加拿大卒中网络提出了针对神经血管疾病患者的 5 分钟、30 分钟和 60 分钟补充试验组合的标准[12]。

认知状态的电话随访（TICS）[13]

TICS 是一个对于多项任务包括记忆、注意力、陈述性知识和方向的多步骤认知功能测试。它在与全面测试的对比中表现良好，并易于检出在更详细的测试可能出现异常的患者[14]。

钉板试验

这个测试是测量将钉钉在标准板上的能力。惯利手和非优势手可获得不同的结果。这个测试适合于至少有一些运动能力的、可以合作的患者。

连线试验

这个试验主要的结果是连接测试纸表面上的点的时间。在线测试可以进行远程评估。标准测试表可在市场上买到。

简易心理状态测试[15]

这个常用测试可衡量在各种领域的认知能力。此测试相对简单，可以在患者床边完成。包括对记忆、认知、视觉 - 空间功能和语言的简单测试。

影像学终点

体积

在缺血性卒中，大脑中动脉的大面积梗死增加出血的风险。阿尔伯塔卒中项目早期 CT 评分（ASPECTS），根据 CT 扫描分级[16]，通过 CT 显示的低密度范围与脑梗死体积有良好的相关性。ICH 体积和随后的血肿扩大是预后的重要预测因子[17]。颅内出血体积可以用专用软件计算，或使用 abc / 2 方法（高 × 直径 × 宽 /2）大致估计[18]。大的颅内动脉瘤很难治愈，预后更差。

脑梗死

SAH 后脑梗死很常见[19]，大多数梗死灶可以归结于血管痉挛（不是全部）。无论是否存在脑梗死都应进行记录。通过定位（皮质，皮质下，或者两者都有）和数量（单个或多个）[20]来进一步量化脑梗死可使结果更准确。

萎缩

各种神经的损伤和脑梗死都可能导致脑萎缩。脑容量下降与痴呆的进展及认知测试表现的恶化相关[21]。

血管造影

血管造影是蛛网膜下腔出血和脑血管近端阻塞所

致缺血性卒中的常用检查。血管造影术描述血管痉挛通常是定性（有或无），或定程度（无、轻度、中度或严重）。报告这些数据时，标准应当明确说明（"血流受限"，近于基线或直径等的变化的百分比）。

在急性缺血性卒中的主要变量包括血管狭窄的程度、动脉闭塞和干预措施的实施。血流恢复的越快和越完全，其影像学和临床预后就越好。

联合性辅助终点的应用

有时联合应用两个量表评定预后比仅使用一个更好。例如，NIHSS 可以评定一个 GCS 正常的患者是否存在轻偏瘫。一个无法独立生活（mRS 4 分）的患者，他可能具有近似正常的神经系统检查结果，但存在情感和认知受损。

神经科量表重要的网络资源

◆ 脑损伤预后测量中心（www.tbims.org）：提供常用量表及其介绍和在线培训。

◆ 华盛顿大学卒中中心（www.strokecenter.org/trials/scales/scales-overview.htm）：提供常用预后量表的概况及卒中临床试验的登记。

◆ www.NIHstrokescale.org：提供 NIHSS 各种语言在线培训。

神经血管病的临床研究

研究条件的选择

优质的临床研究项目应具有以下特性，包括：纳入足够数量的患者数（每月需有最小值，但不需日夜登记）；可靠而适合研究的患者（满足入组定义，或由一个可靠的工作人员或推荐人员登记）；明确的量化技术和在项目负责人领导下训练有素的工作人员。例如项目的主题为脑血管痉挛、严重的神经创伤和昏迷的管理，所有这些都可以在较大的医疗中心进行研究。如果没有预示性的数据，很难准确判断有多少患者可以满足条件。例如，缺血性卒中很常见，但发病 3 小时内的并不多。一个（"我们看到它"）或两个（"我们看到它一遍又一遍"）病例并不足以作为研究的基础。

干预的可行性

时间

诊断、评估和治疗实施的延迟可能致使许多治疗无效或变得危险。例如，在出现卒中症状发生一小时内静脉注射（Ⅳ）组织类型纤溶酶原激活物（tPA）

是很有效的，但几小时的延误就可使它变得无效且增加出血的风险[22]。与此相反，在预防血管痉挛的研究中，可纳入发病几天内的患者。

复杂性

如果一个干预需要更多的步骤，就需要更多训练有素的人员、更复杂的设备、其他单位的参与（如药房）或需要技术的应用措施（如胰岛素泵），那么它的可行性会降低。

偏倚

偏倚是由外部因素导致的评估结局的改变。不同协调员、排除某些特定的患者、失访、由第三方潜在收益及其他因素可能导致偏倚。偏倚对于临床研究是致命的：一项有严重偏倚的临床研究结果可能会误导人，比没有研究还要差。

尽量减少偏倚

随机化是减少偏倚的最彻底的方式，患者被随机分配进入多种干预措施中的一种。越大的随机数字和越少的分组可能使随机化更有效。确保相同数量的具有某些特征的患者随机分配给每个干预组称为分层。例如，在一个缺血性卒中的试验中，可以按卒中发生在某侧分层，因此每个组都有相同数量的左侧及右侧卒中患者。

理想情况下，结果应由一个不了解具体干预措施的第三方检查者通过一个验证过的量表来评估。在一个双盲的研究中，无论是医师还是患者都不知道治疗情况，这有时在急救时是不可能的，干预在治疗小组显而易见（如输血）。在这种情况下，一个不属于治疗团队成员的单盲检查者可以记录结果（"盲法结果确定"）。

有意识改变患者的知情同意

患者有自愿参加研究的权利。许多危重患者不能表达自己的意愿，所以方案必须仔细审查，提前获得批准，知情同意必须进行清楚地记录。

代理知情同意

前瞻性研究往往取决于患者代理人的同意。这个人应预期替患者选择做的事情，而不能用自己的意愿代替患者的意愿。

假定同意

一些临床场景使知情同意近乎成为不可能。这可能是急性，危及生命的疾病，确定入组后要迅速完成随机分组，没有时间等待代理人的到来。例如外伤时输血[23]，同时患者出现休克，在假定同意的前提下给予急症治疗，而且那时没有时间获得同意。

出院后的随访

患者出院的时候状态固然重要，但并不是全部。功能的改善经常推迟至出院数周或数月后。在发病14天仍残疾的患者通常会有一些恢复，但预测改善的程度很困难。前瞻性登记和试验应具有获得出院后随访的方法。

回顾性研究可以使用来自医疗记录或出院时概括的结局。能够可靠地提取结局的能力取决于病案的质量。但很难从临床记录中获取 mRS 评分[24]。

通过电话随访使检查者可以向患者提问，获得一个准确的结果。它还使检查者有另一个来源以证实信息。

在设定的时间以检查的形式对患者进行随访（最好是盲法），对试验是可取的，但它增加了包括检查者、医务人员以及寻找可用空间所需的成本。

互联网提供了另一个潜在的途径收集随访数据。主要的局限性包括要求患者能够使用互联网，这对那些幸存于威胁生命的神经系统疾病的患者来说是几乎不可能的。隐私是另一个需要关注的问题，是由于可能存在对患者及卫生保健人员的身份盗窃、保险欺诈、信息病原体（如计算机病毒）。使用密码和安全的网站会有帮助，但这通常需要卫生保健提供者和临床试验人员外的专家。

临床试验的注册

鉴于对阴性的临床试验的抑制和选择性发表结果[25]的指控，导致人们采取临床试验必须注册的政策，须注册在一个公开的网站上（见下文的网站资源），以便后续在主要的医学期刊上发表。可以发现这些网站有几个优点：他们允许研究者加入正在进行的试验，也使研究者能看到别人正在从事什么试验以及试验是如何构架的。

神经血管相关临床试验的主要网址资源

www.stroketrials.org 和 www.strokecenter.org/trials：卒中试验注册

www.clinicaltrials.gov：由美国国立卫生研究院管理

www.icmje.org：国际医学期刊编辑委员会对提交的临床试验的统一要求

神经血管病研究的统计学或写摘要所需的检验以及与统计学家交谈的技巧

研究摘要和报告一般包括统计分析来检测组间差异。有几个关于临床试验和医学研究的优秀参考文献[26-29]。

信噪比

统计分析展示了数据的变异性有多少是由于研究者的因素导致的（信号），又有多少是由于误差或机会所导致的（噪声）。定义的变量的影响越大，误差就越小，统计分析也更有力。选择合适的数据和统计方法对于研究者可解释的最大变异性十分重要。

研究者发起的研究

定义感兴趣的数据点

研究者应该抵制以随意的方式"立刻开始"的诱惑。他们应该清楚地定义他们希望收集的数据。对于不清楚的编码数据可以进行描述，但不应该成为主要的数据收集工具。拥有较少的高质量的数据比拥有更多的较低质量的数据更有价值。高质量的数据是有特异性的，有很高的评估者间的可靠性，并可以用原始记录验证。最有价值的前瞻性的数据应当是一些预先设定的需要明确的数据，即不良事件是近期发生却很难从以往的医疗记录中查明（表5.3）。

表5.3	在现病史中的高质量和低质量数据；高质量数据为特异性的验证有效的信息
高质量	**低质量**
起病时间：12月15日，3:15pm 入组时间：12月15日，5:45pm 入组格拉斯哥昏迷量表：9分 脑出血体积（abc/2方法）：15 mL 入组24小时后格拉斯哥昏迷量表：7分	患者约在午餐后2.5小时就诊，入院时昏睡，瞳孔等大，CT示中等量脑出血，变差体位

离散信息，如实验室值、自动程序和药物管理通常可以延迟与恢复或接受来自计算机系统的自动询问。一般来说，如果数据是手写在纸上的，而且发现这张纸并不能满足于最低的要求，那么立即获得数据就很重要了。

研究必须通过有关当局的批准，以确保它符合当前的法律和伦理标准。研究者应特别注意表5.3现病史中高质量和低质量的数据；高质量的数据是特异的并使用可以识别信息（姓名、出生日期等）的经过验证的量表，应保证这些信息的安全。在私人办公中锁定硬盘拷贝及通过防火墙保护电子数据。

归类、排序、正态分布及连续数据

神经学科医师问："病变在哪里？"因为它可以导

致不同的诊断。回答这个问题"这些是什么类型的数据"，常常需要采用适当的统计学的检验。

分类数据的分组是有明显区别的且没有特定的顺序。性别、种族、眼睛颜色都是分类变量。二分数据是二进制的，比如是/不是、死/生、有专业认证/无专业认证。只有在没有其他可用信息的时候才采用二分数据。例如，最好记录 GCS 的具体数值，而不是＜8或＞8。有序数据可以按照定义的顺序分类。GCS 运动分数（遵循、定位、撤销等）是有序的。

正态分布数据是数值数据，当按频率绘制时呈正态曲线的形状（图 5.1）。这些数据适用于许多知名的统计检验，如 t 检验。

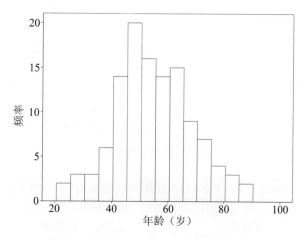

图 5.1 年龄在这个数集中是正态分布的。

P 的意义

P 是单独由机会所致差异的概率。$P = 0.05$ 意味着有 5% 的概率差异是由机会所致；$P = 0.01$ 意味着有 1% 的概率；$P = 0.001$ 意味着有 0.1%（或者说千分之一）的概率。

$P < 0.05$ 并不意味着结果具有临床重要性。许多结果具有显著的统计价值，但没有显著的临床意义，比如临床试验中 2 mmHg 血压的差别。在数千人群中这样的区别是有意义的，但在单个患者的测量中，误差可能会更大。

卡方检验，针对分类比较

分类变量可以通过卡方检验进行比较。例如，一个分类变量如高血压史与另一个分类变量如冠状动脉疾病可以进行比较。一个 2×2 表可以由高血压（有或无）作为列和冠状动脉疾病（有或无）作为行。四个可能组合的患者数量将被分析。

t 检验（两组）和正态分布数据的方差分析

对正态分布数据（通常是年龄、血压和大多数的数值特征），信号是平均值，噪音是数据的方差。常用的标准偏差（*SD*）是方差的平方根。t 检验是比较两组之间平均值最常用的检验方法，也是方差分析（ANOVA）的一个特例。方差分析比较两组以上的平均值。差异的统计学意义是与标准分布表相比较得出的。结果表示为平均值 ± 标准方差。

成群的非正态分布数据的非参数检验

有时数据不呈正态分布；也就是说，它不呈一个钟形分布。在这种情况下，t 检验和方差分析的假设不成立。图 5.1 显示了正态分布式数据，而图 5.2 显示了非正态分布的数据。非正态分布在疾病的严重程度、疼痛程度、神经检查的量表或当一种疾病存在转诊偏倚（例如一个专门从事老年患者疾病的中心）中常见。数值数据在决定合适的检验方法前应该检查是否呈正态分布。

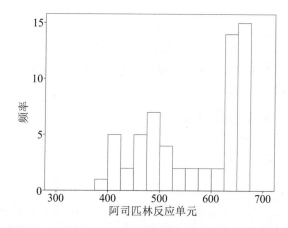

图 5.2 血小板活性（用阿司匹林反应单元测得）不表现为数据的正态分布。有两个正态分布的群体。

如果数据不呈正态分布，适当的检验可能是非参数检验如秩和检验。这些检验比较分组之间的等级，而不是平均值和误差。数字用中位数表示（如第 25 百分位或第 75 百分位），而不是平均值 ± 标准方差。

线性回归，当一个数与另一个数相关联

两个数字可能同步变化，其中一个数的改变与另一个数的变化相关。例如，住院时间和重症监护治疗病房所住的时间通常是相关的，正如图 5.3 所示。在重症监护治疗病房停留时间越长则相对应的住院时间越长。线性回归量化两者之间的关系。在这个例子中，每在 ICU 多住一天，对应住院时间增加 0.97

天（$P < 0.001$）。95% 可信区间（CI）是 0.88～1.06天。这意味着可以 95% 地相信：住 ICU 增加一天，导致住院时间增加 0.88～1.06 天。

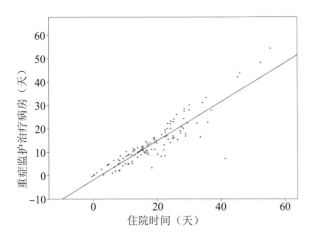

图5.3 显示重症监护治疗病房与住院时间的线性回归，两者明显相关。

多元线性回归使用多个变量来预测一个感兴趣的数值结果。例如，ICU 住院时间并不是住院时间长短的唯一预测因子。可以根据其他变量，如入院时神经检查评分来纠正。

逻辑回归，当一个数和另一个变量中的二分变量相关

有时候有趣的结果是一个二分结果，如死亡率。例如，你可能希望预测脑出血后死亡率，测试其与如年龄这类变量的关系。结果不是一个数字，而是一个结果的概率。例如，年龄可能增加死亡的可能性，但在任何特定的年龄，死亡是不确定的（图 5.4）。多元逻辑回归用于预测多个变量对一个二分结果的影响，例如，预测脑出血后明显残疾的发生率。

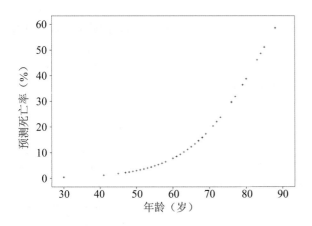

图5.4 脑内出血后年龄和死亡率间的逻辑回归。年龄越大，死亡可能性越大

二分结果容易理解，但有时会被过分简化。二分一个好结果如 mRS 评分为 3 分或者更低的评分，就不大可能区分 mRS 从 0～3 分的差异，而且放大了 3 分和 4 分之间的差异。此外，患者或其代理人最感兴趣的可能是对使用一个特定的治疗方式获得一个没有残疾的好的结局的机会（mRS 0 分或 1 分 对 mRS 2～6 分）。

有序回归，当一个数与另一个逐步变化的变量相关

有时感兴趣的结局是一系列离散的选项，如 mRS 或 GCS 评分。有序回归使用多个离散的、有序类别表示结果。当数据为了表现每一个层次的结局时，这种策略最适合。例如，结局是在 3 个月时的 mRS 评分，那么每个患者的体温数据都应该被记录。

"正确"的方法

如果是强有力的数据，那么无论对数据进行怎样的分析都可能得到相同的答案。例如，颅内出血后年龄和死亡率之间的联系可以通过几种方式获得：

◆ t 检验比较死亡患者和幸存患者的平均年龄。
◆ 逻辑回归中死亡是因变量，年龄是自变量。
◆ 卡方检验中死亡和幸存的类别与年龄大于或小于 65 岁的分类进行比较。

建立模型

在一些错误未被解释的情况下，所有统计模型都是错的，但有些还是有用的，因为它们增加了对数据的理解。一个解释算法应该伴随多个变量的使用来解释一个所关注的结局。

许多临床数据有一些内在混淆因素，因为重症患者有更多的并发症。最有统计学意义的变量不一定是最重要的，可能是混淆的结果。昏迷增加了插管的可能性，从而增加了肺炎发生的可能性，这与早期较差的结局相关。因此分析发现肺炎是造成不良预后最重要的预测因子可能是被昏迷这一因素所混淆。

适当的建模通常需要临床医师和统计学家的团队合作。统计顾问对确定数据的适当性、选择模型、进行统计解释是必要的。临床医师必须明确指出临床上最适合收集且与关注的结果相关的变量。

多重对比或"数据挖掘"

如果 $P = 0.05$ 表示仅由偶然因素所致发生的机会是 5% 的话，那么平均来讲在一个随机的数据集里，需要做 20 次比较才能得到这样一个结果。随着能分

享或购买大型数据库，使用强大的统计软件，现在比以往任何时候都更容易找到阳性结果。审稿者深知这点（其中一些人自己也这样做），"数据挖掘"为了一些阳性的发现在大型数据库里进行大样本的比较，正如它应该要做的。有时一些有力的发现与偶然发现的结果相反，例如，在以下情况下：

◆ 有生物学的合理性。

◆ 当控制明显的混杂因素时，仍具有统计学意义。

◆ 不止一种检验方法证实与结果有关联。

◆ 当再用另一个独立的数据组检验时仍具有显著性意义。

会议上的摘要是对初步发现进行讨论的一个邀请，而初稿则相当于接下来的会议讨论的判决，而非最终的陈述。直到在同行评议的论坛中发表才可以得出其发现是确实存在的，因为这表示独立的研究者认可这个试验是高质量的。大多数医学期刊需要研究者保持数据至少几年，以防今后提及关于数据完整性的问题。

每个人都能预料偶尔有错误发生，即使是在真诚地完成了优秀的工作，但研究者在投稿前尽职地处理。一旦他们的研究成果发表，他们的好名声也将属于此了。

统计学网络资源

好消息是卒中研究的大型数据库是可用的，坏消息是数据质量良莠不齐[30]。

www.epibiostat.ucsf.edu/biostat/sites.html：加州大学旧金山维护这个有用的统计资源的列表。

www.ahrq.gov：美国卫生保健研究与质量局（AHRQ）维护这个大型国家数据库。

http://wonder.cdc.gov：美国疾病控制中心通过各种项目在这个网站提供各种各样的信息。

www.uhc.edu：医疗学术中心可以使用这些来自大学医院联盟的数据。

参考文献

［1］Patrick DL, Pearlman RA, Starks HE, Cain KC, Cole WG, Uhlmann RF. Validation of preferences for life-sustaining treatment: implications for advance care planning. Ann Intern Med 1997;127:509-517

［2］Teasdale G, Jennett B. Assessment of coma and impaired consciousness. A practical scale. Lancet 1974;2:81-84

［3］Wijdicks EFM, Bamlet WR, Maramattom BV, Manno EM, McClelland RL. Validation of a new coma scale: The FOUR score. Ann Neurol 2005;58:585-593

［4］Brott T, Adams HP Jr, Olinger CP, et al. Measurements of acute cerebral infarction: a clinical examination scale. Stroke 1989;20:864-870

［5］Fink JN, Selim MH, Kumar S, et al. Is the association of National Institutes of Health Stroke Scale scores and acute magnetic resonance imaging stroke volume equal for patients with right-and left-hemisphere ischemic stroke? Stroke 2002;33:954-958

［6］van Swieten JC, Koudstaal PJ, Visser MC, Schouten HJ, van Gijn J. Interobserver agreement for the assessment of handicap in stroke patients. Stroke 1988;19:604-607

［7］Wilson JTL, Hareendran A, Grant M, et al. Improving the assessment of outcomes in stroke: use of a structured interview to assign grades on the modified Rankin Scale. Stroke 2002;33:2243-2246

［8］Wilson JTL, Pettigrew LE, Teasdale GM. Structured interviews for the Glasgow Outcome Scale and the extended Glasgow Outcome Scale: guidelines for their use. J Neurotrauma 1998;15:573-585

［9］Mahoney FI, Barthel DW. Functional evaluation: the Barthel Index. Md State Med J 1965;14:61-65

［10］Kasner SE. Clinical interpretation and use of stroke scales. Lancet Neurol 2006;5:603-612

［11］Damiano A. Sickness Impact Profile. User's Manual and Interpretation Guide. Baltimore: Johns Hopkins University Press, 1996

［12］Hachinski V, Iadecola C, Petersen RC, et al. National Institute of Neurological Disorders and Stroke-Canadian Stroke Network vascular cognitive impairment harmonization standards. Stroke 2006;37:2220-2241

［13］Brandt J, Spencer M, Folstein M. The telephone interview for cognitive status. Neuropsychiatry Neuropsychol Behav Neurol 1988;1:111-117

［14］Mayer SA, Kreiter KT, Copeland D, et al. Global and domain-specific cognitive impairment and outcome after subarachnoid hemorrhage. Neurology 2002;59:1750-1758

［15］Folstein MF, Folstein SE, McHugh PR. "Mini-mental state." A practical method for grading the cognitive state of patients for the clinician. J Psychiatr Res 1975;12:189-198

［16］Barber PA, Demchuk AM, Zhang J, Buchan AM. Validity and reliability of a quantitative computed tomography score in predicting outcome of hyperacute stroke before thrombolytic therapy. ASPECTS Study Group. Alberta Stroke Programme Early CT Score. Lancet

2000;355:1670-1674

[17] Flibotte JJ, Hagan N, O'Donnell J, Greenberg SM, Rosand J. Warfarin, hematoma expansion, and outcome of intracerebral hemorrhage. Neurology 2004;63:1059-1064

[18] Kothari RU, Brott T, Broderick JP, et al. The ABCs of measuring intracerebral hemorrhage volumes. Stroke 1996;27:1304-1305

[19] Juvela S, Siironen J, Varis J, Poussa K, Porras M. Risk factors for ischemic lesions following aneurysmal subarachnoid hemorrhage. J Neurosurg 2005;102:194-201

[20] Rabinstein AA, Weigand S, Atkinson JLD, Wijdicks EFM. Patterns of cerebral infarction in aneurysmal subarachnoid hemorrhage. Stroke 2005;36:992-997

[21] Brickman AM, Honig LS, Scarmeas N, et al. Measuring cerebral atrophy and white matter hyperintensity burden to predict the rate of cognitive decline in Alzheimer disease. Arch Neurol 2008;65:1202-1208

[22] Clark WM, Wissman S, Albers GW, Jhamandas JH, Madden KP, Hamilton S. Recombinant tissue-type plasminogen activator (Alteplase) for ischemic stroke 3 to 5 hours after symptom onset. The ATLANTIS Study: a randomized controlled trial. Alteplase Thrombolysis for Acute Noninterventional Therapy in Ischemic Stroke. JAMA 1999;282:2019-2026

[23] Chumnanvej S, Dunn IF, Kim DH. Three-day phenytoin prophylaxis is adequate after subarachnoid hemorrhage. Neurosurgery 2007;60:99-102, discussion 102-103

[24] Quinn TJ, Ray G, Atula S, Walters MR, Dawson J, Lees KR. Deriving modified Rankin scores from medical case-records. Stroke 2008;39:3421-3423

[25] Melander H, Ahlqvist-Rastad J, Meijer G, Beermann B. Evidence b (i) ased medicine-selective reporting from studies sponsored by pharmaceutical industry: review of studies in new drug applications. BMJ 2003;326:1171-1173

[26] Friedman LM, Furberg CD, DeMets DL. Fundamentals of Clinical Trials, 3rd ed. New York: Springer, 1998

[27] Gallin JI. Principles and Practice of Clinical Research. San Diego, CA: Academic Press, 2002

[28] Armitage P, Berry G, Matthews J. Statistical Methods in Medical Research, 4th ed. Williston, VT: Blackwell Science, 2002

[29] Guyatt G, Rennie D, Meade M, Cook D. Users Guides to the Medical Literature, 2nd ed. New York: McGraw-Hill, 2008

[30] Gillum LA, Johnston SC. Analysis of large databases in stroke. Sem Cere-brovasc Dis and Stroke. 2003;3:91-99

第 6 章

重症监护的发展前景

Laurie McWilliams and J. Javier Provencio
罗运贺　王亮　译校

要点

◆ 目前有很多新老技术应用于神经重症监护室（NICU）在观察到神经系统改变之前评估脑功能。虽然现有这些方法已经用于创伤人群中，但仍需要在做出结论前，评估这些方法对 NICU 其他患者的效果。

◆ 现在许多神经保护方法都在进一步研究中，目前了解最多和最有效的方法是低温保护法。

◆ 新药物对 NICU 人群的有效性在不断地研究中。有些较新的抗癫痫药物显示出巨大的希望。考尼伐坦在这类患者中的应用和临床方案的安全性及有效性仍在讨论中。

神经重症护理在不久的将来，可能不像过去的二十年那样有巨大的变化。一些颠覆性的事件使得神经重症监护成为主流，这些事件包括开发专用的 NICU（最初用在神经外科，但最近结合了神经内科），出现专门的神经系统重症护理的医师，以及颅内成像和监测技术有进步。期待在不久的将来看到现有技术的改良及多年来的研究可以形成完全成型的治疗方法。对损伤大脑的生理学机制的了解、神经系统感染的控制、神经保护机制的理解也将会在未来 10 年产生一系列的进步。

在未来几年即将出现的另一重要趋势并非唯独对神经重症监护的青睐。当医师努力寻找一般急救护理的地位时，许多在 ICU 中实施的程序改进技术方面的进展将用于 NICU。

在这一章里，作者将讨论正在并将更加频繁被使用的先进技术，如集中讨论的颅内监测和持续脑电图监测。此外，作者将讨论那些充满希望的神经保护和控制感染的策略。作者强调的一些药物在这类患者未来的处理上可能产生重要影响。最后，作者将讨论程序改进策略，并希望在不久的将来能成为常用方法。

颅内监控和人们对大脑生理的理解

缺血性卒中、出血性卒中和蛛网膜下腔出血会导致毁灭性的神经损伤。在急性期，治疗目标是保护和修复可挽救的脑组织。这一目标可以通过恢复缺血区血流量和降低代谢及减少炎性介质来实现，并降低远期缺血性损伤。

脑血管的自我调节概念是理解脑损伤时脑血流量（CBF）改变的重点和关键。在正常患者，灌注压波动在 50 ~ 150 mmHg 这一范围内时，脑动脉能够维持 CBF。然而，在急性神经损伤时期，受伤的组织失去了自我调节的能力，导致最终结局是受伤组织的脑血流量完全取决于灌注压[1]。

在神经损伤急性期，需要密切监测血压，精确调控适当的 CPP。如果需要的话，可使用血管加压药增加脑灌注压。不幸的是，研究表明自我调节功能的改变仅限局部脑组织范围，而全身血液循环系统的血压监测可能会错过局部脑组织这个面临危险的区域[2]。为了解决这个问题，直接或间接对大脑 CBF 进行监测可能具有指导治疗的作用。目前在临床和临床研究中用来测量大脑的血流量或氧的输送的三种方法包括热稀释法测脑血流量、脑组织氧合、脑微量透析法。

热稀释法测脑血流量

这个技术是运用散热的原理，利用加热温度计近端元件，维持一个高于体表温度的热量，并保证其与流过量或血流量成比例。这一技术在几种神经系统疾病中已经通过了测试，并在美国和欧洲几家中心投入临床使用。脑血流量监测的主要局限性是它只测量了范围非常有限的脑组织。正如上面所讨论的，受损大脑的自动调节功能是有差异的。安放位置的错误可能使测量值低于或高于实际血流量[3]。

脑组织氧合

鉴别原发脑损伤［创伤性脑损伤（TBI），蛛网膜下腔出血］与颅内压升高或脑血流量减少时会导致继发性神经损伤，可使用脑组织氧合探头测量 Clark 电极间隙附近的局部氧分压。用这种方法测量推断出的氧气输送量被认为是与血流量成比例的。

创伤性脑损伤患者的脑组织低氧分压会产生更严重的后果。在创伤相关文献中，脑组织长期处于低氧分压的状态（< 10 mmHg，持续大于 150 分钟）与 TBI 患者的不良预后相关[4]。对于治疗是否能改善结局还存在争议。Maloney-Wilensky 和他的同事们在回顾性研究报道中指出，插入血肿深度 < 1% 时，没有报道有感染风险。但很少有关于脑组织氧合和蛛网膜下腔出血的研究实验，也没有明确的证据表明基于脑组织氧合的治疗方案可以改善预后。

脑微量透析

脑微量透析利用小分子的运动——半透膜浓度梯度。这个过程需要在损伤同侧插入一个微量透析导管。导管收集提示细胞活动的细胞外神经化学物质；最常用的测量指标是乳酸 / 丙酮酸水平、谷氨酸和丙三醇水平。这些介质特定水平的变化大致可以用来检测导管周围相邻部位的缺血[5]。这种方法的优点是在于测定细胞的输出，而非底物传递的能力决定了底物传递的充分性。这使患者之间底物需求的不同得以最小化。在创伤患者中，微量透析被用于检测逐渐恶化的

脑水肿，允许对进一步加重的颅内压进行干预。

急性缺血性卒中时，Schneweis 等人利用 ICP 检测和脑微量透析导管研究了 MCA 栓塞的恶性水肿的潜在预测因子[6]。研究共纳入 10 名患者，发现在 CT 上有恶性脑水肿和 ICP 升高的患者，与透析液中乳酸/丙酮酸、谷氨酸和丙三醇水平的升高相关。然而，并没有这些物质在透析液中水平升高与 ICP 升高时呈明确相关的模式。Berger 等人检查了 24 名大脑中动脉卒中患者的透析液水平[7]。这些患者分别使用了保守治疗方法、低体温疗法和偏侧颅骨切除术。保守治疗组的患者透析液中乳酸 / 丙酮酸、甘油和谷氨酸的水平比低体温疗法组和偏侧颅骨切除术组高 7 倍，说明了低体温疗法和偏侧颅骨切除术的优势。

多元化监控法管理患者

脑血流量监控、脑实质氧分压监控、脑微透析都被证明是治疗脑损伤患者的有希望的疗法。但所有的方法也都是有局限性的。在临床实践中，组织缺氧和脑血流量读数很难孤立地解释临床情况。微透析法在采样时间和透析率上也是有缺点的。在不久的将来，这些设备可能会联合使用。通过大脑的这些不同但有联系的数据，可以得出关于大脑生理更加完整和微妙的结论。关于将多个大脑检测设备"打包"的想法已经在美国和欧洲的几个中心（图 6.1）得到开展，但建议其使用的证据还是太少了。此外，并发症的危险性和潜在的益处均需仔细评估。

持续脑电图监测

除了颅内监测外，在 NICU 扩大使用的是对 EEG 的再度关注，特别是对持续脑电图监测的关注。对神经功能持续恶化患者的标准监护，传统的方法是通过头颅 CT 和 EEG 来判断恶化的原因。然而，持续脑电图（cEEG）监测对于在急性临床恶化前的意识模

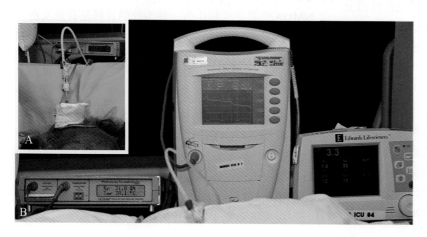

图 6.1 （A）蛛网膜下腔出血和伴脑积水患者，在同一个钻洞内放置外部脑室导管（EVD）与 Licox 和 Bowman 导管。EVD 的尖端可监测颅内压力。Licox 和 Bowman 导管插入大脑实质，特别是脑白质，靠近最容易因血管痉挛而血流减慢的区域。（B）从左到右与患者相连的是 Licox、Bowman、Vigileo 监视器。Licox 导管监测脑组织氧合，Bowman 监测每分钟变化基础上的脑血流量。Vigileo 是心输出量监视器，用来评估优化心排血量，协助管理血管痉挛。

糊和昏迷患者进行脑功能评估，可能是更好的办法。如 Vespa 所说[8]，cEEG 对大脑的监测就像是心脏的远程监测，可以使人们在看到临床后果前先看到脑部的变化。有几种不同的 cEEG 阐释模式目前正在研究中。

cEEG 已经在多种状况下进行了研究。本章将阐述 cEEG 在缺血性卒中和颅内出血中的作用，其中已经深入研究了颅内出血。卒中患者临床发作的癫痫频率为 5%～17%，主要是大动脉源性或心源性的卒中[8]。使用 cEEG 后，癫痫发作的实际频率（脑电图记录到的癫痫）在一些研究中增加了大约 25%。Carrera 等人[9]发现发作频率增加与 NIHSS 变差有关。

除了监测卒中患者的癫痫发作，第三、五、六层的锥体神经元产生的兴奋和抑制性的电位也可被头皮电极检测到，且其对缺氧敏感。因此，脑电图有可能成为对急性缺血敏感的实时监测方法，现已在手术中被证明[10]。一些特定的研究显示了脑电图异常与 CBF 的变化关系。当 CBF 达到 25～30 mL/（100 g·min）时，EEG 信号在形态、波幅、频率上发生改变，而当 CBF 减少到少于 15 mL/（100 g·min）时，脑电图信号会变成等电点[11]。将这种实时的手术室技术引进 ICU，虽然有技术和组织流程上的挑战，但可能会在不久的将来成为标准的 ICU 监护。为了减少技术分析的耗时，发展更可靠的 EEG 信号后处理是很有必要的。

在原发性颅内出血中，癫痫发作的频率高于缺血性卒中，发生率可高达 20%。Vespa 等人[8]研究了缺血性和出血性卒中癫痫的发作频率，并指出：①对于动静脉畸形（AVM）导致的出血性卒中，癫痫发作频率最高。②脑叶出血的患者癫痫发生频率较高，但也发生在皮质下出血的患者中。这对监测癫痫发作有一些有意和无意的作用。预防癫痫发作可能会降低部分损伤神经元的代谢需求，使其能更加有效地恢复。从心理学的角度来看，颅内出血最常见的死亡原因是撤除了生命支持。内科医师在撤除连续脑电监测预防频发癫痫相关性脑病之前应对患者的好转做出明确的评估[8]。

神经保护

神经保护的概念在卒中、创伤性脑损伤、脑出血方面一直进行着深入的研究，但收效甚微。除了尼莫地平在蛛网膜下腔出血中的应用外，临床实践中并不常规使用神经保护性药物。尽管如此，几种化合物的临床前期数据是很有前途的。一些具有神经保护作用

的药物可能在不久的将来即投入使用。下面对几种最有前途的药物进行简短分析。

药物

最有研究前景的新化合物是一种自由基捕捉化合物，它来源于母体化合物 N-叔丁基-α-苯基硝酮（α-phenyl-N-tert-butyl nitrone）。它们可以捕获自由基，从而抑制介质的氧化应激反应。Disodium-[（tert-butylimino methyl）] benzene-1, 3-disulfonate N-oxide，即 NXY-059 在两个卒中临床试验：急性缺血性卒中 NXY-059（SANT）Ⅰ 和 Ⅱ 中进行了研究。在这一类化合物中，NXY-059 由于缺乏极性而变得独一无二。这一特性使得它对自由基具有更好的亲和力，但也限制了在大脑中的作用，因为极性较低的分子不能很好地穿过血脑屏障（BBB）。将体内的氧化应激反应控制以限制其对大脑的副作用，这是本药的优点。Ⅲ 期的卒中临床试验并没有显示出能提高以 90 天致残率为终点的临床预后[12, 13]。有趣的是，事后分析显示接受 NXY-059 患者脑出血的转化率明显降低，这可能是这种药物最大的作用[14]。

还有其他的自由基捕捉化合物在动物模型中进行试验，期待可以进行人体试验。粒细胞集落刺激因子（Stilbazunenlyl nitrone, STAZN）是另一种自旋捕捉剂，具有更高的疏水性。这种化合物与 NXY-059 相比在脑中可以达到更高的血药浓度，对脑实质具有更好的神经保护作用，但神经副作用也更严重[12, 13]。

N-甲基-D-天冬氨酸（NMDA）拮抗剂作为神经保护性药物已经研究了多年。NMDA 受体是一种神经细胞上的钙通道，对谷氨酸（间接对甘氨酸）十分敏感，并且调节进入神经元的慢钙离子电流，这对多种神经功能过程都非常重要，尤其是巩固记忆的过程。NMDA 受体涉及急性脑损伤的继发性神经兴奋毒性。在 20 世纪 90 年代，有几种化合物在卒中的临床试验中进行了尝试，但都失败了。尽管如此，NMDA 的阻滞机制作为一种治疗的目标是有意义的。目前，在美国的重症神经监护中没有关于 NMDA 拮抗剂的多中心临床试验。

其他疗法

除了药物治疗外，在过去的十年里，一些被认为具有神经保护作用的疗法也一直在试验中。其中两种治疗方法，经颅红外激光治疗和低温疗法在多项多中心试验中进行了评估。

经颅红外激光治疗

在大鼠和兔子中进行的急性卒中动物模型实验表

明，非电离红外波长的激光疗法在不改变脑梗体积的情况下改善了神经功能。红外线疗法的可能机制是激活了细胞色素 C 氧化酶——细胞线粒体呼吸链中的一种氧化酶，可以将质子转移并通过内膜，促进三磷酸腺苷（ATP）的磷酸化作用，从而产生更多的 ATP，这可以增加细胞的代谢。如果在没有增加脑梗体积的情况下，试验的总体结果改善了临床预后，那么潜在的促进神经修复的机制可能就是增加了细胞代谢[13]。

一项前瞻性的临床试验，神经治疗有效性和安全性试验 1（NEST-1）中，招募了 120 名急性缺血性卒中患者，条件是在发病 24 小时内开始治疗。治疗的独特之处在于药物以及放在患者头上的光纤电缆。初步试验显示 90 天的预后明显改善。NEST-2 试验与 NEST-1 相似，包含了 660 名患者随机分配到红外线治疗组，在发病 24 小时内开始治疗。Ⅱ 期更大的试验并没有像 Ⅰ 期初始试验那样显示出了治疗的益处，但也没发生不良事件。尽管这项治疗研究失败了，但经过治疗的患者有预后更好的趋势。越来越多的临床试验计划进一步研究此疗法。

低温治疗

低温疗法因其可能具有神经保护越来越受到神经内科和神经外科领域的关注。低温治疗的神经保护性机制包括减少了兴奋性神经递质，后者可通过炎症和自由基的产生而出现神经毒性损害。此外，低体温降低了脑葡萄糖代谢，使 ATP 代谢率下降，减少了损伤组织的代谢压力。最后，因兴奋性介质的减少，谷氨酸的释放也被认为是受到了抑制[15]。低温疗法的最佳温度在动物实验中显示为 24 ～ 33℃；然而，当人类体温低于 32℃ 时，会增加包括心律失常、凝血障碍、感染等不良反应。低温疗法包括体表和血管内冷却。产生有效低温的主要障碍是寒战和皮肤血管收缩。尽管具有拮抗皮肤温暖和镇静作用的药物如哌替啶可以克服寒战，但过量哌替啶使得对患者进行严密的神经系统监测变得困难[16]。

一些临床试验对脑外伤、缺血性卒中和心搏骤停的降温治疗进行了研究。到目前为止，降温治疗并没有显示出对卒中和颅内出血的预后具有改善作用。针对缺血性卒中的低体温治疗进行了数项试验。一项关于其可行性的血管内冷却试验（ICTuS）包含了 20 例清醒患者，他们的 NIHSS 评分 > 4，出现卒中症状 12 个小时[17]。在 12 ～ 24 小时内的目标温度是 33℃。ICTuS 试验显示出实现低体温可以通过经血管内冷却，但相关的副作用包括 22% 的深静脉血栓形成及心动过缓。

急性缺血性脑损伤的降温治疗（the Cooling for Acute Ischemic Brain Damage, COOL AID）试验试图证明在缺血性卒中后进行血管内降温的可行性。这项研究没有显示出疗效的差异。作者得出的结论是，在低温组和常温组并发症的发生率并没有显著区别，但低温组中肺水肿和肺炎的发生率都明显增加[18]。

一项来自德国的研究中，施瓦布和他的同事们[19]选择了 23 例大面积的大脑中动脉卒中患者，并经头颅 CT 检查证实存在脑水肿。颅内压升高的患者在 48 ～ 72 小时内将体温降到 33℃ 的目标温度。尽管有些患者在复温后发生了难治性的脑水肿，但死亡率为 44%（比文献报道的要低）。

总的来说，低温疗法对急性缺血性卒中是有一定作用的；然而，由于副作用的存在，目前仍没有找到理想的降温方法。在不久的将来，期待在这一领域看到更多的进展。

修复治疗

当所有试图拯救大脑组织的尝试都失败时，恢复功能性可能成为替代神经元的重要事情。动物实验一直在探索急性卒中的修复治疗，包括基于细胞学和药理学的治疗。修复治疗的主要理念是促进受损组织的细胞生长，并使其发育成熟改善功能预后。在大脑中，有两种神经干细胞群：侧脑室下区（SVZ）和海马齿状回。此外，有很多脑外的神经干细胞已在动物模型中研究。骨髓间质细胞、胚胎干细胞、胚胎神经干细胞、人类脐带血都将对细胞丢失后脑功能的修复治疗有一定贡献[20]。这些疗法都没有进行急性卒中和颅内出血的多中心临床试验的报道。

比干细胞治疗更接近现实的医学治疗方法是利用大脑自身的修复功能促进大脑的恢复。实验研究的两个流程是神经再生和血管再生。所涉及的很多分子途径在两者是十分相似的。

这一领域的潜在治疗目标仍在研究中。几个有前途的分子途径包括神经祖细胞中的磷脂酰肌醇 -3 激酶信号通路，血管内皮生长因子（VEGF）及其受体（VEGF 受体 -2）以及促血管新生蛋白因子 -1[20]。总体而言，神经修复治疗领域用于治疗急性和亚急性卒中是比较有前途的。期待看到这一领域的进步，增加卒中治疗的方法。

血管性脑损伤的炎症反应

关于脑损伤的炎性介质和反应通路有大量的文献报道。关于卒中和颅内出血综合征的类似研究比较少。

尽管很想将以上所有的类型混在一块讲述，但它们的损伤机制有很大不同。由炎症导致的脑水肿在脑外伤后立即发生，并在 24 ～ 48 小时内逐渐加重，而在缺血性卒中和脑出血导致的脑水肿有明显不同的进程，在发病后 3 ～ 4 天达到高峰。

对缺血性卒中的炎症介质的研究可以更好地理解促进炎症发生的细胞因子信号。多种促炎细胞因子包括白介素 -1β（IL-1β）、白介素 -6、肿瘤坏死因子 -α（TNF-α）都与脑水肿的发生发展相关。此外，水通道蛋白 -4（尽管传统上不认为其与炎症相关）在水肿发展中对水通过血脑屏障时可能发挥着重要作用。

在蛛网膜下腔出血中，炎症的研究主要是围绕着延迟性脑血管痉挛的发展（在脑出血初发的 3 天到一周逐渐加重，可能是由于 Willis 环周围的动脉痉挛导致的）。尽管这一领域最初的研究是关注典型的促炎细胞信号，目前工作集中在内皮细胞和神经胶质细胞的相互作用。此外，新的证据表明，固有免疫系统（免疫系统的一部分，兴奋性比较高，并且不对病毒和细菌产生适应性）在这一过程中可能是至关重要的[21]。

未来，对卒中和颅内出血早期的脑水肿以及蛛网膜下腔出血延迟反应的治疗很大程度上取决于研究所达到的程度。人们对上述疾病相互作用的理解还不足以确定某一种药物是否有效。

进入重症神经监护实践的新药物

有几个用于治疗 NICU 患者的新药物已经开始使用了，这无疑将产生长期的影响。作者关注食品药品监督管理局（FDA）批准的药物，尤其是 3 种影响神经血管疾病的药物：考尼伐坦、拉克酰胺、右旋美托咪啶。

考尼伐坦（conivaptan）

在 NICU 中经常会遇到低钠血症。低钠血症常见于蛛网膜下腔出血、创伤性脑损伤和颅内出血的患者。发生蛛网膜下腔出血时，低钠血症的鉴别诊断应包括抗利尿激素分泌异常综合征（SIADH）（抗利尿激素性低钠血症）、水中毒（血容量过多性低钠血症）以及脑性盐耗（低血容量性低钠血症）。水中毒不常见，在这里不予讨论，剩下两者之间的差异其讨论超出了本章的范围。这些区别十分重要，因为会导致截然相反的治疗结果。

考尼伐坦是 FDA 批准的第一个用于治疗 SIADH 时的低钠血症的药物，尽管它也被认为对治疗高血容量性低钠血症是有效的。目前尚不清楚考尼伐坦在治疗低血容量性患者中是否安全，如存在脑盐消耗的患者中。考尼伐坦是 V1A 和 V2 抗利尿激素拮抗剂，允许不含电解质的自由水的排泄（利水剂）。FDA 的批准剂量是考尼伐坦 20 mg 团注，随后 20 ～ 40 mg 24 小时静脉滴注。常见的不良反应包括低钠血症的过度纠正、输液部位反应、静脉炎和低血压。

在重症神经监护人群中有两个关于考尼伐坦的临床研究。第一个研究包括 22 名血容量性低钠血症患者，初始予考尼伐坦团注，随后输注 20 ～ 40 mg/ 天，1 ～ 4 天。试验的主要终点是在基础血清钠的基础上增加血清钠 > 6 mEq/L；次要终点是在停药 24 小时后保持血清钠水平 > 135 mEq/L。在试验中，86% 的患者在平均 13 小时内达到了主要目标，而 50% 的患者除了需要考尼伐坦外，还使用了其他传统治疗低钠血症的措施（生理盐水、3% 生理盐水、盐片或氟氢可的松）。在 86% 的患者达到血钠水平 > 135 mEq 中，47% 的患者在停药 24 小时后达到了目标；32% 的患者治疗期间无反应，21% 的患者发生了治疗后低钠血症。试验中没有出现钠纠正过度现象，尽管有 31% 的患者发生了注射部位反应，1 例患者发生了低血压。

Murphy 和他的同事[23] 研究了单次团注考尼伐坦而无输注治疗的效果。主要终点是分析使用考尼伐坦 12 小时后的反应。他们观察到 40% 的患者在用药后 8 小时血清钠增加；25% 的患者在用药 72 小时后达到血钠峰值；69% 的患者在单次用药 72 小时内血钠水平持续得到纠正。当比较血清钠的变化与联合使用液体的关系时，使用生理盐水和考尼伐坦使血钠升高了（5.3±3.1）mEq/L，使用 3% 生理盐水血钠升高（7.2±3.4）mEq/L。当比较使用考尼伐坦剂量时，20 mg 考尼伐坦增加了血钠（5.6±3.4）mEq/L，40 mg 考尼伐坦增加血钠 6.2 mEq/L。没有发生静脉炎或严重低血压。

基于这两项研究，在患有血容量性低钠血症的神经科患者中使用考尼伐坦是安全的，无严重不良事件。在低血容量性患者中使用考尼伐坦仍缺乏一致意见，在应用于蛛网膜下腔出血的患者时应警惕血管痉挛的风险。

拉克酰胺（lacosamide）

拉克酰胺是一种新型的抗癫痫药物，在伴 / 不伴继发性大发作的局灶癫痫发作患者中作为其他抗癫痫药物的辅助用药，已做过 II 期和 III 期临床试验。这是一种修饰过的氨基酸，作用机制是增强钠通道慢性失活，而不改变其快速失活。此外，它结合塌陷反应介导蛋白2（collapsing-response mediator protein-2, CRMP2），参与神经可塑性，同时服用食物不影响拉克酰胺的口服吸收。它是由肾脏排泄，在尿液中有40%保持原型，蛋白结合率低于15%，与卡马西平、丙戊酸、二甲双胍、地高辛、口服避孕药或奥美拉唑等无药代动力学的相互作用。其代谢产物无活性[24]。

在Ⅱ期和Ⅲ期临床试验中研究了它作为辅助抗癫痫药物时剂量为200、400和600 mg/d时的疗效。400 mg/d是最有效的剂量，拥有50%的应答率以及最小的不良反应。临床试验的耐受性很好，但有抗癫痫药物的典型副作用，包括头晕、恶心、复视、协调异常、共济失调、呕吐、眼球震颤。

静脉注射的安全性和耐受性良好。较安全的使用方法是静脉注射和口服。无QT间期延长的报告，但有轻度的PR间期延长。

右旋美托咪啶（dexmeditomidine）

在NICU中使用镇静剂一直是个很困难的提议。一方面，神经系统检查是监控患者的基础。事实上，患者身上发生的很多最重要的变化都是首先表现在神经系统检查中的，所以任何抑制感觉中枢的药物都显著影响体格检查结果。另一方面，神经系统疾病的患者通常是神志不清和焦虑的。诸如机械通气、侵入性颅内监测和血管介入等干预措施是非常重要的，如果撤除不正确是很危险的。在20世纪90年代异丙酚引入NICU是一个进步，因为它可以迅速地使患者放松，并评估患者。异丙酚的缺点是在用药时患者无法参与体格检查，有些患者使用异丙酚清醒后非常烦躁，增加了额外自我伤害的风险。

右旋美托咪啶是可乐定的类似物，后者是一种经常使用的抗高血压药物。这是中心活性的α肾上腺素受体拮抗剂，可以进行静脉注射。这种药物优于异丙酚的效果在于虽然患者接受了药物的镇静作用，但他或她仍然可以对命令做出反应和参加测验。这种效果类似于在用药期间处于睡眠状态的人仍可被唤醒。除此之外，由于它没有呼吸抑制的作用，可用于没有使用机械通气的患者。虽然右旋美托咪啶在手术室、外科和内科ICU中被广泛研究，但对于重症神经监护患者的安全性和有效性仍缺乏证据支持[24]。主要副作用包括低血压和心动过缓，在药物团注和初始治疗时比较常见。在不久的将来，这个药物或它的同类药物可能会在NICU患者的治疗中扮演重要作用。

重症监护治疗病房流程的进步

重症监护治疗病房的管理是极其复杂的。它需要

多部门医疗工作的协调，而这些人员需要在不同部门单独受训，又需要紧密合作。它的复杂程度类似于发射火箭或军事飞行任务，但也伴随着解决患者和其家庭情感问题的责任。在这种环境下，很容易忘记护理计划的每一方面，或不太注意到一些小细节。

最近在美国密歇根完成的一个标志性研究表明小细节可使结果不同[26]。研究者发现，在全国的多个ICU中采用检查清单记录的方法，确保坚持做好细节问题可以降低死亡率（表6.1）。考虑到rtPA没有显示出它可以改善急性卒中的死亡率，表明神经重症监护最深刻和重要的方面在于ICU护士、医师、呼吸治疗、药剂师和技术人员，确保他们没有错过细节问题。在不久的将来，在纠正细节问题上的兴趣和警惕性将会逐渐增加，包括预防肺炎和线路感染，确保患者尽快喂食、尽早下床和尽快进行物理治疗。评估机械通气的患者，使他们尽可能早地拔管。新型的NICU将是一个繁忙的地方，拥有系统和备份系统，确保即使是最小的工作也能及时完成。这些小事聚合

表6.1　神经–ICU要完成的操作清单

入院24小时内病史和体格检查完成了吗？

使用的药物完成核对了吗？

口头医嘱签署记录了吗？

制动有必要么？医嘱都写下了吗？

进行深静脉血栓预防了吗？

预防应激性溃疡了吗？

头部抬高＞30°了吗？

皮肤检查完成了吗？

经鼻的设备呢？有什么禁忌吗？

静脉或动脉通路是必不可少的吗？

检查了伤口和辅料？需要换吗？

可以减少镇静吗？

与责任护士讨论过计划了吗？

患者在接受呼吸支持吗？

与指定的呼吸治疗师讨论过方案么？

肠内营养达到目标要求了吗？

24小时内家属信息更新了吗？

护理计划与值班住院医师讨论过了吗？

如果是使用胰岛素的患者，血糖是在＞50%的时间里都在70～115 mg/dL（译者注：mg/dL÷18 = mmol/L）的水平吗？

能增加患者的活动度吗？

完成金黄色葡萄球菌的检查了吗？检测结果是阳性吗？

在口服药物前检查吞咽困难了吗？

在一起可能成为影响患者死亡率和并发症的最大的驱动力。未来的挑战将会是需要足够的内科医师、护士和其他 ICU 中的工作人员来确保正确的完成任务。很明显，内科医师早上在 ICU 做的第一件事是查房，然后开始进行临床工作和进入手术室的情况将要结束了。在 ICU 的行话里，"到场"这个流行词将变得司空见惯。

结论

神经重症监护的未来是令人激动的。医师努力争取能获得与其他 ICU 专家一样的平等和尊重，因为 NICU 患者的监护是非常独特和非常重要的。医师在重症神经患者的监护上已经迈出了一小步。众多发展中的管理技术和治疗方法将会在新时代结出硕果。

参考文献

［1］Rose JC, Mayer SA. Optimizing blood pressure in neurological emergencies. Neurocrit Care 2004;1:287-299

［2］Diringer MN, Axelrod Y. Hemodynamic manipulation in the neuro-intensive care unit: cerebral perfusion pressure therapy in head injury and hemodynamic augmentation for cerebral vasospasm. Curr Opin Crit Care 2007;13:156-162

［3］Vajkoczy P, Roth H, Horn P, et al. Continuous monitoring of regional cerebral blood flow: experimental and clinical validation of a novel thermal diffusion microprobe. J Neurosurg 2000;93:265-274

［4］Maloney-Wilensky E, Gracias V, Itkin A, et al. Brain tissue oxygen and outcome after severe traumatic brain injury: a systematic review. Crit Care Med 2009;37:2057-2063

［5］Johnston AJ, Gupta AK. Advanced monitoring in the neurology intensive care unit: microdialysis. Curr Opin Crit Care 2002;8:121-127

［6］Schneweis, S; Grond, M; Staub, F; Brinker, G; Neveling, M; Dohmen, C; Graf, R; Heis, WD; Shuaib, A. Predictive Value of Neurochemical Monitoring in Large Middle Cerebral Artery Infarction. Stroke. 2001;32:1863-1867.

［7］Berger C, Annecke A, Aschoff A, Spranger M, Schwab S. Neurochemical monitoring of fatal middle cerebral artery infarction. Stroke. 1999;30:460-463.

［8］Vespa P. Continuous EEG monitoring for the detection of seizures in traumatic brain injury, infarction, and intracerebral hemorrhage: "to detect and protec". J Clin Neurophysiol 2005;22:99-106

［9］Carrera E, Michel P, Despland PA, et al. Continuous assessment of electrical epileptic activity in acute stroke. Neurology 2006;67:99-104

［10］Suzuki A, Nishimura H, Yoshioka K, et al. New display methods of combined topographic EEG and cerebral blood flow images in the evaluation of cerebral ischemia. Brain Topogr 1996;8:275-278

［11］Jordan KG. Emergency EEG and continuous EEG monitoring in acute ischemic stroke. J Clin Neurophysiol 2004;21:341-352

［12］Lapchak PA, Araujo DM. Advances in ischemic stroke treatment: neuroprotective and combination therapies. Expert Opin Emerg Drugs 2007;12:97-112

［13］Lampl, Y; Zivin, JA; Fisher, M; Lew, R; Welin, L; Dahlof, B; Borenstein, P; Anderson, B; Perez, J; Caparo, C; Ilic, S; Oron, U. Infrared Laser Therapy for Ishcemic Stroke: A New Treatment Strategy. Stroke. 2007;38:1843-1849.

［14］Lees KR, Zivin JA, Ashwood T, et al; Stroke-Acute Ischemic NXY Treatment（SAINT I）Trial Investigators. NXY-059 for acute ischemic stroke. N Engl J Med 2006;354:588-600

［15］Lyden PD, Krieger D, Yenari M, Dietrich WD. Therapeutic hypothermia for acute stroke. Int J Stroke 2006;1:9-19

［16］Hemmen TM, Lyden PD. Hypothermia after acute ischemic stroke. J Neurotrauma 2009;26:387-391

［17］Lyden PD, Allgren RL, Ng K, et al. Intravascular Cooling in the Treatment of Stroke（ICTuS）: early clinical experience. J Stroke Cerebrovasc Dis 2005;14:107-114

［18］De Georgia MA, Krieger DW, Abou-Chebl A, et al. Cooling for Acute Ischemic Brain Damage（COOL AID）: a feasibility trial of endovascular cooling. Neurology 2004;63:312-317

［19］Schwab S, Georgiadis D, Berrouschot J, Schellinger PD, Graffagnino C, Mayer SA. Feasibility and safety of moderate hypothermia after massive hemispheric infarction. Stroke 2001;32:2033-2035

［20］Zhang ZG, Chopp M.Neurorestorative therapies for stroke: underlying mechanisms and translation to the clinic Lancet Neurol 2009;8:491-500

［21］Provencio JJ, Vora N. Subarachnoid hemorrhage and inflammation: bench to bedside and back. Semin Neurol 2005;25:435-444

［22］Wright WL, Asbury WH, Gilmore JL, Samuels OB. Conivaptan for hyponatremia in the neurocritical care unit. Neurocrit Care 2009;11:6-13

［23］Murphy T, Dhar R, Diringer M. Conivaptan bolus dosing for ftie correction of hyponatremia in the neurointensive care unit. Neurocrit Care 2009;11:14-19

［24］Halford JJ, Lapointe M. Clinical perspectives on

lacosamide. Epilepsy Curr 2009;9:1-9

[25] Venn RM, Karol MD, Grounds RM. Pharmacokinetics of dexmedetomidine infusions for sedation of postoperative patients requiring intensive caret. Br J Anaesth 2002;88: 669-675

[26] Pronovost PJ, Berenholtz SM, Goeschel C, et al. Improving patient safety in intensive care units in Michigan. J Crit Care 2008;23:207-221

第 2 部分

影 像 学

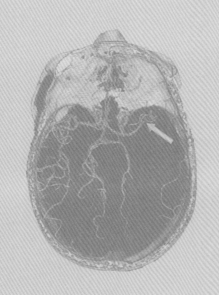

第 7 章
CT 在出血性及缺血性卒中中的应用

Julie H. Harreld, Peter G. Kranz, and James D. Eastwood
■李薇　李郁欣　译　■王亮　校

要点

◆ 超急性期或亚急性期的脑出血的密度可与脑实质相似，因而难于识别。判断等密度脑出血的线索包括细微的占位效应，颅顶脑沟回的移位（如硬膜下或硬膜外出血），基底池和脑沟变得模糊（蛛网膜下腔出血），或者脑室轮廓的轻度改变（脑室内或脑室周出血）。

◆ 贫血（红细胞比容＜30%）的患者脑出血急性期可以表现为较低密度或与脑实质等密度，因而识别更困难。

◆ 如果出现红细胞比容分层效应，密度逐步增加，多提示凝血障碍或抗凝作用，但非特异性[1]。

◆ 在原为等密度或低密度的出血中出现高密度，提示慢性出血基础上急性再出血（如重复出血）。

◆ 亚急性出血可以表现为周边强化的肿瘤样表现。

潜在不足

◆ 横窦先天发育不良或缺如表现可与血栓形成类似。根据同侧颈静脉管径可加以判断：同侧颈静脉较细，考虑横窦先天发育不良，管径正常，提示血栓形成。亚急性或慢性血栓形成后部分栓塞的静脉或静脉窦再通，可以导致颈静脉管径的不规则或缩小。

CT 在卒中的应用

近 35 年来，CT 是最常用的卒中患者初始影像评估工具，现代 CT 扫描的设备及技术可以对脑组织和血管做详细的研究，甚至可以提供灌注和血管渗透性的生理信息，这些技术可以为缺血或出血性卒中患者的诊疗提供有效信息。

在绝大部分医疗机构 CT 平扫仍作为评估急性卒中的一线影像工具，因为其广泛的普及性、对出血的高敏感性，以及相对磁共振而言费用低廉。虽然磁共振可提供更有效的信息，但常作为 CT 检查后的二线影像选择。第一诊断评估为是否有颅内出血，因为颅内出血的诊断及处理有所不同。如果明确脑出血，CTA 可以帮助判断是否血管病变因素致出血（如动静脉畸形、动脉瘤）。最后，通过 CT［或脑灌注成像（CTP）］进行脑血流动力学评估可以提供更多卒中患者的生理信息，如血流量、血容量、通过时间，甚至血脑屏障通透性。

采集和显示技术

CT 平扫

常规成人头颅 CT 平扫为从颅顶到颅底平行于眶耳线的 5 mm 横断面采集，采用 120 kVp 及 120 mA，扫描时长 2 秒。重建视野 25 cm，矩阵 512×512，像素 0.5 mm（视野 / 矩阵）。

计算机体层摄影血管造影

头颅 CTA 为在对比剂增强的动脉期获得薄层横断面图像，通过 2D 和 3D 重建来诊断卒中状态是否有动脉狭窄或堵塞。最佳动脉期时间窗很重要，但是由于技术条件或者患者相关血流动力学因素而存有变数，如心排血量减低、严重的动脉狭窄。在一个心排血量正常的患者，最佳扫描条件为 2.2 g/s 的碘注射率，可换算成 370 mg/mL 或总量 120 mL，对比之下，要比 6 mL/s 的速率，20 秒扫描时长[3]。由于采集图像时间短且患者血流动力学变化大，小剂量团注激发技术可以使注射造影剂扫描延迟时间有更好的适应性，尤其对固定延时扫描会错过动脉期的部分患者[3]。团注激发技术的扫描时间设定在所选血管（如主动脉）达到确定值后数秒钟开始。常规螺旋 CT 的获取参数为螺距 0.56 ～ 1 时层厚为 0.625 mm，进床速度为 5.625 mm，120 kVp，80 ～ 220 mA。影像传输到 3D 工作站，进行多平面的 2D 及 3D 重建以评估。

颈部 CTA 适合于怀疑颈动脉夹层、颈动脉或椎动脉堵塞性疾病或创伤的患者，扫描参数及重建方法同上。

CT 静脉造影

CT 静脉造影（CTV）为头颅的静脉期薄层横断面图像，传输至工作站进行 3D 或多平面重建。常规的获取参数是螺距 0.56 ～ 1，层厚为 0.625 mm，进床速度为 5.625 mm，120 kVp，自定义 mA，视野为 22。和 CTA 一样，以 3 ～ 4 mL/s 速度注入大约 100 mL 的 350 ～ 370 mg/mL 含碘造影剂，延迟 30 ～ 40 秒开始扫描，或者利用小剂量团注激发技术解决患者血流动力学差异问题。影像通过 3D 或 2D 多平面重建用以观察。虽然静脉窦采用最大密度投影的重建方法可以较好地显影，但是需要去除骨结构（通常是手动的），非常耗时且不增加诊断信息。所以，作者通常采用多维重建的方法对静脉系统进行评估。

CT 灌注成像

CTP 用于卒中以明确缺血半暗带，随访溶栓治疗后的灌注情况，以及预测蛛网膜下腔出血后血管痉挛引起的缺血情况。动态的首过 CTP 通过静脉注射造影剂后的一系列的脑成像来评估毛细血管水平的组织灌注情况，利用造影剂浓度和衰减（CT 值）的关系来测量局部脑血流量（rCBF），局部脑血容量（rCBV），对比剂平均通过时间（MTT）。CTP 在 80 kVp 电压下进行以减少曝光剂量和降低碘剂的 K 缘效应[4]。以 4 ～ 6 mL/s 速度注射 35 ～ 50 mL 造影剂（350 ～ 370 mg/mL），20 ～ 40 mL 的生理盐水"冲洗"，扫描范围包括眶上 20 ～ 40 mm 脑组织（约大脑中动脉/大脑前动脉区域），涵盖两个时相：每秒一帧图像扫描约 45 秒，每 2 ～ 3 秒一帧图像，扫描约 45 秒，总的成像时间约 90 秒（100 mAs，FOV = 24 cm）[5]。

也可以测量渗透性但是需要第三期扫描，每个图像持续 10 ～ 15 秒，扫描约 2 分钟[4]。CTP 可以在 CTA 之前或者之后进行。灌注参数通过专用软件，根据使用者定义的感兴趣区域计算。

缺血性卒中

急性卒中：CT 平扫

CT 平扫上的预期表现取决于卒中事件发生后的时间，以及严重程度和缺血部位。起病 6 小时内，头颅 CT 可以表现为正常[6]。新一代的 CT 及卒中特异性的窗宽/窗位可以提高 6 小时内检出早期缺血的敏感性[7]，在起病后 6 ～ 12 小时，大部分患者 CT 上会出现进行性皮质缺血的明确改变。目前 CT 的首要作用是排除出血，其次才是诊断缺血性卒中。一般来讲，急性缺血的影像表现包括：①血管内血栓。②脑水肿。血管内血栓在 CT 上表现为高密度，水肿相关的 CT 表现（从轻度到很明显）包括脑沟回的消失、灰白质分界的消失、脑实质低密度。

血管高密度

颅内血管节段性急性血栓形成在 CT 影像上可以表现为该血管相对正常血管的密度增高，管径如常。这种征象在大脑中动脉的 M1 段更常见（MCA 高密度征：图 7.1A），但是在所有血管都可能出现，包括颈内动脉、大脑前动脉、大脑后动脉及基底动脉。通常来讲，血管 CT 值在 30 ～ 40 Hu，但是有急性血栓的动脉测量值更高，大约 80 Hu。据报道，该征象的特异性较高，但敏感度低，没有该表现不能除外血管内血栓[8]。当出现该征象时，识别动脉高密度非常重要，常常暗示着更坏的临床结局。可以通过 CTA 明确血管堵塞及评估血栓范围（图 7.1B），对于经导管血管内介入治疗的患者可以应用磁共振血管造影。在自发性血管再通或溶栓治疗后，动脉高密度可消失。

缺血性脑水肿

脑灰白质正常分界的消失是 CT 影像上早期缺血的重要改变。在非缺血脑组织中，皮质灰质和基底节比白质密度更高，因而在 CT 上更亮。因为在缺血早期，灰质更易出现水肿，常表现为密度减低（亮度减低）。因而灰白质的视觉差异变得不明显，两者界限模糊。有两个征象恰如其分地反映了大脑中动脉区域灰白质对比的消失。第一，大脑中动脉 M1 段血栓形成，外侧豆纹状动脉血流受阻，发生水肿导致豆状核

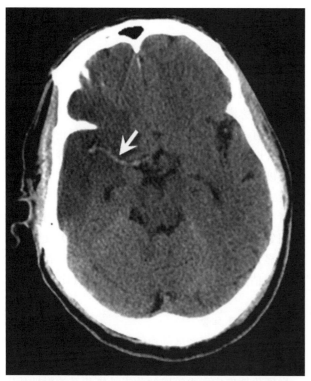

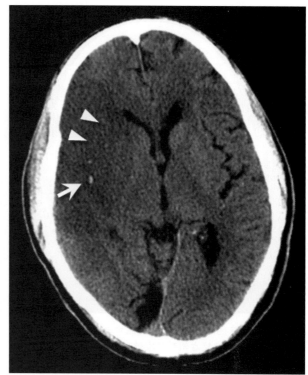

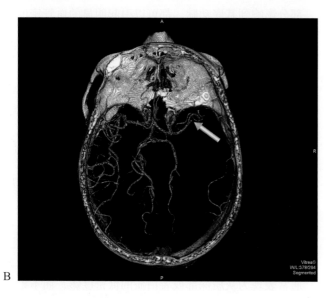

图 7.1　（A）一例右侧大脑中动脉区急性梗死的患者横断面 CT 图像，右侧大脑中动脉及其孤立分支（白色箭头）呈高密度，岛带征的消失（白色箭头尖端），脑实质低密度，脑沟回消失，轻微的占位效应。（B）同一名患者的 CTA，右侧大脑中动脉因为血栓形成而突然中断（黄色箭头）。通常情况下三维 CTA 的图像从患者头顶向下观察。

密度减低，称为"基底节缺失征"（图 7.2）。第二，如果大脑中动脉岛叶分支血流减少，导致岛叶正常的灰白质密度差异减小，叫作"岛带消失征"。虽然大脑中动脉区缺血有特异性描述的征象，但灰白质分界的消失是所有血管分布区早期缺血的共同表现。

由于缺血脑组织的含水量增加，受影响的脑实质在 CT 上表现为低密度。在特定时间内密度减低的程度受到缺血持续时间和程度的影响，在解剖层面上取决于近端血管闭塞的部位和范围及侧支循环程度。早期密度减低（卒中后 6 小时内）与不可逆性的缺血、更严重的症状和更坏的临床结局相关[9, 10]。

单纯低密度的出现不足以诊断为卒中。其他很多病理性改变可影响到脑组织，如肿瘤、感染、代谢障碍、创伤都可以引起低密度表现。鉴别于其他病因，卒中的低密度应该与某个已知血管支配范围相吻合。了解大脑前循环或者后循环大的分支供应的大脑区域可以帮助医师做出正确的解释。如果 CT 低密度跨越大血管支配区域，首先应该考虑非卒中的其他病因。而且卒中的低密度易累及灰质和白质，如果灰质回避，则提示血管源性水肿，如肿瘤、感染或者静脉缺血。

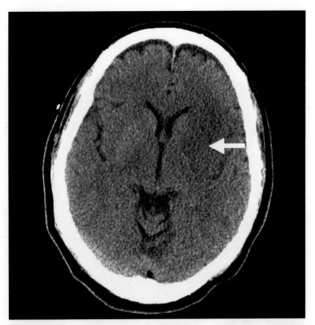

图7.2 基底节区缺失征。左侧大脑中动脉堵塞引起左侧豆状核（箭头）密度较右侧明显减低。

急性CT异常的范围

CT上的低密度范围是否影响治疗手段的选择仍备受争议。欧洲合作卒中研究（ECASS Ⅰ）对数据进行事后检验评估证实对超过大脑中动脉供血区1/3的低密度病灶进行rtPA溶栓治疗的患者有更高的致命性出血风险[10]。该项研究及其他类似研究使得作者对初始CT显示大面积低密度的患者进行静脉溶栓治疗持保留态度。然而这些研究结果并不可重复，NINDS的rtPA试验数据分析显示即使对超过大脑中动脉供血区1/3的低密度病灶进行rtPA溶栓治疗，其患者也仍可获益，并没有显著增加症状性出血风险[11]。美国心脏协会和美国卒中协会2007年版指南共识建议"未有充分的证据表明特殊CT征象（包括缺血面积大于大脑中动脉供血区1/3）可提示起病3小时内不能进行rtPA治疗，但脑出血除外（证据级别，AⅡb)"[12]。尽管如此，这仍是一个争议性话题，仍需进一步调查研究。

2000年，ASPECTS被定为CT定量评估早期缺血性改变的标准化方法[13]。该评分将大脑中动脉区划分为10个亚区，每个亚区CT表现正常计1分，异常计0分。该评分以主观观察为基础，即使通过有卒中诊断和治疗经验的人进行评价，其对早期缺血的识别和范围界定也很难重复[14]。也有学者报道ASPECTS具有很好的可重复性，与NIHSS呈负相关，可以预测功能恢复及出血风险。后续关于ASPECTS

在预测结局及治疗计划中的价值研究，其结果仍各执一词[15-17]。

潜在的不足：急性缺血性卒中

早期占位效应

在弥漫性脑容量减少的状态下CT评估早期占位效应有一定的不足。脑容量减少可见于正常老年化、各种医疗治疗（包括皮质醇激素和化疗等）、动脉粥样硬化性疾病、中毒（包括酒精和毒品）。在这些患者中，脑沟回因为脑容量的减少而异常增宽。这些患者在缺血状态下，缺血区域可以表现为脑沟回正常的假象，因而相较于脑容量正常的患者CT改变不那么明显，导致假阴性的结果。因而建议对全脑容量进行评估并与对侧大脑半球脑沟回进行比较以评估非对称性。

高密度血管

不是所有高密度的血管都有血栓形成。血细胞比容的增加可以导致颅内血管的弥漫性高密度。动脉粥样硬化性疾病在血管壁的弥漫性钙化及放射性伪影会部分影响到基底动脉，都可以引起明显的血管密度增高。根据已知的临床症状、预测急性卒中的可能性、评估对侧血管的密度及动脉粥样硬化性疾病，可以帮助避免假阳性结果。

组织低密度

基底节区缺失征也有一定不足之处。例如，患者体位不对称，因而在所给层面上患者右侧基底核与左侧表现不同。作者发现此征象在临床中难以应用，尤其是没有其他征象出现时。这些影像表现的解释应该与症状侧方向吻合。

有时候卒中可以有多支大血管同时累及。例如，大脑中动脉区卒中可以伴随前动脉甚至后动脉卒中。由小穿支动脉堵塞引起的腔梗通常小于1.5 mm，其通常表现为灰质深部或者白质的低密度影，而不累及皮质。

分水岭梗死，由于局部或全脑灌注压的减低（如血流动力学性卒中，低血压引起卒中）导致大血管分布区边缘的血流量减低，通常累及供血区间的脑组织而非供血区内梗死。分水岭卒中常常累及白质多于灰质，或者在某些病例中单纯累及白质。在静脉堵塞引起的缺血中，皮质的灰质可以累及或不累及，低密度的表现取决于静脉回流情况，因而不局限于正常的动脉分布区。

当遇到以下因素时，应考虑静脉性缺血。如患者有静脉血栓形成高危因素（高凝状态、脱水、口服避孕药、围生期患者等），双侧或中线分布的低密度，低密度以皮质下为主，以及跨越了正常动脉的分布边界。静脉梗死常伴有出血，以灰白质交界区多见。

亚急性或慢性卒中

急性期之后，在 CT 平扫上缺血性卒中的表现逐渐进展。以皮质为基底的楔形低密度影在第一周最显著，受累区域的边界也逐渐清晰。开始出现占位效应，通常在 3～5 天达到高峰，然后进行性减轻。在大约 2～3 周，梗死逐渐变成与毗邻脑组织相等密度，称为模糊效应。目前有假说是由于巨噬细胞、星形胶质细胞、内皮细胞和新生血管的进入与增殖有关[18]。在这个时期，梗死变得不明显，如果没有先前影像的对比可能会被忽略。由于血脑屏障破坏，在亚急性期可以看到对比增强，通常在 2～3 周达高峰，而在更早的时期却不常见[19]。增强形式可呈斑片状、皮质强化、环形强化，或者是均匀强化[20]。

大约 1 个月之后，受累脑组织因为脑实质被胶质组织替代而再次表现为低密度。在慢性阶段，脑软化导致受累脑组织缺失，合并一定程度的脑回萎缩、脑沟增宽、邻近脑室系统扩张。神经元损伤可能导致损伤部位远端的轴突蜕变，被称为沃勒变性。最常见的表现是大脑中动脉区的长期梗死，导致皮质脊髓束损伤，同侧大脑脚出现萎缩。

CT 血管造影在卒中影像中的应用

CTA 辅助 CT 平扫，成为评估急性缺血性卒中的非常有用的临床工具。CTA 可以帮助定位或排除动脉狭窄或闭塞，常常可以提示一些卒中的特异性原因（如动脉夹层或者颈动脉粥样硬化）。在继发于蛛网膜下腔出血后血管痉挛引起的缺血等特殊情况，可以明确血管痉挛的范围及严重程度。有时，CTA 还可以帮助做一些少见的诊断，比如脑血管炎。

CT 灌注成像在缺血性卒中中的应用

CBF 成像最常用于缺血性卒中。CTP 是一种高敏感性的可探测血流动力学改变的方法。因此，当检测到与预期动脉区域相吻合的灌注异常时，可有助于急性症状的患者明确卒中的诊断。

CTP 可以帮助医师了解病变区域的病理生理学模式。例如，几乎所有的缺血区都有特征性的 MTT 延长，但 CBF 和脑血容量（CBV）则表现各异。不同的灌注方式可以显示存活或非存活的缺血组织。例如，存活脑组织可以特征性表现为 MTT 延长、CBF 降低、CBV 正常或增加，而非存活组织特征性表现为 MTT 延长、CBF 降低、CBV 减少[21]。寻找与预后及治疗方案相关的灌注特征是目前的研究热点[22, 23]。目前，有效证据尚不支持基于 CTP 的治疗。

也有人提出评估 CTA 原始的横断面图像同样有助于标识低灌注。虽然部分取决于技术和个体血流动力学，但大脑低灌注区域碘造影剂摄取减少，因而低灌注区域和邻近正常脑区密度差别显著，从而较容易识别[24]。目前没有足够依据支持普遍应用 CTA 原始图像来帮助做治疗抉择。

脑出血

脑出血占所有卒中 10%～30%，相较于缺血性卒中致死率更高，在起病的第一个月内死亡率高达50%，其中一半的死亡发生于 48 小时内[25]。出血性卒中最多见于高血压引起（80%），次要病因（20%）包括血管畸形、肿瘤、凝血功能障碍、感染、药物、静脉血栓、脑低灌注综合征、淀粉样变、创伤。

CT 平扫

在超急性期（数分钟内），血液的 CT 值在 30～60 Hu，与脑皮质类似（表 7.1），在急性期（数分钟至数小时，最长到 3 天），血凝块形成引起密度增加，CT 值在 60～80 Hu。随后凝血块回缩和血清的再吸收使得血肿 CT 值增加至 80～100 Hu。在亚急性期（3 天到 2 周），血凝块从外周开始崩解，使得 CT 值降低至 30～50 Hu（与灰质和白质类似，见表 7.1）[1]。在亚急性期，边缘强化很常见，注意不要和脓肿、肿瘤混淆。血肿体积随时间逐渐减小，血肿密度逐渐减低。

表 7.1 血液和颅脑结构 CT 值

组织	Hu
空气	−1 000
脂肪	−50～−100
水	0
脑脊液	15
白质	20～30
灰质	40～45
亚急性出血	30～50
急性出血	40～90
肌肉	40
钙化	120～200
骨质	1 000

一旦在平扫 CT 上明确出血，应该对出血进行区间定位及解剖定位，定位可以更好地帮助判断出血原因，以指导诊断和治疗（表 7.2）。接下来评估出血体积，无论出血部位如何，出血体积可很好地预测 30 天的致死率。血肿体积大于 30 mL[3]，预后较差，Broderick 等人的研究表明血肿体积大于 60 mL[3] 且 GCS 评分 ≤ 8 分，死亡率高达 91%[26]。血肿扩大及脑室出血结局较差[27]。后颅窝出血可行急诊外科手术，因为其空间限制性可以导致基底池快速消失、脑疝、压迫脑干，同时与潜在威胁生命的神经功能缺

损相关，早期接受外科手术可以帮助减少风险，也应该评估中线移位、脑积水、水肿程度。肿瘤内出血通常难以明确直到血肿吸收，这种情况的血管源性水肿常常比一般性脑出血水肿更明显（图 7.3）。脑出血的增强 CT 影像有时候可以表现为占位效应。有的研究表明，在初始肿瘤征象不明显的情况下，6 ～ 8 周血肿吸收后复查增强 CT 可以证实有潜在的肿瘤增强，原血肿区域出现了边缘强化。

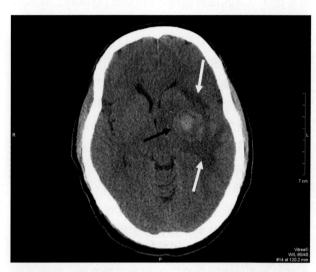

图 7.3 左侧基底节区的多形性胶质母细胞瘤（黑色箭头），类似于高血压性脑出血表现，但是明显的血管源性水肿提示肿瘤的可能（白色箭头）。

表 7.2 按照脑出血部位归纳病因		
部位	潜在原因	评论
基底节区	高血压	最常见，尤其是老年人伴血压升高者
	血管病变（动静脉畸形、动脉瘤、海绵状血管瘤）	在所有基底节出血患者中占 30%，在高血压的患者中占 13%
内囊后肢、小脑	高血压	
	血管病变（动静脉畸形、动脉瘤、海绵状血管瘤）	约 20%
	肿瘤	
	淀粉样变性	罕见
脑干	高血压	该部位脑出血死亡率最高
	海绵样变性	
	动静脉畸形	
	肿瘤	
脑叶（皮质或皮质下）	淀粉样变性	尤其是顶叶出血，在 MR 查找微出血灶，在 < 55 岁的患者中罕见
	动脉瘤	出血可以累及邻近脑组织，比如大脑前动脉或者前交通动脉瘤可以累及额叶内侧，大脑中动脉动脉瘤可以累及颞叶
蛛网膜下腔	动脉瘤	
	脑内出血扩大	
脑室内	动脉瘤	尤其是大脑前动脉
	脉络膜血管畸形	
	烟雾病	
	高血压	
	肿瘤	
硬膜下	创伤	
	凝血障碍	
硬膜外	创伤	
非动脉性分布或双侧	静脉梗死出血	

自发性脑出血患者如果怀疑存在潜在的血管病变应该行 CTA 或经导管血管造影检查，如 < 45 岁的患者、既往没有高血压的患者、脑叶出血者。Zhu 等人的研究表明[27]，206 例孤立性自发性脑内出血的患者中，通过血管造影证实其中 34% 存在血管病变。血管造影在 45% 正常血压的患者及 9% 有高血压病史的患者中表现阳性。血管造影在 < 45 岁的患者中更容易有阳性发现。在有高血压的患者中更多表现为丘脑、核壳、内囊后肢出血，在血管造影上极少出现血管病变（0）。然而，对于有高血压且年龄不超过 45 岁的患者，有 48% 发现了血管病变，即使出血部位与之相同。在孤立的脑室内出血的患者中，血管造影呈阳性者在 45 岁以上患者中占 67%，45 岁以下者为 63%。

Halpin 等人[28]研究得出相似的结论，12.8% 的高血压患者有潜在的动静脉畸形或血管瘤。Hino 等人[29]研究表明，在皮质下出血急性期血管造影阴性的患者中，随后复查血管造影阳性率达到 18%。因此，初始血管造影阴性时，建议重复血管造影或者

CTA，尤其是结合出血部位和临床症状怀疑血管异常时。CTA 显示造影剂溢出至血肿内表现为局部高密度时，往往提示活动性出血及预后较差[1]。

CT 灌注成像在出血性卒中中的作用还在进一步研究中。虽然积极将血压降到目标值可以减少血肿扩张，但是可以导致血肿周边或全脑血流量的降低从而引起缺血[30]，这目前是存在争议的[31]。最近研究表明通过 CTP 检查血脑屏障通透性的改变也许可以预测缺血梗死中的出血转化[32]。

原发性颅内出血

原发性、高血压性出血在出血性卒中中占到约 80%（图 7.4）。长期高血压导致小传支动脉的脂质透明变性、微动脉瘤，尤其是易累及豆纹动脉、丘脑、脑干、小脑的传支动脉。因此，最常见的出血性梗死的部位是基底节区（40% ～ 50%）、大脑（20% ～ 50%）、丘脑（10% ～ 15%）、小脑（15%）、脑干（＜ 10%）[31]。在血压正常、年轻或者脑叶出血的患者中，如果怀疑潜在血管病变应该立即进行 CTA 或其他血管造影检查以发现动脉瘤或者动静脉畸形。但是有高血压及老年患者同样可能存在如动静脉畸形或者动脉瘤等潜在的血管病变，不应该假定为有高血压的患者就不存在血管病变。事实上，高血压可以是颅内出血继发性表现，与颅内压本身的升高相关，是库欣反应的结果。由于药物拟交感作用（如苯丙胺、甲麻黄碱、苯丙醇胺）或者可卡因引起的药物性高血压可以有类似出血的表现，同样提示可能有相关的潜在的血管病变。

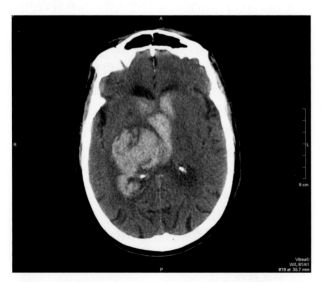

图 7.4　高血压性脑出血。1 名有高血压病史的患者表现为右侧基底节区巨大的出血，合并脑积水、脑室内出血、中线偏移，以及所有提示预后不佳的因素。

继发性脑出血

即使在高血压患者中，34% 的出血性卒中可能与潜在的原因或者病变相关，如动脉瘤、动静脉畸形、海绵状血管瘤、凝血障碍、静脉血栓形成、血管炎、血管病变[27, 28]。缺血性卒中也可以有出血转化的过程。部分原发性或继发性肿瘤也可以有出血倾向。

虽然原发性脑出血大多发生在灰质深部或者是后颅窝，脑叶出血在继发性脑出血中更常见[1]（表 7.2）。当深部或者脑叶 / 皮质下同时受累时，出血更多是源于深部[1]。无论患者既往史、年龄或出血部位，都应该考虑到除高血压以外的其他病因，应该进行进一步检查。即使是在创伤性脑出血如车祸伤，如果出血不是在创伤引起的典型的预期部位，也应该仔细询问患者既往史及完善相关检查，来排查是否存在引起继发性出血的潜在病变因素。

动脉瘤出血

虽然动脉瘤出血常常表现为蛛网膜下腔出血，在 15% 的病例中也可以表现为实质内出血[33]。实质出血部位或大多数蛛网膜下腔出血在 CT 平扫上可以提示动脉瘤的位置（表 7.3）。CTA 是急性期筛查动脉瘤的快速、无创、有效的工具。大多数动脉瘤发生在 Willis 环的分叉点，发病率由高到低为：前动脉或前交通动脉瘤、中动脉或后交通动脉瘤、中动脉分叉处、基底动脉尖端、小脑后下动脉。虽然大多数的动脉瘤位于前循环（图 7.5），后循环动脉瘤更容易破裂且致死、致残率高。非寻常部位的动脉瘤，如 Willis 环远端，也应怀疑存在潜在的血管异常，如真菌栓塞性动脉瘤、烟雾病、动静脉畸形、动脉黏液瘤。如果没有以上异常表现，外周动脉瘤倾向于是大的、梭形的且不在动脉分叉点[34]。梭形动脉瘤也可以发生在其他部位，要特别关注血管直径，不是所有动脉瘤都呈囊状表现。一般来说，动脉瘤直径超过 10 mm 有较高的破裂风险。破裂风险增加与尖角样突起、分叶状形态、瘤体长 / 瘤颈比＞ 1.6 相关[35]。动脉瘤＞ 2.5 cm 称为巨型动脉瘤。

表 7.3　出血分布提示动脉瘤位置	
动脉瘤	出血
大脑中动脉（MCA）	外侧裂、颞叶
前交通动脉（ACoA）	纵裂、侧脑室
小脑后下动脉（PICA）	第四脑室
胼周动脉	前镰

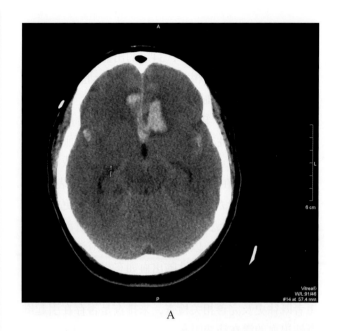 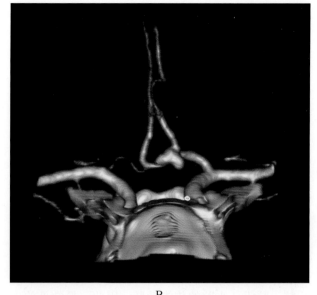

A

B

图 7.5 前交通动脉瘤。（A）广泛的蛛网膜下腔出血及大脑镰、双侧额叶出血提示前交通动脉瘤（B）。

创伤性动脉瘤是最常见的假动脉瘤，血管壁全层受损，局部破裂。破裂的局部与创伤相符合。例如，顶骨骨折或者局部穿通伤引起邻近下方的皮质动脉瘤。

凝血障碍

血肿内分层效应提示潜在的凝血功能障碍，但非特异性病理征象，其他出血如果在短时间内做 CT 也可以有同样表现，可能与不完全凝血相关。凝血级联反应的要素，尤其是凝血酶和纤维蛋白原，与血肿周围水肿的发生相关，可导致颅内压增高及较差的预后。此现象可以解释为什么与血栓溶解或者凝血障碍相关的脑出血，其血肿周围水肿较其他原因引起的出血程度要轻[36]。此类出血常表现为孤立的、局限于脑叶的病灶。

血管畸形

动静脉畸形（AVM）由异常的动静脉连接组成，之间没有正常的毛细血管床。脑组织常在血管之间。大的动静脉畸形由于占位效应更易出现相应的症状，如癫痫。而小的动静脉畸形更容易引起出血，可能与血流动力学因素相关。大多数动静脉畸形在幕上，约 7% 伴有动脉瘤[37]。出血高风险因素包括 AVM 位于脑室周、深静脉系统、位置较深及伴有动脉瘤[2]。应用 Spetzler-Martin 分级量表评估 AVM 的外科风险，主要根据大小、是否累及深静脉系统、是否位于语言功能区分为 I～VI 级。I 级：AVM 很小，浅静脉引流，位于非语言区；最严重的 VI 级：AVM 较大，深静脉引流，位于语言区，而不宜手术[38]。CT 平扫上的表现具有可变性，从隐匿性小病灶到发现大的蜿蜒盘曲的血管，约 30% 证实有钙化存在。CTA 显示蜿蜒扩张的动静脉更有优势。

海绵状血管瘤由不正常的血管窦组成，之间没有正常脑组织。这些病灶在血管造影中常常很隐匿，尽管有时表现为轻微的一过性的强化。CT 平扫表现为等或高密度占位，中央可能有经典的爆米花样改变。其特征在磁共振上表现更清楚，T1 病灶内部因为钙化或血液成分表现为条带状高信号，外围为出血后的含铁血黄素沉积。海绵状血管瘤多在幕上，且无症状表现。伴随静脉瘤（24%）者出血风险更高，且多位于后颅窝[39]。

毛细血管扩张和静脉血管瘤或静脉发育异常十分常见，与颅内出血高风险没有相关性。毛细血管扩张在脑干的增强 MRI 的 T1 相最常见，但在非增强或增强 CT 上没有密度异常。CT 平扫上很容易发现钙化。静脉发育异常或静脉瘤是最常见的脑血管畸形，通常无症状。但是如果伴有海绵状血管瘤，那么与海绵状血管瘤相关的颅内出血发生率就会增高[39]。此外，少见的征象包括静脉淤血及引流静脉血栓。当存在动静脉沟通时，静脉畸形本身可引起幕上出血，但极为罕见[40]。CT 增强后，静脉畸形呈"海蛇头"样表现，即引流脑实质的异常静脉向扩张的引流静脉汇聚。硬脑膜动静脉瘘（DAVF）多为慢性静脉血栓形成的后遗症，相较于颅内出血往往有客观的波动性耳鸣及头痛症状。

脑淀粉样变性

脑淀粉样血管病（CAA）是淀粉样蛋白在皮质、皮质下、软脑膜血管沉积的结果，导致血管壁增厚，在血压改变或轻微创伤时易发生出血[1, 36, 37, 41]。尽管淀粉样变性散发病例很少，且在年轻人中并不常见，通常出现在60岁以上患者中，但随着年龄的增加，发病率逐渐增加，并且是老年人脑叶出血最常见的原因[1, 37, 41]。CT平扫是检测皮质或皮质下出血的首要选择，在顶枕叶最常见，也可能在脑干、基底节区、小脑等[36]。蛛网膜下腔出血伴有硬膜下血肿很常见，少数情况下可能伴脑室出血[1, 36, 41]。脑白质病变（白质低密度）和脑萎缩很常见。MRI上典型的灰白质交界区的慢性微出血灶在CT上可能无法显示。

静脉血栓形成

脑静脉血栓形成（图7.6）是急诊影像学诊断，经快速的识别和治疗后可逆转，因而可以有效减少其发病率及死亡率。CT平扫和CT静脉造影是快速有效的诊断工具。乙状窦和横窦（TS）最常累及，6%伴皮质静脉受累[42]。29%的患者因为血脑屏障破坏，脑水肿引起脑沟回强化，可扩展累及邻近白质[42]。

再灌注损伤/出血转换/脑高灌注综合征

在缺血性脑组织内血脑屏障破坏，再灌注可以导致40%缺血性卒中的患者在起病数小时到1周内出现出血转化[43]。这种再灌注损伤可能发生在静脉、动脉或机械性血栓形成，或者堵塞的自然再通。出血严重程度从非常轻微，到脑回淤血，甚至是脑实质内大范围血肿伴占位效应。应该注意出血类型和实质血肿大小与梗死体积大小的相关性，越大的血肿提示预后越差。最近研究表明通过CTP检测血脑屏障通透性的改变可以预测出血转化风险[32]。颈动脉内膜切除术后继发的脑出血被认为是脑高灌注综合征的表现。在颈动脉行内膜切除术或支架置入术后，正常脑组织可能出现高灌注（与缺血组织相反）[31, 44]。患者有高血压病史、近期卒中及应用抗凝药物均可增加出血风险。

血管炎/血管病变

虽然缺血是中枢神经系统血管炎最常见的表现，

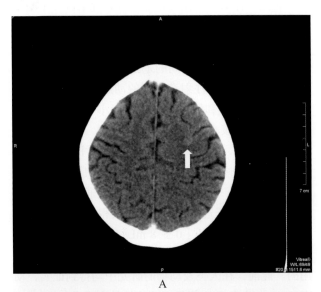

A

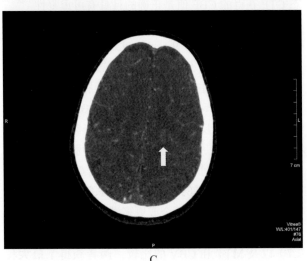

C

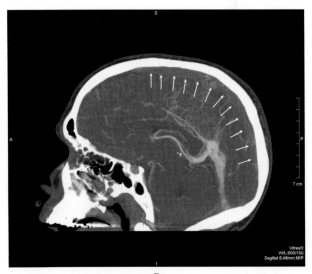

B

图7.6 静脉血栓形成。（A）1名40岁女性患者，口服避孕药，意识水平降低，其CT平扫提示左侧额叶微小出血（箭头）。（B）CT静脉造影显示矢状窦血栓，见小箭头。（C）在增强CT中（从不同角度扫描）脑内出血（箭头）并不明显，因此CT平扫在脑出血评估中至关重要。

63

但是也可以表现为脑实质或者蛛网膜下腔出血。在平扫或者增强 CT 上出现以上表现，尤其是多灶性的病变，需考虑血管炎。多支血管的狭窄支持该诊断，但不是每个病例均有该表现。血管炎少数情况下也可以表现为多发性微动脉瘤。

中枢神经系统血管炎可以是多种炎症性或者感染性疾病的非特异性表现，可以累及大、中、小血管。虽然累及血管的大小可以在一定程度上提示病因，但非特异性，确诊需要活检。潜在病因包括原发性系统性血管炎、原发性中枢神经系统血管炎（PACNS）、中枢神经系统良性血管病变（BACNS），或者由感染、炎症、药物引起的继发性血管炎。放射相关性血管病、贝赫切特综合征（白塞综合征）、肌纤维发育不良、艾滋病血管炎、神经梅毒在相当多的临床情况下都应该考虑。鉴别诊断包括血管痉挛、伴皮质下梗死及白质脑病常染色体显性遗传性脑动脉病、偏头痛等。

烟雾病

烟雾病以颈内动脉颅内段远端进行性闭塞为特征，也可发生在单侧或双侧大脑中动脉，有时是大脑前动脉，伴小血管侧支循环形成。血管壁减弱及异常的血流动力学压力导致脑出血。脑出血是烟雾病在成人中最常见的表现，但是在儿童中缺血更常见。在豆纹状动脉、丘脑深穿支、Willis 环小动脉分支远端（烟雾状血管）也可以发展成动脉瘤或者假动脉瘤。特发性烟雾病可以是散发性或者遗传性[45]。烟雾状血管也可见于镰状细胞疾病、神经纤维瘤、唐氏综合征等疾病。头颅 CT 平扫可以帮助评估出血，全脑 CTA 是评估特征性的烟雾血管及潜在动脉瘤形成的首选方法。

肿瘤

原发性或继发性肿瘤出血可以使病灶边缘模糊而类似于自发性脑出血或其他原因引起的脑出血的表现（图 7.3）。在怀疑肿瘤的患者中，应该在血肿吸收后随访 CT，排查有无肿瘤样的强化。虽然亚急性血肿可以出现外周强化，但是增强 CT 上其他局灶性的强化可以帮助诊断转移瘤。转移瘤较原发性颅内肿瘤更容易出血。有出血倾向的原发性及继发性肿瘤见表 7.4。

药物

接受抗凝或溶栓治疗的患者脑出血风险增加。拟交感药物如可卡因和苯丙胺可能通过血管炎性改变或短暂性升高血压引起类似于自发性的脑出血风险增加。

表 7.4　肿瘤的出血倾向[1, 2]	
原发性	多形性胶质母细胞瘤
	高级别胶质瘤
	少突胶质细胞瘤
继发性或转移性	支气管癌
	肾细胞癌
	绒毛膜癌
	黑色素瘤
	甲状腺癌

未来的方向

半暗带区成像

应用影像学来筛查卒中患者进行恰当的治疗是神经影像领域内的焦点。缺血半暗带的影像研究是非常活跃的。在动物模型中，广泛应用 MR 弥散及灌注模型来研究非存活区（梗死核心区）和存活区（半暗带区）组织[46]。但是，在人类将其作为评估缺血核心区和半暗带区还是存在诸多问题，简单的推断不能说明临床和实验性卒中之间的差异。近年来，很多研究致力于使用静脉内注射造影剂的动态 CT 灌注成像来帮助明确核心区和缺血半暗带区大小[23]。两种 CT 方法用以评估核心区和缺血半暗带区，一是通过测量脑血流量阈值，二是对两个或更多的灌注参数进行比较。脑血流量阈值测量方法是基于先前应用氙 CT 方法来测量 CBF[47]。理论上讲，如果通过 CTP 获得的 CBF 值等同于通过氙 CT 方法获得的 CBF 值，那么之前建立的核心区 [0 ～ 8 mL/（100 g·min）] 和半暗带区 [9 ～ 18 mL/（100 g·min）] 的阈值是可用的。此前，在人类及动物的研究中均得到证实，动态 CTP 获得的 CBF 值是正确的且具有可重复性[48]。但是，以作者的实践经验，由于图像的噪音和半暗带区 CBF 的阈值较窄 [9 ～ 18 mL/（100 g·min）]，这种方法可信度并不高。另一个问题是报道中提及的 CBF 值不稳定，主要是源于动脉和静脉感兴趣（输入参数）的选择。动静脉输入参数在 CBF 计算模型中广泛应用，称为反卷积分析。应用者必须选择或者确认计算机选择了一个合适的动脉或者静脉进行分析。感兴趣区设置中小的改变就可以造成 CBF 发生较大的变化。因此，作者不用定量的 CBF 阈值进行分析。

多参数分析比较两个或更多灌注参数以试图评估核心区和半暗带区的范围。CBF 和 CBV 的比较（图 7.7）以及 MTT 和 CBV 的比较，两者获得了最大程度的关注。在这两种情况下，较低的 CBV 值是不可逆性梗死组织的标记（核心区），但是，较大范围的 MTT 或 CBF 异常（图 7.8）提示有风险的可存活组织[23]。先前发表的研究强调了基于连贯性分析的统计的重要性。此外，目前没有早期再灌注的系统控制，但是在组织结局中起着非常重要的作用。因此，目前没有一个被普遍接纳的经验证的公式可以用 CT 评估核心区及缺血半暗带区。因为临床潜在应用价值大，目前这些仍是活跃的研究热点。

渗透性 / 出血风险

CTP 影像可能可以预测缺血性卒中后出血风险。主要的假说是通过检测病灶区相关性碘渗透来评估血脑屏障的不完整性。最初的研究，即这样的改变是可以检测的，且可能与出血风险相关，是支持这个观点的[32]。这个领域还在进一步研究中。

侧支循环及其他

侧支循环的存在和是否充分可能是影响到卒中后组织结局的重要因素。这个变量在过去的研究中有所争议。但是目前发表的研究提示存在侧支血流量有更好的组织和临床结局。人之常情，作者希望寻找原因。评估侧支循环包括 Willis 环的侧支循环及软脑膜到软脑膜的侧支循环。先前是研究 CTA 的应用，但是后来发现评估困难。CBV 灌注参数的增加可能可以作为软脑膜侧支循环的标志。由于生理原因，CBV 可

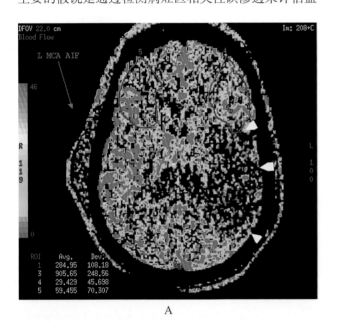

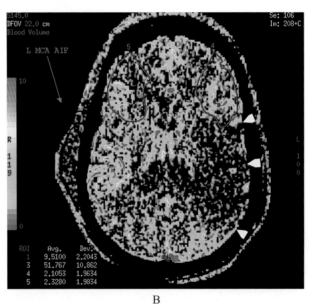

图 7.7 脑血流量的异常匹配。（A）脑血容量。（B）左侧大脑半球的大脑中动脉区（箭头），一个有趣的假说是应用多参数成像来鉴别可逆性和不可逆性缺血。观察到的脑血容量减低代表不可逆缺血，目前仍是研究热点。

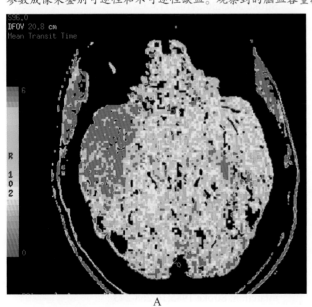

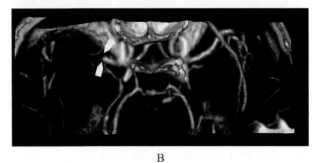

图 7.8 （A）动态 CTP 成像可以很好地定义示右侧大脑半球蓝色 MTT 延长的区域。通过时间延长是血流动力学改变很敏感的预测因子，它和如卒中引起的脑灌注压降低有关。（B）同一名患者 CTA 影像同样提示右侧大脑中动脉区堵塞（箭头）。

以描述软脑膜侧支循环血流量：由于灌注压下降（比如动脉堵塞），血管舒张的自动调节作用会努力增加局部血流量。因此，当CBV增加，作者假设可以提供软脑膜侧支循环信息的状态。这同样还在进一步研究中。

参考文献

［1］Smith EE, Rosand J, Greenberg SM. Hemorrhagic stroke. Neuroimaging Clin N Am 2005;15:259-272,ix

［2］Aygun N, Masaryk TJ. Diagnostic imaging for intracerebral hemorrhage. Neurosurg Clin N Am 2002;13:313-334,vi

［3］Konstas AA, Goldmakher GV, Lee TY, Lev MH. Theoretic basis and technical implementations of CT perfusion in acute ischemic stroke, part 2: technical implementations. AJNR Am J Neuroradiol 2009;30:885-892

［4］Wintermark M, Albers GW, Alexandrov AV, et al. Acute stroke imaging research roadmap. AJNR Am J Neuroradiol 2008;29:e23-e30

［5］Nguyen-Huynh MN, Wintermark M, English J, et al. How accurate is CT angiography in evaluating intracranial atherosclerotic disease？ Stroke 2008;39:1184-1188

［6］Inoue Y, Takemoto K, Miyamoto T, et al. Sequential computed tomography scans in acute cerebral infarction. Radiology 1980;135:655-662

［7］Tomura N, Uemura K, Inugami A, Fujita H, Higano S, Shishido F. Early CT finding in cerebral infarction: obscuration of the lentiform nucleus. Radiology 1988;168:463-467

［8］Tomsick T, Brott T, Barsan W, et al. Prognostic value of the hyperdense middle cerebral artery sign and stroke scale score before ultraearly thrombolytic therapy. AJNR Am J Neuroradiol 1996;17:79-85

［9］Wardlaw JM, Mielke O. Early signs of brain infarction at CT: observer reliability and outcome after thrombolytic treatment-systematic review. Radiology 2005;235:444-453

［10］von Kummer R, Allen KL, Holle R, et al. Acute stroke: usefulness of early CT findings before thrombolytic therapy. Radiology 1997;205:327-333

［11］Patel SC, Levine SR, Tilley BC, et al; National Institute of Neurological Disorders and Stroke rt-PA Stroke Study Group. Lack of clinical significance of early ischemic changes on computed tomography in acute stroke. JAMA 2001;286:2830-2838

［12］Adams HP Jr, del Zoppo G, Alberts MJ, et al; American Heart Association: American Stroke Association Stroke Council; Clinical Cardiology Council; Cardiovascular Radiology and Intervention Council; Atherosclerotic Peripheral Vascular Disease and Quality of Care Outcomes in Research Interdisciplinary Working Groups. Guidelines for the early management of adults with ischemic stroke: a guideline from the American Heart Association/American Stroke Association Stroke Council, Clinical Cardiology Council, Cardiovascular Radiology and Intervention Council, and the Atherosclerotic Peripheral Vascular Disease and Quality of Care Outcomes in Research Interdisciplinary Working Groups: the American Academy of Neurology affirms the value of this guideline as an educational tool for neurologists. Stroke 2007;38:1655-1711

［13］Barber PA, Demchuk AM, Zhang J, Buchan AM. Validity and reliability of a quantitative computed tomography score in predicting outcome of hyperacute stroke before thrombolytic therapy. ASPECTS Study Group. Alberta Stroke Programme Early CT Score. Lancet 2000;355:1670-1674

［14］Grotta JC, Chiu D, Lu M, et al. Agreement and variability in the interpretation of early CT changes in stroke patients qualifying for intravenous rtPA therapy. Stroke 1999;30:1528-1533

［15］Hill MD, Rowley HA, Adler F, et al; PROACT-II Investigators. Selection of acute ischemic stroke patients for intra-arterial thrombolysis with prourokinase by using ASPECTS. Stroke 2003;34:1925-1931

［16］Demchuk AM, Hill MD, Barber PA, Silver B, Patel SC, Levine SR; NINDS rtPA Stroke Study Group, NIH. Importance of early ischemic computed tomography changes using ASPECTS in NINDS rtPA Stroke Study. Stroke 2005;36:2110-2115

［17］Weir NU, Pexman JH, Hill MD, Buchan AM; CASES investigators. How well does ASPECTS predict the outcome of acute stroke treated with IV tPA？ Neurology 2006;67:516-518

［18］Scuotto A, Cappabianca S, Melone MB, Puoti G. MRI "fogging" in cerebellar ischaemia: case report. Neuroradiology 1997;39:785-787

［19］Ito U, Tomita H, Kito K, Ueki Y, Inaba Y. CT enhancement after prolonged high-dose contrast infusion in the early stage of cerebral infarction. Stroke 1986;17:424-430

［20］Hornig CR, Busse O, Buettner T, Dorndorf W, Agnoli A, Akengin Z. CT contrast enhancement on brain scans and blood-CSF barrier distur-bances in cerebral ischemic infarction. Stroke 1985;16:268-273

［21］Eastwood JD, Lev MH, Wintermark M, et al. Correlation of early dynamic CT perfusion imaging with whole-brain MR diffusion and perfusion imaging in acute hemispheric stroke. AJNR Am J Neuroradiol 2003;24:1869-1875

［22］Murphy BD, Fox AJ, Lee DH, et al. White matter thresholds for ischemic penumbra and infarct core in patients with acute stroke: CT perfusion study. Radiology 2008;247:818-825

［23］Wintermark M, Flanders AE, Velthuis B, et al. Perfusion-CT assessment of infarct core and penumbra: receiver operating characteristic curve analysis in 130 patients suspected of acute hemispheric stroke. Stroke 2006;37:979-985

［24］Hunter GJ, Hamberg LM, Ponzo JA, et al. Assessment of cerebral perfusion and arterial anatomy in hyperacute stroke with three-dimensional functional CT: early clinical results. AJNR Am J Neuroradiol 1998;19:29-37

［25］Santalucia P. Intracerebral hemorrhage: medical treatment. Neurol Sci 2008;29（Suppl 2）: S271-S273

［26］Broderick JP, Brott TG, Duldner JE, Tomsick T, Huster G. Volume of intra-cerebral hemorrhage. A powerful and easy-to-use predictor of 30-day mortality. Stroke 1993;24:987-993

［27］Zhu XL, Chan MS, Poon WS. Spontaneous intracranial hemorrhage: which patients need diagnostic cerebral angiography？A prospective study of 206 cases and review of the literature. Stroke 1997;28:1406-1409

［28］Halpin SF, Britton JA, Byrne JV, Clifton A, Hart G, Moore A. Prospective evaluation of cerebral angiography and computed tomography in cerebral haematoma. J Neurol Neurosurg Psychiatry 1994;57:1180-1186

［29］Hino A, Fujimoto M, Yamaki T, Iwamoto Y, Katsumori T. Value of repeat angiography in patients with spontaneous subcortical hemorrhage. Stroke 1998;29:2517-2521

［30］Qureshi AI, Bliwise DL, Bliwise NG, Akbar MS, Uzen G, Frankel MR. Rate of 24-hour blood pressure decline and mortality after spontaneous intracerebral hemorrhage: a retrospective analysis with a random effects regression model. Crit Care Med 1999;27:480-485

［31］Wang DZ, Talkad AV. Treatment of intracerebral hemorrhage: what should we do now？Curr Neurol Neurosci Rep 2009;9:13-18

［32］Aviv RI, d'Esterre CD, Murphy BD, et al. Hemorrhagic transformation of ischemic stroke: prediction with CT perfusion. Radiology 2009;250:867-877

［33］van der Jagt M, Hasan D, Bijvoet HW, et al. Validity of prediction of the site of ruptured intracranial aneurysms with CT. Neurology 1999;52:34-39

［34］Nussbaum ES, Madison MT, Goddard JK, Lassig JP, Nussbaum LA. Peripheral intracranial aneurysms: management challenges in 60 consecutive cases. J Neurosurg 2009;110:7-13

［35］Osborn AG, Salzman KL, Katzman GL, et al. Diagnostic Imaging: Brain, 1 st ed. Salt Lake City: Amirsys, 2004

［36］Woo D, Broderick JP. Spontaneous intracerebral hemorrhage: epidemi-ology and clinical presentation. Neurosurg Clin N Am 2002;13:265-279, v

［37］Barnes B, Cawley CM, Barrow DL. Intracerebral hemorrhage secondary to vascular lesions. Neurosurg Clin N Am 2002;13:289-297, v

［38］Spetzler RF, Martin NA. A proposed grading system for arteriovenous malformations. J Neurosurg 1986;65:476-483

［39］Abdulrauf SI, Kaynar MY, Awad IA. A comparison of the clinical profile of cavernous malformations with and without associated venous malformations. Neurosurgery 1999;44:41-46, discussion 46-47

［40］Oran I, Kiroglu Y, Yurt A, et al. Developmental venous anomaly（DVA）with arterial component: a rare cause of intracranial haemorrhage. Neuroradiology 2009;51:25-32

［41］Chao CP, Kotsenas AL, Broderick DF. Cerebral amyloid angiopathy: CT and MR imaging findings. Radiographics 2006;26:1517-1531

［42］Leach JL, Fortuna RB, Jones BV, Gaskill-Shipley MF. Imaging of cerebral venous thrombosis: current techniques, spectrum of findings, and diagnostic pitfalls. Radiographics. 2006;26（Suppl 1）:S19-41;discussion S2-3

［43］Mullins ME, Lev MH, Schellingerhout D, Gonzalez RG, Schaefer PW. Intracranial hemorrhage complicating acute stroke: how common is hemorrhagic stroke on initial head CT scan and how often is initial clinical diagnosis of acute stroke eventually confirmed？AJNR Am J Neuroradiol 2005;26:2207-2212

［44］Lapsiwala S, Moftakhar R, Badie B. Drug-induced iatrogenic intraparen-chymal hemorrhage. Neurosurg Clin N Am 2002;13:299-312, v-vi.

［45］Burke GM, Burke AM, Sherma AK, Hurley MC, Batjer HH, Bendok BR. Moyamoya disease: a summary. Neurosurg Focus 2009;26:E11

［46］Shen Q, Meng X, Fisher M, Sotak CH, Duong TQ. Pixel-by-pixel spatiotemporal progression of focal ischemia derived using quantitative perfusion and diffusion imaging. J Cereb Blood Flow Metab 2003;23:1479-1488

[47] Rubin G, Firlik AD, Levy EI, Pindzola RR, Yonas H. Xenon-enhanced computed tomography cerebral blood flow measurements in acute cerebral ischemia: Review of 56 cases. J Stroke Cerebrovasc Dis 1999;8:404-411

[48] Wintermark M, Thiran JP, Maeder P, Schnyder P, Meuli R. Simultaneous measurement of regional cerebral blood flow by perfusion CT and stable xenon CT: a validation study. AJNR Am J Neuroradiol 2001;22:905-914

[49] Kealey SM, Loving VA, Delong DM, Eastwood JD. User-defined vascular input function curves: influence on mean perfusion parameter values and signal-to-noise ratio. Radiology 2004;231:587-593

第 8 章
磁共振成像在出血及缺血性卒中的应用

Anne Catherine Kim，Jimmy Jaeyoung Kang，Reza Hakimelahi，and Pamela W. Schaefer

■李薇 译 ■李郁欣 校 ■王亮 审

要点

◆ 磁敏感加权成像（SWI）可对相位图和幅值图进行信息叠加，因而不同于传统的平面回波成像（EPI）或梯度回波成像（GRE）的 T2* 加权成像。

◆ SWI 对于微量出血、弥漫性轴索损伤出血、瘤体内出血及脑海绵状血管畸形更敏感。

◆ SWI 成像能够显示病灶区域的低速血流，如毛细血管扩张。

◆ SWI 成像可区分钙化及出血。

◆ 见表 8.13。

急性缺血性卒中

磁共振成像（MRI）技术在急性缺血性卒中中的应用大大提高了人们识别卒中、揭示病理机制、分类诊治患者和优化治疗方法的能力。在众多技术中，磁共振弥散加权成像是诊断急性缺血性卒中最可靠的方法，这种方法具有很高的敏感性和特异性，在症状发生的 30 分钟内即可探测到。磁共振灌注成像能够显示微血管的血液动力情况，因此可以定义那些如果得不到及时再灌注就可造成梗死的风险区域。本章将讨论如何利用弥散加权成像和灌注成像判断梗死核心、半暗带、良性供血不足和出血性转化，以及如何预测患者结局和选择合适的治疗方法。另外，本章还将介绍磁共振血管造影（MRA）技术及其用途和应用。

传统的磁共振成像

急性卒中

传统的磁共振成像序列［液体衰减反转恢复序列（FLAIR）和 T2］是评估亚急性和慢性梗死（图 8.1 和图 8.2，表 8.1）的范围和时间的最常用的方法。这种方法主要是检测发生血管闭塞后脑水肿的变化。急性卒中（最初 6 个小时）时，组织的变化主要是水分从细胞外向细胞内间隙的流动造成的，组织含水总量相对并未增加。因此，检测与急性卒中有关的脑实质变化时，FLAIR 和 T2 序列的灵敏度太低，发病后最初 6 个小时内的灵敏度只有 8.3% ～ 26%[1, 3]。

因此，FLAIR 和 T2 加权成像是 DWI 和血管成像最有效的补充。当患者出现未知持续时间的卒中症状时，如果只有 DWI 高信号病变，而很少或没有相关的 FLAIR 病变，基本上可以判断患者的卒中时间低于 6 小时。FLAIR 还能检测到血栓或血液流速减慢，表现为受累血管的高信号，此征象可出现在高达 65% 的病例中[4, 5]。在 T2 加权成像中，血栓或血流减慢则表现为流空信号的缺失[6]。

梯度回波 T2* 成像也通常包括在急性卒中的诊断流程中，该技术对检测顺磁性的血液成分非常敏感，它的灵敏度可以与 CT 相当[7]。在检测急性血栓方面其灵敏度也很高（一项大型研究显示灵敏度为 86%[8]）。还可使用金属钆增强 T1 加权序列扫描，在急性发作期，发病区域的动脉血管因为侧支血管的血液流速慢而增强[6]，脑实质通常不强化。然而，也有少数情况下如早期的再灌注和建立有效的侧支循环，脑实质会出现强化[9]。

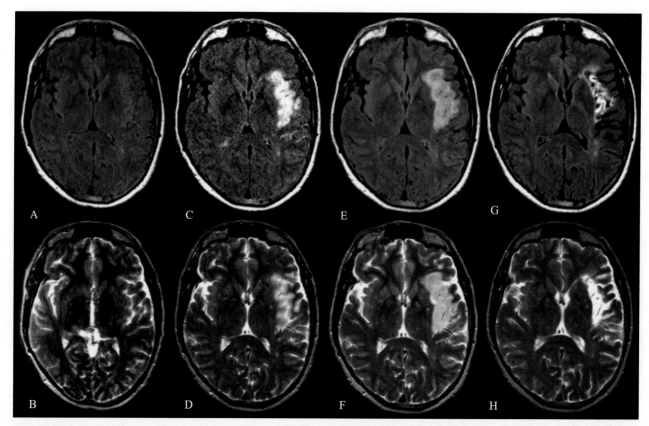

图8.1　MRI评价卒中。53岁男性患者右侧偏瘫伴失语症。（A）FLAIR（液体衰减反转恢复序列）及T2加权（B）图像显示左侧岛叶及其下方的小片高信号病灶。左大脑中动脉（MCA）分支由于流速减慢呈高信号。31小时后，梗死灶表现为明显高信号［FLAIR（C）及T2（D）］，伴随血管持续高信号。5天后，FLAIR（E）及T2（F），由于血管源性水肿及组织肿胀，梗死灶面积增大。血管高信号已经消退。5个月后，FLAIR（G）及T2（H），组织萎缩伴小空腔（FLAIR上的低信号）。

第2部分　影像学

亚急性和慢性卒中

　　亚急性卒中发病初期（1～7天）血管性水肿占优势，导致T2和FLAIR高信号、T1低信号和脑组织肿胀。发病3～5天内脑肿胀将达到峰值，通常在7～10天恢复。血管增强现象可持续1周左右，FLAIR血管高信号最多可持续2周[10]。

　　在这一阶段，可出现脑实质、脑回及脑膜强化。脑实质强化（通常为脑回样的）是由于侧支循环，或再通以及血脑屏障破坏所致。通常在卒中后6天出现，持续6～8周。在其他情况下，很少会出现没有占位效应的脑回样强化，因此它是亚急性梗死后期的典型表现。脑膜强化代表反应性充血，通常出现在卒中后1～3天内，1周内即消失[11]。

　　6周后，梗死会进入慢性期，炎症反应结束，脑水肿已经吸收，血脑屏障和再灌注开始建立，脑实质、脑回及脑膜强化等征象消失。这一阶段的典型表现是脑软化，形成空腔及含水量增加，导致T2高信号和T1低信号，同时还会出现皮质层状坏死后的脑回样短T1改变。大范围中动脉区域梗死通常会出现相应的沃勒变性，同侧皮质脊髓束出现T2高信号和萎缩[11-13]。

急性卒中的磁共振弥散成像

基础物理

　　可以通过几篇综述来详细地描述一下弥散加权成像的物理基础[14, 15]。简单来讲，弥散加权成像是平面回波成像序列中的自旋回波成像，在高频脉冲前使用一个较大的磁场梯度，之后再使用相同强度的反向梯度脉冲。第一梯度会降低质子的相位，而第二梯度会恢复质子的相位。在任何已给定的体素中，如果没有水质子的净运动，两个平衡的梯度会相互抵消。然而，如果出现水分子的净运动，水质子在一个位置经历第一梯度脉冲后会在另一个位置经历第二梯度脉冲，两个梯度的量级不再相等，因此不会相互抵消。水质子的运动速度越大，它们的相位差就越大。包含运动质子的组织的体素总信号强度等于它在T2加权成像上的信号强度，衰减量与弥散率有关。因此，质子受限程度最高的组织（如急性缺血性组织），其信号强度最高[14, 15]。

　　需要注意的是，除了因弥散率不同造成的对比外，

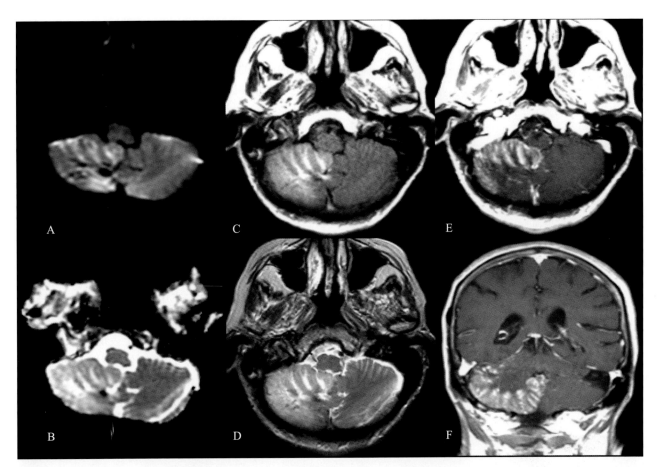

图 8.2 亚急性卒中。53 岁女性患者伴头晕及共济失调 2 周。右小脑卒中在 DWI 上等信号（A），在 ADC 上呈高信号（B），与亚急性卒中的后期表现一致。由于血管源性水肿，病灶在 FLAIR（C）及 T2（D）表现为高信号。GD 增强后轴位（E）及冠状位（F）的 T1 加权图像表现脑回样强化。

弥散加权成像还具有 T2 加权成像的对比。信号强度与 T2 信号之间为线性关系，与弥散信号之间是指数关系。为去除 T2 效应，需要利用表面弥散系数（ADC）图，其中一组图像来自低 b 值，另外一组来自 b 值为 1 000 s/mm²。通过绘制两个 b 值对应的信号强度自然对数图，图线的斜率代表表面弥散系数，形成一个"指数图像"，其信号强度与表面弥散系数成指数关系[14]。

在弥散加权成像中，弥散受到限制的区域会出现高信号，但弥散正常或增加的区域会出现低信号、等信号或高信号，这要根据弥散强度和 T2 效应的成分（T2 穿透效应）而定。出于这个原因，读取表面弥散系数图或指数图是十分必要的。弥散受限的弥散加权高信号病灶在 ADC 图上是暗的，而在指数图像中是亮的。这些图像还可以用于检测弥散加权成像中被 T2 穿透效应掩盖的弥散增加的区域[14]。

表 8.1 常规 MRI 中动脉性梗死的表现

分期	T1	T2	FLAIR	GRE T2*
超急性期（0～6小时）	增强后血管可能强化 脑实质不强化	流空现象 脑实质很少或几乎无异常	高信号血管影 脑实质很少或几乎无异常	凝结区敏感
急性期（6～24小时）	增强后血管强化 脑实质不强化	脑回样高信号 脑沟消失 与超急性期血管表现一致	脑回样高信号 脑沟消失 与超急性期血管表现一致	对出血性瘀斑产生脑回样敏感
亚急性期（1天至2周）	血液瘀斑导致脑回样高信号 脑膜动脉，脑实质不强化	脑回样高信号 脑沟消失	脑回样高信号 脑沟消失	对出血性瘀斑敏感
慢性期	空洞呈低信号	神经胶质过多及沃勒变性表现为高信号	神经胶质过多及沃勒变性表现为高信号	对出血性瘀斑敏感

表 8.2 卒中弥散减低理论
理论：
Na⁺/K⁺ ATP 泵及其他离子泵的失活；离子梯度以及细胞外水转运至细胞内的净转移的缺失；细胞内细胞器、作为细胞框架的大分子和其他能作为水分子无规则运动屏障的结构
细胞外的空间容量减少，并且增加通往细胞外空间通路的曲折度，使得细胞水肿
细胞内微管碎片和迂曲等导致细胞内黏度增加
细胞质的流动减少
细胞膜的渗透性增加
温度降低
注：ATPase，三磷酸腺苷酶。

急性卒中的弥散受限理论

急性卒中弥散受限的生理机制仍在研究中（表8.2），目前的主要理论是急性局部缺血会导致 ATP 浓度降低和钠/三磷酸腺苷酶（APTase）及其他离子泵功能衰竭，这会引起水分从细胞外基质流入细胞内

室，这里水的运动相对更为受限。细胞肿胀导致细胞外基质的空间减小，因此质子的运动也受到更大限制。细胞内成分的降解导致黏性增大，也是水分子活动受限的一个重要因素。温度降低和细胞膜通透性的改变对其影响不大[15]。

弥散加权成像中急性卒中的时间进程

急性卒中的弥散受限表现为弥散加权图像上高信号而表面弥散系数图上低信号，据报道这种征象最早可出现在发病的 11 分钟后[16]，30 分钟后即清晰易见[15]（图 8.3，表 8.3）。弥散持续减低，在 1～4 天内会达到最低点。卒中发生几个小时后，缺血的大脑组织会释放炎症介质，导致血管性水肿越来越严重，水分子活动增加。细胞壁破裂并降解后，水的扩散会更加畅通。因此，卒中 1～4 天后 ADC 值开始增大，1～2 周后回到基准线附近（"假性正常化"）。这时，表面弥散系数图和指数图上表现为等信号，但受 T2 穿透效应的影响，DWI 上依然为高信号。随着梗死形成空洞以及液体或胶质细胞增生替代坏死的组织，表面 ADC 值持续增大，当卒中进入慢性阶段后，

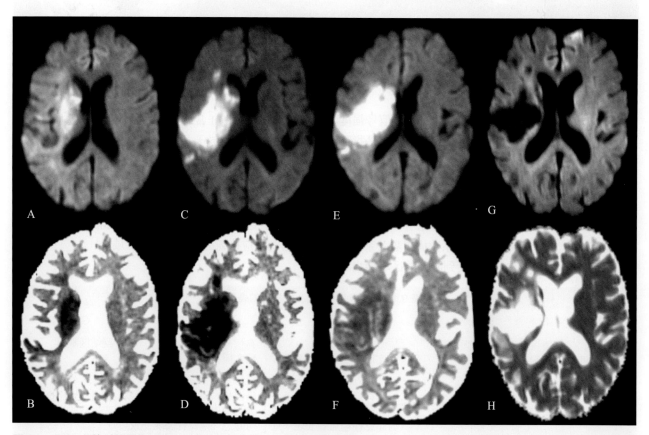

图 8.3 DWI 上的时间进程。急性右侧 MCA 卒中。上排为 DWI 图像，下排为 ADC 图像。6 小时（A、B）时显示急性右侧 MCA 梗死，由于细胞毒性水肿，在 DWI 上为高信号，ADC 上为低信号。30 小时后（C、D），细胞毒性水肿作用导致梗死灶在 DWI 图像上信号达最高，ADC 图像上为最低。5 天后（E、F），由于细胞溶解和血管源性水肿，ADC 图像呈现假性正常化或回归基线水平。由于在 T2 效应，DWI 上仍表现为高信号。3 个月后（G、H），由于组织空洞及胶质增生，梗死灶在 DWI 上为显著低信号，在 ADC 上为高信号。

表 8.3 卒中在 DWI 序列上的表现

项目	超急性期（0～6小时）	急性期（6～24小时）	亚急性早期（1～7天）	亚急性晚期	慢性
（6～24小时）	亚急性早期（1～7天）	亚急性晚期（7～14天）	慢性		
改变的原因	细胞毒性水肿	细胞毒性水肿	细胞毒性水肿伴少量血管源性水肿	细胞毒性及血管源性水肿	神经胶质增多及神经元的损失
DWI	高信号	高信号	高信号，出血瘀斑导致旋转式低信号	高信号（由于T2信号穿过）	与低信号一致
ADC	低信号	低信号	低信号	等信号	高信号
EXP	高信号	高信号	高信号	等信号	低信号
T2 回波操作	等信号	高信号	高信号，出血瘀斑导致旋转式低信号	高信号	高信号

注：ADC，表面弥散系数；DWI，弥散加权成像；EXP，图像指数。

ADC 图中的信号增高，而指数图像中的信号减低。由于弥散和 T2 加权的不同作用，DWI 可能会呈现稍低信号或稍高信号。

卒中的时间进程会受到多种因素的影响，包括梗死类型和患者年龄[17]。例如，与其他卒中类型相比，腔隙性梗死的 ADC 达到最低值的速度更慢，回升的时间更晚。对于非腔隙性梗死患者，年轻患者的 ADC 增大得更快[18]。早期出现的再灌注液会影响时间进程。急性卒中患者如果在病发后 3 个小时内注射了 rtPA，1～2 天后就会出现假性正常化[19]。而且，同一病灶内的 ADC 值进程也会不同。一项研究表明，虽然 10 小时内一个缺血性病灶的平均 ADC 降低，但这个病灶内的不同区域可呈现出 ADC 值的减低，假性正常化，也可能会升高[20]。虽然有这样的不同，但如果不进行溶栓治疗，ADC 降低的组织通常会进展为梗死。

急性卒中弥散加权成像的准确性

弥散加权成像在探测超急性和急性梗死时具有很高的灵敏度和特异性。有报道称，它的灵敏度范围为 88%～100%，特异性范围为 86%～100%[3, 21]。弥散加权成像不能检测出的梗死通常为非常小的病灶，或病灶位于脑干、深部灰质核团或皮质中[22]（图 8.4）。由于 T2 穿透效应的影响，亚急性或早期慢性梗死患者可能出现假阳性，此时弥散加权图像会出现亮点。通过将弥散加权图像和表面弥散系数图或指数图像进行联合分析，这样的错误很容易避免。由于其他一些原因，也可出现弥散受限的假阳性表现，详见表 8.4。通过结合常规磁共振成像，很容易将这些病灶同急性梗死区分开来[15]。低血糖症（图 8.5）、

急性脱髓鞘病变和偏瘫型偏头痛等某些症状可能表现出急性神经缺陷和 FLAIR 高信号、弥散受限的无强化病灶。

表 8.4 DWI 上的假阳性及阴性表现

DWI 假阴性损伤	DWI 假阳性病灶	假阳性病灶弥散受限的原理
脑干或深部灰质核的腔隙灶	T2 透过效应	T2 效应占优势
	脓肿	脓液黏性
	淋巴瘤及髓母细胞瘤	肿瘤细胞密度高
	活动性脱髓鞘	炎性浸润，组织空泡形成
	出血 - 氧合血红蛋白，细胞外高铁血红蛋白	氧合血红蛋白细胞膜完整氧合血红蛋白及细胞外高铁血红蛋白的蛋白含量高
	疱疹性脑炎	细胞毒性水肿
	癫痫	细胞毒性水肿
	低血糖	细胞毒性水肿
	轴索弥漫性损伤	细胞毒性水肿或轴突回缩
	克罗伊茨费尔特 - 雅各布病	海绵状改变
	海洛因脑白质病	组织空泡形成
	偏瘫、偏头痛	细胞毒性水肿或扩散抑制
	一过性记忆缺失	细胞毒性水肿或扩散抑制
	甲硝唑中毒（齿状核）	细胞毒性水肿
	静脉窦血栓	细胞毒性水肿

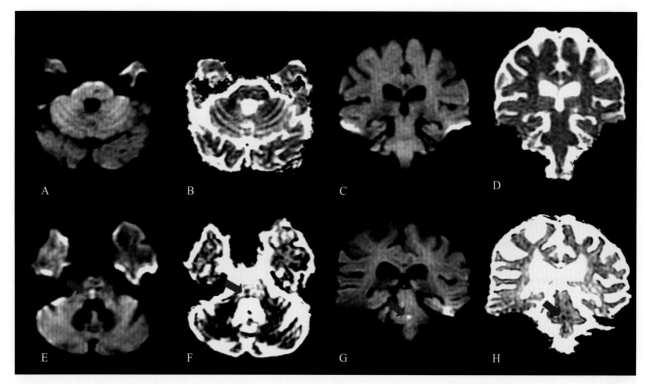

图8.4 DWI上的假阴性表现。69岁女性患者伴视力受损。在症状发生12小时后，初始轴位与冠状位DWI（A、C）及ADC（B、D）图像无明确急性梗死。3天后复查的DWI（E、G）图像显示高信号灶（箭头），证实为脑桥背部急性点状梗死。病灶在ADC上是低信号（F、H）。

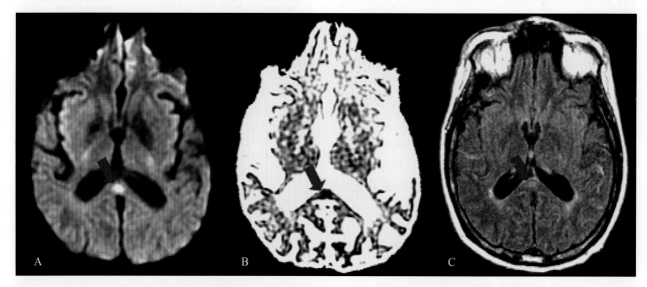

图8.5 低血糖导致的DWI上假阳性表现。56岁男性患者伴眼肌麻痹、言语异常及低血糖症。DWI（A）及ADC（B）图像显示胼胝体压部弥散受限（箭头）。病灶在FLAIR上高信号（C）。患者低血糖被纠正，异常弥散恢复。

弥散加权成像的可逆性

目前普遍接受的一个观点是，DWI发现的病灶即为梗死区域，它最终梗死范围往往比最初DWI病灶范围要大，不仅包括最初DWI异常区域，还包括梗死累及的邻近组织。当然，DWI高信号灶出现可逆性转变（最初DWI异常，复查后恢复正常）是非常少见的，除非发病早期脑组织再灌注，即进行了动

脉或静脉的溶栓（图8.6、表8.5）。

实际上，近期的一些研究表明，在早期溶栓再灌注后出现部分DWI逆转是比较常见的。例如，在DEFUSE研究中，选取了74名患者作为研究对象，32名患者在注射rtPA后实现了血栓重通，其中23名患者最初的弥散加权成像病灶出现了逆转现象。与之后3个月的T2病灶范围比较，平均47%的初始DWI

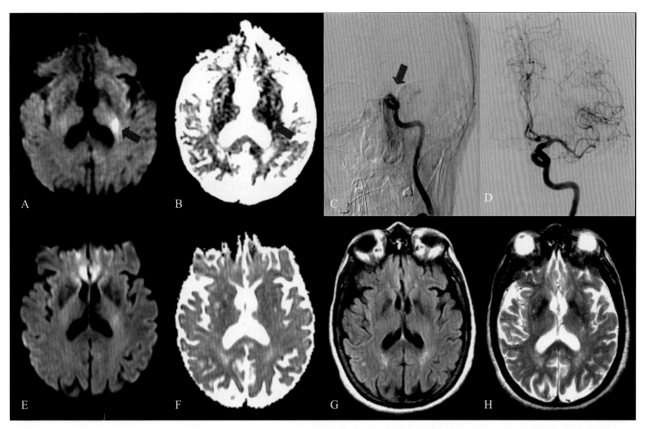

图 8.6　DWI 的可逆性。79 岁女性患者伴急性右侧偏瘫，在卒中初发 8 小时后 NIHSS 评分 22，当时的 DWI（A）和 ADC（B）图像显示左侧内囊后肢弥散受限（箭头），与急性梗死表现相一致。大脑血管造影（C）显示左侧颈内动脉远端及大脑中动脉未显影。患者于 10：20 成功接受血管再通治疗，ICA、MCA 及 ACA 在 DSA 上的表现无异常（D）。41 小时后的 DWI（E）、ADC（F）、FLAIR（G）及 T2 加权（H）图像上内囊未见明显异常。患者后期 NIHSS 评分为 2。

表 8.5　DWI 的可逆性

定义	DWI 表现异常的组织在随访图像中表现正常
DWI 可逆性的实例	急性卒中——早期溶栓 / 血管再通，伴早期再灌注
	静脉梗死
	偏瘫、偏头痛
	一过性失忆
	低血糖症
	癫痫
损伤部位	白质较灰质多见
动脉卒中后接受 rtPA 治疗的 DWI 逆转率	不定的。在 DEFUSE 研究中，损伤再通后 DWI 病灶范围较初始平均减小 47%
ADC 值	DWI 出现逆转的组织 ADC 值高于未逆转的组织
	在 DWI 逆转的区域：（663～732）×10^{-6} mm²/s，最终进展为梗死的 DWI 异常区域：（608～650）×10^{-6} mm²/s
	49% 病灶组织出现 DWI 逆转，其相对 ADC 值为 70%～80%

病灶范围发生了逆转[23]。然而，需要注意的是，后续判断存在弥散异常的组织是否正常是非常困难的。根据 Kidwell 等人[24]的报告，在 18 名患者中，8 名患者在接受动脉血栓溶栓治疗后最初的 DWI 病灶范围出现了缩减，平均缩减范围是 52%。尽管最初明显逆转，但这 8 名患者中有 5 名的病灶范围后来又变大了。此外，由于慢性梗死的特点是组织萎缩，发病后 1 个月出现的梗死容积减少可能是组织萎缩造成的，而不是最初的 DWI 病灶发生了逆转。

虽然目前尚未明确梗死的 ADC 的绝对阈值，但大量的研究发现，发生 DWI 逆转的组织的 ADC 值明显大于进展为梗死的 ADC 值。前者 ADC 平均值为（663 ~ 732）×10⁻⁶ mm²/s，后者平均值为（608 ~ 650）×10⁻⁶ mm²/s[24, 25]。Fiehler 等人[26]的研究同样表明，急性缺血性组织中有 49% 出现了 DWI 逆转，这部分脑组织中相对 ADC 值为 70% ~ 80%，而相对 ADC 值低于 50% 的急性缺血性组织中只有 6% 出现了 DWI 逆转。

急性卒中的磁共振灌注成像

PWI 能够呈现毛细血管和其他微血管的血流动力情况，由于微血管损伤通常会直接导致脑组织的缺血，PWI 可以识别大脑组织中低灌注但尚未梗死的区域，因此对于急性卒中可进行引导并及时采取合适的治疗措施。

动态磁敏感对比的原理

急性卒中发病时，灌注成像通常采用团注示踪剂的动态磁敏感对比（DSC）成像。DSC 依赖于钆剂在通过颅内血管时的磁敏感效应导致的信号降低。由于血液在脑实质中的流速非常快，最常用的序列为单次激发梯度平面回波成像（EPI）序列，能在单个重复时间内获取多层图像。通常的做法是，将钆迅速（5 ~ 7 mL/s）注入外围静脉导管，造影剂通过大脑时，多次重复获取图像。这项技术需要 1 ~ 2 分钟，能够对造影剂首次通过颅内血管进行追踪，没有再循环作用。每 5 mm 层厚的脑组织大约获取 60 张图像，覆盖全部大脑[27]。

灌注参数图和技术考量

扫描中获得的图像经过电脑转换，能形成一个造影剂浓度和时间的关系曲线。CBV，即给定的体素中脑组织的血流供应量，与曲线下方区域的面积成正比。CBF，即每立方厘米的组织 1 分钟内能流过的血液量，以及 MTT，即示踪剂通过组织的平均时间，一般使用动脉输入功能法（AIF）和去卷积法进行计算。

根据中心体积定理，这三者之间的关系是：MTT ＝ CBV/CBF。其他计算通过时间的方法有达到最大峰值时间（TTP）和去卷积残余的最大峰值时间（T_max）。

奇异值分解（SVD）是获得灌注参数图使用的标准去卷积算法。但由于造影剂到达组织的时间可能出现延迟，以及造影剂本身的分布和稀释，使用这种算法得到的灌注参数图容易出现错误。选择与兴趣区域近端的同侧 AIF 能在最大程度上降低延迟，但会增加离散分布，而选择对侧的 AIF 会提高延迟，降低离散分布[29]。一般情况下，延迟和离散分布会导致脑血流量的测定值偏低，而过度预测了病变的风险。为了减少这种错误，推荐使用自动的、团注 - 延迟校正和时间敏感的示踪 AIF[30, 31]。

灌注加权成像的其他类型

在进行动脉自旋标记（ASL）时，会在患者的颈部放置另外一个磁共振成像线圈，用以激活氢质子（"旋转"），当其通过颈部的一条主动脉进入脑内时会被线圈激发。氢核的自旋充当一种内源性的造影剂。这些自旋的氢核在通过大脑时能被用于测量脑血流量，这种方法大受欢迎，因为它完全是非侵入性的，能在患者体内安全使用，不会产生过敏反应。另外，每条颈部动脉能有选择地进行标记，因此每条颈部动脉的血管区域都能形成单独的图像。然而，与 DSC 相比，目前 ASL 耗时较长，更易受到患者头部活动的影响。另外，ASL 比 DSC 噪声大，空间分辨率低，故在急性卒中中的应用需要进一步加以证实[32]。

弥散成像和灌注成像在急性卒中治疗中的应用

弥散加权成像和灌注加权成像与临床和组织结果的关系

大量研究证明，弥散加权成像能够用于预测临床和影像学的结果。最初 DWI 上的病灶体积与在 T2 图像和 FLAIR 显示的最终梗死体积相关性很高，虽然稍有低估，但两者的相关系数为 0.72 ~ 0.9[3, 21, 25, 31, 33]。多个神经病学的评估试验还表明，最初的 DWI 病灶体积与临床结果也密切相关，这些评估试验包括 NIHSS、加拿大神经病学评分、格拉斯哥预后量表、Barthel 指数以及改良 Rankin 量表[3, 34]。DWI 病灶体积与临床结果的相关系数在 0.65 到 0.78 之间。整体来看，皮质卒中的这种相关性强于穿通动脉所致的卒中，左侧半球卒中的相关性强于右侧卒中[34]。近期关于早期再灌注试验的研究表明，如果存在完整的再灌注，则最初 DWI 病灶体积与最终的梗死体积和临床结果相关性更高[35]，而且最初 DWI 病灶体积可预示不容乐观的临床结果。例如，一项研究发现，在使用溶栓剂等方法治疗颈内动脉卒中和大脑中动脉卒中时，如果初始 DWI 病灶体积大于 89 mL，表明患者很有可能出现早期神经损伤［受试者工作曲线（ROC）的敏感度为 85.7%，特异性为 95.7%］[36]。在另一项针对近端大脑中动脉血栓患者的研究中，患者注射了血管内溶栓药物，那些初始 DWI 病灶体积大于 70 mL 的患者与初始 DWI 病灶体积小于 70 mL 的患者相比，前者临床结果更糟糕（90 天内的死亡率分别为 71.5% 和 0）[36]。第三项研究为选择动脉内溶栓的前循环卒中患者，所有初始 DWI 病灶体积大于 70 mL 的患者临床预后很差（修改后的阈金量表评分为 3～6 分）。由于初始 DWI 病灶体积较大的患者意味着不佳的临床结果，而且他们出现颅内出血的风险更大，急性卒中试验中一般不把初始 DWI 病灶体积大于大脑中动

脉分布区 2/3 或超过 100 mL 的患者作为研究对象[33]。脑血容量异常（由于毛细血管塌陷导致的异常）同样可以表示出现梗死核心，但没有弥散加权成像准确，只有弥散加权成像出现技术不足时才会使用。

一般而言，CBF、MTT、TTP 和 T_{max} 等灌注参数显示的病灶体积要大于 DWI 的病灶体积，其与最终的梗死体积之间的相关性也较差，往往高估了最终梗死体积[23, 38]（表 8.6）。DWI 显示正常而灌注成像显示不正常的区域代表的是缺血半影区，缺血半影区通常出现在梗死核心的周围，这里侧支血管能提供部分的灌注。半影区的组织可能将演变为梗死，也可能会逐渐恢复，这取决于再灌注的时间和侧支循环的程度。

卒中发病前 3 小时内至少会有 80% 的患者出现缺血半影区[40]。而且，近端动脉闭塞出现缺血半影

表 8.6 常见 PWI 参数

DWI	代表缺血性梗死"核心"，通常在没有早期再灌注时是不可逆的
	高度预测卒中的最终梗死体积，会平均增加 20%
	溶栓后，一部分 DWI 异常值会逆转，尤其是白质内的病变
	低的 ADC 值通常预示不可逆性损伤，但阈值难以界定
	评估患者预后的最佳参数；患者的病灶在 DWI 上体积大于 70～100 mL 则预后不良
CBV	评估梗死核心较 DWI 可信度差
	CBV 值降低提示梗死
	CBV 值显示升高是不稳定的；可能是也可能不是梗死
CBF	测定缺血半暗区；常高估最终梗死大小
	有近端血管闭塞时，其异常区域比 DWI 更大
	可鉴别可能进展为梗死的缺血半影带及可能存活的缺血半暗带，无论在有无干预的情况下，相对阈值在早期再通为 0.27，再通晚期或未再通为 0.41
MTT	有近端血管闭塞时，其异常区域比 DWI 更大，其显示的缺血半影带也是最大的
	通常高估最终梗死面积
	对于 MTT 在区分可能梗死的缺血半暗带及可能存活的缺血半暗带时是否有用仍存在争论
	一项大型研究建议相对阈值为 1.78
TTP	测定缺血半暗区；常高估最终梗死面积
	有近端血管闭塞时，其异常区域比 DWI 更大
	TTP 达 6～8 秒者与最终梗死面积相关
T_{max}	测定缺血半暗区；常高估最终梗死面积
	有近端血管闭塞时，其异常区域比 DWI 更大
	T_{max} 达 4～6 秒和相对 T_{max} 为 1.45 时与最终梗死面积相关
影响组织阈值测定的不稳定因素	再灌注时间
	发生于灰质或白质
	最初及随访的扫描时间
	组织对缺血后反应的多变性

注：CBF，脑血流量；CBV，脑血容量；DWI，弥散加权成像；MTT，平均通过时间；T_{max}，去卷积残余的最大峰值时间；TTP，峰值时间。

区的概率要远大于腔隙性梗死或末梢血管闭塞出现半影区的概率。实际上，近期的一项研究表明，80% 未经治疗的近端动脉闭塞患者会出现 9 个小时以上的灌注不匹配[41]。灌注病灶的体积与临床结果同样相关，当没有再灌注时它们之间的相关性最高，因为梗死最终会累及全部半影区。

为找到识别半影区最好的灌注参数，人们做了大量的研究。近期的一项研究对同一队列研究的患者进行了灌注加权成像参数的对比，发现即使是同一患者，在评估缺血半影区中变异也很大[42]。目前业内对于 PWI 病灶如何选取、如何测量以及使用哪一种后续处理软件都没有达成一致的意见。早期研究表明，去卷积的 MTT 能够最好地预测组织结果。但更新的研究发现 MTT 并不优于其他的通过时间的测量参数[43]。一般而言，选择 T_{max} 代表半影区是因为其信噪比高于其他参数图像。

而且，灌注加权成像还可能检测到存在良性血量不足的区域，不论是否存在早期再灌注，这些组织仍会存活。为了将不匹配区与良性血量不足区域分开，一些研究者将阈值血流量和通过时间图上的病灶体积与未进行再灌注的病灶体积进行了对比。其中在 DEFUSE 试验的患者中，当 T_{max} 为 4 ~ 6 秒时，灌注图像对最终梗死体积的预测最准确。Christensen 等人[43]基于体素的研究发现，在 ROC 曲线上，预测最初通过时间的异常区域演变为梗死的最佳临界点为：T_{max} 1.45 秒，相对 MTT 1.78 秒，相对首过时间 3.51 秒。

对于进行再灌注的患者，由于组织梗死的临界值取决于再灌注的时间，所以确定起来更为困难。在一项重大研究中，如果研究对象发生永久性的闭塞，组织梗死的脑血流量临界值为 17 ~ 18 mL/（100 g·min）。然而，如果在 2 ~ 3 个小时内进行了再灌注，那么研究对象在梗死出现前，能够承受更低的脑血流量值，即 10 ~ 12 mL/（100 g·min）。类似地，Scheafer 等

人[46]在基于体素的研究中，对比了初始脑血流量和后续梗死的情况之后提出，对于再灌注时间在 6 个小时以内的组织，最佳的相对脑血流量界限值为 0.27（即相对脑血容量为正常的 27%），再灌注时间等于或大于 6 个小时的组织，最佳相对脑血容量界限值为 0.41。目前人们正在开发更好的模型对梗死进行预测，例如，Wu 等人[47]使用 DWI 和多种灌注图像创立了一个基于体素的广义线性阈值模型，与基于单个参数的模型相比，这种模型对组织结果的预测更加准确。

不匹配和患者选择

患者出现急性卒中后，目前的治疗方法是进行头颅 CT 平扫，如果扫描发现无脑出血或大脑中动脉区域的低密度病灶小于 100 mL，则要进行重组组织型纤溶酶原激活物静脉注射。此原则基于被广泛认可的临床数据，这些数据可以追溯到 1995 年美国国家神经病与卒中研究所的研究[48]。近期一项大型三期溶栓试验证明，卒中发病后 4.5 小时内进行重组组织型纤溶酶原激活物静脉注射是有效的[49, 50]，如果患者出现急性卒中后错过了 3 ~ 4.5 小时静脉溶栓的时间窗，推荐在 6 小时内进行延时静脉溶栓或动脉再通[49]。不论何种情况，为了保证有创治疗的有效性，降低内在的风险，正确的筛选患者至关重要。因此联合使用灌注加权成像和弥散加权成像是最有效的。

应用 PWI 和 DWI 时，会出现五种可能的情况，见表 8.7，如图 8.7、图 8.8 和图 8.9 所示。DWI 有病灶而 PWI 正常或 DWI 病灶大于 PWI 病灶时，意味着存在早期自发再灌注；如果 DWI 与 PWI 病灶一致，一般认为已经出现完全梗死。出现以上情况的患者通常不接受溶栓治疗或血栓再通治疗，因为梗死区域不会再扩散[51, 52]。侵入性的治疗方法通常用于两种情况，即 DWI 病灶小于 PWI 病灶，或只有 PWI 病灶而没有 DWI 病灶，因为这类患者的组织有可能进一步梗死。

表 8.7 不匹配模式

模式	原因	评论
PWI，无 DWI	血管近端闭塞或严重狭窄缺血组织通过侧支循环灌注	DWI 的异常区域是否进展取决于侧支循环及再灌注时间；是再灌注治疗的适应证
PWI > DWI	血管近端闭塞或严重狭窄缺血组织通过侧支循环灌注	DWI 可能会部分或全部扩展到 PWI 异常区，取决于侧支循环及再灌注时间；是再灌注治疗的适应证
PWI = DWI	通常发生于腔梗或远端堵塞	整个区域梗死；不存在有风险的脑组织
PWI < DWI	近、远端或腔隙性梗死	缺血组织再灌注；不存在有风险的脑组织
DWI，无 PWI	近、远端或腔隙性梗死	缺血组织再灌注；不存在有风险的脑组织；由于分辨率低，微小梗死灶在 PWI 上无法分辨

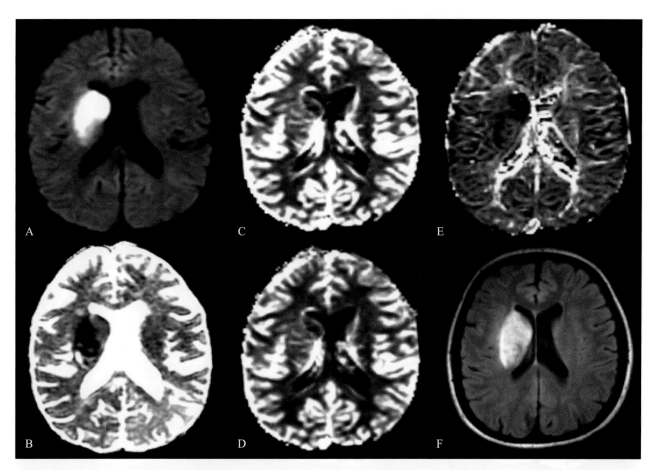

图8.7　DWI病灶大于MTT图的病灶。37岁女性患者伴左侧偏瘫，血管再通治疗后1天进行成像。右侧放射冠DWI高信号（A）及ADC低信号（B）灶，符合早期急性梗死表现。病灶内CBV（C）及CBF（D）轻度增高，MTT（E）减低，认为出现再灌注。随访的FLAIR图像（F）未显示梗死灶的进一步扩大。

　　一些在发病3小时之外使用静脉血栓溶解剂的临床试验证实了不匹配的观点。急性缺血性卒中去氨普酶试验（DIAS）[51]和去氨普酶剂量递增试验（DEDAS）[53]将PWI病灶和DWI病灶之间存在20%不匹配区域作为试验准入标准，在发病3～9小时内，给患者注射去氨普酶（一种从蝰蛇毒液中提取的溶栓剂）或安慰剂。与注射安慰剂相比，注射去氨普酶能够获得更好的再灌注效果和临床结果，并且剂量依赖的高灌注关系到更好的临床预后。在DEFUSE研究中，根据CT扫描结果招募的74名患者在卒中发病后3～6小时内接受了重组组织型纤溶酶原激活物静脉注射。对于DWI和PWI不匹配在20%以上的患者，早期再灌注大大提高了更好的临床结果的概率，而在为出现不匹配的患者中，早期再灌注并未改善其临床结局[52]。在EPITHET试验中，根据CT标准招募的101名患者在卒中发病后3～6小时内接受了重组组织型纤溶酶原激活物或安慰剂静脉注射，其中86%的患者存在不匹配现象。虽然注射重组组织型纤溶酶原激活物的患者和注射安慰剂的患者在梗死灶进

展方面没有明显差异，但存在不匹配现象的患者再灌注增加了，另外，再灌注的患者梗死增加的范围更小，临床结果更好[54]。当首次提出以不匹配作为治疗筛选的靶点时，曾简单定义为PWI病灶比DWI病灶大20%这个标准，但部分研究人员建议使用更大的比值。例如，DEFUSE研究人员回顾性分析后认定最佳的不匹配比为2.6（即PWI病灶大于DWI病灶2.6倍）[55]，早期再灌注后取得良好的临床结局的可能性最大。EPITHET的研究人员提出最佳阈值比例为2.0[56]。MRA-DWI是另外一个可供选择的模型。DEFUSE试验的研究发现，出现MRA-DWI不匹配（即DWI病灶小于25 mL并伴有近端血管阻塞，或DWI病灶体积小于15 mL伴有近端血管狭窄或远端血管狭窄）的患者比没有这种不匹配的患者更容易获得良好的临床结果[57]。

　　由于核磁共振成像相对难以完成，所以大部分患者在进行动脉治疗之前没有接受核磁共振检查，导致治疗延误。近期的一项研究表明，对于近端血管阻塞、DWI和PWI不匹配较大、初始梗死容积大于70 mL

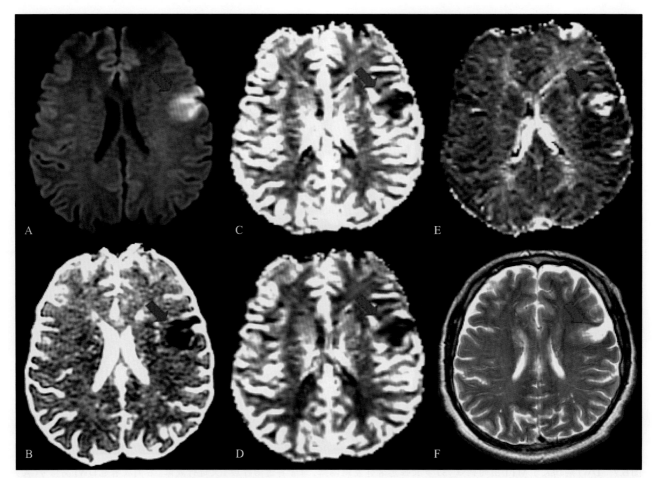

图8.8 DWI病灶与MTT病灶一致。54岁男性患者伴急性失语症，始发症状5小时后成像。最初DWI（A）及ADC（B）图像显示在左侧额叶下部的急性梗死灶。在CBV（C）、CBF（D）及MTT（E）图上病灶大小相似，提示不存在有风险的脑组织。7天后的T2加权图像（F）显示梗死灶未见扩展。

的患者，在早期进行再通治疗比没有进行或在晚期进行再通治疗会取得更好的临床结果[58]。另一项研究表明，出现临床-DWI不匹配（NIHSS大于8，DWI病灶体积小于25 mL）并在卒中发病8小时后进行治疗的患者也能够成功地实现血管再通，而不会出现颅内出血或早期神经损伤[59]。

对于不知道发病时间的卒中患者，早期进行核磁共振成像也会起到帮助。一项研究评估了32名患者，这些患者不知道发病时间，仅仅根据FLAIR无变化，存在DWI异常，和PWI-DWI不匹配，在3小时内对他们注射了重组组织型纤溶酶原激活物和（或）在症状发现6小时内注射了动脉尿激酶。与223名知道卒中发病时间的患者相比，他们在再通率、早期神经改善、症候性颅内出血或3个月临床结果等方面都没有差异[60]。

对脑出血风险的预测

急性缺血性卒中会出现出血性转化，主要由于

再循环后血液进入严重缺血的脑组织，其血管床通透性异常[61]。严重缺血导致构成血脑屏障的血管基膜功能失常，之后血液溢出导致炎症标志物和介质进入受损区域，进一步增强毛细血管的通透性[62]。卒中发病前2周，出血性转化在前2周的发生率为15%～26%，1个月后将达到43%。

如表8.8所示，出血性转化可以分为四类[63]。需要注意的是，这里的分类没有考虑其对临床结果的影响，而且脑出血风险增大并不意味着患者的临床结果差。例如，在一项32名近侧大脑中动脉阻塞的患者，接受重组组织型纤溶酶原激活物治疗的研究中，发现9名出现HI型脑出血的患者比出现脑内出血和没有出血的患者恢复得要好。"症候性颅内出血"一词通常指由临床医师来判断患者的临床恶化情况[48]。在欧洲合作卒中研究（ECASS）的试验中，只有PH-2型影响了长期的临床结果，因此PH-2被提议为后期试验的标准安全点[64]。然而，目前依然存在关于轻微脑出血症状是否重要的争论。

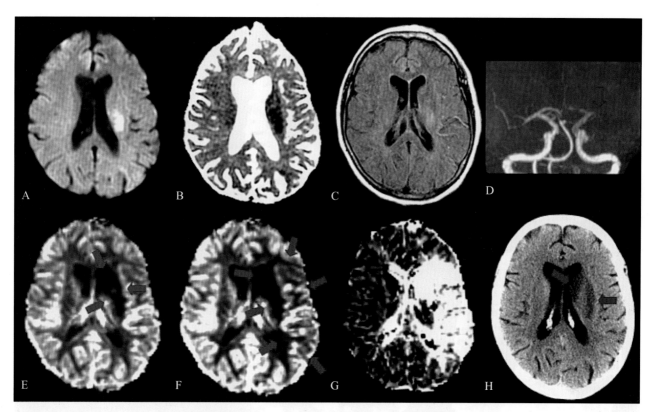

图 8.9 初始小梗死灶，但 DWI-PWI 很大程度上不匹配。85 岁女性患者右侧偏瘫及构音困难，卒中发作后 4.75 小时成像。左侧放射冠区显示 DWI（A）图像高信号病灶，ADC（B）图像低信号病灶，CBV（E）低信号，表示梗死灶的核心。梗死只在 FLAIR 图像（C）上表现为高信号，表明梗死时间在 6 小时内。3D TOF MRA（D）显示左 MCA 近端至远端均为无血流显示的高信号表现，表明急性血栓。左侧 MCA 供血区表现为 CBF（F）低及 MTT（高信号，G）时间延长。DWI 正常但 CBF 及 MTT 异常称为缺血半暗带。患者接受积极治疗，5 天后 CT（H）图像显示为低密度灶，表明一个左侧基底节及放射冠区的梗死（初始在 DWI 图像上表现为高信号）。缺血半暗带并未演变为梗死区域。

表 8.8　出血转化的分类	
出血的分类	描述
HI-1	梗死灶周边存在出血点
HI-2	出血点融合，但不伴有占位效应
PH-1	血肿≤梗死灶的 30%，伴轻微占位效应
PH-2	高密度血肿＞梗死灶的 30%；任何梗死灶以外的出血

多种因素可导致出血性转化。溶栓治疗增加了脑出血的风险，据一篇综述报道，这一概率比为 3.37[65]。临床风险因素包括：更严重的基线卒中症状、血糖升高、年龄增大、治疗时间的延迟、血小板降低、高血压、充血性心力衰竭病史及心源性脑栓塞等[66]。研究早期卒中的血管造影及 CT 图像，其所能显示的风险因素包括：CT 平扫中的低密度影＞MCA 供血区域的 1/3，有无良好的侧支循环及早期再灌注[67]。

近期，一系列研究表明 MRI 参数可以预测出血转化（图 8.10，表 8.9）：①DWI 病灶大于 MCA 供血区域的 1/3。②PWI 上病灶大于 100 mL，$T_{max} > 8$。③梗死灶中心低 ADC 值（300×10^{-6} mm²/s 到 $< 550 \times 10^{-6}$ mm²/s）。④T2* 加权图像上见到脑穿静脉异常显影。⑤中度至严重的深部白质病灶。⑥早期脑实质增强。⑦PWI 上 CBF 比值小于 0.18。⑧动态对比增强 T1 加权图像上血管通透性增加[68-72]。

近期大量研究表明，T2* 图像上微出血与急性缺血性卒中的出血转化风险增高无关。例如，在一项 65 例前循环卒中接受溶栓治疗的研究中，微出血不是早期出血转化或症状性出血的独立风险因素[73]。2007 年的一项基于 152 名患者的前瞻性研究表明，微出血是一种与缺血后再灌注（无论是否使用溶栓剂）无关的临床现象。然而，脑内出血似乎是与使用 rtPA 后的病理生理变化有关[74]，但仍需要更多的研究。

急性卒中磁共振血管造影

急性卒中发病时，可利用磁共振血管造影评估血管的狭窄或闭塞的位置及程度，以及侧支循环的情况（表 8.10）。经典的扫描方案是通过脑底动脉

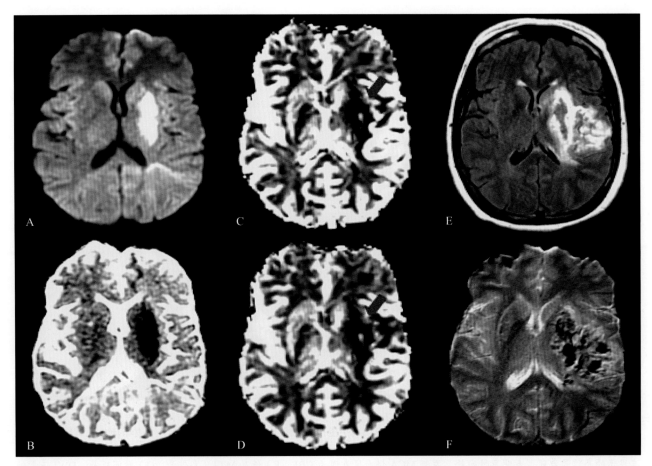

图8.10 出血转化。58岁女性患者，右侧偏瘫，接受rtPA静脉治疗，于卒中发作后5小时扫描。DWI（A）及ADC（B）图像显示在左侧基底节区一个急性梗死灶。ADC图像上病灶呈现明显低信号，与极低的ADC值相吻合。在CBV（C）及CBF（D）图像上也显示左侧基底节及额叶的显著低信号灶，表明CBV及CBF均明显降低。19天后的FLAIR（E）图像显示梗死灶扩大至额叶伴出血转化，表现为GRE T2*序列（F）图像上的低信号。

表8.9 预测出血转化的因素	
图像表现	DWI大于1/3 MCA供血区域 梗死灶中心的ADC值大量降低 在T2*图像上见到脑内静脉的异常 脑白质深部中等至严重损伤 早期脑实质增强CBV比率＜0.18 PWI高于100 mL，同时$T_{max} > 8$ 血管通透性增加
临床表现	NIHSS评分 血糖增加 年龄增加 血小板减少 高血压 充血性心力衰竭病史
血管病变	血栓引起的卒中 良好的侧支循环 早期再灌注
接受治疗	抗凝治疗 溶栓治疗 延长治疗时间

环的三维飞行时间（3D TOF）序列，以及包括颈部的对比增强序列。对于不能接受钆注射的患者，可以采取包含颈部的二维（2D）或3D TOF序列。为了明确有无动脉夹层，还应该使用轴位的饱和脂肪T1加权成像。

颈部

对于不能接受钆注射的患者，通常采用TOF MRA。TOF是一种梯度回波技术，通过对一特定组织内反复使用射频脉冲，而得到血管流动的图像。由于静止组织的自旋被饱和了，所以它们几乎不产生信号，而血管内的质子，在这个区域内并未暴露于饱和脉冲下，在图像上依然是亮的。为了避免形成静脉结构的图像，饱和脉冲要高于区块。

在颈部，TOF序列可以采用多层连续的轴位薄层扫描[75]，但这种方法存在一些局限。如果流动的血液在下一个射频脉冲之前没有离开该层面，则可能会被饱和出现信号缺失。在动脉的水平部分经常可以见

表 8.10 MRA 的技术及应用

成像技术	优点	缺点	临床应用
2D TOF	无创	高估血管狭窄程度	适用于颈部 MRA，尤其在 ceMRA 结果不理想的情况下
	可显示缓慢血流	平面信号丢失	MRV 的常规序列
	可覆盖较大范围	湍流致信号丢失	生理学上：若结合 ceMRA 可提示锁骨下动脉盗血
	未达到预期时可重复操作	空间分辨率低	
		T1 高信号病灶致伪影	
3D TOF	无创		
	高空间分辨率	由于饱和效应采集范围小	常用于评估 Willis 环（COW）/ 大血管狭窄或闭塞
	可显示复杂血流	由于饱和效应不能采集缓慢的血流	可评估动脉分叉的狭窄
	对体素内失相位不敏感	扫描时间长，对运动敏感	
	未达到预期时可重复操作	T1 高信号病灶致伪影	
	可在使用对比剂后扫描		
2D PC MRA	可显示方向及流量	空间分辨率低	可确定 Willis 环周围的侧支血流
	无 T1 高信号所致的伪影	与 TOF MRA 比较对涡流产生的失相位更敏感	可探测锁骨下动脉盗血及颈部的异常方向血流
	可显示极低速的血流	可有混淆伪影	可探测到闭塞血管邻近的低速血流
	未达到预期时可重复操作	颈部 2DPC 采集时间长于颈部 TOF	
	可在使用对比剂后扫描		
3D PC MRA	高空间分辨率	采集时间长；同样分辨率时，3D TOF 更快	几乎不使用
	无 T1 高信号所致的伪影		当 3D TOF MRA 无法显示血管腔内斑块时使用
对比增强 MRA （ceMRA）	快速、运动伪影少	比 3D TOF MRA 的分辨率低	常用于评估颈部血管的狭窄及闭塞
	对涡流产生的信号丢失不敏感	偶尔低估狭窄程度	
	无饱和效应	必须在动脉期采集	
	信噪比高	无法重复采集，直至对比剂被清除	
	无 T1 高信号所致的伪影	需要快速团注对比剂	
	精确评估狭窄		
	有助于区分完全闭塞和近似闭塞		

到信号缺失，如转向 C1 的椎动脉和岩段的颈内动脉[76]。由于外围血管的血液流速较慢，所以会过度评估了血管的狭窄程度，而涡流可能导致体素内相位离散和信号缺失。一般而言，2D TOF 对血管狭窄度的预估过高，不能对主动脉弓和大血管起始段进行可靠的评估。

颈部的 3D TOF 可以通过激活一个特定组织，并通过额外的相位编码步骤将它分成多个连续的薄层断面。与 2D TOF MRA 相比，由于体素内的退相位，3D TOF 空间分辨率更高，信号损失更少，但它仅局限于增加的饱和效应和只能覆盖很小的区域，如颈动脉权。

对于可以接受钆注射的患者，可以选择颈部对比增强的磁共振血管造影。图像通常采用冠状面成像，造影剂的峰值会映射到 K 空间的中心。与 2D TOF 相比，其具有一定优势。对比增强 MRA 能够覆盖更大的区域（动脉弓、大血管起源以及整个颈部）用时更短，对患者移动的敏感性更低。它的信号噪声比更高，因为它对由涡流引起的失相位和饱和效应的信号缺失不敏感，所以它不会像 TOF 那样对血管狭窄度做出过高的预计。然而，为了避免静脉显影，它需要在很窄的时间窗内成像。如果错过了，造影剂就不能重复扫描，直到钆被清除掉。成像区域边缘的信噪比通常较低，呼吸运动对主动脉和颈部大动脉起源处的成像也会造成特殊影响[76]。

头部

因为头部覆盖区域较小，所以磁共振血管造影通常采用 3D TOF 完成，与 2D TOF 相比，这种方法的空间分辨率更高，信号噪声比更好，体素内失相位更少。然而，由于采集时间较长，它对饱和伪影更敏感。由于采用小的翻转角，脂肪组织和出血组织等自身 T1 加权高信号的背景也可表现为局灶性的高信号，可能会被误认为血管影。

头部一般不使用对比增强 MRA，因为这种方法需要使用钆剂，空间分辨率较低，而且经常会受到静脉影响。但近期的研究已经开始在头部使用对比增强 MRA 以提高对末梢狭窄或阻塞的敏感度，主要用在短暂性脑缺血发作时。在一项前瞻性研究中，对短暂性脑缺血患者同时使用了 3T 非对比 MRA 和对比增强 MRA，研究表明出现 DWI 病灶的患者罹患新的卒中的概率要高出无 DWI 病灶者 2.6 倍，而同时出现病灶和颅内血管闭塞的患者罹患新的卒中的概率要高 8.9 倍[77]。

其他磁共振血管造影技术

相位对比 MRA 是另一种非对比技术，它的原理是流入的血液会造成相位移动。首次射频脉冲后会得到两组图像，第一组是在梯度脉冲后得到的，第二组是在强度相同的反向脉冲之后得到的，两组图像相互消减。因为强度相同的反向脉冲不会引起相位移，所以静止的组织几乎没有信号。运动旋转会产生净相位移，信号强度与它们的旋转速度成正比。相位对比 MRA 是非常有用的，因为它能展示血液流动的方向，还能显示出流速很慢的血液流动，而这在 TOF 成像中一般是被饱和的。由于背景组织是被完全消减的，因此相位对比法不会像 3D TOF 那样受 T1 高信号背景伪影的影响。但由于成像时间较长，它容易受移动伪影的影响，而较长的回波时间让它也容易受到体素内失相位引起的信号损失的影响。因为这些原因，相位对比法只用于评估前后交通动脉、基底动脉的血流信号与方向，以及评估有严重狭窄的颈内动脉。

精确度

在急性卒中发病时，如果使用导管治疗方法，尤其重要的一点是探测严重狭窄或闭塞的病变。然而，MRA 的使用频率一般不如 CTA 的使用频率高，因为它没有后者准确、便捷，且耗时较长。

在急性卒中时，应用头部 MRA 的目的是明确近端大血管的闭塞程度，而非远端血管的闭塞程度。磁共振血管造影术能非常准确地识别严重（大于 70%）颈内动脉狭窄和阻塞。总体来说，其评估近端血管闭塞的敏感性和特异性为 70% ～ 100%。如上所述，出现 MRA-DWI 不匹配（即 DWI 病灶小于 25 mL 并伴有近端血管阻塞，或 DWI 病灶体积小于 15 mL 伴有近端血管狭窄或远端血管狭窄）可以获益于再灌注治疗的卒中患者的影像指标[57, 78]。

颈部的 MRA 在评估颈内动脉严重的狭窄（> 70%）和闭塞上准确性很高（图 8.11）。近期的一项 Meta 分析将 2D 和 3D TOF MRA 与介入的诊断做了对比，发现在识别严重（70% ～ 99%）颈内动脉狭窄时，TOF MRA 的敏感性和特异性分别为 91% 和 88%，对比增强（CE）MRA 的敏感性和特异性分别为 95% 和 92%。在识别颈内动脉阻塞时，TOF MRA 的敏感性和特异性分别为 95% 和 99%，CE MRA 的敏感性和特异性分别为 99% 和 100%。对于轻微狭窄，TOF 的效果不好，敏感性和特异性分别为 38% 和 92%，CE MRA 的敏感性和特异性分别为 66% 和 94%[79]。

磁共振血管造影评估夹层

在年轻人群中，颈动脉夹层是引发缺血性卒中的一个相对常见的原因[80]（图 8.12），颈动脉夹层可能是自发的，也可能是外伤造成的，还可能见于结缔组织的原始疾病状态下，如纤维肌性发育不良或马方综合征。很多时候，夹层出现在进入颅底的颈动脉中和从 C2 至枕骨大孔的脊椎动脉中，在检测颈内动脉夹层时，传统的磁共振成像技术具有相对较高的敏感性（84%）和特异性（99%），通常显示为反常的 T1 高信号，代表假腔内出现了亚急性出血（图 8.12）。在检测颈内动脉夹层方面，与传统的血管造影术相比，三维飞行时间法磁共振血管造影术也有极好的敏感性（95%）和特异性（99%）。对于椎动脉夹层，磁共振成像法和磁共振血管造影术作用都不大，传统的磁共振成像法的敏感性和特异性分别为 60% 和 58%，而三维飞行时间法磁共振血管造影术的敏感性和特异性分别为 20% 和 100%[80, 81]。

出血性卒中

出血性卒中包括非创伤性脑实质内出血（IPH）和蛛网膜下腔出血，每年的发病率为 10 万人中有 30 ～ 75 人患出血性卒中，占 45 ～ 84 岁卒中患者的 9% ～ 18%[82]。导致脑实质内出血的因素有男性、年龄增大、高血压和饮酒过度，发病与吸烟和糖尿病

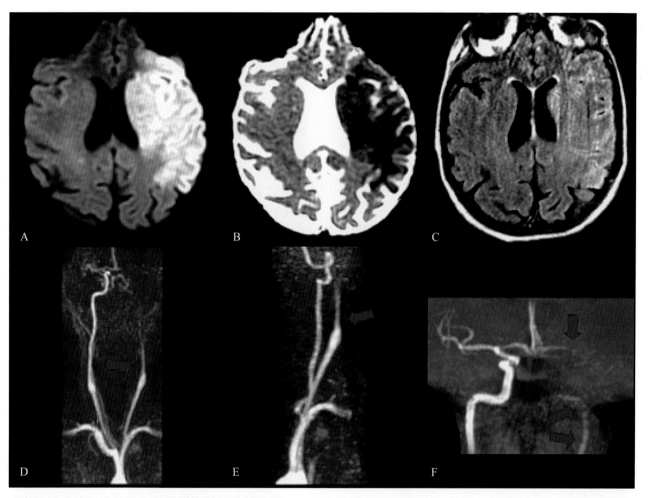

图8.11 MRA提示线样征及急性ICA栓子。51岁女性患者伴急性左侧偏瘫，图像采集于发病后7小时。DWI（A）及ADC（B）图像提示大面积急性梗死，累及左侧MCA的主要供血区。梗死灶在FLAIR图像（C）上表现为稍高信号。颈部对比增强MRA（D，E）及Wills环的3D TOF MRA（F）提示左侧ICA线样征从起始部延伸至海绵窦段之前。左侧颈内动脉远端及左侧大脑中、前动脉近端均无血流相关的增强效应。

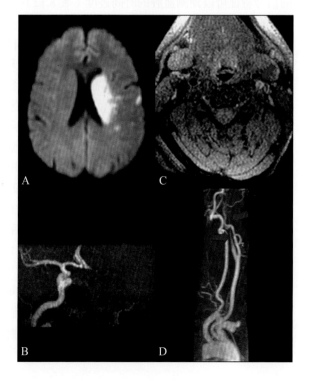

图8.12 MRI及MRA显示夹层。50岁男性患者右侧偏瘫。（A）DWI提示左侧MCA供血区梗死，包括尾状核体部及放射冠。饱和脂肪T1加权轴位图像（B）左侧ICA血管壁显示T1高信号（高铁血红蛋白），证实为夹层。颈部对比增强MRA提示左侧ICA（箭头）从起始部逐渐变细呈线状征。Willis环的3D TOF MRA（D）提示左侧ICA岩段流入增强效应减弱，在ICA远端或ACA近端及MCA近端，无血流信号显示，提示血流流速减慢及闭塞。

的联系较小[83]。蛛网膜下腔出血的发病因素包括高血压、吸烟和饮酒过多[84]。

成年人出现脑实质内出血主要是因为脑实质深处的微细动脉或皮质穿通动脉破裂造成的，很多时候，高血压和淀粉样脑血管病是造成出血的主要原因，这类出血占到78%～88%[85]；第二类脑实质内出血占12%～22%，发病原因包括血管损伤［如动静脉畸形、动脉瘤、动静脉瘘（AVF）和海绵状静脉畸形］、静脉窦血栓、原发或转移性肿瘤、凝血病、创伤或吸毒（表8.11）。相对不常见的发病原因有烟雾病、可逆性后部脑综合征、可逆性血管收缩综合征以及血管炎。蛛网膜下腔出血主要是由动脉瘤破裂（85%）和中脑周围非动脉瘤性出血（10%）引起的，还有一些不常见的病因也能引发蛛网膜下腔出血[84, 86]。

表 8.11　出血性卒中的病因

高血压
淀粉样脑血管病
凝血障碍
血管损伤
海绵状静脉畸形
海绵状动静脉畸形
动脉瘤
硬脑膜动静脉瘘
肿瘤
大脑静脉窦血栓
烟雾病
可逆性后部脑病综合征
可逆性血管收缩综合征
血管炎
感染
败血症栓子
弓形虫病
曲霉真菌病
毛霉菌病
单纯疱疹病毒
滥用药物

注：成人最常见病因为高血压与淀粉样脑血管病，两者比例达到78%～88%。

在儿童中，出血性卒中大约占所有卒中类型的一半，每年10万人中有1.1～1.4人患病，其中2/3为脑实质内出血，1/3为蛛网膜下腔出血[87]。在这一类人群中，引发脑实质内出血的主要原因包括静动脉畸形，占14%～57%，血液系统异常（包括血小板减少症、血友病和凝血病），占10%～30%，脑肿瘤，占2%～22%，以及海绵状静脉畸形，占3%～27%[88]。

成像方法

成像首选头颅CT平扫，证实并确定出血的位置。之后利用CT血管造影寻找潜在的血管病变。预测潜在血管病的因素包括年满45周岁或以下，女性，不存在已知的高血压或凝血病、脑叶或幕下出血，以及脑叶内的脑实质伴脑室内出血[86]。数字减影血管造影通常用于需要进一步了解CTA显示的血管病变特征，或在CTA没有显示潜在的血管病变但患者的年龄为45岁或以下、无高血压的风险因素、无凝血障碍，或在特殊位置的出血时。为了制订手术计划，可能需要进行磁共振成像进一步观察血管病变的特点。如果CTA没有发现血管性病变，可应用MRA来寻找其他的潜在病因。通常使用钆剂增强扫描来提高肿瘤性病变的检出，而磁敏感成像可用来检测其他特异性疾病引起的出血，详见下文的描述。

出血的传统磁共振成像

在诊断急性卒中时，CT是首选检查方法，大体上可明确是否存在超急性/急性期的出血。这种观点部分是源于MRI检出血肿的敏感性相对较低。然而，在检测超急性出血时，T2*加权梯度回波MRI的灵敏度可以与CT媲美[89]，在检测亚急性和慢性出血时还优于CT。质子密度加权成像和FLAIR在检测超急性期蛛网膜下腔出血方面也具有较高的灵敏度[90]。

出血的信号特点取决于血红蛋白或其分解产物的化学状态、红细胞膜的完整性、脉冲序列以及磁场强度[91]。脑实质血肿在T1和FLAIR/T2加权成像上的信号特征可以预测血肿的时间进度（表8.12）。

在超急性阶段（12～24小时），血肿主要包括反磁性氧合血红蛋白，这在T1加权图像上为等信号，在T2加权图像上为高信号。急性阶段（1～3天）主要是顺磁性脱氧血红蛋白，存在于完整的红细胞内，在T1加权图像上为等信号，在T2加权图像上为低信号。在早期的亚急性阶段（4～7天），完整红细胞内的脱氧血红蛋白氧化变成顺磁性的高铁血红蛋白，这在T1加权图像中为高信号，在T2加权图像中为低信号。随着红细胞溶解，晚期亚急性阶段（1周至数月）的细胞外出现高铁血红蛋白，这在T1和T2加权图像中均为高信号。在慢性阶段（数月以后），含有顺磁性铁蛋白和血铁黄素的巨噬细胞会在T1和T2加权成像上呈现低信号[91]。

硬膜内和硬膜外血肿以及蛛网膜下腔出血的时间进程与脑实质内血肿相比相对较慢，主要是由于在它们相应的空间中氧含量较高[91]。MRI的表现与脑室内血肿相似，除了在慢性阶段很少会出现含血铁黄素[91, 92]。

表 8.12 脑实质内出血的 MRI 表现

	血红蛋白状态	T1	T2	FLAIR	T2*/SWI	DWI
超急性期（12～24小时）	中心为氧合血红蛋白	等信号	高信号	高信号	中心高信号	高信号
	边缘为去氧血红蛋白				边缘低信号	
急性期（1～3天）	去氧血红蛋白	低或等信号	低信号	低信号	低信号	低信号
亚急性早期（4～7天）	细胞内高铁血红蛋白	高信号	低信号	低信号	高信号，无敏感性	低信号
亚急性晚期（1周至数月）	细胞外高铁血红蛋白	高信号	高信号	高信号	低信号	高信号
慢性（数月后）	含铁血黄素，铁蛋白	低信号	低信号	低信号	低信号	低信号

使用梯度回波或平面回波技术进行的 T2* 加权成像突出了磁化率效应，在出现顺磁性血红蛋白的产物脱氧血红蛋白、细胞内高铁血红蛋白、铁蛋白以及血铁黄素时，由于局部磁场不均匀导致的自旋失相位而呈现低信号。

出血的弥散加权成像

在弥散加权成像中，脑实质血肿在超急性阶段（氧合血红蛋白）和晚期亚急性阶段（细胞外高铁血红蛋白）呈现高信号，在急性阶段（脱氧血红蛋白）、早期亚急性阶段（细胞内高铁血红蛋白）和慢性阶段（血铁黄素）呈现低信号[93]。氧合血红蛋白呈现高信号可能是因为完整的红细胞内弥散受限或蛋白含量高。细胞外高铁血红蛋白呈现高信号可能是因为蛋白含量高，而脱氧血红蛋白、细胞内高铁血红蛋白和血铁黄素/铁蛋白呈现低信号是因为磁化率效应导致实际的 ADC 的计算存在问题[94]。

磁敏感加权成像

磁敏感加权成像是一种相对较新的技术，它利用高分辨率的 3D 梯度回波序列所获得的相位和幅度信息，形成组织磁化率差异图像。原始相位图像被转换成高通滤波器相位图像，之后形成相位模板，相位模板经复合加工呈幅度图像，最后生成磁敏感加权幅值图像[95]。

在评价颅内出血方面，磁敏感加权成像优于 T2* 加权梯度回波成像，尤其在检测脑内微出血、弥漫性轴索损伤、大脑海绵状血管畸形和瘤内出血等方面很有优势[96]。增强前、后的磁敏感加权成像还可以区分瘤内出血和瘤内新生血管。而且，因为可以突出血管内脱氧血红蛋白，磁敏感加权成像还能有效地显示正常血管和毛细血管扩张等慢血流病变。另外，磁敏感加权成像在检测急性静脉窦血栓形成方面也具有很高的灵敏度，因为凝块内存在脱氧血红蛋白，它还可以检测到静脉窦血栓的继发征象，如静脉扩张[96]。

磁敏感加权成像能区分钙和出血（脱氧血红蛋白、高铁血红蛋白、血铁黄素和铁蛋白）。虽然钙离子和出血在传统的 T2* 加权梯度回波成像和磁敏感加权幅值成像中都显示低信号，但在磁敏感加权的相位成像中，钙离子显示高信号，而出血显示低信号。因为钙离子是反磁性的，而出血（脱氧血红蛋白、高铁血红蛋白、血铁黄素和铁蛋白）是顺磁性的，所以钙离子是正相位，出血是反相位[97]。

脑血肿周围区域

脑实质血肿周围的水肿区域在 T2 加权和液体衰减反转恢复成像中显示为高信号，在发病最初的 24 小时内其面积会增加约 75%[98]，之后会继续慢慢扩大，直到 14 天后转而减小[99]。报道显示，血肿周围组织的弥散增高，与血管源性水肿一致，以及低灌注时间延长，平均 3～5 天后自发恢复正常[100, 101]。这些发现与 15O PET 研究的结果相同，都显示出脑血流量降低和脑氧代谢率（CMRO$_2$）不成比例的降低，这些发现表明，脑水肿灌注不足所反映的是新陈代谢需求得降低或神经功能联系不能，而不是局部缺血[102]。

出血性卒中的病因

表 8.13 列出了以下疾病的影像要点和易混淆点。

表 8.13 影像要点和易混淆点

	要点	易混淆点
高血压	常见于深部灰质核及小脑	位于小脑的出血易与淀粉样脑血管病相关的出血混淆
淀粉样脑血管病	常见于后部脑叶及小脑	可偶然呈现为脑叶周边的强化肿块（炎症形式）
凝血病	液体－血液平面	
肿瘤	伴有血肿的实性强化	亚急性期出血所特有的 T1 高信号会影响钆剂增强
海绵状血管畸形	典型的含铁血黄素的低信号环	
大脑静脉窦血栓	磁敏感效应帮助探测栓塞的静脉窦及皮质静脉	T1 高信号的血栓也表现为与 TOF MRV 的流动相关的高信号
动静脉畸形	多时相的 MRA 有助于更多动态评估	
动脉瘤	动脉瘤破裂表现为实质内血肿（颞叶前部的大脑中动脉分支动脉瘤以及额叶的前交通动脉的动脉瘤）	

高血压出血

高血压是脑内出血的最主要的风险因素[83]。豆纹动脉、丘脑穿通动脉、脑桥穿通动脉是最易受高血压累及的血管，通常由管壁增厚、粥样硬化、透明变性、平滑肌退变，偶尔出现微小动脉瘤所致。与高血压相关的脑出血常位于深部基底节区、丘脑、脑干和小脑，很少累及脑叶[103]。

淀粉样血管病

脑淀粉样血管病（CAA）是指主要累及小血管、中等血管包括皮质和软脑膜动脉、细小动脉、毛细血管的淀粉样沉积的病理改变，静脉很少受累[104]。主要病理征象包括管腔狭窄、内膜闭塞、透明变性、微小动脉瘤形成和纤维素样坏死[105]。以顶叶和枕叶的血管受累多见，其次是小脑，很少出现于皮质下白质、海马、基底节、丘脑和脑干。脑淀粉样血管病常见于老年人，尸检发现有 57% 的 60 岁以上老人罹患该病[106]。

根据波士顿标准对 CAA 的可能诊断包括发生于 55 岁以上老人，多发的、脑叶的、皮质、皮质下或小脑半球的出血灶，没有其他出血病因[107]。在一项研究中显示，在急性神经功能障碍和脑叶出血的患者中，73% 可以在 MRI 的 T2* 梯度回波序列上发现更多的微出血灶（图 8.13）。其他的影像表现还包括含铁血黄素沉积、水肿以及软脑膜的强化，这与近期发现的炎症型淀粉样血管病有关。

微出血

脑内微出血是指小于 5 mm 的信号缺失改变，在 T2* 梯度回波序列和 SWI 序列上可以很好地显示，它代表小血管出血后含有血铁黄素的吞噬细胞[108]。与高血压相关的微出血通常位于基底节、丘脑、脑干和小脑（图 8.14A），与 CAA 相关的微出血通常位于脑叶、后部脑叶（颞叶、枕叶）的灰白质交界区（图 8.14B）[109]。对于原发性脑叶内出血的 CAA 患者，并发的微出血灶可预测其再发颅内出血症状的高风险因素[110]。

微血管出血还可见于脑常染色体显性遗传动脉病合并皮质下梗死和脑白质病变。影像上在 T2* 加权成像上表现为小的低信号灶的鉴别诊断还包括弥漫性轴索损伤、血管炎、多发海绵状血管瘤、出血性微小转移和放射改变。

凝血病

口服抗凝治疗会让出现颅内出血的概率增加 7～10 倍，大多数为脑实质血肿（70%）[112]。风险因素包括年龄超过 75 岁、高血压、脑血管病史和伴随使用阿司匹林[113]。口服抗凝药物主要与脑内出血相关，也是微出血的独立风险因素[114]。缺血性卒中发作后，脑白质疏松也是与口服抗凝药物相关性出血的独立风险因素。与口服抗凝治疗相关的脑内出血主要位于脑叶区域（30%）、大脑深部（46%）、小脑（17%）和脑干（6%），与非凝血障碍的出血症状（8%～14%）[115]相比，小脑更易受累。磁共振成像中，液体－血液平面征象对诊断凝血病的特异性为 98%（图 8.15）[116]。

继发于脑肿瘤的出血

很多中枢神经系统肿瘤都能引发颅内出血。在众多肿瘤中，最常见的肿瘤为胶质母细胞瘤（图 8.16）

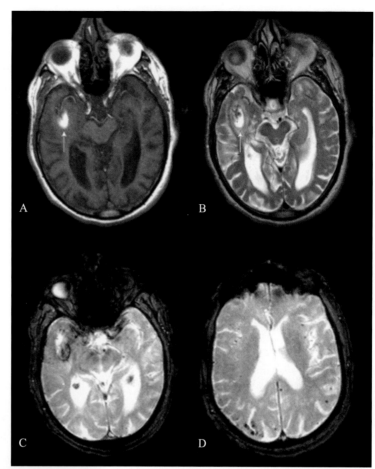

图 8.13　淀粉样脑血管。80 岁患者，初发急性精神状态改变。（A）T1 及（B）T2 加权图像显示右脑颞叶高信号血肿（箭头），与亚急性出血晚期相一致。选择部分 T2* 加权图像（C、D）显示多发皮质 / 皮质下的慢性微出血灶。

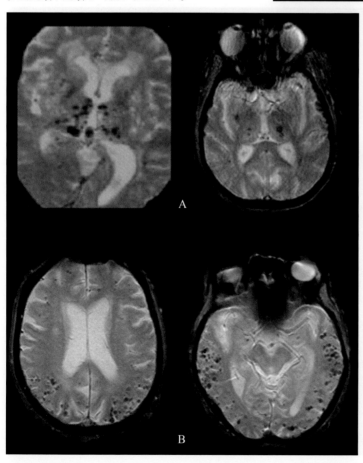

图 8.14　微量出血。（A）两名高血压患者 T2* 加权图像显示多灶性微出血，主要位于深部灰质核团。（B）82 岁女性患者伴痴呆，皮质及皮质下多个微量出血灶，后部较多，与淀粉样脑血管病表现一致。

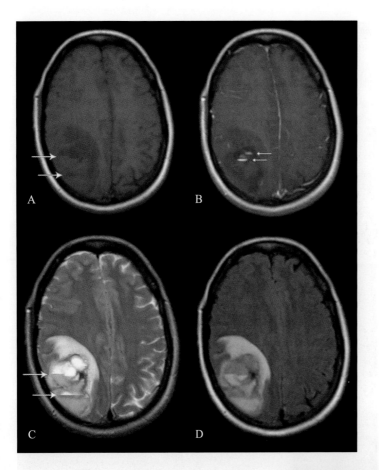

图8.15 凝血障碍。46岁女性患者伴肺腺癌，抗凝剂维持中。（A）T1加权图像显示右侧顶叶信号不均匀的血肿，伴液-液平面（箭头）。（B）T1加权增强后图像显示对比剂外渗（箭头）。（C）T2加权图像显示血肿内液-液平面（箭头）。（D）FLAIR图像显示血肿周围的血管源性水肿呈高信号。

图8.16 多形性胶质母细胞瘤出血。55岁女性患者，发觉反应迟钝。（A）T1加权图像显示右额叶的等信号急性血肿，在大脑镰附近伴有一个高信号的小出血灶。（B）T1加权钆剂造影后图像显示血肿邻近成分实性增强（箭头）。（C）T2加权图像显示与急性血肿相一致的不均匀低信号影。（D）T2*加权（GRE）图像显示血肿的低信号，主要源于顺磁性去氧血红蛋白。

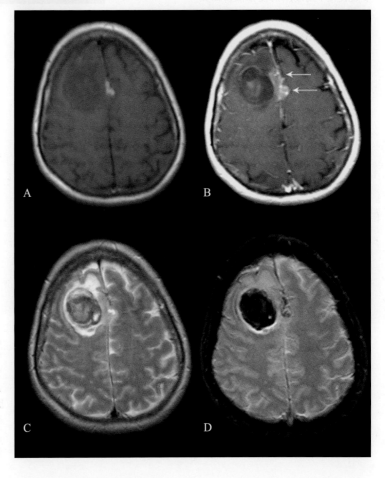

和转移性肿瘤。其他原发性肿瘤，如间变性星形细胞瘤、低级别胶质瘤、脑膜瘤、垂体瘤、血管网状细胞瘤和松果体母细胞瘤也能引发颅内出血。最常见的出血性转移瘤为黑素瘤、支气管癌、乳腺癌、甲状腺癌、胆管癌和肾细胞癌[117]。

脑肿瘤出血与原发性脑出血的主要区别在于在血肿吸收后，肿瘤可出现实质性的强化，而且在血肿周围，T2"水肿"样的高信号范围更广，持续时间更长[118]。在慢性期，血肿周围的含血铁黄素沉积环不完整或不显著[118]（表8.14），而且，T2* 加权成像显示小的转移瘤效果最好。在一项研究中，有7%的黑素瘤的转移仅在该序列上被发现[119]。

表 8.14　良恶性出血鉴别	
良性	**恶性**
1～2个月水肿消退	水肿比良性出血多，持续时间在1～2个月及以上
完整的含铁血黄素环	不完整的、不显著的含铁血黄素环
正常的短暂的血液成分代谢	血液成分代谢延迟
无潜在增强	潜在增强（不全有）
边界光整	边界不规整
不累及胼胝体	累及胼胝体

海绵状血管畸形

海绵状血管畸形是多分叶状的边界清楚的病灶，它由薄壁的血管腔组成，其中含有各种时期的血液成分、周围胶质增生和含铁血黄素组织。它们通常位于幕上，与发育性静脉畸形（DVM）有关。患病率为0.5%，年发生出血的概率为3.1%[120]。

由于含有不同阶段的血液成分，海绵状血管瘤在T1和T2加权成像上表现为混杂信号（图8.17）。它们在T2加权成像中经常出现液 - 液平面和一个完全低信号的含铁血黄素沉积环。受血液成分磁敏感效应的影响，T2* 加权成像表现为爆米花样的低信号。在FLAIR 上，病灶周围出血高信号，代表神经胶质增生或水肿，也可能呈现斑片增强。近来认为，在病灶周围的水肿中出现T1高信号是海绵状血管瘤的特异性征象[121]。

脑静脉窦血栓

脑静脉窦血栓发病时可能引发大量出血或点状出血，还会出现皮质下或皮质的T2高信号病灶，代表血管源性水肿或梗死（图8.18）。上矢状窦（SSS）

血栓时，伴有出血的脑实质异常信号通常位于额、顶或枕叶近中线区域；发生横窦 / 吻合静脉血栓时，通常位于后颞叶；大脑内静脉或直窦血栓时，位于基底节、丘脑、室周白质或上小脑[122]。

静脉窦血栓的磁共振成像特点可以通过三个阶段进行描述[123]，在急性期（0～7天），血栓主要由脱氧血红蛋白组成，在T1加权图像上呈现等信号，在T2加权图像上呈现低信号。在亚急性期（7～14天），由于细胞外高铁血红蛋白的存在，血栓在T1和T2加权图像上均显示高信号。在慢性期（15天以上），静脉窦血栓在T1加权图像上显示等信号，在T2加权图像上显示高信号，这是由于在慢性血栓内的血管再通。还可以观察到一个中间时相，在T1加权图像上显示高信号，在T2加权图像上显示低信号，为细胞外高铁血红蛋白。顺磁性血红蛋白分解产物引起的磁敏感效应在急性期最为显著，在亚急性和慢性期减弱[123]。磁敏感效应还有助于发现急性期和慢性期的皮质孤立的静脉血栓。

磁共振静脉造影（MRV）显示，静脉内的血栓在2D TOF 和相位对比序列上均没有与血流相关的信号产生，在三维钆增强后表现为充盈缺损。在2D TOF MRV 中，血栓 T1呈高信号，与血流产生的信号相仿，因此是一个潜在的不足。近期的一项研究直接对比了MRV 和 CT 静脉造影，CTV 显示了总共 81 个静脉窦血栓，磁共振显示了 77 个[124]。

动静脉畸形

AVM 是异常的动静脉分流，中间没有正常的毛细血管床，动静脉畸形破裂可能导致脑内出血和蛛网膜下腔出血。

影像评估 AVM 必须对供血动脉、引流静脉和血管巢进行准确的描述，虽然数字减影血管造影（DSA）依然为诊断的金标准，但无创性的 CTA 和（或）MRA 的成像在术前和术后评估中仍起着重要的作用（图8.19）。动静脉畸形的磁共振成像可采用3D TOF MRA、对比增强 MRA 和动态增强。3D TOF MRA 能对动静脉畸形的血管构造进行静态的描述，但局限性体现在缓慢血流造成的自旋饱和、湍流造成的自旋失相位和与血管相似的T1高信号[125]。与1.5T相比，3.0T 采集的图像信号噪声比提高，增加了检测供血动脉以及表浅和深部的引流静脉的灵敏度，但是磁敏感效应也有所增强[126]。

与 TOF MRA 相比，对比增强 MRA 具有内在的优势，包括更高的信号噪声比、更短的成像时间，以及不易受缓流或湍流的影响[125]。它的主要局限在

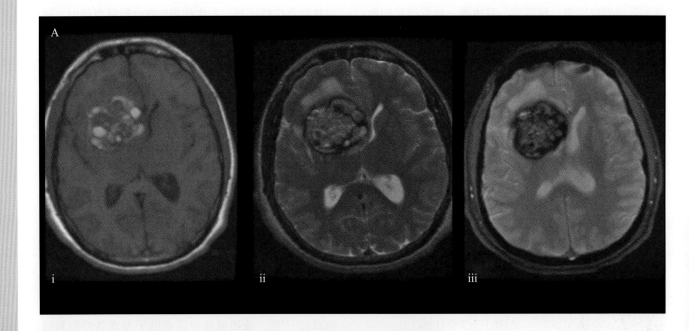

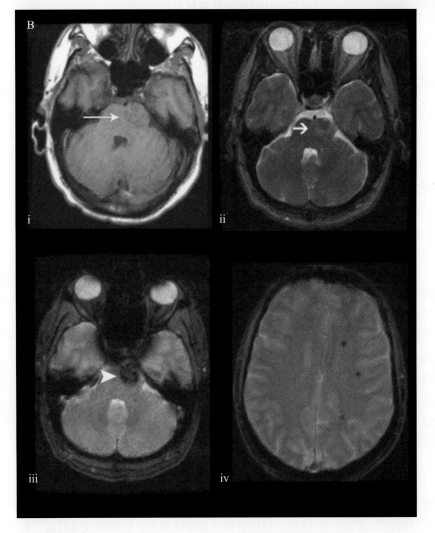

图8.17 海绵血管瘤。（A）50岁患者左侧肢体无力。T1加权（ⅰ），T2加权（ⅱ），及T2*加权（ⅲ）图像显示信号不均的肿块，与海绵状血管瘤的含多时期的血液成分的表现一致。完整的含铁血黄素环及T2高信号区边缘，表明胶质增生及水肿。（B）40岁患者，多发海绵状血管瘤，包括左侧脑桥一处急性出血。T1加权（ⅰ）及T2加权（ⅱ）图像显示等信号（长箭头）及稍低信号（短箭头），与急性出血表现一致。T2*加权图像（ⅲ、ⅳ）在左脑桥出血区域的低信号（三角形），及幕上多发的磁敏感低信号，表明其他部位的海绵状血管瘤。

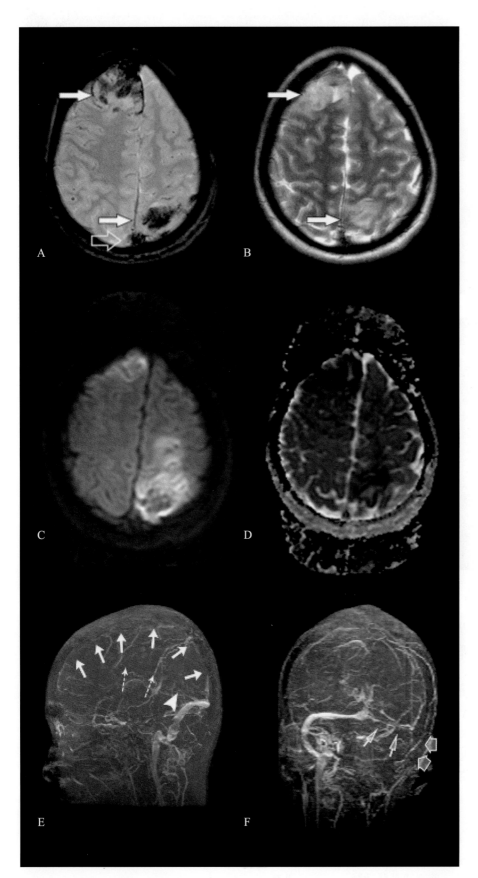

图 8.18 静脉窦血栓。26 岁女性患者，有溃疡性结肠炎病史伴头痛。（A）T2*GRE 显示右侧前额叶、中线旁的左额叶、顶叶出血（实心箭头），以及上矢状窦（空心箭头）磁敏感效应。（B）T2 加权图像显示脑回样高信号及出血区（箭头）皮质肿胀。弥散加权图像（C）及 ADC（D）显示该区域弥散受限，表明静脉性梗死。（E、F）2D TOF MRV MIP 图像显示上矢状窦（箭头）、下矢状窦（虚线箭头）、直窦（三角）、左横窦（细空心箭头）及乙状窦（粗空心箭头）无血流信号，表明血栓形成。

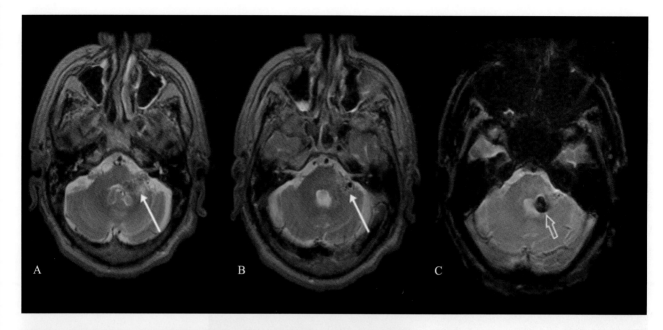

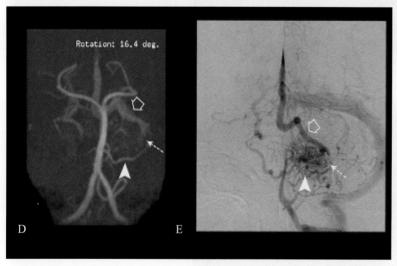

图 8.19　AVM。66 岁患者伴言语不清及突发头晕。T2 加权（A、B）及 T2* 加权图像在左侧大脑脚显示出血（空箭头）及不正常的血管流空（箭头）。3D TOF MRA MIP（D）及 DSA 图像（E）显示 AVM 巢（三角箭头）和左下小脑动脉作为供血动脉（虚线箭头）及中脑旁的引流静脉（空箭头）。

于最佳造影的时间窗相对较窄[125]。在 1.0T 下，对比增强 MRA 可提高对动静脉畸形巢和径流静脉的显示[127]。

通过获取多个时间点的对比增强图像，具有时间分辨率的对比增强 MRA 或 DSA 能对动静脉畸形进行更动态的评估。虽然早期该技术的空间分辨率不高、成像层面较厚以及时间分辨率也不高[128]，但通过优化平行采集技术和选择性 K 空间取样等，已使得该技术大为改进[129]。

动脉瘤

动脉瘤破裂通常导致蛛网膜下腔出血，脑内出血或硬膜下出血比较少见。大脑中动脉分叉动脉瘤破裂造成的脑内出血位置通常在前颞叶，前交通动脉动脉瘤破裂造成的脑内出血位置通常在下额叶。首选成像通常包括 CT 平扫和之后的 CTA。然而，近期的研究表明，在检测动脉瘤方面，MRA 和 CTA 具有相似的效果。一项检测动脉瘤的研究中，将动脉内 DSA 作为参考标准，3T 磁共振的 3D TOF MRA 的敏感性和特异性分别为 89% 和 76%，64 层 CTA 的敏感性和特异性分别为 87% 和 79%[130]。虽然 DSA 是公认的检测动脉瘤的金标准，但 Jager 等人[131] 报道，他们应用 1.5T 磁共振的 3D TOF 研究，在 5 名出现急性蛛网膜下腔出血的患者中发现了 5 个动脉瘤，而在原始的 DSA 检查中并没有发现这 5 个动脉瘤，而 DSA 在 4 位患者身上检测到了 5 个动脉瘤，但 MRA 没有检测出，这说明，两种方法应该是互补的。

其他

烟雾病：表现为颅内颈动脉及其近端分支的渐进

性变窄。烟雾综合征是指患者出现各种已知的风险因素，包括之前的放射治疗、多发性神经纤维瘤 1 型、镰状细胞疾病或唐氏综合征。烟雾病是指没有已知的发病诱因存在的情况[132]。20% 的成年烟雾病患者和 2.8% 的儿童患者会同时出现出血，出血可位于脑实质内、蛛网膜下或脑室内[132]。

可逆性后部脑病综合征：15% 的可逆性后部脑病综合征可合并颅内出血[133]，包括少量脑内出血、局灶性实质内出血或蛛网膜下腔出血，这三种出血的并发率基本相同。可逆性后部脑病综合征并发出血症状最常见于进行过同种异体骨髓移植和在发病时进行抗凝治疗的患者。

可逆性脑血管收缩综合征：在临床上表现为雷击样的头痛，伴或不伴神经缺陷以及血管造影显示多发的脑动脉狭窄和扩张。在一系列病例中，22% 会出现蛛网膜下腔出血，6% 会出现脑实质血肿[134]。

血管炎：原发性中枢神经系统血管炎和由病毒性原因、自身免疫病与吸毒导致的继发性中枢神经系统血管炎通常会伴有脑内出血和蛛网膜下腔出血。

结论

近 15 年来，磁共振技术的不断改进大大提高了神经成像在急性缺血性卒中的作用。MRA 能够准确识别血管闭塞的位置，弥散加权成像技术在检测急性缺血性卒中方面具有较高的敏感性和特异性，而且能近似地估计梗死核心；磁共振灌注成像技术能够评估缺血的半影区或进展为梗死的风险区。弥散和灌注参数有助于预测组织活力、出血性转化和临床结果。而且，这些新型的成像模型已经成为指导治疗决策的有效组成部分。MRA 上的血凝块位置、最初 DWI 病灶体积和缺血半影区面积已经被用于选择患者进行溶栓治疗。

磁共振成像技术还大大提高了神经成像在出血性卒中中的作用。在检测颅内出血方面，T2* 和磁敏感加权成像比 CT 更敏感。利用这些技术检测到微出血伴有原发性出血，能够特异性诊断某些疾病。磁敏感加权成像和钆增强技术可识别血流速度较慢的血管性病变。钆增强成像还能检测到潜在的占位性病变。改进的磁共振血管造影术能识别并鉴别潜在的血管病变。

磁共振成像技术的进一步改进无疑将增强医师对卒中的理解，优化治疗措施，改善患者的临床结果。

参考文献

[1] Perkins CJ, Kahya E, Roque CT, Roche PE, Newman GC. Fluid-attenuated inversion recovery and diffusion-and perfusion-weighted MRI abnor-malities in 117 consecutive patients with stroke symptoms. Stroke 2001;32:2774-2781

[2] Sunshine JL, Tarr RW, Lanzieri CF, Landis DM, Selman WR, Lewin JS. Hyperacute stroke: ultrafast MR imaging to triage patients prior to therapy. Radiology 1999;212:325-332

[3] González RG, Schaefer PW, Buonanno FS, et al. Diffusion-weighted MR imaging: diagnostic accuracy in patients imaged within 6 hours of stroke symptom onset. Radiology 1999;210:155-162

[4] Cosnard G, Duprez T, Grandin C, Smith AM, Munier T, Peeters A. Fast FLAIR sequence for detecting major vascular abnormalities during the hyperacute phase of stroke: a comparison with MR angiography. Neuroradiology 1999;41:342-346

[5] Noguchi K, Ogawa T, Inugami A, et al. MRI of acute cerebral infarction: a comparison of FLAIR and T2-weighted fast spin-echo imaging. Neuroradiology 1997;39:406-410

[6] Provenzale JM, Jahan R, Naidich TP, Fox AJ. Assessment of the patient with hyperacute stroke: imaging and therapy. Radiology 2003;229:347-359

[7] Arnould MC, Grandin CB, Peeters A, Cosnard G, Duprez TP. Comparison of CT and three MR sequences for detecting and categorizing early（48 hours）hemorrhagic transformation in hyperacute ischemic stroke. AJNR Am J Neuroradiol 2004;25:939-944

[8] Flacke S, Urbach H, Keller E, et al. Middle cerebral artery（MCA）susceptibility sign at susceptibility-based perfusion MR imaging: clinical importance and comparison with hyperdense MCA sign at CT. Radiology 2000;215:476-482

[9] Molina CA, Alvarez-Sabín J, Montaner J, et al. Thrombolysis-related hemorrhagic infarction: a marker of early reperfusion, reduced infarct size, and improved outcome in patients with proximal middle cerebral artery occlusion. Stroke 2002;33:1551-1556

[10] Ricci PE, Burdette JH, Elster AD, Reboussin DM. A comparison of fast spin-echo, fluid-attenuated inversion-recovery, and diffusion-weighted MR imaging in the first 10 days after cerebral infarction. AJNR Am J Neuroradiol 1999;20:1535-1542

[11] Crain MR, Yuh WT, Greene GM, et al. Cerebral ischemia: evaluation with contrast-enhanced MR imaging. AJNR

Am J Neuroradiol 1991;12:631-639

[12] Kuhn MJ, Mikulis DJ, Ayoub DM, Kosofsky BE, Davis KR, Taveras JM. Wallerian degeneration after cerebral infarction: evaluation with sequential MR imaging. Radiology 1989;172:179-182

[13] Boyko OB, Burger PC, Shelburne JD, Ingram P. Non-heme mechanisms for T1 shortening: pathologic, CT, and MR elucidation. AJNR Am J Neuroradiol 1992;13:1439-1445

[14] Schaefer PW, Copen WA, Lev MH, Gonzalez RG. Diffusion-weighted imaging in acute stroke. Neuroimaging Clin N Am 2005;15:503-530, ix-x

[15] Schaefer PW, Grant PE, Gonzalez RG. Diffusion-weighted MR imaging of the brain. Radiology 2000;217:331-345

[16] Hjort N, Christensen S, Sølling C, et al. Ischemic injury detected by diffusion imaging 11 minutes after stroke. Ann Neurol 2005;58:462-465

[17] Schwamm LH, Koroshetz WJ, Sorensen AG, et al. Time course of lesion development in patients with acute stroke: serial diffusion-and hemodynamic-weighted magnetic resonance imaging. Stroke 1998;29:2268-2276

[18] Copen WA, Schwamm LH, González RG, et al. Ischemic stroke: effects of etiology and patient age on the time course of the core apparent diffusion coefficient. Radiology 2001;221:27-34

[19] Marks MP, Tong DC, Beaulieu C, Albers GW, de Crespigny A, Moseley ME. Evaluation of early reperfusion and i.v. tPA therapy using diffusion-and perfusion-weighted MRI. Neurology 1999;52:1792-1798

[20] Nagesh V, Welch KM, Windham JP, et al. Time course of ADCw changes in ischemic stroke: beyond the human eye！ Stroke 1998;29:1778-1782

[21] Lövblad KO, Laubach HJ, Baird AE, et al. Clinical experience with diffusion-weighted MR in patients with acute stroke. AJNR Am J Neuroradiol 1998;19:1061-1066

[22] Engelter ST, Wetzel SG, Bonati LH, Fluri F, Lyrer PA. The clinical signifi-cance of diffusion-weighted MR imaging in stroke and TIA patients. Swiss Med Wkly 2008;138:729-740

[23] Olivot JM, Mlynash M, Thijs VN, et al. Relationships between cerebral perfusion and reversibility of acute diffusion lesions in DEFUSE: insights from RADAR. Stroke 2009;40:1692-1697

[24] Kidwell CS, Saver JL, Starkman S, et al. Late secondary ischemic injury in patients receiving intraarterial thrombolysis. Ann Neurol 2002;52:698-703

[25] Schaefer PW, Hunter GJ, He J, et al. Predicting cerebral ischemic infarct volume with diffusion and perfusion MR imaging. AJNR Am J Neuro-radiol 2002;23:1785-1794

[26] Fiehler J, Knudsen K, Kucinski T, et al. Predictors of apparent diffusion coefficient normalization in stroke patients. Stroke 2004;35:514-519

[27] Wu O, Ostergaard L, Sorensen AG. Technical aspects of perfusion-weighted imaging. Neuroimaging Clin N Am 2005;15:623-637, xi

[28] Calamante F, Gadian DG, Connelly A. Quantification of perfusion using bolus tracking magnetic resonance imaging in stroke: assumptions, limitations, and potential implications for clinical use. Stroke 2002;33:1146-1151

[29] Lythgoe DJ, Ostergaard L, William SC, et al. Quantitative perfusion imaging in carotid artery stenosis using dynamic susceptibility contrast-enhanced magnetic resonance imaging. Magn Reson Imaging 2000;18:1-11

[30] Wu O, Østergaard L, Koroshetz WJ, et al. Effects of tracer arrival time on flow estimates in MR perfusion-weighted imaging. Magn Reson Med 2003;50:856-864

[31] Rose SE, Janke AL, Griffin M, Finnigan S, Chalk JB. Improved prediction of final infarct volume using bolus delay-corrected perfusion-weighted MRI: implications for the ischemic penumbra. Stroke 2004;35:2466-2471

[32] Petersen ET, Zimine I, Ho YC, Golay X. Non-invasive measurement of perfusion: a critical review of arterial spin labelling techniques. Br J Radiol 2006;79:688-701

[33] Sibon I, Ménégon P, Orgogozo JM, et al. Inter-and intraobserver reliability of five MRI sequences in the evaluation of the final volume of cerebral infarct. J Magn Reson Imaging 2009;29:1280-1284

[34] Lövblad KO, Baird AE, Schlaug G, et al. Ischemic lesion volumes in acute stroke by diffusion-weighted magnetic resonance imaging correlate with clinical outcome. Ann Neurol 1997;42:164-170

[35] Olivot JM, Mlynash M, Thijs VN, et al. Relationships between infarct growth, clinical outcome, and early recanalization in diffusion and perfusion imaging for understanding stroke evolution（DEFUSE）. Stroke 2008;39:2257-2263

[36] Arenillas JF, Rovira A, Molina CA, Grivé E, Montaner J, Alvarez-Sabín J. Prediction of early neurological deterioration using diffusion-and perfusion-weighted imaging in hyperacute middle cerebral artery ischemic stroke. Stroke 2002;33:2197-2203

[37] Sanák D, Nosál'V, Horák D, et al. Impact of diffusion-weighted MRI-measured initial cerebral infarction

volume on clinical outcome in acute stroke patients with middle cerebral artery occlusion treated by thrombolysis. Neuroradiology 2006;48:632-639

[38] Grant PE, He J, Halpern EF, et al. Frequency and clinical context of decreased apparent diffusion coefficient reversal in the human brain. Radiology 2001;221:43-50

[39] Kidwell CS, Alger JR, Saver JL. Beyond mismatch: evolving paradigms in imaging the ischemic penumbra with multimodal magnetic resonance imaging. Stroke 2003;34:2729-2735

[40] Darby DG, Barber PA, Gerraty RP, et al. Pathophysiological topography of acute ischemia by combined diffusion-weighted and perfusion MRI. Stroke 1999;30:2043-2052

[41] Copen WA, Rezai Gharai L, Barak ER, et al. Existence of the diffusion-perfusion mismatch within 24 hours after onset of acute stroke: depen-dence on proximal arterial occlusion. Radiology 2009;250:878-886

[42] Kane I, Carpenter T, Chappell F, et al. Comparison of 10 different magnetic resonance perfusion imaging processing methods in acute ischemic stroke: effect on lesion size, proportion of patients with diffusion/perfusion mismatch, clinical scores, and radiologic outcomes. Stroke 2007;38:3158-3164

[43] Christensen S, Mouridsen K, Wu O, et al. Comparison of 10 perfusion MRI parameters in 97 sub-6-hour stroke patients using voxel-based receiver operating characteristics analysis. Stroke 2009;40:2055-2061

[44] Olivot JM, Mlynash M, Thijs VN, et al. Optimal Tmax threshold for predicting penumbral tissue in acute stroke. Stroke 2009;40:469-475

[45] Jones TH, Morawetz RB, Crowell RM, et al. Thresholds of focal cerebral ischemia in awake monkeys. J Neurosurg 1981;54:773-782

[46] Mui K, Yoo AJ, Verduzco L, et al. Cerebral blood flow thresholds for tissue viability in acute ischemic stroke patients treated with intra-arterial thrombolysis depend on timing of reperfusion. 46th Annual Meeting of the American Society of Neuroradiology, New Orleans, 2008

[47] Wu O, Christensen S, Hjort N, et al. Characterizing physiological hetero-geneity of infarction risk in acute human ischaemic stroke using MRI. Brain 2006;129（Pt 9）: 2384-2393

[48] Tissue plasminogen activator for acute ischemic stroke. The National Institute of Neurological Disorders and Stroke rt-PA Stroke Study Group. N Engl J Med 1995;333:1581-1587

[49] Adams HP Jr, del Zoppo G, Alberts MJ, et al; American

Heart Association; American Stroke Association Stroke Council; Clinical Cardiology Council; Cardiovascular Radiology and Intervention Council; Athero-sclerotic Peripheral Vascular Disease and Quality of Care Outcomes in Research Interdisciplinary Working Groups. Guidelines for the early management of adults with ischemic stroke: a guideline from the American Heart Association/American Stroke Association Stroke Council, Clinical Cardiology Council, Cardiovascular Radiology and Inter-vention Council, and the Atherosclerotic Peripheral Vascular Disease and Quality of Care Outcomes in Research Interdisciplinary Working Groups: the American Academy of Neurology affirms the value of this guideline as an educational tool for neurologists. Stroke 2007;38:1655-1711

[50] Hacke W, Kaste M, Bluhmki E, et al; ECASS Investigators. Thrombolysis with alteplase 3 to 4.5 hours after acute ischemic stroke. N Engl J Med 2008;359:1317-1329

[51] Hacke W, Albers G, Al-Rawi Y, et al; DIAS Study Group. The Desmoteplase in Acute Ischemic Stroke Trial（DIAS）: a phase Ⅱ MRI-based 9-hour window acute stroke thrombolysis trial with intravenous desmoteplase. Stroke 2005;36:66-73

[52] Albers GW, Thijs VN, Wechsler L, et al; DEFUSE Investigators. Magnetic resonance imaging profiles predict clinical response to early reperfusion: the diffusion and perfusion imaging evaluation for understanding stroke evolution（DEFUSE）study. Ann Neurol 2006;60:508-517

[53] Furlan AJ, Eyding D, Albers GW, et al; DEDAS Investigators. Dose Escalation of Desmoteplase for Acute Ischemic Stroke（DEDAS）: evidence of safety and efficacy 3 to 9 hours after stroke onset. Stroke 2006;37:1227-1231

[54] Davis SM, Donnan GA, Parsons MW, et al; EPITHET investigators. Effects of alteplase beyond 3 h after stroke in the Echoplanar Imaging Throm-bolytic Evaluation Trial（EPITHET）: a placebo-controlled randomised trial. Lancet Neurol 2008;7:299-309

[55] Kakuda W, Lansberg MG, Thijs VN, et al; DEFUSE Investigators. Optimal definition for PWI/DWI mismatch in acute ischemic stroke patients. J Cereb Blood Flow Metab 2008;28:887-891

[56] Donnan GA, Baron JC, Ma H, Davis SM. Penumbral selection of patients for trials of acute stroke therapy. Lancet Neurol 2009;8:261-269

[57] Lansberg MG, Thijs VN, Bammer R, et al. The MRA-

DWI mismatch identifies patients with stroke who are likely to benefit from reperfusion. Stroke 2008;39:2491-2496

[58] Yoo AJ, Verduzco LA, Schaefer PW, Hirsch JA, Rabinov JD, González RG. MRI-based selection for intra-arterial stroke therapy: value of pretreatment diffusion-weighted imaging lesion volume in selecting patients with acute stroke who will benefit from early recanalization. Stroke 2009;40:2046-2054

[59] Janjua N, El-Gengaihy A, Pile-Spellman J, Qureshi AI. Late endovascular revascularization in acute ischemic stroke based on clinical-diffusion mismatch. AJNR Am J Neuroradiol 2009;30:1024-1027

[60] Cho AH, Sohn SI, Han MK, et al, Safety and efficacy of MRI-based throm-bolysis in unclear-onset stroke. A preliminary report. Cerebrovasc Dis 2008;25:572-579

[61] Fisher M, Adams RD. Observations on brain embolism with special reference to the mechanism of hemorrhagic infarction. J Neuropathol Exp Neurol 1951;10:92-94

[62] Derex L, Nighoghossian N. Intracerebral haemorrhage after thrombolysis for acute ischaemic stroke: an update. J Neurol Neurosurg Psychiatry 2008;79:1093-1099

[63] Hacke W, Kaste M, Fieschi C, et al; The European Cooperative Acute Stroke Study (ECASS). Intravenous thrombolysis with recombinant tissue plasminogen activator for acute hemispheric stroke. JAMA 1995;274:1017-1025

[64] Khatri P, Wechsler LR, Broderick JP. Intracranial hemorrhage associated with revascularization therapies. Stroke 2007;38:431-440

[65] Wardlaw JM, Zoppo G, Yamaguchi T, Berge E. Thrombolysis for acute ischaemic stroke. Cochrane Database Syst Rev 2003:CD000213

[66] Kidwell CS, Saver JL, Carneado J, et al. Predictors of hemorrhagic trans-formation in patients receiving intra-arterial thrombolysis. Stroke 2002;33:717-724

[67] von Kummer R, Allen KL, Holle R, et al. Acute stroke: usefulness of early CT findings before thrombolytic therapy. Radiology 1997;205:327-333

[68] Neumann-Haefelin T, Hoelig S, Berkefeld J, et al; MR Stroke Group. Leukoaraiosis is a risk factor for symptomatic intracerebral hemorrhage after thrombolysis for acute stroke. Stroke 2006;37:2463-2466

[69] Hermier M, Nighoghossian N, Derex L, et al. Hypointense transcerebral veins at T2*-weighted MRI: a marker of hemorrhagic transformation risk in patients treated with intravenous tissue plasminogen activator. J Cereb Blood Flow Metab 2003;23:1362-1370

[70] Vo KD, Santiago F, Lin W, Hsu CY, Lee Y, Lee JM. MR imaging enhancement patterns as predictors of hemorrhagic transformation in acute ischemic stroke. AJNR Am J Neuroradiol 2003;24:674-679

[71] Kassner A, Roberts T, Taylor K, Silver F, Mikulis D. Prediction of hemorrhage in acute ischemic stroke using permeability MR imaging. AJNR Am J Neuroradiol 2005;26:2213-2217

[72] Schaefer PW, Roccatagliata L, Schwamm L, et al. Assessing hemorrhagic transformation with diffusion and perfusion MR imaging. 41 st Annual Meeting of the American Society of Neuroradiology, Washington, DC, 2003

[73] Kim HS, Lee DH, Ryu CW, et al. Multiple cerebral microbleeds in hyperacute ischemic stroke: impact on prevalence and severity of early hemorrhagic transformation after thrombolytic treatment. AJR Am J Roentgenol 2006;186:1443-1449

[74] Thomalla G, Schwark C, Sobesky J, et al; MRI in Acute Stroke Study Group of the German Competence Network Stroke. Outcome and symp-tomatic bleeding complications of intravenous thrombolysis within 6 hours in MRI-selected stroke patients: comparison of a German multi-center study with the pooled data of ATLANTIS, ECASS, and NINDS tPA trials. Stroke 2006;37:852-858

[75] Sellar RJ. Imaging blood vessels of the head and neck. J Neurol Neurosurg Psychiatry 1995;59:225-237

[76] Green D, Parker D. CTA and MRA: visualization without catheterization. Semin Ultrasound CT MR 2003;24:185-191

[77] Coutts SB, Simon JE, Eliasziw M, et al. Triaging transient ischemic attack and minor stroke patients using acute magnetic resonance imaging. Ann Neurol 2005;57:848-854

[78] Ma L, Gao PY, Lin Y, et al. Can baseline magnetic resonance angiography (MRA) status become a foremost factor in selecting optimal acute stroke patients for recombinant tissue plasminogen activator (rt-PA) thrombolysis beyond 3 hours? Neurol Res 2009;31:355-361

[79] Debrey SM, Yu H, Lynch JK, et al. Diagnostic accuracy of magnetic resonance angiography for internal carotid artery disease: a systematic review and meta-analysis. Stroke 2008;39:2237-2248

[80] Rodallec MH, Marteau V, Gerber S, Desmottes L, Zins M. Craniocervical arterial dissection: spectrum of imaging

第2部分 影像学

findings and differential diagnosis. Radiographics 2008;28:1711-1728

[81] Lévy C, Laissy JP, Raveau V, et al. Carotid and vertebral artery dissections: three-dimensional time-of-flight MR angiography and MR imaging versus conventional angiography. Radiology 1994;190:97-103

[82] Sudlow CL, Warlow CP; International Stroke Incidence Collaboration. Comparable studies of the incidence of stroke and its pathological types: results from an international collaboration. Stroke 1997;28:491-499

[83] Ariesen MJ, Claus SP, Rinkel GJE, Algra A. Risk factors for intracerebral hemorrhage in the general population: a systematic review. Stroke 2003;34:2060-2065

[84] van Gijn J, Kerr RS, Rinkel GJE. Subarachnoid haemorrhage. Lancet 2007;369:306-318

[85] Qureshi AI, Tuhrim S, Broderick JP, Batjer HH, Hondo H, Hanley DF. Spontaneous intracerebral hemorrhage. N Engl J Med 2001;344:1450-1460

[86] Delgado Almandoz JE, Schaefer PW, Forero NP, Falla JR, Gonzalez RG, Romero JM. Diagnostic accuracy and yield of multidetector CT angiog-raphy in the evaluation of spontaneous intraparenchymal cerebral hemorrhage. AJNR Am J Neuroradiol 2009;30:1213-1221

[87] Fullerton HJ, Wu YW, Zhao S, Johnston SC. Risk of stroke in children: ethnic and gender disparities. Neurology 2003;61:189-194

[88] Jordan LC, Hillis AE. Hemorrhagic stroke in children. Pediatr Neurol 2007;36:73-80

[89] Kidwell CS, Chalela JA, Saver JL, et al. Comparison of MRI and CT for detection of acute intracerebral hemorrhage. JAMA 2004;292:1823-1830

[90] Wiesmann M, Mayer TE, Yousry I, Medele R, Hamann GF, Brückmann H. Detection of hyperacute subarachnoid hemorrhage of the brain by using magnetic resonance imaging. J Neurosurg 2002;96:684-689

[91] Bradley WG Jr. MR appearance of hemorrhage in the brain. Radiology 1993;189:15-26

[92] Fobben ES, Grossman RI, Atlas SW, et al. MR characteristics of subdural hematomas and hygromas at 1.5 T, AJR Am J Roentgenol 1989;153:589-595

[93] Kang BK, Na DG, Ryoo JW, Byun HS, Roh HG, Pyeun YS. Diffusion-weighted MR imaging of intracerebral hemorrhage. Korean J Radiol 2001;2:183-191

[94] Maldjian JA, Listerud J, Moonis G, Siddiqi F. Computing diffusion rates in T2-dark hematomas and areas of low T2 signal. AJNR Am J Neuroradiol 2001;22:112-118

[95] Haacke EM, Mittal S, Wu Z, Neelavalli J, Cheng YC. Susceptibility-weighted imaging: technical aspects and clinical applications, part 1. AJNR Am J Neuroradiol 2009;30:19-30

[96] Haacke EM, Mittal S, Wu Z, Neelavalli J. Cheng YC. Susceptibility-weighted imaging: technical aspects and clinical applications, part 1. AJNR Am J Neuroradiol 2009;30:19-30

[97] Wu Z, Mittal S, Kish K, Yu Y, Hu J, Haacke EM. Identification of calcification with MRI using susceptibility-weighted imaging: a case study. J Magn Reson Imaging 2009;29:177-182

[98] Gebel JM Jr, Jauch EC, Brott TG, et al. Natural history of perihematomal edema in patients with hyperacute spontaneous intracerebral hemorrhage. Stroke 2002; 33:2631-2635

[99] Inaji M, Tomita H, Tone O, Tamaki M, Suzuki R, Ohno K. Chronological changes of perihematomal edema of human intracerebral hematoma. Acta Neurochir Suppl （Wien）2003;86:445-448

[100] Carhuapoma JR, Wang PY, Beauchamp NJ, Keyl PM, Hanley DF, Barker PB. Diffusion-weighted MRI and proton MR spectroscopic imaging in the study of secondary neuronal injury after intracerebral hemor-rhage. Stroke 2000;31:726-732

[101] Butcher KS, Baird T, MacGregor L, Desmond P, Tress B, Davis S. Perihe-matomal edema in primary intracerebral hemorrhage is plasma derived. Stroke 2004;35:1879-1885

[102] Zazulia AR, Diringer MN, Videen TO, et al. Hypoperfusion without ischemia surrounding acute intracerebral hemorrhage. J Cereb Blood Flow Metab 2001;21:804-810

[103] Takebayashi S, Kaneko M. Electron microscopic studies of ruptured arteries in hypertensive intracerebral hemorrhage. Stroke 1983;14:28-36

[104] Pezzini A, Padovani A. Cerebral amyloid angiopathy-related hemorrhages. Neurol Sci 2008;29（Suppl 2）:S260-S263

[105] Yamada M. Cerebral amyloid angiopathy: an overview. Neuropathology 2000;20:8-22

[106] Yamada M, Tsukagoshi H, Otomo E, Hayakawa M. Cerebral amyloid angiopathy in the aged. J Neurol 1987;234:371-376

[107] Knudsen KA, Rosand J, Karluk D, Greenberg SM. Clinical diagnosis of cerebral amyloid angiopathy: validation of the Boston criteria. Neurology 2001;56:537-539

［108］Fazekas F, Kleinert R, Roob G, et al. Histopathologic analysis of foci of signal loss on gradient-echo T2*-weighted MR images in patients with spontaneous intracerebral hemorrhage: evidence of micmangiopathy-related microbleeds. AJNR Am J Neuroradiol 1999;20:637-642

［109］Rosand J, Muzikansky A, Kumar A, et al. Spatial clustering of hemorrhages in probable cerebral amyloid angiopathy. Ann Neurol 2005;58:459-462

［110］Greenberg SM, Eng JA, Ning M, Smith EE, Rosand J. Hemorrhage burden predicts recurrent intracerebral hemorrhage after lobar hemorrhage. Stroke 2004;35:1415-1420

［111］Blitstein MK, Tung GA. MRI of cerebral microhemorrhages. AJR Am J Roentgenol 2007;189:720-725

［112］Hart RG. Boop BS, Anderson DC. Oral anticoagulants and intracranial hemorrhage. Facts and hypotheses. Stroke 1995;26:1471-1477

［113］Cavallini A, Fanucchi S, Persico A. Warfarjn-associated intracerebral hemorrhage. Neurol Sci 2008;29（Suppl 2）:S266-S268

［114］Lee S-H, Ryu W-S, Roh J-K. Cerebral microbleeds are a risk factor for warfarin-related intracerebral hemorrhage. Neurology 2009;72:171-176

［115］Flaherty ML, Haverbusch M, Sekar P, et al. Location and outcome of anticoagulant-associated intracerebral hemorrhage. Neurocrit Care 2006;5:197-201

［116］Pfleger MJ, Hardee EP, Contant CF Jr, Hayman LA. Sensitivity and specificity of fluid-blood levels for coagulopathy in acute intracerebral hematomas. AJNR Am J Neuroradiol 1994;15:217-223

［117］Licata B, Turazzi S. Bleeding cerebral neoplasms with symptomatic hematoma. J Neurosurg Sci 2003;47:201-210, discussion 210

［118］Atlas SW, Grossman RI, Gomori JM, et al. Hemorrhagic intracranial malignant neoplasms: spinecho MR imaging. Radiology 1987;164:71-77

［119］Gaviani P, Mullins ME, Braga TA, et al. Improved detection of metastatic melanoma by T2*-weighted imaging. AJNR Am J Neuroradiol 2006;27:605-608

［120］Moriarity JL, Wetzel M, Clatterbuck RE, et al. The natural history of cavernous malformations: a prospective study of 68 patients. Neurosurgery 1999;44:1166-1171, discussion 1172-1173

［121］Yun TJ, Na DG, Kwon BJ, et al. A T1 hyperintense perilesional signal aids in the differentiation of a cavernous angioma from other hemorrhagic masses. AJNR Am J Neuroradiol 2008;29:494-500

［122］Connor SEJ, Jarosz JM. Magnetic resonance imaging of cerebral venous sinus thrombosis. Clin Radiol 2002;57:449-461

［123］Leach JL, Strub WM, Gaskill-Shipley MF, Cerebral venous thrombus signal intensity and susceptibility effects on gradient recalled-echo MR imaging. AJNR Am J Neuroradiol 2007;28:940-945

［124］Khandelwal N, Agarwal A, Kochhar R, et al. Comparison of CT venography with MR venography in cerebral sinovenous thrombosis. AJR Am J Roentgenol 2006;187:1637-1643

［125］Ozsarlak O, Van Goethem JW, Maes M, Parizel PM. MR angiography of the intracranial vessels: technical aspects and clinical applications. Neuroradiology 2004;46:955-972

［126］Heidenreich JO, Schilling AM, Unterharnscheidt F, et al. Assessment of 3D-TOF-MRA at 3.0 Tesla in the characterization of the angioarchitecture of cerebral arteriovenous malformations: a preliminary study. Acta Radiol 2007;48:678-686

［127］Unlu E, Temizoz O, Albayram S, et al. Contrast-enhanced MR 3D angiography in the assessment of brain AVMs. Eur J Radiol 2006;60:367-378

［128］Tsuchiya K, Katase S, Yoshino A, Hachiya J. MR digital subtraction angiography of cerebral arteriovenous malformations. AJNR Am J Neuroradiol 2000;21:707-711

［129］Taschner CA, Gieseke J, Le Thuc V, et al. Intracranial arteriovenous malformation: time-resolved contrast-enhanced MR angiography with combination of parallel imaging, keyhole acquisition, and k-space sampling techniques at 1.5 T. Radiology 2008;246:871-879

［130］Hiratsuka Y, Miki H, Kiriyama I, et al. Diagnosis of unruptured intracranial aneurysms: 3T MR angiography versus 64-channel multidetector row CT angiography. Magn Reson Med Sci 2008;7:169-178

［131］Jäger HR, Mansmann U, Hausmann O, Partzsch U, Moseley IF, Taylor WJ. MRA versus digital subtraction angiography in acute subarachnoid haemorrhage: a blinded multireader study of prospectively recruited patients. Neuroradiology 2000;42:313-326

［132］Scott RM, Smith ER. Moyamoya disease and moyamoya syndrome. N Engl J Med 2009;360:1226-1237

［133］Hefzy HM, Bartynski WS, Boardman JF, Lacomis D. Hemorrhage in posterior reversible encephalopathy syndrome: imaging and clinical features. AJNR Am J

Neuroradiol 2009;30:1371-1379

[134] Ducros A, Boukobza M, Porcher R, Sarov M, Valade D, Bousser MG. The clinical and radiological spectrum of reversible cerebral vasoconstriction syndrome. A prospective series of 67 patients. Brain 2007;130（Pt 12）:3091-3101

第 9 章

PET 在缺血性和出血性卒中的应用

Colin P. Derdeyn, Rajat Dhar

■ 朱汇庆 译 ■ 王亮 校审

要点

正电子发射计算机体层显像（PET）测量血液动力参数如脑血流量和脑的氧摄取分数等，其临床应用并未通过 FDA 的批准，仅能用于研究目的。现有的 PET 研究已揭示了人类脑血管病变的许多有价值的信息，简述如下。

◆ 在急性缺血性卒中的半阴影区有存活组织的最有价值的依据就是存在氧代谢。血流参数对该区组织是否存活的判断缺乏特异性。

◆ 在急性脑梗死病灶周围的组织存在脑血流的自身调节。

◆ 没有证据显示颅内出血可造成周围脑组织的缺血性改变。

◆ 脑血流自身调节在动脉瘤破裂造成蛛网膜下腔出血的患者中可引起不良反应如脑血管痉挛。

PET 是活体研究人脑血管疾病病理生理改变的重要研究工具。PET 显像不仅可提供重要的诊断指标如 CBF、氧代谢等，而且还可应用特殊的放射性药物，参与脑生理和病理改变而进行脑显像。PET 显像对治疗评估亦可提供有力的依据，如了解在脑血管痉挛的患者中红细胞输入可能引起的生理改变。可以测定氧代谢和脑血流使得评价脑组织缺血的疗效更为准确和便利。PET 显像在此方面显示出独有的优势。本章就 PET 对急性缺血性和出血性卒中的病理生理和疗效评价的研究进行了综述，并涉及慢性动脉闭塞而造成慢性缺血性疾病。第一部分对 PET 的基本原理和局限性进行综述；第二部分对正常脑血流动力学和代谢进行综述；第三部分讨论在灌注压减低的情况下脑的反应和脑血管的自我调节，主要是指脑血管的扩张和氧摄取指数的升高；最后是对现有的 PET 研究进行综述，主要是指在慢性动脉闭塞性疾病、急性缺血性卒中、急性脑内出血和蛛网膜下腔出血的患者中，PET 对疾病病理生理的揭示和在治疗过程中的指导意义。

正电子发射计算机体层显像的基本物理概念

PET 显像需要两部分：正电子核素药物（放射性示踪剂）和体层显像系统。后者在合理的辐射下利用生理过程的数学模型进行显像和定量检测[1]。例如，作者所在实验室给患者弹丸注射 ^{15}O 标记的水（ $H_2{}^{15}O$ ，放射性示踪剂）进行脑血流的测定[1]。PET 对通过脑血液循环的水进行显像和定量计数，最后 PET 在计算机的处理下将所收集的原始计数转换为定量局部脑血流量图。这个过程不仅需要动脉血放射性计数，而且还需要用到脑血液循环中水分子转运的混合模型数学假设。

放射性示踪剂是一种具有放射性的分子化合物，因为注入体内剂量非常少，不会对人体正常的生理活动造成影响。PET 显像所用的放射性示踪剂衰变时可发射出正电子，并可分为两大类：一类是标记正常生物分子化合物，如 ^{15}O 标记的水，另一类标记人工合成的有机化合物，如 ^{18}F 标记的脱氧葡萄糖。

PET 应用湮没辐射现象进行脑生理活动的显像和定量测定。在体内正电子（由放射性核素发射的带有正电荷的电子）仅仅移动非常有限的几毫米就与体内的负电子相遇。正负电子相遇引起湮没辐射而产生一对能量相同、方向相反的伽马光子。这对方向相反的伽马光子可被一对成 180° 相对的探测器所同时接受。这就是显像探测定位的基础。

影响 PET 性能的两个最主要因素是半高宽（full-width, half maximum，FWHM）和部分容积效应。探测到的辐射范围要略大于实际的辐射范围。点状放射性分布基本符合高斯点源扩散模型，放射性最高的一点即是原始点。FWHM 是指在重建图像中放射性拖尾的程度。PET 显示两个相邻细小结构的能力或准确检测小区域的放射性活度不仅受系统的 FWHM 限制，同时也受到感兴趣区及周围区域的放射性分布的影响。因为被检测对象的放射性活度存在拖尾和再分布的现象，一个特定区域的重建图像中不可能包含该区域的所有活度。该区域的活度会影响到周围，这就是所谓的部分容积效应。这就造成 PET 显示的图像中放射性改变是成梯度变化，而实际上往往是不同组织之间存在明显改变，如梗死灶与周围组织、出血灶与周围组织、脑组织和脑脊液的交接处、灰白质的交接处[2]。

人体内正电子示踪剂的浓度主要受体内的生理变化影响，可依靠 PET 从外部计数来了解，前提是必须有相应的数学模型。PET 就某一部位进行一段时间的采集，利用数学模型计算这些数据从而反映相应的生理变化。这些计算受到示踪剂生物学特性和体内代谢等众多因素影响，包括示踪剂在体内组织运输的室间模型、示踪剂在组织中的分布和代谢、示踪剂及其代谢产物从组织中的排出、示踪剂和其代谢产物在组织中的再分布、示踪剂和其代谢产物在血液中的残留量。

正常的脑血流动力学和代谢

在正式讨论正常脑血流动力学和代谢之前，有必要就 PET 测定的常规生理性名词进行简单的介绍和定义。CBF 是指在单位时间内相应脑组织内血液供应量，单位通常为每 100 g 脑组织每分钟的脑血流量（mL），即 mL/（100 g·min）。^{15}O 标记水是最常用于测定脑血流量的方法，作者所在实验室也是运用此方法。其他方法也常常用于此类测定，如 ^{15}O 标记的丁醇[3]。

CBV 是指特定脑组织内脑血流量，单位通常为每 100 g 脑组织中的脑血流量（mL）。局部脑血容量常用来作为脑血管扩张程度的一个指标，本文后面将会讨论。脑血容量可用 ^{15}O 标记的一氧化碳或 ^{11}C（图 9.1）标记的一氧化碳进行 PET 测定，这两种不同核

素标记的一氧化碳都能与血红细胞紧密结合。利用周围血管和脑血管不同的血细胞比容修正因子就可以计算出血容量。MTT 是由 CBV/CBF 得到的。根据中心容量理论，物质通过脑血流循环的时间就是平均通过时间，因此是 CBV/CBF。另有一些 PET 研究小组建议使用该比值的倒数[4]。

氧摄取分数（OEF）是指因组织代谢需要从所供的氧含量中摄取的比例。正常脑的氧摄取分数一般在 0.25～0.5，超过 0.5 则提示脑氧摄取分数明显升高。该数据是作者所在实验室用吸入 O^{15}O PET 显像所得，且不受 CBF 和 CBV 的影响[1]（图 9.1）。CBF 仅反映被运输到脑组织的氧含量，CBV 可对未被摄取的血氧含量进行修正。另一种计算方法是 O^{15}O 吸入 PET 显像计数与 O^{15}O 标记的水 PET 显像的计数之比，此种方法无须 CBV 校正[5]。还有其他类似方法也是临床常用的。脑氧代谢率（CMRO$_2$）是指脑组织氧代谢的数量，单位为每 100 g 脑组织每分钟耗氧的毫升数[1]（图 9.1）。CMRO$_2$ 值等于 CBF 乘以 OEF 和动脉血氧含量（氧的运输量乘以摄取分数乘以可供的氧含量）。

缺血性和出血性卒中的分子显像使用多种放射性药物[6]，^{11}C 标记的 FK506、^{11}C-flumazenil（FMZ）、^{18}F-fluoromisonidazole（^{18}F-FMISO）和其他许多正电子核素标记的神经受体示踪剂。葡萄糖代谢（CMRGlu）通常是用葡萄糖的类似物 ^{18}F 标记的脱氧葡萄糖进行测定的。葡萄糖代谢测定受到病理条件的影响，例如，在脑缺血性病变中，脑组织摄取葡萄糖及其类似物脱氧葡萄糖的能力因缺血的严重程度而有很大的变化。葡萄糖代谢可用 ^{11}C 标记的 1-^{11}C-D-葡萄糖进行测定[7]。

成人全脑正常脑血流量平均为 50 mL/（100 g·min）。功能刺激可提高局部脑血流量而全脑血流量保持不变。任一脑区的血流量可用该区的 CPP 与脑血管阻力（CVR）的比值表示。脑灌注压是脑循环中的动脉压与颅内压或颅内静脉回流压的压差。在绝大多数情况下颅内静脉压可以忽略不计，所以脑灌注压通常就等于平均动脉压。可引起脑内静脉压升高的因素都可以使脑内灌注压降低，如静脉窦血栓、硬脑膜动静脉瘘还有颈静脉孔狭窄的可能。静脉压也可因颅内压升高而升高。

在正常情况下任何局部脑血流量的变化一定会引起局部脑血容量的变化。血管阻力随小动脉和毛细血管前小动脉管径的变化而变化。在静息状态时脑血流灌注压正常，此时的脑血流量与脑组织的代谢密切匹

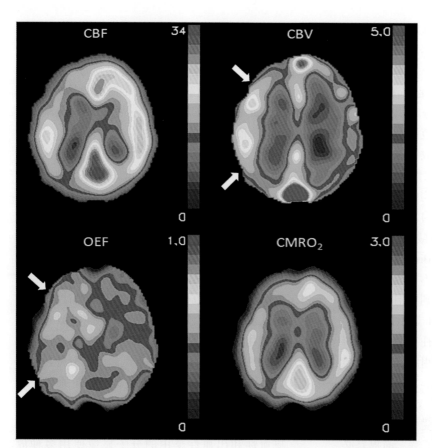

图 9.1 这是脑血流明显受损的患者检查图。该患者因颈内动脉远端动脉粥样硬化而完全堵塞，造成一侧脑血流量明显下降。脑血容量因受自我调节血管扩张而升高（箭头）。脑氧代谢率因氧摄取分数的提高而保持相对稳定（箭头）。

配。局部脑组织代谢增高必然引起脑血流量升高。例如，脑灰质的血流量要高于脑白质血流量。尽管血流量和代谢率的变化很大，但是脑所有区域的局部脑血流量与代谢率的比值几乎是恒定的，所以认为脑血流量和脑组织从血液中的葡萄糖摄取量（不是代谢）匹配图的区域变化很小[8]。一个例外就是在生理性刺激下，脑血流量的升高要远超该区域的代谢需求，这就导致了相对的氧摄取分数下降和该部位局部的静脉脱氧血红蛋白的下降[9]。这一现象就是脑功能磁共振成像的基础。

血量减少和缺血性病变时脑血流灌注压下降的反应

当一条动脉狭窄或者堵塞时，如果此时侧支循环并未完全建立好，则会引起灌注压的下降[10]。动脉狭窄或堵塞并不等同于血流动力损害。颈内动脉完全堵塞的患者中，多达 50% 的人在缺血症状出现前并未有脑血流灌注压下降的表现[11]。良好的侧支循环建立是决定闭塞性病变可否引起血流灌注压下降的关键。当灌注压因闭塞性病变而下降的同时，侧支循环并未完全建立好，此时脑血管系统通过两个机制来维持氧和葡萄糖正常的运输，即需通过自身调节扩张血

管和提高氧摄取分数[12]。这些机制的急性变化通过动物急性灌注压下降模型已得以广泛研究，但这些急性模型对了解人慢性灌注压下降的机制变化还是存在未知之处。因为脑血流灌注压下降可造成静脉回流压的升高，引起自身血管扩张调节和氧摄取分数提高的反应[13]。

因为存在血管自身调节机制，血流灌注压可有一个较为宽泛的压力变化范围，所以灌注压的变化对脑血流量的影响较小。平均动脉压的升高可引起软脑膜小动脉的收缩，用以提高血管阻力以维持脑血流量在一个较为恒定的水平[14]。相反，当灌注压下降时，血管可反应性扩张以维持脑血流量在接近于正常的水平[15]。平均通过时间和脑血容量的升高表明自身血管扩张调节的程度（图 9.2）。尽管有血管扩张，当灌注压在自身调节范围内下降时，脑血流量可有轻度下降，从而导致了氧摄取分数轻度升高以弥补氧运输量的不足[12]。

在某些情况下血管扩张自身调节的范围可被超过。每个人的血管自身调节失常的阈值高低各不相同，受先前有无脑缺血损害和高血压受累时间的影响。当超过阈值时，脑血流量随功能性灌注压下降而呈线性下降。利用颈静脉血氧定量法直接测定动静脉含氧差

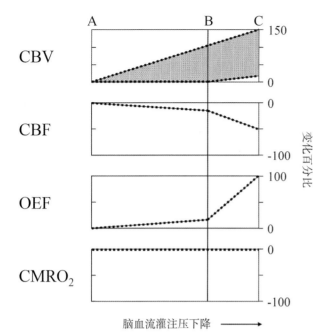

图 9.2 脑血流灌注压下降时，脑血流动力和代谢反应示意图。X轴代表灌注压下降的程度。点 A 和点 B 之间的区域是自身调节范围。点 B 和点 C 之间的区域是脑血流量进一步被动性下降而造成功能性灌注压下降后自身调节失代偿后的变化。点 C 代表维持正常脑代谢的代偿机制全部衰竭而开始真正脑缺血性改变。CBV 在血管扩张自身调节下通常保持不变或轻度上升，很大程度上取决于 CBV 的测量方法。众多研究均表明当自身调节机制失调后，CBV 可进一步上升。CBF 在自身调节范围内只有轻度下降。一旦超出血管自身调节的范围，CBF 被动下降灌注压可降至正常基础值的 50%。在自身调节范围内，随着 CBF 的下降，OEF 可有轻度增高。超过自身调节范围后，脑血流可降至正常基础的 50%，和正常基础状态相比，OEF 可迅速提高 1 倍。当 CPP 在这个范围内下降时，CMRO₂ 可因自身调节血管扩张和 OEF 的提高而基本保持不变。

别（动脉含氧量 × 氧摄取分数），可显示在脑血流量下降时，氧运输减少环境下大脑靠增加氧摄取分数来维持正常脑氧代谢的能力[16]（图 9.1 和图 9.2）。氧摄取分数升高的准确机制目前尚未完全清楚。氧气可从血液被动扩散到组织中。目前较被接受的假说是因组织间有氧代谢的需要使得较多的氧扩散至组织中，从而减少了氧反向扩散回毛细血管[17]。

如果脑血流灌注压持续下降并超过氧摄取分数升高补偿范围，此时脑的氧供应量将不足以满足脑的能量需求[18]。当脑氧代谢率下降时将会出现脑神经系统功能障碍。如果此时能迅速纠正氧供应量则这些功能障碍都可恢复。但缺血持续存在或更进一步恶化将会导致永久性组织损伤，其损伤的程度取决于缺血的程度和持续的时间[19]。脑血流量低于 20 mL/（100 g·min）时正常脑组织的电活动停止，而神经症状将出现。由于缺乏足够的氧供应，能量供应将减少，防

止出现糖酵解。作为高能量储备的磷酸盐三磷酸腺苷和磷酸肌酸会出现减少。由于血流的减少，细胞内少量葡萄糖的无氧酵解可导致乳酸性酸中毒。一旦脑血流量低于 10～12 mL/（100 g·min）时，脑细胞膜的固有结构将解体，细胞内的 K⁺ 漏出细胞，细胞外的 Ca⁺ 则流入细胞内，若不立即改善血流灌注状况，细胞死亡将不可避免地发生。

一旦发生组织损伤，脑血管正常的调节机制将不再起作用[20]。在 TIA 和轻度脑缺血卒中的一些患者中，虽自身调节血管再通反应随后发生，但动脉血中二氧化碳分压仍有可能高于正常数周[21]。经过一段时间后脑血流下降与组织代谢相匹配，脑血管自身调节的能力可有所恢复。再灌注后脑细胞的正常生化及离子特性的恢复程度取决于起病时脑缺血的严重程度，此时无氧糖酵解所致的酸中毒可变为碱中毒。

慢性缺血除可导致脑血管自身调节和氧摄取分数提高外，还可能存在其他代偿机制，如可逆性的代谢下调会导致可逆性的认知障碍[22]。对这一现象的解释目前仍停留在假说阶段，并将成为日后研究的重要内容。

正电子发射计算机体层显像（PET）在动脉慢性闭塞性疾病中的研究（少血性疾病）

如何正确地识别出灌注压下降而引起的代偿性反应，就是血流动力受损后的变化，在某些亚急性或慢性动脉闭塞性疾病的诊治中有着十分重要的意义。这些疾病包括颈内动脉粥样硬化、动脉性缺血、烟雾病和某些无症状的动脉粥样硬化性狭窄。针对这些患病人群进行 PET 和其他血流动力研究，主要目的是想了解这些代偿机制建立与今后发生卒中风险之间的关系（自然病程的研究），以及采取特定的治疗或外科治疗能否改善大脑的血流动力（将影像检查作为第二道防线）。目前基于血流动力标准的中枢干预有效性的研究已有许多。以下章节将对自身调节血管扩张和 OEF 增高的 PET 研究进行综述，并对不同患病族群的临床研究进行综述。

PET 对灌注压下降所引起代偿性反应的识别

如上讨论所述，动脉狭窄或闭塞对血流动力所造成的影响取决于侧支循环建立与否和狭窄程度。一侧颈内动脉的闭塞对远端的 CPP 常常几乎没有影响，这是因为通过 Willis 环的侧支血流足够弥补。许多影像技术如血管造影、MRI、CTA 和多普勒超声检查都可证实这些侧支血流的存在。这些手段可对血流的通畅

程度显示良好，但对血流的闭塞情况显示不尽如人意。

　　必须要清楚地认识到，在对动脉病变进行研究时，单一测定血流是毫无意义的。这是因为 CBF 正常并不能除外是自身调节血管扩张的结果，相反 CBF 下降也有可能是在正常灌注下。后者可见于先前有过卒中病变的部位或在边缘部位。基底节区已有的腔隙性梗死可导致远处的叠加皮质代谢降低和继发性血流下降。这种现象被称为交叉失联络（图 9.3）。

　　基于目前已知的脑 CPP 下降时的代偿性反应，运用 PET 了解由于动脉闭塞而造成的血流动力相应改变的程度，现主要有三种方法。其中研究自身调节血管扩张有两种方法，研究 OEF 升高是第三种方法。方法一是在静息状态下测量 CBV 和 CBF。当 CPP 下降时，CBV 可因自身调节血管扩张而升高，CBV/CBF 的比值（MTT）升高。方法二是在静息和通过介入方法刺激脑血管扩张状态下测定 rCBF，常用的介入方法为乙酰唑胺（Diamox）注射法和 CO_2 吸入法。在上述刺激下 CBF 正常上升量的减少意味着脑血管已处在自身调节扩张状态，因此在刺激下无更多的血流量可供。

颈内动脉粥样硬化性闭塞

　　事实上针对颈内动脉粥样硬化性闭塞已经有许多研究了。PET 检查发现 OEF 值的升高已被认为是预测今后卒中的一个强有力且独立的因素。基于这些知识，一项外科手术血管再通术的临床试验已在进行中，就是颈动脉闭塞手术研究（COSS）[23]。本章节将对这一研究自然过程、设计以及基础理论进行着重描述。

　　患有颈内动脉粥样硬化性闭塞的患者日后发生卒中的风险是非常高的。一项 800 名患者的随机对照研究并未显示采用颈内外动脉搭桥外科手术的患者其获益程度超过阿司匹林治疗[24]。这一研究失败的可能原因是缺乏一个有力的检测手段在术前判断脑血流是否正常或已受到损害。如果基础脑血流是正常的，则试图改善血流状况的手术治疗将是徒劳的，相反还有可能将那些潜在的手术治疗受益的，血流动力已经受损，且发生卒中高风险的患者漏掉。

　　圣路易斯的一项颈内动脉闭塞研究目的就是想找出这类患者，双盲、前瞻性研究，研究目的在于测试有症状的颈内动脉粥样硬化性闭塞的患者中 OEF 值

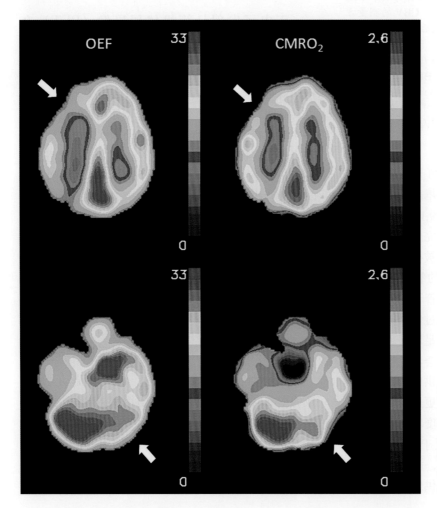

图 9.3　交叉失联络。该患者存在右侧颈内动脉粥样硬化完全性闭塞，且先前已有此部位卒中的病史。$CMRO_2$ 图示对侧小脑氧代谢下降（箭头）。右侧额叶代谢下降造成结构正常的小脑左侧半球代谢下降。额叶和小脑半球因代谢的下降而 CBF 均下降（箭头）。

的升高与日后患卒中的危险性。81 名颈内动脉完全闭塞且伴有患侧缺血症状的患者纳入研究。17 个卒中危险因子包括临床、流行病学和实验室检查情况被记录下来。OEF 由 PET 测定可得[25]，81 名患者中有 39 名存在 OEF 值升高，所有这 81 名患者平均随访时间 3.1 年。在这期间共有 15 名患者发生缺血性卒中，其中 13 名发生于患侧血管一侧，该 13 名患者中的 11 名是属于上述 39 名 OEF 值升高者的一组。多元统计分析显示只有年龄和 OEF 值可作为卒中危险的预测因子。卡方检验显示 OEF 值升高是预测日后卒中风险的有力预测因子（$P = 0.004$）（图 9.4）。学者 Yamuchi 及其同事的研究得到相似的结果[26]。

先前的 PET 研究表明颞前动脉与大脑中动脉的

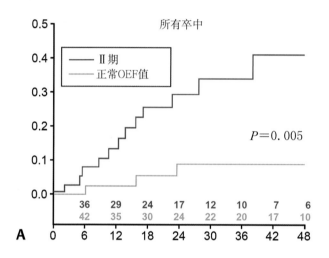

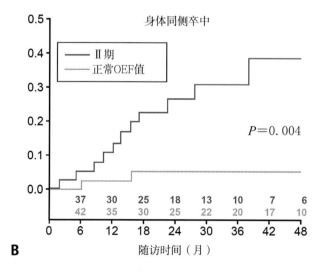

图 9.4 颈内动脉闭塞手术研究的结果。Kaplan-Meier 累计失败曲线，A 曲线是以所有卒中事件作为主要结束点，B 曲线是以患侧缺血性卒中为次要结束点。OEF 值升高的Ⅱ期患者的数据以红线表示，OEF 值正常的患者数据以蓝线表示。在最下面图表显示各组中无卒中事件发生的患者每 6 个月随访的数据。

搭桥手术可改善 OEF 的不正常[20, 27]。基于这些事实，NIH 建议采用 COSS 方法，[23] 将颈内动脉粥样硬化完全闭塞且最近（120 天）患侧出现脑缺血症状的患者都归为该手术的适应人群。这些适应人群通过 PET 显像将 OEF 值升高的患者挑选出，以利于患者选择采用手术或保守治疗。目前的假说是外科搭桥手术可预防高危人群卒中的发生。

分水岭区的血流动力学

急性灌注压下降常可造成分水岭区的皮质和周围白质缺血性梗死，分水岭区是指脑内动脉的交界区，如大脑中动脉与大脑前动脉的交界区[28]。严重的系统低压最明显的变化就是脑内两侧多个非连续分水岭区的脑梗[28]。然而绝大多数颈内动脉粥样硬化患者边缘区皮质脑梗的机制是栓子栓塞而非纯粹的血流动力学改变[29, 30]。

除了皮质动脉分水岭区，还有证据表明中央半卵圆区和放射冠白质也是动脉边缘区。该区域被称为内部动脉分水岭区（在豆状核纹状体动脉穿支和大脑中动脉远端穿支之间的区域）[31]。大脑半球的血流动力学受损与白质陈旧性卒中之间有密切的联系，但与皮质分水岭区的卒中关系不大[29]。有趣的是，OEF 值升高表明非梗死白质区血量减少的程度并不比慢性颈内动脉病变患者的叠加皮质区为高[32]。这就提示白质梗死可能发生在血管闭塞的同时或闭塞后不久（仅有部分区域的 OEF 值升高），而并不是在慢性狭窄的过程中。

经过一段时间后的血流动力学改善

在一些颈内动脉粥样硬化闭塞的患者中，经过一段时间后会出现血流动力的改善，这是因为侧支血量的增加[33]。作者对 10 名颈内动脉粥样硬化完全闭塞的患者做了 PET 前后测量，这些患者首次 PET 测量均显示为 OEF 值升高并在随后的 12～59 个月未发生间歇期卒中。对其局部脑区的 CBF、CBV、$CMRO_2$ 和 OEF 进行定量测定，并对其中 5 名患者进行了局部脑葡萄糖代谢率（CMRGlu）测量。就全组患者而言，患侧与健侧 OEF 比值平均下降 1.16～1.08（$P = 0.022$）。随着随访时间的延长，下降更为明显（$P = 0.023$，$r = 0.707$）。CBF 比值可改善为从 0.81 升到 0.85（$P = 0.021$）。CBV 或 $CMRO_2$ 则没有变化。患侧半球的 CMRGlu 会下降（与正常相比 $P = 0.001$），但是 $CMRO_2$/CMRGlu 比值是正常的。作者据此得出葡萄糖转运升高并不是慢性血流动力受损的代偿反应。

所有主要脑血管再通试验表明，随着时间推移，侧支血流的改善可能是降低卒中风险的一个因素。根据圣路易斯颈内动脉闭塞研究表明，EC（颈外动脉）/IC（颈内动脉）搭桥治疗有症状的颈内动脉狭窄患者的试验表明，卒中发生的最大风险是在卒中后的两年内[24]。

烟雾病

烟雾病是一类病因不明、侵犯 Willis 环前循环的阻塞性血管性疾病。在北美地区主要受累者是30～40岁的女性。缺血性症状或一过性缺血发作是最常见的表现[34]。在其卒中发病机制中血流动力受损最有可能起了重要作用。在烟雾病患者中血流动力学评估可提供关于卒中风险的预后信息，类似于颈内动脉粥样硬化性闭塞。

作者对 42 名烟雾病患者进行了 PET 研究，结果发现血流动力受损的概率相当大，与受累血管病变严重程度几乎无关。其中 29 名患者 OEF 值正常，8 名患者一侧的 OEF 值升高，5 名患者两侧 OEF 值均升高。行外科血管再通术的一名患者发现 CBF 和 OEF 间歇性改善，基础 OEF 值有升高。这类患者群的 OEF 值升高是否意味着卒中风险（在颈内动脉粥样硬化性闭塞中如此）是目前研究的热门领域[35]。

急性缺血性卒中的 PET 研究

许多临床研究和动物实验已经详细地阐述了短暂性和永久性阻断后，CBF 的正常过程和之后所发生的 CBF 与代谢变化的细节。Pappata 等学者[36]发现在 MCA 气球阻塞模型中，OEF 升高区域首先是中央区，经过一段时间后逐步向周边区域扩散。OEF 反映出氧输送（CBF）和代谢之间的不匹配，在阻断后的1 小时和 3 小时 MCA 支配脑区的 OEF 两次出现升高，3 小时后中央区或称之为 MCA 支配区的深部可见局部的 $CMRO_2$ 下降与梗死的程度一致。在外周皮质区的 $CMRO_2$ 仅有适度下降，意味着该部位的脑组织是存活的。这些周边区域的 CBF 没有进一步下降，但 $CMRO_2$ 还会继续下降数小时，直至到达脑梗死的程度。Heiss 等学者称这种从中央区到周边氧代谢逐步下降的现象为动态半影区（dynamic penumbra）[37]，其在猫模型实验中曾发现此现象可持续 24 小时。

当动脉闭塞解除后往往会立即出现一过性的高灌注。这一在梗死区血流灌注增高的现象称为过度灌注。持续较长时间的 CBF 下降可使 CBF 降至正常水平以下。在缺血低灌注期间，代谢有可能会恢复，甚至会

高过正常水平，可造成 CBF 在缺血低灌注期间升高。Wise 及其同事[38]向一名急性卒中患者注射血管紧张素以提高系统血压，其 OEF 在卒中发生后持续升高 4 天。脑梗死部位的血流增加，OEF 值下降，但 $CMRO_2$ 值并无变化，且无神经症状改善的迹象。这些变化常常见于数天时间。CBF 最终回到与梗死组织代谢率下降相匹配的水平。

PET 研究表明在急性缺血（少于 24 小时或 48 小时）的患者中存在着低血流区和高血流区。低血流区是因为持续性缺血和缺血后低灌注所致[36, 37]。高血流区是因为血块溶解或侧支血流所造成的缺血后早期高灌注改变。急性缺血性卒中 CBF 的局部降低伴随着 $CMRO_2$ 的降低。OEF 值因 CBF 较 $CMRO_2$ 下降得更多而升高[20]。

Marchal 等学者[39]对 18 名急性 MCA 阻塞发作5～18 小时后患者的局部脑血流和代谢进行了测量，并在 2 个月后将先前的结果与神经功能恢复情况进行了相关性研究。依据 PET 测量的结果将患者分为 3 组。第一组是血流代谢均下降，意味着功能损害是不可逆的，此组患者预后较差。第二组血流代谢也下降，但程度要比第一组轻，此组患者的功能恢复情况有点多变。第三组是血流有增加且主要氧代谢没有改变，功能恢复极佳，意味着在早期就有自发性再灌注和侧支血流，并可满足在阻塞期间脑组织的最低需求。更多学者的进一步研究均证实早期的缺血后高灌注可能是一种预示无损害的现象[40, 41]。

有学者还用 PET 研究了急性缺血性后脑内苯二氮䓬受体结合情况。Sette 及其同事[42]使用 ^{11}C-氟马西尼（flumazenil），一种中枢苯二氮䓬受体的拮抗剂，以及 ^{11}C-PK11195 即一种外周苯二氮䓬受体的拮抗剂在狒狒卒中模型进行了 PET 测定，同时也进行了 CBF、CBV 和 OEF 的测量。他们发现，在延迟显像中（结合高峰的 20～40 天后）周围拮抗剂的摄取有升高，可能是反映这一时间点的神经胶质细胞和巨噬细胞的反应。更为重要的是，他们指出在梗死 2 天后梗死区域对中枢苯二氮䓬受体拮抗剂 ^{11}C-flumazenil 会出现明显的早期和持续性摄取下降。这种下降与时间和灌注无关。该项研究的结论是该方法有利于鉴别亚急性期的完全性脑梗。

Read 等[43]报道了应用 ^{18}F-FMISO 示踪剂在缺血性卒中患者中标定了梗死周边组织的缺血范围，该示踪剂在梗死周边区的吸收可持续至卒中发病后的 6 天之久。这种短暂而局部吸收的模式提示该示踪剂可以作为缺血半暗区一种有效的标记物。然而，由于该

技术对注射示踪剂的时间安排高度敏感，仅被批准用于大鼠动物模型的缺血半暗区研究[44]。

新近许多学者就高血压患者发生缺血性卒中后快速降压的疗效进行了研究[45]。研究人员运用PET显像以研究在高血压患者缺血性卒中发生后积极地降压治疗对梗死区周围的CBF是否有影响[45]。对9名收缩压＞145 mmHg、在卒中发生1～11天后的患者进行了研究。静脉注射尼卡地平后平均动脉压快速下降，降压前后的CBF均得到测量。所有患者均无局部或梗死周围区的CBF下降。两名患者出现全脑CBF的下降，两侧半球CBF均下降超过19%，可能是因为慢性高血压自动调节曲线上调的结果。

神经功能失联络

在急性或慢性卒中的PET显像中往往在梗死病变的远端可见血流和代谢降低（图9.3）。这些血流和代谢降低的远端区域通常与原发部位存在神经通路传入和传出的联系。这一现象被称为神经功能失联络[46]。CBF降低的程度较CMRO$_2$下降的程度略大[47]，较为典型和常见的例子是额叶梗死后对侧小脑半球交叉失联络（图9.2）。视辐射区的梗死可造成视觉皮质的神经功能失联络，表现为该部位的CMRO$_2$下降。类似的结果也可以在其他皮质区被发现，特别是在那些被覆在皮质下的梗死。皮质或皮质下的梗死可造成同侧丘脑的代谢下降，丘脑的梗死同样可以造成该侧皮质的代谢下降。

急性脑出血

自发性脑内出血（ICH）致脑损伤的机制尚不明确。脑出血早期可能导致脑实质的直接损伤，也有越来越多的证据提示由于出血灶的扩大、水肿、炎性改变、血块代谢产物毒素作用、凋亡和局部缺血灶的改变等因素可致脑出血后的继发性改变[48]。

Zazulia等[49]通过对19例24小时内的ICH患者研究以揭示脑出血时血凝块周围区域是否存在缺血性改变。通过CT勾画出血凝血块周围1 cm的高密度区域，然后结合PET融合对CBF、OEF和CMRO$_2$进行定量分析[2]。尽管CBF、CMRO$_2$这两个参数较其他脑区明显下降，但OEF下降的程度较其他脑区要少。因此尽管在急性ICH存在低灌注改变，但还没有充分的证据表明血凝块周围有脑缺血改变。该研究与Hirano等[50]用乏氧显像剂^{18}F-FIMSO的研究成果相一致。^{18}F-FIMSO显像没有发现血凝块周围的代谢摄取减低区。脑血流的减低水平可能与线粒体

功能障碍呈一定的相关性[51]。

Zazulia等[52]对13例ICH病例研究显示，ICH后2～4天血肿周围出现一过性FDG放射性摄取增高，该改变的病理机制尚不明确。他们同时探索了降压治疗对高血压脑出血患者的影响。对14例24小时内的ICH患者行PET显像，将平均动脉压（MAP）降低16%后，全脑及血肿周围的CBF无明显降低。研究提示急性ICH患者可能具有代偿性自动调节机制（特别是轻至中度大小的病灶）。

蛛网膜下动脉瘤出血

PET对蛛网膜下腔出血早期脑损伤及迟发性缺血性脑损伤（DID, delayed ischemic deficits）和治疗可提供有价值的研究数据。许多研究表明脑血管的自我调节功能障碍是DID病理改变的主要原因（图9.5）。PET显像显示SAH中脑氧代谢及CBF减低有一致性[54]，且疾病早期OEF尚正常，提示缺血并不是主要病理因素[55]。Frykholm等[56]研究结果却相反，11例SAH发病22～53小时的患者OEF值增高，提示有缺血性改变，但对SAH早期缺血的病理改变机制尚不清。

血管痉挛和DID发作后立即行动脉造影，CBF降低同时伴有OEF代偿性升高以维持脑血氧代谢率水平[54]。与其他动脉阻塞性疾病相似[58]，SAH诱发的血管痉挛可使局部脑血流量少于20 mL/（100 g·min）。导致DID患者CBF减少的因素有三个：①脑内大动脉狭窄（可致下游供血区域灌注的下降）。②脑血管容量减少常与脑内盐类代谢废物的沉积和低钠血症有关[59]。③末梢血管网自动调节功能障碍[60]。少数患者中，脑内压增加（脑水肿和脑积水相关）可能亦起部分作用。

研究表明，SAH患者对系统血压的变化丧失正常的自动调节功能[61]，动脉造影中血管痉挛的程度与血管自我调节功能具有一定相关性。Heilbrum[62]研究了10名SAH患者的脑局部CBF，在脑动脉造影的同时颈内动脉直接注射^{133}Xenon。CBF基线记录后用咪噻吩和血管紧张素分别降低和升高血压并行CBF记录，有动脉痉挛的5名患者都具有局部或全脑的脑血管自动调节功能障碍。Voldby及其同事[57]对26名SAH伴动脉瘤的病例用同样方法进行研究，SAH后第3～13天记录了低血压对CBF的影响，平均动脉压减少了13.4%±5.8%。根据动脉造影结果将患者进行了分类：动脉造影正常的10名患者中有1名出现全脑血管的自动调节功能障碍，与之相比，具有轻

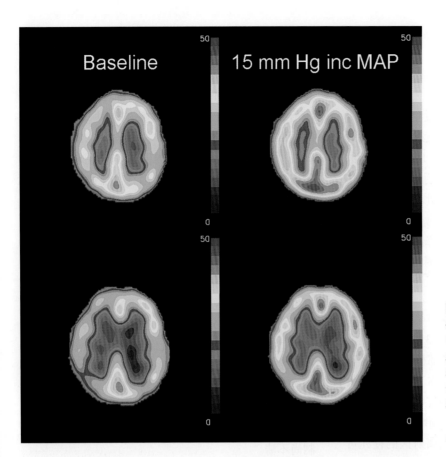

图9.5 蛛网膜下腔出血诱发的脑血管痉挛中由于脑血管自动调节功能的异常，其脑血流的增加与平均动脉压的增加具有一致性。左图为脑血流的基线图，通过用肾上腺素收缩血管使平均动脉压升高15 mmHg后，脑出血患者全脑出现CBF的增加，而正常人群存在血管自动调节，仅有轻度平均动脉压升高，无明显CBF增加。

度血管痉挛的8名患者中有6名出现血管的自动调节功能障碍（5名为局部脑血管自动调节功能障碍，1名为全脑血管自动调节功能障碍）。具有重度血管痉挛的8名病例全部具有血管自动调节功能障碍（3名为局部，3名为全脑）。脑血管的自动调节功能障碍对SAH的发病极为重要，因为它可对脑血管痉挛或脑缺血等低灌注状态做出适合的反应，以维持正常的CBF。

对于MAP升高（Manno等[61]的研究）和MAP降低（Voldby[57]和Heibrum[62]等的研究），脑血管可做出反应以维持恒定CBF的调节能力，该能力的异常可能由以下2个因素或其共同作用所导致：①脑远端血管自动调节功能正常，但脑近端大血管痉挛导致远端脑灌注压降低至最大血管舒张水平，因此CPP的轻微下降可进而引起CBF的下降（脑血管自动调节曲线的下降部分）。②CPP下降时，远端血管舒张自动调节功能障碍。

作者所在机构的先前研究表明SAH患者中脑血管舒张的正常自动调节能力丧失[60]。对29名SAH伴动脉瘤患者、19名正常志愿者、5名颈内动脉阻塞患者进行血流动力学PET的对照研究显示：SAH伴动脉瘤及颈内动脉瘤阻塞对照组出现局部CBF减低，分别为

［（28.3±7.9）mL/（100 g·min）对（30.1±4.4）mL/（100 g·min）］，而局部rOEF升高，分别为（0.51±0.09对0.54±0.08）；而局部脑血容量（rCBV）研究结果差异很大，合并血管痉挛的患者［rCBV为（3.81±0.94）mL/100 mg］显著低于正常组［rCBV为（4.62±1.1）mL/100 mg］，颈内动脉阻塞患者［rCBV为（5.6±1.4）mL/100 mg］显著高于正常组。CBV是血管舒张功能的一个指标，通常在脑血流动力学异常时会升高，如慢性动脉粥样硬化、急性缺血性卒中和全脑出血性低灌注的实验研究[10]。研究结果表明脑组织缺氧（CBF下降，OEF上升）伴血管痉挛时CBV减少，而颈内动脉阻塞患者CBV升高。这些研究还提示SAH伴大血管痉挛和低灌注时脑血管的舒张自动调节功能异常。

DID时伴随的脑血管痉挛区域常出现可逆性病理改变，如脑血流和血氧转运减少，OEF增加，这些病理改变会导致迟发性脑缺血。因此对DID相关的脑血管痉挛区域的干预显得极为关键。传统的治疗策略采用"3H"（hypertension、hypervolemia、hemodilution即提高血压、增加血容量、稀释血液）以改善脑低灌注和提高脑血流量。脑循环对上述"3H"干预措施的生理反应还未完全揭示，作者开展了一系

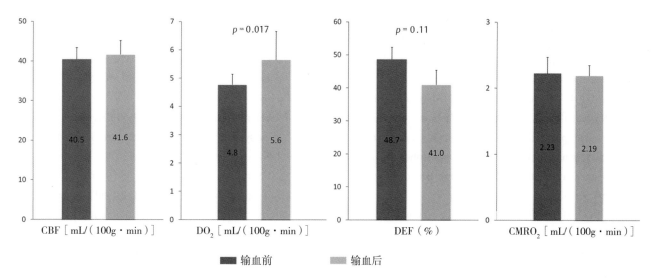

图 9.6　研究对象为蛛网膜下腔出血诱发的动脉痉挛，采用红细胞输入治疗前后对全脑 CBF、DO_2、OEF 和 $CMRO_2$ 进行定量分析，结果显示 CBF 治疗前后无改变，DO_2 治疗后较治疗前平均升高 20%，其升高与 OEF 的下降和 $CMRO_2$ 的稳定相关。

列临床实验来探讨这些干预措施是否会对 CBF、脑血氧转运（DO_2, oxygen delivery）和 OEF 产生有效影响。

作者在动脉造影及临床资料诊断为脑血管痉挛的 6 名患者中进行脑血容量扩容对 CBF 的影响的研究[63]。患者在接受 PET CBF 基线测量后在＞ 1 小时的时间里按 15 mL/kg 的剂量注入正常生理盐水，注射结束后行第二次 CBF 测量。CBF 基线水平低于阈值［25 mL/（100 g·min）］区域的局部 CBF 水平随脑血容量的扩容而明显上升，而 CBF 基线水平高于维持血流（preserved flow），扩容并不能提高这些区域的 CBF，或提高全脑的 CBF。2 ～ 3 小时后再次测量，CBF 的提高水平仍可维持。有趣的是并非所有动脉痉挛区域［CBF ＜ 25 mL/（100 g·min）］，rCBF 可随扩容而有明显改善。低脑血流区域与脑血管痉挛区域呈弱相关性，这一研究结果也被其他 PET 研究证实。低血流区域并非是因为大血管的痉挛，而有可能是远端血管的痉挛所致。

作者还探索了 SAH 后红细胞输入在提高脑血氧转运的作用[64]。贫血是 SAH 患者常见的症状，并可能加重其脑血氧转运（DO_2），最终可能导致迟发性脑缺血，低血红蛋白可致更多脑梗死灶等不良预后。然而输血治疗方法仍有一定争议，是因为高血红蛋白可提高血黏度造成血管痉挛区进一步 CBF 下降。如上所述，血液稀释（与红细胞输入相反）被用于血管痉挛治疗。尽管血液稀释会降低血液黏度，提高脑血流量，但是这会降低血氧浓度（CaO_2），进而降低 DO_2（$DO_2 = CBF \times CaO_2$）。对于红细胞输入是如何影响 DO_2 和最终影响 OEF 及代谢，目前尚无定论。

为了探索这一机制，作者收集了 8 名 SAH 伴动脉瘤病例，其血红蛋白均＜ 10 g/dL，在输入 1 单位红细胞之前和之后均行 ^{15}O PET 显像。研究结果显示在不改变全脑血流量情况下，红细胞输入能显著改善 DO_2（图 9.6）。这一反应可使 OEF 下降而氧代谢并无上升。在基线水平（DO_2 低，OEF ≥ 0.5）的少血区域，DO_2 的上升和 OEF 的下降最为明显，而在脑血管痉挛区（CBF 实际下降 7%），DO_2 的上升则不甚明显。因此输入红细胞以提高 DO_2 可能成为改善脑血流灌注和缺血的新治疗措施。OEF 下降可为缺血状态脆弱的脑组织在代偿性保护措施耗竭时提供最大程度的缓冲作用。然而，红细胞输入在治疗延迟性脑缺血中的临床运用价值，以及提高 DO_2、降低 OEF，防止潜在的系统和脑风险平衡能力，还有待进一步的研究。

结论

PET 显像对脑血管病变患者的病理生理和治疗后的疗效评价是一种独特而有力的工具。在脑和脑血管的急慢性缺血、自发性脑内出血和蛛网膜下腔出血引起的血管痉挛方面，作者已经取得较为深入的研究进展。

参考文献

[1] Derdeyn CP. Positron emission tomography imaging of cerebral ischemia. Neuroimaging Clin N Am 2005;15:341-350, x-xi

[2] Videen TO, Dunford-Shore JE, Diringer MN, Powers WJ.

Correction for partial volume effects in regional blood flow measurements adjacent to hematomas in humans with intracerebral hemorrhage: implementation and validation. J Comput Assist Tomogr 1999;23:248-256

［3］Quarles RP, Mintun MA, Larson KB, Markham J, MacLeod AM, Raichle ME. Measurement of regional cerebral blood flow with positron emission tomography: a comparison of ［150］water to ［11C］butanol with distributed-parameter and compartmental models. J Cereb Blood Flow Metab 1993;13:733-747

［4］Sette G, Baron JC, Mazoyer B, Levasseur M, Pappata S, Crouzel C. Local brain haemodynamics and oxygen metabolism in cerebrovascular disease. Positron emission tomography. Brain 1989;112（Pt 4）:931-951

［5］Derdeyn CP, Videen TO, Simmons NR, et al. Count-based PET method for predicting ischemic stroke in patients with symptomatic carotid arterial occlusion. Radiology 1999;212:499-506

［6］Davies JR, Rudd JH, Weissberg PL. Molecular and metabolic imaging of atherosclerosis. J Nucl Med 2004;45:1898-1907

［7］Baron JC, Frackowiak RS, Herholz K, et al. Use of PET methods for measurement of cerebral energy metabolism and hemodynamics in cerebrovascular disease. J Cereb Blood Flow Metab 1989;9:723-742

［8］Baron JC, Rougemont D, Soussaline F, et al. Local interrelationships of cerebral oxygen consumption and glucose utilization in normal subjects and in ischemic stroke patients: a positron tomography study. J Cereb Blood Flow Metab 1984;4:140-149

［9］Fox PT, Raichle ME. Focal physiological uncoupling of cerebral blood flow and oxidative metabolism during somatosensory stimulation in human subjects. Proc Natl Acad Sci U S A 1986;83:1140-1144

［10］Powers WJ, Tempel LW, Grubb RL Jr, et al. Clinical correlates of cerebral hemodynamics. Stroke 1987;18:284

［11］Grubb RL Jr, Derdeyn CP, Fritsch SM, et al. Importance of hemodynamic factors in the prognosis of symptomatic carotid occlusion. JAMA 1998;280:1055-1060

［12］Derdeyn CP, Videen TO, Yundt KD, et al. Variability of cerebral blood volume and oxygen extraction: stages of cerebral haemodynamic impairment revisited. Brain 2002;125（Pt 3）:595-607

［13］Wei EP, Kontos HA. Increased venous pressure causes myogenic constriction of cerebral arterioles during local hyperoxia. Circ Res 1984;55:249-252

［14］Forbes HS. The cerebral circulation, I: observation and measurement of pial vessels. Arch Neurol Psychiatry 1928;19:751-761

［15］Fog M. Cerebral circulation. The reaction of the pial arteries to a fall in blood pressure. Arch Neurol Psychiatry 1937;24:351-364

［16］McHenry LC Jr, Fazekas JF, Sullivan JF. Cerebral hemodynamics of syncope. Am J Med Sci 1961;241:173-178

［17］Mintun MA, Lundstrom BN, Snyder AZ, Vlassenko AG, Shulman GL, Raichle ME. Blood flow and oxygen delivery to human brain during functional activity: theoretical modeling and experimental data, Proc Natl Acad Sci USA 2001;98:6859-6864

［18］Marshall RS, Lazar RM, Mohr JP, et al. Higher cerebral function and hemispheric blood flow during awake carotid artery balloon test occlusions. J Neurol Neurosurg Psychiatry 1999;66:734-738

［19］Heiss WD, Rosner G. Functional recovery of cortical neurons as related to degree and duration of ischemia. Ann Neurol 1983;14:294-301

［20］Powers WJ, Martin WR, Herscovitch P, Raichle ME, Grubb RL Jr. Extracranial-intracranial bypass surgery: hemodynamic and metabolic effects. Neurology 1984;34:1168-1174

［21］Powers WJ. Cerebral hemodynamics in ischemic cerebrovascular disease. Ann Neurol 1991;29:231-240

［22］Chmayssani M, Festa JR, Marshall RS. Chronic ischemia and neurocognition. Neuroimaging Clin N Am 2007;17:313-324, viii

［23］Grubb RL Jr, Powers WJ, Derdeyn CP, Adams HP Jr, Clarke WR. The carotid occlusion surgery study. Neurosurg Focus 2003;14:e9

［24］The EC/IC Bypass Study Group. Failure of extracranial-intracranial arterial bypass to reduce the risk of ischemic stroke. Results of an international randomized trial. N Engl J Med 1985;313:1191-1200

［25］Derdeyn CP, Yundt KD, Videen TO, Carpenter DA, Grubb RL Jr, Powers WJ. Increased oxygen extraction fraction is associated with prior ischemic events in patients with carotid occlusion. Stroke 1998;29:754-758

［26］Yamauchi H, Fukuyama H, Nagahama Y, et al. Significance of increased oxygen extraction fraction in five-year prognosis of major cerebral arterial occlusive diseases. J Nucl Med 1999;40:1992-1998

［27］Baron JC, Bousser MG, Rey A, Guillard A, Comar D, Castaigne P. Reversal of focal "misery-perfusion syndrome" by extra-intracranial arterial bypass in hemodynamic cerebral ischemia. A case study with 150 positron emission tomography. Stroke 1981;12:454-459

[28] Adams JH, Brierley JB, Connor RC, Treip CS. The effects of systemic hypotension upon the human brain. Clinical and neuropathological observations in 11 cases. Brain 1966;89:235-268

[29] Derdeyn CP, Khosla A, Videen TO, et al. Severe hemodynamic impair-ment and border zone-region infarction. Radiology 2001;220:195-201

[30] Torvik A. The pathogenesis of watershed infarcts in the brain. Stroke 1984;15:221-223

[31] Zuelch KJ. On the pathogenesis and localization of cerebral infarction. Zentralbl Neurochir 1961;21:158-178

[32] Derdeyn CP, Simmons NR, Videen TO, et al. Absence of selective deep white matter ischemia in chronic carotid disease: a positron emission tomographic study of regional oxygen extraction. AJNR Am J Neuroradiol 2000;21:631-638

[33] Derdeyn CP, Videen TO, Fritsch SM, Carpenter DA, Grubb RL Jr, Powers WJ. Compensatory mechanisms for chronic cerebral hypoperfusion in patients with carotid occlusion. Stroke 1999;30:1019-1024

[34] Chiu D, Shedden P, Bratina P, Grotta JC. Clinical features of moyamoya disease in the United States. Stroke 1998;29:1347-1351

[35] Zipfel GJ, Sagar J, Miller JP, et al. Cerebral hemodynamics as a predictor of stroke in adult patients with moyamoya disease: a prospective observational study. Neurosurg Focus 2009;26:E6

[36] Pappata S, Fiorelli M, Rommel T, et al. PET study of changes in local brain hemodynamics and oxygen metabolism after unilateral middle cerebral artery occlusion in baboons. J Cereb Blood Flow Metab 1993;13:416-424

[37] Heiss W-D, Graf R, Wienhard K, et al. Dynamic penumbra demonstrated by sequential multitracer PET after middle cerebral artery occlusion in cats. J Cereb Blood Flow Metab 1994;14:892-902

[38] Wise RJS, Bernardi S, Frackowiak RS, Legg NJ, Jones T, Serial observations on the pathophysiology of acute stroke. The transition from ischaemia to infarction as reflected in regional oxygen extraction. Brain 1983; 106 (Pt 1) :197-222

[39] Marchal G, Serrati C, Rioux P, et al. PET imaging of cerebral perfusion and oxygen consumption in acute ischaemic stroke: relation to outcome. Lancet 1993;341:925-927

[40] Marchal G, Young AR, Baron JC. Early postischemic hyperperfusion: pathophysiologic insights from positron emission tomography. J Cereb Blood Flow Metab 1999;19:467-482

[41] Heiss WD, Graf R, Löttgen J, et al. Repeat positron emission tomographic studies in transient middle cerebral artery occlusion in cats: residual perfusion and efficacy of postischemic reperfusion. J Cereb Blood Flow Metab 1997;17:388-400

[42] Sette G, Baron JC, Young AR, et al. In vivo mapping of brain benzodiazepine receptor changes by positron emission tomography after focal ischemia in the anesthetized baboon. Stroke 1993;24 (12):2046-2057, discussion 2057-2058

[43] Read SJ, Hirano T, Abbott DF, et al. Identifying hypoxic tissue after acute ischemic stroke using PET and 18F-fluoromisonidazole. Neurology 1998;51:1617-1621

[44] Spratt NJ, Donnan GA, Howells DW. Characterisation of the timing of binding of the hypoxia tracer FMISO after stroke. Brain Res 2009;1288:135-142

[45] Powers WJ, Videen TO, Diringer MN, Aiyagari V, Zazulia AR. Autoregulation after ischaemic stroke. J Hypertens 2009;27:2218-2222

[46] Feeney DM, Baron JC. Diaschisis. Stroke 1986;17:817-830

[47] Yamauchi H, Fukuyama H, Kimura J. Hemodynamic and metabolic changes in crossed cerebellar hypoperfusion. Stroke 1992;23:855-860

[48] Qureshi AI, Suri MF, Ostrow PT, et al. Apoptosis as a form of cell death in intracerebral hemorrhage. Neurosurgery 2003;52:1041-1047, discussion 1047-1048

[49] Zazulia AR, Diringer MN, Videen TO, et al. Hypoperfusion without ischemia surrounding acute intracerebral hemorrhage. J Cereb Blood Flow Metab 2001;21:804-810

[50] Hirano T, Read SJ, Abbott DF, et al. No evidence of hypoxic tissue on 18F-fluoromisonidazole PET after intracerebral hemorrhage. Neurology 1999;53:2179-2182

[51] Kim-Han JS, Kopp SJ, Dugan LL, Diringer MN. Perihematomal mitochondrial dysfunction after intracerebral hemorrhage. Stroke 2006;37:2457-2462

[52] Zazulia AR, Videen TO, Powers WJ. Transient focal increase in perihematomal glucose metabolism after acute human intracerebral hemorrhage. Stroke 2009;40:1638-1643

[53] Powers WJ, Zazulia AR, Videen TO, et al. Autoregulation of cerebral blood flow surrounding acute (6 to 22 hours)

intracerebral hemorrhage. Neurology 2001;57:18-24

[54] Carpenter DA, Grubb RL Jr, Tempel LW, Powers WJ. Cerebral oxygen metabolism after aneurysmal subarachnoid hemorrhage. J Cereb Blood Flow Metab 1991;11:837-844

[55] Hayashi T, Suzuki A, Hatazawa J, et al. Cerebral circulation and metabolism in the acute stage of subarachnoid hemorrhage. J Neurosurg 2000;93:1014-1018

[56] Frykholm P, Andersson JL, Långström B, Persson L, Enblad P. Haemodynamic and metabolic disturbances in the acute stage of subarachnoid haemorrhage demonstrated by PET. Acta Neurol Scand 2004;109:25-32

[57] Voldby B, Enevoldsen EM, Jensen FT. Regional CBF, intraventricular pressure, and cerebral metabolism in patients with ruptured intracranial aneurysms. J Neurosurg 1985;62:48-58

[58] Marshall RS, Lazar RM, Pile-Spellman J, et al. Recovery of brain function during induced cerebral hypoperfusion. Brain 2001;124（Pt 6）:1208-1217

[59] Solomon RA, Post KD, McMurtry JG Ⅲ. Depression of circulating blood volume in patients after subarachnoid hemorrhage: implications for the management of symptomatic vasospasm. Neurosurgery 1984;15:354-361

[60] Yundt KD, Grubb RL Jr, Diringer MN, Powers WJ. Autoregulatory vasodilation of parenchymal vessels is impaired during cerebral vasospasm. J Cereb Blood Flow Metab 1998;18:419-424

[61] Manno EM, Gress DR, Schwamm LH, Diringer MN, Ogilvy CS. Effects of induced hypertension on transcranial Doppler ultrasound velocities in patients after subarachnoid hemorrhage. Stroke 1998;29:422-428

[62] Heilbrun MP, Olesen J, Lassen NA. Regional cerebral blood flow studies in subarachnoid hemorrhage. J Neurosurg 1972;37:36-44

[63] Jost SC, Diringer MN, Zazulia AR, et al. Effect of normal saline bolus on cerebral blood flow in regions with low baseline flow in patients with vasospasm following subarachnoid hemorrhage. J Neurosurg 2005;103:25-30

[64] Dhar R, Zazulia AR, Videen TO, Zipfel GJ, Derdeyn CP, Diringer MN. Red blood cell transfusion increases cerebral oxygen delivery in anemic patients with subarachnoid hemorrhage. Stroke 2009;40:3039-3044

第 10 章
超声评价缺血性和出血性卒中

Javier M. Romero, Anna G. Meader
■张双双 译 ■王涌 校 ■王亮 审

要点

◆ 尽管收缩期峰值流速（Peak Systolic Velocity, PSV）是双功能超声进行狭窄分级的最常用指标，但其评价往往并不完全可靠。典型的例子有区别颈动脉的闭塞和假性闭塞，锁骨下动脉窃血的生理及假性正常化，也被称为"速度下降"。

颈动脉多普勒超声

价值

尽管前循环卒中有很多病因，但有相当大比例是来源于颈动脉阻塞性疾病所产生的栓子导致，同时它也是卒中发生和死亡的主要原因[1]。NASCET（1991）展示了有力证据：对于狭窄程度 > 70% 的有症状患者，外科手术比单纯的药物治疗更能降低缺血性卒中的风险[2]。此外，ACAS 和无症状的颈动脉手术试验（ACST）虽没有 NASCET 那么被人熟知，但也表明对狭窄程度 > 60% 的无症状患者进行手术治疗具有明确的好处[3,4]。除了颈动脉内膜切除术，颈动脉血运重建手术方式还包括颈动脉成形术和支架置入术[5,6]。由于减少缺血性事件的手术疗效与有症状患者的颈内动脉（ICA）狭窄的严重性直接相关，因此无创性成像方法评价血管的狭窄程度在确定哪些患者可能会从颈动脉重建术中受益方面发挥了十分重要的作用。

在某些情况下，临床医师会要求进行颈内动脉的无创检查（表 10.1），如用于冠状动脉旁路移植术的术前评估[7]，用于曾有过 TIA 的患者以及有血管杂音的无症状患者。颈动脉血管杂音对于严重的颈动脉疾病而言，既不是一个特异的指标，也不是一个敏感的指标，但是，有血管杂音患者当中存在严重的颈内动脉狭窄者多达 1/3[8]。有颈部血管杂音的患者应该进行颈动脉疾病评估。有过短暂性脑缺血发作的所有患者都应该尽早进行颈动脉狭窄程度的评估，因为在短暂性脑缺血发作的数月随访中发现其显著增加了卒中的风险[6]。进行急性卒中评估的患者应该进行颈动脉成像检查，因为大部分的血栓性卒中都来源于颈动脉[1]。尽管并不推荐给每一位即将进行冠状动脉旁路移植术的患者进行颈动脉筛查，但对于年龄 > 60 岁或存在至少两个危险因素如高胆固醇或已知冠状动脉疾病的所有患者，都应该进行颈动脉评估以减少围手术期卒中的风险[9,10]。颈动脉筛查也应该被常规应用于颈动脉血运重建术后的连续随访中，用于寻找再狭窄和内膜增生[2]。内膜增生导致二次手术创伤并以过多的肉芽组织和瘢痕组织为特征。在这些情况中，内膜增生的平滑肌细胞和基质沉积是其中最突出的特征，有强烈的细胞增殖和细胞死亡的证据。内膜增生通常在术后的 9 个月达到峰值，且第一年后一般不再进展。

表 10.1 颈动脉多普勒超声的临床应用指征
颈动脉内血管杂音
短暂性脑缺血发作
缺血性卒中
冠状动脉旁路移植术的术前评估
颈动脉血运重建术后随访

方法

标准的颈动脉多普勒超声（DUS）检查包括双侧的颈总动脉（CCA）、颈内动脉、颈外动脉（ECA）以及椎动脉（VA）。颈总动脉、颈内动脉的横切面和纵切面灰阶图像全程都可获得，而颈外动脉和椎动脉只能得到纵切面图像。B 型灰阶超声的检查是独立于频谱多普勒评估而分开进行的。评价颈内动脉狭窄的严重性必须结合 B 型超声的灰阶成像、彩色血流和多普勒频谱以综合判断。颈内动脉是否存在血流动力学异常也是由多普勒血流速度的增加、灰阶超声以及彩色血流成像来综合判定的。频谱多普勒是用特定的检查方法从 8 个标准位点获得的（表 10.2）：CCA 的近端、中段和远端，ICA 的近端、中段和远端，颈外动脉的近端，以及椎动脉的近端/中段。虽然有许多已发表的指南用于检测重度狭窄（> 70%），但作者更倾向于结合 CTA 或传统 DSA 作为实际应用于临床的指南（表 10.3）。

每条血管都有一个以其远心端血管床为基础的特征性的正常波形图（表 10.4）。

闭塞与假性闭塞

血管闭塞，如在颈内动脉典型表现为血管内彩色血流信号或多普勒频移的缺失。然而，即使有严重的狭窄，非常缓慢的血流也有可能存在，且常规超声对如此低的血流速度可能并不敏感。因此诊断闭塞时必须排除假性闭塞的可能，即是否存在细小残留腔。可以通过以下调节进行优化以提高对低速血流的敏感性：多普勒取样容积放置于管腔中的同时将色彩增益调到最大，并降低壁滤波和脉冲重复频率（PRF）。通过对这些参数的优化，颈动脉超声检测线样管腔的敏感性可达到 80% ～ 90%[12]。

当临床高度怀疑假性闭塞时，即意味着多普勒超声或者磁共振血管造影（MRA）二维（2D）时间飞跃法（TOF）的血流信号缺失，这时可能需要 CTA来做出明确的诊断[13]。而最能明确诊断的方法可能

表 10.2 颈动脉多普勒超声检查规范
在动脉长轴切面进行多普勒频谱的测量，取样容积置于血管中央，取样门宽度约为管腔内径的 1/2
调整多普勒角度校正线平行于血流方向
校正后，推荐多普勒角度处于 40° ～ 60° 范围，这是获得准确 PSV 值的前提条件

表 10.3　颈动脉多普勒超声检查规范

狭窄程度	PSV（cm/s）	狭窄率（%）	残留管径（mm）	其他非直接征象
正常	< 150		> 3	
轻度	150 ～ 200	50 ～ 60	2.5 ～ 3	
中度	200 ～ 300	60 ～ 70	2 ～ 2.5	
重度	300 ～ 400	70 ～ 80	1 ～ 2	同侧大脑前动脉（ACA）和眶上动脉反流
极重度	> 400	80 ～ 90	0.7 ～ 1	眼动脉和眶上动脉反流
消失		> 90	< 0.7	MRA 或 CTA 显示 ICA 末端无血流

注：ACA，大脑前动脉；CTA，CT 血管造影；ECA，颈外动脉；ICA，颈内动脉；MRA，磁共振血管造影；TCD，经颅多普勒检查。

表 10.4　典型颈部血管多普勒频谱特征

血管	正常超声多普勒频谱
ICA	低阻力波形伴舒张期持续向颅血流
ECA	高阻力波形伴迅速的收缩期上升支和舒张期下降支
CCA	阻力介于 ICA 和 ECA 之间、相对低阻力波形伴舒张期持续向颅血流
VA	低阻力波形伴舒张期持续向颅血流

注：ICA，颈内动脉；ECA，颈外动脉；CCA，颈总动脉；VA，椎动脉。

仍然是传统的 DSA，被认为是区别假性和真性闭塞的金标准[14]。

速度下降

通常，随着血管管腔狭窄的百分比增加，收缩期峰值流速随着压力梯度的增加相应地增高。但是，当狭窄程度接近 100%，仅有一个细小的残腔开放时，流速可能会突然下降，这个过程称为假性正常化（图 10.1）。这种现象也被称为"速度下降"，导致重新出现一个与不严重的狭窄或无狭窄相似的下降的速度值范围[2]。假正常化是有问题的，因为它可能会导致对血管狭窄程度的误判，峰值血流速度表明是一个轻度的狭窄（图 10.1），而实际上血管可能已经是严重狭窄了（图 10.2），这种情况一旦发生，其结果是严重的颈动脉疾病可能被漏诊。

幸运的是，湍流（图 10.3）、阻力指数降低、频谱增宽（图 10.4）、远端血管波形的衰减（弯曲的波形，图 10.5），以及纵断面或横断面上小残余腔的彩色血流成像都可以用来正确识别"速度下降"的情况。此外，通过经颅多普勒检查眼动脉（OA）的逆向血流也可用来识别假性正常化。血流方向开始逆转的同时，速度开始随着颈内动脉变窄而下降。因此，单独使用二维、彩色血流或流速测量评估血管的狭窄程度，其价值需得到进一步验证。

串状病变

颈动脉串状病变定义为两个相隔至少 3 cm 的狭窄，导致沿着颈动脉的严重狭窄。在这种情况下，缩窄程度最大处往往决定血流动力学的特征[13,15]。有时，由于两个狭窄之间的流速已减低，第二个病变尽管 B 型超声提示存在严重狭窄，但狭窄后段血管的

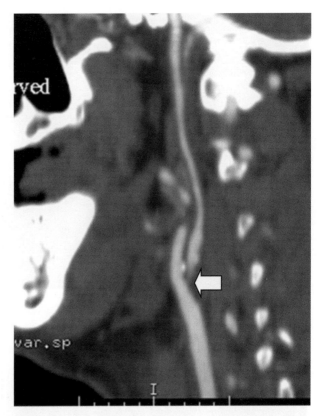

图 10.2 CTA 显示：弯曲、偏心的左侧颈内动脉近心段细线样残腔（箭头）。

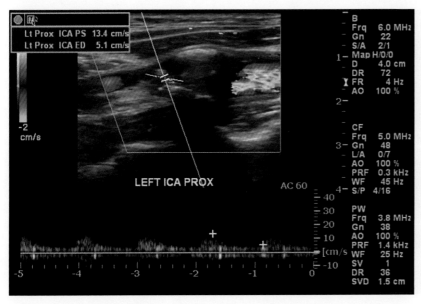

图 10.1 颈动脉多普勒超声显示：左侧颈内动脉 PSV 明显降低。

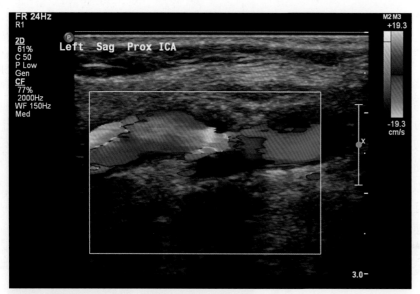

图10.3 左侧颈内动脉湍流。

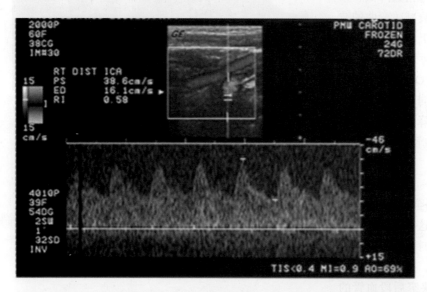

图10.4 颈内动脉狭窄远端频带增宽，RI 降低。

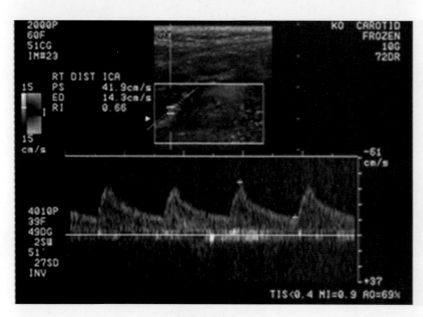

图10.5 颈内动脉狭窄远端达峰时间延长。

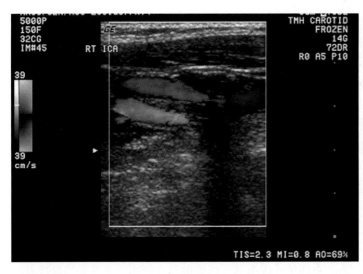

A

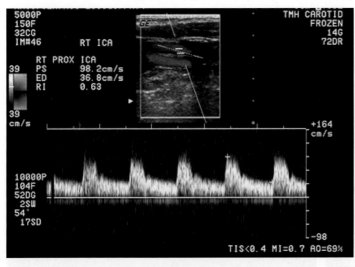

B

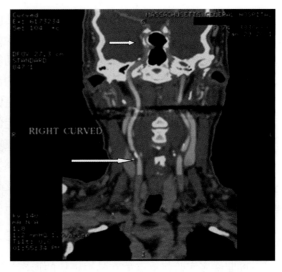

C

图 10.6　颈动脉超声多普勒显示右侧颈内动脉内的串联病变。（A）灰阶超声。（B）多普勒频谱。（C）串联病变：冠状位右侧颈动脉重建。右侧颈内动脉近心段重度狭窄（长箭头）；右侧颈内动脉海绵窦段重度狭窄（短箭头）。

收缩期峰值流速和频谱波形仍然保持在正常或轻微异常的范围内（图 10.6）[13]。当怀疑可能因为存在串联病变而导致 B 型超声成像与多普勒流速之间出现矛盾时，CT 血管造影术、钆对比增强磁共振成像（MRI），或者传统的血管造影术应该被用以明确诊断（图 10.6C）。

锁骨下动脉窃血

锁骨下动脉窃血现象的临床特征为在手臂用力或用手的过程中发生眩晕，或者由于低灌注而出现手臂疼痛。此外，患者的左上臂与右上臂血压常呈现出明显的不同。锁骨下动脉窃血的发病率非常低，约2%，且无症状患者的锁骨下动脉窃血的临床意义依旧很小甚至是未知的。

椎动脉明显的逆向血流是晚期锁骨下动脉窃血现象的经典标志（图 10.7），即使是在锁骨下动脉窃

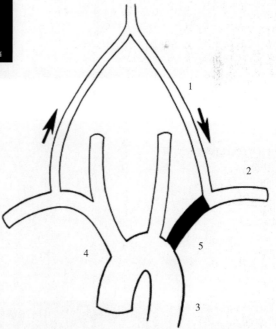

图 10.7　左侧锁骨下动脉窃血示意图。左侧椎动脉（1），左侧锁骨下动脉（2），主动脉弓（3），头臂干（4），锁骨下动脉狭窄段（5）。（资料引自 Horrow MM, Stassi J. Sonography of the vertebral arteries: a window to disease of the proximal great vessels. AJR Am J Roentgenol 2001；177：53-59.）

血早期阶段，多普勒的波形改变也是显而易见的。Kiewer等人[10]在一个有957名实验对象的实验中，展示了4种明显不同的波形变化来提示锁骨下动脉窃血的生理进展。尽管4个波形在收缩早期向上的流速上都出现了骤然下降，但每个特征性的频谱都是由收缩中期血流速度与舒张末期血流速度的比值决定的。比值越大，发展为锁骨下动脉窃血现象的可能性越大，第四级窃血呈现出最大程度的逆向血流（图10.8）。相关的血管造影术支持推动脉的血流动力学改变越明显则疾病的症状越严重这一结论[10]。

易损斑块的特征

近期许多实验将重点放在易损斑块的形态学特征上。有关斑块特征的原创性论文都是以超声检查技术为基础的，心血管健康医师试验尤其说明了颈动脉低回声斑块与神经症状之间有着密切联系，这是迄今为止显示症状与基于显著狭窄的一个风险之间不同关系的最大的实验之一。相比之下，新近的更多实验表明强回声可能代表钙化斑块，因而能够提供或者呈现一定程度的保护作用，可能是继发于更成熟阶段的斑块且缺少炎症成分；换句话说，一个强回声斑块可能代表一个稳定状态的斑块。

脂质核的检测作为易损斑块的一个特征已经被多种检查方法如MRI、CT和超声所描述；一些研究表明低回声斑块与脂质核的存在有良好的相关性[19-21]。尽管其他的斑块特征如薄纤维帽和斑块强化已经证明与症状有很强的相关性，但这些发现很难用超声进行评估，因为薄纤维囊的尺寸较小，尤其是当纤维囊的直径非常细小时，更容易发生破裂[22]。

近年来，有文献报道研究使用超声造影剂检测动

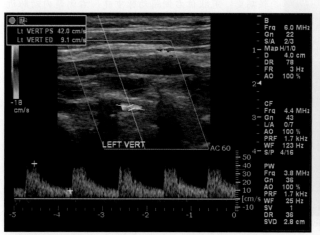

A

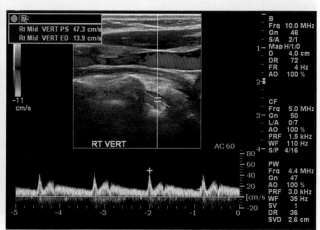

B

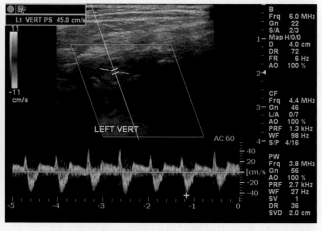

C

D

图10.8 病变严重程度不断增加的锁骨下动脉窃血四型频谱表现。（A）Ⅰ型锁骨下动脉窃血频谱，表现为2个收缩峰之间轻微的凹槽。（B）Ⅱ型锁骨下动脉窃血频谱，表现为2个收缩峰之间显著的凹槽，第二个峰值流速低于第一个；注意舒张期内轻微的凹槽。（C）Ⅲ型锁骨下动脉窃血频谱，表现为收缩期凹槽抵达基线或轻微越过基线，但中断后继续出现的舒张期频谱均位于基线上方。（D）Ⅳ型锁骨下动脉窃血频谱，表现为收缩期频谱大部位于基线下方，而舒张期血流保持前向。

脉管壁滋养血管的可能性[23,24]。这一发现已有人使用 CTA 进行了对比研究，并提出随着动脉滋养血管的数目增多，更大比例的动脉管壁得到了增强。与无症状的患者相比，新生滋养血管主要发生在有症状的患者中[25]。动脉外膜新生的滋养血管不仅是颈动脉斑块（图 10.9）炎症的标志，而且也是髂动脉和冠状动脉斑块炎症的标志。[26]

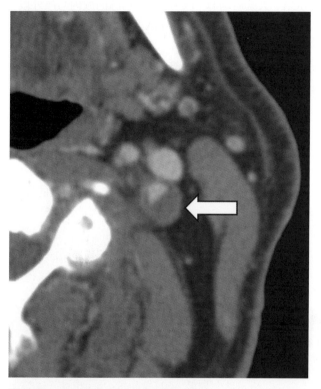

图 10.9 颈部轴向 CTA 左侧颈内动脉近心段显示增强的颈动脉管壁（管壁滋养血管；箭头）。

内 - 中膜厚度

多种无创性成像试验已用于评价可能与增加心血管疾病的风险有关的颈动脉特征[27-29]。在众多被评估的特征中，超声测量内 - 中膜厚度（IMT）具有易测量、可重复性高以及经济等优点，与增加心血管疾病的风险具有很强的相关性[30]。颈动脉内 - 中层是一层动脉壁，结构为内皮（内膜层）和一层由多种弹性薄片与薄层交替循环的平滑肌（中膜层）组成（图 10.10）。B 型超声成像可用来测量颈动脉 IMT 的厚度。由于颈动脉 IMT 与增加心血管疾病的风险有强烈的相关性，因而可能被用作早期动脉粥样硬化的替代标志和中间表型[31]。

颈动脉 IMT 增厚的患者不仅表现为心肌梗死的发病率更高，而且表现出卒中的发病率更高[32,33]。不同年龄阶段 IMT 的正常值如表 10.5 所示。根据 Juonala 等人[34]的观点，当把危险因素和颈动脉内径的校正因素考虑在内时，健康男性和健康女性的 IMT 没有显著的差异。由 Lorenz 等人[32]在 2007 年所做的一项数据分析将许多利用超声测量 IMT 的研究汇集到了一起，共有 37 137 名患者。该项研究发现，颈动脉 IMT 增加 0.1 mm，未来发生急性心肌梗死的风险增加 10% ～ 15%，发生卒中的风险增加 13% ～ 18%。然而，这项研究还强调了比较不同实验方案测量 IMT 的困难。此外，许多近期研究证明了通过他汀类药物管理来降低 IMT，其临床意义为减少中风风险[35-37]。

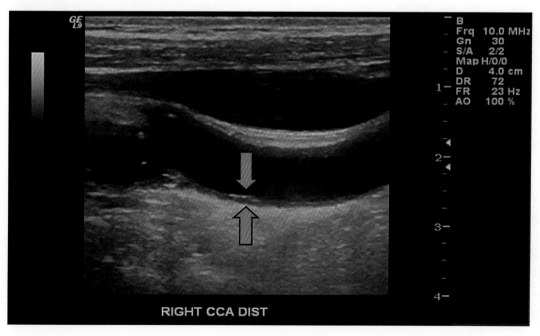

图 10.10 右侧颈总动脉远端 IMT。

表 10.5 健康人群超声测量颈动脉 IMT 正常参考值

年龄 / 性别	颈动脉 IMT（mm）	
	下限	上限
女性		
24 岁	0.411	0.698
27 岁	0.420	0.719
30 岁	0.430	0.742
33 岁	0.440	0.765
36 岁	0.451	0.789
39 岁	0.462	0.814
男性		
24 岁	0.411	0.734
27 岁	0.422	0.760
30 岁	0.433	0.787
33 岁	0.444	0.816
36 岁	0.456	0.846
39 岁	0.469	0.878

来源：Juonala M, Kähönen M, Laitinen T, et al. Effect of age and sex on carotid intima-media thickness, elasticity and brachial endothelial function in healthy adults: the cardiovascular risk in Young Finns Study. Eur Heart J. 2008;29:1198-1206.

经颅多普勒超声

方法

TCD 超声技术以血流速度的脉冲多普勒测量为基础。这种方法的优点包括无创性、能够床边检查，以及具有可重复性。

一个完整的 TCD 检查，应包括两侧 ACA、MCA、大脑后动脉（PCA）、椎动脉的颅内与颅外段、近端基底动脉、眼动脉（OA），以及颈内动脉虹吸段的检查（表 10.6）。

血流动力学提示血管狭窄是否存在以及狭窄的程度是由流速（表 10.7）、血流方向及波形特征决定的。当声波检测大脑中动脉和眼动脉时，血流的方向应朝向探头；当声波检测大脑前动脉和大脑后动脉时，血流的方向应远离探头。当声波检测颈动脉虹吸部、基底动脉和椎动脉时，血流的方向各异。高阻力波形常出现在眼动脉中，而低阻力波形可能会在其余的颅内血管中出现。

表 10.6 经颅多普勒血管超声指南

血管	深度（mm）	血流方向（探头）	骨窗	优化设置
MCA	65 ～ 45	朝向	颞窗	中等
ACA	65 ～ 75	背离	颞窗	中等
PCA	65 ～ 75	背离	颞窗	中等
OphA	45 ～大约 65	朝向	眼窗	低
虹吸部	大约 65 ～ 75	双向	眼窗	中等
椎动脉				
颅外	45 ～ 55	背离	乳突窗	低
颅内	60 ～ 75	背离	枕窗	中等
基底动脉	80 ～ 120	背离	枕窗	中等

注：ACA，大脑前动脉；MCA，大脑中动脉；OA，眼动脉；PCA，大脑后动脉
来源：Standard guidelines for vascular insonation by transcranial Doppler ultrasound, adapted from the guidelines of the Neurovascular Laboratory of Massachusettes General Hospital, Boston.

表 10.7 基于流速评价血管狭窄程度的简明标准

狭窄程度	流速（cm/s）	
	前循环	椎动脉和基底动脉
临界		80 ～ 100
轻度	120 ～ 160	101 ～ 150
中度	161 ～ 200	151 ～ 180
重度	> 200	> 180

在蛛网膜下腔出血性血管痉挛中的应用

血管痉挛的定义是颅内大容量动脉的持续收缩，是开始出现症状的蛛网膜下腔出血患者死亡和发病的最主要原因[39]。血管痉挛的特征是平均血流速度的增加超过了患者年龄所在的正常上限；有关平均血流速度正常参考值见表10.8。严重的血管痉挛与血管狭窄具有相似的血流动力学表现，都引起血流速度的增高，TCD被证明是诊断蛛网膜下腔出血血管痉挛的一个敏感方法[40]。尽管传统的血管造影术被认为是诊断血管痉挛的"金标准"，但不幸的是，由于它的有创性、放射性照射，以及能够增加脑缺血的风险[38,41]等特点而不能用于频繁监测。对可重复的结果进行反复无创性研究的能力使TCD成为监测蛛网膜下腔出血患者的一种常用方法。然而，必须牢记的是，TCD只提供血流速度的测量，不提供组织灌注减少的任何直接指标[39]。此外，如检测的痉挛动脉内径较小或检测的动脉不在TCD骨窗范围内，在操作技术上有一定困难[40]。

表10.8　不同年龄人群颈动脉流速正常参考值

	20～40岁	41～60岁	＞60岁
颈总动脉			
PSV	96	75	61
EDV	23	21	16
颈内动脉			
PSV	65	61	51
EDV	27	25	18
椎动脉			
PSV	49	48	45
EDV	17	17	14

来源：Babikian VL, Wechsler LR, Higashida RT. Ultrasound images of cerebrovascular disease. Imaging Cerebrovascular Disease. Philadelphia: Butterworth Heinemann, 2003:3-35.

TCD诊断M1段血管痉挛的可信度最高，其次是基底动脉和椎动脉；目前认为TCD诊断大脑前动脉（A2段）血管痉挛的可信度最低[38]。一般认为，大脑中动脉流速超过120 cm/s即提示血管痉挛，流速超过200 cm/s时，考虑为严重的血管痉挛[38,41]。当平均血流速度约为患者年龄阶段正常平均血流速度的5倍时[41]，也提示严重的血管痉挛。TCD的结果应与早期获得的基线值进行比较（发病第三天）来评估疾病的预后。除了颅内血流速度的增加，Lindegaard比率也可用来确定血管痉挛的存在。若大脑中动脉血流速度与颈内动脉颅外段血流速度的比值（Lindegaard比率）＞3，就可以诊断为血管痉挛，而当大脑中动脉平均血流速度＞120 cm/s并且Lindegaard比值＜3时，可诊断为充血[42,43]。

在儿科镰状细胞病中的应用

患有镰状细胞病（SCD）的儿童在血红蛋白达到一个很低水平时，其卒中的风险增加；卒中的发生率在生存的第一个10年达最高[44]。这些低水平血红蛋白可能需要换血疗法来降低卒中的风险，但换血疗法具有副作用，如铁过载和异源免疫的风险[45]。Adams等人[46]最先阐明了多普勒用于筛选SCD儿科患者脑血管疾病的效果。自此以后，TCD被反复证明是检测卒中的高危因素和识别哪些患者会从输血治疗中获益最多的一个精确工具[47-49]。

儿童镰状细胞病增加卒中风险的经颅多普勒指标

镰状细胞贫血的预防卒中实验（STOP）[48]表明，颅内血管时间平均最大速度＞200 cm/s的儿童其卒中的风险增加。时间平均空间最大速度不同于PSV；时间平均是指峰值流速包络线的时间平均，包络线被认为是峰值血流速度轨迹的时间函数。更加具体地来说，颈内动脉末端或大脑中动脉近端流速＞200 cm/s的儿童，其卒中的风险是相同年龄镰状细胞患者群的10～20倍。Seibert等人[50]通过TCD、MRA和MRI确定了卒中风险增加的9个TCD指标（表10.9）。

表10.9　镰状细胞病的脑血管异常指标

1　眼动脉最大流速超过35 cm/s
2　MCA时间平均空间最大流速超过170 cm/s
3　眼动脉RI小于60
4　眼动脉流速超过同侧MCA流速
5　PCA，椎动脉或基底动脉最大流速超过MCA的最大流速
6　湍流
7　PCA能显示，MCA不能显示
8　任何血管的RI小于30
9　MCA的PSV超过200 cm/s

注：MCA，大脑中动脉；PCA，大脑后动脉；RI，阻力指数
来源：Seibert JJ, Glasier CM, Kirby RS, et al.Transcranial Doppler, MRA, and MRI as a screening examination for cerebrovascular disease in patients with sickle cell anemia: an 8-year study. Pediatr Radiol 1998;28:138-142.

脑血管储备

脑血管储备（CVR）也称为脑血管反应性，是衡量当血液的CO_2分压（PCO_2）增加时血管的扩张能力。这种血管反应性的假设机制是通过对血压、水合作用、脉压的调节以应对人体局部代谢的突然改变，从而保证有足够的血液流向大脑的各个区域。当这种机制不能维持大脑边缘区域所需要的血流水平时，缺血性改变可能导致代谢需要的再次缺乏。

当脑血管储备处于受损状态时，患者存在边缘区缺血的风险（图10.11）。许多原因可能与脑血管储备或血管反应性降低有关；其中最常见的原因是颈内动脉，大脑中动脉存在长期狭窄，或患有冠心病[5]。其他降低血管反应性的不常见原因有药物、淀粉样血管病和糖尿病[51]。在相对危险度为14.4的严重颈动脉狭窄或闭塞的背景下，受损的血管储备与边缘区梗死的风险增加有关[52]。

许多方法被用来评价血管的反应性，包括PET、CT灌注、单光子发射计算机断层扫描（SPECT）、CT放射性氙及TCD。这里讨论仅限于用TCD测量的脑血管反应性，并与其他方式进行比较[8,53]。

大脑中动脉主干（M1）在二氧化碳分压升高的过程中内径恒定，这有助于精确测量血流速度的任何改变。二氧化碳分压增高引起大脑中动脉主干的M1段的远端动脉反应性的舒张，进而降低该段血管管腔内的压力。这种改变或压力梯度的增加有利于增加大脑中动脉的血流通过，因而必然引起血流速度的增加，

表现为TCD测量的大脑中动脉峰值流速的增加。许多实验在将二氧化碳浓度调节至6%、8%或10%的过程中，嘱患者屏住呼吸或做瓦氏动作，对大脑中动脉血管反应性的正常值进行了测量[1,6,9]。

无症状患者的栓子检测：高强度瞬时信号

促进血凝块形成的颈动脉粥样硬化疾病是许多前循环缺血性卒中的罪魁祸首。这一事件的病理生理学由C.Miller Fisher在其具有里程碑意义的论文《颈动脉闭塞》（*Occlusion of the Carotid Arteries*）中首次提出[54]。基于这个前提，检测颅内循环过程中的栓子成为许多检查方法的目标。多普勒超声的价值体现在，通过连续监测颅内动脉，最常用的是大脑中动脉的多普勒频谱，它能够检测来源于心脏或周围血管的栓子。TCD检测这些事件是有可能的，因为这些栓子粒子在通过大脑中动脉的过程中反射了一个高强度的瞬时信号（HITS）[55,56]。高强度瞬时信号检测进行的时间大约在1小时，因为长时间的监测会使个体内的差异增加。高强度瞬时信号的检测及其与有症状患者之间的联系已经在多个实验包括多中心实验中得到证实[59,60]。

高强度瞬时信号是由栓子表面增加的超声反射所引起。信号强度取决于栓子大小和成分。然而，由于信号强度依赖于多种因素，故没有结论称栓子特性可能单独来源于信号强度。信号是单向随机的发生在整

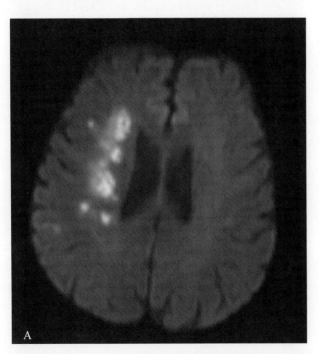
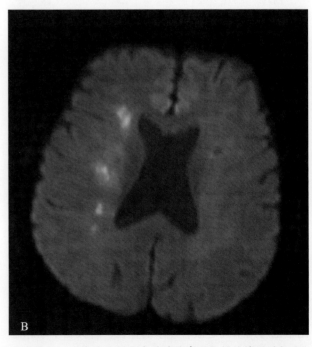

图10.11　（A、B）脑部MRI弥散加权显示右侧放射冠多灶性的弥散受限，可能为右侧颈内动脉狭窄所致的边缘区的梗死。

第2部分　影像学

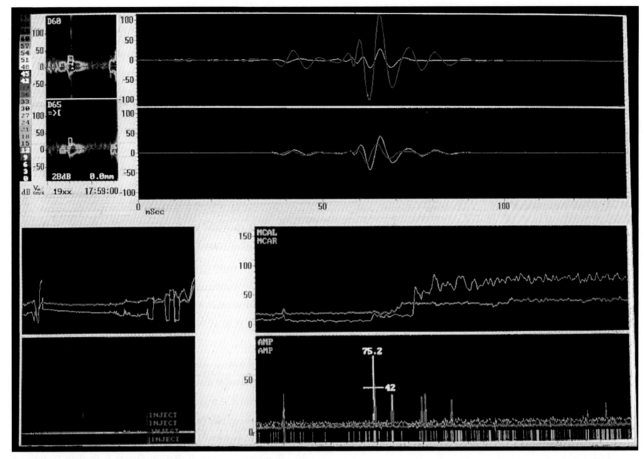

图10.12 TCD在左侧大脑中动脉内检测到一高强度的瞬时信号，微栓子可能继发于心房纤维性颤动。

个心动周期，除此之外尚发出特定的声音"唧唧声"或"哔哔声"（图10.12）[61]。

参考文献

[1] Aaslid R, Markwalder TM, Nornes H. Noninvasive transcranial Doppler ultrasound recording of flow velocity in basal cerebral arteries. J Neurosurg 1982;57:769-774

[2] Barnett HJM; North American Symptomatic Carotid Endarterectomy Trial Collaborators. Beneficial effect of carotid endarterectomy in symptomatic patients with high-grade carotid stenosis. N Engl J Med 1991;325:445-453

[3] Rothwell PM, Goldstein LB. Carotid endarterectomy for asymptomatic carotid stenosis: asymptomatic carotid surgery trial. Stroke 2004;35:2425-2427

[4] Young B, Moore WS, Robertson JT, et al. An analysis of perioperative surgical mortality and morbidity in the asymptomatic carotid atherosclerosis study. ACAS Investigators. Asymptomatic Carotid Atherosclerosis Study. Stroke 1996;27:2216-2224

[5] Ringelstein EB, Sievers C, Ecker S, Schneider PA, Otis SM. Noninvasive assessment of CO_2-induced cerebral vasomotor response in normal individuals and patients with internal carotid artery occlusions. Stroke 1988;19:963-969

[6] Aaslid R, Lindegaard KF, Sorteberg W, Nornes H. Cerebral autoregulation dynamics in humans. Stroke 1989;20:45-52

[7] Cirillo F, Leonardo G, Renzulli A, et al. Carotid Atherosclerosis is Associated with In-hospital Mortality After CABG Surgery. Int J Angiol 2002;11:210-215

[8] Aaslid R, Markwalder TM, Nornes H. Noninvasive transcranial Doppler ultrasound recording of flow velocity in basal cerebral arteries. J Neurosurg 1982;57:769-774

[9] Bishop CCR, Powell S, Rutt D, Browse NL. Transcranial Doppler measurement of middle cerebral artery blood flow velocity: a validation study. Stroke 1986;17:913-915

[10] Kliewer MA, Hertzberg BS, Kim DH, Bowie JD, Courneya DL, Carroll BA. Vertebral artery Doppler waveform changes indicating subclavian steal physiology. AJR Am J Roentgenol 2000;174:815-819

[11] Zubilewicz T, Wronski J, Bourriez A, et al. Injury in vascular surgery—the intimal hyperplastic response. Med Sci Monit 2001;7:316-324

[12] Fürst G, Saleh A, Wenserski F, et al. Reliability and validity of noninvasive imaging of internal carotid artery pseudo-occlusion. Stroke 1999;30:1444-1449

[13] Romero JM, Lev MH, Chan S-T, et al. US of neurovascular occlusive disease: interpretive pearls and pitfalls. Radiographics 2002;22:1165-1176

[14] Thiele BL, Young JV, Chikos PM, Hirsch JH, Strandness DE Jr. Correlation of arteriographic findings and symptoms in cerebrovascular disease. Neurology 1980;30:1041-1046

[15] Rouleau PA, Huston J Ⅲ, Gilbertson J, Brown RD Jr, Meyer FB, Bower TC. Carotid artery tandem lesions: frequency of angiographic detection and consequences for endarterectomy. AJNR Am J Neuroradiol 1999;20:621-625

[16] Ackermann H, Diener HC, Seboldt H, Huth C. Ultrasonographic follow-up of subclavian stenosis and occlusion: natural history and surgical treatment. Stroke 1988;19:431-435

[17] Polak JF, Shemanski L, O'Leary DH, et al. Hypoechoic plaque at US of the carotid artery: an independent risk factor for incident stroke in adults aged 65 years or older. Cardiovascular Health Study. Radiology 1998;208:649-654

[18] Tegos TJ, Sohail M, Sabetai MM, et al. Echomorphologic and histopathologic characteristics of unstable carotid plaques. AJNR Am J Neuroradiol 2000;21:1937-1944

[19] Grønholdt MLM, Wiebe BM, Laursen H, Nielsen TG, Schroeder TV, Sillesen H. Lipid-rich carotid artery plaques appear echolucent on ultrasound B-mode images and may be associated with intraplaque haemorrhage. Eur J Vasc Endovasc Surg 1997;14:439-445

[20] Kagawa R, Moritake K, Shima T, Okada Y. Validity of B-mode ultrasonographic findings in patients undergoing carotid endarterectomy in comparison with angiographic and clinicopathologic features. Stroke 1996;27:700-705

[21] Grønholdt MLM, Nordestgaard BG, Wiebe BM, Wilhjelm JE, Sillesen H. Echo-lucency of computerized ultrasound images of carotid atherosclerotic plaques are associated with increased levels of triglyceride-rich lipoproteins as well as increased plaque lipid content. Circulation 1998;97:34-40

[22] Carr S, Farb A, Pearce WH, Virmani R, Yao JST. Atherosclerotic plaque rupture in symptomatic carotid artery stenosis. J Vasc Surg 1996;23:755-765, discussion 765-766

[23] Feinstein SB. Contrast ultrasound imaging of the carotid artery vasa vasorum and atherosclerotic plaque neovascularization. J Am Coll Cardiol 2006;48:236-243

[24] Goertz DE, Frijlink ME, Tempel D, et al. Contrast harmonic intravascular ultrasound: a feasibility study for vasa vasorum imaging. Invest Radiol 2006;41:631-638

[25] Romero JM, Babiarz LS, Forero NP, et al. Arterial wall enhancement overlying carotid plaque on CT angiography correlates with symptoms in patients with high grade stenosis. Stroke 2009;40:1894-1896

[26] Fleiner M, Rummer M, Mirlacher M, et al. Arterial neovascularization and inflammation in vulnerable patients: early and late signs of symptomatic atherosclerosis. Circulation 2004;110:2843-2850

[27] Finn AV, Kolodgie FD, Virmani R. Correlation between carotid intimal/ medial thickness and atherosclerosis: a point of view from pathology. Arterioscler Thromb Vasc Biol 2010;30:177-181

[28] Griffin M, Nicolaides A, Tyllis T, et al. Carotid and femoral arterial wall changes and the prevalence of clinical cardiovascular disease. Vasc Med 2009;14:227-232

[29] Mauriello A, Sangiorgi GM, Virmani R, et al. A pathobiologic link between risk factors profile and morphological markers of carotid instability. Atherosclerosis 2010;208:572-580

[30] Pignoli P, Tremoli E, Poli A, Oreste P, Paoletti R. Intimal plus medial thickness of the arterial wall: a direct measurement with ultrasound imaging. Circulation 1986;74:1399-1406

[31] Vergoza AM, Baldisserotto M, de Los Santos CA, Poli-de-Figueiredo CE, d'Avila DO. Cardiovascular risk factors and carotid intima-media thickness in asymptomatic children. Pediatr Cardiol 2009;30:1055-1060

[32] Lorenz MW, Markus HS, Bots ML, Rosvall M, Sitzer M. Prediction of clinical cardiovascular events with carotid intima-media thickness: a systematic review and meta-analysis. Circulation 2007;115:459-467

[33] Bots ML, Hoes AW, Koudstaal PJ, Hofman A, Grobbee DE. Common carotid intima-media thickness and risk of stroke and myocardial infarction: the Rotterdam Study. Circulation 1997;96:1432-1437

[34] Juonala M, Kähönen M, Lähönen T, et al. Effect of age and sex on carotid intima-media thickness, elasticity and brachial endothelial function in healthy adults: the cardiovascular risk in Young Finns Study. Eur Heart J 2008;29:1198-1206

[35] Crouse JR Ⅲ, Grobbee DE, O'Leary DH, et al; Measuring Effects on intima media Thickness: an Evalution Of Rosuvastatin study group. Measuring effects on intima

media thickness: an evaluation of rosuvastatin in subclinical atherosclerosis—the rationale and methodology of the METEOR study. Cardiovasc Drugs Ther 2004;18:231-238

[36] Meaney A, Ceballos G, Asbun J, et al. The VYtorin on Carotid intima-media Thickness and Overall arterial Rigidity (VYCTOR) study. J Clin Pharmacol 2009;49:838-847

[37] Forst T, Wilhelm B, Pfützner A, et al. Investigation of the vascular and pleiotropic effects of atorvastatin and pioglitazone in a population at high cardiovascular risk. Diab Vasc Dis Res 2008;5:298-303

[38] Babikian VL, Wechsler LR, Higashida RT. Ultrasound images of cerebrovascular disease. In: Babikian VL, Wechsler LR, Higashida RT, eds. Imaging Cerebrovascular Disease. Philadelphia: Butterworth Heinemann, 2003:3-35

[39] Babikian VL, Wechsler LR, Higashida RT. Subarachnoid hemorrhage. In: Babikian VL, Wechsler LR, Higashida RT, eds. Imaging Cerebrovascular Disease. Philadelphia: Butterworth Heinemann, 2003:241-269

[40] Seiler RW, Newell DW. Subarachnoid hemorrhage and vasospasm. In: Seiler RW, Newell DW, eds. Transcranial Doppler. New York: Raven Press, 1992:101-107

[41] Aaslid R, Huber P, Nornes H. Evaluation of cerebrovascular spasm with transcranial Doppler ultrasound. J Neurosurg 1984;60:37-41

[42] Lindegaard KF, Nornes H, Bakke SJ, Sorteberg W, Nakstad P. Cerebral vasospasm after subarachnoid haemorrhage investigated by means of transcranial Doppler ultrasound. Acta Neurochir Suppl (Wien) 1988;42:81-84

[43] Gupta AK. Monitoring the injured brain in the intensive care unit. J Postgrad Med 2002;48:218-225

[44] Ohene-Frempong K. Stroke in sickle cell disease: demographic, clinical, and therapeutic considerations. Semin Hematol 1991;28:213-219

[45] Bulas D. Screening children for sickle cell vasculopathy: guidelines for transcranial Doppler evaluation. Pediatr Radiol 2005;35:235-241

[46] Adams R, McKie V, Nichols F, et al. The use of transcranial ultrasonography to predict stroke in sickle cell disease. N Engl J Med 1992;326:605-610

[47] Adams RJ, McKie VC, Carl EM, et al. Long-term stroke risk in children with sickle cell disease screened with transcranial Doppler. Ann Neurol 1997;42:699-704

[48] Adams RJ, McKie VC, Brambilla D, et al. Stroke prevention trial in sickle cell anemia. Control Clin Trials 1998;19:110-129

[49] Armstrong-Wells J, Grimes B, Sidney S, et al. Utilization of TCD screening for primary stroke prevention in children with sickle cell disease. Neurology 2009;72:1316-1321

[50] Seibert JJ, Glasier CM, Kirby RS, et al. Transcranial Doppler, MRA, and MRI as a screening examination for cerebrovascular disease in patients with sickle cell anemia: an 8-year study. Pediatr Radiol 1998;28:138-142

[51] Fülesdi B, Limburg M, Bereczki D, et al. Impairment of cerebrovascular reactivity in long-term type 1 diabetes. Diabetes 1997;46:1840-1845

[52] Markus H, Cullinane M. Severely impaired cerebrovascular reactivity predicts stroke and TIA risk in patients with carotid artery stenosis and occlusion. Brain 2001;124 (Pt 3):457-467

[53] Maeda H, Etani H, Handa N, et al. A validation study on the reproducibility of transcranial Doppler velocimetry. Ultrasound Med Biol 1990;16:9-14

[54] Fisher M. Occlusion of the carotid arteries: further experiences. AMA Arch Neurol Psychiatry 1954;72:187-204

[55] Sliwka U, Job FP, Wissuwa D, et al. Occurrence of transcranial Doppler high-intensity transient signals in patients with potential cardiac sources of embolism. A prospective study. Stroke 1995;26:2067-2070

[56] Mackinnon AD, Aaslid R, Markus HS. Ambulatory transcranial Doppler cerebral embolic signal detection in symptomatic and asymptomatic carotid stenosis. Stroke 2005;36:1726-1730

[57] Droste DW, Decker W, Siemens HJ, Kaps M, Schulte-Altedorneburg G. Variability in occurrence of embolic signals in long term transcranial Doppler recordings. Neurol Res 1996;18:25-30

[58] Droste DW, Ringelstein EB. Detection of high intensity transient signals (HITS): how and why? Eur J Ultrasound 1998;7:23-29

[59] Daffertshofer M, Ries S, Schminke U, Hennerici M. High-interfsity transient signals in patients with cerebral ischemia. Stroke 1996;27:1844-1849

[60] Babikian VL, Hyde C, Pochay V, Winter MR. Clinical correlates of high-intensity transient signals detected on transcranial Doppler sonography in patients with cerebrovascular disease. Stroke 1994;25:1570-1573

[61] van Zuilen EV, Moll FL, Vermeulen FEE, Mauser HW, van Gijn J, Ackerstaff RGA. Detection of cerebral microemboli by means of transcranial Doppler monitoring before and after carotid endarterectomy. Stroke 1995;26:210-213

第 11 章

出血性和缺血性卒中的神经血管造影

Guilherme Dabus, Michael C. Hurley, Eric J. Russell

■ 赵鸿深 译 ■ 张仁良 校 ■ 王亮 审

要点

◆ 目前，神经血管造影依然是评估脑血管疾病的金标准；同时，它也是神经介入治疗和神经血管内手术的基础。

◆ 掌握对神经血管造影安全性和有效性都有保证的技术是开展神经介入治疗和神经血管内手术的基本要求。

◆ 在开始操作之前，制订基于被评估疾病的计划非常重要（包括哪些血管需要进行造影，哪些解剖部位需要成像，是否需要3D 成像等）

◆ 与其他操作相似，熟悉造影设备及相应的器材非常重要。

◆ 严重的并发症并不常见，但具备识别和处理严重并发症的能力非常重要。

经血管造影是一项通过使用血管内造影导管注射 X 射线造影剂以动态显示神经系统脑和脊髓血管形态的技术。在造影剂注射期间通过数字减影技术可取得一系列的血管影像，包括动脉期、毛细血管期、静脉期。为获取全面的血管形态，通常需要在多平面进行重复注射，目前 3D 旋转造影技术已成为评估血管病变的一项重要技术，特别是对于颅内动脉瘤，可以减少其他的造影角度序列。

尽管 MRA、CTA 等无创造影技术得到不断改进，经导管脑血管造影仍然是评估脑血管疾病的金标准。同时，它也是神经介入治疗的基础，确保获取功能性的血管路图，以利于针对目标神经血管外科手术制订合理的计划。因此，掌握对神经血管造影安全性和有效性都有必要的技术是开展神经介入治疗和神经血管内手术的基本要求。

血管造影的历史

◆ 1895 年 11 月，Wihelm Conrad Roentgen（伦琴）确定了电磁的放射作用，即 X 射线[1]。

◆ 1896 年一例截断肢的血管造影在维也纳完成，当时的造影材料为生石灰、石油和硫化汞混合物[2]。

◆ Antonio Egas Moniz，一位葡萄牙神经科医师，曾经参与第一次世界大战时凡尔赛条约的签订，因发明额叶切除术治疗精神障碍获得诺贝尔奖，他在尸体上完成第一例脑血管造影。1927 年他在同事 Almeida Lima 和 Almeida Dias 的协助下，在诊断为麻痹性痴呆、帕金森病、脑肿瘤的一名患者身上完成了第一例活体人脑血管造影，不幸的是，这位首次成功获取一系列血管影像的患者在造影后发生了血栓栓塞并发症，并在造影后不久死亡。在 Moniz 的一系列造影中，溴化锶和碘化钠被用来作为造影介质[2-4]。

◆ 胶状氧化钍造影剂于 1931 年开始应用于脑血管造影，因其高致癌性在 20 世纪 50 年代早期终止使用。其他的随访研究也证实在用过这种造影剂的患者中恶性肿瘤的发生率明显增加，包括肝胆管癌、白血病等[2, 4]。

◆ 20 世纪 50 年代晚期，脑血管造影应用广泛，是评估颅内病变的主要工具，当时血管造影是通过颈动脉穿刺完成的[5]。

◆ 20 世纪 60 年代晚期，脑血管造影开始采取股动脉穿刺入路[6]。

◆ 直到 20 世纪 70 年代，脑血管造影被应用于所有颅内疾病的评估。1973 年，CT 技术的出现使得血管造影技术开始主要局限于评估神经系统血管性疾病。

◆ 20 世纪 80 年代，数字减影技术替代了蒙片技术，这一技术使得血管造影具备良好的分辨率和影像对比，并使其更为高效。

◆ 最新的技术，包括 3D 旋转成像和平板探测器已成为目前世界上神经介入设备必备的基本元素，这两项技术使得获取的影像数据可以通过重建技术产生类似 CT 的影像。

神经血管造影流程

每个神经介入医师在独立进行脑血管或脊髓血管造影手术之前，必须根据公认发表的标准进行充分的培训，并能够保证良好的成功率以及较少的并发症发生率[7, 8]。根据不同医师的操作习惯，不同的技术都可以用来安全高效地完成血管造影。必须强调的是，并没有绝对正确的血管造影方法。当然，造影的安全性必须得到保障。患者的选择、术前准备、细致的技术操作以及术后管理都是减少并发症的关键。

术前准备

病史和既往史

与其他介入操作相同，患者的病史非常重要。操作者应根据患者的病史特点，对血管造影的合理性、风险以及获益进行个体化评估，重要的是获知患者的情况是否可以由创伤更小的 MRI、CT、MRA 或 CTA 来替代介入血管造影。术前应对既有的病历及影像资料进行全面的回顾，并据此做出手术决策。

过敏史、基础疾病和用药情况

还应记录的重要信息包括：患者是否对造影过程中需要使用的药物或造影剂过敏？患者是否曾有碘剂接触史（增强 CT 或静脉肾盂造影）？是否需要术前药物治疗预防过敏？对于曾有碘过敏者，在作者所在医院术前可给药预防，如患者曾有严重的过敏反应，应做好麻醉准备、术中麻醉监护，如出现严重过敏，需进行全身麻醉管理。术前给药方案包括术前 13 小时、7 小时以及 1 小时各给 50 mg 泼尼松，或术前 1 小时给予 50 mg 苯海拉明。

合并的基础疾病，如高血压、糖尿病、肾功能不全/肾功能衰竭，高凝状态或需要抗凝等都可能增加手术风险，这些应在术前认真评估。一些特殊的药物也需要引起重视，如肝素、华法林和二甲双胍，术前是否停用这些药物应该与主管医师进行讨论后做出决定。对于肝素，作者一般在穿刺前 2 小时停用；术后，对于已成功使用缝合器缝合止血的患者，即刻恢复肝素使用，而压迫止血的患者则在术后 2 ～ 4 小时开始继续使用肝素。华法林一般在术前 5 天开始停用，术前 1 天复查 INR；术后当天即可以开始恢复华法林抗凝治疗。在停用华法林期间，是否需要使用肝素替代华法林抗凝应根据抗凝目的与主管医师讨论决定。因为二甲双胍与碘造影剂都需要经肾脏排泄，两者共用则可增加乳酸性酸中毒的风险（非常罕见但严重），一般建议停用二甲双胍直至造影剂注射后 48 小时，同时应确保肾功能正常[9]。

另外，肾功能不全患者也需要特别关注，由于造影剂的肾脏毒性，血管造影可增加患者肾功能恶化的风险，一般建议对肾功能不全的患者进行术前预处理，如术前 12 小时及术后各给予 2 次 1 200 mg 的 N- 乙酰半胱氨酸，手术当日可静滴碳酸氢钠溶液（150 mmol/L 的 1 000 mL D5W）进行水化碱化，术前 1 小时给予 3 mL/kg 液体，术后 6 小时按照 1 mL/（kg·h）补液；另外，使用低渗或等渗造影剂也可以降低肾功能不全恶化的风险。

神经系统体格检查

应重视术前的体格检查，熟知患者术前的基础神经功能状况有助于术中判断是否出现神经系统并发症。

实验室检查

术前应完善实验室检查，至少包括全血细胞计数、生化常规、凝血常规。女性术前应行妊娠试验以避免对胎儿造成放射损害。针对实验室检查，最需要关注的是患者是否有重度贫血，血小板水平是否适合进行手术操作，是否存在感染，肾功能是否正常，凝血功能（凝血酶原时间、INR、部分凝血酶原时间）是否适合进行手术操作。

造影剂的选择

大多数脑血管造影所用的为非离子型造影剂，低渗性的非离子性造影剂如碘帕醇（Isovue; Bracco Diagnostics, Princeton, NJ）、碘海醇（Omnipaque; GE Healthcare, Princeton, NJ）、碘氟醇（Optiray; Mallinckrodt, Hazelwood, MO）、优维显（Ultravist; Bayer Vital, Leverkusen, Germany）。造影剂中的碘含量在标签中可见，碘帕醇 -370 中碘浓度为 370 mg/ml，碘海醇 -300 为 300 mg/ml。这些非离子型造影剂的渗透压取决于造影剂浓度。最新型的造影剂有碘克沙醇（Visipaque; GE Healthcare, Princeton, NJ），这是一种等渗造影剂；非离子型的二聚造影剂威视派克 -320 与血是等渗的，其碘浓度为 320 mg/ml，与水的 290 mOsm/kg 渗透压非常接近[11]。对肾功能不全患者或需要增加造影剂量的困难的脊髓造影，建议选用等渗型造影剂。

镇静麻醉评估

镇静麻醉的评估是血管造影过程中的另一重要环节。术者应仔细评估患者是否存在呼吸困难，气道/颌面部有无畸形，是否有睡眠呼吸窘迫，是否有呼吸道疾病或困难插管的病史，精神状态是否抑郁，能否应答切题、遵嘱行事，美国麻醉协会的评分如何。绝大多数患者能在中度镇静时（意识镇静）保持对言语和轻触觉的正确应答。这些患者自主呼吸良好，无需额外干预来保持呼吸道和心肺功能[12]。清醒镇静常通过仔细应用镇静安眠药物即可达到，常用药为苯二氮䓬类药物，必要时可联合镇痛药物，如阿片类药物。镇静过程中应有专职人员严密监测患者的生命体征及意识水平，避免出现呼吸窘迫。如果镇静过度，氟马西尼可用来拮抗苯二氮䓬类药物，纳洛酮则可以用来拮抗阿片类药物作用[13, 14]。对于激越/无法听从指令的患者以及心肺功能不全的患者，通常需要麻醉支持（MAC 或 GA）。这种情况下咨询麻醉科是非常必要的。

动脉入路

动脉穿刺建立通路是脑血管造影成功的第一步。常用的穿刺部位包括以下几个[2, 4, 6, 15-18]。

股动脉穿刺在 20 世纪 70 年代早期开始成为标准的穿刺部位，是 20 世纪 60 年代晚期引入的，当时最常见的是直接在颈动脉和椎动脉进行穿刺[6]。穿刺位置应位于腹股沟韧带以下，过高的穿刺点可导致术后止血困难，容易导致后腹膜血肿。透视下，股骨头可以作为穿刺标记点，皮肤表面穿刺点应位于股骨头下 1/3 处（图 11.1），一般位于腹股沟韧带下 2～3 cm，破皮后穿刺针以 45° 角向头侧进针。需要注意的是，由于穿刺角度存在，动脉壁上的穿刺点常位于皮肤穿刺点以上 1～2 cm（图 11.2）。

穿刺手法包括单壁穿刺、双壁穿刺以及细针穿刺法，具体可根据术者的掌握程度选择应用。作者所在中心常用的为细针穿刺法（图 11.3），使用 21 号穿刺针进行动脉穿刺，成功后经穿刺针置入 0.018 in（1 in = 2.54 cm）微导丝到达髂总动脉或腹主动脉下段，然后移除穿刺针，经微导丝引导置入 4F 或 5F 导引鞘，然后移除导引鞘内芯及微导丝，之后再置入 0.035 in J 形导丝或 Bentson 导丝至腹主动脉，移除导引鞘，最后，将 4F 或 5F 的动脉鞘经导丝引导置入股动脉，并移除导丝和动脉鞘内芯，保留外管。腋动脉、肱动脉及桡动脉穿刺步骤亦同上。

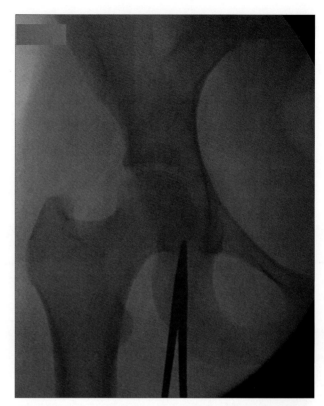

图 11.1 图示持针器尖端指示右侧腹股沟投射位股骨头下 1/3 位置。

作者常规应用动脉鞘，有随机对照试验（RCT）研究证实，动脉鞘的应用可以减少手术期间股动脉穿刺部位出血概率，同时也可以在不增加腹股沟局部并发症的前提下增加导管的操控性。

经桡动脉或尺动脉的脑血管造影目前被认为是安全可行的，并发症少[15-17, 20]。通过改良 Allen 试验确保尺动脉、桡动脉吻合良好[16, 17, 20]，然后使用上述的细针穿刺技术进行动脉置鞘。由于桡动脉管径较小，有学者建议使用肝素、维拉帕米、利多卡因和硝酸甘油的混合溶液经鞘管注射以预防/治疗动脉痉挛。这一置鞘技术与传统的经股动脉置鞘相比，其优点有更容易止血、患者舒适度更高（无需术后严格卧床数小时）[16, 17, 21]。

当主动脉或者弓上血管过度迂曲，超选择造影导管无法经由股动脉或上肢动脉到达目标血管时，可以考虑行颈部动脉穿刺置鞘，首选颈总动脉，其次可考虑椎动脉，上述途径在近期的一系列颅内血管病的诊治过程中被证实为相对安全而有效[18]。

导管

颈部动脉超选择造影有很多形态的导管可供选择。在超过 90% 的患者中，所有颈部血管都可以通

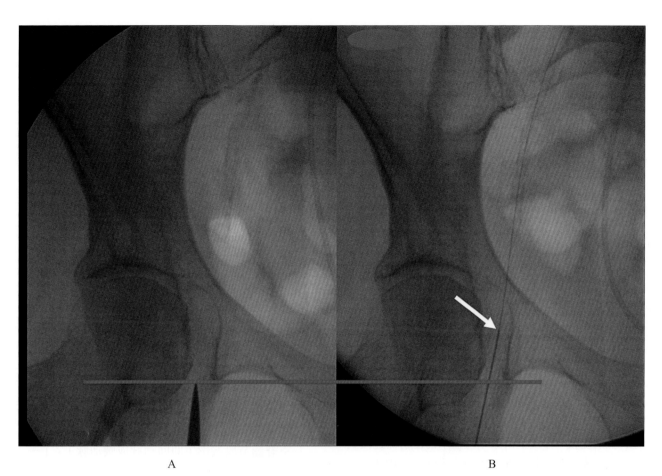

A	B

图 11.2 （A）右侧腹股沟穿刺时体表解剖标志点位于股骨头下 1/3。（B）股动脉穿刺后右侧腹股沟区投射位透视图，箭头示意真正的血管壁穿刺点高于体表穿刺点（红线）1～2 cm。

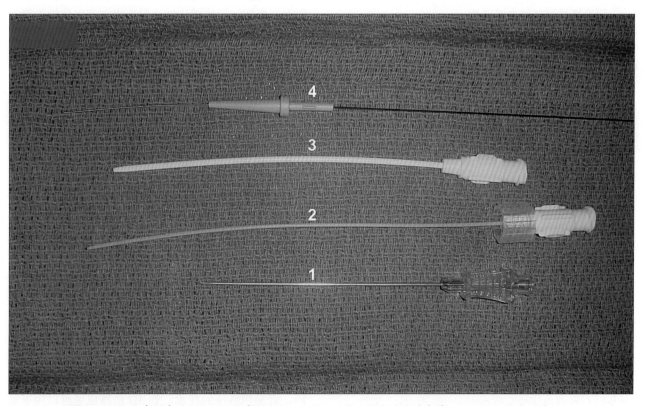

图 11.3 细针穿刺套件。1，21 号穿刺细针；2 和 3，导入鞘内芯及外套管；4，0.018 英寸微导丝。

过各种多用途导管完成造影，如成角锥形导管、椎动脉导管、Berenstein 导管、Davis 导管以及猎人头导管等。如果主动脉弓过度迂曲延长，或者在牛角弓患者中，可选择 Simmons-Ⅱ 导管、Vitek 导管或者 HN-4 导管进行弓上血管造影。

在脊髓血管造影中，常用的导管有 Cobra-2、HS-1、Simmons-I 和猎人头导管（对上胸节段的动脉特别有用）。

持续灌洗和双重灌洗

上述灌洗方式可根据术者的经验及习惯进行选择。如果应用合理，两者都是安全有效的。持续灌洗是通过加压灌注器向导管内滴注肝素生理盐水（3 000 ～ 5 000 U/L），可以保证导管腔内始终充满干净的肝素生理盐水，避免导管内血液滞留及血栓形成。在作者所在中心，持续灌洗最为常用。图 11.4 显示持续灌洗设备的配置，以及如何使用机械注射器和手工注射器。

当运用仔细时，双重灌洗同样有效而安全。其步骤为使用一个注射器抽吸导管以清除所有的气泡和血栓，然后更换一个充满肝素生理盐水的注射器连接到导管上，小幅度回抽后向导管内注入肝素生理盐水。这一操作在每次更换导丝、导管后均需进行，或每隔 2 分钟需进行一次以避免管腔内形成血栓。

超选择性颈部脑血管造影

做出造影导管选择后，接下来要进行的就是使用导丝引导技术进行颈部脑血管超选择造影。具有亲水涂层的导丝在透视下进入目标血管，随后固定导丝，将导管沿导丝置入目标血管。根据目标血管的迂曲、动脉硬化病变以及操作者习惯不同，路图技术或者透视衰减技术可以用来帮助血管超选的实现（图 11.5）。

此外，冒烟下推送技术也是超选择血管造影的一项常用技术。操作者通过连接在导管或灌洗器上的注射器反复推注少量造影剂来显影血管，在显影情况下，无需导丝引导将造影导管推送进入目标血管。在这项技术中，有以下注意事项：①首先需要通过冒烟确定造影导管尖端已离开血管壁，使得推送导管进入目标血管可以安全进行而避免损伤血管壁。②这一技术适用于年轻患者，且血管走行平直，没有明显动脉粥样硬化病变。在老年患者中，常存在血管迂曲以及动脉粥样硬化，经导丝引导技术更为安全，更为常用。

导管所致的血管痉挛

进行血管造影时，应充分考虑血管的解剖结构及弯曲程度，避免推送导丝导管引起严重的并发症，如动脉夹层、严重血管痉挛（图 11.6）。血管痉挛通常是自限性的，绝大多数不需要特殊处理（图 11.7）。如果发生严重血管痉挛，可以通过导管缓慢推注 1 ～ 5 mg 维拉帕米或者 100 ～ 200 μg 硝酸甘油缓解血管痉挛。

胸段、腰段脊髓动脉多根据解剖定位点，在其上下做连续插管造影，以完成脊髓动脉造影。

造影剂注射速率（机械注射和手推注射）

机械注射造影剂的速率和注射量如下：
◆ 主动脉弓：20 ～ 30 mL/s，总量 25 ～ 40 mL。
◆ 颈总动脉：7 ～ 10 mL/s，总量 10 ～ 14 mL。
◆ 颈内动脉：4 ～ 6 mL/s，总量 6 ～ 10 mL。
◆ 颈外动脉：1 ～ 3 mL/s，总量 4 ～ 6 mL。
◆ 椎动脉：3 ～ 6 mL/s，总量 6 ～ 8 mL。
◆ 锁骨下动脉：同侧上肢袖带加压情况下注射速率为 7 ～ 9 mL/s，总量 15 ～ 20 mL。
◆ 脊髓节段造影（肋间动脉或腰动脉）：1 ～ 2 mL/s，总量 4 ～ 6 mL。

一项随机研究显示，使用机械注射造影和手推造影之间，造影成像质量和对侧血管逆流情况均无差异。而在造影期间，使用机械注射造影剂可以使操作者遭受的辐射量减少 70%。同时，机械注射的安全性似乎更高，因为在该研究中，所有的并发症的发生都与手推造影有关[23]。图 11.4 展示了机械注射造影和手推造影的步骤。

不管使用何种造影剂注射方法，操作者在使用机械注射器和手推注射器都应非常仔细排气，以避免空气进入造影导管和颅内血管。空气栓塞可以导致神经功能缺失。然而有趣的是，一项观察性研究中发现，在进行 DSA 造影的 7 名患者的大脑中动脉区域，TCD 均检测到气栓信号，但没有患者出现局灶性神经功能缺损，这意味着在大多数患者中，微量的气栓并不会引起神经功能缺损。

标准化影像

每一根颅脑血管造影都应首先完成标准前后位和侧位（前循环，图 11.8）或 Towne 位和侧位（后循环，图 11.9）。在作者所在中心，对于颈内动脉和椎动脉，作者还进行斜位造影。另外，根据病变的评价需求不同，可采用特殊的技术，如 3D 选择成像可以用于动

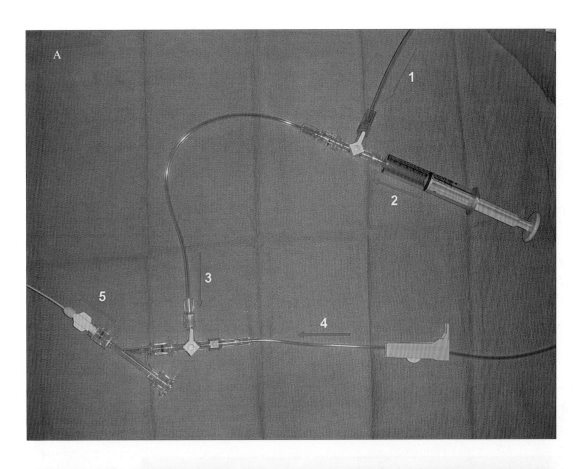

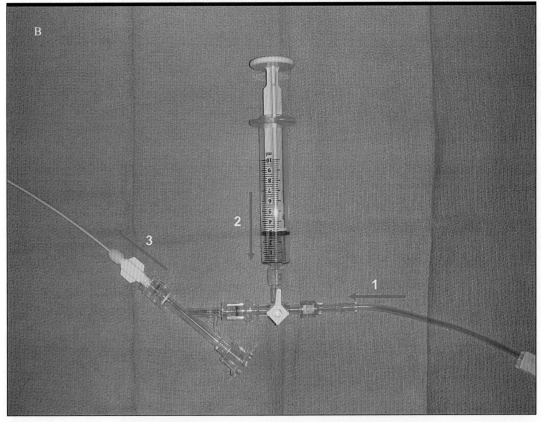

图11.4　持续灌注装置与机械注射器连接设置。（A）1，机械注射器连接管；2，冲洗或路图用注射器；3，连接管；4，加压肝素生理盐水灌注；5，造影导管。（B）手推注射器与持续灌注装置连接：1，加压肝素生理盐水灌注；2，造影剂注射器；3，造影导管。

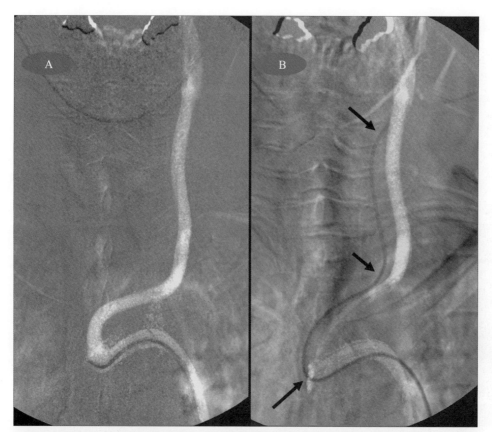

图 11.5 （A）路图显示左侧颈总动脉迂曲与主动脉弓成角。（B）路图显示左侧颈总动脉置管后，箭头指示导管。

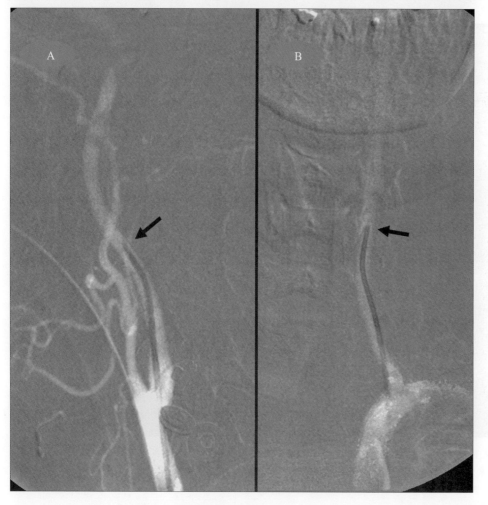

图 11.6 路图显示超选择置管时导管管尖位置根据血管弯曲情况应放置的正确部位（箭头）。（A）颈内动脉。（B）左侧椎动脉。

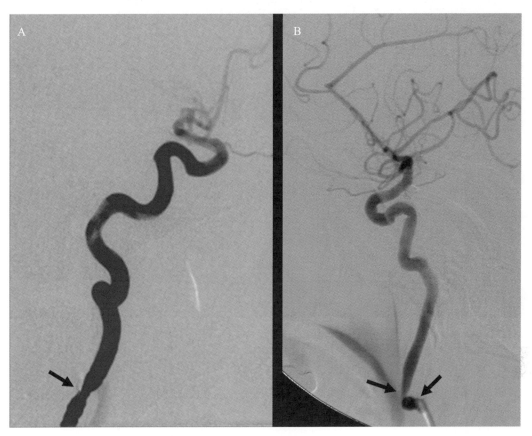

图 11.7 （A、B）导管引起的血管痉挛。

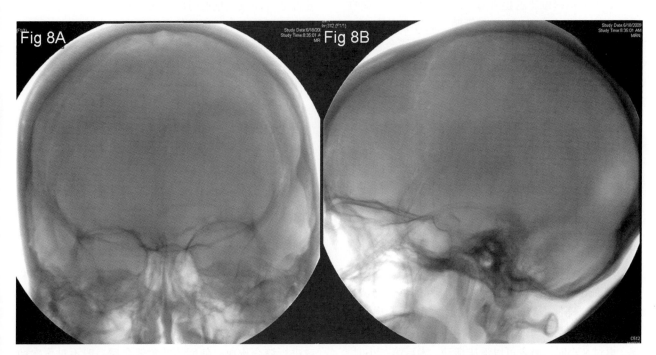

图 11.8 前循环的前后位（PA）（A）及侧位（B）示意图。注意前后位时岩骨嵴位于眼眶中部，侧位时两侧内耳重叠以达到标准侧位投射。

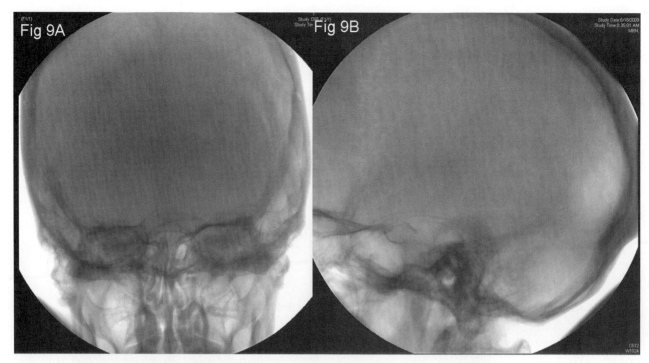

图 11.9　后循环造影时的 Towne 位（A）及侧位（B）示意图。Towne 位时，岩骨嵴应位于眼眶上缘。要保证鼻窦上 2/3 及枕骨缝充分暴露在透视野中。侧位时应保证第一颈椎上缘位于透视野中。

脉瘤，增加帧数（每秒 6 帧）可以用于动静脉畸形或动静脉瘘的评估。

压迫止血

动脉穿刺部位压迫止血对于绝大多数进行诊断性神经血管造影（采用 4F/5F 血管鞘）的患者是合理、安全、有效的止血方法。压迫时，患者可能会感到局部不适，压迫后需要平稳至少 2 ～ 6 小时，这是其主要的缺点[26-28]。对于口服阿司匹林、氯吡格雷等抗血小板、抗凝药物的患者，压迫时间需要延长。抗凝药物如肝素需要在操作开始前 2 小时停用，并延迟至压迫止血后 2 ～ 4 小时重新使用。

压迫止血使用 3 根手指迅速按压在皮肤穿刺点上 2 cm 处，这可以确保动脉壁上的穿刺口得到准确压迫。压迫的最佳力量应确保不再出现皮下出血以及皮肤穿刺口渗血的情况下保留股动脉搏动可扪及。过于用力的压迫可能导致血管闭塞。压迫通常需要 10 ～ 20 分钟。完成压迫后，操作者应仔细观察腹股沟，确保没有出现血肿或外渗。同时应再次评估同侧下肢的动脉搏动情况，确保下肢具有充足的血供。随后，患者送至观察室，平卧 4 小时，第一个 4 小时后患者可以坐起，再过 8 小时，患者可以下床活动。术后第一小时，应每隔 15 分钟观察 1 次穿刺侧腹股沟、下肢动脉搏动以及患者生命体征，随后 2 小时，观察间隔可延长至 30 分钟 1 次，如无特殊情况，随后 3 小时，继续每小时观察上述指标。

缝合装置

目前有几款腹股沟动脉缝合装置可供使用。这些缝合器可以减少止血时间，减少局部因压迫引起的软组织挫伤发生率，可以使患者早期下床活动，可以减少压迫的痛苦。尽管缝合器使用时存在设备故障、引发感染、血管闭塞、下肢远端血管栓塞等并发症，但总体来说还是安全可靠的[26-28]。

目前，有几款不同工作原理的缝合器可供选择。

止血胶原栓：缝合器使用止血胶原，使血液通过和胶原接触以达到增强止血的效果，而胶原栓膨胀后可以将动脉穿刺点压迫[29]。Angio-seal 在神经介入术后穿刺部位止血方面被证实安全有效[28]。另外，胶原栓可在 4 ～ 6 周后被降解，90 天内可完全吸收[29, 30]，在这段时间内建议避免再次对同侧股动脉进行穿刺手术[31]。常见品种有 Angio-Seal（St. Jude Medical, Secaucus, NJ），VasoSeal（Datascope, Fairfield, NJ），Duett Pro（Vascular Solutions, Minneapolis, MN）。

缝线：使用特殊的细针及缝线装置对动脉壁穿刺口进行缝合止血。使用该装置缝合后一般不对再次脉穿刺造成影响[29]。在一项研究中，缝线装置获得了极高的止血成功率及较低的并发症发生率[32]。常见品种有 Perclose（Abbott Vascular, Abbott Park, IL），

X Site（Datascope, Fairfield, NJ）, SuperStitch（Sutura Inc, Fountain Valley, CA）。

血管夹：在动脉外使用血管夹闭合动脉穿刺口以止血[29]。使用这一装置对于再穿刺不造成影响。常见品种有EVS（Medtronic, Minneapolis, MN）, StarClose（Abbott Vascular, Abbott Park, IL）。

多项研究对不同的缝合器与人工压迫的止血效果进行了比较[26、27、33、34]。一项前瞻性研究对Angio-Seal和StarClose缝合猪的动脉后急性及慢性动脉血流变化和血管病变情况进行分析发现，StarClose装置使用后短期血管损伤的发生率更低[34]。而在随机对照研究（SCOAST）中，上述两种装置的止血成功率、并发症发生率、疼痛发生率以及患者舒适度基本相似，唯一有差异的是StarClose使用组在术后1周发生局部软组织挫伤的比例更低[33]。另一项研究比较了Angio-Seal、StarClose和人工压迫三种方法，发现三者的安全性没有差别。StarClose较Angio-Seal的术后渗血发生率更高，缝合器使用则相对人工压迫来说舒适度更好。此外还有一项随机对照研究比较了术后常规使用Angio-Seal缝合器和常规人工压迫两种方法，发现缝合器使用组可以更早地下地活动，更少出现软组织挫伤，并能增加患者的舒适度，同时并不额外增加并发症[26]。

在作者所在中心，作者大量地使用了Angio-Seal和StarClose缝合器。无论选择何种缝合器，其流程如下。

◆对穿刺部位血管进行造影：如果穿刺部位位于股动脉主干，穿刺点上下1 cm内没有分支或血管分叉、未发现内膜损伤，作者认为缝合器是适用于闭合动脉穿刺口的。

◆局部进行再次消毒和铺巾。

◆所有操作者更换干净的无菌手套。

◆缝合完毕后仍需常规压迫1～2分钟。

◆再次确认股动脉和足背动脉搏动良好。

◆2小时后可以开始步行。

◆尽管有争议，术后作者常规给予接受缝合器者抗生素（头孢唑林1～2 g；克林霉素600～900 mg）。

脑血管造影：特殊提示、窍门和操作

动脉粥样硬化和缺血性疾病

如果患者的CTA或MRA成像中无法清晰了解到颈部血管情况，应首先完成主动脉弓造影，以了解主动脉弓上血管闭塞或狭窄情况，并了解主动脉功能上血管的大体解剖（何侧椎动脉优势；解剖变异情况，如是否为牛角弓、左侧椎动脉起自主动脉弓；椎动脉开口有无闭塞/狭窄；血流方向，是顺向充盈还是逆向充盈，有无锁骨下动脉盗血）（图11.10）。

对于颈总动脉，作者常规对颈动脉分叉的前后位及侧位进行造影成像，如果有需要，对其进行斜位造影以确定最严重的血管狭窄情况。操作者应对狭窄/闭塞病变以及颈内动脉血流情况进行评估（是否存在

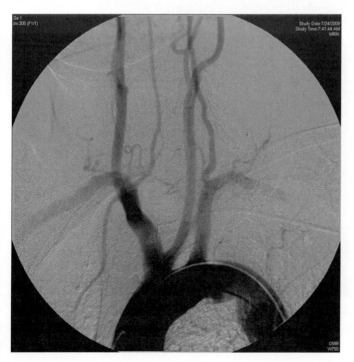

图11.10 评估患者脑梗死及动脉粥样硬化病变所行的主动脉弓造影。图示主动脉弓上斑块，头臂干及左侧颈总动脉共干，左侧优势型椎动脉。

造影剂滞留）。3D 旋转成像技术则可以精确地评估狭窄程度（图 11.11）。

若分叉处病变轻微而存在颅内病变情况，颈内动脉超选择造影可以考虑进行。如果颈内动脉超选择造影不安全（存在中重度狭窄、溃疡性斑块），那么就应该从颈总动脉注射进行颅内血管造影。通过对颅内血管进行正侧位、双侧斜位造影成像，可以发现颅内血管的狭窄、闭塞以及其他异常如动脉瘤、动静脉畸形等。根据上述发现，可以额外进行其他角度成像（图 11.12）。

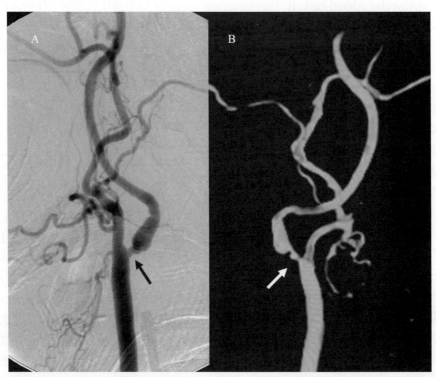

图 11.11　（A）左侧颈内动脉起始部狭窄。（B）3D 旋转成像更好地显示了左侧颈内动脉起始部的狭窄病变。

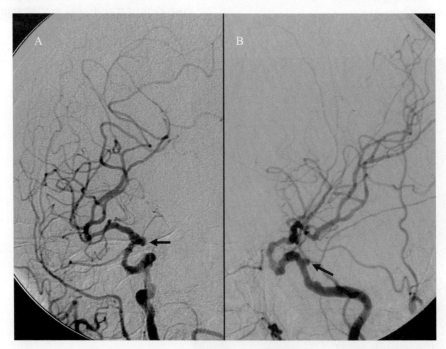

图 11.12　颈动脉及颅内动脉弥漫性动脉粥样硬化病变。（A、B）显示弥漫性颅内动脉粥样硬化病变，但没有严重的狭窄。箭头提示颈内动脉脉络膜前动脉及海绵窦前段动脉瘤。

当发现患者存在颈内动脉颈升段、岩骨段或海绵窦段闭塞、严重狭窄时，应对颈外动脉进行造影，以明确颈外动脉向颈内动脉系统的吻合情况。

如果发现后循环系统存在动脉粥样硬化病变，应从锁骨下动脉开始造影以充分显示椎动脉开口、颈段（图11.13）。如果上述部位没有明显狭窄，则可以进行椎动脉超选择性造影。如果椎动脉超选择造影不安全（存在中重度狭窄或严重的迂曲），则可以在同侧上肢进行袖带加压后进行锁骨下动脉造影，以获取颅内血管影像。如前循环一样，应常规进行正侧位及双侧斜位造影，根据造影发现，再行决定后续是否增加角度进行造影成像。

在颅脑血管发生狭窄/闭塞病变时，Willis环可以提供强大的侧支代偿能力，因此Willis环的开放及变异情况应进行常规评估。

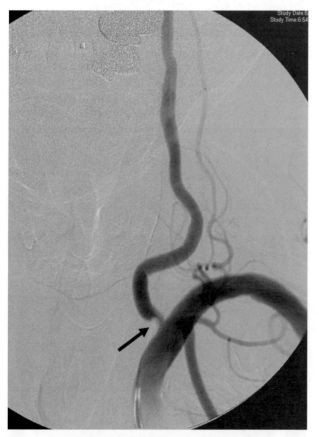

图11.13 左侧锁骨下动脉造影证实左侧椎动脉起始部60%狭窄（箭头）。

颅内动脉瘤

尽管仍有争议，近年来，对于动脉瘤的评估越来越多地选择CTA来替代DSA血管造影[36-39]。几项研究证实，CTA具有良好的发现动脉瘤及检测动脉瘤形态学的能力，同样对于确定动脉瘤的手术方式（弹簧圈栓塞/开颅夹闭），CTA也具有良好的价值[40-45]。

尽管如此，脑血管造影仍然是检测以及评估颅内动脉瘤的重要工具。对于CTA阴性或模棱两可的蛛网膜下腔出血患者，仍应进行脑血管造影检测。脑血管造影还可以更好地显示动脉瘤颈部或瘤顶部发出的血管分支情况。同时，对于小于3 mm的动脉瘤，CTA检测的敏感性明显下降[40]（图11.14）。

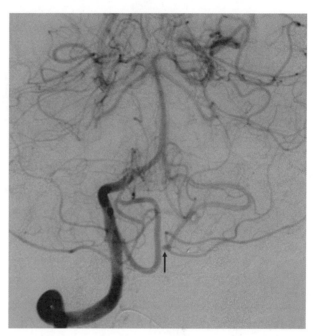

图11.14 一个弥漫性蛛网膜下腔出血，枕骨大孔区血液浓聚的患者。CTA阴性提示。脑血管造影发现左侧小脑后下动脉动脉瘤（箭头）。

20世纪90年代开始，3D旋转成像技术出现。这一技术对于颅内动脉瘤的检测和评估来说是一个重大的突破[35, 46]。它大大地减少了操作者因素对于动脉瘤检测的影响；所获得图像可以通过任意角度进行观察，哪怕邻近解剖结构十分复杂。动脉瘤可以通过重建的3D图像进行测量[35, 46]。研究表明，3D旋转成像较传统的DSA造影能够更好地发现小动脉瘤。在一项研究中发现，由2位经验丰富的神经介入人员进行观察确定，仍有近30%的小动脉瘤在传统DSA造影中被遗漏而被3D旋转造影发现[46]。

对于动脉瘤，应详细评估其位置、大小、瘤颈宽度、瘤体-瘤颈比、形态、有无分叶/子囊、有无分支血管从瘤颈或者瘤顶发出以及确定如何处理动脉瘤（图11.15）。

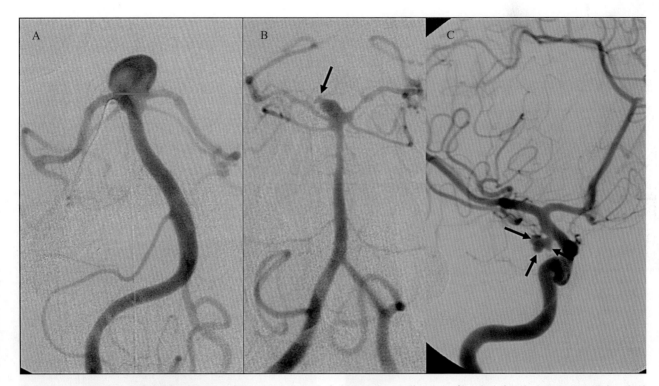

图 11.15 （A）基底动脉尖端形态规则的宽颈动脉瘤。（B）基底动脉尖端破裂后的具有子囊（箭头）的不规则动脉瘤。（C）后交通动脉的三叶状窄颈动脉瘤（箭头）。

对于 CTA 阴性的蛛网膜下腔出血，作者所在中心常规行 6 根主要动脉的超选择造影，包括双侧椎动脉、颈内动脉、颈外动脉。如果脑血管造影仍然是阴性结果，在出血明显的断层层面上，对可能的责任血管进行 3D 选择造影[47]。

脑动静脉畸形

横断位影像通常用来作为评估脑动静脉畸形的初筛方法。CT 和 MRI 可以反映动静脉畸形的部位及大小、有无出血或钙化，以及邻近脑实质的病变情况[48]（图 11.16）。最新的功能 MRI 则可以用来评估病变周围实质的脑功能。

在对脑动静脉畸形进行血管造影检查时，应彻底对病变所在区域内所有可能的供血血管进行造影评估，包括颈外血管造影以评估硬膜血供情况。通过增加帧数、多角度造影，动静脉畸形的血管构成情况可以得到更加充分的评估，同样也可以更好地发现血管巢内动脉瘤（图 11.17）。

充分的动静脉畸形造影应包括脑血流动力学情况（分水岭区的改变、软脑膜侧支循环、有无血管瘤样改变、正常脑实质的静脉引流状况），供血动脉、血管巢的大小、引流静脉的数量及性质（脑浅表静脉还是深静脉）。Spetzler/Martin 分型标准包括大小、引

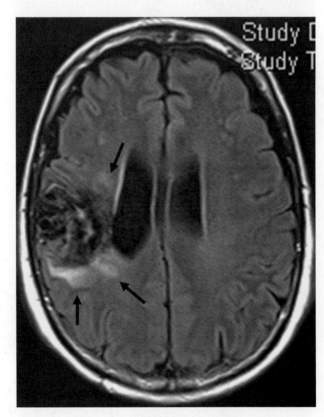

图 11.16 MRI 中 FLAIR 序列提示右侧额顶叶动静脉畸形引起的周边脑组织软化灶（箭头）以及陈旧性出血后右侧侧脑室扩大。

流静脉性质（浅表静脉／深静脉）、病变部位脑实质的变化。这一分型标准可以用来预测手术的死亡率及并发症的发生率，常用于显微外科切除术的决策[49]。

除此之外，对于动静脉畸形还需要通过血管造影了解病变内高流量血管、有无动脉狭窄／扩张、有无供血动脉瘤样病变、有无静脉扩张、假性动脉瘤、静脉曲张以及静脉血栓／闭塞[48]（图 11.17 和图 11.18）。

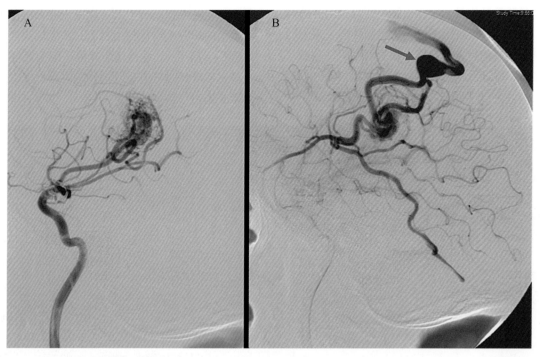

图 11.17 （A）右侧颈内动脉造影动脉期表现，发现右侧额顶叶动静脉畸形血管巢。（B）皮质引流静脉早显。引流静脉上可见局部静脉扩张（箭头）。

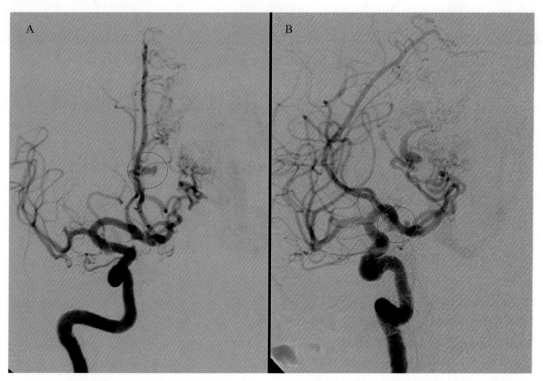

图 11.18 基底节区动静脉畸形患者在脑室内出血后行血管造影。（A）苍白球区流量相关的不规则分叶状动脉瘤（红圈），推测为罪犯病变。（B）还可见另外两个流量相关的小动脉瘤。

应当指出，AVM 的血管造影评估可由许多结构的重叠而致很难发现巢内动脉瘤[48]。对于这些患者，超选择性血管造影或许更为妥当。

硬脑膜动静脉瘘

硬脑膜动静脉瘘是发生在硬膜中的异常动静脉沟通[50]。充分的血管造影评估包括双侧颈内、颈外动脉及双侧椎动脉的超选择造影。如果硬脑膜动静脉瘘位于前颅窝，椎动脉造影并不能对病变提供额外的诊断信息，因此可以不进行。

造影重点应了解 DAVF 有哪些硬膜供血动脉、有无软膜侧支供应、有无静脉窦血栓，另外最重要的还需要了解引流静脉情况（通过静脉窦顺向/逆向引流，有无皮质静脉反流或者通过皮质静脉引流）[51, 52]（图11.19）。皮质静脉的反流/引流现象提示病变容易进展（年病死率达到近 10%，脑出血或非出血性神经功能缺损的年发生率达到 15%），需要尽快地完善评估并进行治疗[53]。此外还应充分了解引流静脉是否经过鼻窦或者经过具有分隔的硬脑膜静脉窦，这些信息会影响到治疗计划的制定[54]。

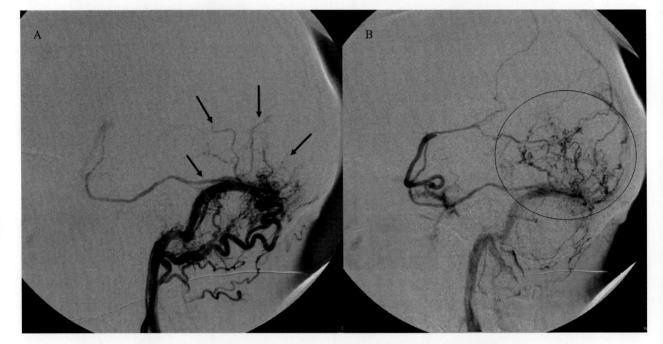

图 11.19 （A、B）枕动脉造影发现乙状窦动静脉瘘，箭头示皮质静脉反流。

海绵窦瘘

海绵窦瘘有直接型（自发性或外伤性）和间接型（硬脑膜动静脉瘘）两大类。具体可分为四种类型（Barrow分型）：A 型，颈内动脉主干和海绵窦间存在高流量瘘管；B 型，瘘管位于颈内动脉硬脑膜分支和海绵窦之间；C 型，瘘管位于颈外动脉硬脑膜分支和海绵窦之间；D 型，颈内动脉和颈外动脉通过硬脑膜分支动脉均与海绵窦形成瘘管（图 11.20）。A 型即直接型海绵窦瘘，而 B、C、D 型则为间接型海绵窦瘘。

对于 B、C、D 型海绵窦瘘的血管造影评估方法应遵循之前所提到的硬脑膜动静脉瘘的评估原则。颈内、颈外动脉均应仔细造影，根据病变情况，选择双侧椎动脉造影。同时应重视静脉引流情况的评估（图11.20）。经过眼上静脉的逆行引流可以导致眶内压和眼内压的增加，从而导致视力障碍；通过皮质静脉

逆行引流则会增加脑出血和脑静脉性梗死的风险，导致神经功能缺损；此外还可以通过颅底静脉或窦间静脉丛引流向对侧海绵窦。另一个重要的原因是，通过评估引流静脉情况，可以确定经静脉血管内治疗的路径，如岩下窦的开放可以使路径变得非常平直。

直接型海绵窦瘘常引起颈内动脉海绵窦段与海绵窦之间的大流量沟通，在详细了解病史和体格检查后，应进行三支血管的造影（双侧颈内动脉和优势侧椎动脉）。由于瘘管流速过高，病变同侧颈内动脉造影通常无法非常清晰地观察床突段颈内动脉以及其分支动脉的血流情况，因此，在进行其他血管造影时，通过侧支逆流的造影剂常可以显示瘘管的重要信息，包括瘘管的确切部位、大小等。此外，还应通过造影明确病变同侧远端血供的来源情况，这可以通过压颈实验进行评估（图 11.21）。同样，静脉引流情况应进行确定（图 11.21）。

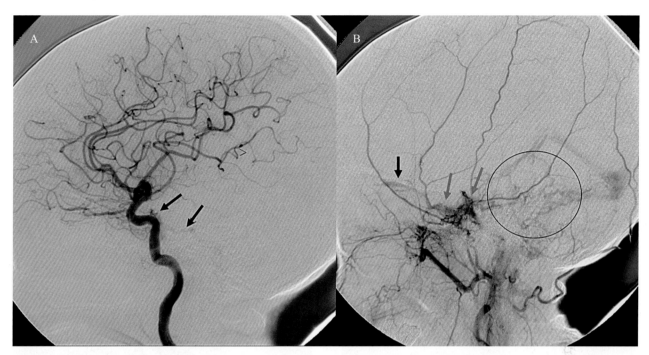

图 11.20 间接型海绵窦瘘，Barrow D 型。（A）箭头示颈内动脉发出的脑膜垂体干连通海绵窦。（B）多根颈外动脉分支连通海绵窦。黑色箭头示眼上静脉引流。圆圈中示意皮质静脉引流。红箭头示海绵窦。

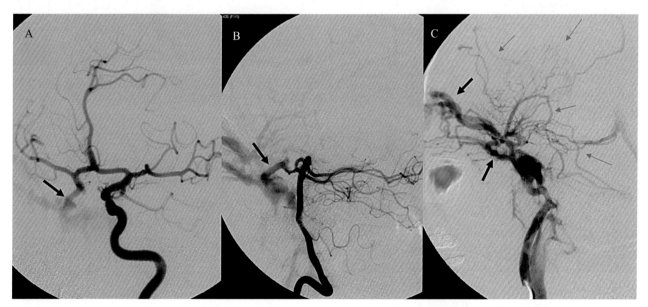

图 11.21 外伤后患者出现突眼、球结膜水肿以及视力减退。（A）左侧颈内动脉造影发现右侧颈内动脉床突上段逆向充盈显影（箭头），向右侧海绵窦瘘供血。（B）椎动脉造影发现经后交通动脉向右侧颈内动脉床突上段海绵窦瘘供血（箭头）。（C）右侧颈内动脉造影证实右侧海绵窦瘘，瘘远端颈内动脉无造影剂充盈。注意红色箭头指示的皮质静脉逆向引流以及黑箭头指示前部的经眼上、眼下静脉逆向引流。

血管病

血管病是一类非特异性的累及颈、脑血管的疾病，其病变部位及临床病程迥异，包括原发性中枢神经系统血管炎、血管痉挛、血管收缩综合征、继发性血管炎（感染、药物、肿瘤）、系统性血管炎（巨细胞性血管炎、川崎病、魏格纳肉芽肿、结节性多动脉炎）以及其他非血管炎疾病及结缔组织疾病（肌纤维发育不良、系统性红斑狼疮、硬皮病、马方综合征和 Ehlers-Danlos 综合征、神经纤维瘤病、镰状细胞贫血）[56-58]（图 11.22）。

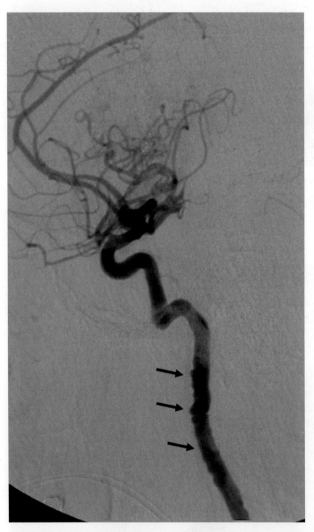

图 11.22 颈内动脉造影侧位图证实颈内动脉颈升段多发不规则病变，局部无明显狭窄，为肌纤维发育不良的典型表现（箭头）。

血管病变的血管造影检查应对双侧颈内动脉及一侧或双侧椎动脉进行评估。对于病变血管强烈建议放大造影，以避免遗漏一些细微改变，如单纯的血管壁不规则。在疑似系统性血管炎、非血管炎性疾病或结缔组织疾病中，应对主动脉弓、颈总动脉、颈外动脉（特别是巨细胞动脉炎患者）进行评估。

血管病变的造影表现包括局限性狭窄和血管不规则（图 11.23），交替性的扩张与狭窄，感染和肿瘤相关的动脉瘤（图 11.24），血管闭塞，串珠征，假性动脉瘤，夹层，动静脉瘘（肌纤维发育不良中多见），弓上血管近端狭窄闭塞（川崎病），以及颈外动脉的不规则、狭窄或闭塞（发生在颞动脉者多见于巨细胞血管炎）[56, 57]。

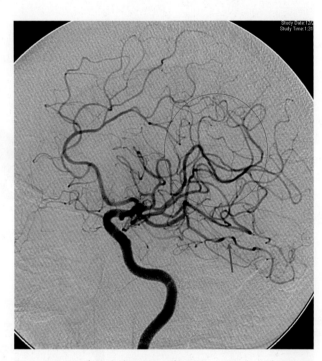

图 11.23 血管炎患者的脑血管造影，可见多发节段性狭窄及大脑前动脉、中动脉、后动脉远端分支管径不规则（箭头及圆圈）。

血管造影的表现并不具有特异性，需结合临床特征及其他实验室检查结果进行疾病判断[59]。另外在一些特殊病变中，也可见血管造影表现为正常，如在超过 50% 的原发性中枢神经系统血管炎患者中，血管造影阴性[60]。这些患者血管造影的阳性率和特异性均低[19, 61]。

脊髓血管造影

脊髓血管造影的适应证有脊髓动静脉畸形、脊髓病、椎管内或髓内出血、脊柱病变，以及主动脉夹层术前进行脊髓根动脉来源的确定等。

近年来，脊髓动静脉畸形的评估方法已有改进，目前动态 MRA 技术已经能为脊髓动静脉畸形的诊断以及病变定位提供帮助，方便进行更为针对性的血管

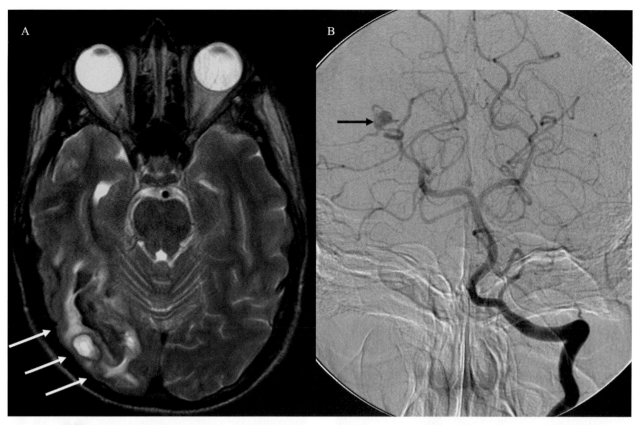

图 11.24　（A）感染性心内膜炎患者合并右侧颞枕叶脑出血（箭头）。（B）后循环血管造影发现右侧大脑后动脉发出的颞后动脉分支上的细菌性动脉瘤（箭头）。

造影检查[62]。在作者所在中心，对于血管病变先进行动态 MRA 检查定位，随访对于病灶上下 2～3 个节段范围内的血管进行超选择造影。当然对于现有无创检查手段无法明确病因的脊髓病或脊髓出血病变，仍需要进行全脊髓血管造影。由于全脊髓血管造影时间较长，而患者轻微的活动就可影响脊髓血管造影的成像，作者所在中心一般选择全身麻醉。

　　完整的脊髓血管造影应包括椎动脉、颈外动脉、肋颈干、甲状颈干、所有的胸腰段脊髓动脉、骶正中动脉以及骶外侧动脉。

　　识别脊髓前动脉根髓动脉和脊髓后动脉的供血脊髓根软膜动脉发出水平非常关键。这些动脉的起源水平变异较大[63]，脊髓根软膜动脉的数量较根髓动脉要多很多，有 11～16 支根软膜动脉沿脊髓分布[64]。根髓动脉平均有 6 支，最常见起源于双侧椎动脉 V_4 段远端与基底动脉移行处（图 11.25 和图 11.26）、V_2 段、颈升动脉（颈膨大动脉）（图 11.26）以及由 T_8～L_2 段发出的脊髓节段动脉（Adamkiewicz 动脉）[63, 64]（图 11.27）。根髓动脉和根软膜动脉在血管造影中典型表现为发卡状。当进行脊髓血管造影获取正位影像时，应保证脊柱棘突位于椎体中线上，这样可以使

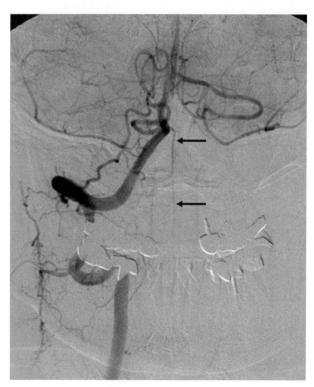

图 11.25　脊髓前动脉（箭头）自右侧椎动脉 V_4 段椎基底动脉移行处发出。

145

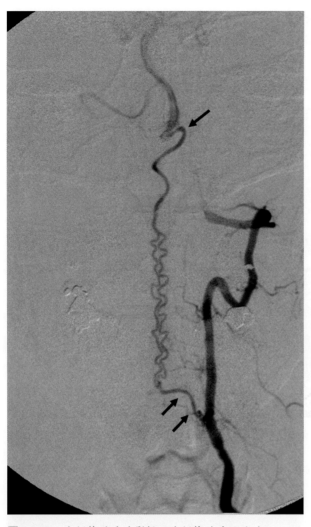

图 11.26　左侧椎动脉造影提示左侧椎动脉远端（V₃ ～ V₄ 段）闭塞。该患者右侧椎动脉也有闭塞，基底动脉血供来源于左侧椎动脉发出的颈膨大动脉（双箭头），通过脊髓前动脉（单箭头）逆向充盈基底动脉。

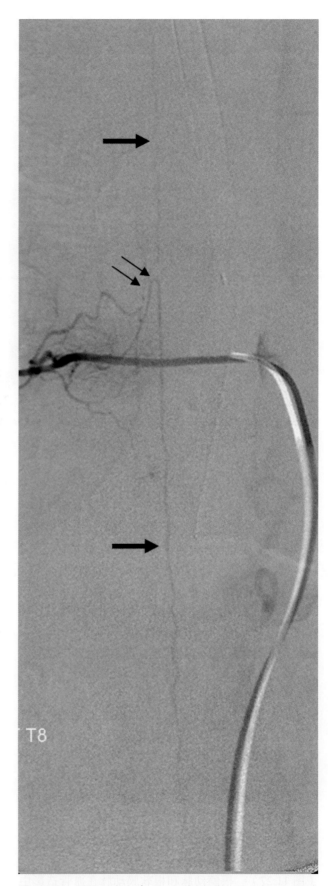

图 11.27　右侧胸 8 节段动脉造影显示根髓动脉（Adamkiewicz 动脉）向脊髓前动脉（单箭头）供血。注意根髓动脉移行向脊髓前动脉时典型的发卡征（双箭头）。

得脊髓前、后动脉能够区分开，脊髓前动脉位于中线位，而脊髓后动脉则分布在中线两侧。

由于脊髓血管造影需对多根血管进行超选造影，术者应注意完成造影所需总的造影剂剂量。

并发症

神经血管造影是一项侵袭性操作，可出现非症状性、轻微症状，以及致残、致死性并发症[8, 65-71]。脑血管造影目前在多个临床科室开展，放射科、神经内科、神经外科、血管外科以及心血管科等科室均在开展这一项目[8, 65, 69]。操作者的医学专业背景以及所接受的训练均有所不同，操作者是否接受了充分的训练是决定手术能否顺利完成的关键因素[8]，良好的临床知识、技术能力，以及对神经血管解剖结构的掌握和出色的导管技术是安全地完成造影操作的关键要素。操作者应尽量确保操作风险最低化。

并发症可以发生于术中的任一阶段以及术后，对于进行造影的患者应进行持续的监护。目前已报道的并发症有动脉夹层和闭塞、假性动脉瘤、动静脉瘘、感染、穿刺部位出血、后腹膜血肿、造影剂或其他药物过敏、造影剂肾病、一过性或持续神经功能缺损、心肌梗死及死亡[65-71]。头痛，可伴或不伴恶心、呕吐，是脑血管造影后最常出现的并发症，发生率大约30%[72, 73]，推测可能是由于造影过程中促使血管活性介质释放而引起[72]。另外，较为少见的是，造影剂引起神经毒性介质释放或微栓塞可引起神经系统症状，包括一过性全面遗忘、皮质盲以及精神异常[72, 74]。

对于脑血管造影，操作指南具有明确的质量控制指标，包括神经系统和非神经系统并发症发生率（表11.1）。最近所发表的一系列数据显示神经血管造影是安全的，包括在儿童中[65-71, 75]。表11.2显示了几个大中心的并发症发生情况。

以下几个因素可能导致血管造影风险增加[65-67, 69-71]：①症状性脑血管疾病。②动脉粥样硬化性疾病。③年龄 > 55 岁。④合并血管疾病。⑤操作时间的延长。⑥使用多种导管。⑦操作者的经验。

另外还需要关注的是静默性栓塞，在 MR 检查中通过 DWI 成像可发现，而无临床症状[76-78]，其发生率在10% ～ 20%。其危险因素有动脉粥样硬化、血管炎、高凝状态、造影剂使用剂量、透视时间、困难置管的数量、多根导管的使用，以及操作者的经验[77, 78]。RCT 研究证实，全身肝素化以及排气装置的使用可以减少静默性栓塞的发生率[76]。尽管其临床有效性有待进一步证实，作者仍建议采取所有可能的措施来减少静默性栓塞的发生率，小心谨慎的操作可以最大限度地降低甚至避免栓塞的发生。

结论

尽管 MRA、CTA 等无创神经血管影像技术发展迅速，插管神经血管造影在评估脑血管疾病中仍然是重要的方法，在某些疾病中，依然是诊断金标准；同时神经血管造影可以提供更加详细的信息来反应神经血管解剖细节以及血流动力学特点。此外，安全而有效的脑血管造影技术的掌握是进行所有神经介入以及神经血管操作的基础。

表 11.1　神经系统及非神经系统并发症发生率
永久神经功能缺损　1.0%
可逆性神经功能缺损　2.5%
肾功能衰竭　0.2%
动脉闭塞　0.2%
动静脉瘘或假性动脉瘤　0.2%
需输血或外科手术治疗的血肿　0.5%

来源：American Society of Neuroradiology. American Society of Interventional and Therapeutic Neuroradiology. Society of Cardiovascular and Interventional Radiology. Quality improvement guidelines for adult diagnostic neuroangiography. Cooperative stude between the ASNR, ASITN, and the SCVIR. AJNR Am J Neuroradiol 2000; 21:146-150.

表 11.2　神经血管造影安全性数据			
研究	病例数	永久神经功能缺损	可逆性神经功能缺损
Dawkins et al[66]	2 924	0	0.003 4
Hussain et al[69]	661	0.002	0.002
Willinsky et al[71]	2 899	0.005	0.009
Kaufmann et al[70]	19 826	0.001 4	0.025
Dion et al[67]	1 002	0.004	0.027
Flfi et al[68]	3 636	0	0

参考文献

[1] Mould RF. The early history of x-ray diagnosis with emphasis on the contributions of physics 1895-1915. Phys Med Biol 1995;40:1741-1787

[2] Morris P. Introduction. In: Morris P, ed. Practical Neuroangiography, 1st ed. Baltimore: Lippincott Williams

& Wilkins, 1997:3-6

［ 3 ］Moniz E. Subsidies for the history of angiography. Med Contemp 1955;73:329-346

［ 4 ］Huber P. History of cerebral angiography. In: Huber P, ed. Krayenbuhl/Yasargil Cerebral Angiography, 2nd ed. New York: Thieme Medical Publishers, 1982:2-4

［ 5 ］Dagi TF. Neurosurgery and the introduction of cerebral angiography. Neurosurg Clin N Am 2001;12:145-153, ix

［ 6 ］Hinck VC, Judkins MP, Paxton HD. Simplified selective femorocerebral angiography. Radiology 1967;89:1048-1052

［ 7 ］American Society of Neuroradiology. American Society of Interventional and Therapeutic Neuroradiology. Society of Cardiovascular and Interventional Radiology. Quality improvement guidelines for adult diagnostic neuroangiography. Cooperative study between the ASNR, ASITN, and the SCVIR. AJNR Am J Neuroradiol 2000;21:146-150

［ 8 ］Connors JJ Ⅲ , Sacks D, Furlan AJ, et al; American Academy of Neurology; American Association of Neurological Surgeons; American Society of Interventional and Therapeutic Neuroradiology; American Society of Neuroradiology; Congress of Neurological Surgeons; AANS/CNS Cerebrovascular Section; Society of Interventional Radiology; NeuroVascular Coalition Writing Group. Training, competency, and credentialing standards for diagnostic cervicocerebral angiography, carotid stenting, and cerebrovascular intervention: a joint statement from the American Academy of Neurology, the American Association of Neurological Surgeons, the American Society of Interventional and Therapeutic Neuroradiology, the American Society of Neuroradiology, the Congress of Neurological Surgeons, the AANS/CNS Cerebrovascular Section, and the Society of Interventional Radiology. Neurology 2005;64:190-198

［ 9 ］Widmark JM. Imaging-related medications: a class overview. Proc Bayl Univ Med Cent 2007;20:408-417

［ 10 ］Goldfarb S, McCullough PA, McDermott J, Gay SB. Contrast-induced acute kidney injury: specialty-specific protocols for interventional radiology, diagnostic computed tomography radiology, and interventional cardiology. Mayo Clin Proc 2009;84:170-179

［ 11 ］Singh J, Daftary A. Iodinated contrast media and their adverse reactions. J Nucl Med Technol 2008;36:69-74, quiz 76-77

［ 12 ］American Society of Anesthesiologists Task Force on Sedation and Analgesia by Non-Anesthesiologists.

Practice guidelines for sedation and analgesia by non-anesthesiologists. Anesthesiology 2002;96:1004-1017

［ 13 ］Olkkola KT, Ahonen J. Midazolam and other benzodiazepines. Handb Exp Pharmacol 2008;182:335-360

［ 14 ］Goodman AJ, Le Bourdonnec B, Dolle RE. Mu opioid receptor antagonists: recent developments. ChemMedChem 2007;2:1552-1570

［ 15 ］Layton KF, Kallmes DF, KaufmannTJ. Use of the ulnar artery as an alternative access site for cerebral angiography. AJNR Am J Neuroradiol 2006;27:2073-2074

［ 16 ］Levy EI, Boulos AS, Fessler RD, et al. Transradial cerebral angiography: an alternative route. Neurosurgery 2002;51:335-340, discussion 340-342

［ 17 ］Matsumoto Y, Hongo K, Toriyama T, Nagashima H, Kobayashi S. Transradial approach for diagnostic selective cerebral angiography: results of a consecutive series of 166 cases. AJNR Am J Neuroradiol 2001;22:704-708

［ 18 ］Blanc R, Piotin M, Mounayer C, Spelle L, Moret J, Direct cervical arterial access for intracranial endovascular treatment. Neuroradiology 2006;48:925-929

［ 19 ］Moran CJ, Milburn JM, Cross DT Ⅲ , Derdeyn CP, Dobbie TK, Littenberg B. Randomized controlled trial of sheaths in diagnostic neuroangiography. Radiology 2001;218:183-187

［ 20 ］Nohara AM, Kallmes DF. Transradial cerebral angiography: technique and outcomes. AJNR Am J Neuroradiol 2003;24:1247-1250

［ 21 ］Layton KF, Kallmes DF, Cloft HJ. The radial artery access site for interventional neuroradiology procedures. AJNR Am J Neuroradiol 2006;27:1151-1154

［ 22 ］Feng L, Fitzsimmons BF, Young WL, et al. Intraarterially administered verapamil as adjunct therapy for cerebral vasospasm: safety and 2-year experience. AJNR Am J Neuroradiol 2002;23:1284-1290

［ 23 ］Hughes DG, Patel U, Forbes WS, Jones AP. Comparison of hand injection with mechanical injection for digital subtraction selective cerebral angiography. Br J Radiol 1994;67:786-789

［ 24 ］Menkin M, Schwartzman RJ. Cerebral air embolism. Report of five cases and review of the literature. Arch Neurol 1977;34:168-170

［ 25 ］Markus H, Loh A, Israel D, Buckenham T, Clifton A, Brown MM. Microscopic air embolism during cerebral angiography and strategies for its avoidance. Lancet 1993;341:784-787

第
2
部分

影像学

［26］Behan MW, Large JK, Patel NR, Lloyd GW, Sulke AN. A randomised controlled trial comparing the routine use of an Angio-Seal STS device strategy with conventional femoral haemostasis methods in a district general hospital. Int J Clin Pract 2007;61:367-372

［27］Deuling JH, Vermeulen RP, Anthonio RA, et al. Closure of the femoral artery after cardiac catheterization: a comparison of Angio-Seal, StarClose, and manual compression. Catheter Cardiovasc Interv 2008;71:518-523

［28］Geyik S, Yavuz K, Akgoz A, et al. The safety and efficacy of the Angio-Seal closure device in diagnostic and interventional neuroangiography setting: a single-center experience with 1443 closures. Neuroradiology 2007;49:739-746

［29］Hon LQ, Ganeshan A, Thomas SM, Warakaulle D, Jagdish J, Uberoi R. An overview of vascular closure devices: what every radiologist should know. Eur J Radiol 2010;73:181-190

［30］Nash JE, Evans DG. The Angio-Seal hemostatic puncture closure device. Concept and experimental results. Herz 1999;24:597-606

［31］Applegate RJ, Rankin KM, Little WC, Kahl FR, Kutcher MA. Restick following initial Angioseal use. Catheter Cardiovasc Interv 2003;58:181-184

［32］Morris PP, Braden G. Neurointerventional experience with an arteriotomy suture device. AJNR Am J Neuroradiol 1999;20:1706-1709

［33］Veasey RA, Large JK, Silberbauer J, et al. A randomised controlled trial comparing StarClose and AngioSeal vascular closure devices in a district general hospital—the SCOAST study. Int J Clin Pract 2008;62:912-918

［34］Sanghi P, Virmani R, Do D, et al. A comparative evaluation of arterial blood flow and the healing response after femoral artery closure using Angio-Seal STS Plus and StarClose in a porcine model. J Interv Cardiol 2008;21:329-336

［35］Anxionnat R, Bracard S, Macho J, et al. 3D angiography. Clinical interest. First applications in interventional neuroradiology. J Neuroradiol 1998;25:251-262

［36］Agid R, Willinsky RA, Farb RI. Terbrugge KG. Life at the end of the tunnel: why emergent CT angiography should be done for patients with acute subarachnoid hemorrhage. AJNR Am J Neuroradiol 2008;29:e45, author reply e46-e47

［37］Fox AJ, Symons SP, Aviv RI. CT angiography is state-of-the-art first vascular imaging for subarachnoid hemorrhage. AJNR Am J Neuroradiol 2008;29:e41-e42, author reply e46-e47

［38］Westerlaan HE, Eshghi S, Oudkerk M, et al. Re: Death by nondiagnosis: why emergent CT angiography should not be done for patients with subarachnoid hemorrhage. AJNR Am J Neuroradiol 2008;29:e43, author reply e46-e47

［39］Kallmes DF, Layton K, Marx WF, Tong F. Death by nondiagnosis: why emergent CT angiography should not be done for patients with subarachnoid hemorrhage. AJNR Am J Neuroradiol 2007;28:1837-1838

［40］Lubicz B, Levivier M, Francois O, et al. Sixty-four-row multisection CT angiography for detection and evaluation of ruptured intracranial aneurysms: interobserver and intertechnique reproducibility. AJNR Am J Neuroradiol 2007;28:1949-1955

［41］Agid R, Lee SK, Willinsky RA, Farb RI, terBrugge KG. Acute subarachnoid hemorrhage: using 64-slice multidetector CT angiography to "triage" patients'-treatment. Neuroradiology 2006;48:787-794

［42］Westerlaan HE, Gravendeel J, Fiore D, et al. Multislice CT angiography in the selection of patients with ruptured intracranial aneurysms suitable for clipping or coiling. Neuroradiology 2007;49:997-1007

［43］Taschner CA, Thines L, Lernout M, Lejeune JP, Leclerc X. Treatment decision in ruptured intracranial aneurysms: comparison between multi-detector row CT angiography and digital subtraction angiography. J Neuroradiol 2007;34:243-249

［44］Jayaraman MV, Mayo-Smith WW, Tung GA, et al. Detection of intracranial aneurysms: multi-detector row CT angiography compared with DSA. Radiology 2004;230:510-518

［45］Uysal E, Oztora F, Ozel A, Erturk SM, Yildirim H, Basak M. Detection and evaluation of intracranial aneurysms with 16-row multislice CT angiography: comparison with conventional angiography. Emerg Radiol 2008;15:311-316

［46］van Rooij WJ, Sprengers ME, de Gast AN, Peluso JP, Sluzewski M. 3D rotational angiography: the new gold standard in the detection of additional intracranial aneurysms. AJNR Am J Neuroradiol 2008;29:976-979

［47］van Rooij WJ, Peluso JP, Sluzewski M, Beute GN. Additional value of 3D rotational angiograpny in angiographically negative aneurysmal subarachnoid hemorrhage: how negative is negative？ AJNR Am J Neuroradiol 2008;29:962-966

［48］Valavanis A. The role of angiography in the evaluation of cerebral vascular malformations. Neuroimaging Clin N Am 1996;6:679-704

［49］Spetzler RF, Martin NA. A proposed grading system for arteriovenous malformations. J Neurosurg 1986;65:476-483

［50］Nogueira RG, Dabus G, Rabinov JD, et al. Preliminary experience with onyx embolization for the treatment of intracranial dural arteriovenous fistulas. AJNR Am J Neuroradiol 2008;29:91-97

［51］Borden JA, Wu JK, Shucart WA. A proposed classification for spinal and cranial dural arteriovenous fistulous malformations and implications for treatment. J Neurosurg 1995;82:166-179

［52］Cognard C, Gobin YP, Pierot L, et al. Cerebral dural arteriovenous fistulas: clinical and angiographic correlation with a revised classification of venous drainage. Radiology 1995;194:671-680

［53］van Dijk JM, terBrugge KG, Willinsky RA, Wallace MC. Clinical course of cranial dural arteriovenous fistulas with long-term persistent cortical venous reflux. Stroke 2002;33:1233-1236

［54］Piske RL, Campos CM, Chaves JB, et al. Dural sinus compartment in dural arteriovenous shunts: a new angioarchitectural feature allowing superselective transvenous dural sinus occlusion treatment. AJNR Am J Neuroradiol 2005;26:1715-1722

［55］Barrow DL, Spector RH, Braun IF, Landman JA, Tindall SC, Tindall GT, Classification and treatment of spontaneous carotid-cavernous sinus fistulas. J Neurosurg 1985;62:248-256

［56］Greenan TJ, Grossman RI, Goldberg HI. Cerebral vasculitis: MR imaging and angiographic correlation. Radiology 1992;182:65-72

［57］Hurst RW. Angiography of non-atherosclerotic occlusive cerebrovascular disease. Neuroimaging Clin N Am 1996;6:651-678

［58］Kadkhodayan Y, Alreshaid A, Moran CJ, Cross DT Ⅲ, Powers WJ, Derdeyn CP. Primary angiitis of the central nervous system at conventional angiography. Radiology 2004;233:878-882

［59］Chu CT, Gray L, Goldstein LB, Hulette CM. Diagnosis of intracranial vasculitis: a multi-disciplinary approach. J Neuropathol Exp Neurol 1998;57:30-38

［60］Younger DS, Hays AP, Brust JC, Rowland LP. Granulomatous angiitis of the brain. An inflammatory reaction of diverse etiology. Arch Neurol 1988;45:514-518

［61］Duna GF, Calabrese LH. Limitations of invasive modalities in the diagnosis of primary angiitis of the central nervous system. J Rheumatol 1995;22:662-667

［62］Mull M, Nijenhuis RJ, Backes WH, Krings T, Wilmink JT, Thron A. Value and limitations of contrast-enhanced MR angiography in spinal arterio-venous malformations and dural arteriovenous fistulas. AJNR Am J Neuroradiol 2007;28:1249-1258

［63］Nelson PK, Setton A, Berenstein A. Vertebrospinal angiography in the evaluation of vertebral and spinal cord disease. Neuroimaging Clin N Am 1996;6:589-605

［64］Thron AK. Vascular anatomy of the spine and spinal cord. In: Hurst RW, Rosenwasser RH, eds. Interventional Neuroradiology, 1st ed. New York: Informa Healthcare USA, 2008:39-56

［65］Al-Ameri H, Thomas ML, Yoon A, et al. Complication rate of diagnostic carotid angiography performed by interventional cardiologists. Catheter Cardiovasc Interv 2009;73:661-665

［66］Dawkins AA, Evans AL, Wattam J, et al. Complications of cerebral angiography: a prospective analysis of 2924 consecutive procedures. Neuroradiology 2007;49:753-759

［67］Dion JE, Gates PC, Fox AJ, Barnett HJ, Blom RJ. Clinical events following neuroangiography: a prospective study. Stroke 1987;18:997-1004

［68］Fifi JT, Meyers PM, Lavine SD, et al. Complications of modern diagnostic cerebral angiography in an academic medical center. J Vasc Interv Radiol 2009;20:442-447

［69］Hussain SI, Wolfe TJ, Lynch JR, Fitzsimmons BF, Zaidat OO. Diagnostic cerebral angiography: the interventional neurology perspective. J Neuroimaging 2010;20:251-254

［70］Kaufmann TJ, Huston J Ⅲ, Mandrekar JN, Schleck CD, Thielen KR, Kallmes DF. Complications of diagnostic cerebral angiography: evaluation of 19826 consecutive patients. Radiology 2007;243:812-819

［71］Willinsky RA, Taylor SM, TerBrugge K, Farb RI, Tomlinson G, Montanera W. Neurologic complications of cerebral angiography: prospective analysis of 2,899 procedures and review of the literature. Radiology 2003;227:522-528

［72］Pryor JC, Setton A, Nelson PK, Berenstein A. Complications of diagnostic cerebral angiography and tips on avoidance. Neuroimaging Clin N Am 1996;6:751-758

［73］Ramadan NM, Gilkey SJ, Mitchell M, Sawaya KL,

第2部分　影像学

Mitsias P. Postangiography headache. Headache 1995;35:21-24

[74] Saigal G, Bhatia R, Bhatia S, Wakhloo AK. MR findings of cortical blindness following cerebral angiography: is this entity related to posterior reversible leukoencephalopathy？ AJNR Am J Neuroradiol 2004;25:252-256

[75] Burger IM, Murphy KJ, Jordan LC, Tamargo RJ, Gailloud P. Safety of cerebral digital subtraction angiography in children: complication rate analysis in 241 consecutive diagnostic angiograms. Stroke 2006;37:2535-2539

[76] Bendszus M, Koltzenburg M, Bartsch AJ, et al. Heparin and air filters reduce embolic events caused by intra-arterial cerebral angiography: a prospective, randomized trial. Circulation 2004;110:2210-2215

[77] Bendszus M, Koltzenburg M, Burger R, Warmuth-Metz M, Hofmann E, Solymosi L. Silent embolism in diagnostic cerebral angiography and neurointerventional procedures: a prospective study. Lancet 1999;354:1594-1597

[78] Krings T, Willmes K, Becker R, et al. Silent microemboli related to diagnostic cerebral angiography: a matter of operator's experience and patient's disease. Neuroradiology 2006;48:387-393

第 12 章
卒中影像学的发展前景

Howard A. Rowley, Patrick A. Turski, and Charles M. Strother

■ 张双双　译　■ 王涌　校　■ 王亮　审

要点

◆ 卒中的分级处理需要快速且综合性的神经血管显像。
◆ CT 扫描流程应提供头颈部的时间分辨 CT 血管成像和脑 CT 灌注以易化诊断和治疗选择。
◆ 如今 MR 扫描的方法提供了一种非创伤性的、多模式的时间分辨血管成像数据来借以评估解剖结构、血流模式、速度和压力梯度。
◆ 如今血管造影技术为脑实质及脑血管成像提供了一种统一的技术平台，从而促进了诊断及介入治疗的结合。

未来影像的展望

未来的卒中影像学在诊断和处理脑血管病患者的作用中是明确的、多方面的，并处于中心地位。本章概述了一些现今 CT、MR 和血管成像技术的必然延伸产物。作者概述了包含脑缺血和脑出血在目前临床实践中已有的技术方法和将来影像学发展的前景。毫无疑问，随着这些技术逐渐成熟，包括靶向分子成像的其他技术也将整合到其中。随着科学的发展，各方面的提升不仅要求技术方面的提高，而且还需要有正确的意愿和心态去评估和接受新的工作流程、诊断方法和治疗方案。这个领域的发展是一个协同并行的发展过程，这是因为新的成像方法推进并使新的治疗方法成为可能，反之亦然。影像学的进步对目前和未来改善患者预后都是至关重要的。

脑血管 CT

从基于 CT 的急性卒中分级处理的观点来看，人们已经实现了未来的展望。一个 10 分钟的方案即可扫描脑实质、头颈部血管和脑组织灌注。在某些方面，装备着现有模式和新兴模式的先进技术已经能提供比现在临床应用更多的信息。一个如此丰富的数据集为人们对患者的分类和对缺血或出血卒中患者的管理打下了坚实的基础。下一个在这方面的主要提升将包括新的扫描硬件的提高，如三维平面显示器，人们还将看到与血管成像平台的技术性整合。装备了多能源、复杂的数据预处理和先进降噪技术流程的新型 CT 机能提供低数量的、多层面的数据集。这样的方法能在 1 分钟内获得从心脏至颅顶的时间分辨 CTA 和 CT 灌注数据，全自动的后处理就在操作台上进行，可以及时查看。

任何新技术的临床运用不仅仅需要考虑技术本身的诊断效能，还需考虑何时并且怎样来应用这项技术。当涉及急性卒中影像的实时性时，这是非常确切的；不仅要考虑去做什么检查合适，同时也要考虑什么时候去做。作者主张在怀疑患者患有脑血管疾病的第一时刻能迅速地运用上一套综合性的脑血管病的 CT 和 MRI 扫描流程。通过一套及时的、快速操作的、完全综合的扫描流程来定性脑实质的损伤模式，判断头颈部相关血管的病损情况和血流灌注的特征，这套流程使得脑出血或脑缺血患者都能从中获益。如此全面综合的影像数据在卒中的急性分类处理和选择治疗方式上都非常有用，使得这些处理是基于每个患者的生理状况和解剖结构而非仅依赖于临床特征和人为的时间窗[1]。在卒中或者 TIA 发作时，迅速转诊患者来及时治疗潜在的血管病变能够改善疾病的转归，并减少卒中的复发。假设一项测试结果能完全适用于急性卒中的患者，那么何不马上将它运用在急诊室里，而不是放在几天以后？何不让这些影像讯息实时为确定治疗处理方案来服务呢？

运用先进的 CT 及 MR 扫描流程来分诊急性卒中的方法可见图 12.1。其中囊括了如今的治疗方法，如静脉用 tPA，还有已被批准的血管内装置和其他的动脉内介入治疗措施。从患者到达急诊室开始，直到采取了明确的治疗，在现在和将来，医师都必须精简这期间的工作流程。当发生典型的大脑中动脉堵塞后，每分钟有将近 20 万神经元死亡，一想到这就不得不在获取信息及预处理时都需要争分夺秒[2]，必须快

速地产生高质量的数据并传递给治疗团队以尽快做出明智的决断。

过去 10 年，作者所在医院的 MR 扫描仪器控制台里运行的自动化软件能快捷地提供多参数的灌注成像数据（图 12.2）。其中彩图的后处理不需要医师的输入指令，也不需要特别的培训，每次扫描只需花费 1 分钟左右，图像就会存档并上传至交流系统(PACS)，这些操作在患者从 MR 机器里出来前就已经完成了。这些技术结合弥散影像数据后，就构成了治疗所依据的不匹配影像，也被称为半暗带影像[3]。通过快速的时间分辨 CTA 或 MRA 来了解血管闭塞的解剖情况和灌注方式来优化治疗决策。

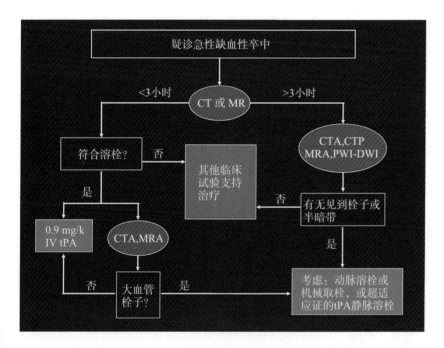

图 12.1　急性缺血性卒中患者的影像学分类。首先要做的是识别并且治疗那些静脉组织情况适合 tPA 治疗的患者；同时能通过综合性的血管和灌注影像图像来鉴别出如经过治疗后转归良好的血管损伤，并且能够评估当下的生理状态。过去，人们往往通过影像学诊断，在个体基础上合理地选择最佳的治疗方案。CT，计算机层析成像；CTA，计算机层析成像血管造影术；CTP，计算机层析灌注成像；DWI，弥散加权成像；IA，介入；MR，磁共振；MRA，磁共振血管成像；PWI，灌注加权成像。

图 12.2　270 分钟后左半球急性卒中的快速 MRI 鉴别分类。倾斜在时间分辨的动态增强血管成像上的最大强度投影，MRA（54 秒）上显示出左颈内动脉前床突上段闭塞。弥散相（40 秒）和灌注图（73 秒，并且在 1 分钟内机器自动完成了重建）显示在左半球发现一个小充盈缺损，并且伴随着一大片低灌注区域。这种灌注-弥散的失匹配提示有一个较大的缺血半暗带。这名患者通过紧急的血管内治疗后，达到了完全临床痊愈的标准。CBF，脑血流量；CBV，脑血容量；FMT，荧光分子断层扫描；MTT，平均排出时间；T_{max}，反卷积残留功能的最大峰值时间。

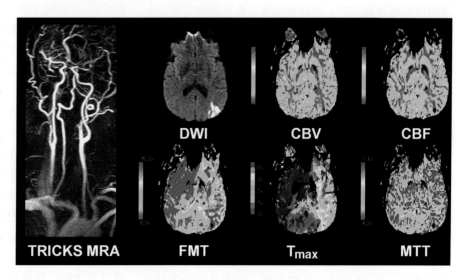

MRA 在卒中评估方面的创新

脑血管系统的影像在评估有症状的卒中患者时是非常关键的一步。一个临床上理想的 MRA 卒中流程应包含以下特性：时间短、4D 范围的瞬时清晰度、高空间分辨率、脑组织覆盖完整、对患者的风险小甚至无、机器状态稳定、因患者动作产生的伪影少，以及拥有评估在体血流动力学变化的能力。在这一章，作者讲述能改进卒中患者 MRA 成像的技术进步。此外，作者还将讨论高流速血管造影，这是一种复杂的 MRA 方法，可用来评估卒中患者。

如果 MR 一直持续地在卒中患者评估方面起着关键作用，那在未来，MR 系统一定会发展成如 CT 那样快速、便捷、可靠。MR 系统将会更多地应用在急诊方面，并且每周 7 天，每天 24 小时运行。这项检查图像能同时、同步传递给卒中团队成员。这些影像可以在类似小的上网笔记那样的手持设备上看到，并且在确定有急性卒中的患者时，手持设备将会被激活。同时这个设备还允许在卒中团队中通过语音或者文字交流，并且即时连接网上工具。

得益于运用革命性的新程序和发展的新技术来扫描患者，在急诊室运用 MR 的障碍在将来会被消除。这项技术还将运用于登机时乘客的安检。随着能与 MR 兼容的动脉夹、起搏器和起搏器的广泛运用，这种扫描方案在将来也将大大被加强。这扫描将在患者送院途中就完成并且获得卒中团队中医师的确认。这样，患者将迅速地进行 MR 检查。

临床评估后，患者就要准备被移入一个很宽敞并拥有 3T 磁场的"洞"。患者其实是被移上一个可拆分的急诊 / 核磁台，这个台面配有静脉输液泵、麻醉设备、氧气、心电图以及其他一些生命保障系统。机器的内部通过调试后，很好地增加了检查洞的宽度，并且减少了检查洞的深度。这是通过增加了一个仅数毫米厚的梯度系统来完成的。这些梯度使回声时间 < 1 毫秒并且使重复时间 < 2 毫秒，比现在梯度系统整整快了两倍。通过线圈和脉冲部分的创新设计，在 dB/dT（强度时间比）和 SAR（局部比能量吸收率）方面也得到了优化。扫描机不会产生噪音。远程患者监控通过无线技术很容易做到。

急诊 / 核磁台的设计与线圈系统是一致的，并且都是为患者们提供便捷的。全局数组一共有 128 个通道，并在一个线圈系统内覆盖了心脏、主动脉弓、颈部和头部。这些线圈被分成了一个 32 通道的心肺亚群，一个 32 通道的主动脉弓亚群，一个 32 通道的颈部亚群和一个 32 通道的头部亚群。线圈系统的设计提升了从心脏到大脑的图像质量。心脏的扫描图像常运用于寻找栓子来源，并且也能省去其余检查，如心脏超声检查。同时，大数据组所产出的图像在大片解剖区域内拥有很高的空间分辨率。

在将患者移入线圈系统内并且连接了合适的生命保障系统后，患者就被移入磁场空间，进行约 15 分钟的综合性卒中评估。也许有人想知道怎么在短短 15 分钟内获取如此多的数据。其实是通过以下加速的方法来完成的，包括缩短重复次数、并行采集技术、射线欠采样技术、压缩感知技术、随机 K 空间采样技术以及其他方法。通过这些技术就能够以最少量但是最必需的数据来产出能够符合诊断要求的图像。

这些尖端、前沿的发展是通过数十年的观察研究而获得的成就。当 Harry Nyquist 还是 AT&T 公司里的一个工程师时，他在信号传输方面写了 12 篇文章。他的这些文章发表后推动了 Nyquist 原理的发展。Nyquist 原理所阐述的就是最高频率的传输速率，即在保持准确的前提下少于采样速率的一半。但是如果采样速率太慢，就会出现混淆现象，并且信号将被破坏。因此，经历了超过 20 年的时间，MR 方面的专家认为 MR 扫描需要通过近乎完全的扫描样本以防止混淆现象的发生，以及杜绝伪影的产生。而 MR 研究团队所忽略的是，如果在成像数据容量里，人们所感兴趣的结构很少，那么有诊断价值的图像可以通过很少量的数据产出，伪影图像也就被最小化了。Nyquist 原理提供一种理想环境，但并不是为了完美重建结构的一种必需条件。例如，血管结构在脑中是比较稀少的，因此 MRA 就变成了一种快速的技术。欠采样放射成像技术和压缩感知技术也同理可据。

第一个加速卒中影像的创新是 128 通道的线圈阵列[4, 5]。从每个线圈发出的信号都被用来产出额外的空间编码，而加速的达成则是通过减少相位编码步骤（K 空间线）的数量以及接连替代从线圈阵列获取的空间信息。Pruessmann 以及其他一些人[6]引入了灵敏度编码技术，它是一种并行成像方法。这种方法就是数据首先进行傅里叶变换，然后得出序列图像。这种图像无需用从线圈灵敏度表达谱所获得的空间信息加以修饰，相应的计算方法是在成像空间所进行的，并且线圈敏感度的校准（线圈谱）必须在计算时进行。图 12.3 指出完美的空间分辨率可以通过 3D 对比相 MRA 和并行成像技术来获得。

在扫描期间，线圈敏感度的刻度是可以进行选择的，并且 K 空间的计算也可以调节。这些调节方法有以下优势，能够拥有更好的信噪比，并且能够覆盖

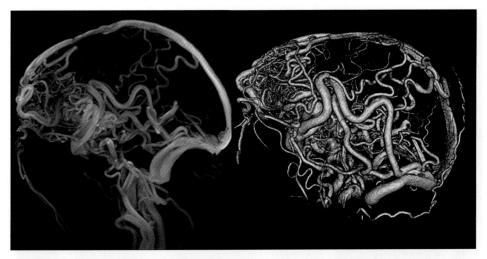

图12.3　MRA对比相所运用的并行成像技术。从右额叶的脑动静脉畸形引流出的浅静脉能够轻松地从MIP辨识出，并且在表面染色上显示。

更大的视觉范围[7]。仅仅使用很少的重复时间和并行成像技术，就能在MRA检查上提速至少4～8倍。

当运用到并行成像时，线圈的表现也必须考虑到几何因素将会在图像上产生噪声。现行的线圈是通过一些常见的金属制造的，如铜线。而未来的线圈将会采用超导接收器，这种材质能比现在系统运用的材质的表现好2～4倍。

即使通过欠采样技术能够获得高等级的提速，在大脑成像中，血管在整个图像中也是很稀少的。样本少是许多先前提到的优势中的共同点，但因为血管本身在图像中就少，所以产生血管图像时仅需从所感兴趣的数据中获得很少数量的信号。Mistretta的团队[8]提出一个观点，通过运用射线获取和投影重建，在空间成像所需要的时间内，来获取血管结构的信号。

放射样读取轨迹相比奎斯特采样的方法有一些优势。这些优势在几十年内决定了MRI的发展，而最引人注目的发展就是在3D射线获取方法中淘汰了耗时的相位解码过程。由视野和读取梯度来定义3D射线成像的空间分辨率，举例而言，如通过一套256读取器在25.6 cm的视野范围来产生1 mm³的同向的立体像素，或者一个512读取器运用同样的视野范围产出等向的0.5 mm³的立体像素。两个例子中都没有相位解码。事实上，通过调整读取器的带宽，两个例子中所获物都能在成像的同时获得。相位解码的淘汰扫除了成像加速的一个根本性障碍。有人会问为什么放射状获取不早点运用呢？其实完整的放射样采样获取要远比完整奎斯特取样的效率低，然而当开始运用放射样读取轨迹时，能在不损失图像质量的前提下，通过大量欠采样的方式完成获取。放射状成像的一个优

势在于，欠采样技术所产生的伪影不仅被移出了选定范围，而且这些伪影只会在图像上产生轻微的噪声。大量通过欠采样技术的放射状成像能被用于起到某些检查的门控作用，当被用在0.7 mm³分辨率头部相位对比MR检查，仅在5分钟内就能完成；而如果通过运用奎斯特采样，并且经过相位读取，就要耗费超过1小时。

因为在血管成像时去掉了背部软组织，并且通过速度诱导相位转换来获取速度测量，所以放射状3D相位对比成像MRA[9]与过去所运用的相类似。这个速度测量方法过去常被用来显示血流动力学状态，如壁面剪切应力、相对压力梯度、流线和质点轨迹。3D放射状相位对比MRA检查的例子可以参见图12.4和图12.5。

放射形欠采样技术是仅有的一种新的血管成像方法。正在研究中的欠采样获取方法是压缩传感和变密度采样。所谓的压缩传感就是人们所知的压缩感知理论，而稀疏采样是为了获取和重建前文所提及的信号。这种想法已经存在了至少40多年，但是直到最近才开始被开发出来。

如果考虑另一种压缩形式如JPEG（一种常用于照片的格式），那么成像数据则常规地被压制成1/10大小，并且只会损失很少一部分诊断信息。所以问题的关键在于有多少信息对于生成MRA图像是必需的。为了压缩传感的运行，所选结构必须在成像期间或时间域内疏化。此外，当使用欠采样技术时，这种方法可能会产生不连贯的伪影，而在重建时必须防止这种噪声样的伪影，同时还必须疏化出血管信号。在脑部MRA检查中，血管可以在图像域中得到疏化，并且

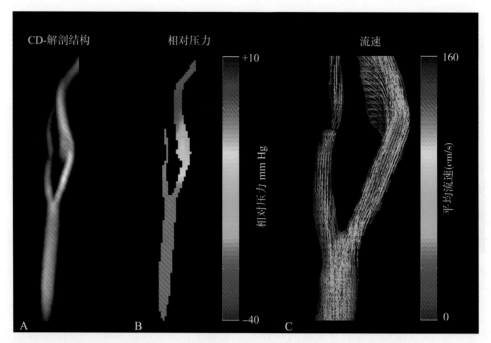

图 12.4 通过运用加速辐射形欠采样相位对比 MRA 所获取的血流动力学参数。（A）速度图显示颈内动脉起始段的一处狭窄。（B）通过运用 Navier-Stokes 方程，可从速度数据中计算出压力梯度。得出狭窄处所通过的血流压力大约 30 mmHg。（C）速度矢量图显示狭窄区域血流速度超过 125 cm/s。CD，复合差值影像。

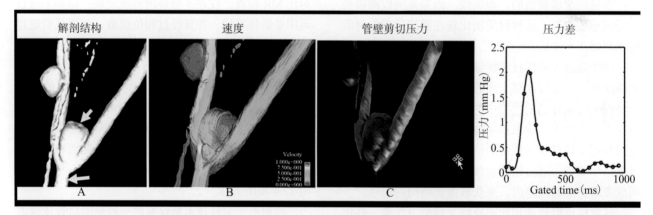

图 12.5 通过运用加速辐射形欠采样相位对比 MRA 所获取的血流动力学参数。（A）速度图像显示两处实验性犬动脉瘤，一个位于起始段分叉处，另一个位于侧壁远端。（B）流线显示分叉处的动脉瘤内比侧壁动脉瘤血流更多。（C）从起源动脉（A 下方的箭头）至分叉处动脉瘤顶部（上方的箭头）所检测出的压力梯度。在心动周期的收缩期内，以 2 mmHg 为单位记录下的压力差。

可以根据高度稀疏采样检查所获得的数据来获取完整的重建。这样加快的速度可能都超过了 50 倍，而在结合并行成像技术和超短波接收器后，一个高分辨率的头部 MRA 在短短 1 秒内就可以完成[10, 11]。

可变密度的 K 空间取样技术是一种能够减少 MR 图像中干扰伪影的技术。因为生成一幅图像的大部分能量集中于 K 空间的中心，所以如果像往常一般欠采样 K 空间的话，那么干扰伪影大部分只会存在于低频部分。也就是说，因为 K 空间外部只包含少许能量，欠采样这些区域并不会产生干扰伪影。因此，

一个可变密度采样轨迹能充分从 K 空间中央部取样。如此，不仅避免了低频干扰伪影，而且还通过对 K 空间外周区域的疏化取样，减少了扫描时间，同时还增加了分辨率。可变密度取样技术已被引入与螺旋造影、2D 和 3D 的傅里叶转换成像，这种方法能大大地减少干扰伪影的总能量。总而言之，可变密度取样技术将会被广泛用于所有 K 空间取样的轨迹[12]。

使用 HYPR 重建的时间分辨率 MRA

所谓的对比增强，也就是高限制性投影技术的

时间分辨率 MRA 在时间域中使用稀疏的信息。曾运用于局部区域的一个较小的卷积核的引入，激活了更多精确的波形，同时削减了在相邻结构的信号污染。反复的 HYPR 方法在改善某些成像过程上也能起到作用，如稀疏取样受限的成像或者是复杂的瞬时行为成像。

在 HYPR 重建中，每张独立的图片是通过以下两部分获得的，分别是复制平均约束图像，也就是所谓的复合图像以及通过合适产出加权成像。在 HYPR 接收器中，加权成像是通过欠采样时间框架和复合图像的低分辨率版本的比率所进行的。典型的加权成像空间分辨率较差，但保留了时态信息。这种特点被留用在复合图像中，复合图像原本没有包含关于时态动作的信息，但拥有高空间分辨率和信噪比。这样的措

施能够显示出高质量的时间分辨率图像，并且比以前的速度快了不少。

HYPR 还有另一种优势，就是通过复合成像的 HYPR 重建，很大程度上决定了信噪比和每个单独时间框架的空间分辨率。通常，在 HYPR 重建中，复合成像大部分是由在时间分辨率检查中所获取的数据组成的。然而，这些数据还能从独立的非时间分辨率扫描或是从其他成像程序中获取，因此就能将两种检查中的时态信息的产生与空间分辨率及信噪比割裂开[13]。

当一个相位对比 MRA 作为一个复合图像，那么检查结果就包含了一个时间分辨率动力学相位（显示流出量和流入量的对比以及环绕整个脑部的区域流速）。这被称为 HYPR 流，也是一种能够提供多方面生理状态和解剖结构信息的协同技术（图 12.6）。

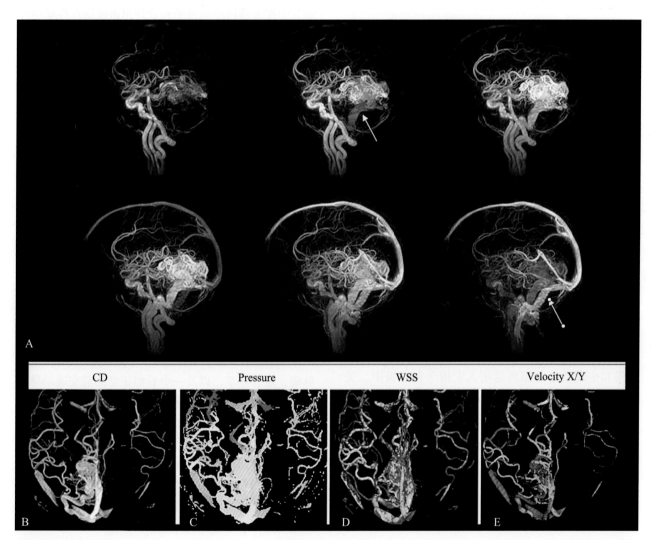

图 12.6 时间分辨率 MRA 运用高约束投影重建（HYPR）。一项 PC VIPR 检查被用于限制时间序列。结合 HYPR 重建和 PC VIPR 获取方法的技术称为 HYPR 流。（A）从 64 张时间序列图像中选出的 6 张。图片中能清晰地分辨出动静脉结构。由于动静脉畸形的分流，右横断面的静脉窦被快速充填，左横断面的静脉窦在静脉相时才被充填。（B～E）显示出从 PC VIPR 扫描所获得的血流动力学信息。（B）为动静脉结构的快速复合差值成像图像。（C）压力梯度谱。（D）预估管壁剪切力。（E）流速矢量图。

通过运用并行成像技术和高功能线圈，脑实质的成像速度将会超过血管。在 MR 检查中可通过两种扫描方法以鉴别出血。第一种是通过整个头部的等向性 3D FLAIR，这是一种被调整用以发现蛛网膜下腔出血的技术。第二种扫描能够生成一种整个脑部的等向高分辨率 3D 敏感加权成像数据模式，这种模式对于脑内出血很敏感。通过运动抑制 T2 加权以及通过运用类似 PROPELLER 的放射方法所获得的弥散加权成像，上文所提到的方法便能得以实施[14]。定量灌注研究能通过计算机辅助诊断项目来得以评估。通过对灌注 / 弥散之间的错配图像的分析，便能显示出受损血管的大小、容积以及位置。这些数据最后被引用入宏观结构化报告。

图像的显示与分析

人们需要一种新的方法去回顾图像容量和数据，而数据必须通过一种高效率的方式来表现以达到协助关键诊断特性的视觉识别和认知的一致性。首先，速度谱、流速、预估剪切应力和压力差通过轴位、冠状位和矢状位投影来显现。如果发现一处异常部分，将会选中一小处相关血管区域，并且会显示出该区域的生理状态信息。如此，影像学医师便能关注于病变区域，并且能避免迷失在大量正常数据中。通过压力谱能够快速鉴别出血流动力学上的狭窄区域。通过湍流发生的位置和高剪切力的发生点预估剪切力谱，来对动脉瘤进行分层。脑动静脉畸形的分类也扩展到了囊括大小、位置、静脉回流、容积流量、供血动脉压和回流静脉压。

报告和质量

结构化报告将被广泛运用于卒中患者，报告内容将由大量从成像工作站中获取的数据组成。成像过程和生理状态数据将运用入宏指令和导板中。关键物质标准，如放射量、SAR 数据、对比类型和对比量将会在扫描器数据中的报告模板中自动生成。像渗透率变化这种重要的诊断征象会被标记出来。经过检验的报告将会在同一时间送到卒中治疗小组的每位成员手中，而信息将会被下载入卒中登记表中。为了能够让报告质量得到持续性提高，从检查结束至报告最后签发的时间这种工作流数据也均被记录在案。

数字化差值血管成像、C 臂型 CT、计算流研究在治疗和管理脑出血或缺血性卒中患者中的运用

在过去 20 年里，3D DSA 已经成为诊断和管理脑血管疾病的主要部分。如今，配置了血管成像系统的 C 臂机上的平板显示检测器已经在很大程度上扩展了这项技术的能力，因此现在高质量 X 线断层扫描影像数据能被快速地获取并显示出来。当结合注射对比剂 5 ~ 20 秒后所获取的图像数据，这些图像便能够获取细微血管和软组织的信号，而这些在以前运用 X 线血管造影是不可能达到的。此外，这种新技术对比现行的 CTA 还有很多优点，例如：①颅底骨质不会影响血管的可视性。②能够减少所获取的对比剂的用量。③在空间分辨率上也有很多优势。在以下章节中作者将讨论与诊断和管理出血或缺血性卒中患者相关的 DSA 和 C 臂型 CT 技术，包括现有的和改善的技术。

DSA 在诊断和介入治疗动脉瘤和动静脉畸形中的运用

蛛网膜下腔出血是一种常见的致死性疾病。在出血最初的那段时间，正确诊断和识别出血点对于降低致残率和致死率是至关重要的。虽然现在 CTA 在蛛网膜下腔出血初期的检查十分出色，但是 CTA 在确定出血点方面还是不如结合 2D 和 3D 的 DSA 技术。特别是在检测小于 3 mm 的出血点或者是被颅底骨质遮挡的出血点上，DSA 尤其重要[15]。此外，3D DSA 也被证实，在识别无症状或者破裂的动脉瘤方面优于标准多层面 2D DSA[16, 17]。图 12.7 显示出一位动脉瘤破裂 5 天后的患者左、右颈内动脉的 2D DSA 图像和左颈内动脉的 3D DSA 容量重建图像。2D DSA 图像显示出右大脑中动脉上有一个直径 4 ~ 5 mm 的动脉瘤、血管痉挛，以及一个看似正常的前交通动脉复合体；而在 3D DSA 图像上能清晰显示一个虽然小但潜在致命的前交通动脉瘤。两个动脉瘤都被成功治疗。

当结合注射对比剂后的图像，并且经过恰当的处理过程后，所获取的 3D 信号还提供了一种能够同时显示静脉和软组织结构的技术与方法。这些在交互式图像能出色地协助诊断性的分析解剖关系，同时能为确定介入或手术治疗的方案出一把力。实际上，这些图像能帮助医师了解位于颅底部的动脉瘤解剖学结构关系，同时还能帮助其了解复杂血管畸形的动静脉结构。图 12.8 是一系列从 3D DSA 重建中获取的图像，而重建信号是在往一名患有未破裂床旁突动脉瘤患者

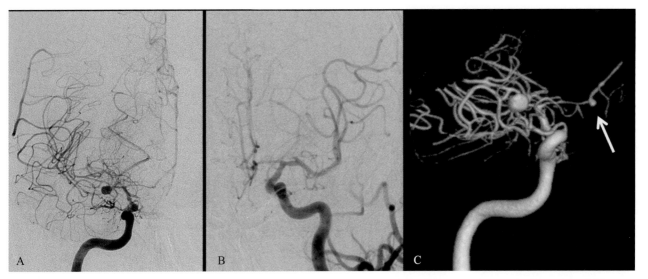

图 12.7 左（A）和右（B）颈内动脉造影显示出严重的血管痉挛，并且显示出右大脑中动脉瘤。在前交通动脉复合体并没发现明显的异常。（C）3D DSA 显示在有大脑前动脉 A1 和 A2 部分的交通处发现一个小动脉瘤。

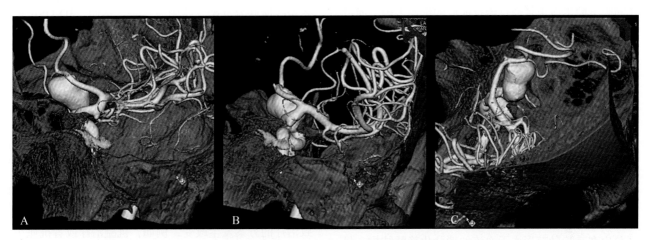

图 12.8 （A～C）3D DSA 中的一系列图像显示出床突旁动脉瘤与颅底骨质的关系。

的左颈内动脉注射对比剂期间获取的。这些数据量被用于重建和非减化，并且可以通过合适的视觉界面观察血管和骨骼结构。通过在造影工作站中的切取观察区域的工具，一大部分颅骨可以被移除，从而留下一个能从多方面观察的结构模型。图 12.9 显示出了一系列从 3D DSA 重建中获取的图像，而重建信号是在往左椎动脉注射对比剂期间获取的。和先前讨论的床旁突动脉瘤的例子一样，数据经过重建和非减化，并且清晰地观察血管和骨骼的界面。通过运用切取观察区域工具，来进行一个虚拟的颅骨切开术，那么这些图像便能清晰地显示动静脉畸形的病灶位置、血管来源、静脉回流以及两个小的假性动脉瘤，这两个假性动脉瘤也许就是患者出血的原因。虽然所述的这些结构在 2D DSA 上也能发现，但当时要能获得如此多的

投影并且要明白这些投影之间的重要联系在 2D DSA 上是很困难的，而在 3D 图像上则是轻而易举的。

人们一直认为有一种方法能够在视觉鉴别和识别方面起到作用，这种方法就是彩色化。最近开发出一种临时增强颜色编码技术。当这种技术运用于 2D DSA 的结果时，将会产生一种结合颜色编码的成果。在过去的研究中，这种方法的运用让复杂血管结构和血流模式变得更为醒目。和参数图像一样，颜色编码图像也能让人们从中提取关于循环的功能信息。而这些信息却不能从单独的 2D DSA 图像或是 2D DSA 已获取的数据中提取到[4]。在患有动脉瘤破裂导致的蛛网膜下腔出血的患者里，大约有 30% 会出现血管痉挛的临床症状，大多数人会经过不同的介入治疗。虽然这些在脑底部大动脉进行的治疗效果常常在 2D

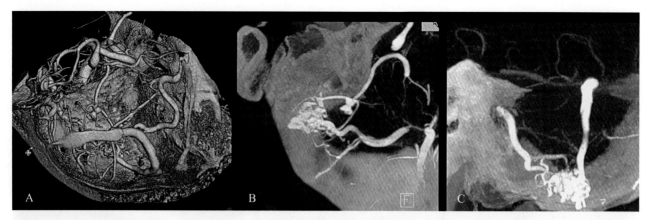

图 12.9 （A～C）3D DSA 非减化重建的一系列图像显示了一个小动脉畸形与两个假性动脉瘤与颅底的关系。（B、C）如 CT 断层一般的视角。

DSA 图像中就能显示出来，但是却很难仅仅根据 2D DSA 图像对这些治疗在脑灌注方面进行血管造影的评估。图 12.10 指出 2D DSA 图像显示出了动脉瘤性蛛网膜下腔出血患者经过治疗前后的影像表现。通过应用颜色编码技术提取半参数，以及经标准 DSA 图像进行治疗前后的浓度对比的这些方法，从而产生复合图像，这些图像能够清晰地证实脑实质血流速度增加。虽然上述方法并不是定量检查措施，但这种措施很可能像常被用于 CT 灌注研究的过冲时间一样，提供关于脑灌注的关键信息。图 12.11 是在 2D DSA 中运用这种方法的另一个例子。2D DSA 的图像指出了一个较大、复杂的动静脉畸形，它是由右颈内动脉供血的。通过半衰期的对比浓度显示颜色编码复合图像，能更清楚地观察充填期和空巢期，同时也能更容易地区分出在动静脉畸形中无血流的动脉化静脉结构。最初的研究指出像图 12.10 与图 12.11 显示的信息能够协助医师对介入治疗计划的制订以及对介入治疗效果的评估[18]。

研究显示动脉瘤的进展和破裂与血流动力学因素密切相关[19]。因为血流的特征在某些动脉瘤中是由以下参数所决定，包括动脉瘤的几何参数、起源血管和侧支血管。所以，人们开始着重评估特异性几何学特征［如纵横比（AR）、入口体积比（VOR）］来预测动脉瘤破裂的风险。通过现有的平面显示血管成像设备来获取图像的空间分辨率优于 CT 和 MR，而且 3D DSA 研究能显示和计算这些几何参数，并且比先前的方法有更好的准确度。要解决因为主动脉瘤破裂缺少能够准确评估破裂风险的措施而导致的发病率及致死率，开发一种能通过鉴别分析几何参数来预测动脉瘤的自然转归的方法变得尤为重要。

几何特征在决定动脉瘤是否适合介入治疗时是检查的关键，其中一个指标就是动脉瘤颈部与动脉瘤顶壁高度之比。（D/N 比）顶颈比＞ 1.5 的动脉瘤能通过线圈进行治疗，而不必通过运用气囊颈保护装置或者是线圈联合支架这些附属装备。然而，3D DSA 重建的运用提供了一种比 2D 图像评估更完全的分析几何学特征的方法，这种方法在判断介入治疗成功率方面十分重要，如引入动脉瘤入口的起源动脉周长的百分比[20]。

DSA 在诊断和介入治疗缺血性卒中方面的作用

如今临床上的当务之急就是研究出一种能快速鉴别和治疗 TIA 或者卒中患者的方法。研究表明，不同的病因如心肌梗死、动脉纤维化之类相关的临床表现，有着不同概率的卒中风险，并且这些风险都会导致治疗的方案发生改变，例如，抗凝治疗或者抗血小板治疗[21]。这些数据再次重申了快速准确诊断评估技术的重要性，当有明确指征时，介入治疗就不会有丝毫拖延。时至今日，影像评估已经从起初的 CT、MRI 发展至为合适患者行血管造影。平面显示的血管造影设备的运用能显示如 CT 一般的脑组织图像，以及同样高空间分辨率的 2D 或 3D 血管图像，这大大地增强了这套血管造影技术对诊断和治疗脑血管疾病的作用。如今这些技术被用于获取脑灌注关键生理指标，如脑血容量。这种脑血管造影技术的综合诊断能力将会使卒中患者获得快速的诊断和进行血管再通。

先进影像技术在评估疑似梗死或栓塞性脑血管疾病患者中的作用

如今 DSA 技术在诊断潜在疾病方面的运用已经逐渐取代了 CTA 和 MRA 的地位，并且能对有急性表现的患者在最初给予血管诊断检查。现今，一个进行对比图像的试点研究通过所获得的一个实时装置

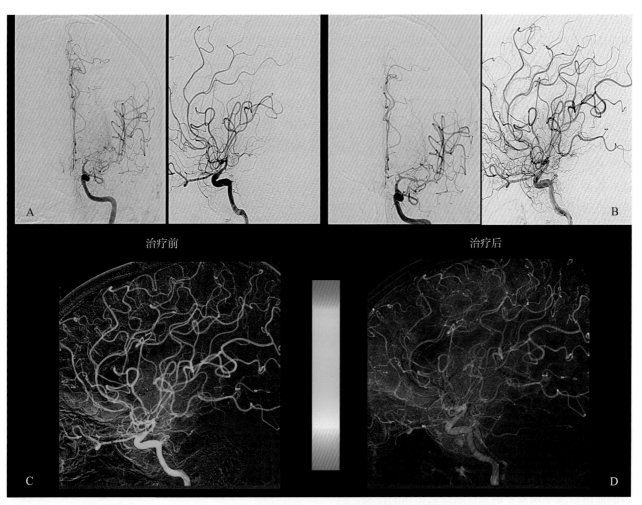

治疗前　　　　　　　　　　　　　　　治疗后

图 12.10　血管痉挛治疗前（A）和治疗后（B）的 DSA 图像。大脑中动脉和前动脉的口径增宽是一个征象，但很难评估组织灌注的程度。（C、D）治疗前和治疗后的结合颜色编码 DSA 图像。脑实质血流量增加在这些图像中比标准 DSA 图像更容易显示。

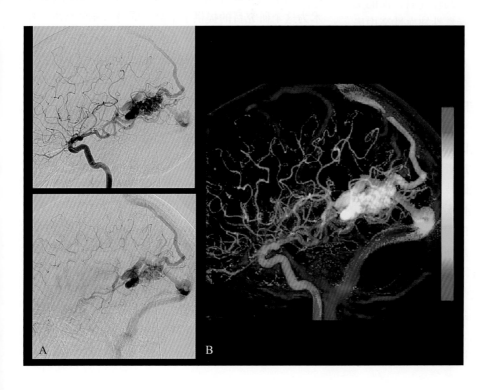

图 12.11　（A）有颈内动脉造影的侧面投影显示一个颞叶的动静脉畸形。（B）DSA 结果的复合色彩编码图像。病灶逐渐被充填，静脉回流更容易在色彩编码图像上显示。

（双源 CT 和 3T MR）显示，这两种设备除了在小的交通动脉上的显示有些区别之外，其他还是可进行对比的。MRA 在某些方面优于 CTA[22]。其他研究中，在对比 CTA 与 DSA 在评估脑内动脉粥样硬化性疾病方面总结出，CTA 拥有高敏感性和高特异性的特点，使得 50% 以上的大血管狭窄都能被发现，并且 CTA 还可作为发现颅内血管疾病及血管狭窄的一种筛查工具。然而，这项研究的作者认为，由于检查技术及诊断医师的特定训练等原因，CTA 在现实中可能并不像报道中那样准确[23]。就人们所知，无论从 3D DSA 到 2D DSA，或是 CTA、MRA 中都没有大量的数据来支持他们在发现患者损伤方面的优势。在通过 DSA 而不是 CTA 或 MRA 来初期评估临床表现提示颈部或颅内血管疾病患者中，DSA 拥有 3 个潜在的优势。第一，3D DSA 是通过平面显示血管造影设备运行，比 CTA 和 MRA 拥有更优秀的空间分辨率及对比分辨率。第二，过去的经验显示，与过去 CT 相比，检查的进行只需要低剂量的 X 线和少量的对比剂就能进行。第三，一个单独合理的取样只需要将 < 100 mL 的对比剂注入外周静脉即可，不仅能获得可靠空间分辨率的 3D 血管数据和一个非对比成像的脑部 CT 图像，还可以获得 CBV 谱（图 12.12）。

如今，C 臂型 CT 机的脑部图像并不足以识别小量的血流以及早期重要的急性脑缺血损伤的征象。然而，经过长久努力，它减少 X 线散射以及使因患者动作产生的伪影最小化，图像质量可能会有所提高，从而能弥补现有的缺陷。当缺点得到弥补后，便能更加自由、无拘束地使用包括对怀疑急性缺血性卒中患者评估、分类的血管造影流程。最终的临床转归以及与血管再通后并发症的发生率，与患者的耐受程度以及缺血的严重程度密切相关。在像血管造影这种诊断及治疗双管齐下的方法下，最初阶段的评估以及对急性缺血性卒中的分类必须在更多方面如效率及安全性上得到提升，通过减少患者到达医院至取得准确诊断和合适治疗的这段时间，提升对患者的照料。最后，应用前文提及的临时增强颜色编码技术与 2D DSA 获取的数据来评估患有脑血管梗死性疾病的方法提升了运用图像评估狭窄在脑灌注方面的损伤的能力，以及确定了在脑灌注中出现的改变，从而可以相继在此处完成血管成形术及支架术的治疗（图 12.13）。

评估脑部缺血性损伤的程度是通过生理学的标准而不是形态学的指标，尤其是在急性期，解剖学的改变很小。如果在这期间血管再通，则效果会更好，并且最有效率。至今为止，脑灌注参数的测量要求通过 CT 或者 MRI 成像获得。由于通过 C 臂机机架旋转进行血管成像这一技术的速度，限制了相关数据的获取无法达到足够的分辨率，并影响了脑血流量及平均流速的大小。综上所述，运用现有的平面显示血管造影设备的技术来收集数据，从而有足够依据来判断 CBV 的大小，而 CBV 是显示自我调节水平的一个关键灌注参数。

在犬及其他动物模型的缺血性损伤研究中，人们已证实，通过运用 C 臂型 CT 机获取的 CBV 谱与通过标准灌注 CT 一样好。以人体为模型的初始研究中，也显示通过运用两种设备的 CBV 检测结果质量是一样的。由于 C 臂机机架旋转在速度上的限制，所以必须通过特殊的注射技术注射对比剂，如在获取数据期间快速在脑实质中进行对比。这种技术在细节上和作者在本书中的第 24 和第 25 章内计算和显示 CBV 谱的方法的记录是一样的[24, 25]（图 12.14）。

计算机血流方面的研究／模拟

如今计算机技术和硬件的发展使得用于特殊患者几何模型的血流模拟技术变成可能。这些模型常用于协助制定最佳的治疗方案。虽然大量研究被用于模拟评估颅内血管瘤，但是他们也逐渐被用于研究狭窄性损伤。

血流动力学因素被证实与血管瘤的发展、血栓形成、破裂密切相关。这些关系很大程度由动脉瘤来源动脉及邻近血管之间的几何关系决定，并在模拟血流的基础上建立动脉瘤的解剖和几何特征。3D DSA 技术为这个研究目的提供了最高空间分辨率的数据。结合这些特殊患者的几何学数据以及通过超声或相位对比的 MRI 技术获得他们的波形和边界条件，模拟过程高度模仿了所测量到的流速和通过先进的相位对比 MRI 技术获得的血流模式[26]。在过去几年里，位相对比 MRI 技术在检测血流模式和流速方面有着巨大的优势[27]。相比实时测试血流，模拟血流拥有一个潜在的巨大价值，那就是通过计算机研究，一系列生理水平状态能被模拟和分析。即使有可能，要通过直接测量血流特征的技术来准确改变或维持易变的生理水平也是很困难的。例如，现在人们能在 3 种不同的心率时模拟变化动脉瘤的血流特征。这些研究如所期待的一般指出，血流动力学参数是很不同的，并且在较高或较低的心搏频率上很可能会导致血管损伤[28]。研究显示，对某种特定的血流动力学模式的预测与自然史密切相关，如颅内动脉瘤的破裂风险。举例而言，Cebral 及其同事[29]通过一系列关于前循环动脉瘤的

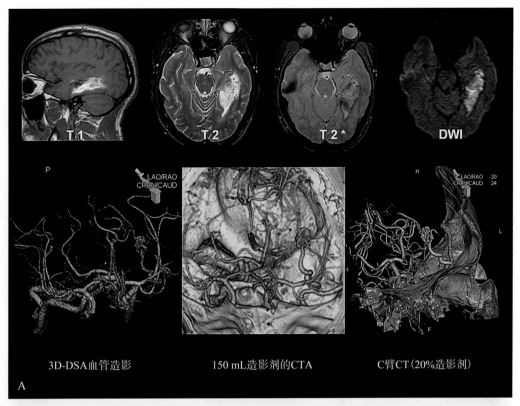

3D-DSA血管造影　　　　　150 mL造影剂的CTA　　　　　C臂CT（20%造影剂）

A

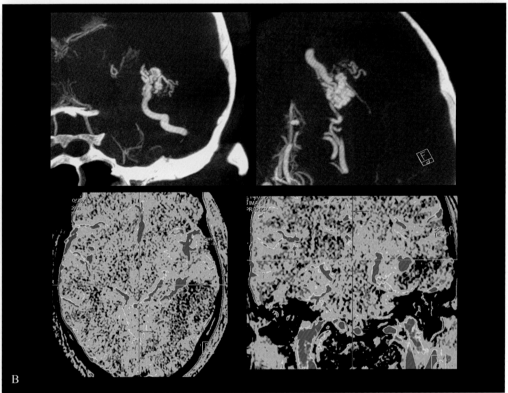

B

图 12.12　（A）上半部分：MR 系列图像显示左颞叶及脑室血肿。这是一个小动脉瘤破裂后的一个继发性改变。下半部分，IV 3D DSA 注入 80 mL 对比剂；CTA 注入 150 mL 对比剂；介入 C 臂型 CT 机在注射 20% 浓度对比剂后，20 秒内获取的图像。IV 3D DSA 相比 CTA 拥有相同甚至更好的空间分辨率。并且在 IV 3D DSA 中没有因颅底部骨质而产生的伪影。（B）上半部分：IV 3D DSA 重建的矢状位及轴向位显示自然充填，而不是移除。这些界面完美地显示了动静脉畸形病灶。下半部分：由 IV 3D DSA 所获取数据，所规划出的轴向位和冠状位 CBV 谱。出血区域很清楚地表现出 CBV 的减少。

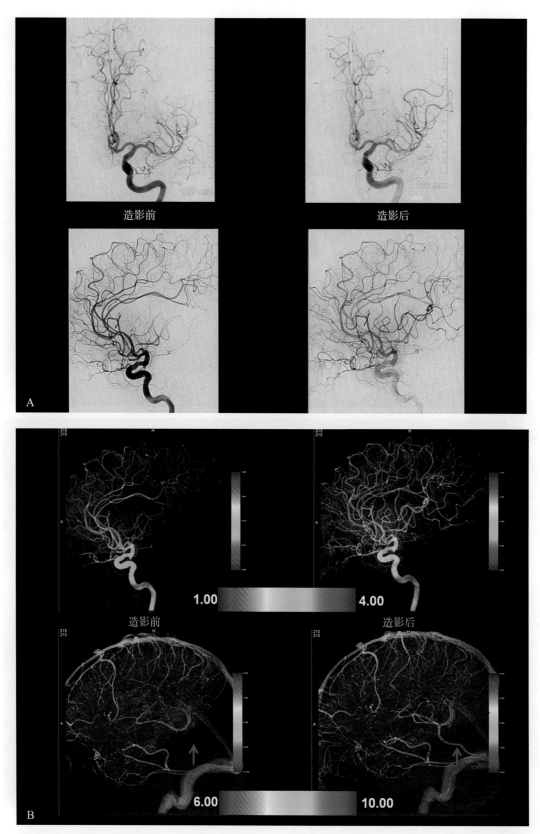

造影前　　　　　　　　　　　　　　造影后

1.00　　　　　　　　　　　4.00

造影前　　　　　　　　　　　　　　造影后

6.00　　　　　　　　　　　10.00

图 12.13 （A）做大脑中动脉支架内狭窄气囊血管造影检查前（左）和检查后（右）的前后部和侧面的 DSA 图像。证实了通过大脑中动脉皮质支血流量增多，但很难去评估实质灌注量是否增加或是怎样增加。（B）上半部分：大脑中动脉狭窄的血管造影检查前（左）和检查后（右）的颜色编码的侧面图像。所获取的这些在 1～4 秒内完成的复合图像显示通过大脑中动脉弥散的血流流速增快。下半部分：描述 6～10 秒内血流变化的复合颜色编码图像很清楚地显示脑实质的混浊。血管造影后图像上标注了吻合静脉填充（红色箭头）。

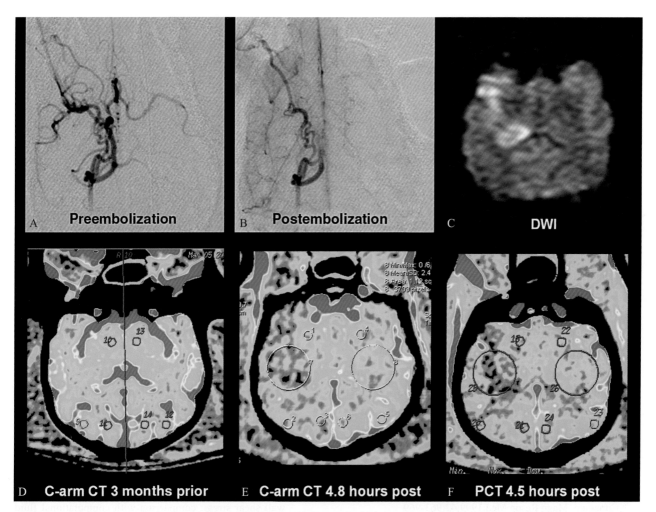

图 12.14 前（A）和后（B）犬的栓塞的血管造影片和弥散加权成像（DWI）。（C）显示右大脑中动脉闭塞，4 小时完成的 DWI 早早地确认了右大脑中动脉损伤。C 臂机 CT 的 CBV 谱在卒中 3 个月期间的图像。（E）C 臂机 CT 的 CBV 谱在栓塞后 4.8 小时后的图像。（F）常规灌注 CT 的 CBV 谱稍快于 C 臂机 CBV 谱成像时间所呈现的图像。C 臂机 CT 的 CBV 谱显示的 CBV 减少区域与常规 PCT 的 CBV 谱显示的 CBV 减少区域有着密切联系。

研究，指出动脉瘤破裂与动脉瘤内血流模式之间的联系。动脉瘤内高流速血液的喷射运动会损伤小区域的血管壁，并且与那些没有喷射血流的动脉瘤相比，破裂的可能性更大。虽然现在还不能拥有和专业技术与人员相比的设备，但是，简单的几何学特征也能预测出某些血流动力学表型[30]。这些几何学特征能很容易地从常规 3D DSA、CTA 和 MRA 中获得。

参考文献

[1] Latchaw RE, Alberts MJ, Lev MH, et al; American Heart Association Council on Cardiovascular Radiology and Intervention, Stroke Council, and the Interdisciplinary Council on Peripheral Vascular Disease. Recommendations for imaging of acute ischemic stroke: a scientific statement from the American Heart Association. Stroke 2009;40:3646-3678

[2] Saver JL. Time is brain-quantified. Stroke 2006;37:263-266

[3] Rowley HA. Extending the time window for thrombolysis: evidence from acute stroke trials. Neuroimaging Clin N Am 2005;15:575-587, x

[4] McDougall MP, Wright SM. 64-channel array coil for single echo acquisition magnetic resonance imaging. Magn Reson Med 2005;54:386-392

[5] Wiggins GC, Triantafyllou C, Potthast A, Reykowski A, Nittka M, wald LL. 32-channel 3 tesla receive-only phased-array head coil with soccerball element geometry. Magn Reson Med 2006;56:216-223

[6] Pruessmann KP, Weiger M, Scheidegger MB, Boesiger P. SENSE: sensitivity encoding for fast MRI. Magn Reson Med 1999;42:952-962

[7] Griswold MA, Jakob PM, Heidemann RM, et al.

Generalized autocalibrating partially parallel acquisitions (GRAPPA). Magn Reson Med 2002;47:1202-1210

[8] Barger AV, Block WF, Toropov Y, Grist TM, Mistretta CA. Time-resolved contrast-enhanced imaging with isotropic resolution and broad coverage using an undersampled 3D projection trajectory. Magn Reson Med 2002;48:297-305

[9] Gu T, Korosec FR, Block WF, et al. PC VIPR: a high-speed 3D phase-contrast method for flow quantification and high-resolution angiography. AJNR Am J Neuroradiol 2005;26:743-749

[10] Gamper U, Boesiger P, Kozerke S. Compressed sensing in dynamic MRI. Magn Reson Med 2008;59:365-373

[11] Lustig M, Donoho D, Pauly JM. Sparse MRI: the application of compressed sensing for rapid MR imaging. Magn Reson Med 2007;58:1182-1195

[12] Lee J, Nishimura D, Osgood B. Optimal variable-density k-space sampling in MRI. Paper presented at International Symposium of Biomedical Imaging (ISBI), 2004

[13] Mistretta CA. Undersampled radial MR acquisition and highly constrained back projection (HYPR) reconstruction: potential medical imaging applications in the post-Nyquist era. J Magn Reson Imaging 2009;29:501-516

[14] Pipe JG. Motion correction with PROPELLER MRI: application to head motion and free-breathing cardiac imaging. Magn Reson Med 1999;42:963-969

[15] Romijn M, Gratama van Andel HA, van Walderveen MA, et al. Diagnostic accuracy of CT angiography with matched mask bone elimination for detection of intracranial aneurysms: comparison with digital subtraction angiography and 3D rotational angiography. AJNR Am J Neuroradiol 2008;29:134-139

[16] van Rooij WJ, Peluso JP, Sluzewski M, Beute GN. Additional value of 3D rotational angiography in angiographically negative aneurysmal subarachnoid hemorrhage: how negative is negative? AJNR Am J Neuroradiol 2008;29:962-966

[17] van Rooij WJ, Sprengers ME, de Gast AN, Peluso JP, Sluzewski M. 3D rotational angiography: the new gold standard in the detection of additional intracranial aneurysms. AJNR Am J Neuroradiol 2008;29:976-979

[18] Strother CM, Bender F, Deuerling-Zheng Y, et al. Parametric color coding of digital subtraction angiography. AJNR Am J Neuroradiol 2010;31:919-924

[19] Stehbens WE. Etiology of intracranial berry aneurysms. J Neurosurg 1989;70:823-831

[20] Karmonik C, Arat A, Benodorf G, et al. A technique for improved quantitative characterization of intracranial aneurysms. AJNR Am J Neuroradiol 2004;25:1158-1161

[21] Famakin BM, Chimowitz MI, Lynn MJ, Stern BJ, George MG; WASID Trial Investigators. Causes and severity of ischemic stroke in patients with symptomatic intracranial arterial stenosis. Stroke 2009;40:1999-2003

[22] Mühlenbruch G, Das M, Mommertz G, et al. Comparison of dual-source CT angiography and MR angiography in preoperative evaluation of intra-and extracranial vessels: a pilot study. Eur Radiol 2010;20:469-476

[23] Nguyen-Huynh MN, Wintermark M, English J, et al. How accurate is CT angiography in evaluating intracranial atherosclerotic disease? Stroke 2008;39:1184-1188

[24] Ahmed AS, Zellerhoff M, Strother CM, et al. C-arm CT measurement of cerebral blood volume: an experimental study in canines. AJNR Am J Neuroradiol 2009;30:917-922

[25] Bley T, Strother CM, Pulfer K, et al. C-arm CT measurement of cerebral blood volume in ischemic stroke: an experimental study in canines. AJNR Am J Neuroradiol 2010;31:536-540

[26] Boussel L, Rayz V, Martin A, et al. Phase-contrast magnetic resonance imaging measurements in intracranial aneurysms in vivo of flow patterns, velocity fields, and wall shear stress: comparison with computational fluid dynamics. Magn Reson Med 2009;61:409-417

[27] Markl M, Harloff A, Bley TA, et al. Time-resolved 3D MR velocity mapping at 3T: improved navigator-gated assessment of vascular anatomy and blood flow. J Magn Reson Imaging 2007;25:824-831

[28] Jiang J, Strother C. Computational fluid dynamics simulations of intracranial aneurysms at varying heart rates: a "patient-specific" study. J Biomech Eng 2009;131:091001

[29] Cebral JR, Castro MA, Burgess JE, Pergolizzi RS, Sheridan MJ, Putman CM. Characterization of cerebral aneurysms for assessing risk of rupture by using patient-specific computational hemodynamics models. AJNR Am J Neuroradiol 2005;26:2550-2559

[30] Ford MD, Lee SW, Lownie SP, Holdsworth DW, Steinman DA. On the effect of parent-aneurysm angle on flow patterns in basilar tip aneurysms: towards a surrogate geometric marker of intra-aneurismal hemodynamics. J Biomech 2008;41:241-248

第 3 部分

外科治疗

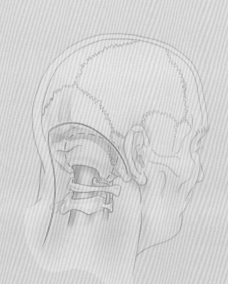

第 13 章
脑血管手术的麻醉

Carine Zeeni, John F. Bebawy, Dhanesh K. Gupta, and Antoun Koht

■李培良　译　■毛颖　校审

要点

- 心功能不全血浆标志物（如肌钙蛋白 I、血浆 B 型利钠肽）可预测 SAH 后的心功能不全，应当对 SAH 患者进行评估。如果出现指标升高或心功能不全的临床症状（如肺水肿、血流动力学异常），围手术期应当行经胸心脏超声检查并进行中心静脉或肺动脉监测。
- 保证全脑和局部脑灌注压与避免脑高灌注、防止动脉瘤破裂或脑充血同样重要，足够的灌注压能够避免因血管痉挛或分水岭区域血流不足造成的局部缺血。
- 降低大脑张力不仅有利于手术操作，还能够避免局部脑灌注压降低引起的神经损伤。采用甘露醇和（或）高渗盐水的高渗治疗联合改善脑静脉回流，可以在过度通气降低脑张力的效应衰退一段时间后降低并维持低脑张力，是一种简单有效的措施。
- 动脉瘤夹闭术中维持正常血糖（80～120 mg/dL）能够改善患者在术后 3 个月和 12 个月时的神经心理以及格拉斯哥预后量表。胰岛素团注或持续输注大剂量胰岛素治疗可以快速获得正常血糖；当然，为避免低血糖的发生，需要频繁监测血糖（如每 15～30 分钟 1 次）。
- 基于解剖的神经生理监测能够早期预警将要发生的神经损伤。系统分析每一项神经生理监测变化的原因可以帮助医师及早采

取措施避免造成术中神经损害和术后神经功能障碍。

全身麻醉的根本目的是达到一种能够使手术操作安全进行的患者状态。除了维持患者处于一种对有害刺激无反应的不清醒状态，大部分麻醉工作是通过密切监测血流动力学参数、维持滴注和通过药物维持所有器官的充分灌注以维持血流动力学稳定。由于手术禁忌范围缩小，合并有更严重其他急慢性疾病的患者现在也能接受手术治疗，且神经外科手术操作越来越复杂，麻醉医师需要在进行更为复杂的神经监护（如经过处理的脑电图，诱发神经电生理反应）的同时，花费大量时间用于监测和治疗氧供与凝血功能异常。本章侧重于形成复杂神经血管病患者围手术期监护基础的生理和药理学概念。

术前处理

手术与麻醉团队的密切合作与交流可以为患者制定最为合适的围手术期计划。即使是急诊脑血管手术，也应在术前获得实验室检查结果（表 13.1）。若时间允许，有必要对所有复杂颅内病变的患者进行心脏检查评估。评估的目的不是要筛查哪些患者需要接受心脏血管再通治疗，而是为了甄别哪些患者需要接受更为先进的血流动力学监测，从而更安全地使用血管活性药物以维持术中脑灌注。对高血压控制不佳、代谢综合征、已知冠状动脉疾病或充血性心力衰竭的患者，术前至少应行静息心脏超声检查。当出现心绞痛临床症状时，为避免高血压引起的动脉瘤破裂，应当考虑以司他比腺苷或铊核负荷实验取代运动平板实验或多巴胺丁酚诱导负荷实验。根据上述检查的结果，可鉴

别射血分数下降（＜25%）或严重冠脉疾病的患者，这些患者可能需要在围手术期放置肺动脉导管。

表 13.1 脑血管手术的术前实验室检查
心电图
血红蛋白、血细胞比容、血小板计数
凝血酶原时间（PT）、国际标准化比值（INR）、部分凝血酶原时间（aPTT）、纤维蛋白原
血钠、血钾、血糖
血尿素氮（BUN）、肌酐
血小板功能分析
血型以及两袋红细胞的交叉配血*
注：* 根据手术入路、术中可能的出血量以及交叉配血检查确定的血型类型，手术室应当准备额外的可供交叉配血和使用的袋装红细胞悬液。

SAH 患者的术前评估往往更为复杂，因为这些患者心电图异常的发生率很高，出现伴发的冠状动脉和全身动脉粥样硬化的临床危险因素以及出现真正的 SAH 导致的心功能不全[1,2]。表 13.2 总结了各种心电图异常和可能的心肌病变，按严重程度由低到高排列。SAH 后心电图异常与 SAH 后 3 个月的死亡率有关，除此以外 SAH 导致的心电图异常与心肌功能状态无关。事实上，心超或心室核素成像发现的心肌壁活动异常与冠脉疾病无关[3]。SAH 后的儿茶酚胺峰及此后非冠脉分布导致了这类隐匿的心肌壁活动异常（＜14 天）。由于血浆心肌损伤标志物［如心肌肌钙蛋白（cTI）和 B 型利钠肽（BNP）］与临床上严重左心功能不全具有很强的关联性，所有 SAH 患者入院时应行基线 cTI 和 BNP 检测[4,5]。其后的术前准备工作需要根据这些指标以及是否伴有心功能衰竭的临床症状来开展（图 13.1）。具有明显临床心室功能不全症状的患者有很大可能需要在围手术期使用血管活性药物来维持脑灌注压，这就需要在手术中放置心输出量监测（如肺动脉导管、经食管心脏超声）。

表 13.2 蛛网膜下腔出血患者的心脏检查结果	
心电图	· ST 段异常
	· T 波异常
	· QT 间期延长
	· 室性心动过速
	· 心室颤动
心肌病变	· 舒张功能不全
	· 心室运动功能减退及射血分数下降（包括临床心功能衰竭）

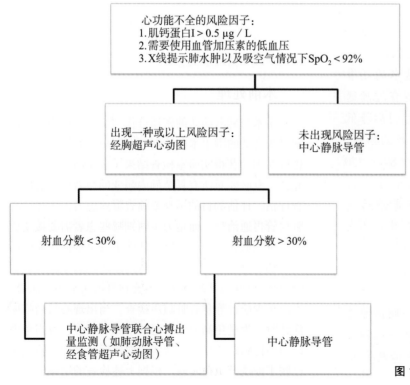

图 13.1 蛛网膜下腔出血患者的心脏评估。

术中处理

接受脑血管病治疗的患者在围手术期的处理需要关注以下几点：①维持充足的脑灌注压，避免低灌注引起的继发性脑缺血。②为神经外科医师提供理想的工作条件，包括在整个手术过程中使脑组织保持充分松弛，使牵拉损伤的风险降到最低。③监测有可能发生的神经损伤，采取措施消除可能与神经损伤有关的手术或生理变化引起的异常改变。

血流动力学控制

维持充足的脑灌注压是脑血管病患者术中处理最重要的目标之一，可以避免因低灌注（缺血）引起的继发性脑损伤。此外，避免不必要的高血压同样重要，因为其会导致动脉瘤破裂或灌注压突破（如病灶周围水肿、术野出血）。所有麻醉用药，包括维持患者失忆/镇静、防止患者对有害刺激做出反应和维持血流动力学稳定的药物均被证实在颅内手术中安全有效[6]。下列围手术期操作可能是潜在的会引起血压快速升高的有害刺激：①喉镜操作及气管插管。②放置 Mayfield 头架。③切开伤口。④硬膜牵拉。⑤触碰脑干。⑥后颅窝和中颅窝手术时放置脑牵拉器。

过度预防性治疗高血压可能导致超预期的低血压和脑灌注不足。因此，上述短时间的有害刺激引起的高血压可以通过超短效鸦片类药物（如瑞芬太尼、阿芬太尼）和短效血管活性药物（如艾司洛尔、尼卡地平或硝普钠）来预防或纠正，如此，非预期的低血压发生时间将非常有限且容易被纠正。为放置永久动脉瘤夹而需要临时阻断供血动脉时，血流动力学的控制有特殊要求。为确保此时侧支循环能够提供充分的远端脑灌注，有必要将平均动脉压（MAP）提高至基线水平上约 20% 的水平。一旦取下临时阻断夹且确认神经监测信号没有改变，即可恢复 MAP 至原先水平。

由于解剖或形态学原因无法在载瘤动脉上放置临时阻断夹时，腺苷阻断脑血流是一种独特的短时且强效的降低收缩压的方法，有利于动脉瘤的夹闭[7]。其他有记载可以降低动脉瘤颈张力的技术还包括深低温循环阻滞、颅外颈总动脉临时阻断以及介入球囊导管逆向抽吸[8]。但是这些方法逻辑上更难开展。尽管硝普钠或艾司洛尔的剂量反应关系相关性较差，但仍可通过静脉输注或团注这些药物获得短暂且明显的低血压。腺苷是一种安全且作用预测性良好的短暂阻断血流的药物，常在安放永久动脉瘤夹时使用，并可重复多次使用。与深低温循环阻滞相比，腺苷不会造成深低温相关凝血病以及体外循环后引起的高血糖和反弹性高热[9]。作者的观察研究发现，在通过瑞芬太尼、0.5 最小肺泡浓度（MAC）的吸入麻醉和丙泊酚输注达到的爆发抑制率为 0.7 的麻醉背景下，腺苷剂量与心搏停止时间和显著低血压时间呈强线性关系（图 13.2）。推荐的腺苷初始剂量为每千克标准体重 0.35 mg（首选通过中心静脉导管给药），可以取得约 45 秒全身显著低血压[10]。腺苷的使用时间，无论是按计划还是术中动脉瘤意外破裂后，均应与神经外科医师仔细配合，以获得充分的工作时间用于成功放置所有动脉瘤夹。

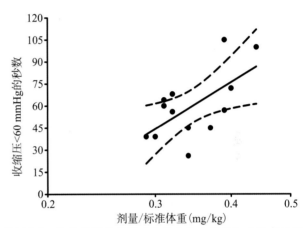

图 13.2　腺苷剂量散点图（按标准体重标化）以及在该研究中 13 名患者由首剂腺苷导致收缩压 < 60 mmHg 的持续时间（原始数据）。实线代表剂量–反应曲线所对应的对数直线，虚线代表此模型的 95% 可信区间。注意 X 轴的刻度为 $\log_{10}$ 的值。

患者体位

脑血管手术经常需要进行 5 ~ 24 小时。整个手术团队均应细心关注患者的体位。长时间施压或牵拉周围神经（如臂丛神经、尺神经）会导致周围神经损伤。在易受损害的压力点处放置充足软垫、调整所有关节使每个神经丛均不被过度牵拉，以及使用神经生理监测预警周围神经损伤，并通过调整受影响肢体来纠正，可以使这类损伤的风险最小化[11]。放置体位时，如果患者的躯干和肢体没有得到充分约束，则在大范围操作和旋转手术床时患者身体可能发生移位，继而影响手术野。最后，忽视患者体位对颈静脉回流的影响或忽略胸腹部上压力产生的影响可能导致脑静脉回流不足，使得即使有积极的治疗手段（如额外的高渗治疗或 CSF 引流），也不能得到充分的脑松弛。此外，过度的颈部屈曲或旋转可能影响舌部静脉回流，这种极端情况会导致舌水肿甚至坏死，继而阻塞气道导致

表 13.3　高渗治疗——剂量、目标以及主要副作用

药品	团注剂量	维持剂量	目标	主要副作用
甘露醇	$0.25 \sim 1$ g/kg	—	血浆渗透压 $<$ 320 mmol/L	· 低钠 · 低血容量
3% 盐水	$1 \sim 2$ mL/kg	$0.5 \sim 1$ mL/（kg·h）	血钠 $145 \sim 155$ mmol/dL	· 反弹性颅内高压 · 脑桥中央髓鞘溶解

延长气管内插管留置时间。

脑膨出的处理

应当积极处理脑膨出，即使是初始颅内压正常的患者，控制脑膨出能减少术野牵拉产生的直接压力，从而使牵拉器导致脑缺血和损伤的风险降到最低[12]。除快速短时过度通气外，高渗治疗向来是脑膨出和颅内压控制的基础。甘露醇和高渗盐水是可选的渗透性补液（表 13.3）[13-15]。两种药物均通过两种不同的机制降低脑膨出和颅内压。初始阶段其作用机制是降低血黏度，能够改善脑血流并增加脑组织的氧供。这种效应会导致代偿性血管收缩，使脑血容量减少从而降低颅内压，而后期也是最主要的降低脑膨出的机制，是通过渗透压介导脑含水量的减少。甘露醇通过肾脏排出，能够产生很强的渗透性利尿作用，而高渗盐水具有小型利钠作用，在某些情况下（如使用其他方法脑灌注压难以维持）是甘露醇理想的替代品。一项针对甘露醇和高渗盐水对降低脑张力和维持血电解质平衡作用的前瞻性、随机、双盲对照研究显示，两种方法均能有效降低脑张力，而高渗盐水可能对幕上肿瘤患者更有效。此外，甘露醇组患者存在血钠下降的情况，相比高渗盐水组，该组患者体液不足和血浆乳酸水平升高更为明显[14,15]。甘露醇通常根据初始脑膨出程度以 $0.25 \sim 1$ g/kg 的剂量静脉输注约 $10 \sim 20$ 分钟，而 3% 高渗盐水通常以 $1 \sim 2$ mL/kg 的剂量静脉团注，继之以 $1 \sim 2$ mL/（kg·h）的剂量速度维持输注使血钠达到 $145 \sim 155$ mmol/dL 的目标值。如果需要重复使用甘露醇或长时间输注高渗盐水，则需要密切监测血浆渗透压并使其维持在 320 mmol/L 以下。此外，应当警惕突然停止使用高渗药物后产生的反弹性脑水肿[16]。

下表列出了其他有效减少脑膨出的措施（表13.4）。或许处理脑膨出最简单通常也最有效的方法是密切关注头部和颈部的位置。在将 Mayfield 头架固定到手术床上时，必须注意避免颈部的过度屈曲或旋转，否则将阻碍脑静脉回流。将患者置于头高10°～30°的反 Trendelenburg 体位有利于静脉回流和脑脊液引流，可降低 ICP。但是，一旦发生体位性低血压，应当用容量替代治疗或血管收缩药物来维持充分的脑灌注压。

如上所述，过度通气引起的低碳酸血症达到 30 mmHg 的目标 $PaCO_2$ 后，能快速并有效地降低 ICP；更加剧烈的过度通气会导致血管过度收缩，加重脑缺血。但这种对脑动脉阻力的效应是短暂的，因为大脑会通过增加脑脊液中碳酸氢盐的清除代偿脑脊液中的呼吸性碱中毒。

降低脑代谢率（CMR）可以降低其对脑血流量的需求，从而有效减少脑膨出。降低 CMR 的方法有两种，催眠药物如硫喷妥钠或丙泊酚静脉团注或维持是最快速可控的方法，而另一种低体温法，除非深低温，否则较难快速起效。另外，低体温法除了由于缺少有效复温设备使其作用较难逆转外，如果核心体温 < 33.5℃，可能造成凝血病和低血钾，不仅分别影响手术和血流动力学稳定，还会造成因麻醉药物（如丙泊酚、神经肌肉接头阻滞药）代谢清除率降低而导致苏醒延迟。吸入性麻醉药物可以降低 CMR，但也是直接的脑动脉扩张剂。因此，当其他方法无法充分降低脑张力时，可以考虑终止吸入麻醉，以阿片类和丙泊酚 $100 \sim 200$ μg/（kg·min）的全静脉麻醉取代。

表 13.4　脑膨出的处理方法

起效速度	方法	机制
速效	抬高床头 将头摆于正中位	降低脑血流量
	过度通气	降低脑血流量
	安眠药团注/持续输注	降低脑血流量
	脑脊液引流	降低脑脊液含量
中效	高渗治疗	降低脑组织含水量
	襻利尿剂	降低脑组织含水量
慢效	低温治疗	降低脑血流量
	激素药物	降低脑组织含水量

脑保护

已有大量药理学或生理学方法在实验中被设计用于提高大脑对损伤的耐受性，主要通过提高大脑对短暂缺血的耐受时间来实现。其达到脑保护作用的可能机制是降低 CMR，防止凋亡通路激活，以及阻止过多的葡萄糖和钙流入缺血细胞。遗憾的是，这种麻醉神经保护技术在患者中并没有明确成功的报道以证实其有效性[17]（表 13.5）。

血糖控制

细胞水平的高血糖合并缺氧会引起无氧糖酵解并产生乳酸，导致细胞内酸中毒。这种酸中毒会导致进一步神经元损伤，可能会增加脑梗死面积。基于患者的数据证实，严格的血糖控制能够改善 SAH、卒中和创伤性脑损伤后患者的神经功能预后[18]。神经外科患者无论接受何种手术均应对其测量血糖水平。一旦出现高血糖（> 150 mg/dL），应当使用胰岛素以静脉团注联合滴注的方法进行治疗。在胰岛素治疗期间，应当密切监测血糖以避免同样有害的低血糖的发生。

皮质激素

皮质激素在神经外科最常用的作用是减轻瘤周血管源性水肿。没有充分数据显示类固醇激素对局部或弥漫性脑缺血以及脑外伤有益；事实上，某些动物实验结果提示皮质激素因其会提高血糖水平而可能加重缺血损伤。

低体温治疗

早在 20 世纪 50 年代即有学者认为轻度低体温能够起到一定程度的脑保护作用，但近期大量已完成的研究证实低体温对神经功能预后几无益处。最近，关于轻度低体温对院外心搏骤停患者治疗有效性的报道，以及早前关于其在严重成人创伤性脑损伤中应用

情况的研究，重新唤起了人们对于低体温治疗在手术中应用的兴趣。目前认为低体温治疗起神经保护作用的主要机制是降低 CMR。通常认为，在轻度低体温期间，由于神经组织对能量的需求减少，组织耐受缺血的时间也相应延长，因此给予神经外科医师更多的缺血状态下的手术时间[19]。然而，这种理论上的益处还需与低体温的缺点相权衡，这些缺点包括血小板和凝血因子激活抑制、心律失常发生率提高，以及术后伤口感染率提高。低体温治疗也会引起高血糖，在复温过程中由于存在血糖升高和体温升高的风险，两者作用于 CMR 起有害作用并增加神经元损伤的风险。

有研究显示轻度全身低体温能确实减少心室颤动和心搏骤停后患者神经功能障碍发生率[20]。同样还有资料显示在创伤性脑损伤患者中应用低体温治疗能够取得临床获益，术中低体温对动脉瘤手术的作用（IHAST）临床研究比较了术中轻度低体温（33.5℃）和正常体温（36.5℃）对接受动脉瘤手术治疗的 SAH 患者神经功能预后的影响[21]。这项研究前瞻性地纳入了 1 001 名世界神经外科联合会（WFNS）评分 < 3 分的患者，结果显示轻度全身低体温对神经功能预后没有影响。此外，低体温组和正常体温组之间在住院天数、出院去向和病死率方面均无差别。两组间唯一具有显著差别的是低体温组患者菌血症的发生率升高。基于这些资料，有些机构已禁止在动脉瘤手术中常规使用低体温作为脑保护的方法。

低体温治疗的一项共识是深低体温（18～25℃），尤其是脑部温度达到这一指标时，能对缺血脑组织起到神经保护作用。这项共识是通过临床经验和动物实验得出的；患者全身体温达到 18～25℃时可能耐受长达 60 分钟的脑缺血而不产生明显的神经功能并发症。当体温低于 32℃时可能发生严重的心律失常，

表 13.5 麻醉药物及其脑保护作用

药物	机制	优点	缺点
巴比妥类	降低脑代谢率	有人类研究证据证实其有效性	起效时间长
丙泊酚	降低脑代谢率	起效时间短	丙泊酚输注综合征
依托米酯	降低脑代谢率	血流动力学稳定	脑组织酸中毒 肾上腺皮质抑制
氯氨酮	NMDA 受体阻滞剂	血流动力学稳定	烦躁 存在直接神经毒性可能
吸入麻醉药	降低脑代谢率	起效时间短	全身血管扩张 直接脑血管扩张
利多卡因	钠通道阻滞剂	血流动力学稳定	存在直接神经毒性可能

因此当需要充分深低温治疗时通常使用深低体温循环阻滞（DHCA）联合体外循环的方法[9]。

潜在神经损伤的监测

麻醉状态下针对患者脑正常功能的监测仪可以在发生不可逆性神经损伤前极为敏感地发现脑缺血。理想的监测仪即使是局部脑血流微小的改变也能快速而准确地做出反应。遗憾的是，目前直接（氙CT成像、经颅多普勒检查）或间接（脑组织氧分压、脑氧监测）测定脑血流的方法由于不能同时监测多个区域的脑血流，无法在开颅手术中连续使用，并且事实上不能全面反映脑血流情况而具有局限性[22]。脑电生理监测尽管不能直接测量局部或全脑血流，但其对缺血或手术操作引起的对应通路上的信号改变是十分敏感的。因此，电生理监测已成为脑血管手术中监测潜在神经损伤的公认方法。

总体上，采用标准脑电图（EEG）的脑电生理监测在手术中应用有限，部分原因是实时脑电图分析较为困难，另一原因是因为当表面电极的安放位置位于手术切口上时，表面电极将无法被精确放置在其应在部位。但是另一方面，术中脑电图监测能够帮助医师，即使是没有经验的医师也可判断患者是否处于所需要的爆发抑制或等电位等生理状态。

脑干听觉诱发电位（BAEP）和体感诱发电位（SSEP）已在脑血管手术中应用多年，用于评估神经通路的完整性以及探测潜在的神经损伤。然而，在高达25%使用这些监测的手术中，患者在苏醒后出现了新的运动功能障碍而SSEP信号在术中没有改变。相反，利用经颅或经皮质运动诱发电位（MEP）监测运动通路的完整性可以提高监测的特异性。表13.6对SSEP和MEP的临床特点做了比较[23]。

诱发电位神经监测信号可以通过多种因素进行修正，这些因素包括技术、生理、麻醉和手术，但是很难从脊髓病变或之前已有神经功能障碍的患者中获得高质量的信号。尽管需要接受神经监测的脑血管手术的麻醉用药没有专门方案，但可通过表13.7所列的一些方法来获取最佳的诱发电位信号[24]。

表 13.7　增强信号的方法

技术方面	确保刺激电极和记录电极安放在正确的解剖位置 施加足够的刺激强度
麻醉方面	禁用一氧化氮 保持吸入麻醉药 ≤ 0.5 MAC，如果信号仍微弱，考虑使用全静脉麻醉 避免突然改变麻醉深度 避免突然改变血流动力 运动诱发电位监测时避免使用肌松药 使用依托咪酯或氯氨酮增强信号
环境方面	避免低体温 检查手臂和腿的位置（避免神经过度压迫或牵拉）

表 13.6　躯体感觉与运动诱发电位的特点

项目	躯体感觉与诱发电位	运动诱发电位
获取速度	2分钟（平均信号）	＜ 5秒
监测的解剖区域	后束 皮质下传导束 皮质	· 前束 · 皮质和皮质下传导束（集成）
监测的参数	振幅 时程 中枢传导时间	· 振幅 · 时程
引起的患者动作	如使用肌松药，无反应 如未使用肌松药，中度反应	中度反应
引起患者自发动作的电位	如使用肌松药，无反应 如未使用肌松药，中等电位	高强度电位（电位震颤）
肌松药	能改善信号获取	减弱或湮灭信号
吸入麻醉药	剂量依赖性的削弱作用（＞ 0.5 MAC）	剂量依赖性的削弱作用（＞ 0.5 MAC）
阿片类药物	影响极小	影响极小
丙泊酚	影响极小	影响极小
体温	剂量依赖性的削弱作用	剂量依赖性的削弱作用
患者自身影响因素	感觉性神经病变	运动神经元疾病 原发性肌肉病变

神经监测信号的突然衰减被定义为 SSEP 潜伏期延长 > 10% 或振幅减小 > 50%，以及 MEP 振幅减小 > 50% 或产生信号的阈电压增加。这种突然衰减在被最终除外异常前均应被作为是已有或潜在脑缺血的征象。然而，许多技术、生理或药物因素能严重影响信号质量，引起假阳性的信号缺失或衰减[25]。当发现神经监测信号突然改变时，必须如表 13.8 所述，按逐次排查原则鉴别这些改变的真正原因。

表 13.8	消除假阳性的信号改变／查明信号改变的原因
技术因素	确认信号丢失不是一过性的 确保刺激／记录电极仍在原位 通过检查阻抗确保刺激被充分传递
药理学因素	检查是否团注了任何麻醉药品（丙泊酚、硫喷妥钠、肌松药物）或者增加了吸入麻醉药或一氧化氮的用量
生理因素	检查血压、确保没有发生瞬间低血压 检查失血量，确保没有发生急性失血

一旦信号改变／消失的假阳性原因被排除，并且判定脑缺血时引起这些改变的最有可能的原因，应当逐步采取表 13.9 中的一系列措施使缺血程度降到最低或逆转缺血。高强度刺激或改变麻醉状态提高信号强度后，如果神经监测信号有所恢复，则其预后好于在最大刺激强度下信号仍无任何恢复的情况。但是，如此条件下的信号恢复并不代表缺血事件得到纠正。

术中解剖监测

动脉瘤夹放置错误影响载瘤动脉或穿通动脉会导致潜在的灾难性的后果。术中血管成像在减少颅内血管手术的致残率方面具有使用价值，能够提供载瘤动脉、分支和穿通动脉通畅性和残留动脉瘤充盈方面的实时信息。术中血管造影仍是评估颅内血管结构的金标准；然而，通常而言，这一检查比较复杂且有造成血管损伤和血栓栓塞的风险。吲哚菁绿（ICG）血管造影是相对简便的解剖成像的方法，在颅内血管手术中具有临床价值[26]。ICG 的常规剂量是 $0.2 \sim 0.5$ mg/kg 静脉团注，中心静脉导管为最佳途径，每天最大剂量为 5 mg/kg。ICG 通过肝脏代谢，血浆半衰期为 3 分钟。可以在前次注射的背景信号消失后，大约 10 分钟后重复成像。

颈动脉手术的麻醉方案

颈动脉内膜切除术既可在全身麻醉也可在局部麻醉下进行。目前的文献并未证实何种麻醉方法更具优势；两种方法均安全可靠且在近期和长期预后方面无

表 13.9	缺血（手术）性神经监测信号缺失的处理

撤销最新的手术操作（移除临时或永久阻断夹、移开牵开器）

升高血压至清醒时基线水平或更高（可考虑调低麻醉深度）

纠正任何低容量情况

考虑输血提高患者血红蛋白水平至 > 10 mg/dL

增加刺激强度（信号完全丧失后以此方法尝试重新获得信号）

考虑计算机体层扫描、血管造影或终止目前操作，唤醒患者进行神经学检查

明显差异[27]。

全身麻醉的优势在于其能够使患者完全不受焦虑情绪、手术操作和体位因素产生的不适对其影响，能够妥善控制患者气道，而且麻醉可能具有神经保护作用。全身麻醉的显著缺点是不能通过神经科检查直接评估脑灌注是否充足，这一缺点在颈动脉阻断后尤为凸显。为解决这一问题，部分医师全面应用转流管重建阻断血管两端的血流，而另一部分医师则依靠单种或多种神经监测技术，如残端压力测定、MCA 血流经颅多普勒测定近红外光谱分析、EEG 和（或）SSEP 监测，帮助指导进行选择性地分流[28]。

虽然在局部／区域麻醉下对接受颈动脉内膜切除术的患者行持续神经功能评估能够最可靠地监测颈动脉阻断后脑血流是否充足，但局部／区域麻醉不能消除患者焦虑情绪或体位因素引起的不适感。此外，镇静或止痛药物轻度过量就可能导致严重的气道堵塞或通气抑制。即便能够避免中度低氧血症或中到重度通气不足引起的损害（如心肌缺血、脑缺血，以及二氧化碳蓄积、交感兴奋引起的高血压或心率增快），过度镇静也很有可能影响患者神经功能检查的结果。因此，要成功实施局部／区域麻醉下的颈动脉手术，必须仔细选择合适的手术患者，如总体上没有焦虑情绪且对局部／区域麻醉手术益处十分期待的患者，排除并发抗焦虑药物或止痛药物使用禁忌疾病（如阻塞性睡眠呼吸暂停）的患者。此外，对于在颈动脉阻断期间如不进行转流将很有可能发生严重脑缺血的患者，或已知解剖结构提示插管困难的患者，倾向于有计划地行气管插管全身麻醉手术以避免术中在手术单下，颈动脉暴露甚至阻断和（或）转流的情况下被迫做紧急插管。

在局部区域麻醉下能否成功施行颈动脉手术还取决于局部麻醉是否充分。尽管达到颈动脉手术术野完

全麻醉的确切方法是颈神经丛浅丛和深丛同时麻醉，但是术前抗凝治疗会增加深部颈丛阻滞时盲法穿刺的风险，造成血肿形成，成为麻醉药物误入硬膜外间隙、脑脊液或椎动脉外的另一并发症。因此，许多麻醉医师在浅层颈丛麻醉后通过手术医师在直视下利用小针进行深部结构的局部浸润麻醉。但是，这样通过手术医师进行深部局部麻醉，需要等待一段时间使局麻药物充分起效（如 1% 利多卡因需要 5 分钟，0.25% 布比卡因需要 10 ~ 15 分钟），以防止患者因疼痛而感到进一步不适，从而使焦虑感加重。

脑血管介入手术的麻醉方案

越来越多的脑血管病患者开始接受血管内介入治疗，因此神经麻醉医师现在更多地在神经介入治疗室而不是手术室开展麻醉工作。虽然介入治疗过程中大多数确保麻醉安全实施的方案和技术与在手术室时相同，但介入手术特有并发症的处理需要在此特别阐述[29]。

出血性并发症

血管造影时，动脉瘤、动静脉畸形（AVM）或正常血管破裂通常表现为造影剂外渗。中到重度出血常伴有颅内压（ICP）升高，导致体循环高血压和心动过缓。对于大多数病例，此时需要使用鱼精蛋白拮抗肝素的作用。但如果患者先前使用过鱼精蛋白（如既往介入治疗、既往心脏手术、使用鱼精蛋白复合胰岛素治疗的糖尿病），有可能会发生特发性肺动脉高压或过敏。对于正在接受抗血小板药物治疗的患者（如心脏支架放置或颅内支架放置术后使用 G IIb IIIa 拮抗剂者），需要输注 12.5 个单位血小板（约两个成人剂量）以提供凝血所需的有功能的血小板。进一步血小板输注或凝血因子的使用（如新鲜冰冻血浆、冷沉淀、重组 VIIa 因子）应当根据血小板功能分析和专门的凝血试验结果进行。应当根据颅内出血程度决定是否行过度通气，同时需要考虑是否利用硫喷妥钠或丙泊酚团注使爆发抑制率 > 0.7。如果介入方法止血失败，在准备急诊转运至手术室行开颅手术的同时，应当开始使用甘露醇或高渗盐水进行高渗治疗。在需要引流脑脊液来避免大脑镰疝或小脑扁桃体疝的情况下，应当行脑室外引流术。降低血压可以帮助止血，但是维持充分的 CPP 是最重要的。若有条件行 ICP 监测，应当调整平均动脉压以维持 CPP > 60 mmHg。

血栓栓塞性并发症

血管腔内的导管和弹簧圈周围会形成血栓，导管和弹簧圈本身也会向血流远端意外移位和栓塞。发生这种情况时，在启动抗凝治疗的同时，介入医师还会尝试用机械或化学的方法清除或溶解栓子。在此阶段，应当维持或提高脑灌注压以减少缺血范围（通过增加侧支循环的血流量）。其他脑保护的方法，如通过麻醉药物降低 CMR，也应一并考虑。

为了尽量降低脑功能区灌注血管成为发生意外栓塞血管的可能性，可以在每一条兴趣血管栓塞治疗前，在患者清醒状态下行超选择性麻醉功能检查（SAFE；如超选择性 Wada 试验）。在试验过程中，将超选择性介入微导管放置于将要放置永久性栓塞材料的位置，通过此微导管注入小剂量麻醉药物（如异戊巴比妥、美索比妥、丙泊酚、硫喷妥钠或依托咪酯）注入兴趣血管。如果在动脉内注入麻醉药物后患者出现了短暂神经功能障碍，则不应在此部位放置永久性栓塞材料。如果在供血动脉远端还有分支发出，则可将微导管重新向远端放置，再行 SAFE 试验，也可直接终止对该动脉的栓塞。由于目前倾向于在能够使患者长时间保持静止的全身麻醉状态下行介入治疗，一些学者开始针对在全身麻醉下接受神经介入治疗的 AVM 和动脉瘤患者应用基于解剖的神经生理监测（EEG 和 SSEP）。尽管这些监测的结果具有临床预测作用且学术上有迫切需求，但仍需要进行对照试验确认其益处。

术后监护

麻醉复苏可能引起颅内压和血压升高导致灌注压突破。因此，在麻醉复苏时应当注意将与颅内压和血压升高有关的有害刺激降到最低。

复苏时高血压

颅内手术后麻醉复苏时发生高血压的主要原因通常是疼痛没有得到控制。先前的观点认为颅内手术的术后疼痛非常轻微，但是越来越多的证据提示情况恰恰相反，开颅手术后，患者经常能感受到中到重度疼痛，术后 48 小时内尤为明显，而且这种疼痛通常不能得到充分治疗，因为医师通常不愿使用可能会引起呼吸抑制和 ICP 升高的阿片类药物。阿片类药物引起恶心和呕吐会被误认为是 ICP 升高和神经功能恶化的表现；同样，它还会引起瞳孔缩小和镇静，干扰神经科检查结果。但是很重要的一点是，必须牢记未治疗的术后疼痛不仅给患者带来不适，还会因心肌张力增加导致严重的心脏并发症，可能引起高血压导致脑淤血以及颅内出血［如正常灌注压突破（NPPB）］。近期，一项前瞻性随机对照研究证实通过患者自控镇痛系统（PCA）给药的静脉芬太尼治疗对开颅手术后疼痛的疗效优于传统的必要时（PRN）治疗且不产生严重副作用或影响神经科检查结果[30]。其他疼痛控制的方案包括切皮前在手术部位用长效局麻药物如布比卡因行局部浸润麻醉可以减少术后疼痛的发生和对阿片类药物的需求。幕下手术的术后疼痛比幕上手术的更为明显；麻醉医师和神经外科医师应当了解这类患者对止痛药物的需求更大。如果术后疼痛得到充分控制，则其不应再被视为高血压的首要原因，此时高血压应当通过短效抗高血压药物，包括应用尼卡地平、拉贝洛尔和肼屈嗪加以控制以达到正常体循环血压。

与颅内手术相反，颈动脉内膜切除术后的体循环高血压通常不是疼痛引起的，而是手术对颈动脉压力感受器的破坏引起的。鉴于先前慢性缺血的脑血管可能发生血管麻痹，必须维持正常血压甚至轻度低血压来避免脑过度灌注综合征的发生。但是，当对侧颈动脉狭窄还未治疗时，这种血压控制必须与对侧灌注压需求取得互相平衡。

复苏时颅内压增高

复苏时颅内压增高的主要原因是呛咳。复苏期间呛咳的最强刺激因素是气管内插管。早期（深麻状态下）拔管是最理想的避免任何刺激的方法。但是，出于气道保护的考虑，尤其是后颅窝手术后，拔管时必须进行仔细的临床评估判断。此外，早期拔管还可能引起误吸和低氧血症等并发症。静脉输注短效阿片类药物如瑞芬太尼可以帮助减弱复苏阶段的呛咳反射[31]。其他可能对减少呛咳有利的技术包括静脉利多卡因的使用或将利多卡因直接缓慢滴于气管插管气囊上。

术后恶心呕吐（PONV）会引起脑静脉高压。脑静脉高压除了引起颅内压增高，还会导致术野破坏和血肿形成。可以通过多种药物预防PONV，包括5-羟色胺受体阻滞剂（如昂丹司琼）、小剂量地塞米松、亚睡眠剂量丙泊酚以及多巴胺拮抗剂（如甲氧氯普胺）[32]。氟哌利多是一种有效的止吐剂，但现在已不再受欢迎，因为它会导致虽然罕见但非常严重的QT间期（QTc）延长，引起心率改变。各种不同作用类型的镇静药物，如神经激肽-1受体阻滞剂，现已较少使用。

结论

脑血管病患者的麻醉处理需要外科医师和麻醉医师仔细制订计划并充分沟通，以便在达到基本麻醉目标的同时提供最理想的手术条件。沟通的内容应当包括术前伴随疾病、术中神经监测改变以及术后血流动力学目标。紧急情况下（如术中动脉瘤破裂、恶性脑水肿、大量失血、血栓栓塞、静脉空气栓塞），当手术团队作为整体需要快速执行多项复苏或抢救操作时，沟通也是非常必要的。根据基本的脑血管病生理和药理原则，可以快速指导神经麻醉医师、神经外科医师和神经介入医师制订合理的工作计划使患者得到最佳的治疗。

参考文献

［1］Tung P, Kopelnik A, Banki N, et al. Predictors of neurocardiogenic injury after subarachnoid hemorrhage. Stroke 2004;35:548-551

［2］Coghlan LA, Hindman BJ, Bayman EO, et al; IHAST Investigators. Independent associations between electrocardiographic abnormalities and outcomes in patients with aneurysmal subarachnoid hemorrhage: findings from the intraoperative hypothermia aneurysm surgery trial. Stroke 2009;40:412-418

［3］Kothavale A, Banki NM, Kopelnik A, et al. Predictors of left ventricular regional wall motion abnormalities after subarachnoid hemorrhage. Neurocrit Care 2006;4:199-205

［4］Naidech AM, Kreiter KT, Janjua N, et al. Cardiac troponin elevation, cardiovascular morbidity, and outcome after subarachnoid hemorrhage. Circulation 2005;112:2851-2856

［5］Tung PP, Olmsted E, Kopelnik A, et al. Plasma B-type natriuretic peptide levels are associated with early cardiac dysfunction after subarachnoid hemorrhage. Stroke 2005;36:1567-1569

［6］Cole CD, Gottfried ON, Gupta DK, Couldwell WT. Total intravenous anesthesia: advantages for intracranial surgery. Neurosurgery 2007;61（5, Suppl 2）369-377, discussion 377-378

［7］Hashimoto T, Young WL, Aagaard BD, Joshi S, Ostapkovich ND, Pile-Spellman J. Adenosine-induced ventricular asystole to induce transient profound systemic hypotension in patients undergoing endovascular therapy. Dose-response characteristics. Anesthesiology 2000;93:998-1001

［8］Parkinson RJ, Bendok BR, Getch CC, et al. Retrograde suction decom-pression of giant paraclinoid aneurysms using a No. 7 French balloon-containing guide catheter. Technical note. J Neurosurg 2006;105:479-481

[9] Young WL, Lawton MT, Gupta DK, Hashimoto T. Anesthetic management of deep hypothermic circulatory arrest for cerebral aneurysm clipping. Anesthesiology 2002;96:497-503

[10] Bebawy JF, Gupta DK, Bendok BR, et al. Adenosine-induced flow arrest to facilitate intracranial aneurysm clip ligation: dose-response data and safety profile. Anesth Analg 2010;110:1406-1411

[11] Anastasian ZH, Ramnath B, Komotar RJ, et al. Evoked potential monitoring identifies possible neurological injury during positioning for craniotomy. Anesth Analg 2009;109:817-821

[12] Grände PO, Asgeirsson B, Nordström CH. Volume-targeted therapy of increased intracranial pressure: the Lund concept unifies surgical and non-surgical treatments. Acta Anaesthesiol Scand 2002;46:929-941

[13] McDonagh DL, Warner DS. Hypertonic saline for craniotomy？ Anesthesiology 2007;107:689-691

[14] Rozet I, Tontisirin N, Muangman S, et al. Effect of equiosmolar solutions of mannitol versus hypertonic saline on intraoperative brain relaxation and electrolyte balance. Anesthesiology 2007;107:697-704

[15] Wu C-T, Chen L-C, Kuo C-P, et al. A comparison of 3% hypertonic saline and mannitol for brain relaxation during elective supratentorial brain tumor surgery. Anesth Analg 2010;110:903-907

[16] Kofke WA. Mannitol: potential for rebound intracranial hypertension？ J Neurosurg Anesthesiol 1993;5:1-3

[17] Warner DS. Perioperative neuroprotection: are we asking the right questions？ Anesth Analg 2004;98:563-565

[18] Lanier WL, Pasternak JJ. Refining perioperative glucose management in patients experiencing, or at risk for, ischemic brain injury. Anesthesiology 2009;110:456-458

[19] Todd MM, Warner DS. A comfortable hypothesis reevaluated. Cerebral metabolic depression and brain protection during ischemia. Anesthesiology 1992;76:161-164

[20] Bernard SA, Gray TW, Buist MD, et al. Treatment of comatose survivors of out-of-hospital cardiac arrest with induced hypothermia. N Engl J Med 2002;346:557-563

[21] Todd MM, Hindman BJ, Clarke WR, Torner JC; Intraoperative Hypothermia for Aneurysm Surgery Trial (IHAST) Investigators. Mild intraoperative hypothermia during surgery for intracranial aneurysm. N Engl J Med 2005;352:135-145

[22] Neuloh G, Schramm J. What the surgeon wins, and what the surgeon loses from intraoperative neurophysiologic monitoring？ Acta Neurochir (Wien) 2005;147:811-813

[23] Neuloh G, Schramm J. Monitoring of motor evoked potentials compared with somatosensory evoked potentials and microvascular Doppler ultrasonography in cerebral aneurysm surgery. J Neurosurg 2004;100:389-399

[24] Sloan TB, Janik D, Jameson L. Multimodality monitoring of the central nervous system using motor-evoked potentials. Curr Opin Anaesthesiol 2008;21:560-564

[25] Banoub M, Tetzlaff JE, Schubert A. Pharmacologic and physiologic influences affecting sensory evoked potentials: implications for perioperative monitoring. Anesthesiology 2003;99:716-737

[26] Killory BD, Nakaji P, Gonzales LF, Ponce FA, Wait SD, Spetzler RF. Prospective evaluation of surgical microscope-integrated intraoperative near-infrared indocyanine green angiography during cerebral arterio-venous malformation surgery. Neurosurgery 2009;65:456-462, discussion 462

[27] Lewis SC, Warlow CP, Bodenham AR, et al; GALA Trial Collaborative Group. General anaesthesia versus local anaesthesia for carotid surgery (GALA): a multicentre, randomised controlled trial. Lancet 2008;372:2132-2142

[28] Kalkman CJ. Con: Routine shunting is not the optimal management of the patient undergoing carotid endarterectomy, but neither is neuromonitoring. J Cardiothorac Vasc Anesth 2004;18:381-383

[29] Hashimoto T, Gupta DK, Young WL. Interventional neuroradiology-anesthetic considerations. Anesthesiol Clin North America 2002;20:347-359, vi vi

[30] Morad AH, Winters BD, Yaster M, et al. Efficacy of intravenous patient-controlled analgesia after supratentorial intracranial surgery: a prospective randomized controlled trial. Clinical article. J Neurosurg 2009;111:343-350

[31] Aouad MT, Al-Alami AA, Nasr VG, Souki FG, Zbeidy RA, Siddik-Sayyid SM. The effect of low-dose remifentanil on responses to the endotracheal tube during emergence from general anesthesia. Anesth Analg 2009;108:1157-1160

[32] Gan TJ, Meyer TA, Apfel CC, et al; Society for Ambulatory Anesthesia. Society for Ambulatory Anesthesia guidelines for the management of postoperative nausea and vomiting. Anesth Analg 2007;105:1615-1628 table of contents

第 14 章
急性和慢性缺血状态的脑血供重建术

Joshua R. Dusick, Nestor R. Gonzalez, Neil A. Matin
■李培良 译 ■毛颖 校审

要点

◆ 血栓栓塞性卒中不应行脑血运重建术。

◆ 脑血运重建术的手术指征并不只取决于是否有解剖学上的闭塞。已明确血流动力学异常的有症状患者应得到治疗。

◆ 仔细设计切口对充分游离血管并减少颞浅动脉（STA）损伤至关重要，可利用多普勒探头描迹并标记出 STA 的走行。供体动脉的操作必须非常轻柔，过分刺激的操作会破坏动脉或导致移植血管痉挛。罂粟碱冲洗动脉外膜能减少动脉痉挛的发生，在设计吻合方式时应注意避免移植血管打折扭曲。

◆ 在静脉血管移植脑血运重建术中，静脉移植血管方向放置错误或扭曲是最重要的手术失误。静脉移植血管放置的方向必须确保静脉瓣方向与所需血流的方向一致以确保血流能够通过。移植血管的打折或扭曲已经被证实是造成移植血管血栓形成和移植失败的常见原因，因此在移植血管通过皮下隧道从颈部到达头部切口的过程中，必须采取各种措施避免其打折或扭曲。

手术指征

颅外 - 颅内脑血供重建

1967 年，Donaghy 和 Yasargil 开创了颅外 - 颅内（EC-IC）血供重建术[1]。在此之后，又有许多外科医师对此技术进行了进一步发展与改良。脑血供重建术最初用于防止脑动脉闭塞患者发生缺血性卒中，后来发现其同样适用于在复杂脑动脉瘤和颅底肿瘤治疗过程中行血流替代。但是，当 1985 年国际 EC-IC 血运重建研究结果发表后，其在脑血管缺血性疾病中的应用受到了巨大的质疑[2]。该研究证实，随机分入手术治疗组的患者其卒中风险并不低于接受药物治疗的患者。然而，其后针对此项研究设计的评估指出该研究具有一系列缺陷影响了研究结果的可信度[3,4]。其中最明显的问题是在解剖学上证实存在脑血管闭塞性疾病后，由于当时缺乏有效的脑血流测定方法，这部分患者没有接受脑血流动力学评估。因此，并不适用脑血供重建术的其他脑血流相对正常的血栓栓塞性卒中患者也接受了脑血供重建治疗。

其他因素也会影响该研究的结果。研究组中研究对象差异较大，多种类型脑血管疾病的患者均被入选分组，包括 ICA 闭塞、ICA 虹吸段狭窄、MCA 狭窄和 MCA 闭塞。研究只针对前循环疾病做出治疗。另外，研究还存在患者的选择偏倚。一些患者没有经过随机分组就接受了脑血供重建术并且没有被纳入研究，说明这些患者对脑血供重建术的需求是非常强烈的，因此也最有可能从手术中获益，但是这些患者并没有入选[4]。有意思的是，无论是药物治疗组还是手术治疗组，患者入选后发生同侧大面积脑梗死的概率很低，说明大多数患者具有充分的侧支循环而很有可能不需要手术治疗。尽管一部分患者在急性闭塞发生后由于梗死或栓塞区域局部血流不足短期内会出现症状，但闭塞后的残留血流仍具有或会形成充足的天然侧支循环。

此后的 St. Louis 颈动脉闭塞研究分析了有症状和无症状颈动脉闭塞患者发生卒中中的危险因子[5-7]。该

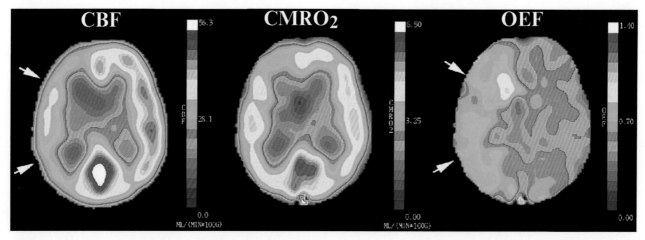

图14.1 ^{15}O正电子发射体层扫描（^{15}O PET）可以测量脑血流（通过 ^{15}O-H$_2$O）、脑血容量（通过 ^{15}O-CO）和脑氧代谢率（通过 ^{15}O-O$_2$）。通过这些数据可计算氧摄取分数（OEF）。OEF升高（II期血流动力学衰竭）是灌注枯竭和血管最大程度扩张代偿的标志。此例患者出现整个半球的低灌注［脑血流（CBF）降低］伴OEF升高。CMRO$_2$，脑氧代谢率。

研究将 ^{15}O PET 的结果作为患者出现血流动力学衰竭的证据（图14.1）。此方法中，OEF提高（即所谓的II期血流动力学衰竭）是血流动力学衰竭的标志，提示缺血脑组织的氧摄取增加。研究发现，不是所有颈动脉闭塞的患者都出现血流动力学衰竭。超过50%的颈动脉闭塞患者OEF值在正常范围内。研究还发现，同侧OEF升高的颈动脉闭塞患者其后发生卒中的风险显著高于OEF未增加的患者（2年同侧卒中概率分别为26.5%和5.3%）。经 ^{15}O PET 证实存在血流动力学衰竭的患者的卒中发生率大大高于EC-IC血运重建研究中患者的总体卒中发生率，说明之前的EC-IC研究中许多患者并没有血流动力学衰竭。实际上，EC-IC研究中的卒中发生率与没有血流动力学衰竭的颈动脉闭塞患者的卒中发生率接近。

尽管存在缺陷，EC-IC血供重建研究仍是目前仅有的评估脑血运重建对预防卒中作用的大型前瞻性随机研究。因此，血供重建术并不能成为所有ICA或MCA闭塞或狭窄的患者预防卒中的常规治疗手段。然而，正是由于EC-IC研究存在这些缺陷，尽管现在对选择患者更加严格以尽量避免研究本身的缺陷，但血供重建术仍得以在脑血管缺血性疾病的治疗中继续得到应用。目前最值得关注的是，有两项研究包括COSS[6]和日本EC-IC血供重建研究（JET）[8]正在对脑血运重建术进行重新评估。这些研究利用现代技术对提示脑血流不足的血流动力学参数进行评估，并且只针对存在血流动力学衰竭很有可能发生卒中的患者进行随机分组。目前，COSS已经完成了对近200名患者进行接受血供重建或药物治疗的随机分组，其

最终目标是纳入372名随机患者。此项研究的结果要在数年后才能公布。

患者选择

梗死性卒中还是血流动力学受损

尽管目前正在进行的研究还没有得出结果使人们可以据此制定支持目前治疗方法的指南，但人们已经能够根据已有的信息开始制定患者选择和治疗方案选择的标准，以个体化地针对不同的脑缺血患者确定其是否适合接受血供重建治疗。评估患者缺血症状，包括卒中、TIA、认知障碍和其他局灶或广泛缺血表现时，首先要考虑的是当下的病理状态是与栓塞还是与低灌注有关。栓子来源于颅外，如颈内动脉颈段粥样硬化狭窄、瓣膜或心内栓子的栓塞性卒中和大脑中动脉狭窄均表现为血块栓塞血管分布区的不连续的血流梗阻，而不是进行性的脑血流衰竭。因此，正如EC-IC血供重建研究所述，针对这类患者的血供重建术并不能治疗根本问题，也不能预防此后的栓塞性卒中事件。一旦确诊，治疗脑梗死栓子来源的最好方法是清除栓子来源（如颈内动脉内膜剥脱术、介入血管成形和支架术、治疗心房颤动）或药物治疗（抗血小板药物或抗凝药物）。经颅多普勒检查可能有助于直接发现自发性微栓子。

另一方面，如果具有缺血表现的患者检查结果不符合栓塞性疾病的特征，而解剖学证据提示为脑血管闭塞疾病（颈部或颅内均可），则需要进行血流动力学衰减方面的检查，并需要考虑血供重建术的必要性。是否对这些患者进行脑血供重建手术治疗的决定应建

立在脑血流状态的考量上，而不能完全依靠狭窄或闭塞的诊断。例如，即使颈动脉完全闭塞的患者，如果侧支循环能充分供应该侧血流，其卒中的风险可能并不会很高[7]。无症状患者以及具有充足脑血流且没有血流动力学受损标志的患者不能从血供重建术中获益。如前所述，St. Louis 颈动脉闭塞研究证实灌注充分（基于[15]O PET 参数）的血管闭塞患者年卒中风险低[5-7]。达到Ⅱ期血流动力学衰竭（同侧 OEF 升高）的颈动脉闭塞的患者不足 50%。

在狭窄或闭塞状态下，如果血流有轻到中度下降，自我调节代偿功能就会起效，使血管扩张以维持正常的 CBF。这些患者的脑血管储备能力下降。当出现更严重脑血流下降时，脑血流下降程度超过血管扩张所能代偿的范围，CBF 开始下降，以脑组织从血液中摄氧量增加为标志，通常定义为灌注"枯竭"或Ⅱ期血流动力学衰竭。研究显示，这类脑血流储备能力严重受损或完全灌注衰竭的患者发生卒中的风险显著增高[9-11]。一旦 PET 证实灌注枯竭，患者的 2 年卒中风险高达近 30%[5]。COSS 挑选这类患者进行随机分组，研究脑血供重建对其作用。

在决定是否要对脑血管闭塞患者进行脑血供重建时，需要特别注意一些临床情况。一些闭塞患者尽管基线水平有充足的侧支循环，仍会发生直立性低血压引起缺血症状周期性发作。一些原来有高血压的患者需要超剂量服用抗高血压药物会导致体位性低血压，仔细的病史询问和体格检查通常可以明确这一引起患者症状的真正原因。对于这类病例，由于在正常血压下即能保证患者充分的脑血流，调整用药就可以完全预防低血压及其导致的缺血发作。

急性 ICA 或 MCA 闭塞时可能出现小面积卒中或 TIA 发作时由于小穿支动脉的短暂栓塞或阻塞。但是一部分这类患者在闭塞后由于侧支循环充分而病情稳定。除了一些发病时的症状外，如果这些患者没有继续出现 TIA 发作并且血流动力学评估没有显示血流动力学衰竭，则没有必要进行脑血供重建。

血流动力学评估

当前有多种方法可以评估脑血管闭塞疾病患者的血流动力学状态，这些方法包括[15]O PET、氙 CT、SPECT、TCD 和 MRI 灌注成像[12]。目前，[15]O PET 是公认的血流动力学评估的金标准，它既可以通过 OEF 增加反应枯竭灌注，又可以通过 CBV 或 CBV/CBF 比值增加提示出现自主调节性血管扩张，进而反映脑血管储备能力下降。虽然灌注枯竭（Ⅱ期血流动力学衰竭）的患者发生卒中的风险最高，也不可忽视

脑血管储备能力下降的患者发生卒中的风险，尤其是那些引起储备能力下降的闭塞性病变不稳定或存在进展时。

由于[15]O PET 成像检查并不能很容易地随时进行，因而其他反映脑血流动力学损害的检查也同时得到应用。对于灌注严重受损的病例，基于 CT 和 MR 的灌注分析可以有效证实缺血的存在，但是当自主调节血管扩张直接代偿下降的脑血流时，上述方法不能反映储备能力下降。如果不能通过 PET 评估 CBV，联合 SPECT、氙 CT 或 MR 灌注的激发试验可以用来测定储备能力的下降程度。在基线状态和血管扩张刺激[乙酰唑胺（Diamox），高碳酸血症或诸如手部活动的生理任务]下进行血流测量[12]。目前，氙 CT 并不是简单易行的检查手段，且由于 FDA 的许可问题，很少得到使用。因此，现在通常通过结合或不结合 Diamox 的 MRI 灌注成像来评估血流动力学衰竭。血流动力学严重受损的患者在应用 Diamox 后低灌注不会得到改善。相似地，TCD 可以在二氧化碳吸入前后评估 ICA 闭塞患者的脑血流。TCD 还具有其他检查所不具备的探查自发性微血栓的能力。多项小型研究显示通过 SPECT、氙 CT、MRI 或联合 Diamox 或高碳酸血症的 TCD 检查进行脑血管储备血管反应性评估能够预测高风险患者的卒中事件[9-11,13,14]。

定量磁共振血管成像（MRA）是一项相对较新的能够测量单根颅内动脉血流速度的检查方法。已经通过体外和体内实验证实，这款软件［无创优化血流分析（NOVA），VasSol 公司，芝加哥］可以对所有主要颅内动脉进行完全血流速度和血流方向测定[15,16]。这项新兴技术在评估术前脑血流量、挑选能够从血供重建术中获益的患者和术后无创随访血供重建效果方面都具有重要作用。此外，由于具有显示血流方向的能力，该技术能够帮助呈现非常复杂的血流模式，并指出最有效的改善患者灌注的方式。例如，该技术已在前循环低灌注患者中证实锁骨下盗血和椎动脉逆流是导致发病的两个因素[17]，这一发现正确地提示这类患者最佳的治疗方式是治疗锁骨下动脉狭窄而不是 MCA 搭桥。该技术还可以协同 PET 或其他灌注技术明确不需要行血运重建的正常脑血流。因此，其能够提示正确的治疗目标帮助避免不必要的血供重建。

血流动力学研究也可以用于血供重建术后的患者随访。一些小型研究已经通过 PET 证实脑血运重建后枯竭灌注得到改善[18,19]，这一发现也在作者的患者中得到证实（图 14.2）。

血供重建的指征

鉴于患者特异性因素和脑血流动力学评估结果，所推荐的血供重建的一般指征[20]如下：①脑血流储备差或通过血流动力学成像（氙CT、PET、SPECT、MRI灌注、TCD、定量MRA等）证实灌注枯竭。②最大剂量药物治疗无效。③有症状患者且影像学检查证实症状与闭塞病灶相匹配。④不存在血供重建手术禁忌证的其他重要并发症。

慢性状态

最常见的血供重建术的缺血指征是导致脑血流下降的慢性状态，最常见的潜在病理表现包括颈段颈动脉闭塞且缺乏远端侧支循环以及颅内动脉粥样硬化。如前所述，单纯闭塞不是血供重建手术的充分指征。如果有充分的侧支循环，颈部或颅内血管的狭窄或闭塞本身并不需要血供重建，另一种较少见的慢性脑血流下降的原因就是烟雾病。

前循环缺血

颈动脉循环闭塞疾病，不论颈段还是颅内，都可以是血流动力学衰竭和脑缺血的原因。尽管COSS仍在进行中，且没有证据支持上述观点，但是通过PET或TCD或MRI灌注血管扩张负荷实验测定的OEF升高与卒中风险密切相关这一发现，可以支持对这类患者进行积极的治疗。COSS对血流动力学衰竭的有症状的颈动脉疾病患者进行随机分组研究，分别接受或不接受STA-MCA血供重建治疗。

慢性ICA或MCA闭塞患者只有在出现血流动力学储备受损，且在最大剂量抗血小板或抗凝药物治疗，纠正低血压情况下缺血症状（TIA或卒中）仍反复发作时，才应考虑实施脑血供重建手术。目前，作者对这类患者采用辅以或不辅以Diamox的MR灌注成像或MR灌注成像辅以结合二氧化碳反应性测定的TCD的检查方式评估血流动力学衰竭程度。

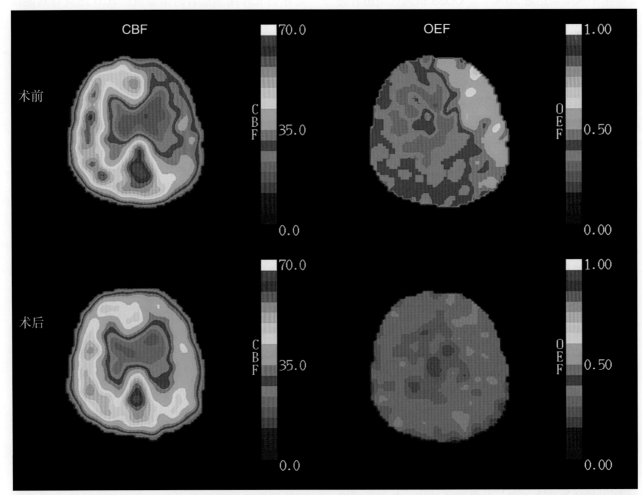

图14.2 ^{15}O PET等血流动力学检查可用于鉴别Ⅱ期血流动力学衰竭的患者及用于搭桥术后患者随访。术前（上排），此例患者MCA供血区CBF下降，OEF相应升高。搭桥术后（下排），CBF改善，OEF恢复正常。

狭窄的治疗：应当注意的是，目前在脑血供重建术治疗动脉粥样硬化所致的颅内血管狭窄病变方面极具争议。一部分颅内血管闭塞性疾病的患者，尤其是颅内血管完全闭塞且血流动力学衰竭的患者可能从血供重建术中获益。目前正在进行的 JET 研究正在评估这类颅内动脉闭塞性疾病患者接受血供重建术的安全性和有效性。

然而，EC-IC 血供重建研究结果提示血管狭窄患者在血供重建术后病情加重，来自重建血管的竞争性血流会改变血流动力学导致血管狭窄处血流淤滞及血栓形成。在一部分病例中，血栓栓子会封闭、嵌入或栓塞豆纹动脉导致梗死。因此，没有闭塞的狭窄是血供重建手术的禁忌证，应当行抗血小板或抗凝治疗，并在条件许可时行介入治疗（血管成形和支架置入术）。在部分罕见病例中，有症状的狭窄病变既不适用介入治疗也不适用药物治疗，此时应当考虑间接血供重建的治疗方式。这些间接治疗可以为缺血部位提供额外的侧支血流，而不产生直接血供重建会导致的瞬间的血流动力学改变，避免了急性闭塞的发生。

烟雾病：是一种特殊的颅内血管狭窄或闭塞病变。许多随机临床试验确切地描述了此类疾病行血供重建术的手术指征。作者认为，由于该疾病会进行性发展，任何有明显症状的烟雾病患者均应考虑接受血供重建治疗。如果 ICA 或 MCA 出现狭窄，作者强烈推荐适用间接血供重建的方式（脑硬膜血管贴敷结合或不结合颅骨钻孔）以避免竞争血流导致的闭塞和卒中。对于完全闭塞的病变，血供重建或间接血供重建对预防今后的缺血事件均有益处。

后循环缺血

有症状的椎基底动脉闭塞性疾病的卒中风险很高，在最大剂量药物治疗下每年的卒中发生率约在 10% ～ 15%[21,22]。此类患者通常接受联合或不联合介入血管成形或支架术的抗凝治疗[23]。大多数发生双侧椎动脉或基底动脉完全闭塞的患者在闭塞发生时会出现急性的、严重的、危及生命的卒中，但是一些双侧椎动脉慢性闭塞的患者，通过并不充分的后交通动脉（PCoA）代偿或其他非常规代偿通路如脊髓前动脉的代偿能够保全生命，这些患者可能因为频繁反复的 TIA 发作或卒中造成残疾。对于双侧椎动脉完全闭塞的患者，无法实施介入治疗。对这部分存在难治性 TIA 发作或反复卒中并且证实存在闭塞病变（通过 MRA、CTA 或造影）的患者可以考虑行后循环血供重建术。但是考虑到这一手术并发症发生率、致残率和致死率均较高，并且对手术技巧的要求也很高，在

做手术决策时必须十分慎重。需要注意的是，从技术上讲，脑血管反应性和脑灌注测定有效性较低，因而没有必要进行此类检查。但是，在一些初步研究中已经将能够确诊远端血流量减少的定量 MRA（NOVA）检查运用于高卒中风险患者的预测中[24]。

急性状态

急性缺血疾病很少具有外科血供重建的指征。绝大部分脑梗死起病急，在几小时内出现症状，包括静脉 rtPA 溶栓、动脉内药物溶栓和机械取栓在内的紧急治疗能够取得最佳的治疗效果。超过 3 ～ 6 小时窗口期的患者基本只能接受抗凝治疗，条件许可时可针对栓子来源（颈动脉病变、心脏病变等）进行治疗。NeuroFlo 技术治疗缺血性卒中的安全性和有效性（SENTIS）临床研究显示部分闭塞主动脉能够对这部分患者起到治疗作用[25,26]。这项研究的结果令人鼓舞，但其发生作用的机制尚未完全阐明。急性期血供重建会导致梗死区域过度灌注和脑肿胀或发生出血转化和脑出血，因此大面积急性脑梗死是血供重建术的禁忌证。

慢性动脉粥样硬化患者出现急性快速进展的脑灌注下降比较少见，一旦发生会导致症状不稳定，如 TIA 发作加重，神经功能障碍忽重忽轻或神经功能障碍进行性加重。临床上发生这种情况时，如果脑血流动力学评估提示是低灌注造成了这种症状加重而不是血栓闭塞，并且抗凝治疗或 ICU 内诱导人工高血压均不能快速稳定症状，可以考虑行急性期血供重建手术。

血供重建术的类型

重建血管血流量与重建部位的确定

血流增益还是血流替代

任何疾病考虑行血供重建术时，选择合适桥血管首要考虑的是其血流是否符合患者需求。对于还存在部分自然血流的患者，血流增益可以补充该血管分布区已有的血流。换言之，血流增益就是增加某些存在血流供应但该血流不能完全满足该区域脑组织需求的血流供应。由于血流量需求不高，血流增益手术不需要进行高流量的血供重建。头皮动脉、颞浅动脉和枕动脉（OccA）几乎都能为这类患者提供充分的补充血流。而血流替代的目的是完全取代某一特定血流供应区的全部血流。由于在血供重建术后即刻需要大量的血流供应，有时需要进行大型的高流量搭桥。哪种类型的桥血管适合提供这种高血流取决于问题动

脉的大小及其常规血流量。较小的终末分支［远端 MCA、小脑后下动脉（PICA）等］血流可以由 STA 或枕动脉桥血管取代，但大血管（完全椎基底动脉系统闭塞且后交通动脉天然闭锁、完全颈内动脉闭塞等）的血流仍需诸如大隐静脉或桡动脉的高流量的桥血管提供。

通常来讲，只有在对某一条动脉渐进式或有计划的闭塞而其对应供血区又无充分代偿血流的情况下才需要真正的血流替代。这种情况最常见于复杂或巨大动脉瘤的手术治疗或有牺牲血管计划的侵袭性肿瘤的手术[27]。某些大型或复杂动脉瘤，包括梭形动脉瘤，不能通过常规的夹闭或弹簧圈栓塞技术进行治疗。这类动脉的闭塞可能需要近端结扎颈内动脉或完全孤立动脉瘤，即从循环中完全闭塞动脉瘤及其载瘤动脉。在一些病例中，仍会有一些来自侧支循环的血流从远端反流。但是，如果远端代偿血流量非常差或缺失［血管造影或球囊闭塞试验（BTO）证实］，则可能需要血流替代。在治疗缺血疾病时很少需要血流替代。

因血流动力学损害而确诊缺血疾病的患者通常还有一定水平的基础血流，其血流量徘徊于缺血阈值附近（否则整个供血区就已经发生了梗死），只需对该基础血流进行补充，基本上就能预防今后的缺血损伤。事实上，对具有一定自然血流的患者进行高流量血供重建可能引起过度灌注综合征或引起脑梗死区域出血[28]。高流量血运重建几乎从不用于缺血疾病的治疗，因为如果患者出现了远低于缺血阈值，需要高血流量血流的明显血流下降，那么这些患者基本上会出现快速大面积卒中而不适用血供重建术。血供重建术后，如果患者原先的侧支循环血流量进行性下降，这通常是缓慢发生的，重建血管的血流量会随着时间逐渐增加以适应这种血流变化。因此，通常情况下血流增益基本上足以满足脑血管缺血疾病的治疗需求。

颞浅动脉－大脑中动脉搭桥术

STA-MCA 搭桥是前循环缺血疾病最常用的血供重建方式。尽管颞浅动脉即刻提供的血流小于隐静脉或桡动脉等桥血管提供的血流，但其总体上能够充分满足不需要血流替代，仅需血流增益进行治疗的病情的需要。STA-MCA 搭桥的优势如下：①利用自然生理解剖部位的动脉作为移植血管，远期通畅率高，优于静脉移植血管[2,29,30]。② STA 位于紧邻 MCA 分布区的头皮，易于获取，是理想的前循环血供重建的供体血管。③ STA 为带蒂动脉移植血管，只需进行一个吻合，操作快速简单，减少了临时阻断的时间。

④"截面血流"血流速率高于生理状态下 STA 血流（原因是远端血管阻力减小），随着时间推移，桥血管逐渐成熟稳定并且血流动力学需求增加，重建血管的血流量随之增加[31,32]。

头皮内正常生理情况下的 STA 由于头皮的外周阻力相对较高，导致其血流量较低，每分钟 5～15 mL。一旦远端血管阻力下降，通过"截面血流"测定证实，桥血管的血流量（术中血流监测）显著增加每分钟 15～154 mL[31,33-35]。大脑低灌注的患者由于自我调节机制使受损血管脑分布区的血管最大程度扩张，因而血管阻力非常低。所以，在桥血管吻合后，大多数患者终末端血流量可以接近桥血管血流量[31]。此外，随着时间推移，STA 桥血管的直径会增加，甚至能够提供更大的血流量，因而可能进行性加重的病变（如动脉粥样硬化或烟雾病）具有治疗优势[32]。

需要指出的是，有两项针对 STA 的技术改良可以即刻提高标准 STA-MCA 搭桥的血流量。第一种方法利用短的静脉桥血管连接近端 STA 主干和 MCA 分支以提供比直接 STA-MCA 搭桥更大的血流量[36-38]。另一种方法是在 STA-MCA 搭桥过程中打开侧裂，以便侧裂内更粗的更近端的 MCA 分支可以作为受体血管[39]。两种方法均可以即刻增加血流量，对提高血流量能得到更好治疗效果具有帮助作用。短的静脉桥血管也可用于远端 STA 太细或不连续而无法进行直接吻合的患者。

静脉和动脉游离桥血管

隐静脉和桡动脉桥血管提供的即刻血流量明显多于根动脉桥血管（STA 或枕动脉）。自 ECA 或颈段颈内动脉残端吻合的隐静脉桥血管所提供的血流量为每分钟 70～140 mL，部分可以达到每分钟 250 mL[34,40]。桡动脉桥血管提供的血流量相对较小，约每分钟 40～70 mL，但仍高于 STA 桥血管[27,34]。

游离桥血管的优点是能够即刻提供大量血流，但是对脑低灌注的患者而言，这一水平的血流量实际上过多且没有必要。事实上，血流提供过多有时候是不利的，会导致高灌注状态[28]。尽管大型桥血管在完全血流替代时（复杂或巨大动脉瘤治疗时结扎近端 ICA，或颅底、头、颈部恶性肿瘤治疗需切除颈动脉时）更能发挥作用甚至是必需的，但其很少单纯用于血流增益。事实上，EC-IC 血运重建临床研究以及目前的 COSS 和 JET 研究的主要血供重建方式均为 STA-MCA 搭桥。

后循环血供重建

对后循环缺血的患者有多种方式可以进行血供重建。可以根据每位患者特异性的解剖和血流动力学特性选择满足其要求的最佳血供重建方式。枕动脉是位于头皮的可形成带蒂桥血管的供血动脉，取得该带蒂桥血管的技术难度大于 STA 桥血管。通过后颅开颅手术，枕动脉可与 PICA 进行搭桥吻合[41,42]。OA-PICA 是最常见的后循环血供重建方式。少数情况下，枕动脉也可以与小脑前下动脉（AICA）进行吻合搭桥。

如果后循环近端的 PICA 或 AICA 血供重建无法解决灌注问题，如基底动脉动脉粥样硬化狭窄或闭塞，可能需要运用更远端的血供重建方式。虽然枕动脉无法到达后循环远端，但是可以通过颞部开颅术，利用 STA 通过颞叶底部与位于天幕游离缘中脑旁的 PCA 或小脑上动脉（SCA）进行吻合。如果需要更高的血流量，则可以利用隐静脉桥血管进行相同受体动脉的血管吻合。

间接血供重建

间接血供重建是让头皮和硬膜的天然血管更贴近大脑表面，使其能够发生血管新生，在不进行直接血管吻合的情况下满足低灌注脑组织的需求。目前有多种间接血供重建的技术手段。最常用的方式是以脑-硬膜-动脉血管贴敷术为基础发展而来的多种间接血管吻合方法，这些方法保留 STA 的连续性，将其从头皮游离，放置于大脑表面，并行颅骨钻孔。随着时间推移，大脑会募集发自 STA 及其分支、脑膜中动脉（MMA）及其硬膜分支以及颞肌血管的新生血管。间接血供重建的优点是技术要求低于血管搭桥术、不需要完成吻合时的脑血管临时阻断，以及可以根据大脑的血流动力学需求完成多个血管供应区的血供重建，但其缺点是新的血流供应需要一段时间才能形成，因此在手术之后存在一段依然具有缺血损伤风险的时间窗。

间接血供重建在烟雾病、进行性特发性狭窄以及颅底动脉闭塞疾病的治疗中得到大量运用。多项研究显示间接血供重建对这类患者有益，能够降低潜在卒中的风险。此外，间接血供重建还被推荐用于其他原因引起的脑血流动力学衰竭。尤其是当直接血供重建不适用于颅内动脉粥样硬化狭窄和闭塞患者时，间接血供重建可能对这些患者有益。然而目前缺乏这类临床应用的文献报道。并且事实上，有一项小型研究报道，这些治疗并不能减少术后 TIA 和脑梗死的发生率[43]。但是，这项研究仅将实验组患者与既往报道中经过药物治疗的患者进行比较，而没有设置对照组。此外，这项研究中的大部分患者已经出现完全的 ICA 或 MCA 闭塞。因此，仍有必要对间接血管吻合是否对不适合行介入治疗的有症状的颅内动脉狭窄患者有效进行研究。

技术要点

术前计划与血供重建的准备

尽管灌注下降的诊断通常是通过诸如 PET 或 MR 灌注成像等无创性检查获得的，进行血管造影以了解脑血管解剖结构对制订血供重建计划依然是至关重要的。其中最重要的是要能够清晰地分辨，并评估供体血管和受体血管，以便能够确定最理想的血管吻合部位。

如果预计术中大脑半球会被暴露或牵拉，对绝大多数患者术前应给予抗惊厥药物。激素类药物不是必要的。高血糖情况术前术中均应严密监控并妥善治疗。手术前，所有患者口服阿司匹林（325 mg/d）以预防桥血管血栓形成及闭塞。

术中操作与监护

每位患者均需持续监测诱发电位及脑电活动。如果使用代谢抑制药物进行脑保护（如巴比妥类药物、依托咪酯或丙泊酚），需要使用 EEG 监测爆发抑制。手术过程中的诱发电位能够提示感觉皮质以及皮质下和脑干的活动情况。

整个手术过程中，麻醉必须严密控制血压以避免低血压波动，因为低血压会导致缺血脑组织面临二次损伤的风险，尤其在颅内动脉临时阻断时更是如此。手术期间收缩压通常保持在 120 ～ 140 mmHg。对于术前高血压非常明显的患者，可以适当调高血压限值的设定，以保证充分的侧支循环。麻醉师同样要避免过度通气以防止低碳酸血症引起的血管收缩。此外，充分镇痛对避免术后疼痛及过度通气非常重要。

血供重建时，临时动脉血管阻断阶段，最常用于脑保护的代谢抑制剂是硫喷妥钠[44]。像硫喷妥钠等巴比妥类药物对脑短暂局灶缺血的保护作用已有良好的文献支持[44,45]。输注巴比妥类药物诱导 EEG 爆发抑制，直至完成搭桥吻合并取出颅内受体动脉的临时阻断夹。虽然不主动诱导低体温，但患者的轻度低体温状态（34 ～ 36℃）是可以接受的[44]。

搭桥手术过程中不使用全身肝素化，因为服用阿司匹林、低体温以及全身肝素化三者结合的状态会引起能够导致不良后果的凝血异常，增加手术的风险。

通过术前包括手术当天在内连续 3 天以上每天口服 325 mg 阿司匹林来取代全身肝素化。局部管腔内抗凝灌注（肝素盐水）也会得到使用。供体和受体血管在吻合前均应进行冲洗，在吻合完成后应用肝素盐水对吻合口进行灌注。所有患者术后依旧每天口服阿司匹林。

颞浅动脉－大脑中动脉搭桥

最常用的前循环血供重建方式是 STA-MCA 搭桥（图 14.3）。手术前，应行血管造影以明确搭桥手术侧 STA 分支的走行、通畅性以及管径。虽然通常进行的是四血管血管造影，但 CTA 三维重建也可以清晰地显示解剖结构。受体动脉的走行及部位也应在术前进行评估。

手术时，在切皮前使用多普勒探头确定 STA 的位置，在头皮上标记出其走行。选择术前血管造影上最大的 STA 分支作为供体血管，在远端动脉上方做一直切口，用弯止血钳轻柔地分离头皮寻找位于帽状腱膜浅层的 STA。通过这种方式，沿颞浅动脉走行逐步向下分离该动脉，直至耳前颧弓水平处。将动脉从邻近的皮下组织上仔细分离下来并保留动脉外膜。动脉在进行吻合前均应保持其连续性。

供体动脉暴露并保护后，在其深面以外耳道上方 6 cm 处（Chater 点）为中心做开颅术。该位置是经典 STA 搭桥手术的开颅位置，因为有数条大型 MCA 分支从该处自侧裂远端发出。如果使用的是 STA 顶支，用于暴露 STA 的直切口可直接被用于开颅术。而如果使用的是 STA 额支，则需要在 Chater 点表面再做一个垂直切口。如果两个切口是独立不相连的，则可以做帽状腱膜下隧道将 STA 引入开颅切口。

将颞肌劈开，分别向前后牵开形成颞肌瓣，暴露小椭圆形的开颅区域。剪开硬膜后，挑选合适的 MCA 分支作为受体动脉（直径至少 1 mm），将该动脉表面的蛛网膜打开。需要准备 10 mm 长的血管备用，由于 STA 远端已做好搭桥准备，此时，麻醉师就可以进行巴比妥类药物输注了。用临时阻断夹将 STA 供体动脉阻断，然后远端离断，用肝素盐水进行冲洗。供体动脉的远端处理需要去除动脉外膜并剪出一个适合 3～4 mm 动脉切口的斜口。保证足够长度的 STA 血管段非常重要，可以避免吻合口张力或桥血管扭结，还可以保证动脉轻松翻转时吻合口正反面的缝合均可以轻松操作。

供体血管的远端处理完成后，用小的、夹闭力量小的临时阻断夹将 MCA 近端和远端阻断。在阻断

节段中间做 3～4 mm 长的线性血管切开。用 9-0 或 10-0 单纤维尼龙缝线将 STA 斜口的远近端与 MCA 切口的两端缝合，然后用 10-0 缝线以正反两面各约 6 针的间距将血管间断缝合完成吻合。吻合完成后，先松开 MCA 远端的临时阻断夹，使血液回流至吻合口，以便在开放近端 MCA 血流以及释放 STA 阻断夹前检查吻合口有无明显渗漏。任何渗漏首先均可用 Surgifoam 液体明胶在吻合口轻轻压迫止血，如果此方法无效，则可在出血部位加缝一针。硬膜疏松缝合使供体血管可以有足够空间不受阻碍地通过。骨瓣也需要进行打磨使桥血管通过处光滑平整，从而使桥血管在放置到位后不会扭结。最后，疏松缝合颞肌。头皮缝合达到水密的标准。可以使用消毒的多普勒探头在关颅过程的每一步阶段性地监测搭桥血流以确保其没有受到损害。

枕动脉－小脑后下动脉搭桥

侧卧位，手术侧朝上是 OA-PICA 搭桥的理想手术体位。头架固定头部，头中度屈曲，用多普勒探头将枕动脉走行标出。与直接在动脉表面做直切口的 STA 搭桥不同，枕动脉搭桥术的切口为曲棍球棍形，其中横行的切口位于上项线上 1 cm。首先在上项线处确定并暴露枕动脉，然后从近端的皮下和枕下肌肉组织中游离该动脉。随着动脉从枕下皮肌瓣内表面游离，将其缓慢向外侧牵拉。与 STA 不同，枕动脉不止潜行于同一个组织层面，因此在从头皮和其穿行的肌肉层面中将其游离时必须缓慢并仔细地进行操作。血管必须保持连续性直至吻合。

切口底部显露枕骨、C_1 椎弓根以及 C_2 椎板以便暴露 PICA 尾襻，此处即为血管吻合的部位。开颅范围内侧略过中线，外侧达枕骨髁。然后可以打开硬膜，暴露 PICA 血管襻，此过程可能需要抬起小脑扁桃体。此区域内的血管襻几乎没有分支，因此通常可以通过切断连接血管与延髓背侧的起固定作用的蛛网膜纤维将血管襻游离松动。血管襻充分暴露并完成准备后，离断枕动脉远端，以与 STA-MCA 搭桥术中处理 STA 类似的方式处理枕动脉，然后给予患者巴比妥类药物诱导爆发抑制。接下来将 PICA 近端和远端阻断，采用和 STA-MCA 搭桥相同的方式完成血管吻合。由于硬膜必须留有缝隙使枕动脉可以不受阻碍地通过，同时由于后颅窝开颅手术脑脊液漏的风险较高，必须仔细地逐层缝合肌肉以形成完全的水密状态。关颅过程必须谨慎，以避免枕动脉受到扭结或压迫，可以采用多普勒探头在关闭肌肉的每一步检查血流状态。

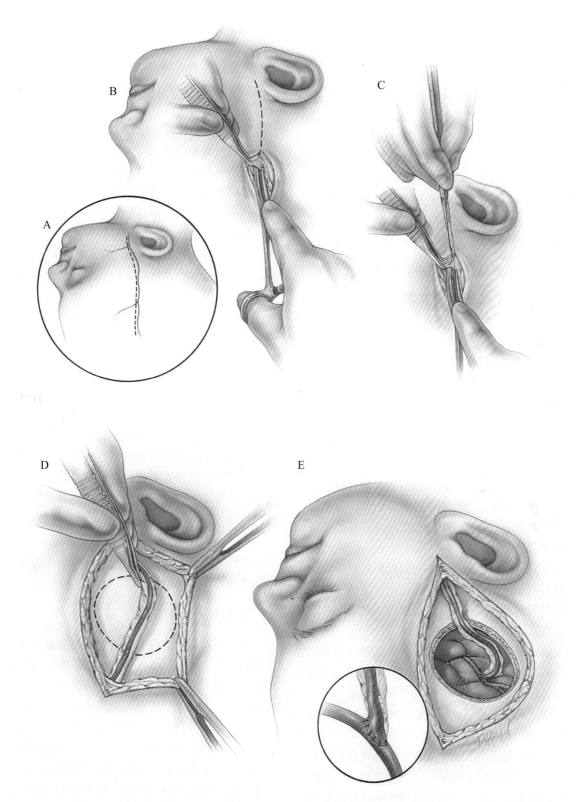

图 14.3 STA-MCA 搭桥术。（A）首先通过多普勒探头明确并标记 STA 在头皮的位置。（B）在动脉上方做直切口，仔细分离 STA。（C）逐步延长切口并缓慢暴露 STA 全程至颧弓根水平。（D）一旦供体血管连同其外膜袖套被分离出来后，将其妥善保护并在 Chater 点处行圆形开颅术。（E）切断 STA，将其与自侧裂发出的 MCA 分支做端 - 侧吻合。

颞浅动脉-小脑上动脉／大脑后动脉搭桥

STA-SCA 或 STA-PCA 搭桥能够增加后循环远端的血流量。手术时通常要放置腰穿引流释放脑脊液。首先采用与 STA-MCA 搭桥相同的方法游离 STA，但是切口需要在耳上和耳后的位置向后延伸，以便实施颞叶开颅术。打开腰穿引流，释放大约 10 mL 脑脊液，以帮助轻松抬起颞叶。暴露天幕游离缘，充分打开此处蛛网膜，暴露中脑外侧的 SCA 或 PCA。注射巴比妥类药物后，游离一段无分支的受体血管并在远近两端阻断。在其外侧面做一 3～4 mm 长的动脉切开，游离足够长的 STA 并将其牵至受体动脉处。STA 桥血管必须尽可能松弛以保证能够在吻合口正反两面进行轻松操作。血管吻合的方式与 STA-MCA 搭桥相同。

颅外颈动脉-隐静脉-大脑中动脉搭桥

隐静脉桥血管段通常可以通过端-端吻合与 ICA 近端残端连接或通过端-侧吻合与 ECA 相连。而对于远端的颅内吻合，侧裂内更近端的 MCA 分支通常能与隐静脉的直径更好地匹配。

在颈部暴露颈动脉分叉部，同时行翼点入路开颅。应当充分打开侧裂。暴露 MCA 受体部位，通常为没有穿支动脉的 M2 或 M3 段，将其从蛛网膜束带上游离下来。在腿部暴露并游离隐静脉，但将其在原位保留并保持连续性直至吻合开始。在作者单位，一位心脏外科的进修医师和一位取静脉桥血管非常有经验的医师助理通过内镜技术进行截取桥血管的工作。暴露静脉时必须非常小心地操作以避免任何可能引起搭桥血管血栓形成的创伤[29,46,47]。用 6-0 Prolene 缝线在静脉外膜上缝合一针标记静脉方向，以便判断静脉合适的摆放方向，从而避免静脉在通过皮下隧道摆放到吻合位置时发生扭转。结扎并切断静脉，然后用冷的肝素盐水快速冲洗，避免过度扩张。

用大的血管钳打通颧弓根后方的头部切口与颈部切口间的皮下隧道。将近端静脉开口与颅内的远端吻合口吻合，使静脉瓣的开放方向与计划的血流方向一致，从而血流可以顺利通过。将静脉桥血管轻柔地放入大号胸管内，放置过程中仔细观察静脉的方向以确保其没有扭转。然后用长血管钳将胸管从颈部切口拉至头部切口，经胸管轻柔地从皮下隧道中取出，将静脉留在应该摆放的位置，将桥血管内充满冷肝素盐水并用临时动脉瘤夹将其远近端夹闭。

Sundt 等[37]建议应当先行颅内端的血管吻合，以便术者能够充分利用桥血管的松弛性，自由地进行吻合口正反面的操作与缝合。去除桥血管远端约 5～6 mm 的血管外膜，末端斜行剪成直径 5～6 mm 的开口。注射巴比妥类药物，用临时阻断夹在远近两端临时阻断 10～15 mm 长的 MCA。线性切开 MCA，长度与静脉桥血管开口直径匹配。用 8-0 单纤维尼龙缝线将静脉桥血管与 MCA 两端固定，然后连续缝合完成吻合。吻合结束后，移除临时阻断夹，停止巴比妥类药物。

将静脉桥血管轻柔地拉至颈部切口，如此静脉血管的松弛曲折也会消失，此操作必须再次仔细地确保桥血管没有扭曲或打折。用 6-0 Prolene 缝线完成静脉-颈动脉吻合。然后，释放临时阻断夹，如果搭桥血管完全通畅，则可以看见并触及桥血管强有力的搏动。可以使用多普勒确认血流信号是否正常。如果怀疑桥血管血流异常或担心皮下隧道中的桥血管有扭曲或打折，可考虑行术中血管造影检查以确保桥血管形态平顺、血流通畅。

关颅时骨瓣、硬膜和肌肉层留有空隙，桥血管能够不受扭曲或压迫地通过。颈部切口按常规关闭。

ELANA 搭桥技术

由 Tulluken 团队开发的准分子激光辅助免血管阻断血管吻合（ELANA）是一项可以无需阻断受体动脉且无需缝合的血管吻合技术[48]。到目前为止，该技术只应用于隐静脉桥血管搭桥且基本上只用于远端颅内吻合。尽管理论上通过静脉桥血管中间的直切口可以完成桥血管两端的血管吻合，但是通常颈部的吻合仍是通过手工缝合的。

不过，该技术的优势在于可以缩短手术时间，避免颅内血管被完全临时阻断，因此理论上可以预防手术缺血导致的功能障碍。

并发症

搭桥手术最重大的急性并发症是桥血管闭塞。绝大多数病例，通过轻柔仔细的手术技术和使用肝素盐水进行桥血管和受体动脉冲洗可以避免桥血管血栓形成和闭塞。如前文所述，桥血管的扭曲、打折、牵拉或高张力均会导致桥血管血栓形成或狭窄。对于动脉桥血管，可以采用罂粟碱外膜冲洗的方法帮助预防血管痉挛。围手术期抗血小板药物的使用也可以帮助降低搭桥手术血栓形成的风险。如果术中对搭桥血管的通畅性有任何疑问，应当行术中血管造影。如果发现搭桥血管存在狭窄或闭塞，通常能够即刻纠正。有时，简单地将搭桥血管重新安放就足以解决问题，但有些病例则需要至少打开一端的吻合口，清除栓子然后再次缝合。

少部分发生桥血管闭塞的病例，技术方面并没有瑕疵，问题在于术前评估不完善。如果搭桥手术中受体血管已有充足的血流，那么桥血管血流可能非常低，会很快形成滞留和血栓。这种类型的大部分患者在术前会得到仔细的血流和灌注评估，通过检查可以明确发现血流正常而无需进行搭桥手术。这种情况也印证了这样一条原则：做出进行血供重建手术的决定应当主要基于血流动力学和灌注情况分析，而不是单纯根据所发现的解剖学上的闭塞。

术后缺血性神经功能障碍可能更为明显。某些病例在吻合过程中动脉临时阻断时间过长，就会导致原本已经灌注不足的脑组织缺血情况进一步加重，进而产生这种现象。不过，应用巴比妥类药物进行脑保护、中度低体温及维持正常或轻度高血压通常能够降低这种风险。另一种可能的情况就是，如果接受血供重建的患者存在重度 MCA 狭窄，可能会导致狭窄近端血栓形成[2]。尽管搭桥血流能够保障病变远端的血流供应，但如果近端有穿支动脉发出，这些动脉可能被闭塞从而导致小的深部梗死。

在过去搭桥过程需要全身肝素化的时代，术后硬膜下或硬膜外出血的风险较高。而现今，患者只需接受阿司匹林和桥血管肝素盐水冲洗的局部抗凝治疗。但是，由于硬膜需要留有空隙供桥血管通过，关颅前及关颅过程中必须严密止血。任何小的硬膜、骨窗缘、肌肉及皮瓣渗血都可能累积并导致颅内血肿。

一个需要注意的晚期并发症是术后脑淤血。部分患者血供重建提供的额外血流会导致脑血流过多，尤其是隐静脉高流量搭桥时更易发生。过多的血流进入已经扩张的血管床会导致急性高灌注状态，这种情况通常是暂时的，但可能导致短暂或永久的神经症状[28,49]。这种现象再次提醒人们需要注意以下两点：①术前评估应当包括自然血流的评估以避免对已经拥有充分血流的血管进行搭桥。②即使低灌注状态需要重建血流，也要慎用或少用血流替代或高流量搭桥。

预后

1985 年公布的 EC-IC 血供重建临床试验的结果使脑缺血疾病血供重建治疗数量显著下降[2]。这项纳入 1377 例患者的研究结果显示接受血供重建治疗的患者，其卒中发生率更高、时间更早。尤为显著的是，严重大脑中动脉狭窄的患者其手术治疗的预后明显差于药物治疗。由于上述结果显示血供重建手术疗效不佳，医学界对缺血疾病血供重建治疗的兴趣日减。但是，鉴于这一研究存在一定缺陷，许多外科医师仍在对经过筛选存在血流动力学衰竭的患者进行血供重建治疗。

COSS 研究和 JET 研究均是针对存在血流动力学障碍的患者进行血供重建治疗的前瞻性临床试验。由于这两项试验都在进行中，因此尚无预后数据。但一些小型的临床研究已经报道血供重建手术可能对这类患者具有益处，例如，搭桥术后 PET 检查中的低灌注参数得到改善[18,19]。一些研究还证实许多血流动力学障碍的患者在血供重建术后临床症状得到改善[50]。

病例介绍

病例 1：前循环，慢性缺血

49 岁女性患者，有糖尿病、高血压、高脂血症及 3 次缺血性卒中病史（图 14.4）。最近出现阵发性右下肢无力及短暂头晕。当时检查发现左额内侧及尾状核处急性小梗死及左额顶陈旧性梗死。该患者左侧 ICA 闭塞，左侧 ACA 以及 MCA 灌注差且其血流分布区几乎没有来自前交通动脉（ACoA）和后交通动脉（PCoA）的代偿血流。造影上唯一明显的侧支血流来自左侧 PCA 的软脑膜代偿。Diamox 负荷实验氙 CT 检查提示左额低灌注，实际上对 Diamox 无任何反应，提示脑血管储备已经耗竭。^{15}O PET 同样提示左侧半球 OEF 升高。检查期间，患者再次短暂出现右侧肢体无力，但 MRI 上没有发现新的缺血病灶。患者接受了 STA-MCA 搭桥，治疗后患者未出现新的缺血症状。

病例 2：前循环，慢性缺血

81 岁男性患者，有冠状动脉疾病、主动脉瓣疾病、周围血管瓣膜疾病史。较早前还有一次以轻度左侧无力为表现的右侧短暂缺血发作病史。近期的拼写错乱和肢体无力也提示 TIA 发作。该患者接受了香豆素抗凝治疗。在进行主动脉瓣修补手术术前检查期间，进行了 CT 灌注 Diamox 负荷实验和经颅多普勒 CO_2 反应性检查，证实右侧半球严重的血流动力学衰竭。由于患者在长时间心脏手术时发生卒中的风险高，所以医师建议其在开胸手术前先接受脑血供重建手术。现在患者已经接受了 STA-MCA 搭桥手术及主动脉瓣置换手术，没有出现并发症。

病例 3：前循环，急性缺血

73 岁女性患者，有糖尿病和高血压病史。突

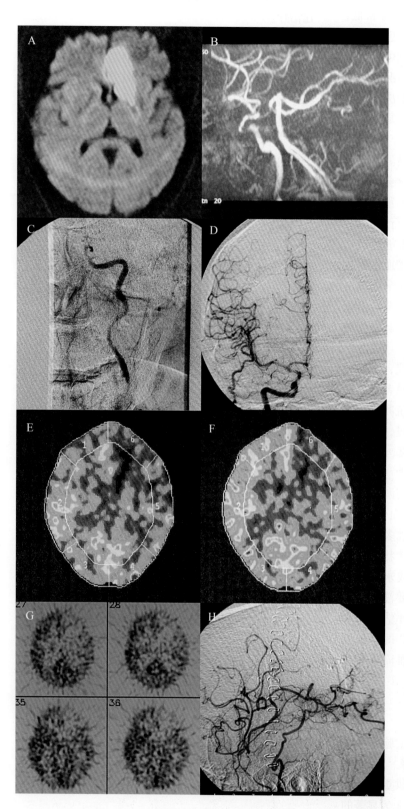

图 14.4　病例 1：这是一位既往有卒中史的 49 岁女性，出现右侧肢体无力和短暂头晕发作。（A）弥散加权磁共振成像（MRI）显示急性额叶内侧和尾状核梗死。磁共振血管造影（B）和脑血管造影（C）显示颈内动脉海绵窦段完全闭塞，对侧侧支循环差（D）。氙 CT（E）显示左侧额叶 MCA 和 ACA 供血区低灌注，并且在应用 Diamox 后缺血情况没有显著改善（F）。（G）患者还接受了 ^{15}O PET 检查，显示在相同区域脑血流降低、氧摄取分数升高。此患者接受了 STA-MCA 搭桥手术，术后血管造影可见左侧半球得到了良好的血运重建（H）。

发左侧肢体偏瘫、意识混乱、构音障碍起病（图14.5）。检查提示 MCA 供血区小梗死，但 MRI 提示右侧 ICA 完全闭塞引起的明显 MCA 灌注不足。该侧大脑通过 ACoA 和 PCoA 的代偿极少。在患者急诊入院期间，其上肢无力症状进一步加重且磁共振提示梗死灶扩大。患者接受了急诊 STA-MCA 搭桥手术，成功地阻止了梗死进一步发展并且逆转了 MRI 灌注不足的表现。

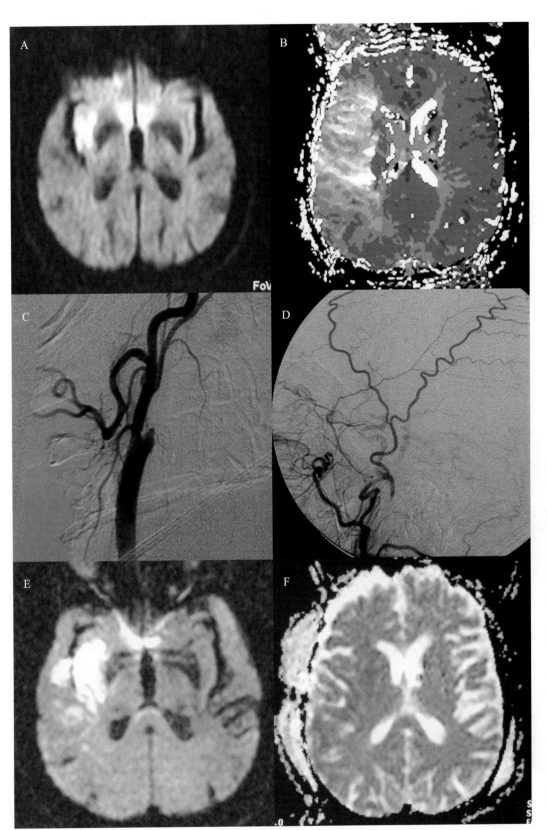

图 14.5 病例 3：患者为 73 岁女性，出现急性进行性左侧肢体偏瘫、意识不清及构音障碍。弥散加权 MRI 仅显示右侧岛叶的小梗死（A），但磁共振灌注成像显示 MCA 灌注严重不足（B）。血管造影显示 ICA 完全闭塞（C）且颅内段 ICA 侧支代偿差（D），住院期间其临床检查结果恶化，随访 MRI 证实岛叶和颞叶梗死加重（E）。STA-MCA 搭桥术后，MRI 灌注成像显示灌注不足情况得到逆转（F）。

病例4：后循环

71岁男性患者，有高血压和高脂血症病史，以阵发性短暂麻木、头晕及共济失调起病，每次发作持续约6分钟（图14.6）。检查发现其双侧椎动脉PICA开口近端闭塞。后循环的唯一侧支代偿来自硬膜和脊髓前动脉的微小血管。基底动脉上段供血区的血流供应来自一侧非常细小的后交通动脉。最大剂量阿司匹林和双香豆素药物治疗下该患者仍有频繁的症状发作，判断其发生致命的后循环梗死的风险极高。患者接受了STA-SCA搭桥手术以增加后循环血流。搭桥手术后，患者在服用双香豆素的情况下没有发生TIA和卒中。

病例5：后循环

61岁男性患者，有高血压史，突发恶心、头晕、构音障碍及共济失调起病。检查发现双侧上颈段椎动脉闭塞且右侧后交通动脉极为细小。MRI提示PICA和AICA供血区急性小脑梗死。尽管进行了最大剂量抗血栓药物治疗和血压支持，患者症状在到院后症状仍持续加重，判断其需要接受血流增益治疗。除了考虑需要进行小脑上动脉或PCA搭桥外，医师同时判断同期进行后颅减压可以为急性梗死的小脑提供充分的肿胀空间。因此，患者接受了枕动脉-PICA搭桥术。患者康复治疗进展缓慢但没有出现新的缺血病灶。

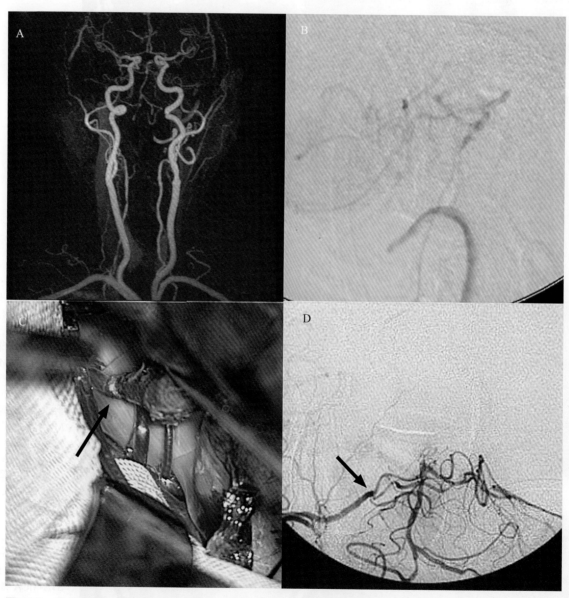

图14.6 病例4：71岁男性患者，以阵发性短暂麻木、头晕及共济失调起病，抗凝治疗无效。MRA（A）和血管造影（B）诊断为双侧椎动脉PICA近端闭塞，脊髓前动脉和纤细的PCoA对椎基底动脉供血区有少量代偿。患者接受了STA-SCA搭桥术（C，D；箭头指示吻合口位置）。

参考文献

[1] Donaghy R, Yasargil MG. Microvascular Surgery. St. Louis: CV Mosby, 1967

[2] The EC/IC Bypass Study Group. Failure of extracranial-intracranial arterial bypass to reduce the risk of ischemic stroke. Results of an international randomized trial. N Engl J Med 1985;313:1191-1200

[3] Goldring S, Zervas N, Langfitt T. The Extracranial-Intracranial Bypass Study. A report of the committee appointed by the American Association of Neurological Surgeons to examine the study. N Engl J Med 1987;316:817-820

[4] Sundt TM Jr. Was the international randomized trial of extracranial-intracranial arterial bypass representative of the population at risk? N Engl J Med 1987;316:814-816

[5] Grubb RL Jr, Derdeyn CP, Fritsch SM, et al. Importance of hemodynamic factors in the prognosis of symptomatic carotid occlusion. JAMA 1998;280:1055-1060

[6] Grubb RL Jr, Powers WJ, Derdeyn CP, Adams HP Jr, Clarke WR. The Carotid Occlusion Surgery Study. Neurosurg Focus 2003;14:e9

[7] Powers WJ, Derdeyn CP, Fritsch SM, et al. Benign prognosis of never-symptomatic carotid occlusion. Neurology 2000;54:878-882

[8] Mizumura S, Nakagawara J, Takahashi M, et al. Three-dimensional display in staging hemodynamic brain ischemia for JET study: objective evaluation using SEE analysis and 3D-SSP display. Ann Nucl Med 2004;18:13-21

[9] Kuroda S, Houkin K, Kamiyama H, Mitsumori K, Iwasaki Y, Abe H. Longterm prognosis of medically treated patients with internal carotid or middle cerebral artery occlusion: can acetazolamide test predict it? Stroke 2001;32:2110-2116

[10] Ogasawara K, Ogawa A, Yoshimoto T. Cerebrovascular reactivity to acetazolamide and outcome in patients with symptomatic internal carotid or middle cerebral artery occlusion: a xenon-133 single-photon emission computed tomography study. Stroke 2002;33:1857-1862

[11] Webster MW, Makaroun MS, Steed DL, Smith HA, Johnson DW, Yonas H. Compromised cerebral blood flow reactivity is a predictor of stroke in patients with symptomatic carotid artery occlusive disease. J Vasc Surg 1995;21:338-344, discussion 344-345

[12] Derdeyn CP, Grubb RL Jr, Powers WJ. Cerebral hemodynamic impairment: methods of measurement and association with stroke risk. Neurology 1999;53:251-259

[13] Kleiser B, Widder B. Course of carotid artery occlusions with impaired cerebrovascular reactivity. Stroke 1992;23:171-174

[14] Vernieri F, Pasqualetti P, Passarelli F, Rossini PM, Silvestrini M. Outcome of carotid artery occlusion is predicted by cerebrovascular reactivity. Stroke 1999;30:593-598

[15] Amin-Hanjani S, Shin JH, Zhao M, Du X, Charbel FT. Evaluation of extracranial-intracranial bypass using quantitative magnetic resonance angiography. J Neurosurg 2007;106:291-298

[16] Zhao M, Charbel FT, Alperin N, Loth F, Clark ME. Improved phase-contrast flow quantification by three-dimensional vessel localization. Magn Reson Imaging 2000;18:697-706

[17] Langer DJ, Lefton DR, Ostergren L, et al. Hemispheric revascularization in the setting of carotid occlusion and subclavian steal: a diagnostic and management role for quantitative magnetic resonance angiography? Neurosurgery 2006;58:528-533, discussion 528-533

[18] Muraishi K, Kameyama M, Sato K, et al. Cerebral circulatory and meta-bolic changes following EC/IC bypass surgery in cerebral occlusive diseases. Neurol Res 1993;15:97-103

[19] Nagata S, Fujii K, Matsushima T, et al. Evaluation of EC-IC bypass for patients with atherosclerotic occlusive cerebrovascular disease: clinical and positron emission tomographic studies. Neurol Res 1991;13:209-216

[20] Amin-Hanjani S, Charbel FT. Is extracranial-intracranial bypass surgery effective in certain patients? Neurosurg Clin N Am 2008;19:477-487, vi-vii

[21] The Warfarin-Aspirin Symptomatic Intracranial Disease (WASID) Study Group. Prognosis of patients with symptomatic vertebral or basilar artery stenosis. Stroke 1998;29:1389-1392

[22] Qureshi AI, Ziai WC, Yahia AM, et al. Stroke-free survival and its determinants in patients with symptomatic vertebrobasilar stenosis: a multicenter study. Neurosurgery 2003;52:1033-1039, discussion 1039-1040

[23] Coward LJ, McCabe DJ, Ederle J, Featherstone RL, Clifton A, Brown MM; CAVATAS Investigators. Long-term outcome after angioplasty and stenting for symptomatic vertebral artery stenosis compared with medical treatment in the Carotid and Vertebral Artery Transluminal Angioplasty Study (CAVATAS): a randomized trial. Stroke 2007;38:1526-1530

[24] Amin-Hanjani S, Du X, Zhao M, Walsh K, Malisch TW,

Charbel FT. Use of quantitative magnetic resonance angiography to stratify stroke risk in symptomatic vertebrobasilar disease. Stroke 2005;36:1140-1145

［25］Hussain MS, Bhagat YA, Liu S, et al. DWI lesion volume reduction following acute stroke treatment with transient partial aortic obstruction. J Neuroimaging 2010;20:379-381

［26］Uflacker R, Schönholz C, Papamitisakis N; SENTIS trial. Interim report of the SENTIS trial: cerebral perfusion augmentation via partial aortic occlusion in acute ischemic stroke. J Cardiovasc Surg（Torino）2008;49:715-721

［27］Sekhar LN, Bucur SD, Bank WO, Wright DC. Venous and arterial bypass grafts for difficult tumors, aneurysms, and occlusive vascular lesions: evolution of surgical treatment and improved graft results. Neurosurgery 1999;44:1207-1223, discussion 1223-1224

［28］Kim JE, Oh CW, Kwon OK, Park SQ, Kim SE, Kim YK. Transient hyperperfusion after superficial temporal artery/middle cerebral artery bypass surgery as a possible cause of postoperative transient neurological deterioration. Cerebrovasc Dis 2008;25:580-586

［29］Regli L, Piepgras DG, Hansen KK. Late patency of long saphenous vein bypass grafts to the anterior and posterior cerebral circulation. J Neurosurg 1995;83:806-811

［30］Schick U, Zimmermann M, Stolke D. Long-term evaluation of EC-IC bypass patency. Acta Neurochir（Wien）1996;138:938-942, discussion 942-943

［31］Amin-Hanjani S, Du X, Mlinarevich N, Meglio G, Zhao M, Charbel FT. The cut flow index: an intraoperative predictor of the success of extracranial-intracranial bypass for occlusive cerebrovascular disease. Neurosurgery 2005;56（1, Suppl）75-85, discussion 75-85

［32］Chang SD, Steinberg GK. Superficial temporal artery to middle cerebral artery anastomosis. Tech Neurosurg 2000;6:86-100

［33］Bendok BR, Murad A, Getch CC, Batjer HH. Failure of a saphenous vein extracranial-intracranial bypass graft to protect against bilateral middle cerebral artery ischemia after carotid artery occlusion: case report. Neurosurgery 1999;45:367-370, discussion 370-371

［34］Liu JK, Kan P, Karwande SV, Couldwell WT. Conduits for cerebrovascular bypass and lessons learned from the cardiovascular experience. Neurosurg Focus 2003;14:e3

［35］Mohit AA, Sekhar LN, Natarajan SK, Britz GW, Ghodke B. High-flow bypass grafts in the management of complex intracranial aneurysms. Neurosurgery 2007;60（2, Suppl

1）ONS105-ONS122, discussion ONS122-ONS123

［36］Eguchi T. Results of EC-IC bypass with and without long vein graft. In: Spetzler RF, Carter LP, Selman WR, Martin N, eds. Cerebral Revascularization for Stroke. New York: Thieme-Stratton, 1985:584-590

［37］Sundt TM Jr, Piepgras DG, Marsh WR, Fode NC. Saphenous vein bypass grafts for giant aneurysms and intracranial occlusive disease. J Neurosurg 1986;65:439-450

［38］Little JR, Furlan AJ, Bryerton B. Short vein grafts for cerebral revascularization. J Neurosurg 1983;59:384-388

［39］Diaz FG, Umansky F, Mehta B, et al. Cerebral revascularization to a main limb of the middle cerebral artery in the sylvian fissure. An alternative approach to conventional anastomosis. J Neurosurg 1985;63:21-29

［40］Jafar JJ, Russell SM, Woo HH. Treatment of giant intracranial aneurysms with saphenous vein extracranial-to-intracranial bypass grafting: indications, operative technique, and results in 29 patients. Neurosurgery 2002;51:138-144, discussion 144-146

［41］Ausman JI, Diaz FG, Vacca DF, Sadasivan B. Superficial temporal and occipital artery bypass pedicles to superior, anterior inferior, and posterior inferior cerebellar arteries for vertebrobasilar insufficiency. J Neurosurg 1990;72:554-558

［42］Sundt TM Jr, Piepgras DG. Occipital to posterior inferior cerebellar artery bypass surgery. J Neurosurg 1978;48:916-928

［43］Komotar RJ, Starke RM, Otten ML, et al. The role of indirect extracranial-intracranial bypass in the treatment of symptomatic intracranial atheroocclusive disease. J Neurosurg 2009;110:896-904

［44］Solomon RA. Principles of aneurysm surgery: cerebral ischemic protection, hypothermia, and circulatory arrest. Clin Neurosurg 1994;41:351-363

［45］Lawton MT, Hamilton MG, Morcos JJ, Spetzler RF. Revascularization and aneurysm surgery: current techniques, indications, and outcome. Neurosurgery 1996;38:83-92, discussion 92-94

［46］Sundt TM Ⅲ, Sundt TM Jr. Principles of preparation of vein bypass grafts to maximize patency, J Neurosurg 1987;66:172-180

［47］Sundt TMr. Sundt TM, Jr. Maximizing patency and saphenous vein bypass grafts: principles of preparation learned from coronary and peripheral vascular surgery. In: Meyer FB, ed. Sundt's Occlusive Cerebro-vascular Disease. Philadelphia: WB Saunders, 1994:479-488

[48] Langer DJ, Vaikoczy P. ELANA: Excimer Laser-Assisted Nonocclusive Anastomosis for extracranial-to-intracranial and intracranial-to-intracranial bypass: a review. Skull Base 2005;15:191-205

[49] Fujimura M, Mugikura S, Kaneta T, Shimizu H, Tominaga T. Incidence and risk factors for symptomatic cerebral hyperperfusion after supeficial temporal artery-middle cerebral artery anastomosis in patients with moyamoya disease. Surg Neurol 2009;71:442-447

[50] Nussbaum ES, Erickson DL. Extracranial-intracranial bypass for ischemic cerebrovascular disease refractory to maximal medical therapy. Neurosurgery 2000;46:37-42, discussion 42-43

第 15 章
烟雾病：手术指征及方法

Bradley A. Gross, Mark Dannenbaum, Edward R. Smith, Arthur L. Day, and R. Michael Scott
■江汉强　译　■李培良　校　■毛颖　审

要点

◆ 早诊断对烟雾病获得良好临床预后至关重要。

◆ 液体衰减反转恢复序列磁共振成像能记录到缓慢血流并与血管造影相互印证。

◆ 制订术前计划时，包含颈外动脉的全脑血管造影能够帮助鉴别和保护经硬脑膜的侧支循环并且可以辅助定位桥血管。

◆ 维持阿司匹林治疗至手术当日以及术后即刻恢复阿司匹林治疗能够减少围手术期卒中风险。

◆ 无论直接还是间接血流重建，大范围打开蛛网膜均能帮助侧支循环建立。

◆ 手术前晚静脉补液及术后持续静脉补液能够最大程度降低围手术期缺血事件风险。

烟雾病是一种颅内动脉进行性狭窄的血管病变，主要累及颈内动脉及其主要分支——大脑前、中动脉的近端。狭窄过程常伴脆弱侧支血管形成，导致继发性缺血和出血事件（后者成人更常见）。1957 年，Takeuchi 与 Shimizu[1] 首次描述了双侧颈内动脉发育不良的现象。其后，Suzuki 与 Takaku[2] 根据侧支血管的形态将这种现象定名为"moyamoya"，意为"缕缕烟雾"。随后，国际疾病分类区分了烟雾病与烟雾综合征，前者为特发性和双侧血管病变，后者为单侧血管病变或伴随其他疾病的双侧血管病变。这些疾病包括神经纤维瘤病、镰状细胞病、唐氏综合征、颅脑放疗史、先天性心脏疾病、肾动脉狭窄、巨大颈面部血管瘤、甲状腺功能亢进症及其他[3]。

流行病学

见表 15.1。烟雾病首先在日本被报道[1,4,5]，随后，美国、韩国、中国台湾和欧洲也相继报道了其发病情况[6-10]。日本的研究显示，女 / 男患者比例为（1.8 ～ 2.2）:1，发病率为（0.35 ～ 0.94）/10 万[4,5,11]。近年来，随着影像技术的进步，报道的烟雾病发病率有所上升。基于其他种族患者的研究虽然同样显示该疾病女性好发，但发病率明显低于日本的报道：中国台湾研究报道为 0.048/10 万[7]、美国研究报道分别为 0.052/10 万及 0.086/10 万[8,9]，欧洲研究报道仅日本研究报道发病率的 1/10[10]。有趣的是，美国 Uchino 等[9]进行的研究对种族特异性进行分析，发现与高加索人相比，亚裔、非洲裔和西班牙裔的发病率分别为其 4.6 倍、2.2 倍和 0.5 倍。亚裔美国人的烟雾病的发病率为 0.28/10 万，接近日本研究报道的发病率。在日本研究中，约 10% 病例具有家族性[5,11]，提示特发性烟雾病具有遗传因素。目前已发现染色体 3、6 及 17 上的异常与烟雾病相关，此发现进一步支持了上述假设。

流行病学研究显示该病存在 2 个发病高峰年龄分布，1 个为 10 岁以下儿童，另一个为约 40 岁成人[4,6,11]。该二元年龄分布模式与年龄组之间的不同的临床表现相一致。

自然史与临床表现

大多数儿童烟雾病患者表现为由 Willis 环血管进行性闭塞所导致的脑缺血症状（表 15.2）。镰状细胞病及唐氏综合征相关的儿童烟雾综合征患者发病情况与其基本一致，即 67% ～ 100% 患者表现为 TIA 或卒中[12]。烟雾病的临床症状常常因脱水或过度通气

表 15.1　烟雾病流行病学

研究	例数	地点	女：男	患病率*	发病率*	高峰年龄	家族史
Baba 等，2008[4]	267	日本	2.2	10.5	0.94	最高 45 ～ 49 其次 5 ～ 9	
Han 等，2000[6]	334	韩国	1.4			6 ～ 15 31 ～ 40	1.5%
Hung 等，1997[7]	92	中国台湾	1.3	0.44	0.048	31 ～ 40	
Kuriyama 等，2008[5]	1 269	日本	1.8	6.03	0.54	**	12%
Uchino 等，2005[9]	298	美国	2.1		0.086	5 ～ 9 55 ～ 59	
Wakai 等，1997[11]	1 176	日本	1.8	3.16	0.35	10 ～ 14 最高 40 ～ 49	10%
Wetjen 等，1998[8]	30	美国	2.4	1.2	0.052	30 ～ 50 < 16	
Yonekawa 等，1997[10]	168	欧洲	1.4		"日本发病率 的 1/10*"，0.3/ 中心 / 年	0 ～ 9 20 ～ 29	

注：* 患病率与发病率以 10 万人口为分母。
　　**3 个男性高峰年龄：10 ～ 14 岁，35 ～ 39 岁，55 ～ 59 岁；2 个女性高峰年龄：20 ～ 24 岁及 50 ～ 54 岁。

等导致由毛细血管供血的脑组织脑血流减少而突然加重。过度通气（哭闹儿童尤其典型）时 $PaCO_2$ 下降，引起已极度扩张的脑血管发生收缩。脱水会导致降低血压并形成高凝状态，两者均能减少狭窄血管和纤细的侧支血管的血流。

在儿童患者中，反复发作 TIA 或双侧交替发作 TIA 均能提示烟雾病的诊断。高达 25% 的无症状烟雾病患者 3 年内病情会发展成需要全时照顾或死亡[13]。在 Olds 等人的研究中[14]，约 90% 未治疗患者在平均 3.5 年随访时间内脑缺血症状持续存在。烟雾综合征与镰状细胞病患者的症状同样严酷，约 58% 儿童患者在最佳药物治疗下仍出现新发卒中[12]。

其他的临床表现包括癫痫（高达 23% 儿童患者）和舞蹈样动作（高达 11% 患者）[3,15]。这些动作可能是因为基底节缺血或扩张的侧支血管对此区域产生的占位效应所致。脑膜与软脑膜侧支血管的扩张可以解释 3% ～ 6% 烟雾病患者的头痛表现[3,15,16]。侧支血管破裂导致出血在儿童患者中相对少见（2.5% ～ 9%）[3,6,17]，一旦发生提示预后不良。

相比而言，出血是成人烟雾患者典型和最常见的临床表现之一，发生率高达 2/3[18-20]（表 15.3）。多数出血为 IVH 或脑实质内出血（IPH）。在 IPH 患者中，约 3/4 出血部位在基底节或丘脑。据报道，脑出血后死亡率高达 18%。约 1/3 患者发生再出血，报道的年再出血率为 7%[21]。再次出血后，死亡率高达 67%。再出血可间隔较长一段时间再出现，有报道显示再出血可在首次出血 20 年后再发生[22]。在 Kobayashi 等的研究中[21]，5 例患者再次出血距首次出血至少 10 年以上，所有患者两次出血的间隔时间平均为 6.5 年。作者还注意到再出血常发生在不同部位，提示烟雾血管普遍容易破裂出血。Saeki 等[23]观察到女性患者发生再出血的风险更高。

女性这一性别因素也是烟雾病出现影像学进展的显著危险因子。在 Kuroda 等[24]的成人烟雾病自然史研究中，63 例成人患者前瞻性随访 6.1 年，17.4% 半球（23.8% 患者）在平均间隔 5 年后出现影像学进展。男性患者疾病进展的比值比为 0.2。未治疗烟雾病患者的临床预后更引人关注。一项美国的研究报道在首次症状后的 5 年内反复卒中的风险达 65%；该风险在烟雾病具有双侧缺血表现的患者中升至 82%[25]。即使对于无任何明显症状——即仅影像学具有烟雾病表现的少数患者而言，5 年出现症状性卒中的风险仍有 27%。最近，日本一项针对无症状烟雾病的研究显示，无症状患者发生缺血或出血事件的年风险为 3.2%[26]。这组患者的影像学检查提示该疾病具有进行性发展的特性，20% 半球证实出现完全卒中，40% 半球出现脑血流动力学紊乱。

表 15.2 描述儿童烟雾病患者临床表现的较大规模的研究

研究	例数	地点	缺血表现	出血表现	其他表现
Fung 等 , 2005[33]	1 448		80%	2.5%	5% 癫痫
Han 等 , 2000[6]	334*	韩国	61%	9%	23% 癫痫
Karasava 等 , 1992[16]	104		55% TIA 42% CVA		3% 其他
Kurokawa 等 , 1985[13]	27	日本	70%		30% "非 TIA" 包括出血
Kim 等 , 2002[39]	67	日本	58% TIA + CVA 28% TIA 8% CVA	6%	
Scott 等 , 2004[3]	143	美国	68% CVA 43% TIA	3%	6% 癫痫 6% 头痛 4% 舞蹈样运动 4% 无症状
Suzuki 等 , 1997[15]	38	日本	82% TIA/癫痫		11% 舞蹈样运动 3% 头痛

注：CVA，脑血管事件，即缺血性卒中；TIA，短暂性脑缺血发作。
* 共 334 例儿童及成人患者。

表 15.3 出血型烟雾病的自然史

研究	例数	出血类型	首次出血后预后	随访（年）	再出血	再出血后预后
Ikezaki 等 , 1997[20]	232			3.9	16% 患者 *	
Kawaguchi 等 , 2000[31]	11	39% IVH 39% IPH 27% IVH + IPH	12% 死亡	8.7	18% 患者	100% 更差
Kobayashi 等 , 2000[21]	42	38 IVH + IPH 31% IVH 21% IPH 5% SAH	46% 预后良好 7% 死亡	6.7	7% 年再出血率 所有再出血患者均表现为 IVH	21% 预后良好 29% 死亡
Saeki 等 , 1997[23]	20		60% 预后良好 5% 死亡	6.2	35% 患者	40% 结局良好 25% 死亡
Yoshida 等 , 1999[22]	28	36% IVH 25% IPH 21% IVH + IPH 18% SAH	18% 死亡	14.2	38% 患者	67% 死亡

注：IVH，脑室内出血；IPH，脑实质内出血；SAH，蛛网膜下腔出血。
* 无论是否采取干预措施。

诊断

CT 通常是儿童与成人患者出现缺血或出血症状后的首选初步检查。缺血患者在基底节、白质深部、脑室旁或分水岭区常可见小型低密度病灶。出血表现常见于脑室系统、基底节、丘脑或颞叶内侧。

MRI/MRA 通常在需要确诊急性梗死时进行（DWI 最清晰）。T2 FLAIR 成像上的"常春藤征"即脑沟内线性高密度，代表缓慢的血流。ICA、MCA 及 ACA 分布区血管流空影减少和基底节及丘脑侧支血管流空影显著增加是烟雾病的特征性影像学表现。

血管造影是评估疾病严重程度的影像学方法。

Suzuki 与 Takaku[2] 在其经典的 1969 年研究中将烟雾病的血管造影表现分为 6 期（表 15.4）。基底节区侧支血管、小血管闭塞及相关血管病变通常需要进行传统的 DSA 才能发现。

表 15.4 烟雾病铃木分期	
分期	表现
1	双侧颈内动脉狭窄
2	侧支血管开始形成
3	侧支血管显著
4	Willis 环严重狭窄/完全闭塞，烟雾血管纤细，颅外侧支血管开始形成
5	颅外侧支血管代偿显著
6	颈内动脉完全闭塞

辨明已有的来源于颈外动脉循环的自发侧支血管对于手术设计至关重要，ECA、ICA 及 VA 均应该进行血管造影成像。烟雾病患者进行血管造影的风险与其他脑血管病患者相比并无显著差异，总并发症率不到 1%。

其他对烟雾病患者可能有用的诊断评估检查包括 EEG 和脑血流检查。通常只在儿童患者可见特异性 EEG，包括后–颞区或中央颞区慢速波、过度通气引起的弥散性单相慢波（称作"慢波建立"）和特征性的"慢波重聚"现象。慢波重聚看上去与非烟雾病患者的慢波建立完全相同，但差别在于出现时间。慢波建立在过度通气时发生，而慢波重建在过度通气结束后发生，提示脑灌注储备减少。

包括氙 CT、PET 与乙酰唑胺激发 SPECT 的脑血流检查可用于烟雾病的初始诊断评估和此后的手术效果评价。氙 CT 已经用于测量术前及术后脑血流量；其缺点包括成像时间长、设备普及性低，以及容易出现动作伪影。PET 通常能发现局部脑血流量下降、局部氧摄取分数升高和局部脑血容量升高。SPECT 能帮助确定烟雾病患者的局部脑血流量，尤其是造影上未见的血管的血流量。这些检查能够帮助量化脑血流，在治疗开始前建立基线数据，偶尔也能帮助治疗决策。

手术治疗和结果

目前尚没有一种治疗方法能逆转疾病本身的自然进展，现有治疗方法的目的是通过增加病变侧大脑半球的血流量来预防卒中发生。脑血流的改善可以预防未来卒中（脑缺血与脑出血）发生，同时减少烟雾侧支血管形成，并降低症状出现的频率。早期诊断和早期手术治疗对中止烟雾病的进展来说至关重要。以阿司匹林进行药物治疗可以帮助预防由狭窄区域形成的微栓子造成的栓塞。这种治疗方式在许多中心得到使用，并在手术后延续使用。少数使用钙离子通道阻滞剂的报道提示其可以缓解头痛，但必须谨慎避免低血压。虽然药物治疗对烟雾病的综合治疗来说非常重要，但是它不能替代确切的手术治疗。

有大量的证据支持"脑血流重建术能显著、持久地降低烟雾病患者的卒中发生率"这一理论。Hallemeier 等[25] 的研究显示症状性烟雾病患者手术治疗后的 5 年卒中风险从 65% 降至 17%。

烟雾病的血管病变主要累及颈内动脉，很少累及颈外动脉。烟雾病的手术治疗常常使用颈外动脉作为缺血半球新的血流来源。目前存在两种常见的脑血流重建方式：直接与间接。在直接脑血流重建术中，颈外动脉的一个分支［通常是颞浅动脉（STA）］与表浅的皮质动脉（经常为 MCA）进行直接吻合。间接脑血流重建术需要将富含 ECA 供血血管的组织，如硬脑膜、颞肌或 STA 本身，直接与大脑皮质接触，使新生血管内生至其覆盖的大脑皮质。

不管选用哪种手术方法，所有烟雾病及烟雾综合征患者均建议接受手术治疗。早期进行外科脑血流重建术——在不可逆神经功能损害发生前是保全神经功能唯一且最佳的方法。除了少数患者因病情复杂有手术禁忌或诊断不明，一旦确诊烟雾病，尤其是儿童患者，均应即刻进行术前讨论，以便及时进行手术治疗。

直接脑血流重建

直接脑血流重建，以 STA-MCA 搭桥最常见，更适用于成人烟雾病患者，不仅因为其血管管径较粗使操作难度降低，还因为通过该桥血管能够提供早期且血流动力学显著改善的重建血流（图 15.1 与图 15.2）。灌注成像显示缺血脑组织关注量增加证实这种方法能够即刻增加缺血脑组织的血流，理论上降低烟雾血管的血流动力学压力，从而潜在地降低了今后出血的风险。

沿着 STA 顶支的走形切开皮肤，然后将该血管从周围结缔组织上游离，并以侧裂为中心打开骨瓣。剪开硬脑膜，找到合适的 M4 受体血管，其一般从侧裂或在侧裂附近发出，通常位于颞叶上。于 STA 近端小心放置临时阻断夹，远端血管进行斜行剪切。然后，放置临时阻断夹孤立受体 MCA 分支的一段（图 15.3）并线性剪开 MCA（图 15.4），最后以 10-0 尼

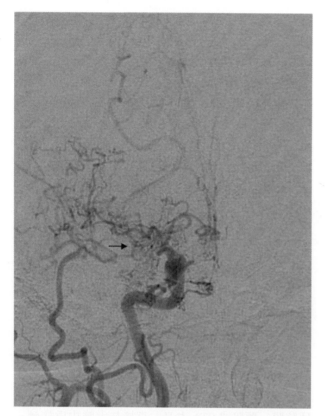

图 15.1　52 岁男性患者，临床表现为短暂发作性左侧肢体麻木，造影可见右侧 ICA 床突上段重度狭窄及右侧 MCA 与 A1 主干闭塞。箭头所指为烟雾侧支血管。

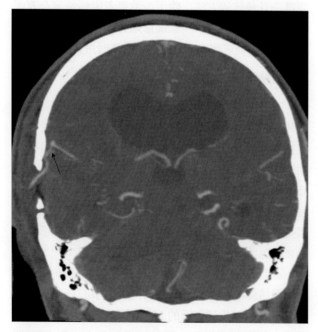

图 15.2　术后 CTA 证实颞浅动脉 - 大脑中动脉吻合口通畅（箭头）。

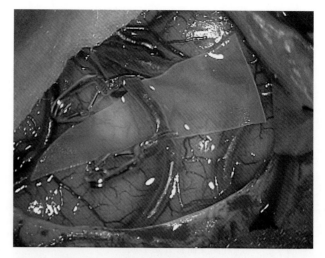

图 15.3　放置临时阻断夹孤立一段 M4。

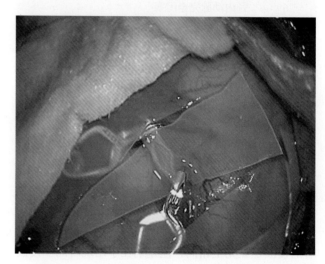

图 15.4　在孤立出的 M4 血管壁上行线性切开。

龙线以间断缝合的方式行端 - 侧吻合（图 15.5）。之后，移除受体 MCA 分支的临时阻断夹（小心排出气体或栓子），然后再移除 STA 上的临时阻断夹。关颅时通过扩大 STA 骨窗入口最大程度避免 STA 受压。

患者术后维持阿司匹林治疗并进行充分的补液治疗，除非患者原有基础疾病已造成液体过负荷，其他患者的补液量应维持在日常需要量 1.25 ～ 1.5 倍。血压应控制在正常水平（通常在 ICU 中进行有创动脉血压监测），以维持桥血管血流量并防止发生过度灌注。高达 36% 的患者可能由于高灌注出现短暂性神经功能障碍[27]。Fujiura 等[27] 报道成年发病及出血表型是术后发生过度灌注的显著危险因子。

多项关于手术的研究验证了 STA-MCA 搭桥术治疗成人缺血型烟雾病的有效性。在 Karasawa 等[28] 的 STA-MCA 搭桥研究中，平均随访 7.7 年后，53% 患者症状消失，29% 患者症状显著改善。在 Okada

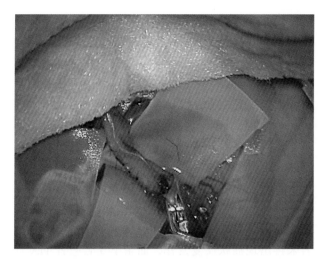

图 15.5 完成端－侧血管吻合。

等[29]的研究中，术前表现为缺血症状的烟雾病患者在平均随访 5.6 年后高达 80% 症状消失。

对于表现为出血的烟雾病患者来说，手术效果欠清晰，Fujii 等[30]的研究中，非手术组和手术组分别有 28%（39/138）和 19%（29/152）的患者发生再出血。

在 Okada 等[29]的研究中，尽管 67% 患者在平均随访 7.8 年后临床恢复良好，但仍有 21% 患者尽管接受了搭桥手术，但最终仍死于再出血。相反地，Kawaguchi 等[31]报道患者在 STA-MCA 搭桥术后平均 7.7 年的随访期内没有再出血事件或卒中发生（表 15.5）。

儿童患者进行直接搭桥治疗也曾有报道。Golby 等[32]报道了直接搭桥治疗 12 例儿童烟雾病患者的小型研究，其中 83% 症状完全缓解，余下 17% 症状部分改善。虽然直接血运重建可能适用于某些特定的儿童患者，但由于其一些潜在的局限性，使其并不适用于所有儿童患者。由于 MCA 近端狭窄，来自重建的单根 MCA 分支的血流无法充分重新分布从而降低了直接搭桥的效果。手术过程中临时阻断 MCA 分支可能会影响已经存在的软脑膜代偿血管，增加围手术期的卒中风险。幼儿患者使用极细的 STA 分支进行吻合在技术上不可行。重要的是，即使搭桥能完成，血桥血管供应可能受限于细小的血管管径，使得其对大脑皮质血供的长期通畅性和充分性成为疑问。

表 15.5　STA-MCA 吻合治疗烟雾病的外科研究

研究	例数	平均年龄（岁）	首发症状	随访时间（年）	预后
Golby 等，1999[32]	12	儿童	42% 卒中 25% TIA 25% TIA ＋卒中 8% 癫痫	2.9	83% 症状完全消失 17% 症状改善
Hanggi 等，2008[45]	9	36	89% TIA 11% 出血		67% 改善 22% 无变化 11% 更差
Karasawa 等，1978[28]	17	10 名儿童和 7 名成人	88% 缺血 12% 缺血＋ SAH	1.3～4.1	53% 无症状 29% 显著改善 6% 轻度改善 12% 无变化
Kawaguchi 等，2000[31]	6	43	100% 出血	7.7	100% 无变化 / 改善 0% 再卒中 / 出血
Mesiwala 等，2008[46]	39	34	85% 缺血 13% 出血 3% 无症状	3.6	95% 无变化 / 改善 20% 出血患者再出血 19% 反复 TIA 5% 死亡率（1 例心肌梗死，2 例远期出血）
Okada 等，1998[29]	15	39	67% TIA 20% RIND 13% 卒中	5.6	80% 无症状 7% IPH 恢复 7% 首次起病造成中度残疾 7% 死亡率（IPH）
Okada 等，1998[29]	15	42	100% 出血	7.8	67% 恢复良好 14% 中度残疾 21% 死亡率（IPH）

注：IPH，脑实质内出血；RIND：可逆性缺血性神经功能缺损；TIA，短暂性脑缺血发作；SAH：蛛网膜下腔出血。

间接血流重建

尽管直接吻合在成人烟雾病患者中十分适用，但作者对儿童患者却常规使用一种间接血流重建的方式——软脑膜贴敷[3]。需要说明的是，对某些特定的成人患者，作者也有成功应用这种间接血流重建方式治疗的经验。

目前存在多种间接血流重建方式（表15.6）。这些方法包括大网膜移植、颅骨钻孔、脑-颞肌融合术（EMS）、脑-帽状腱膜（骨膜）贴敷术（EGPS）、脑-硬膜-血管-颞肌融合术（EDAMS）及脑-硬膜-血管融合术（EDAS），其中EDAS包括波士顿儿童医院使用的改良方案：软脑膜贴敷术。对于所有的病例，总原则的核心在于将富有颈外动脉血供的组织与大脑皮质直接接触，以便新生血管向皮质内生长。一项关于脑血流重建术治疗儿童烟雾病的大型荟萃分析报道了73%患者接受间接血流重建手术（另外23%患者接受间接重建联合直接吻合）[33]。669例手术半球，98%随访时稳定或改善，仅2%变差。83%患者影像学证实桥血运重建血流发生作用。这些间接血流重建技术一般创伤小，手术时间短，适用于任何血管分布区，且不需要临时阻断血管，这些特点均有助于降低此操作的并发症风险。

自从在一名接受脑室外引流的烟雾病患者的颅骨钻孔处偶然发现新生血管形成以来，多篇文献证实这种骨孔具有潜在的治疗烟雾病的作用[34,35]。Kawaguchi等[34]报道了对10名成人患者使用多点（1～4孔）颅骨钻孔的治疗效果，所有10名患者

在平均2.9年随访时间内症状明显改善，且无反复缺血或出血发作。Sainte-Rose等[35]报道了14名缺血症状患者接受了颅骨多处钻孔治疗（每侧半球10～24个骨孔）；在平均4.2年随访时间内无1名患者出现反复缺血性发作。18名患者中5名出现假性脑膜膨出，其中1名需要行腰穿引流。

EMS是在蛛网膜打开后将颞肌直接贴敷于脑皮质上，然后缝合硬膜将颞肌置于其下。此方法的缺点包括需要相对大的骨窗开颅、潜在的术后癫痫及占位效应。Takeuchi等[36]曾报道应用EMS治疗10名儿童烟雾病患者。7名术前表现为TIA发作的患者中4名未再出现症状反复发作，而余下3名患者TIA发作频率显著降低。Irikura等[37]对13名儿童患者中的24例半球实施了EMS手术。在75%患者中可见至少1/3的MCA血流分布区域出现良好的血流重建。

EGPS是类似于EMS的重建ACA分布区域血流的手术方法[38]。在冠状缝前2 cm行S形头皮切口，分离帽状腱膜及骨膜并锯齿形切开。跨上矢状窦开颅，在两侧大脑半球分别剪开硬脑膜，帽状腱膜顶端尽可能深地置入（小心避免损伤桥静脉）并与硬脑膜缝合。Kim等[39]比较了159名儿童烟雾病患者单独使用EDAS与EDAS联合EGPS的疗效。接受EGPS患者的ACA供血区的血供更好（ACA供血区至少有1/3以上血供的患者比例分别为79%和16%），ACA供血区的临床结局也更佳（62%对36%）。然而，总体临床结局在两组之间并无显著性统计学差异（EDAS联合EGPS组85%结局良好，单独EDAS组74%结

表15.6 现代间接脑血流重建方法

方法	描述	优点	缺点
EDAS	带帽状腱膜鞘的STA置于皮质表面	与直接搭桥相比相对容易 长期有效性确切	ACA供血区疗效不明确 未充分地利用所有侧支血管来源
软脑膜贴敷术	EDAS＋广泛打开蛛网膜并将STA缝合于皮质表面	打开蛛网膜并缝合软脑膜有利于血流重建	ACA供血区疗效不明确
EMS	打开蛛网膜后将颞肌置于暴露的皮质表面	方便 不需要分离血管 适合无良好供体血管的患者	大骨窗开颅 癫痫 占位效应
EDASM	EDAS与EMS联合方法	理论上两者优点的结合	资料未明确联合治疗的疗效
EGPS	帽状腱膜与骨膜置入半球之间并与硬脑膜缝合	可重建ACA供血区血流	技术上有难度，MCA供血区血流重建效果不明确
颅骨钻孔术	颅骨上钻多个骨孔	简单 安全 可重建ACA/PCA供血区血流	手术效果不确定 假性脑膜膨出

注：ACA，大脑前动脉；EDAMS，脑-硬膜-血管肌肉融合术；EDAS，脑-硬膜-血管融合术；EPGS，脑-帽状腱膜（骨膜）融合术；EMS，脑-颞肌融合术；MCA，大脑中动脉；PCA，大脑后动脉；STA，颞浅动脉。

局良好）。

EDAS 具体步骤为首先游离出一段带帽状腱膜袖套的 STA 分支，然后开颅，打开硬脑膜，并将该血管置于皮质表面；接着将腱膜袖套缝合于硬脑膜切缘。许多手术研究提示该手术方法治疗烟雾病十分安全，患者症状持续改善（表 15.7）。影像学上，多达 65%

患者通过 EDAS 重建了 2/3 以上 MCA 供血区的血流。

EDAMS 是 EDAS 与 EMS 联合的手术方法。一些术者会放射状增加硬膜切口并将形成的硬膜瓣膜向内翻接触大脑皮质，从而增加脑膜中动脉参与血管新生的机会[40]。Kinugasa 等[40]使用 EDAMS 治疗 17 名烟雾病患者（28 例半球），结果在超过 3 年的平

表 15.7 脑 – 硬膜 – 血管融合术治疗儿童烟雾病

研究	例数	临床表现	平均随访时间（年）	预后	血流重建 *
Han 等 , 1997[18]**	17	46% CVA 46% 出血 8% TIA	1	20% 无症状 47% 轻微症状 13% 持续症状 7% 加重	
Imaiumi 等 , 1998[50]	10	70% TIA 30% 非 TIA	18.8	40% 无症状 10% 偶发 TIA/ 出血 10% 轻度功能障碍 10% 中度功能障碍 2% 重度功能障碍 10% 死亡	90% 有效
Isono 等 , 2002[47]	11		8.3 +	73% 无症状 27% 轻 - 中度功能障碍 0% 术后 CVA	92% "良好"
Kim 等 , 2007[17]	12	67% TIA + CVA 17% TIA 17% CVA	0.3 ～ 5	59% 无症状 8% 轻微症状 25% 改善但仍有症状 8% 无变化	38% A 级 50% B 级 13% C 级
Kim 等 , 2002[39]	67	58% TIA + CVA 28% TIA 8% CVA 6% 出血	3.8	40% 无症状 34% 症状消失，维持术前功能状态 19% 症状发生频率少 7% 无变化 10% 缺血事件	83% A + B 级 17% C 级
Matsushima 等 , 1992[41]	10	85% TIA 15% CVA		23% 无症状 46% 改善 31% 无变化	15% A 级 46% B 级 38% C 级
Nakashima 等 , 1997[48]	41		11	62% 无症状 23% 改善 15% 无变化	45% 良好 40% 中等 15% 局灶症状
Old 等 , 1987[14]	10		3.5	40% 无症状 50% 无变化 / 改善 10% 加重——TIA	
Scott 等 , 2004[3]***	143	68% CVA 43% TIA 癫痫 6% 头痛 6% 舞蹈样动作 4% 无症状 4% 出血 3%	5.1	63% 无明显残疾 9% 轻度功能缺损 4% 中度功能缺损 4% 中 - 重度功能缺损 1% 死亡 3% GOS 较术前更差	65% A 级 25% B 级 10% C 级
Tripathi 等 , 2007[49]	8	50% 2 + CVA 25% 1 CVA 13% TIAs 13% 癫痫	2	100% 恢复良好 0% CVA/TIA	

注：CVA，脑血管事件（卒中）；GOS，格拉斯哥预后量表；TIA，短暂性脑缺血发作。
* A 级，超过 2/3MCA 供血区有血流充盈；B 级，1/3 ～ 2/3 MCA 供血区有血流充盈；C 级，不足 1/3 MCA 供血区有血流充盈。
** 包括成人患者。*** 软脑膜贴敷术得到运用。

均随访时间内，47% 的患者症状消失，29% 患者症状改善，18% 患者神经功能状态无变化，6% 患者神经功能状态变差。

作者最近报道了一种改良 EDAS 方法，软脑膜融合术治疗 143 名儿童烟雾病患者的研究[3]。作者选用 STA 后顶支为供血动脉，因为大多数 MCA 供血区位于其下，首先标记出其走行，随即在显微镜下游离之。皮肤切口深度达皮下层，跨越血管远端。确认血管后，使用儿童止血钳和精细双极电凝器将其侧支血管逐步分离。桥血管全程保留动脉外膜袖套，便于将该血管缝合至大脑皮质，可能有助于增加侧支血管的内生。十字形切开颞肌，大骨瓣开颅，硬脑膜剪成 6 块硬膜瓣，并小心牵开以保护脑膜中动脉的侧支血管。高倍镜下在暴露范围内尽可能广泛地打开蛛网膜。手术中这一点非常重要，因为它既去除了硬脑膜上新生血管内生过程中可能遇到的机械障碍，同时还可以增加移植血管与脑脊液中已知生长因子的密切接触。用 10-0 尼龙线将 STA 以 4 ~ 6 针间断缝合于皮质表面（图 15.6）。这种缝合能够固定桥血管，有助于侧支血管形成，然后将硬脑膜自然地置于脑表面，并覆以生理盐水明胶泡沫。此法有助于硬脑膜切缘形成侧支血管。骨瓣回纳（留有足够的空间供 STA 出入），颞肌仅轴向缝合以避免 STA 受压（图 15.7）。必须严密止血。

术后，患者维持充分补液并镇痛以减少因哭闹导致的可能的过度通气。术后第一天开始恢复服用阿司匹林。请注意，在软脑膜贴敷研究中 1 名患者由于术后未服用阿司匹林，发生了脑缺血事件[3]。类似地，在 Golby 等[32] 的直接脑血流重建研究中，一组患者在停止服用阿司匹林后 TIA 症状再次出现，

而一旦重新开始服用阿司匹林后，症状又再次完全消失了。

在作者 2004 年报道的 143 名接受软脑膜贴敷的儿童烟雾病患者中，63% 患者在平均 5.1 年随访时间内能够独立生活，无明显功能障碍，仅 2% 患者死亡[3]。值得注意的是，手术时的神经功能状态是长期神经功能预后的关键决定因素，如所有发病时 GOS 为 0 分的患者在随访时 GOS 仍为 0 分。总体上，仅 3% 患者在手术后出现神经功能状态下降，然而患者发生卒中的概率从术前的 67% 下降至术后的 7.7%。在所有至少随访 5 年的患者中，长期卒中率仅为 5%。分层分析显示软脑膜贴敷术对烟雾综合征、唐氏综合征和镰状细胞病的患者具有相似疗效[12]。

直接及间接联合脑血流重建方法

文献中已有多个外科研究报道了直接联合间接脑血流重建治疗烟雾病的有效性（表 15.8）。在 Karasawa 等[16] 研究中，104 名患者在直接搭桥及 EMS 术后平均随访 9.6 年以上，83% 患者预后良好。多项小型研究也报道了 STA-MCA 搭桥联合 EMS 手术治疗围手术期后无脑缺血性事件发生[41-43]。

然而，对血流重建结果的仔细分析证实多数儿童患者的重建血流来自间接重建的血管，而成人患者的重建血流则来自直接搭桥的血管。Czabanka 等[44] 报道在 60% 儿童患者直接重建血管的血供差，但是所有患者经间接血流重建（EMS）均取得了充分或中等的重建血供。相反，53% 成人患者没有通过 EMS 取得良好的血流重建。Houkin 等[19] 的报道显示 90% 成人患者经直接搭桥可获得有效的重建血流，而通过 EDAMS 仅 38% 成人患者获得有效的重建血流。相比

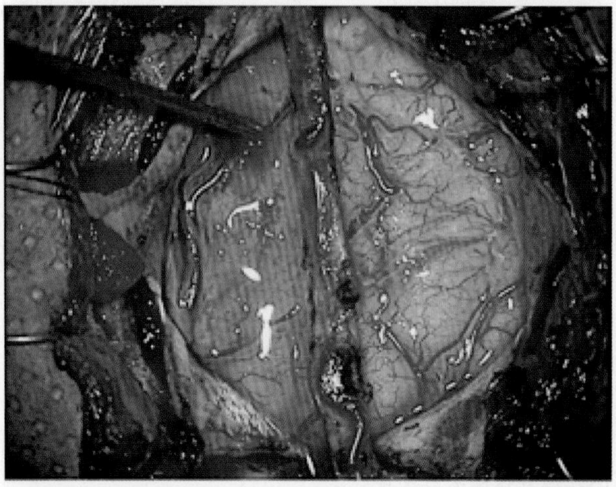

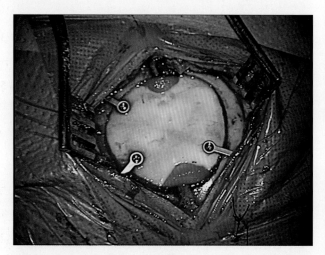

图 15.6　软脑膜贴敷术。STA 通过 10-0 尼龙线间断缝合固定于脑皮质表面。

图 15.7　软脑膜贴敷术。骨瓣回纳，留有足够空间供 STA 进出，颞肌仅轴向缝合以避免 STA 受压。

表 15.8　采用直接与间接联合脑血流重建的外科研究

研究	例数	年龄	临床表现	手术方法	平均随访时间（年）	围手术期事件	预后
Czabanka 等, 2008[44]	20	10 名儿童 10 名成人	TIA	STA-MCA EMS	2		67% 改善 33% 无变化
Fujimura 等, 2008[51]	9	儿童	56% TIA 44% CVA、TIA	STA-MCA EMS	2	6% 围手术期 TIA 6% 静止性 CVA	以半球计： 82% 无症状 18% 症状减少
Fujimura 等, 2009[27]	58	成人		STA-MCA EMS	2	29% TIA* 7% 头痛 *	全部改善
Houkin 等, 1996[19]	35	成人	69% 出血 31% 缺血	STA-MCA EDAMS	6.4		13% 出血型再出血 18% 缺血型出血 无脑缺血再发
Karasawa 等, 1992[16]	104	儿童	55% TIA 42% CVA 3% 其他	STA-MCA EMS	9.6	2% CVA	45% 完全恢复 38% 显著恢复 12% 轻度恢复 3% 无变化 2% 加重
Kim 等, 2006[38]	8	混合	38% TIA 25% 视野缺损 25% 癫痫 12% 头痛	STA-MCA EDAMS	2	12% TIA	75% 良好 25% 基本无变化
Matsushima 等, 1992[41]	6	儿童	100% TIA	STA-MCA EMS		17% TIA	100% 无症状
Mizoi 等, 1996[42]	23	混合		STA-MCA EMS	3.4	9% TIA	随访期间无任何事件
Sakamoto 等, 1997[43]	10	儿童	100% TIA	双侧 STA-MCA EMS	4	40% TIA	随访期间无任何事件
Suzuki 等, 1997[15]	38	儿童	82% TIA/失神 11% 舞蹈样动作 3% 头痛 4% 其他	STA-MCA EDAMS EMS 颅骨钻孔		3% CVA	81% 1 年内 TIA 消失 19% TIA 发作频率降低 75% 舞蹈样动作消失

注：CVA，脑血管事件（卒中）；TIA，短暂性脑缺血发作。
* 源于症状性脑过度灌注综合征。

而言，100% 儿童患者通过 EDAMS 可取得有效的重建血流，而仅有 68% 患者通过直接搭桥获得有效重建血流。Mizoi 等[42] 研究显示间接脑血流重建术的效果随着年龄的增长而下降；此研究中 40 岁以上的患者在间接脑血流重建术后无一例可见良好的侧支重建血流，而 64% 儿童患者可见良好的侧支重建血流。另一方面，所有 30 岁及以上患者在接受直接搭桥术后均获得中或高流量的重建血流，相比之下仅 54% 儿童患者可见中流量的重建血流（其余儿童患者重建血流差）。

结论

烟雾病已逐渐被认识到为儿童与成人卒中的重要原因。特征性的影像学检查结果能够确诊该病，在病程早期识别疾病并采取迅速有效的治疗能给烟雾病患者带来最佳的临床预后。目前对多数烟雾病患者来说，脑血流重建术在预防卒中方面十分有效。作者已经发现软脑膜贴敷术是儿童烟雾病有效的脑血流重建方法，而对于成人烟雾病患者，作者一般联合使用 STA-MCA 搭桥及软脑膜贴敷术。

[1] Takeuchi K, Shimizu K. Hypoplasia of the bilateral internal carotid arteries. Brain Nerve. 1957;9:37-43

[2] Suzuki J, Takaku A. Cerebrovascular "moyamoya" disease. Disease showing abnormal net-like vessels in base of brain. Arch Neurol 1969;20:288-299

[3] Scott RM, Smith JL, Robertson RL, Madsen JR, Soriano SG, Rockoff MA. Long-term outcome in children with moyamoya syndrome after cranial revascularization by pial synangiosis. J Neurosurg 2004;100（2, Suppl Pediatrics）142-149

[4] Baba T, Houkin K, Kuroda S. Novel epidemiological features of moyamoya disease. J Neurol Neurosurg Psychiatry 2008;79:900-904

[5] Kuriyama S, Kusaka Y, Fujimura M, et al. Prevalence and clinicoepide-miological features of moyamoya disease in Japan: findings from a nationwide epidemiological survey. Stroke 2008;39:42-47

[6] Han DH, Kwon OK, Byun BJ, et al; Korean Society for Cerebrovascular Disease. A co-operative study: clinical characteristics of 334 Korean patients with moyamoya disease treated at neurosurgical institutes（1976-1994）. Acta Neurochir（Wien）2000;142:1263-1273, discussion 1273-1274

[7] Hung CC, Tu YK, Su CF, Lin LS, Shih CJ. Epidemiological study of moyamoya disease in Taiwan. Clin Neurol Neurosurg 1997;99（Suppl 2）:S23-S25

[8] Wetjen NM, Garell PC, Stence NV, Loftus CM. Moyamoya disease in the midwestern United States. Neurosurg Focus 1998;5:e1

[9] Uchino K, Johnston SC, Becker KJ, Tirschwell DL. Moyamoya disease in Washington State and California. Neurology 2005;65:956-958

[10] Yonekawa Y, Ogata N, Kaku Y, Taub E, Imhof HG. Moyamoya disease in Europe, past and present status. Clin Neurol Neurosurg 1997;99（Suppl 2）:S58-S60

[11] Wakai K, Tamakoshi A, Ikezaki K, et al. Epidemiological features of moyamoya disease in Japan: findings from a nationwide survey. Clin Neurol Neurosurg 1997;99（Suppl 2）:S1-S5

[12] Smith ER, McClain CD, Heeney M, Scott RM. Pial synangiosis in patients with moyamoya syndrome and sickle cell anemia: perioperative management and surgical outcome. Neurosurg Focus 2009;26:E10

[13] Kurokawa T, Tomita S, Ueda K, et al. Prognosis of occlusive disease of the circle of Willis（moyamoya disease）in children. Pediatr Neurol 1985;1:274-277

[14] Olds MV, Griebel RW, Hoffman HJ, Craven M, Chuang S, Schutz H. The surgical treatment of childhood moyamoya disease. J Neurosurg 1987;66:675-680

[15] Suzuki Y, Negoro M, Shibuya M, Yoshida J, Negoro T, Watanabe K. Surgical treatment for pediatric moyamoya disease: use of the superficial temporal artery for both areas supplied by the anterior and middle cerebral arteries. Neurosurgery 1997;40:324-329, discussion 329-330

[16] Karasawa J, Touho H, Ohnishi H, Miyamoto S, Kikuchi H. Long-term follow-up study after extracranial-intracranial bypass surgery for anterior circulation ischemia in childhood moyamoya disease. J Neurosurg 1992;77:84-89

[17] Kim DS, Kang SG, Yoo DS, Huh PW, Cho KS, Park CK. Surgical results in pediatric moyamoya disease: angiographic revascularization and the clinical results. Clin Neurol Neurosurg 2007;109:125-131

[18] Han DH, Nam DH, Oh CW. Moyamoya disease in adults: characteristics of clinical presentation and outcome after encephalo-duro-arterio-synangiosis. Clin Neurol Neurosurg 1997;99（Suppl 2）:S151-S155

[19] Houkin K, Kamiyama H, Abe H, Takahashi A, Kuroda S. Surgical therapy for adult moyamoya disease. Can surgical revascularization prevent the recurrence of intracerebral hemorrhage？ Stroke 1996;27:1342-1346

[20] Ikezaki K, Fukui M, Inamura T, Kinukawa N, Wakai K, Ono Y, The current status of the treatment for hemorrhagic type moyamoya disease based on a 1995 nationwide survey in Japan. Clin Neurol Neurosurg 1997;99（Suppl 2）:S183-S186

[21] Kobayashi E, Saeki N, Oishi H, Hirai S, Yamaura A. Long-term natural history of hemorrhagic moyamoya disease in 42 patients. J Neurosurg 2000;93:976-980

[22] Yoshida Y, Yoshimoto T, Shirane R, Sakurai Y. Clinical course, surgical management, and long-term outcome of moyamoya patients with rebleeding after an episode of intracerebral hemorrhage: An extensive follow-Up study. Stroke 1999;30:2272-2276

[23] Saeki N, Nakazaki S, Kubota M, et al. Hemorrhagic type moyamoya disease. Clin Neurol Neurosurg 1997;99（Suppl 2）:S196-S201

[24] Kuroda S, Ishikawa T, Houkin K, Nanba R, Hokari M, Iwasaki Y. Incidence and clinical features of disease progression in adult moyamoya disease. Stroke 2005;36:2148-2153

[25] Hallemeier CL, Rich KM, Grubb RL Jr, et al. Clinical

features and outcome in North American adults with moyamoya phenomenon. Stroke 2006;37:1490-1496

[26] Kuroda S, Hashimoto N, Yoshimoto T, Iwasaki Y; Research Committee on Moyamoya Disease in Japan. Radiological findings, clinical course, and outcome in asymptomatic moyamoya disease: results of multicenter survey in Japan. Stroke 2007;38:1430-1435

[27] Fujimura M, Mugikura S, Kaneta T, Shimizu H, Tominaga T. Incidence and risk factors for symptomatic cerebral hyperperfusion after superficial temporal artery-middle cerebral artery anastomosis in patients with moyamoya disease. Surg Neurol 2009;71:442-447

[28] Karasawa J, Kikuchi H, Furuse S, Kawamura J, Sakaki T. Treatment of moyamoya disease with STA-MCA anastomosis. J Neurosurg 1978;49:679-688

[29] Okada Y, Shima T, Nishida M, Yamane K, Yamada T, Yamanaka C. Effec-tiveness of superficial temporal artery-middle cerebral artery anasto-mosis in adult moyamoya disease: cerebral hemodynamics and clinical course in ischemic and hemorrhagic varieties. Stroke 1998;29:625-630

[30] Fujii K, Ikezaki K, Irikura K, Miyasaka Y, Fukui M. The efficacy of bypass surgery for the patients with hemorrhagic moyamoya disease. Clin Neurol Neurosurg 1997;99（2, Suppl 2）S194-S195

[31] Kawaguchi S, Okuno S, Sakaki T. Effect of direct arterial bypass on the prevention of future stroke in patients with the hemorrhagic variety of moyamoya disease. J Neurosurg 2000;93:397-401

[32] Golby AJ, Marks MP, Thompson RC, Steinberg GK. Direct and combined revascularization in pediatric moyamoya disease. Neurosurgery 1999;45:50-58, discussion 58-60

[33] Fung LW, Thompson D, Ganesan V. Revascularisation surgery for paediatric moyamoya: a review of the literature. Childs Nerv Syst 2005;21:358-364

[34] Kawaguchi T, Fujita S, Hosoda K, et al. Multiple burr-hole operation for adult moyamoya disease. J Neurosurg 1996;84:468-476

[35] Sainte-Rose C, Oliveira R, Puget S, et al. Multiple bur hole surgery for the treatment of moyamoya disease in children. J Neurosurg 2006;105（6, Suppl）437-443

[36] Takeuchi S, Tsuchida T, Kobayashi K, et al. Treatment of moyamoya disease by temporal muscle graft 'encephalo-myo-synangiosis'. Childs Brain 1983;10:1-15

[37] Irikura K, Miyasaka Y, Kurata A, et al. The effect of encephalo-myo-synangiosis on abnormal collateral vessels in childhood moyamoya disease. Neurol Res 2000;22:341-346

[38] Kim DS, Yoo DS, Huh PW, Kang SG, Cho KS, Kim MC. Combined direct anastomosis and encephaloduroarterioga leosynangiosis using inverted superficial temporal artery-galeal flap and superficial temporal artery-galeal pedicle in adult moyamoya disease. Surg Neurol 2006;66:389-394, discussion 395

[39] Kim SK, Wang KC, Kim IO, Lee DS, Cho BK. Combined encephaloduroar-teriosynangiosis and bifrontal encephalogaleo（periosteal）synangiosis in pediatric moyamoya disease. Neurosurgery 2002;50:88-96

[40] Kinugasa K, Mandai S, Kamata I, Sugiu K, Ohmoto T. Surgical treatment of moyamoya disease: operative technique for encephalo-duro-arterio-myo-synangiosis, its follow-up, clinical results, and angiograms. Neuro-surgery 1993;32:527-531

[41] Matsushima T, Inoue T, Suzuki SO, Fujii K, Fukui M, Hasuo K. Surgical treatment of moyamoya disease in pediatric patientscomparison between the results of indirect and direct revascularization procedures. Neurosurgery 1992;31:401-405

[42] Mizoi K, Kayama T, Yoshimoto T, Nagamine Y. Indirect revascularization for moyamoya disease: is there a beneficial effect for adult patients？ Surg Neurol 1996;45:541-548, discussion 548-549

[43] Sakamoto H, Kitano S, Yasui T, et al. Direct extracranial-intracranial bypass for children with moyamoya disease. Clin Neurol Neurosurg 1997;99（2, Suppl 2）S128-S133

[44] Czabanka M, Vajkoczy P, Schmiedek P, Horn P. Age-dependent revascularization patterns in the treatment of moyamoya disease in a European patient population. Neurosurg Focus 2009;26:E9

[45] Hanggi D, Mehrkens JH, Schmid-Elsaesser R, Steiger HJ. Results of direct and indirect revascularization for adult European patients with Moyamoya angiopathy. Acta Neurochir Suppl（Wien）2008;103:119-122

[46] Mesiwala AH, Sviri G, Faterni N, Britz GW, Newell DW. Long-term outcome of superficial temporal artery-middle cerebral artery bypass for patients with moyamoya disease in the US. Neurosurg Focus 2008;24:E15

[47] Isono M, Ishii K, Kamida T, Inoue R, Fujiki M, Kobayashi H. Long-term outcomes of pediatric moyamoya disease treated by encephalo-duro-arterio-synangiosis. Pediatr Neurosurg 2002;36:14-21

[48] Nakashima H, Meguro T, Kawada S, Hirotsune N, Ohmoto T. Long-term results of surgically treated moyamoya

disease. Clin Neurol Neurosurg 1997;99（2, Suppl 2）S156-S161

[49] Tripathi P, Tripathi V, Naik RJ, Patel JM. Moya Moya cases treated with encephaloduroarteriosynangiosis. Indian Pediatr 2007;44:123-127

[50] Imaizumi T, Hayashi K, Saito K, Osawa M, Fukuyama Y. Long-term outcomes of pediatric moyamoya disease monitored to adulthood. Pediatr Neurol 1998;18:321-325

[51] Fujimura M, Kaneta T, Tominaga T. Efficacy of superficial temporal artery-middle cerebral artery anastomosis with routine postoperative cerebral blood flow measurement during the acute stage in childhood moyamoya disease. Childs Nerv Syst 2008;24:827-832

第 16 章
去骨瓣减压术理论基础：预后数据及手术技巧

Sameer A. Sheth, Sunil A. Sheth, and Christopher S. Ogilvy

■杨紫潇 译 ■李培良 校 ■毛颖 审

要点

◆ 具有占位效应的水肿引起的天幕裂孔疝是大面积脑梗死后急性死亡的首要原因。
◆ 虽然通常认为脑水肿高峰期出现在脑梗死后第二～四天，但致命的脑疝可早在缺血24 小时内发生。
◆ 根据现有的 I 级证据显示，对年龄 < 60 岁，卒中发生 48 小时内接受去骨瓣减压手术的患者，手术相比最佳药物治疗能减少 50% 的死亡率以及 42% 严重功能残障或死亡的风险。
◆ 数据不支持根据脑梗死的左右侧及是否存在失语作为将患者排除出手术治疗的依据。
◆ 去骨瓣减压术应该包括大面积去骨瓣（前后径 ≥ 12 cm）、硬脑膜减张成形，以及必要时增加前颞叶切除术。

流行病学和自然病史

大面积卒中可产生危及生命的具有占位效应的水肿，是最致命和最具治疗难度的神经系统疾病之一，占所有缺血性卒中的 1%～10%[1]。这类梗死通常累及大部分 MCA 供血区域，偶伴有 ACA 及 PCA 供血区累及。由此引起的恶性脑水肿在发病后 2～4 天达到峰值，但最早可在发病最初 24 小时内出现[2]（图 16.1）。即便在重症监护下得到最佳药物治疗，这种

类型的卒中死亡率仍可达到 80%[3]。死亡率呈双峰分布，早期峰值在卒中后 3～6 天，第二次高峰在第二周至第三周时出现[4]。早期死亡高峰原因主要是在容积固定的颅腔内，水肿引起的颅高压导致了天幕裂孔疝。晚期死亡高峰是由住院并发症，如院内获得性肺炎和疾病本身并发症，如心肌梗死及心力衰竭等并发症造成的。

考虑到此病的严重性及早期干预的益处，目前已明确多项疾病可能进展至恶性水肿的预测因子，其中最重要的是卒中面积。卒中 14 小时内经 DWI 磁共振影像测量梗死体积超过 145 mL 对预测形成致死性的水肿有高达 100% 的敏感性和 94% 的特异性。结合 DWI 和 ADC 成像能够将特异性提高至近100%[5]。其他的影像及临床预测因子包括 CT 提示卒中体积超过大脑中动脉供血区域的 50%、入院时NIHSS > 20、梗死出现 24 小时内发生恶心 / 呕吐、发病 12 小时后收缩压 ≥ 180 mmHg，以及高血压或心力衰竭病史[6,7]。

大面积脑梗死的内科治疗

大面积脑梗死是一种极危重的疾病，患者需住院行重症监护。针对全体缺血性卒中患者的治疗指南中的血压和血糖控制、营养维持和肺栓塞预防依然适用于大面积脑梗死患者。尽管药物治疗对大面积脑梗死几乎没有治疗作用，但一些微创性的治疗可用于处理颅内压升高（表 16.1）。

表 16.1　恶性脑积水的药物治疗
有相当证据证明有效性的治疗
甘露醇
高渗盐水
巴比妥类药物
低温治疗
有少量证据证明有效性的治疗
激素
过度通气

药物治疗主要包括镇静镇痛、甘露醇及高渗盐水的渗透治疗[8]。尽管甘露醇被广泛应用，但目前尚没有 I 级证据支持其在减少死亡率及致残率方面的作用[9]。但是，高渗盐水降低颅内压的作用已经被证实，并且其具有纠正甘露醇渗透性利尿引起的低钠血症的作用。甘油是另一种用作治疗颅高压的渗透性利尿药

物。巴比妥类药物能降低脑代谢，由此引起的脑血流量降低理论上能够减轻水肿。然而，这种颅内压的降低通常是短暂的，并且常伴随有害的 CPP 下降。因此，在卒中患者，巴比妥类药物的应用应当慎重。

其他帮助治疗 ICP 升高的辅助措施尽管疗效数据尚不明确，目前仍得到尝试性的运用。过度通气是一项广泛应用的措施，旨在通过引起脑血管收缩减少脑血流量以期降低颅内压。这项方法在急性期能够显著降低颅内压，但效果通常不持久，并且很可能由于其同时降低了脑灌注压，而不能改善卒中患者的神经功能预后和死亡率。其他药物治疗包括应用氨基丁三醇碱化脑脊液和应用皮质激素减少血管源性水肿。尽管这些疗法使部分患者获益，但仍缺乏强有力的临床证据而不能应用在所有患者。轻到中度低体温治疗的疗效研究已有了前期阳性结果，尽管还需进一步补充这种方法的特性和操作方法，但这种方法在不远的将来将成为大面积脑梗死的治疗方法之一。

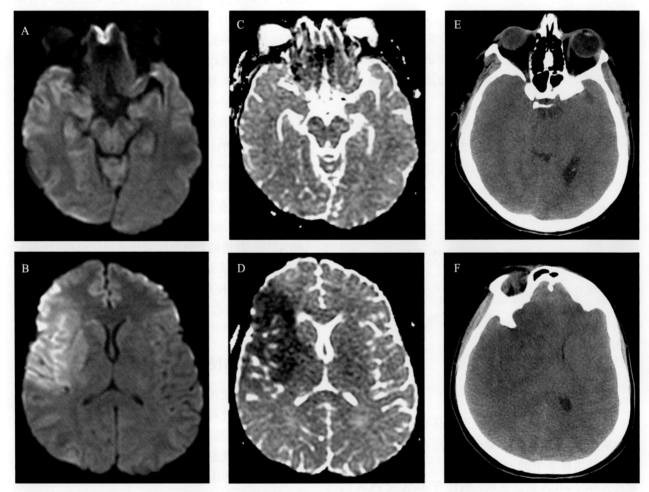

图 16.1　恶性脑水肿。31 岁女性患者在出现左侧面部 / 上肢 / 下肢无力症状 1 小时后的 MRI 扫描。DWI 序列图像（A、B）和对应的 ADC 图像（C、D）证实右侧 MCA 供血区大于 50% 的面积梗死。没有发生中线移位或钩回疝。尽管进行了积极的药物治疗，但还是出现了恶性脑水肿，表现为神经功能评估的迅速恶化。卒中 19 小时后行 CT 提示恶性脑水肿伴中线移位及钩回疝（E、F）。

去骨瓣减压术作用的临床证据

对死亡率及功能预后的影响

应用环钻术和颅骨切除术缓解脑肿胀是神经外科最古老的操作之一。在逐渐广泛应用于严重颅脑外伤的治疗后，20 世纪 70 年代至 80 年代初，去骨瓣减压术（DC）首次应用于缺血性卒中相关恶性脑水肿的治疗[10-12]。在接下来的 20 年间，多个回顾性非对照队列研究对去骨瓣减压术能否使患者获益进行了阐述，与最佳药物治疗 80% 的死亡率相比，这些超过 4 名患者的队列研究一致显示，去骨瓣减压术的死亡率低，为 11% ~ 34%。

Gupta 等[13]回顾分析了从 1970 年至 2003 年能获得患者个人数据的文献，有 13 项研究共计 138 名患者符合入选要求。合并后的结果显示总死亡率为 24%。他们进一步将结果分为功能预后良好［Barthel 指数（BI）≥ 60，（mRS）≤ 3，或（GOS）≥ 4］和功能预后差（BI ＜ 60，mRS ＞ 3，GOS ＜ 4）两组（见表 16.2 的预评分解析）。经此分类，42% 的患者功能预后良好，58% 的患者功能预后差，包括有患者死亡。亚组分析显示年龄 ＞ 50 岁提示预后较差，在此高龄组人群中 80% 患者功能预后差，而在年龄 ≤ 50 岁的人群中，这一比例仅为 32%。卒中发生与手术治疗的时间间隔、术前是否出现颞叶钩回疝表现，以及

表 16.2 功能预后的评估量表		
改良 Rankin 量表（mRS）		
0	无症状	
1	无明显功能障碍	能完成所有日常工作和活动
2	轻度功能障碍	某些日常活动完成有困难，但个人生活能自理
3	中度功能障碍	需要帮助行走
4	相对严重功能障碍	日常生活完全不能自理，需要帮助
5	严重功能障碍	卧床，二便失禁，需要全日护理
6	死亡	
格拉斯哥预后量表（GOS）		
1	死亡	
2	持续植物状态	无反应，与环境无互动
3	严重功能障碍	遵嘱，无法独立生活
4	中度功能障碍	可独立生活但不能恢复工作或学习
5	恢复良好	可以恢复工作或学习
Barthal 指数（BI）		
0 ~ 10	进食	依赖（0）、需要帮助（5）、自理（10）
0 ~ 5	洗澡	依赖（0）、自理（10）
0 ~ 5	个人卫生	洗脸/梳头/刷牙需要帮助（0）、自理（5）
0 ~ 10	穿衣	依赖（0）、需要帮助（5）、自理（10）
0 ~ 10	大便	失禁（0）、偶有失禁（5）、能控制（10）
0 ~ 10	小便	失禁/导尿（0）、偶有失禁（5）、能控制（10）
0 ~ 10	如厕	依赖（0）、需要帮助（5）、自理（10）
0 ~ 15	移动（床到椅）	完全依赖（0）、需大量帮助（5）、需少量帮助（10）、自理（15）
0 ~ 15	活动（平地）	不能移动或移动 ＜ 50 yd（0）、能独立操作轮椅（5）、需 1 人帮助行走（10）、独立行走（15）
0 ~ 10	爬楼梯	依赖（0）、需要帮助（5）、自理（10）

注：总分为各项评分的总和。1 yd = 0.914 4 m。

病变左右侧并不影响功能预后，但关于后两项的研究数据较少。

Schwab 等[14]一项有 63 例去骨瓣减压患者的研究并未包含在上述综述中的早期大型研究中。作者报道了所有患者的总死亡率为 27%，功能预后相对较好，平均 BI 评分达 65。他们还发现在卒中后 24 小时内手术能够将死亡率降低至 16%，而在卒中 24 小时后手术，死亡率将达到 34%。在早期手术组中，只有13% 的患者出现颞叶钩回疝症状，而在晚期手术组，这一数据达到 75%。

去骨瓣减压术的作用及哪些因素是影响患者选择的预后因子一直存在争议，为解答上述问题，21 世纪 00 年代中期欧洲开展了三项随机对照试验，即法国的恶性大脑中动脉梗死去骨瓣减压（DECIMAL）研究[15]，德国的减压手术治疗大脑中动脉恶性梗死（DESTINY）研究[16]，以及荷兰的伴有危及生命水肿的大脑中动脉梗死的半颅去骨瓣术（HAMLET）研究[17]。这些实验入组了 18～55 岁或 18～60 岁、单侧卒中面积达大脑中动脉供血区 2/3 或 145 mL 的患者。患者随机分配至去骨瓣减压组及最佳药物治疗组，包括前文所述的所有治疗方法。

在初期分析证实手术组死亡率显著降低后，DECIMAL 和 DESTINY 研究在 2006 年初期被提前终止。为避免将后续患者置于非必需的随机分组风险中，得益于此三项研究设计的高度相似性，这两个研究的实验数据，连同到此时间节点纳入 HAMLET 研究的患者数据被合并分析。此时，DECIMAL 研究纳入了 38 名患者，DESTINY 研究纳入了 32 名患者，HAMLET 研究纳入了 23 名患者。在合并的数据中（总数 93 名），42 名患者接受了药物治疗，51 名患者接受了手术治疗。药物组死亡率为 71%，而手术组死亡率为 22%，绝对风险显著降低 50%[18]。

在幸存者的功能预后方面，手术组轻微功能障碍患者（mRS 2）的比例明显高于药物组（14% 对2%），但同时手术组中存在相对严重功能障碍（mRS 4）的幸存患者的比例也更高（31% 对 2%）。因此手术可以使得死亡和严重功能障碍（mRS > 4）的风险从 76% 显著降低至 25%，绝对下降达 51%。但是由于去骨瓣减压组的存活患者大多 mRS 评分为 4，因此该研究不能独立显示去骨瓣减压术是否有显著降低发生中等以上严重功能障碍（mRS > 3）风险的作用。但在合并数据中，手术后患者 mRS > 3 的风险从 79% 降至 57%，绝对下降 23%，虽然数值不大但具有统计学意义[18]。

HAMLET 研究的患者入组一直持续到 2007 年，结果于 2009 年初报道[19]。在 64 名入组患者中，32 名行去骨瓣减压术，另 32 名行药物治疗。同样，去骨瓣减压术被证实能有效减少死亡率，与药物治疗组59% 的死亡率相比降低 38%，死亡率绝对风险下降22%。幸存者的功能预后较另外两项随机实验差。手术组患者相对严重功能障碍（mRS 4）和严重功能障碍（mRS 5）的比例均较高（分别为 34% 对 16% 和19% 对 0）。

HAMLET 研究发布的结果还包括将其完整数据与 DECIMAL 及 DECIMAL 研究数据合并后的修正整合结果（134 名）。这项荟萃分析结果是有关大面积脑梗死去骨瓣减压目前可得的最有力的 I 级证据。这一研究结果确认了去骨瓣减压术能够减少 50% 的死亡率（从 71% 至 21%）。严重功能障碍（mRS 大于4）或死亡的风险也从 75% 降低至 33%，下降 42%。尽管未达到统计学差异，手术可使出现相对严重功能障碍（mRS > 3）的风险从 76% 降至 60%，下降了16%。结果的总结见表 16.3。

去骨瓣减压术后影响预后的预后因子

多个可能影响去骨瓣减压术后预后的预后因子被持续关注。早期的非对照研究对早期手术能否降低死亡率和病残率存在分歧，一部分研究发现早期手术能够获益[14]，而另一部分研究却是阴性结果[13]。前文提到的三项随机对照试验证实早期手术具有明确生存获益。亚组分析显示，只有在卒中后 48 小时内行去骨瓣减压术，才能降低严重功能障碍或死亡的风险。在此时间点后接受手术的患者，其预后与药物治疗组患者无差别[19]。直观地讲，早期手术组死亡率绝对风险降低了 59%（药物治疗组 78%，早期手术组 19%），而晚期手术组只有 8% 的下降且无显著统计学差异（药物治疗组 36%，晚期手术组 27%）。

大面积脑梗死的预后可能确实与是否发生天幕裂孔疝有关，而与差异较大的从发病到治疗的间隔时间关系不大，上述随机试验没有根据术前是否有脑疝的临床表现进行亚组分析。一项 71 名患者的回顾性研究比较了在脑疝引起神经症状加重前或加重后行去骨瓣减压术的患者预后的差别[20]。术前，早期手术组相比晚期手术组 GCS 分数更高（11.2 对 6.6，$P < 0.05$），瞳孔不等大比例更低（0% 对 90%，$P < 0.01$）。6个月的随访提示早期治疗组在死亡率方面并未显著降低（19% 对 28%），但 GOS 及 BI 评分显著提高。值得注意的是，两组间从发作到手术的时间差异是不

表 16.3　去骨瓣减压术治疗大面积缺血性卒中引起的恶性脑水肿的随机对照研究

RCT*	发表文献	患者例数	死亡率下降（ARR†）	不良功能预后下降（ARR†）
DECIMAL	Vahedi 等, 2007[15]	38	53%	mRS > 3 为 28%（NS）；mRS > 4 为 53%
DESTINY	Juttler 等, 2007[16]	32	36%	mRS > 3 为 20%（NS）；mRS > 4 为 43%
DECIMAL、DESTINY 和早期 HAMLET 研究结果的综合分析	Vahedi 等, 2007[15]	92	50%	mRS > 3 为 23%；mRS > 4 为 51%
HAMLET	Hofmeijer 等, 2009[19]	64	38%	mRS > 3 为 0%（NS）；mRS > 4 为 19%（NS）
DECIMAL、DESTINY 和 HAMLET 研究结果的综合分析	Hofmeijer 等, 2009[19]	134	50%	mRS > 3 为 16%（NS）；mRS > 4 为 42%

注：ARR，绝对风险下降；DECIMAL，恶性大脑中动脉梗死去骨瓣减压研究；DESTINY，减压手术治疗大脑中动脉恶性梗死的研究；HAMLET，伴有危及生命水肿的大脑中动脉梗死的半颅去骨瓣术研究；mRS，改良 Rankin 量表；RCT，随机对照研究。

* 另外有两项研究，HeaDDfirst（梗死相关脑肿胀恶化的半颅去骨瓣和硬膜切开治疗研究）和 HeMMI（恶性 MCA 梗死的半颅去骨瓣治疗研究）也已经启动，因此为了内容完整性在此提及该两项研究。前一项研究在纳入 26 名患者后终止，结果尚未公布，后一项研究近期没有更新[30]。

† 没有标记 NS（无显著差异）处的数值具有统计学差异（P < 0.05）。所有结果是 1 年随访的数据。

显著的（早期为 2.48 天，晚期为 2.76 天），进一步提示是否出现脑疝是决定大面积脑梗死预后的重要预测因子，而脑梗发生到治疗的绝对时间作用有限。在另一项非对照研究中，脑梗死发生 6 小时内接受"超早期"去骨瓣减压术的患者相比 6 小时后接受手术的患者术前出现脑疝症状的人数显著减少，死亡率显著降低并且 6 个月随访时 BI 评分更高[21]。在现有文献中，较难区分脑疝是否发生和发生到治疗的绝对时间这两个因素对预后影响的差异，但若要启动新的随机对照研究对此问题进行评估，鉴于早期手术的获益已得到充分阐述，此类研究无须通过伦理审查。

另一项明确的去骨瓣减压术患者的预后因子是低年龄获益。数项非对照试验表明在 < 50 岁[13]或 < 60 岁[20,22]的患者预后结果更好。在 DECIMAL、DESTINY 和 HAMLET 三项随机实验中，虽然排除了年龄 > 60 岁的患者，但研究发现对于 51 ~ 60 岁的患者，去骨瓣减压术确能减少死亡率和病死率使患者受益[19]。

几项研究还分析了左右半球对卒中功能预后的影响。尽管公认的概念认为大面积优势半球卒中能够导致不可挽回的功能障碍，但左右半球对预后的影响并未被证实。多项研究[13,14,20]和随机试验[15-19]提示卒中是否发生在优势半球对预后风险无显著影响。

总结和推荐

有明确的 I 级证据表明对 60 岁以下单侧缺血性卒中继发恶性脑水肿的患者，无论卒中位于哪个半球，早期去骨瓣减压术均能降低其死亡率。综合考虑这些数据，英国国家卫生部建议对于年龄 < 60 岁，大脑中动脉供血区梗死体积 > 145 mL 以及 NIHSS > 15 的患者，在 24 小时内转入去骨瓣减压术流程，在 48 小时内实施手术[23]。对于不符合这一标准的患者，应做个体化治疗决策，但记住这些患者往往预后更差。图 16.2 是卒中相关恶性脑水肿患者推荐诊疗方案的流程图。由于已经证实了早期手术的益处，对于可能发生致命脑水肿的患者，应尽早告知患者家属有实施去骨瓣减压术的可能，并商讨进一步治疗方案。

数据不支持根据患者卒中发生的半球以及是否存在失语选择手术患者。手术应该在卒中发作约 48 小时内进行以期取得最大获益。早期手术能够获益可能是由于避免了天幕裂孔疝引起的神经功能障碍，但因果关系仍不明确。去骨瓣减压术使患者死亡率降低，但同时也提高了相对严重和严重功能障碍存活者的比例。以这种牺牲换来的获益是否使整体功能预后得到改善，很大程度上取决于主观上对现实中哪种评价指标是患者预后情况的持续评判标准的划分。但由于对评估功能预后的标准，以及如何整合难以描述的心理

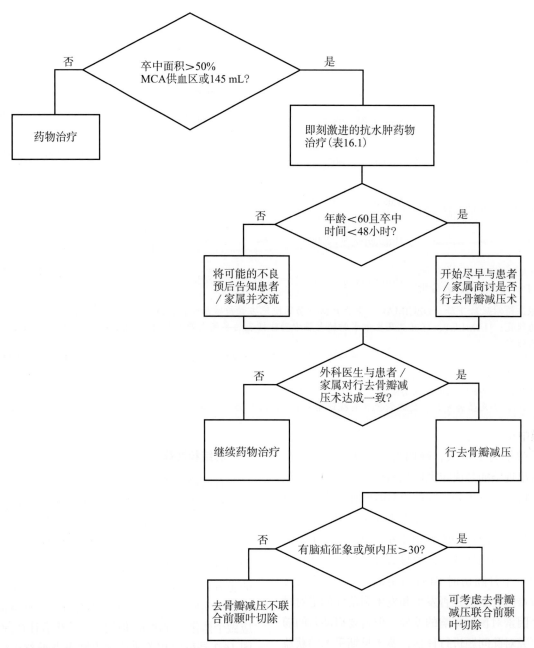

图 16.2　大面积 MCA 梗死治疗决策制定的流程图。此图显示了大面积 MCA 卒中后继发的具有占位效应的脑水肿的推荐治疗方案。治疗决策的因素是根据能够得到的最佳的 I 级证据得出的（详见文中所述）。

作用对遗留功能障碍的影响缺乏共识，上述问题很难得到进一步解答[24]。因此，考虑到需要在死亡与功能预后两者间进行权衡，医师需要与患者及家属坦率的商讨，尊重其意见以决定是否行去骨瓣减压术。

手术技巧

一旦决定行手术治疗，应当全面完善术前评估。此手术失血量往往较少而无需在手术室行交叉配血，因此，除非存在其他伴随疾病，通常只需在血库进行血型检查和抗体筛查。发现并纠正已出现的凝血障碍和代谢紊乱。这类患者应特别注意之前是否接受过诸如组织型纤溶酶原激活物（tPA）之类的纤溶治疗或是阿司匹林和氯吡格雷之类的抗血小板药物治疗。如果条件许可，侵袭性操作应在静脉 tPA 治疗 24 小时后进行。后一种情况应考虑输注血小板以纠正血小板功能障碍。根据病情轻重，尽可能对心源性危险因素进行评估分层并优化心功能。

在手术室内，患者全身麻醉诱导后取仰卧位。

头转向一侧，必要时肩下垫枕，三钉头架固定（图16.3A）。注意避免颈部过度扭曲进而压迫对侧颈静脉导致脑静脉回流受阻。

单侧减压可选择行包括额叶、顶叶及颞叶范围的半颅去骨瓣术。最常使用的切口是问号形的弧形切口（图16.3A）。切口下方应达到颧弓水平，内侧以中线为界，以确保在颅骨钻孔时能够看见矢状缝。考虑到美观因素，前界应在发际线内。切口后界应做出充分的弧度以确保弃去骨瓣的前后径至少有12 cm。皮肤切口应比设计的骨瓣范围稍大，以利于今后颅骨修补手术的进行。

在向前翻开皮瓣和颞肌后（图16.3B），分别在切口下部颧突以上的颞骨鳞部做暴露中颅底、切口前部关键孔处做暴露前颅底及切口后部颞上线与皮瓣边缘交界处的三枚骨孔。额外的骨孔可做在内侧矢状窦旁开1 cm处。从颅骨内板剥离硬脑膜，然后用铣刀将各骨孔连接。去除骨瓣，骨瓣可储存在 – 80℃冰箱或另外做腹部切口埋于皮下。< 12 cm的骨瓣会增加脑组织疝入颅骨缺损的风险，进而引起静脉梗死和水肿加重（图16.3C）。使用双极电凝止血，应特别注意脑膜中动脉的止血以及颅骨边缘的硬脑膜悬吊。用咬骨钳咬去残留的蝶骨翼暴露颞叶，如乳突气房打开应用骨蜡封闭；然后放射状打开硬脑膜，注意避免损伤下方的脑组织和血管（图16.3D）。这样完成了最低程度的减压。

对于许多病例，需要行前颞叶切除术（ATL）以便对脑干行进一步减压。ATL的指征是颅内压监测下ICP > 30[21]，或有影像学或临床证据提示存在天幕裂孔疝。对于减压手术，ATL的手术要求是切除颞叶钩回及颞叶内侧。先从颞极后4 ~ 5 cm处开始向前切除颞中回皮质，然后向下切除皮质至中颅底水平。再依次吸除新皮质、其下白质，以及包括杏仁核在内的皮质下前颞叶结构。一般不需要行精细的颞上回切除和岛叶骨骼化等进一步新皮质切除。

在内侧，找到代表颞叶内侧界的蛛网膜界面至关重要。需小心保护这一蛛网膜界面的完整性，以避免损伤脑干以及周围脑池内的结构。可轻柔地吸除或从蛛网膜上撕下钩回，完成减压。在蛛网膜界面深部可见动眼神经、大脑后动脉和(或)后交通动脉及中脑。在天幕游离缘通常可见滑车神经。如果已经发生钩回疝，需要彻底切除钩回达天幕游离缘以充分减压。

关颅时应当用自体骨膜或人工硬膜[25]行硬膜减张缝合替代硬膜原位缝合以便给水肿的脑组织提供膨胀的空间[26]。出于同样目的，颞肌和筋膜可暂不复

位[27]。如果医师认为非常必要，可放置ICP监测或脑室外引流。逐层缝合帽状腱膜和头皮。

去骨瓣减压术最常见的并发症为硬膜下积液，约占50%，此外有1% ~ 6%的患者可能出现感染或骨瓣骨髓炎[23]。隐匿性的脑积水也有可能发生，应在颅骨修补的同行行CSF分流。

颅骨修补术

去骨瓣术后的颅骨缺损通常在手术后数周至数月后行修补重建。这项手术不仅是为了美观，更重要的是为脑组织提供保护，避免需要不间断使用头盔。修补材料首选患者自体骨瓣；如果无法获得自体骨瓣或自体骨瓣已经感染，则可使用预塑形定制的合成骨瓣。这种情况下，应在手术日前预留充分时间妥善安排患者接受必要的影像学检查及制作合成骨瓣。这两种方案在手术时间和感染风险方面没有显著差异[28]。

手术时，打开原切口，从硬膜修补材料上游离皮瓣。去骨瓣减压术时使用人工合成硬膜相比自体骨膜在颅骨修补游离皮瓣时的难度更低[25]。在颅骨缺损四周确认骨窗缘。如前所述，皮瓣范围大于骨瓣范围有利于此项操作进行。替代骨瓣应使用钛合金或可吸收补片或螺丝至少固定三处，逐层缝合帽状腱膜和头皮。

卒中去骨瓣减压术后交通性脑积水并不常见。一旦出现，常需要行脑脊液分流。陆续有证据表明早期行颅骨修补（数周后）相比晚期颅骨修补（数月后）能够减少需要行CSF分流情况的发生[29]。

病例介绍

34岁女性患者，有不孕病史，接受Lupron（醋酸亮丙瑞林，为亮丙瑞林长效制剂，一种促性腺激素释放激素激动剂）治疗。突发意识评分下降，嗜睡，右侧偏瘫及尿失禁。急送至当地医院，头颅CT平扫未见异常。诊断考虑为癫痫及发作后状态，但EEG仅显示左侧存在慢波而无癫痫样放电出现。因患者出现过短暂的完全心脏停搏而放置了临时起搏器。患者第二天过后的体格检查未见体征明显改善，因此复查了头颅CT，结果提示严重的左侧MCA梗死，中线移位3 mm。此时患者不能遵嘱，轻度瞳孔不等大，右侧动眼神经麻痹。患者在接受了65 g甘露醇治疗和气管插管后转入作者所在医院行进一步诊治。

患者在卒中发生后约42小时到达麻省总医院神经重症监护治疗病房。体格检查提示患者生命体征平稳，窦性心率，呼吸机压力控制模式通气。停用丙泊

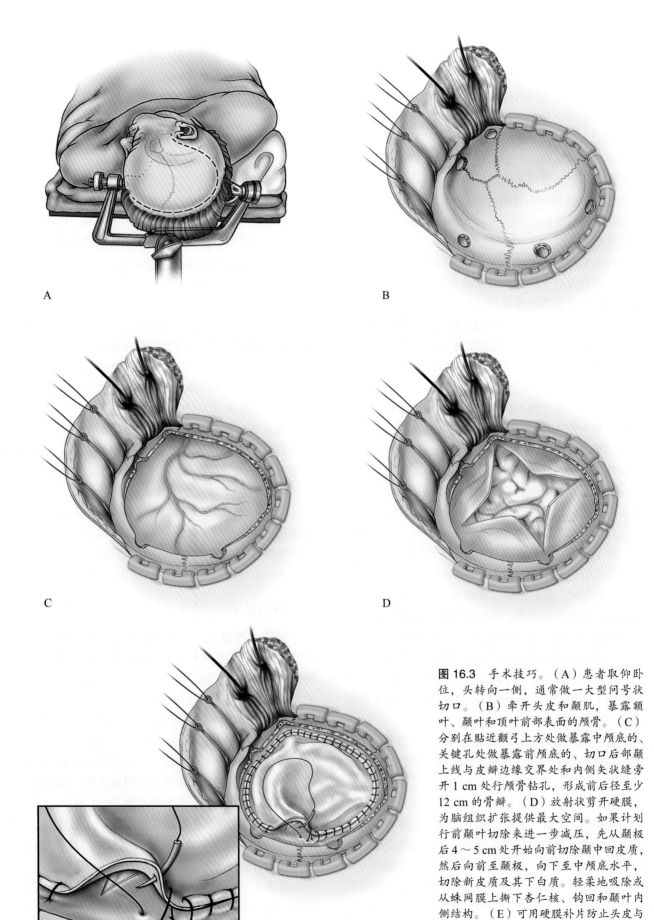

A

B

C

D

E

图 16.3 手术技巧。（A）患者取仰卧位，头转向一侧，通常做一大型问号状切口。（B）牵开头皮和颞肌，暴露额叶、颞叶和顶叶前部表面的颅骨。（C）分别在贴近颧弓上方处做暴露中颅底的、关键孔处做暴露前颅底的、切口后部颞上线与皮瓣边缘交界处和内侧矢状缝旁开 1 cm 处行颅骨钻孔，形成前后径至少 12 cm 的骨瓣。（D）放射状剪开硬膜，为脑组织扩张提供最大空间。如果计划行前颞叶切除来进一步减压，先从颞极后 4～5 cm 处开始向前切除颞中回皮质，然后向前至颞极，向下至中颅底水平，切除新皮质及其下白质。轻柔地吸除或从蛛网膜上撕下杏仁核、钩回和颞叶内侧结构。（E）可用硬膜补片防止头皮与脑组织粘连。

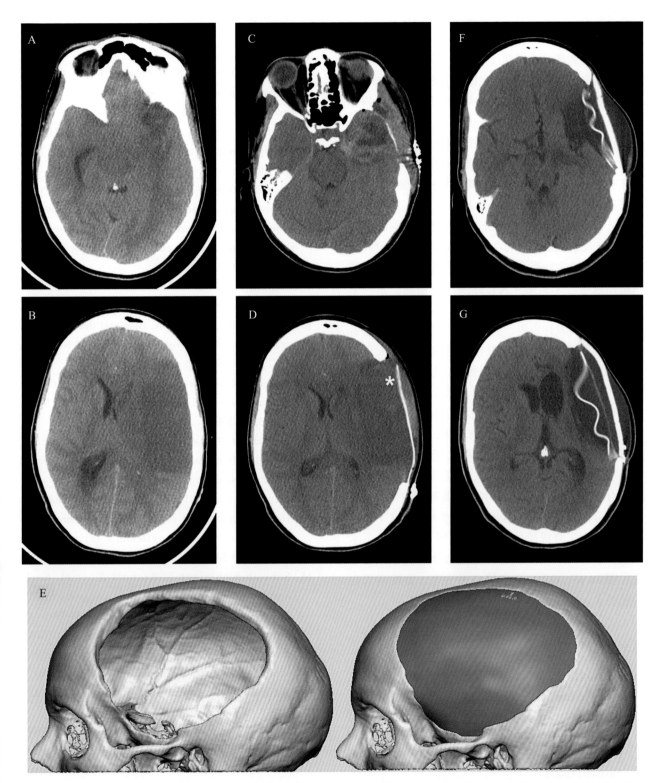

图16.4 病例介绍。这些图像是文中描述的34岁女性患者的影像学资料。（A、B）头颅CT平扫提示左侧MCA供血区大面积卒中，伴有水肿和中线移位以及钩回疝。（C、D）左侧去骨瓣减压和前颞叶切除术后即刻的头颅CT显示中线移位和脑干受压情况完全缓解。用星号标记的高密度的弧线结构是Gore-Tex硬膜补片。（E）根据薄层CT扫描三维重建进行预塑形颅骨修补（灰色部分）。（F、G）颅骨修补术后的头颅CT。

酚后 GCS 评分 E1VTM5，NIHSS 评分为 24 分，不能持续遵嘱。左侧瞳孔 2 mm，大于右侧，对光反射存在。眼脑反射消失，角膜反射、咳嗽反射及咽反射存在。患者左侧肢体有自主活动，右上肢伸直位置，右下肢三处关节对刺痛均有屈曲反应。急诊行头颅 CT 提示左侧大脑中动脉供血区大面积梗死（图 16.4A、B）。

由于患者年轻，卒中面积大且已出现脑疝，告知患者家属并商讨是否行去骨瓣减压术。家属接受手术，故患者在卒中发生后约 44 小时急诊行左侧半颅去骨瓣术。手术弃除了左半颅骨骨瓣，切除了 4 cm 范围前颞叶组织，并在右侧额叶放置了螺栓型脑实质 ICP 监测。术后 CT 见图 16.4C、D。

患者术后即刻 GCS 评分 E2VTM5，双侧瞳孔等大，对光反射灵敏。术后 2 天内患者对检查者可呼唤睁眼，偶有自主睁眼，左侧肢体可间断性地对简单指示做出反应。术后第 4 天移除颅内压监测。术后第 17 天患者可对 2 ～ 3 步指示遵嘱，转至住院康复中心。患者有自发性言语，但存在明显命名障碍。患者有轻度右侧面瘫，但右侧肢体仍然偏瘫。29 天后患者从康复中心出院时，能够讲短语，挂四支点拐杖走 120 ～ 150 ft（1 ft = 0.304 8 m）。患者卒中原因待查，可能有原因不明的血栓或激素治疗引起的高凝状态。

3 个月后患者入院行颅骨修补术，患者表达性失语明显改善，可应用短句回答问题，但词汇搜索仍存在困难。患者右上肢仍然瘫痪，但右下肢肌力已可抵抗重力。由于术中培养提示其自体骨瓣存在痤疮丙酸杆菌感染，因此弃去自体骨瓣，行头颅薄层 CT 扫描帮助制作人工合成颅骨修补材料（图 16.4E）。手术顺利，术后头颅 CT 提示左侧脑室扩大，其余病情平稳（图 16.4F、G）。患者第二天出院，为发现潜在的脑积水，行定期随访。

参考文献

[1] Moulin DE, Lo R, Chiang J, Barnett HJ. Prognosis in middle cerebral artery occlusion. Stroke 1985;16:282-284

[2] Qureshi AI, Suarez JI, Yahia AM, et al. Timing of neurologic deterioration in massive middle cerebral artery infarction: a multicenter review. Crit Care Med 2003;31:272-277

[3] Hacke W, Schwab S, Horn M, Spranger M, De Georgia M, von Kummer R. 'Malignant' middle cerebral artery territory infarction: clinical course and prognostic signs. Arch Neurol 1996;53:309-315

[4] Silver FL, Norris JW, Lewis AJ, Hachinski VC. Early mortality following stroke: a prospective review. Stroke 1984;15:492-496

[5] Oppenheim C, Samson Y, Manaï R, et al. Prediction of malignant middle cerebral artery infarction by diffusion-weighted imaging. Stroke 2000;31:2175-2181

[6] Kasner SE, Demchuk AM, Berrouschot J, et al. Predictors of fatal brain edema in massive hemispheric ischemic stroke. Stroke 2001;32:2117-2123

[7] Krieger DW, Demchuk AM, Kasner SE, Jauss M, Hantson L. Early clinical and radiological predictors of fatal brain swelling in ischemic stroke. Stroke 1999;30:287-292

[8] Carter BS, Rabinov JD, Pfannl R, Schwamm LH. Case records of the Massachusetts General Hospital. Weekly clinicopathological exercises. Case 5-2004-a 57-year-old man with slurred speech and left hemiparesis. N Engl J Med 2004;350:707-716

[9] Bardutzky J, Schwab S. Antiedema therapy in ischemic stroke. Stroke 2007;38:3084-3094

[10] Kjellberg RN, Prieto A Jr. Bifrontal decompressive craniotomy for massive cerebral edema. J Neurosurg 1971;34:488-493

[11] Ivamoto HS, Numoto M, Donaghy RM. Surgical decompression for cerebral and cerebellar infarcts. Stroke 1974;5:365-370

[12] Rengachary SS, Batnitzky S, Morantz RA, Arjunan K, Jeffries B. Hemicraniectomy for acute massive cerebral infarction. Neurosurgery 1981;8:321-328

[13] Gupta R, Connolly ES, Mayer S, Elkind MS. Hemicraniectomy for massive middle cerebral artery territory infarction: a systematic review. Stroke 2004;35:539-543

[14] Schwab S, Steiner T, Aschoff A, et al. Early hemicraniectomy in patients with complete middle cerebral artery infarction. Stroke 1998;29:1888-1893

[15] Vahedi K, Vicaut E, Mateo J, et al; DECIMAL Investigators. Sequential-design, multicenter, randomized, controlled trial of early decompressive craniectomy in malignant middle cerebral artery infarction（DECIMAL Trial）. Stroke 2007;38:2506-2517

[16] Jüttler E, Schwab S, Schmiedek P, et al; DESTINY Study Group. Decompressive Surgery for the Treatment of Malignant Infarction of the Middle Cerebral Artery（DESTINY）: a randomized. controlled trial. Stroke 2007;38:2518-2525

[17] Hofmeijer J, Amelink GJ, Algra A, et al; HAMLET investigators. Hemicraniectomy after middle cerebral artery infarction with life-threatening Edema trial

（HAMLET）. Protocol for a randomised controlled trial of decompressive surgery in space-occupying hemispheric infarction. Trials 2006;7:29

[18] Vahedi K, Hofmeijer J, Juettler E, et al; DECIMAL, DESTINY, and HAMLET investigators. Early decompressive surgery in malignant infarction of the middle cerebral artery: a pooled analysis of three randomised controlled trials. Lancet Neurol 2007;6:215-222

[19] Hofmeijer J, Kappelle LJ, Algra A, Amelink GJ, van Gijn J, van der Worp HB; HAMLET investigators. Surgical decompression for space-occupying cerebral infarction（the Hemicraniectomy After Middle Cerebral Artery infarction with Life-threatening Edema Trial [HAMLET]）: a multicentre, open, randomised trial. Lancet Neurol 2009;8:326-333

[20] Mori K, Nakao Y, Yamamoto T, Maeda M. Early external decompressive craniectomy with duroplasty improves functional recovery in patients with massive hemispheric embolic infarction: timing and indication of decompressive surgery for malignant cerebral infarction. Surg Neurol 2004;62:420-429, discussion 429-430

[21] Cho DY, Chen TC, Lee HC. Ultra-early decompressive craniectomy for malignant middle cerebral artery infarction. Surg Neurol 2003;60:227-232, discussion 232-233

[22] Chen CC, Cho DY, Tsai SC. Outcome of and prognostic factors for decompressive hemicraniectomy in malignant middle cerebral artery infarction. J Clin Neurosci 2007;14:317-321

[23] Kakar V, Nagaria J, John Kirkpatrick P. The current status of decompressive craniectomy. Br J Neurosurg 2009;23:147-157

[24] Curry WT Jr, Sethi MK, Ogilvy CS, Carter BS. Factors associated with outcome after hemicraniectomy for large middle cerebral artery territory infarction. Neurosurgery 2005;56:681-692, discussion 681-692

[25] Horaczek JA, Zierski J, Graewe A. Collagen matrix in decompressive hemicraniectomy. Neurosurgery 2008;63（1, Suppl 1）ONS176-ONS181, discussion ONS181

[26] Yoo DS, Kim DS, Cho KS, Huh PW, Park CK, Kang JK. Ventricular pressure monitoring during bilateral decompression with dural expansion. J Neurosurg 1999;91:953-959

[27] Park J, Kim E, Kim GJ, Hur YK, Guthikonda M. External decompressive craniectomy including resection of temporal muscle and fascia in malignant hemispheric infarction. J Neurosurg 2009;110:101-105

[28] Lee SC, Wu CT, Lee ST, Chen PJ. Cranioplasty using polymethyl methacrylate prostheses. J Clin Neurosci 2009;16:56-63

[29] Waziri A, Fusco D, Mayer SA, McKhann GM Ⅱ, Connolly ES Jr. Postoperative hydrocephalus in patients undergoing decompressive hemicraniectomy for ischemic or hemorrhagic stroke. Neurosurgery 2007;61:489-493, discussion 493-494

[30] Hutchinson P, Timofeev I, Kirkpatrick P. Surgery for brain edema. Neurosurg Focus 2007;22:E14

第 17 章

颈动脉内膜切除术：决策分析和手术技巧

Jay U. Howington

■吴泽翰 译 ■李培良 校 ■毛颖 审

要点

◆ 一名神经外科医师需要掌握的颈动脉内膜切除术的手术技巧应当适应其操作习惯，因为技巧没有对错之分，只有能否最大程度减少病残率和死亡率的区别。

◆ 只有在颈内动脉远端结扎后才能开始游离颈动脉分叉部，这样不仅能够预防血栓性并发症的发生，还能评估是否需要行转流。

◆ 永远不要依赖单一无创性影像学成像方法进行颈动脉狭窄程度的评估。

◆ 充分评估每一名患者的自然史和该患者行内膜剥脱术的潜在风险，铭记：好的外科医师是对手术十分慎重的医师。

颅外段颈动脉重建的目的是预防动脉粥样硬化血栓栓塞性疾病或血流动力学障碍引流的缺血性事件。20 世纪 90 年代的多项研究已经证实，CEA 是卒中安全且有效的一级和二级预防措施。这些研究包括 NASCET、ECST 和 ACAS[1-3]。这些研究得出的 I 级证据证实，相比药物治疗，内膜剥脱术能够让有症状的重度颈动脉狭窄（70%～99%）患者和狭窄 60%～99% 的无症状患者获益。这些研究的详细内容和分层分析结果在第 5 章有详细介绍。这些研究所提供的核心信息是在有经验医师的操作下，CEA 是治疗颈动脉重度狭窄安全有效的方法，并发症率低。但是对任何 1 例颈动脉狭窄，需要综合 1 种以上狭窄程度的评估结果才能做出手术决定。这一章将复习 CEA 作为血供重建治疗的指征并阐述大体手术技巧

和这类患者的围手术期管理。CAS 和其他有效治疗方法将在本篇第 32 章和其他章节阐述。

初步评估

颈动脉狭窄和其他动脉粥样硬化性疾病一样是遗传和生活方式共同作用的结果。与此类似，影响颅外段颈动脉粥样硬化自然史的因素与其他动脉粥样硬化疾病相同。颈动脉狭窄的高危患者发生由狭窄导致卒中的风险也较高。必须牢记颈动脉疾病患者做首次评估时须同时评估颈动脉狭窄的危险因子和由颈动脉狭窄引发卒中的危险因子。大多数情况下，开始进行确诊颈动脉狭窄的工作时，患者会被转诊给颈部外科医师。对于无症状的患者，通常会先在家庭医师那里得到宣教，然后进行颈动脉超声检查，最后根据结果进行转诊或行进一步影像学检查。有症状的患者可表现为视网膜或半球的 TIA 或卒中，出现症状后的影像学检查方法有很多。其中必须指出的是，颈动脉二维超声仍是目前评估颅外段颈动脉血流首选且无创的标准检查方法。超声在缺血性卒中影像学检查中的地位在第 11 章中得到详细描述。本章需要对其在决定手术后的作用做简单介绍。

相比传统血管造影，颈动脉二维超声波形频谱分析诊断颈动脉 50%～99% 狭窄的敏感性和特异性为 90%～95%[4]。华盛顿大学 Strandness[5] 发表的频谱诊断标准可能是全美超声检查室应用最广泛的颈动脉狭窄分级标准，该标准将颈动脉狭窄分为正常、狭窄 1%～15%、狭窄 16%～49%、狭窄 50%～79%、狭窄 80%～99% 和完全闭塞 6 级。华盛顿大学标准关注颈内动脉收缩期峰值流速、心脏收缩减速期频谱增宽的数量，以及出现斑块的数量，这些指标通常出现在颈动脉二维超声报告的底部。二维

超声通过这些指标发现闭塞性疾病的敏感度很高，但仍存在一些缺点使华盛顿大学标准不能成为评估颈动脉疾病最理想的标准。

NASCET 研究中使用的狭窄程度评估方法现已成为判断颈动脉狭窄的标准方法（图 17.1）[1]。华盛顿大学标准利用颈动脉球而不是颈内动脉远端作为参考直径，因此会过度评价狭窄的程度。这种方法得出的狭窄范围很大，不能适应 NASCET 和 ACAS 研究中提出的指征。狭窄程度为 70% ~ 99% 的有症状患者得到了最佳的内膜剥脱术和药物治疗[1, 2]，而 ACAS 研究证实颈动脉狭窄 60% ~ 90% 的无症状患者行内膜剥脱术也能够获益。由于这一缺点，Monta 团队[6-8]致力于建立另外的发现 ICA 狭窄准确率更高的标准。这些标准包括颈动脉心脏舒张期末速率

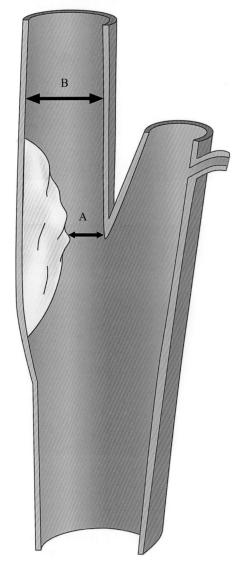

图 17.1 NASCET 中测量颈动脉狭窄程度的方法。狭窄程度等于 1 减去狭窄节段的动脉直径（A）除以狭窄远端双侧管壁光滑一致的颈内动脉直径（B）的商。

（EDV）和 ICA/颈总动脉 PSV 比例（表 17.1）。

表 17.1 颈动脉狭窄的 Panel Gray 评分和多普勒诊断标准共识[6]				
狭窄程度（%）	原始参数		附加参数	
	ICA PSV（cm/s）	斑块（%）	ICA CCA PSV 比率	ICA EDV（cm/s）
正常	＜ 125	无	＜ 2.0	＜ 40
＜ 50	＜ 125	＜ 50	＜ 2.0	＜ 40
50 ~ 69	125 ~ 230	≥ 50	2.0 ~ 4.0	40 ~ 100
≥ 70 ~ 99	＞ 230	≥ 50	＞ 4.0	＞ 100
闭塞	测不到	可见，但无腔	N/A	N/A

注：CCA，颈总动脉；EDV，舒张终末期血流速率；ICA，颈内动脉；N/A，不能应用；PSV，收缩期峰值流速。

这些诊断标准确实提高了颈动脉超声的诊断准确率，但是超声远远不能满足评估狭窄节段 / 部位、了解远近端解剖结构，以及明确侧支血流状态的需求。因为这些缺点，作者认为依靠颈动脉超声单一的一项影像学检查就行 CEA 手术往好里说也不过是一个糟糕的决定。超声提示重度颈动脉狭窄的患者行外科干预前至少再行一项其他检查对狭窄进行确认。这些辅助影像学检查方法包括 CTA、MRA 以及 DSA。

长久以来，DSA 被认为是评估脑血管结构的金标准，但其也有两项明显的缺点：第一，该检查为有创操作，有损伤动脉的风险；第二，造影剂具有肾毒性。传统的通过导管的血管造影会给患者带来症状性卒中的风险，由其导致的暂时性或永久性神经功能障碍的发生率为 0.17% ~ 2.63%[9-11]。最近一项包含 2 243 名患者的颅内动脉瘤术后脑血管 DSA 随访研究表明，DSA 检查的并发症率只有 0.43%[11]。尽管 DSA 确实具有一定风险，但其价值也是显而易见的，包括可以准确测量狭窄程度，评估近端和远端的解剖结构，以及评估侧支血流状态（图 17.2）。CTA 和 MRA 也可以提供类似的远近端解剖结构信息，但由于这两项检查均不是真正的动态评估，其关于侧支血流的信息仅供参考。CTA 具有放射暴露和肾毒性的风险，部分患者由于具有金属植入物或异物而不能行 MRA 检查。尽管有这些缺陷，但通过这两项检查与 DSA 的广泛对比发现，CTA 诊断狭窄程度 ≥ 70% 的颈动脉狭窄的综合敏感性和特异性分别达到 85% 和 93%[12]，而 MRA 诊断相同程度的颈动脉狭窄的这两项指标则分别为 95% 和 90%[13]。这两项检查的准确性已经

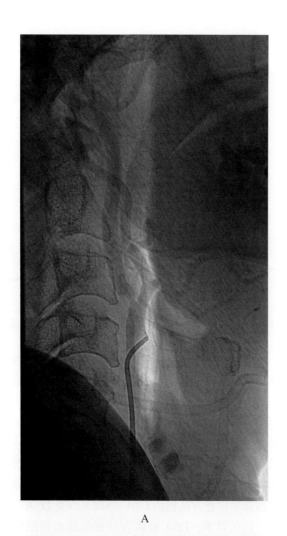

A

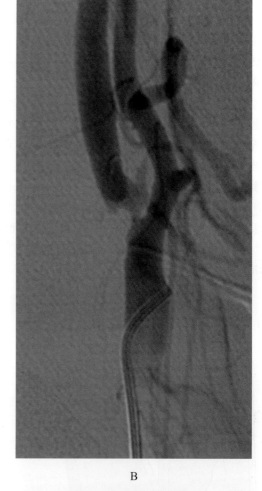

B

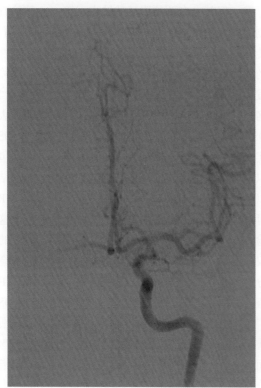

C

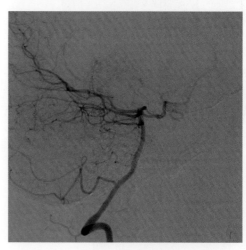

D

图 17.2 （A、B）右侧颈总动脉造影的侧位片。未减影的图像（A）显示狭窄的解剖位置位于 $C_3 \sim C_4$ 节段，在下颌角的稍下方。减影影像（B）清楚地明确颈内动脉（ICA）起始段狭窄 72%。（C）该患者左侧 ICA 造影的颅内正位片（AP）证实通过前交通动脉的代偿血流到达了右侧大脑前动脉 A1 段。（D）该患者右侧椎动脉造影的颅内侧位片显示有代偿血流自右侧后交通动脉供应右侧大脑前动脉和大脑中动脉。该患者接受了内膜剥脱术，本章附有手术视频。

足够满足确认颈动脉超声发现的重度颈动脉狭窄的要求。当颈动脉超声检查结果与这两项确诊检查结果不一致时，应当行传统血管造影进行确诊。

做出初步治疗决定：症状性颈动脉狭窄

临床上有很多被诊断为"症状性颈动脉狭窄"而转诊至颈动脉外科医师处就诊的患者实际上是无症状的。这种错误的判断是因为患者经历的"症状"并不是颈动脉因素引起的，包括头晕、身体虚弱、晕厥或先兆晕厥，以及主观视觉改变（飞蚊症或出现盲点），并不是颈动脉缺血的症状。诊断症状性颈动脉狭窄的症状必须是累及同侧半球或视网膜的短暂性或永久性局灶性神经功能障碍。明确区分症状性和无症状颈动脉狭窄对评估患者的风险是至关重要的，因为对于药物治疗后颈动脉狭窄自然史发展的预判，症状性和无症状颈动脉狭窄是截然不同的。

决定一名 ICA 狭窄患者是否需要外科干预时，主要需考虑的是狭窄的程度和是否出现颈动脉狭窄的症状，然后需要对形成治疗决定的各项依据进行简要检查。NASCET 和 ECST 的结果证实相比药物治疗，CEA 能够使颈动脉狭窄 70%～99% 的症状性颈动脉狭窄患者获益[1, 3]。狭窄 50%～69% 的患者也能从 CEA 中获益，但 5 年同侧缺血性卒中的绝对风险下降仅 4.6%，而狭窄 70%～99% 的亚组中此风险绝对下降 16%。颈动脉接近闭塞的患者 5 年随访几无获益。Rothwell 等[14]利用 NASCET 和 ECST 研究中的患者分级数据进行荟萃分析，发现重度狭窄组患者最能从内膜剥除术中获益，5 年卒中风险绝对下降 16%（$P < 0.001$）。NASCET 研究的观察结果显示发生过卒中的患者相比仅 TIA 发作的患者更能从 CEA 治疗中获益，同样情况发生在半球缺血和视网膜缺血患者的比较中，发生过半球缺血事件的患者更能获益[1]。根据 NASCET 和 ECST 的研究结果，可以得出重度颈动脉狭窄血运重建带来的长期卒中风险降低的益处远远超过了即刻手术风险的害处这一结论。当然，这一结论是建立在手术医师的手术致残率和死亡率低至可接受范围的基础上的。

美国心脏协会卒中委员会特别理事会发布了关于 CEA 手术可接受风险的指南[15-17]。该组织建议，如果要保证 CEA 手术的获益超过其本身的风险，那么围手术期卒中和死亡的叠加风险无症状患者不能超过 3%，TIA 发作患者不超过 5%，有卒中史患者不超过 7%，而反复狭窄患者不超过 10%。在某些患者亚组，CEA 的手术风险高于 6%，这种情况下危险 / 获益的

分析就更为复杂，而不是简单地把有症状的重度 ICA 狭窄和 CEA 置于对等地位去分析。

诸如手术医师经验、临床表现、患者年龄与性别、伴随疾病、解剖和斑块形态等多种因素均会对决定是否行 CEA 手术产生影响。由于患者间的异质性以及由各个医师手术量较少导致的机会效应，很难说手术医师的因素会对 CEA 手术的风险产生很大影响，但通常认为有大量动脉内膜剥脱术手术经验的医师相比较少进行 CEA 手术的医师，手术的效果更好[18, 19]。目前尚没有一个严格的准则规定一位医师需要在特定时间内进行多少例 CEA 手术才能取得满意的手术效果，这些评价标准通常由各个医疗机构的资质委员会自己掌握。一位医师是否具有开展 CEA 治疗症状性 ICA 狭窄的资质通常是参考其手术并发症率是否≤ 6% 这一标准[17]。一旦并发症率超过这一标准，应当启动对该医师资历的全面审查。CEA 的风险取决于患者的临床表现、总体健康状况以及外科医师的个人经验和预后数据。

Rothwell 等的多项关于 CEA 治疗症状性颈动脉狭窄的分析研究[14, 20-23]发现，起病性质对 CEA 手术相关风险有显著影响（表 17.2）。疾病发展过程中出现频发 TIA 或卒中后行急诊 CEA 的手术风险明显高于择期手术。感觉上这种变化是由以下多个因素造成的：颈动脉斑块及附壁栓子突然不稳定；由于全身炎症反应或动脉粥样硬化斑块不稳定导致急性心源性并发症风险增高；患者欠缺常规术前评估且没有纠正伴发疾病；或者已经存在不可逆的缺血性损伤[22, 24-26]。考虑到症状不稳定的颈动脉狭窄任其自然发展的危险性，急诊 CEA 虽然神经系统和心血管并发症率高，但并非手术禁忌。当决定行急诊或限期 CEA 时，手术医师应当认识到这种情况下手

表 17.2	有症状的颈动脉内膜切除术后卒中和死亡风险的[14, 20-23]		
表现事件	研究数	手术数	风险数	P 值
症状性	95	36 482	5.1	< 0.001
急性事件	12	208	19.2	< 0.001
卒中	50	7 634	7.1	< 0.001
大脑 TIA	24	8 138	5.5	< 0.001
眼部症状	18	1 784	2.8	< 0.001
非特异性	24	1 751	4.2	< 0.001
无症状	60	14 399	2.8	< 0.001
再手术	12	914	4.4	< 0.001

注：TIA，短暂性脑缺血发作。

术风险已经升高，必须在术前尽一切可能来优化患者状态。出现卒中症状的患者手术风险高于表现为 TIA 发作的患者，而后者的风险又要高于表现为单纯眼部缺血的患者。但是，CEA 手术给患者带来的益处与这些患者的手术风险直接相关。

由于已知的 CEA 的风险、全身麻醉的风险和较短的预期寿命，NASCET 和 ECST 研究中 80 岁以上的患者人数很少[1, 3]。普遍的观念认为这些患者相比年轻患者发生卒中的风险更高、卒中后的病残率和死亡率也更高，但这两项研究随后的亚组分析表明伴随高龄患者的高风险与"生理"年龄这个单纯的数字概念关系不大[27, 28]。高龄患者的伴发疾病更多，这会增加这些患者的围手术期死亡风险，但对围手术期卒中风险没有明显影响。评估高龄患者 CEA 手术可行性时，必须权衡患者预期寿命延长和年卒中风险下降与 CEA 手术风险增加之间的利弊关系。现在，并没有真正的理由拒绝高龄但生理条件适合手术的患者进行 CEA 手术。

NASCET 和 ECST 的研究的亚组分析表明一定程度上由于女性患者的手术风险更高，女性患者从 CEA 中受益较少[1, 3, 23, 29]。一项荟萃分析中显示，女性患者总体卒中和死亡的危险比大约是男性患者的两倍，造成这种意想不到差异的主要原因之一是女性的颈动脉比男性细[23, 29]。较小的颈动脉直径对医师的手术技巧提出了更高的要求，并且有一种理论认为细小的动脉更容易出现血流动力学改变。此外，流行病学研究显示任何年龄段的女性相比同龄男性发生卒中的风险均较低[30]。NASCET 和 ECST 研究的结果支持卒中风险小的患者相比卒中风险高的患者从 CEA 手术中获益少这一规律。唯一与上述概念矛盾的是尽管女性患者接受 CEA 手术治疗的围手术期风险高于男性，但两者从 CEA 手术中得到的远期获益没有显著差异[29]。因此目前外科医师在进行女性患者接受 CEA 治疗的风险评估时，尚没有规定必须考虑性别因素产生的影响。

头颈部血管造影相比颈动脉超声的优点是能够全面地评估病变上下节段颈动脉以及狭窄的程度。位于 C_2 水平或以上的病变通常暴露困难，位置过低的病变也是如此，特别靠近端和特别靠远端的病变通常更适合颈动脉血管成型和支架置入术，因为 CEA 的颅神经损伤风险较高，而 CAS 几乎不存在这种情况。造影显示双侧半球无相互沟通代偿的患者需行术中转流，但转流可能造成动脉夹层，增加 CEA 的手术风险。对侧 ICA 闭塞的患者如果没有通畅的对侧后交

通动脉血流供应，在 CEA 术中发生缺血的风险较高。最后，颈动脉狭窄检查过程中偶然发现的颅内动脉瘤理论上在 CEA 术中随着近端狭窄造成的压力差被消除，其破裂风险会相应增加[31, 32]。其他因素，尽管不是严格意义上的"解剖"因素，但由于在 CEA 手术期间确实增加了神经血管损伤的风险而影响着患者的解剖。早前颈部手术或放疗产生的瘢痕组织会增加 CEA 手术的技术难度。这些因素均在表 17.3 中列出。尽管这些解剖学上的发现并没有被列为绝对手术禁忌，但是其相关风险，尤其是在参考 CAS 手术优点的背景下，必须得到充分考虑。

表 17.3　无症状的颈动脉内膜切除术指征[15]
适用于手术风险 < 3%，期望生命值至少 5 年者：
1. 证实的指征：同侧颈动脉内膜切除术可接受的指征是狭窄程度 ≥ 60%，没有溃疡，用 / 不用抗血小板药物治疗，对侧动脉状况良好和没有其他闭塞性血管病（A 级推荐）
2. 可考虑的指征：冠脉搭桥术后患者，同时颈动脉内膜狭窄 ≥ 60%，没有溃疡，用 / 未用抗血小板药物，而对侧侧支不理想者（C 级推荐）
3. 不肯定的指征：一侧颈动脉 ≥ 50%，伴有 B 或 C 级溃疡和对侧侧支循环欠佳者（C 级推荐）对手术风险在 3% ～ 5% 或高达 5% ～ 10% 的患者不考虑手术指征。

Prabhakaran 等[33]发现表面不规则的斑块发生缺血性卒中的风险提高了 3 倍。他们发现即使在调整狭窄程度以及斑块厚度两个因素后，斑块表面不规则仍是预测缺血性卒中的独立预后因子。斑块表面不规则或出现溃疡性改变的症状性重度狭窄患者相比斑块无溃疡性改变的患者缺血性卒中的危险更高，但斑块表面不规则和 CEA 手术的围手术期卒中风险增加并不明确相关。这个亚组的患者能从 CEA 手术中明显获益。

风险评估：无症状的颈动脉狭窄

上述危险因素——狭窄程度、手术医师经验、患者年龄和性别、伴随疾病、解剖因素和斑块形态——同样在无症状重度 ICA 狭窄患者的风险 / 获益分析中起关键作用。但要知道，无症状颈动脉狭窄患者从 CEA 手术中获得的益处相比药物治疗不及有症状的颈动脉狭窄患者多[2, 15, 21, 34, 35]。CEA 治疗无症状 ICA 狭窄相比其他任何医学情况可能要更遵循"首先不伤害"的医疗准则。和症状性颈动脉狭窄组一样，无症状患者从 CEA 手术中的获益程度和狭窄的程度相关，但在狭窄 60% ～ 99% 的区间内是一个例外，ACAS 研究和医学研究委员会的 ACST 均提示在此狭

窄区间内，手术获益并不随着狭窄程度的增加而增加。这些研究并没有特别指出狭窄程度对围手术期风险的影响，但 ECST 研究确实证实卒中风险随着狭窄程度的增加而增加，此结果提示重度狭窄的患者群体从 CEA 手术中的获益更多[3]。

ACAS 研究中总并发症率是很低的，只有 2.3%，并且半数并发症是术前血管造影检查造成的[2]。真正的围手术期并发症率只有 1.5%，但要注意的是此研究中的手术医师都是精挑细选的有经验的医师。目前推荐的对手术医师的要求是无症状患者 CEA 手术的并发症率 ≤ 3%[15]。反映这种要求的另一种方式是，5 年内需要接受 CEA 手术来预防致残性或致死性卒中的患者有 40 名。医师具有辨别哪些无症状患者具有围手术期并发症风险的能力是十分重要的，而这很大程度上取决于外科医师的经验。

美国心脏协会卒中委员会发布的关于无症状颈动脉狭窄 CEA 治疗的指南指出，手术风险 < 3% 且预期寿命至少有 5 年的 ICA 狭窄程度 ≥ 60% 的患者来具有明确的 CEA 手术指征适应证[15]。表 17.3 列出了完整的推荐内容。5 年生存期之所以成为明确手术指征的一部分，是因为 ACAS 和 ACST 研究的终点均为 5 年，并且两个研究均显示老年患者（> 75 岁）不能从 CEA 手术中获益。粗略统计，这一年龄段的半数患者在术后 5 年内死亡，死亡原因与 ICA 狭窄无关。其后发布的研究一定程度上反驳了这一观点，这些研究指出对于伴随疾病较轻的老年患者，CEA 手术仍是治疗重度无症状狭窄的金标准[27, 36, 37]。老年患者的围手术期卒中风险与年轻患者相比无显著差异，仅死亡率有轻度增高，导致卒中和死亡的综合风险有极微小的升高。预期寿命超过 5 年的老年患者，CEA 手术能够预防卒中从而使其从手术中获益。非老年女性患者相比同年龄段男性患者围手术期卒中风险升高，但是围手术期死亡率没有差别[27]。一旦度过了围手术期，女性患者和男性患者由手术产生的预防卒中的效果相同。同症状性颈动脉狭窄类似，女性无症状颈动脉狭窄患者发生围手术期卒中的比例高于男性患者的机制仍不甚明了。

如上所述，在决定治疗方案时，需要考虑到解剖学上对 CEA 手术形成的危险因素。对伴有解剖学危险因素的无症状的重度 ICA 风险 / 获益分析是有相当困难的（表 17.4）。血供重建确实能够带来获益，但有些情况下 CEA 手术的风险可以超过这种获益。这种情况下，无论是 CAS 还是积极的药物治疗（总胆固醇 ≤ 200 mg/dL，低密度脂蛋白 ≤ 100 mg/

dL，抗血小板治疗，高血压和高血糖的合理控制，生活方式调整）都可能是一种更为合理的治疗选择。Prabhakaran 等[33]发表的斑块形态影响卒中风险观点在评估无症状颈动脉狭窄患者时也需要加以考虑。光滑与血管同轴的狭窄相比偏心的伴有溃疡的狭窄的治疗风险更低。随着新型药物的使用，目前外周血管疾病的药物治疗方案已不同于主要 CEA 临床研究中药物组使用的方案，预计这些新型药物会改变解剖学上高危的无症状颈动脉狭窄患者的治疗方案。事实上，最近的一篇综述证实，某些患者目前的血管病变药物治疗方案能够取得至少和手术组中药物治疗联合 CEA 手术相同的预防 TIA 和卒中的作用[38]。

表 17.4　颈动脉内膜切除术的解剖学风险
颈动脉分叉在 C_2 以上
颈动脉分叉在 C_5 以下
狭窄近端或远端有疱痕
过去有过颈部手术
过去有过颈部放射治疗
颈椎移位
对侧或同侧半球血管闭塞
对侧声带麻痹
气管切开史

颈动脉内膜切除术的并发症

CEA 是心血管系统外手术量最多的血管操作，因此其各种并发症已经被大量研究和报道。正如前文所述，必须保持 CEA 手术的低并发症率以便患者从 CEA 手术中的获益高于药物治疗[15]。CEA 手术的并发症可以分为手术过程中产生的直接并发症和手术后继发于血流动力学改变的迟发性并发症。这些并发症在表 17.5 中列出，在与患者商讨手术时可用作快速参考。卒中和死亡的风险已经在前文提及，需要注意的是卒中发生后，心肌梗死是第二大常见的围手术期病残和死亡的原因。目前认为大部分 ICA 动脉粥样硬化的患者同时伴发冠状动脉病变。全身麻醉和对颈动脉球的操作会导致血流动力学改变从而加重本已脆弱的病情。手术期间使用的血管活性药物同样会加重心肌负荷。这种心脏血管收缩与扩张的改变通常是短暂的，但强度足以增加超出其氧分供应部位的心肌对氧的需求，因此导致缺血或梗死。有心脏病史的患者相比无症状患者或从来没有心脏病史的患者，CEA 手术围手术期的心肌梗死的风险大大提高[39]。

表 17.5　颈动脉内膜切除术的并发症	
卒中	低血压
心肌梗死	过度灌注综合征
死亡	脑内出血
颅神经损伤	癫痫
创伤性血肿	再狭窄
高血压	感染

脑神经损伤是 CEA 手术最常见的并发症，高达 50% 的患者会发生脑神经损伤[40]。幸运的是，绝大多数的损伤都是暂时的或极轻微的，但也有部分损伤是灾难性的。如果手术医师想报道真实的并发症率，那么需要仔细辨别这些损伤导致的功能障碍。支配颈前三角的颈横神经几乎普遍在 CEA 术中被切断，从而得到更好的术区暴露，但其导致的麻痹症状通常在 6 个月内恢复，而引起耳郭和下颌角处的感觉消失 / 感觉迟钝的耳大神经损伤很大程度上是可以避免的。颈动脉分叉位置较高的病例，切口后方应当向乳突方向延伸以便更好地暴露和安全地移动神经。另外一个在高位置暴露过程中容易受损的神经是面神经的下颌缘支。此神经控制嘴角的下压动作，与保护耳大神经的操作一样，将切口向乳突方向弧形延长以减少损伤的发生。脊副神经沿着胸锁乳突肌（SCM）在其深面走行，通常在暴露颈动脉鞘时不可见；尽管如此，在牵拉过程中不应对此肌肉施加过多的压力。舌下神经损伤会导致伸舌同侧偏斜。此神经通常在颈动脉分叉上方约 4 cm 处跨越 ICA，但变异很大。仔细地暴露和对其行程的充分了解可以最大程度提高手术医师保护该神经的概率。神经失用性损伤通常在 6 ~ 12 个月内恢复，出现离断性损伤的神经应当一期缝合修复。最后，迷走神经在颈动脉鞘中与颈动脉和颈静脉的关系密切，其主干或分支损伤会造成发声困难。保护这些神经的特殊方法在下文中进行讨论。

血流动力学不稳定的情况在 CEA 手术中非常常见，会导致进一步的包括低灌注和高灌注在内的各种并发症。颈动脉粥样斑块本身会影响颈动脉窦压力感受器的活动，而对此感受器或动脉的手术操作会改变身体根据血运重建后血流动力学需求变化进行调整的能力[41]。同样，术前高血压是形成术后高血压的独立的最重要的决定因素[15, 41]。另一项患者在 CEA 手术后血流动力学不稳定风险增高的因子是脑血流自主调节功能的损害，这通常是由严重狭窄引起的长期低灌注造成的。脑血流自动调节灌注的损害而造成血流动力学改变，合并而来的还有因为重度狭窄造成的

长时间的低灌注。这些患者的毛细血管床并不能对狭窄纠正后产生的正常血压或高血压做出反应性收缩。正常灌注压或高灌注压引起的血流增加会导致脑水肿和出血。大约 1% 的患者会出现脑过度灌注综合征，通常出现在 CEA 术后的 2 ~ 7 天，表现为头痛、神经功能障碍或癫痫[15, 41]。如果不进行处理，会发生颅内出血。术前有高血压的患者发生此情况的风险最高，应当积极控制血压直至血流动力学稳定。

术后感染在 CEA 手术中相对少见，因为这种手术是一种所谓的清洁手术。在大多数单位，术前给予单剂抗生素，然后在术后 24 小时根据住院时间决定是否再给予一剂。如果确实发生了感染，通常也是浅表感染，只需采用口服抗生素治疗即可。移植补片等深部感染的治疗由于例数极少而没有在现有文献中得到充分描述。另一方面，NASCET 研究中有 5% 的患者发生了切口血肿[1]。这些血肿大多数都很表浅，仅引起轻度的不适。大或迅速增大的血肿需要急诊处理。如果气道仍然开放，患者应该被送回手术室治疗。而气道如果已经受压，则医师应当毫不犹豫地在床旁打开伤口。颈部粗大的患者的气道评估较为困难，对这些患者可行颈部正位片（AP）明确气管是否发生偏移。血管缝合结束后通常唯一必须要做的是极其严密的止血，肝素的作用不必特意使用鱼精蛋白中和使其停止作用。任何动脉上明显缝合不紧密的地方必须加缝；其他情况则可以单独或联合使用液体泡沫明胶、氧化纤维素（速即纱）或者表面凝血酶制剂配合轻柔压迫进行止血。对接受激进的抗血小板治疗方案治疗的患者来说，止血通常是困难的，在远离切口的地方放置小的皮下引流能减少出现血肿的风险。血小板的输注需要非常充分的理由。拔管时轻柔地按压伤口也可以帮助减少发生血肿的风险。

为了防止术后急性期出现新的半球神经功能障碍，必须迅速进行术后评估以及时发现一些可逆的导致并发症的因素。如果手术本身是必须进行的，或技术难度不高，那么手术中出现问题的概率是极低的。神经系统体格检查评估后，患者应当及时接受 CT 检查排除颅内出血。如果没有出血，应当恢复静脉抗凝治疗并进行脑血管造影。血管造影应该可以发现颈段颈动脉的形态异常或血栓形成，如出现这些情况应该通过开放手术进行治疗。如果出现颅内血管闭塞，则需要神经介入医师进行适当的处置以恢复血流。对强烈怀疑动脉切开部位出现异常的患者，可以不经过上述流程直接手术探查。作者的做法是让患者在手术室中复苏以确认患者的神经功能状态是否令人满意。

手术时机

过去，普遍的原则认为患者在卒中发生 4～6 周后才能接受 CEA 治疗[1]。其理由一方面是新梗死的脑组织更易再次发生 CEA 相关缺血事件，另一方面是有观点认为缺血脑组织不能充分适应复建的血流进而导致脑出血。Rerkasem 和 Rothwell[42] 近期回顾了 1980—2008 年发表的与此主题有关的研究后发现没有证据表明在 TIA 或卒中发作后的亚急性期接受手术治疗会使手术风险增加。尤其是无功能障碍的卒中患者在发作后 1 周内接受 CEA 手术，其风险更不会增加。另一方面，对不稳定 TIA 发作或卒中进展的患者，CEA 手术相关的卒中风险明显升高，但这类患者药物治疗的卒中风险同样很高。遗憾的是，目前尚没有确切的资料能够指导如何正确确立这类患者。有明确功能障碍的卒中患者如果病情稳定，手术前进行一段时间的康复治疗可能对降低手术风险有一定帮助。大脑可以利用这段时间进行修复，4～6 周之后，其发生 CEA 相关进一步功能障碍的风险与轻度卒中或 TIA 发作的患者接近[42]。病情稳定的轻度卒中患者只要其他伴随疾病在术前、术中以及术后能够得到有效控制，可以在卒中发生后 1 周内进行手术。

尚存争议的问题

围绕 CEA 手术中的技术运用，目前仍有一些问题存在争议。这些问题包括动脉缝合时使用补片进行缝合还是原位缝合、内膜剥脱术期间是否需要放置动脉转流装置，以及手术期间如何最好地检测患者的神经功能状态。而其他关于 CEA 手术的争议不在本章讨论范畴。在回顾每一个争议问题前，重温这句箴言"只有糟糕的外科医师才会责怪他的手术器械"同样是非常重要的。CEA 手术没有一种完全"正确"的方法，每一位手术医师的技巧都是在外科训练过程中的多方面因素形成的。Bond 等[43] 在一项荟萃分析中分析了多个关于原位缝合、静脉补片和人工合成补片的小型随机研究，发现利用补片进行血管缝合能够减少围手术期卒中或死亡的风险，而这种效果在静脉补片和人工合成补片之间没有显著的差别。支持使用补片进行血管缝合的学者认为，这种方法可以增加重建血管的直径，从而减少发生术后血栓栓塞，以及因内膜增生而导致狭窄复发的风险。而反对常规使用补片进行血管缝合的学者认为使用补片会因需要多缝合一侧而增加手术时间，人工合成补片费用昂贵，获取自体静脉的过程存在并发症的风险，而且事实上对技

术精湛的医师而言，动脉切口是可以做到既原位缝合又几乎不缩短动脉管径的[44]。动脉瘤样改变（图 17.3）、补片破裂和潜在的异物反应都是利用补片进行血管缝合潜在的缺点。部分医师在某些特定的情况下会使用补片进行血管缝合：ICA 直径小（<4 mm）、动脉切口长、动脉切口不规则、复发狭窄和需要同时处理远端血管扭曲或襻状改变等。

关于是否行术中动脉转流，头颈外科医师大致可分为三个流派：所有患者均行转流；所有患者均不行转流以及选择性地进行转流。除维持血流的作用外，持需要广泛进行转流观点的医师认为转流可以消除对术中神经监测的依赖并缓解手术进程的紧迫感、创造宽松的手术室气氛，从而可以有额外的时间进行外科教学，以及彻底检查动脉内膜和动脉切口缝合情况等工作。虽然转流有上述优点，但对转流不存在风险这一观点仍存一些小的质疑。反对行转流的医师引用了诸如远端动脉夹层、血栓栓塞并发症和未知的转流装置故障等风险，并指出绝大多数的 CEA 手术不需要行转流[45]。很多医师只在患者的神经生理监测发生异常改变并且对适度的血流动力学调整或脑保护剂不起反应时才使用转流装置。转流是 CEA 手术有效的辅助手段，但其应当慎重并且对其相关风险应有充分认识。

神经功能的最佳评估方法仍然是神经系统的体格检查，CEA 手术过程中神经监测出现可疑缺血状况时也是如此。对于镇静结合区域阻滞麻醉的患者，从连续的神经系统体格检查评估获得的信息比其他任何监测技术都要准确且容易获取，但这种方法需要使患者保持适度镇静以配合检查，过度镇静会导致患者不能配合检查甚至不能维持气道开放。虽然通过充分准备和患者教育，可以安全地开展清醒麻醉下的 CEA 手术，但是由于增加了操作的复杂性，很多医师仍不愿开展此项工作。CEA 手术期间评估脑灌注的另一种选择是持续脑电图（EEG）结合体感诱发电位（SSEP）监测。当脑血流下降到一定程度时，EEG 和 SSEP 的振幅和频率都会缺失。这两项监测的缺点是只能监测较大血管的缺血，无法发现微栓子栓塞。此外，对于术前已发生较明显脑梗的患者，这些神经生理监测技术很难在紧邻原先梗死灶的脑组织检测出新的神经功能障碍。对这种情况进行神经生理检测的好处是可以在切开动脉前通过在病灶远端的 ICA 放置临时阻断夹判断脑灌注情况，然后再进行近端的游离。任何 EEG 和 SSEP 的变化都可能代表血流动力学的改变。如果监测波形出现振幅和频率的下降，

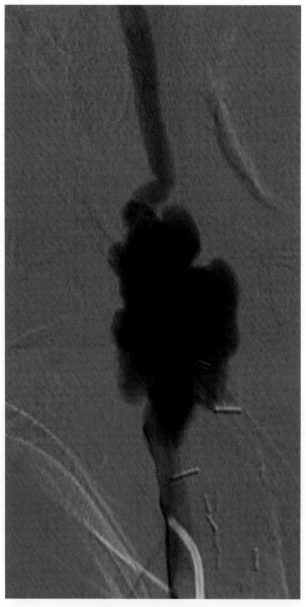

图17.3 一位近期接受颈动脉内膜切除术（CEA）治疗的患者的右侧颈总动脉造影侧位减影影像。术中采用了静脉补片修补缝合，术后2周出现搏动性扩张的颈部肿块。此假性动脉瘤用覆膜支架进行了急诊治疗。

且升高收缩压后仍然持续降低，则需要释放阻断夹快速有效地逆转这种情况，然后有条不紊地实施放置转流的一系列必要步骤。术前脑血管造影对侧支血流的评估可以帮助医师在制订手术计划时明确手术中需要行哪些步骤来减少脑缺血的发生（图17.2C、D）。需要再次强调，对CEA手术而言没有绝对"正确"的方法。每一位医师都可以运用各自擅长的技术进行CEA手术，只要能在低致残率和低死亡率的前提下实现血供重建的目的，那么这种技术对其而言就是"正确"的方法。

手术技巧

作者本人曾尝试过很多种不同的CEA手术技巧，既使用过放大目镜，也使用过手术显微镜进行术野放大，既用过补片进行血管缝合，也进行过血管原位缝合，并且全身麻醉和区域阻滞麻醉也都曾尝试，最终形成了目前在全身麻醉EEG和SSEP监测下，通过3.5×显微目镜实施带补片的CEA手术的常规方法，手术中视病情需要进行转流。运用这种常规方法开展的CEA手术已达200例，术前无症状患者和有症状患者总的术后30天卒中率为2%。如前所述，CEA手术是没有一种绝对正确的方法的，接下来所要阐述的综合多种技术的手术方法是对作者和在作者处就诊患者而言最佳的方法。

和其他手术一样，对相关解剖结构的全面了解是颈动脉内膜切除术的基础。这意味着不仅需要掌握颈部的解剖知识，还需要了解病变远近端的血管解剖。手术前应当了解狭窄的位置，斑块远、近端到达什么位置，甲状腺上动脉及其变异分支的位置及方向，以及颅内是否有侧支代偿血流。了解颈动脉分叉处的位置可以帮助调整手术切口的长度和切口方向，而术前全面了解患者的血管解剖对手术医师术中全面掌控血流是十分必要的。精细的解剖分离对分辨和保护所有易受损伤的结构是至关重要的，必须采取各种措施确保术野干净无渗血。常规使用单极和双极电凝就可以达到这一要求。很少会发生需要使用血管夹的情况，这会增加不必要的手术费用，对于较大的无法电凝止血的血管可以使用丝线结扎。

全身麻醉成功并且建立EEG/SSEP监测后，放置患者体位，头后仰并转向手术部位对侧。用3根约束带将患者从胸部、腹部及大腿处固定，使手术床可以向背离手术侧的方向再倾斜约10°。手术医师站在病变侧，助手站在对侧。倾斜手术床可使术野位于水平状态，同时可以改善助手的视野。常规备皮后，在切口下方皮下注射混有肾上腺素的1%的利多卡因。如果有可能，作者会尝试沿着某一条颈部的褶皱做切口。这种切口相比于沿胸锁乳突肌前缘的接近垂直的切口更为美观，选取合适的位置可以取得满意的暴露效果。

首先切开真皮全层，用单极电凝进行止血，然后用单极向下切开颈阔肌全层。将切口两边的颈阔肌深面游离，以便获得足够的肌肉边缘可供手术结束关闭切口时使用。然后，将钝头的自动撑开器放置于颈阔肌切缘深面将其撑开，钝头的撑开器可以将血管损伤的风险降到最低。颈阔肌深面的脂肪层根据患者身材的不同厚度有所差别，可以使用剪刀和电凝将其轻易切开暴露胸锁乳突肌前缘。继续向胸锁乳突肌深面游离至颈静脉水平，留心此处可能遇到脊副神经。可重新放置牵开器，使其外侧缘作用于更深层次的胸锁乳突肌而保持内侧缘层次不变，以防损伤喉神经。此时手术医师的注意力应当转向颈静脉的内侧缘，因为下一步是在颈动脉鞘内将颈静脉从颈动脉上松解下来。通常在此处会碰到面总静脉和其他细小静脉，需要用丝线将其结扎后切断，以便颈静脉向外侧牵拉从而暴露颈动脉分叉部。一旦颈静脉与颈动脉充分游离，可将牵开器的外侧缘作用于此静脉。然后可以使用第二把撑开器以垂直交叉的方式牵开浅层组织。

在进行进一步游离操作前，麻醉师应当先注射5 000 U 肝素。接着要集中精神游离 ICA 远端。颈静脉外侧和 ICA 内侧之间的界面形成后，可以在此处找到颈神经颈襻的上支或舌下神经降支。这些神经可以引导手术医师在上方找到舌下神经，其通常位于二腹肌下腹的深面。舌下神经跨越 ICA 和颈外动脉（ECA）的分支，可以切断其与动脉外膜的粘连将其从这些动脉上松解下来。切断舌下神经降支后可以将此神经进一步松解，在神经近端绑上一根丝线后将其向上牵拉；分离和结扎；结扎并切断胸锁乳突肌上的小血管也能帮助进一步游离舌下神经。分辨和松解这支神经对避免其遭受损伤导致进一步功能麻痹至关重要。只有在看见或触及斑块后，才能环绕远端 ICA 进行游离，这样做可以避免触碰斑块导致血栓栓塞性并发症。可以用一把头端向右弯曲的血管钳游离远端 ICA，接着用血管束带缠绕 ICA 两圈后用止血钳将其夹起。然后在血管束带近端放置一枚小的动脉瘤夹，并告知 EEG 技师和麻醉师。如此早的夹闭 ICA 有两个目的，第一是避免在其后游离颈动脉分叉部和其下血栓的过程中发生血栓栓塞性并发症，第二是让 EEG 技师能够发现患侧信号强度有无缺失。如果 EEG 上出现变化，那么麻醉师就会得到指令，采用一系列必要措施升高平均动脉压以增强代偿血流。如果这一措施无法纠正 EEG 的异常表现，则需要移除动脉夹并且安排放置转流装置。

ICA 夹闭后，手术医师需要集中精力游离颈外和颈总动脉。通常在甲状腺上动脉发出的位置游离 ECA，小的分支分别予以结扎。然后，将 ECA 翻向外侧并用动脉瘤夹将其夹闭，这样做可以让动脉瘤夹处于远离动脉切口且与之平行的位置，尽可能减小其在动脉缝合过程中阻挡操作的机会。在斑块近端环绕颈总动脉进行游离，充分游离后再用血管束带缠绕 2

周。用 DeBakey 夹在血管束带远端将 CCA 夹闭，要特别注意不能夹到迷走神经。撑开器和动脉夹上应覆盖手术纱垫以防止缝线、吸引皮条等与之意外缠绕。很少需要将颈动脉分叉部一周全部游离，因为此处的操作可能伤及迷走神经并且完全游离后动脉活动度增加，可能会导致术后动脉扭结。如果对颈动脉窦的触碰引起了生命体征的变化，可以向颈动脉窦注射 2 mL 1% 利多卡因。通常情况下生命体征的改变都是暂时的，不需要在颈动脉窦上注射利多卡因。

用 11 号刀片在颈总动脉远端做一小的动脉切口，随即将吸引器放置在开口处。吸引器抽吸后斑块远端的动脉会塌陷，从而帮助确定动脉切口的远端止点。然后用 Pott 剪向切口两端延长切口。此时可释放 ICA 远端的动脉夹以确认逆向血流通畅，然后将其再次夹上。这不是必要的操作，但在确认有充分的侧支血流后能增加手术医师的信心与把握。

接着，外科医师用 Gerald 镊抓住动脉的外侧壁并用小的剥离子在内膜和斑块之间分离出一个界面。然后，逐步向后壁扩大此界面，在分离过程中助手抓住斑块。用同样的方法进行动脉内侧壁与斑块的游离。然后用 Pott 剪剪除斑块，在用剥离子将斑块从动脉管壁上剥离的过程中将斑块向上方牵拉。使用小的头端向右弯曲的血管钳做 ECA 近端此界面的游离和随后的改良翻转内膜剥脱，再将残留的斑块从内膜上剥离直到远端斑块与正常内膜移行部。由于术者无法看清动脉切口以外区域的情况，因此斑块的剥离范围不能超出动脉切口。斑块清除后如果远端出现内膜瓣，应该用双股 6-0 Prolene 缝线从血管内向血管外做钉缝。然后用尖端呈环形的镊子去除残留的粥样瘤，接着边用肝素盐水冲洗术床边仔细检查术床。如此可以容易地发现残留的小的粥样瘤并清除之。

是否需要行转流？作者偏好使用 Argyle 转流管（Covidien, Mansfield, MA）。市面上还有其他品牌的转流管在售，它们的作用效果类似。无论使用哪种类型的转流管，手术医师应当对自己选用产品的使用方法非常熟悉。ICA 和颈总动脉上的血管束带使用的是 Rummel 型止血带。在转流管中点位置绑上一根丝线，以此作为判断转流管发生意外滑动的参考标记。转流管首先插入近端，待血流建立并排空转流管内的空气后再将其插入远端。扎紧止血带，血管束带的标记牌留在止血带外侧。此时 EEG 技师可以发现 EEG 波形得到纠正。

然后从远端向近段缝合动脉切口，第一针定位缝线应使用双股缝线并由内向外缝合。作者喜欢用器械打结，如此可使用的缝线长度延长。所有缝合的进针处尽量贴近切口缘，两针间相互间隔约 1 mm。此处的动脉缝合技术与显微外科技术类似，如果缝合得好，切口关闭后几乎是看不到吻合口的。大多数患者如此操作后动脉周径损失极小，不需要使用补片修补，但少量 ICA 极细的患者仍然需要使用补片进行缝合。缝合最后一针时，留线不打结，释放 ICA 上的动脉瘤夹，用血流将动脉瘤夹远端的斑块碎片和术床中的空气冲出。在保持远端 ICA 开放的状态下将最后一针缝线打紧，然后仔细检查吻合口有无渗漏。再次将 ICA 夹闭，然后依次释放颈总动脉和颈外动脉的动脉瘤夹。在释放 ICA 上的瘤夹前，让血流有充分的时间（10 秒）将斑块碎片冲入 ECA 分支中。最后释放 ICA 上的动脉瘤夹和甲状腺上动脉上的结扎线。再次检查吻合口，大的出血点应使用 6-0 Prolene 缝线行 8 字缝合。其他任何小的渗血在用抗生素盐水冲洗后以速即纱轻按 5 分钟压迫止血。作者从来不中和肝素的效应；压迫止血用的速即纱留在吻合口渗血处。总体上接受双联抗血小板治疗的患者比单用阿司匹林的患者更容易出现渗血。对这部分患者使用 TLS 引流（Stryker, Kalamazoo, MI）可以帮助减少出血的风险。

移除撑开器，严密止血。通常此时所有出血点均可用双极电凝止血。颈阔肌用 2-0 Vicryl 缝线原位连续缝合。皮肤切口的关闭女性患者使用 Dermabond 皮肤黏合剂，而男性患者使用 Mastisol 液体防水黏合剂和 Steri-Strips 皮肤胶带进行关闭。这种区别是因为男性的胡须容易将 Dermabond 顶起使其脱落。此时可以进行麻醉复苏，然后在返回复苏室前进行充分的神经系统体检评估。

结论

对颅外段颈动脉疾病的治疗，最困难的是确定哪些患者可以从 CEA 手术中获益。对开展 CEA 手术的医师而言，适当了解颅内和颈部血管解剖以及脑生理是必要的。颈动脉外科医师必须评估自身的手术效果确保手术的并发症率不超过 3%。只有在如此低的死亡率和致残率的前提下，CEA 手术的获益才能大于其风险。在决定对无症状患者进行手术前，必须考量三个方面：现代药物治疗和手术带来的益处以及希波克拉底誓言中"首先不伤害"的原则。作者通过本章所阐述的手术方法已经取得了满意的治疗效果，但是并不能认为这种方法就是"标准"。就如有许多外科医师在开展 CEA 手术一样，CEA 手术的技术也多种多样，因此唯一的标准是取得良好的预后。

参考文献

［1］Beneficial effect of carotid endarterectomy in symptomatic patients with high-grade carotid stenosis. North American Symptomatic Carotid Endarterectomy Trial Collaborators. N Engl J Med 1991;325:445-453

［2］Endarterectomy for asymptomatic carotid artery stenosis. Executive Committee for the Asymptomatic Carotid Atherosclerosis Study. JAMA 1995;273:1421-1428

［3］Randomised trial of endarterectomy for recently symptomatic carotid stenosis: final results of the MRC European Carotid surgery Trial（ECST）. Lancet 1998;351:1379-1387

［4］Ratliff DA, Hames TK, Humphries KN, Birch S, Chant AD. The reliability of Doppler ultrasound techniques in the assessment of carotid disease. Angiology 1985;36:333-340

［5］Strandness D Jr. Duplex Scanning in Vascular Disorders. New York: Raven Press, 1990

［6］Grant EG, Benson CB, Moneta GL, et al. Carotid artery stenosis: grayscale and Doppler US diagnosis-Society of Radiologists in Ultrasound Consensus Conference. Radiology 2003;229:340-346

［7］Moneta GL, Edwards JM, Chitwood RW, et al. Correlation of North American Symptomatic Carotid Endarterectomy Trial（NASCET）angiographic definition of 70% to 99% internal carotid artery stenosis with duplex scanning. J Vasc Surg 1993;17:152-157, discussion 157-159

［8］Moneta GL, Edwards JM, Papanicolaou G, et al. Screening for asymptomatic internal carotid artery stenosis: duplex criteria for discriminating 60% to 99% stenosis. J Vasc Surg 1995;21:989-994

［9］Earnest FT IV, Forbes G, Sandok BA, et al. Complications of cerebral angiography: prospective assessment of risk. AJR Am J Roentgenol 1984;142:247-253

［10］Pryor JC, Setton A, Nelson PK, Berenstein A. Complications of diagnostic cerebral angiography and tips on avoidance. Neuroimaging Clin N Am 1996;6:751-758

［11］Ringer AJ, Lanzino G, Veznedaroglu E, et al. Does angiographic surveil-lance pose a risk in the management of coiled intracranial aneurysms？ A multicenter study of 2243 patients. Neurosurgery 2008;63:845-849, discussion 849

［12］Koelemay MJ, Nederkoorn PJ, Reitsma JB, Majoie CB. Systematic review of computed tomographic angiography for assessment of carotid artery disease. Stroke 2004;35:2306-2312

［13］Nederkoorn PJ, van der Graaf Y, Hunink MG. Duplex

ultrasound and magnetic resonance angiography compared with digital subtraction angiography in carotid artery stenosis: a systematic review. Stroke 2003;34:1324-1332

[14] Rothwell PM, Eliasziw M, Gutnikov SA, et al; Carotid Endarterectomy Trialists' Collaboration. Analysis of pooled data from the randomised controlled trials of endarterectomy for symptomatic carotid stenosis. Lancet 2003;361:107-116

[15] Biller J, Feinberg WM, Castaldo JE, et al. Guidelines for carotid endarterectomy: a statement for healthcare professionals from a special writing group of the Stroke Council, American Heart Association. Stroke 1998;29:554-562

[16] Goldstein LB, Adams R, Becker K, et al. Primary prevention of ischemic stroke: A statement for healthcare professionals from the Stroke Council of the American Heart Association. Stroke 2001;32:280-299

[17] Sacco RL, Adams R, Albers G, et al; American Heart Association; American Stroke Association Council on Stroke; Council on Cardiovascular Radiology and Intervention; American Academy of Neurology. Guide-lines for prevention of stroke in patients with ischemic stroke or transient ischemic attack: a statement for healthcare professionals from the American Heart Association/American Stroke Association Council on Stroke: co-sponsored by the Council on Cardiovascular Radiology and Intervention: the American Academy of Neurology affirms the value of this guideline. Stroke 2006;37:577-617

[18] Killeen SD, Andrews EJ, Redmond HP, Fulton GJ. Provider volume and outcomes for abdominal aortic aneurysm repair, carotid endarterectomy, and lower extremity revascularization procedures. J Vasc Surg 2007;45:615-626

[19] Rothwell PM, Warlow CP. Interpretation of operative risks of individual surgeons. European Carotid Surgery Trialists' Collaborative Group. Lancet 1999;353:1325

[20] Bond R, Rerkasem K, Naylor AR, Aburahma AF, Rothwell PM. Systematic review of randomized controlled trials of patch angioplasty versus primary closure and different types of patch materials during carotid endarterectomy. J Vasc Surg 2004;40:1126-1135

[21] Rothwell PM. Endarterectomy for symptomatic and asymptomatic carotid stenosis. Neurol Clin 2008;26:1079-1097, x

[22] Rothwell PM, Giles MF, Chandratheva A, et al; Early use of Existing Preventive Strategies for Stroke (EXPRESS) study. Effect of urgent treatment of transient ischaemic attack and minor stroke on early recurrent stroke (EXPRESS study): a prospective population-based sequential comparison. Lancet 2007;370:1432-1442

[23] Rothwell PM, Slattery J, Warlow CP. Clinical and angiographic predictors of stroke and death from carotid endarterectomy: systematic review. BMJ 1997;315:1571-1577

[24] Karkos CD, Hernandez-Lahoz I, Naylor AR. Urgent carotid surgery in patients with crescendo transient ischaemic attacks and stroke-in-evolution: a systematic review. Eur J Vasc Endovasc Surg 2009;37:279-288

[25] Karkos CD, McMahon G, McCarthy MJ, et al. The value of urgent carotid surgery for crescendo transient ischemic attacks. J Vasc Surg 2007;45:1148-1154

[26] Wilson SE, Mayberg MR, Yatsu F, Weiss DG. Crescendo transient ischemic attacks: a surgical imperative. Veterans Affairs trialists. J Vasc Surg 1993;17:249-255, discussion 255-256

[27] Bond R, Rerkasem K, Cuffe R, Rothwell PM. A systematic review of the associations between age and sex and the operative risks of carotid endarterectomy. Cerebrovasc Dis 2005;20:69-77

[28] Perler BA. The impact of advanced age on the results of carotid endarterectomy: an outcome analysis. J Am Coll Surg 1996;183:559-564

[29] Alamowitch S, Eliasziw M, Barnett HJ; North American Symptomatic Carotid Endarterectomy Trial (NASCET); ASA Trial Group; Carotid Endarterectomy (ACE) Trial Group. The risk and benefit of endarterectomy in women with symptomatic internal carotid artery disease. Stroke 2005;36:27-31

[30] Wolf PA, D'Agostino RB, Belanger AJ, Kannel WB. Probability of stroke: a risk profile from the Framingham Study. Stroke 1991;22:312-318

[31] Julien TH. CJ: Simultaneous carotid occlusive disease and intracranial aneurysm. In: Loftus CM, Kresowik TF, eds. Carotid Artery Surgery. New York: Thieme, 2000

[32] Stern J, Whelan M, Brisman R, Correll JW. Management of extracranial carotid stenosis and intracranial aneurysms. J Neurosurg 1979;51:147-150

[33] Prabhakaran S, Rundek T, Ramas R, et al. Carotid plaque surface irregularity predicts ischemic stroke: the northern Manhattan study. Stroke 2006;37:2696-2701

[34] Halliday A, Mansfield A, Marro J, et al; MRC Asymptomatic Carotid Surgery Trial (ACST)

Collaborative Group. Prevention of disabling and fatal strokes by successful carotid endarterectomy in patients without recent neurological symptoms: randomised controlled trial. Lancet 2004;363:1491-1502

[35] Helton TJ, Bavry AA, Rajagopal V, Anderson RD, Yadav JS, Bhatt DL. The optimal treatment of carotid atherosclerosis: a 2008 update and literature review. Postgrad Med 2008;120:103-112

[36] Schneider JR, Droste JS, Schindler N, Golan JF. Carotid endarterectomy in octogenarians: comparison with patient characteristics and outcomes in younger patients. J Vasc Surg 2000;31:927-935

[37] Usman AA, Tang GL, Eskandari MK. Metaanalysis of procedural stroke and death among octogenarians: carotid stenting versus carotid endarterectomy. J Am Coll Surg 2009;208:1124-1131

[38] Abbott AL. Medical (nonsurgical) intervention alone is now best for prevention of stroke associated with asymptomatic severe carotid stenosis: results of a systematic review and analysis. Stroke 2009;40:e573-e583

[39] Riles TS, Kopelman I, Imparato AM. Myocardial infarction following carotid endarterectomy: a review of 683 operations. Surgery 1979;85:249-252

[40] Forssell C, Kitzing P, Bergqvist D. Cranial nerve injuries after carotid artery surgery. A prospective study of 663 operations. Eur J Vasc Endovasc Surg 1995;10:445-449

[41] Stoneham MD, Thompson JP. Arterial pressure management and carotid endarterectomy. Br J Anaesth 2009;102:442-452

[42] Rerkasem K, Rothwell PM. Systematic review of the operative risks of carotid endarterectomy for recently symptomatic stenosis in relation to the timing of surgery. Stroke 2009;40:e564-e572

[43] Bond R, Rerkasem K, AbuRahma AF, Naylor AR, Rothwell PM. Patch angioplasty versus primary closure for carotid endarterectomy. Cochrane Database Syst Rev 2004;2:CD000160

[44] Myers SI, Valentine RJ, Chervu A, Bowers BL, Clagett GP. Saphenous vein patch versus primary closure for carotid endarterectomy: long-term assessment of a randomized prospective study. J Vasc Surg 1994;19:15-22

[45] Ojemann RG, Heros RC. Carotid endarterectomy. To shunt or not to shunt? Arch Neurol 1986;43:617-618

第 18 章

颅外段椎动脉的显微外科血供重建术

Ricardo A. Hanel, Leonardo B.C. Brasiliense, Felipe C. Albuquerque, and Robert F. Spetzler

■岳琪 译 ■李培良 校 ■毛颖 审

要点

◆ 颅外段椎动脉（VA）闭塞性疾病是一类常见病。

◆ 可表现为血栓栓塞性症状和血流动力学改变导致的症状，其症状发生往往与对侧 VA 病变或解剖学变异密切相关（如发育不良、V4 段缺如等）。

◆ V1 段狭窄的治疗方法包括血管成形 / 支架置入术（复发率较高）、椎动脉 - 颈动脉转位术、椎动脉内膜剥脱术。

◆ V2 段病变常由外部压迫引起，需要直接开放或减压。

◆ V3 段病变（bow hunter 综合征）常由软组织压迫引起，治疗上可行减压也可行 C_1 ~ C_2 融合术或两者联合手术。

颈动脉粥样硬化性疾病的自然史以及手术再通血管预防卒中的作用已经明确[1, 2]。但对颅外段椎动脉(VA)的病变却不尽然。颅外椎动脉的不同节段(V1、V2、V3)受到各种因素的单独或联合影响，如动脉粥样硬化、外部压迫、活动度过大等。

通过影像学诊断工具发现，颅外段椎动脉动脉粥样硬化性闭塞性疾病较为常见，但其在人群中的实际发病率尚无报道，而根据各项研究中的资料估计为 25% ~ 40%[3, 4]。后循环缺血所致的症状不像前循环缺血那样容易发现。诊断困难的原因在于患者的主诉多种多样并且这些症状也可以由其他系统的病变引起。尽管椎动脉相关疾病在病程中常不引起症状，但

有 2/3 的患者以卒中作为首发症状[4]。对于以后循环短暂性脑缺血发作为表现的患者，如存在 VA 病变，则其 5 年卒中风险为 25% ~ 35%[4]，且死亡率风险较高[5]。动脉粥样硬化可累及椎动脉各段，但以起始端最为常见。

目前对椎动脉的动脉粥样硬化性疾病或外部压迫性疾病的治疗方法尚未达成共识。抗血小板和抗凝药物治疗的效果不一[3-7]，以前循环和颅内类似病变的治疗效果为依据间接提示血供重建术可能是治疗这类病变更好的选择[1, 2, 8]。20 世纪 50 年代末开始陆续开展了近端椎动脉的血管再通手术，这些手术包括椎动脉和锁骨下动脉的动脉内膜剥脱术[9]、椎动脉 - 颈总动脉转位术[10]和桥血管原位搭桥术[10]。然而，由于缺乏随机临床试验的支持且颅内外搭桥术研究没有提示手术能够获益[11]，加之这类疾病诊断困难以及血管内介入治疗的快速发展，椎动脉近端病变的外科血运重建治疗并未普及。介入血管成形和支架置入术是治疗椎动脉起始部狭窄（VAOS）一种新的选择，安全性与外科血运重建术类似[12]。但是，裸金属支架治疗椎动脉起始段病变的复发率高达令人担忧的 43%[13]，使研究者质疑该治疗的长期疗效。目前临床已使用药物涂层支架来解决复发率高的问题[14]。但近年来，药物涂层支架相关迟发性栓塞发生率较高的问题引发了人们对其长期预后的诸多担忧[15]。药物涂层支架治疗椎动脉起始段狭窄的中长期预后有待观察。

V2 段病变的手术治疗方法，如前方入路手术和前侧方入路手术，已有学者进行描述[16]。而 V3 段病变直接减压联合或不联合椎体融合的治疗方法也有报道[17]。但骨性和韧带结构的束缚以及 V2 和 V3

段血管的移动度限制导致在横突孔中行血运重建术存在困难。

本章主要分析颅外段椎动脉显微外科血运重建的指征、手术技巧和预后。考虑到发病率的问题，着重关注发病率最高的近端椎动脉。

解剖

颅外段椎动脉通常自各自对应的锁骨下动脉的后上壁发出。部分椎动脉的起源存在变异，可发自主动脉弓、颈总动脉和其他一些部位。

在经典的主动脉弓形态中，椎动脉 V1 段自锁骨下动脉后上方发出，向上穿入第 6 颈椎的横突孔；V2 段范围自第 6 颈椎横突孔至第 2 颈椎横突孔，在各节段的横突孔中穿行。部分患者此节段的椎动脉可明显扭曲，导致在颅外段椎动脉中远段放置支架变得十分困难；V3 段始自第 2 颈椎横突孔，在其前方走行，终于穿入硬膜处；V4 段和末段在颅内走行，最终与对侧椎动脉融合并形成基底动脉。小脑后下动脉（PICA）常起源于颅内段。

大约 7% 的患者的椎动脉会发生止于 PICA 的变异[18]。一些小的分支也会自椎动脉末段发出并最终形成脊髓前动脉。有些患者的 PICA 缺如，其供血区由同侧小脑前下动脉或对侧 PICA 供血。

肌支血管通常起源于椎动脉的 V2 和 V3 段，供应颈部背侧肌群，常和甲状颈干或颈外动脉交通，尤其是在颈总动脉或椎动脉闭塞时。了解这些分支的位置非常重要，可避免介入治疗时导管导丝的操作将其刺破。对于有症状的椎动脉狭窄患者，如果有颈部肌群侧支血管代偿颅内，则这部分患者的临床预后较好[4]。

临床表现

脑缺血根据神经症状的持续时间主要分为两类：典型的短暂性脑缺血发作，常突然起病，持续 5 ~ 20 分钟，但也有患者症状可持续至 24 小时；卒中，即持续时间超过 24 小时的所有脑缺血事件。

椎基底系统缺血性疾病的病因可分为栓子栓塞性、血栓形成性、血流动力学异常性三种。根据患者临床症状的病程长短可将患者的神经系统症状归入上述三类，这种归类对确定进一步的诊疗方案至关重要。栓子栓塞是椎基底动脉缺血的最常见病因，表现为突发的神经系统症状，症状在发病之初即达高峰。其主要影响远端血流量高的血管，在椎基底动脉系统通常是大脑后动脉，这部分患者主要表现为视觉改变。栓

子栓塞所致脑缺血症状可迅速缓解，尤其是栓子迅速自发溶解时。栓子栓塞性卒中经常引起梗死后脑出血，栓子通常来自椎动脉起始部的病变[4]。对 V2 和 V3 段的病变，症状常由特定的头部运动引起，和特定头位相关的椎基底动脉症状需高度怀疑 bow hunter 综合征。Tissington Tatlow 和 Bammer[19] 描述了一系列可用于区分是相对头位（头与躯干相对位置）还是绝对头位引起症状的方法，这些方法的目的是区分传统前庭系统引起的眩晕和血管受压引起的恶心。

血栓形成性脑缺血的病程通常相对较长且易反复，直至出现最严重的症状。随着血栓的增大或缩小，这种进行性的病程可持续数小时或数天。血栓闭塞性病变通常由动脉局部狭窄或动脉粥样硬化斑块表面溃疡导致，因为这些改变易引起血小板聚集和血栓形成。

严重狭窄或多发狭窄可引起远端灌注压下降，导致出现低血流症状。平均动脉血压的下降或血管阻力的突然增加可导致与狭窄程度不成比例的远端灌注压的急剧下降。当下降的血流不足以充分支持正常的脑功能活动时，就会出现神经功能症状。短暂的低流量性的椎基底动脉缺血症状又称为椎基底动脉供血不足，常为体位性的，和头部的伸展或旋转等特定动作相关。这种短暂发作可以由粥样硬化斑块剥离或由严重颈椎椎体硬化导致的横突孔狭窄引起[20]。持续性的缺血可导致彻底脑梗死。椎基底动脉供血不足也可由锁骨下动脉盗血综合征引起，这种情况主要发生在椎动脉起始部近端的锁骨下动脉出现重度狭窄或闭塞时。当使用病变侧上肢时，患者会因同侧椎动脉血流逆流出现典型的椎基底动脉系统供血不足的症状。此即为锁骨下动脉从供应上臂肌肉结构的后隐窝中"盗"血。

椎基底动脉供血区支配精细运动、平衡、脑神经、视觉、肌力乃至意识，其缺血会引起一系列症状。椎基底系统症状常与其他身体系统异常产生的症状相混淆。椎基底动脉缺血症状的特征是多个症状的同时出现，其中眩晕和视觉障碍最常见[7]。阵发性口周麻木和感觉异常也是椎基底动脉缺血的特异性症状。其他可能的症状还包括共济失调、构音障碍、晕厥、头痛、恶心、呕吐、耳鸣、双侧运动或感觉异常和脑神经功能障碍。脑神经功能障碍可导致面瘫、吞咽困难、呼吸困难、构音障碍、复视、眼球震颤、面部麻木或痉挛性斜颈。特定血管的闭塞会引起特定的综合征，对这些综合征已有充分描述，如延髓外侧综合征（Wallenberg 综合征）[21]。

治疗指征

目前尚无随机临床试验证实颅外段椎动脉血供重建对预防卒中有效。但从病例报道[10, 22, 23]和颈动脉临床试验[1]中获得的资料支持显微外科或介入治疗对预防椎基底系统卒中有效这一观点。

对任何一种治疗措施，获益大于潜在风险是其实施的重要原则。椎基底系统梗死可导致严重的临床后果，因此对于狭窄程度类似的椎基底系统病变和前循环病变，椎基底系统病变更有必要进行积极干预。但是，由于后循环由两根椎动脉供血，很多患者尽管一侧颅外段椎动脉闭塞，因为有对侧椎动脉代偿，仍不表现出明显症状，使得医师对是否需要积极干预椎基底系统缺血仍有犹豫。为了明确这类患者的治疗指征和获益，目前正在开展的椎动脉支架试验（vertebral artery stenting trial）对症状性椎动脉起始段狭窄的患者随机分组，分别给予最佳药物治疗和介入血运重建术（如支架）[24]，观察治疗效果的差别。下文所述的一般指南为作者单位目前的做法。

有症状的患者

首先必须将椎基底动脉缺血症状归入下述三个病因：栓子栓塞性、血栓形成性或血流动力学障碍性。首选的常规脑血管影像学检查包括头颅 MRI 弥散加权成像和灌注加权成像以确定是否存在椎基底动脉血流下降或梗死。血管成像通常采用 CTA 或 MRI 血管成像。MRA 诊断椎动脉起始段狭窄的假阳性率较高，因此更倾向于选择 CTA。CTA 可以清晰显示血管与周围骨性结构的密切关系，因而对明确 V2 段外部受压情况极具价值。如果怀疑 V2 或 V3 的受压与特定头位相关，可以采用特定头位的血管造影明确压迫程度。

在作者单位，DSA 上如果显示责任病变为累及 V1 段的狭窄程度超过 50% 的单发动脉粥样硬化灶，则需同时行血管成形和支架置入术。对于具有连续多发病灶的患者，单次治疗一个还是多个病灶取决于症状是由栓子栓塞还是血流动力学障碍引起。对表现为栓子栓塞症状的多发病灶，倾向于治疗靠近起始段、狭窄程度高或合并斑块溃疡的病灶。脑血流分析（PET、SPECT、CTP）可以联合乙酰唑胺，评估脑血流储备是否受损，从而判断症状是否由脑血流动力学因素引起。V2、V3 段的病灶需要具体病例具体分析，外部压迫病灶倾向于显微外科手术减压。

无症状患者

影像技术的进步提高了无症状性椎动脉阻塞疾病的检出率，大多数无症状的患者不需要治疗。但有些卒中风险高的患者具备介入治疗指征。因为正如前文所述，颅外段椎动脉闭塞的典型首发症状即为卒中，而没有短暂性脑缺血发作的先兆。更重要的原因是椎基底动脉系统卒中的死亡率和致残率很高[25]。严重狭窄（> 70%）或狭窄进行性加重的患者的卒中风险高。这两类患者均能从外科治疗中获益，尤其是病变位于优势椎动脉或一侧椎动脉缺如时。

颅外段椎动脉的显微外科血运重建术

颅外段椎动脉的血供重建术和减压术的技术方法已有详细报道[23, 26, 27]，近年来，一些具有外科手术适应证的患者也在考虑接受血管成形和支架置入术。

本章主笔 Robert F. Spetzler 教授制定的脑血供重建基本原则也适用于颅外段椎动脉的血供重建。所有患者术前均服用 81 ～ 325 mg 的阿司匹林。在全身麻醉状态下进行手术，整个手术期间严密监测并维持各项生理指标在正常范围。常规采用体感诱发电位和脑电图监测。在阻断重要血管前至少 5 分钟静脉给予 50 ～ 70 U/kg 的肝素，用巴比妥类药物诱导爆发抑制并在整个阻断期内维持此状态。在血管分离后期、阻断、内膜切除、血管吻合时全程使用显微镜。血管吻合时常规使用微型吸引器（MicroVac, PMT Corp., Chanhassen, MN）确保视野的清晰。

近端椎动脉血供重建的手术技巧

作者对近端椎动脉的重建术常规采用锁骨上入路（图 18.1 ～ 图 18.5），以胸锁乳突肌（SCM）的锁骨头为中点、在锁骨上 2.5 cm 处以平行锁骨的方向做 6 ～ 8 cm 的直切口。游离结扎并切断胸锁乳突肌锁骨头（图 18.6）。肌肉外侧的游离尽量避免暴露膈神经。喉返神经和交感干经常会被暴露，需仔细保护。偶尔会暴露臂丛神经结构，一旦暴露也需妥善保护。接下来第一步工作是确定 CCA 的位置。打开颈动脉鞘后即可暴露并游离 CCA，接着暴露颈内静脉（IJV）并向外侧牵拉。左侧手术需特别留意胸导管。胸导管形似血管，常位于颈内静脉深面的脂肪垫中，需要结扎并切断从而避免淋巴管瘘。右侧小的内淋巴管也需结扎。

椎动脉可依赖解剖学标志辨认，起源于锁骨下动

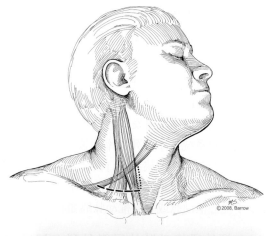

图 18.1 近端椎动脉血运重建术的锁骨上入路皮肤切口。沿胸锁乳突肌前缘延长切口可进一步暴露远端结构（虚线）（Barrow Neurological Institute 赠图）。

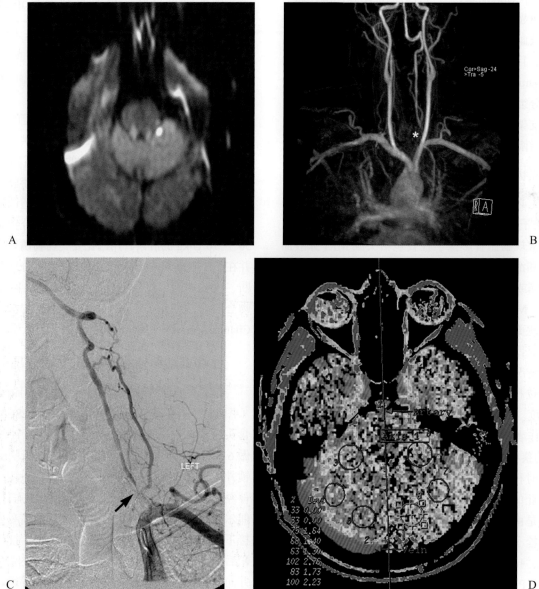

图 18.2 41 岁男性患者，因椎基底动脉病变导致反复的短暂性脑缺血发作，最佳药物治疗不能控制。（A）水平位磁共振成像（MRI）示左侧小脑后下动脉（PICA）供血区弥散受限的病灶。（B）磁共振血管造影（MRA）示右侧椎动脉（VA）缺如，左侧椎动脉近端（星标）严重狭窄，甚至可能闭塞。（C）DSA 示左侧椎动脉完全闭塞，远端血流通过甲状颈干分支代偿再通（箭头）。（D）CTP 示左侧 PICA 供血区低灌注。

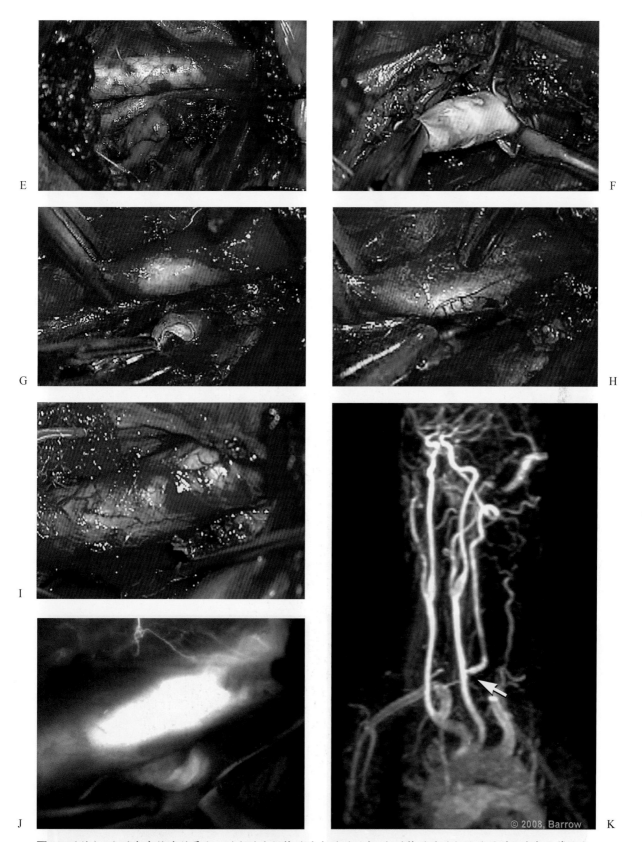

图18.2（续）（E）患者接受锁骨上入路(F)左侧椎动脉内膜剥脱术。(G)椎动脉的断端放置到位准备血管吻合。
(H)将椎动脉的断端缝合至颈总动脉的侧壁从而完成左侧 VA-CCA 转位(I)。(J)术中吲哚菁绿造影和(K)
术后 MRA 显示血管吻合处通畅（箭头）、左侧椎动脉重建再通良好（Barrow Neurological Institute 赠图）。

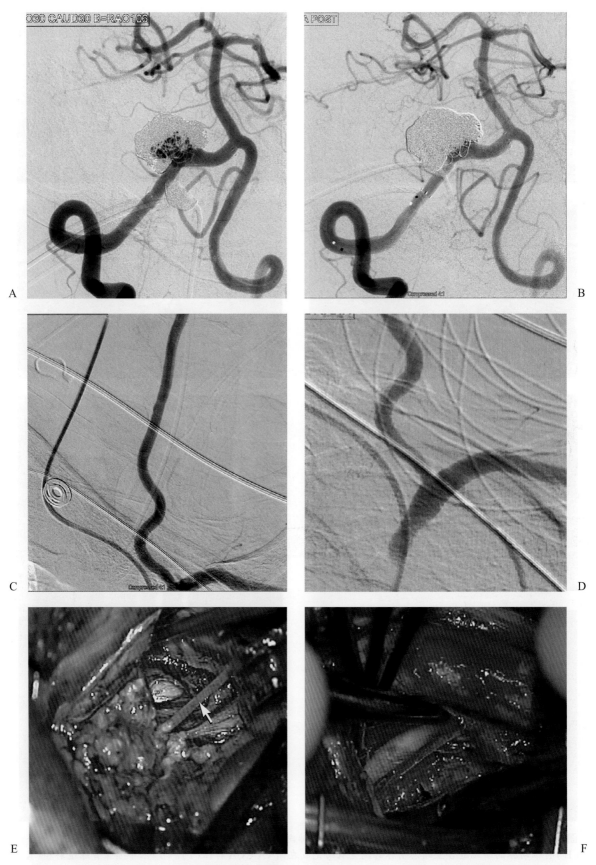

图18.3　58岁女性患者，右椎动脉动脉瘤支架辅助栓塞术后复发（A），再次行弹簧圈栓塞术（B）。造影时发现患者可能存在经左侧椎动脉的锁骨下盗血(C)，这种盗血可能与左侧锁骨下动脉近端闭塞有关(D)。患者右侧椎动脉上有动脉瘤，有必要降低右侧椎动脉的血流量，因此该患者有进行左侧VA-CCA转位术的指征。（E）左锁骨上入路暴露胸导管（箭头）。

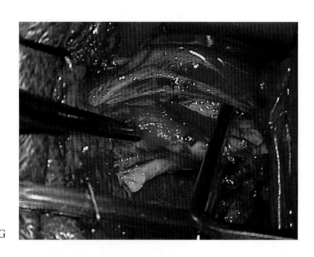

G

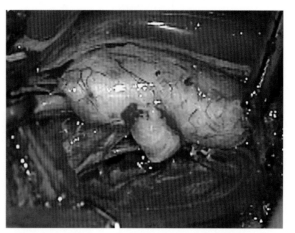

H

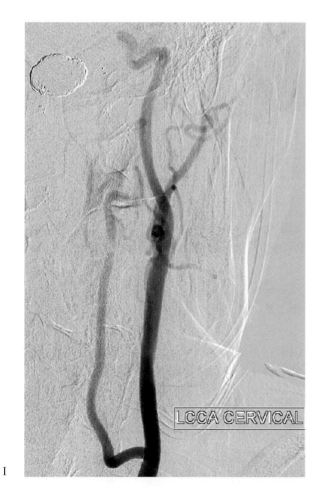

I

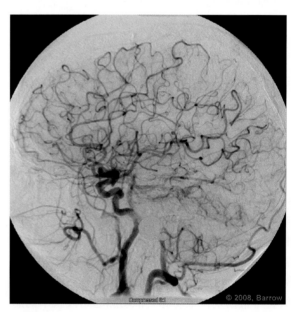

J

图18.3（续）　暴露左椎动脉（F）和颈总动脉（G），为左侧 VA-CCA 转位做准备（H）。（I）术后血管造影显示吻合口通畅，颅内血运良好（J）（Barrow Neurological Institute 赠图）。

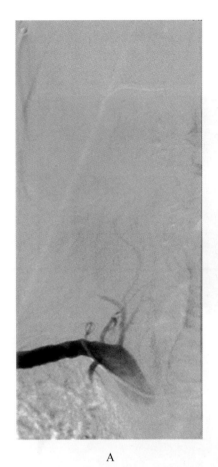
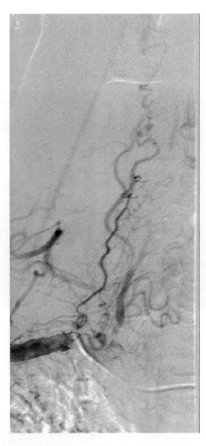
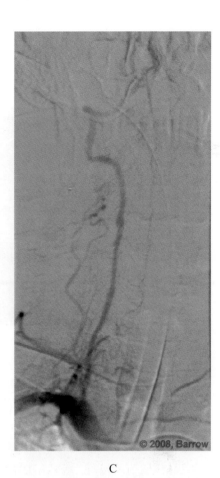

A　　　　　　　　　　　　B　　　　　　　　　　　　C

图 18.4　68 岁男性患者，DSA 动脉早期（A）和动脉晚期（B）图像均证实症状性右椎动脉闭塞。椎动脉内膜剥脱术后成功地重建了血流（C）（Barrow Neurological Institute 赠图）。

脉的甲状颈干常常首先暴露，沿甲状颈干继续向近端游离可暴露锁骨下动脉，紧贴甲状颈干起始部内侧即为椎动脉。椎动脉和甲状颈干或肋颈干的区别在于其近端缺乏分支，可以此鉴别椎动脉。在多达 90% 的病例中，椎动脉穿过第 6 颈椎的横突孔，因此触及 C_6 横突可帮助定位椎动脉。椎动脉起始段狭窄的患者其近端动脉搏动消失，可误导定位。此时椎动脉和颈总动脉均被暴露并游离。椎动脉从起点到横突孔的全程均需游离并解除与周围组织的粘连，便于此后血管吻合时的操作。

如果准备采用单纯内膜切除术，则需要更大范围地游离锁骨下动脉。在此位置的锁骨下动脉的其他分支，也就是甲状颈干和乳内动脉需仔细游离。椎动脉开口处的粥样硬化斑块常累及锁骨下动脉，因此需要同时行锁骨下动脉内膜切除术（图 18.7）。

如果要行椎动脉转位术，颈总动脉是目前最常用的供体血管（图 18.8）。对颈动脉分叉部位置较低的患者，甲状颈干或颈外动脉也是可选择的血管。

VA-CCA 转位的第一步是用止血夹结扎椎动脉起始端。血管结扎后将其切断并检查管腔。可以见到两种情况：血管完全闭塞或血栓粥样斑块导致的严重狭窄。此时行常规血栓内膜剥脱术。如果没有血液回流，则需考虑行 Fogarty 导管取栓或血管结扎。但如果回流良好且没有发现明显斑块，则可在横突孔水平夹闭椎动脉（临时动脉瘤夹），用肝素盐水冲洗管腔。

第二步，阻断 CCA 设计切口的远近两端。血管阻断夹通常放置在可使颈总动脉轻微外旋的位置，从而保证吻合口方向略朝后。采用 11 号刀片切开动脉，并用直径 4～4.5 mm 的动脉开窗器完成动脉开口。比对椎动脉的直径与 CCA 开口的直径，若 CCA 开口不够大，则通过鱼嘴样修剪将其扩大。Robert F. Spetzler 教授在最初开展这种手术的病例中，采用首先对环形吻合口上下两端进行固定缝合，然后再间断缝合完成血管吻合的方式，而近期，他已经成功开展了使用 7-0 单股 Prolene 线行连续缝合的方式进行吻合。后者可以增加术者对供体血管的掌控。

一侧吻合完成后，应检查吻合口和血管腔。用同样方法完成另一侧吻合。在关闭吻合口前，临时松开

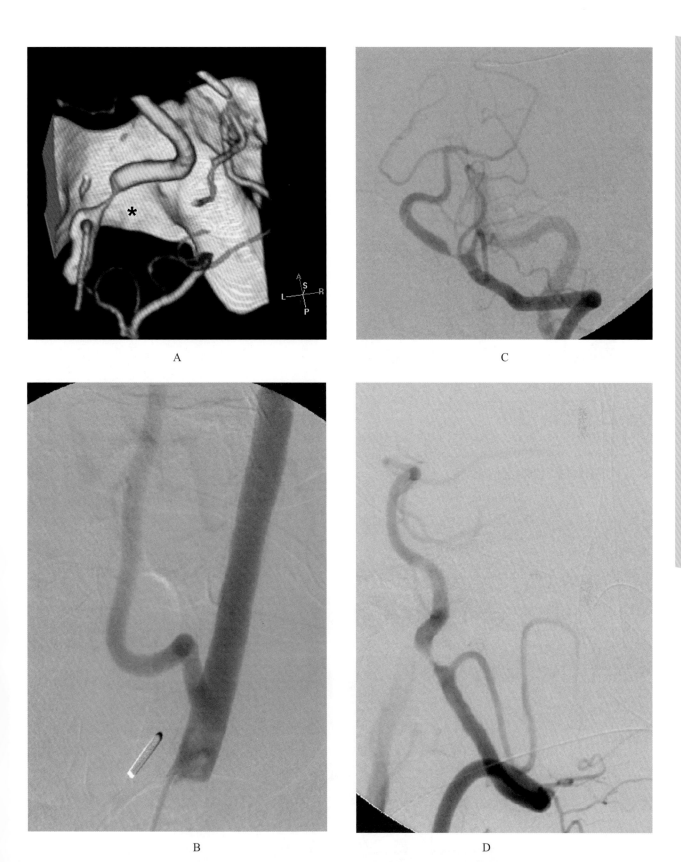

图18.5　78岁男性患者,左侧VA-CCA转位术后15年,椎基底动脉供血不足复发。(A)CTA显示出现新的颅内血管狭窄(星号)。(B)DSA显示血管吻合处无明显狭窄。但前后位(C)和侧位(D)显示左侧小脑后下动脉远端的颅内段椎动脉严重狭窄。

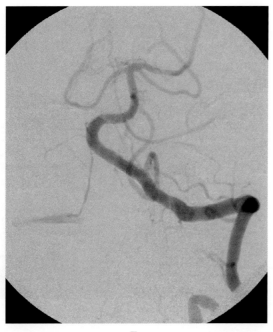

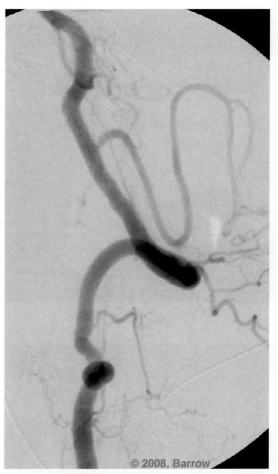

E

F

© 2008, Barrow

图18.5（续）　前后位（E）和侧位（F）血管造影显示血管成形和支架置入术后血流重建成功（Barrow Neurological Institute 赠图）。

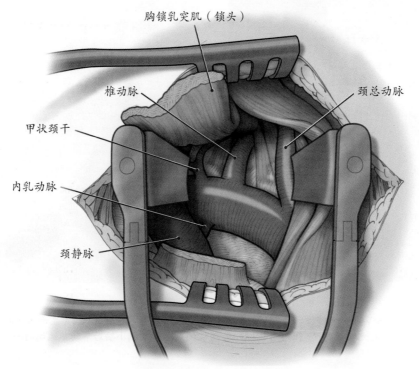

胸锁乳突肌（锁头）

椎动脉

甲状颈干

内乳动脉

颈静脉

颈总动脉

图18.6　锁骨下入路暴露区域及其内主要血管（椎动脉、甲状颈干）的示意图。胸锁乳突肌锁骨头和胸骨头完全切断（Barrow Neurological Institute 赠图）。

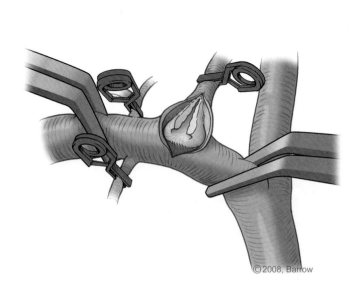

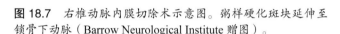

图 18.7　右椎动脉内膜切除术示意图。粥样硬化斑块延伸至锁骨下动脉（Barrow Neurological Institute 赠图）。

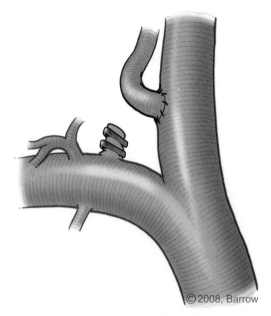

图 18.8　右椎动脉 – 颈总动脉转位术示意图（Barrow Neurological Institute 赠图）。

椎动脉远端的阻断夹使血液逆流。然后关闭吻合口，在管腔内注入纯肝素。松开所有血管阻断夹。吻合口处小的出血点通常是自限性的，可以使用 Surgifoam（Johnson&Johnson, New Brunswick, NJ）帮助止血。有条件的单位应行吲哚菁绿血管造影。严密止血，逐层缝合，胸锁乳突肌锁骨头复位，关闭切口。

近端椎动脉显微外科血运重建术和血管成形支架置入术的比较

为了准确对比显微外科手术和介入治疗（支架置入）治疗近端椎动脉粥样硬化的效果，围手术期和远期疗效都要考虑。

两种治疗方法的近期目标均包括血管造影显示技术上获得成功（残留狭窄程度＜50%）、无术后神经功能或操作相关并发症和患者临床症状改善。在这些方面，相较于介入治疗，显微外科手术由于对组织的触碰较多，因此此后诸如 Horner 综合征、淋巴管损伤、椎动脉血栓形成、喉神经损伤、切口血肿以及切口感染等并发症的发生率更高。

两种方法对靶血管再通和症状缓解的效果相当，成功率都在 93% ～ 98%[10, 13, 23, 28, 29]。Diaz 等[10]报道了 55 名椎动脉近端病变患者接受显微外科血供重建术后均取得血管再通，仅有 2 名患者症状没有缓解。Albuquerque 等[28]报道了 33 名接受血管成形支架置入术治疗的患者，技术上成功率达 97%。

在椎动脉近端血运重建的方式选择问题上，需要考虑的是介入治疗，也就是支架置入术的疗效所能维持的时间以及症状复发的概率。

对接受支架置入术的患者，尽管 CTA 可以提供高质量的无创血管成像，但手术部位再狭窄的评估仍需通过传统的介入导管下的血管造影。而对于接受显微外科手术的患者，通常通过 CTA 或造影剂增强的MRA 即可进行完善的评估。

尽管 Chastain 等[30]对 49 例介入治疗病例的平均 25 个月随访中发现仅有 10% 再次狭窄，但其他报道中再次狭窄的发生率仍然较高[13, 28]。Albuquerque等[27]在其研究中对患者随访 16.2 个月，13 名（43%）患者出现再次狭窄（＞50% 管腔直径）。症状性椎或颅内动脉粥样硬化病支架（stenting of symptomatic atherosclerotic lesions in the vertebral or intracranial arteries，SSYLVIA）研究纳入 18 名颅外段椎动脉狭窄患者，其中 14 名（78%）接受了治疗并在术后 6个月行血管造影随访[13]。14 名患者中 6 名（43%）出现支架内再次狭窄。再次狭窄患者中的半数椎动脉完全闭塞。18 名患者中，2 名（11%）接受颅外段椎动脉病变治疗的患者治疗侧椎动脉供血区发生卒中，这 2 名患者的血管造影均证实其发生了再次狭窄。

药物涂层支架的出现革新了冠心病的介入治疗[25]。鉴于其优势，有人提倡在椎动脉病变的治疗中也应用药物涂层支架[14, 31]。尽管这类支架在冠心病治疗中疗效显著，但存在支架内皮化延迟和血栓形成的问题[15]。因此若要将药物涂层支架治疗椎动脉起始部病变纳入指南推荐，还需先行大样本的临床试验证实其疗效。

现有文献对显微外科血运重建的长期有效性已经做了充分的阐述[23, 32]，但这些文献均缺乏影像学随访资料。Hanel 等[32]采用 VA-CCA 转位术、内膜剥脱术或两种手术联合的方法治疗了 29 名近端椎动脉狭窄患者，围手术期未发生卒中或死亡，平均随访 29 个月后，仅有 7% 的患者出现再发或新发的椎基底系统症状，根据近半数患者的影像学随访资料，14 名患者中仅有 1 名出现狭窄复发[33]。

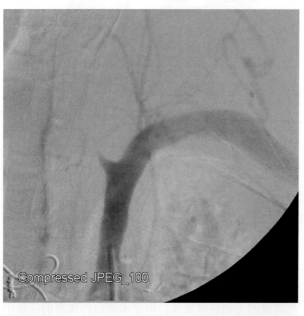

A

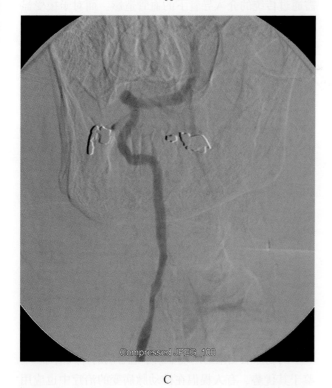

C

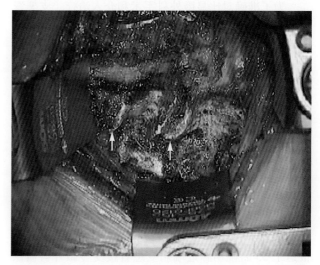

B

D

图 18.9　69 岁男性患者，头部右转时间歇性眩晕伴晕厥 2 月。无创影像学检查显示左椎动脉狭窄。脑血管造影提示左椎动脉起始段完全闭塞（A），当头部右转时右椎动脉 V2 段严重狭窄（B，右椎动脉，正中位；C，旋转位）。患者接受前路右椎动脉减压术后，症状完全消失。（D）术中照片证实已从前方充分暴露横突（箭头）。

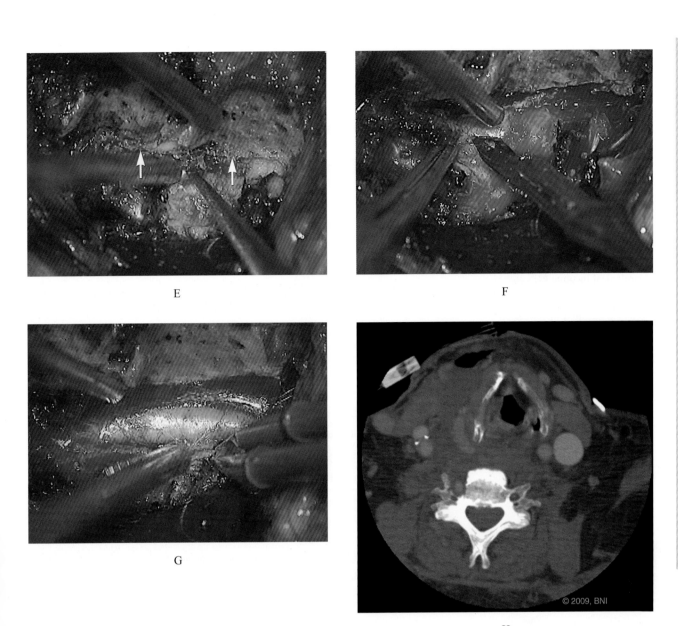

图18.9（续）　（E）磨除骨质，暴露横突孔内侧结构（箭头）。打开椎动脉鞘（F），暴露血管（G）。术后CTA（H）证实血管减压充分（Barrow Neurological Institute 赠图）。

V2 段减压术的手术技巧

尽管已有前外侧入路治疗 V2 段病变的报道[26]，但作者仍选用单纯的前方入路进行 V2 段减压手术（图18.9）。与 George 等[27]描述的前外侧入路在颈动脉鞘外侧操作不同，作者在颈动脉鞘内侧进行操作，类似于常规的颈前路减压融合术（ACDF）。

在压迫阶段的颈前区域做横切口并进行标准的颈前路椎间盘切除术。如果病变累及两个以上节段，切口应沿着胸锁乳突肌的前缘延伸。暴露的过程和方法与 ACDF 类似，钝性分离气管前筋膜，颈长肌应向外侧充分游离进而暴露横突前方。在相邻的横突间仔细分离椎动脉，防止医源性损伤。确定这些解剖标志

后，用装配钻石刀头的高速磨钻以标准蛋壳切削技术磨除形成椎动脉穿行通道的骨性结构。磨除目标为 180° 充分暴露血管，要特别注意内侧有无压迫残留。由于偶尔压迫是由椎动脉周围的纤维结构引起的，因此骨性压迫减压完成后，还需要打开椎动脉周围的鞘膜。

V3 压迫的显微外科手术治疗

如果症状是由 $C_1 \sim C_2$ 的旋转引起（图18.10），那么对应的手术方法是在该节段进行融合固定（图18.11）[34]。$C_1 \sim C_2$ 的融合可缓解症状[17, 34]，但缺点是限制了颈部 50% ～ 70% 的旋转活动[17]。有

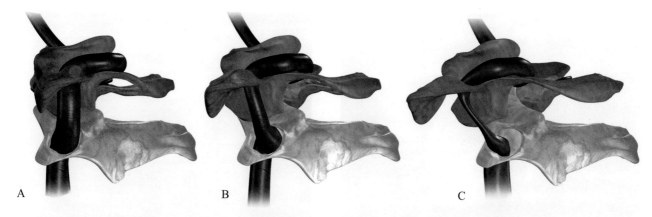

图18.10　寰枢关节外侧观。（A）正中位、（B）旋转10°、（C）旋转20°，椎动脉狭窄随旋转程度增加进行性加重（Barrow Neurological Institute 赠图）。

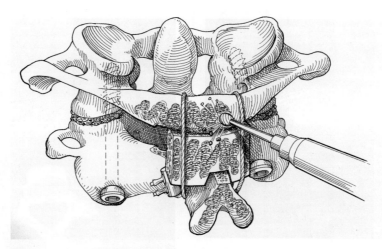

图18.11　$C_1 \sim C_2$ 后路融合术。采用椎弓根螺丝和 Sonntag-Dickman 钢丝限制 $C_1 \sim C_2$ 关节面的活动（Barrow Neurological Institute 赠图）。

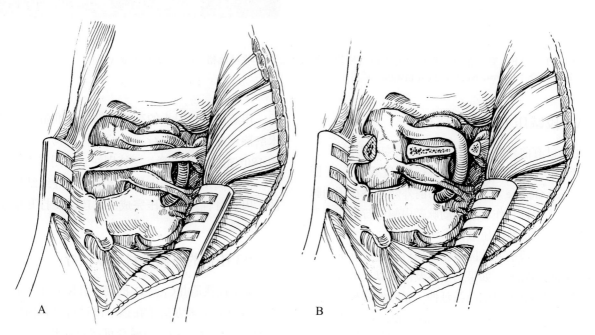

图18.12　$C_1 \sim C_2$ 水平椎动脉暴露的过程。通过C1半椎板切除术（A）和纤维连接松解术（B）解除压迫（Barrow Neurological Institute 赠图）。

一组病例显示，颈部活动严重受限的患者会感到明显不适。但总体而言，患者对手术疗效满意，bow hunter卒中的复发罕见[17]。

另一种方法是采用椎动脉外科减压，Shimizu 等[35]经后路暴露 C_1 椎弓根（图 18.12），通过半椎板切除术松解椎动脉和横突孔、动脉沟的粘连。患者术后症状消失，术后 DSA 未再显示旋转性阻塞。小样本研究报道称，外科手术解除纤维束带[36]和赘生骨刺[37]的压迫也可长期缓解症状，但缺乏大样本的研究证实。此外，还有人采用前外侧入路对寰枢椎处的椎动脉进行减压[38]。

Matsuyama 等[17]比较了 8 例 $C_1 \sim C_2$ 后路融合术和 9 例单纯椎动脉减压术的疗效，接受融合术的患者颈部活动度减低，但症状未再发作。相反地，3 名（33%）接受单纯椎动脉减压术的患者症状复发，随后接受了融合术。对于接受单纯椎动脉减压的患者，动态血管造影显示头部旋转时术侧椎动脉仍然阻塞，其中 1 名患者第 1 次手术后出现了右侧小脑梗死。

Robert F. Spetzler 教授选择后路椎动脉减压作为一线治疗方案，尽可能避免颈部活动受限。术后短期复查动态血管造影证实手术有效性。如果患者再次出现症状或诊断性检查仍提示异常，则考虑行融合固定手术。对所有患者，术前均应详细告知两种手术方式的利弊。

结论

对颅外段椎动脉粥样硬化性病变或外源性狭窄病变，显微外科手术是可行的。为了取得更好的手术疗效，术前应仔细筛选符合适应证的患者。

参考文献

[1] Beneficial effect of carotid endarterectomy in symptomatic patients with high-grade carotid stenosis. North American Symptomatic Carotid Endarterectomy Trial Collaborators. N Engl J Med 1991;325:445-453

[2] Randomised trial of endarterectomy for recently symptomatic carotid stenosis: final results of the MRC European Carotid Surgery Trial（ECST）. Lancet 1998;351:1379-1387

[3] Hass WK, Fields WS, North RR, Kircheff Ⅱ, Chase NE,Bauer RB. Joint study of extracranial arterial occlusion. Ⅱ. Arteriography, techniques, sites, and complications. JAMA 1968;203:961-968

[4] Wityk RJ, Chang HM, Rosengart A, et al. Proximal extracranial vertebral artery disease in the New England Medical Center Posterior Circulation Registry. Arch Neurol 1998;55:470-478

[5] Moufarrij NA, Little JR, Furlan AJ, Williams G, Marzewski DJ. Vertebral artery stenosis: long-term follow-up. Stroke 1984;15:260-263

[6] McDowell FH, Potes J, Groch S. The naturarl history of internal carotid and vertebral-basilar artery occlusion. Neurology 1961;11:153-157

[7] Whisnant JP, Cartlidge NE, Elveback LR. Carotid and vertebral-basilar transient ischemic attacks: effect of anticoagulants, hypertension, and cardiac disorders on survival and stroke occurrence-a population study. Ann Neurol 1978;3:107-115

[8] The Warfarin-Aspirin Symptomatic Intracranial Disease（WASID）Study Group. Prognosis of patients with symptomatic vertebral or basilar artery stenosis. Stroke 1998;29:1389-1392

[9] Cate WR Jr, Scott HW Jr. Cerebral ischemia of central origin: relief by subclavian-vertebral artery thromboendarterectomy. Surgery 1959;45:19-31

[10] Diaz FG, Ausman JI, de los Reyes RA, et al. Surgical reconstruction of the proximal vertebral artery. J Neurosurg 1984;61:874-881

[11] The EC/IC Bypass Study Group. Failure of extracranial-intracranial arterial bypass to reduce the risk of ischemic stroke. Results of an international randomized trial. N Engl J Med 1985;313:1191-1200

[12] Fessler RD, Wakhloo AK, Lanzino G, Qureshi AI, Guterman LR, Hopkins LN. Stent placement for vertebral artery occlusive disease: preliminary clinical experience. Neurosurg Focus 1998;5:e15

[13] SSYLVlA Study Investigators. Stenting of Symptomatic Atherosclerotic Lesions in the Vertebral or Intracranial Arteries（SSYLVIA）: study results. Stroke 2004;35:1388-1392

[14] Boulos AS, Agner C, Deshaies EM. Preliminary evidence supporting the safety of drug-eluting stents in neurovascular disease. Neurol Res 2005;27（Suppl 1）:S95-S102

[15] Maisel WH. Unanswered questions-drug-eluting stents and the risk of late thrombosis. N Engl J Med 2007;356:981-984

[16] Bruneau M, Cornelius JF, George B. Anterolateral approach to the V2 segment of the vertebral artery. Neurosurgery 2005;57（4, Suppl）262-267, discussion 262-267

[17] Matsuyama T, Morimoto T, Sakaki T, Comparison of C1-2 posterior fusion and decompression of the vertebral artery in the treatment of bow hunter's stroke. J Neurosurg 1997;86:619-623

[18] Amarenco P, Hauw JJ. Anatomy of the cerebellar arteries. Rev Neurol (Paris) 1989;145:267-276

[19] Tissington Tatlow WF, Bammer HG. Syndrome of vertebral artery compression. Neurology 1957;7:331-340

[20] Hardin CA. Vertebral artery insufficiency produced by cervical osteoarthritic spurs. Arch Surg 1965;90:629-633

[21] Adams R. Victor M, Ropper A. Principles of Neurology. New York: McGraw-Hill, Health Professions Division, 1997:793-806

[22] Berguer R, Flynn LM, Kline RA, Caplan L. Surgical reconstruction of the extracranial vertebral artery: management and outcome. J Vasc Surg 2000;31 (1 Pt 1):9-18

[23] Spetzler RF, Hadley MN, Martin NA, Hopkins LN, Carter LP, Budny J. Vertebrobasilar insufficiency. Part 1: Microsurgical treatment of extra-cranial vertebrobasilar disease. J Neurosurg 1987;66:648-661

[24] Compter A, van der Worp HB, Schonewille WJ, et al. VAST: Vertebral Artery Stenting Trial. Protocol for a randomised safety and feasibility trial. Trials 2008;9:65

[25] Abizaid A, Costa MA, Blanchard D, et al; Ravel Investigators. Sirolimus-eluting stents inhibit neointimal hyperplasia in diabetic patients. Insights from the RAVEL Trial. Eur Heart J 2004;25:107-112

[26] Albuquerque FC, Spetzler RF. Vertebral artery revascularization. Operative Techniques in Neurosurgery. 2001;4:195-201

[27] George B, Blanquet A, Alves O. Surgical exposure of the vertebral artery. Operative Techniques in Neurosurgery. 2001;4:182-194

[28] Albuquerque FC, Fiorella D, Han P, Spetzler RF, McDougall CG. A reappraisal of angioplasty and stenting for the treatment of vertebral origin stenosis. Neurosurgery 2003;53:607-614, discussion 614-616

[29] Wehman JC, Hanel RA, Guidot CA, Guterman LR, Hopkins LN. Atherosclerotic occlusive extracranial vertebral artery disease: indications for intervention, endovascular techniques, short-term and long-term results. J Interv Cardiol 2004;17:219-232

[30] Chastain HD Ⅱ, Campbell MS, Iyer S, et al. Extracranial vertebral artery stent placement: in-hospital and follow-up results. J Neurosurg 1999;91 (4):547-552

[31] Qureshi AI, Kirmani JF, Hussein HM, et al. Early and intermediate-term outcomes with drug-eluting stents in high-risk patients with symptomatic intracranial stenosis. Neurosurgery 2006;59:1044-1051, discussion 1051

[32] Diaz F, Ausman JI. Surgical therapy in vascular brain stem diseases. In: Hofferberth B, Brune G, Sitzer G, eds. Vascular Brain Stem Diseases. Basel, Switzerland: Bertelsmann Foundation, 1990:270-281

[33] Hanel RA, Brasiliense LB, Spetzler RF. Microsurgical revascularization of proximal vertebral artery: a single-center, single-operator analysis. Neurosurgery 2009;64:1043-1050, discussion 1051

[34] Ford FR. Syncope, vertigo and disturbances of vision resulting from intermittent obstruction of the vertebral arteries due to defect in the odontoid process and excessive mobility of the second cervical vertebra. Bull Johns Hopkins Hosp 1952;91:168-173

[35] Shimizu T, Waga S, Kojima T, Niwa S. Decompression of the vertebral artery for bow-hunter's stroke. Case report. J Neurosurg 1988;69 (1):127-131

[36] Mapstone T, Spetzler RF. Vertebrobasilar insufficiency secondary to vertebral artery occlusion froma fibrous band. Case report. J Neurosurg 1982;56:581-583

[37] Sheehan S, Bauer R, Meyer J. Vertebral artery compression in cervical spondylosis. Arteriographic demonstration during life of vertebral artery insufficiency due to rotation and extension of the neck. Neurology 1960;10:968-986

[38] Fox MW, Piepgras DG, Bartleson JD. Anterolateral decompression of the atlantoaxial vertebral artery for symptomatic positional occlusion of the vertebral artery. Case report. J Neurosurg 1995;83:737-740

第 19 章

主动脉弓手术：适应证、治疗决策与手术技巧

Mark D. Morasch and Joseph G. Adel

■齐增鑫 译 ■李培良 校 ■毛颖 审

要点

◆ 右侧锁骨下动脉变异可合并迷走神经返支变异（未返折）及 Ortner 综合征、右位胸导管和右侧椎动脉起始部变异。

◆ Takayasu 动脉炎（大动脉炎）的急性炎症期治疗应选择非手术治疗。这些患者应在发病之初即进行治疗干预，并在临床条件许可的情况下长期服用激素。

◆ 尽管存在并发症风险，但单支主干血管病变且有合适同侧供体血管的患者通过血管转位术或搭桥术进行病变血管的颈部重建手术能够取得良好疗效。多支血管主干病变而其他方面健康的患者或没有合适的同侧供体血管患者应考虑行开胸主动脉弓上血运重建手术。有严重合并疾病的高危患者或有开胸手术史的患者最好选择介入治疗或跨颈的血管搭桥术。

累及主动脉弓分支的动脉粥样硬化闭塞性疾病常见于 65 岁以上的患者。据动脉闭塞性疾病联合研究报道，在 1/3 接受动脉血管造影的患者中可发现累及一支或多支头部和上肢供血动脉存在明显病变[1]。但累及头臂干的闭塞性疾病只占其中较小一部分。此外，治疗头臂干近端闭塞性病变的手术仅占所有颅外段血管病变手术的不到 10%。尽管如此，并且这些血管采用无创方式成像的难度较大，过去的 40 年中研

究者们已经积累了大量关于此类疾病自然史的实质性的数据，并积累了大量血运重建手术的经验。而介入方法治疗主动脉弓分支疾病也已开展 20 年，目前也获得了以下关于血管成形和支架置入术的有用资料。

解剖

正常主动脉弓在上纵隔内由近端主动脉发出三根主干分支。传统定义上这些分支包括无名动脉（IA）、椎动脉起始段前的锁骨下动脉以及分叉部前的颈总动脉。无名动脉和左侧颈总动脉在主动脉弓上紧邻发出，沿颈部气管的两侧上行。左侧锁骨下动脉是三根主干分支中的第三支，起源于左侧颈总动脉左后方。右侧迷走神经和喉返神经跨越毗邻无名动脉分叉部的右锁骨下动脉的前方。左侧膈神经和迷走神经在左颈总动脉和左锁骨下动脉之间的胸膜下相互交叉走行。

这些主动脉弓分支血管的变异常见，超过 20% 的患者会发生。最常见的变异是牛型主动脉弓，即第一和第二分支（无名动脉和左颈总动脉）从一个共同的主动脉开口发出（16%）或从同一主干上发出（8%）。另一种变异是左椎动脉作为一根独立分支从左颈总动脉和左锁骨下动脉之间的主动脉上发出，约占所有变异的 6%。主干血管发育异常并不太常见。约 0.5% 的人存在右锁骨下动脉直接从主动脉发出形成主动脉弓上第四根分支的主动脉弓形态变异。"双颈动脉共主干"变异更为罕见，其病理改变为双侧颈动脉合为一支从主动脉弓发出，同时双侧锁骨下动脉也合为一支发出，形成两支主干分支的主动脉弓形态。上述两种变异常伴发食管后锁骨下动脉（RSA），后者的发

生率与前者相同，约为 0.5%。在某些罕见病例，这些发育异常和解剖异常可导致包括吞咽困难（食管受压性吞咽困难）和慢性咳嗽（气管受压）在内的连锁症状。变异的右锁骨下动脉的起始部附近可能伴有先天性动脉壁膨出，称为科默雷尔（Kommerell）憩室。这种动脉壁的膨出可能是胚胎发育期第四对主动脉弓右侧部分的残留。右锁骨下动脉变异的患者其右侧喉下神经不会"返折"；取而代之的是该神经在颈部更高的位置自迷走神经发出，在右侧颈总动脉表面以更直接的路径入喉。还有可能发生的变异是胸导管汇入右侧颈静脉锁骨下静脉汇合处。

主动脉弓异常还可表现为右位主动脉弓或双主动脉弓。大多数右侧主动脉弓患者的主动脉弓形态与正常左位主动脉弓呈镜像。右位主动脉弓往往合并有先天性心脏病，但也可以单独发生。

流行病学和自然史

迄今为止，动脉粥样硬化是影响头臂血管最常见的疾病。炎症性疾病如 Takayasu 动脉炎以及放射治疗较少引起血管闭塞性病变。主动脉弓上的这些血管还会发生夹层或形成动脉瘤。胸廓出口综合征的长期影响可使相对远端的锁骨下动脉受损。有症状的非动脉粥样硬化疾病如 Takayasu 动脉炎或放疗引起的动脉炎、动脉夹层、动脉瘤和先天性病变占所有需要治疗干预的头臂血管病变的不到 20%[2-6]。动脉粥样硬化病变往往引起血管闭塞和栓塞症状，而动脉炎引起的血管闭塞往往只会导致血流动力学不足的相关症状。

相比于其他的颅外段脑血管动脉硬化闭塞病变，累及头臂干的动脉闭塞性病变往往发生在较年轻的患者群体中。其平均和中位发病年龄为 50 ~ 61 岁。累及单支血管的头臂干动脉粥样硬化闭塞性病变好发于相对较年轻的成年人（50 岁左右），而弥漫性病变或累及多根主干的病变则好发于更年长的患者。头臂干动脉粥样硬化闭塞性病变患者中男性比例并不像在其他血管动脉粥样硬化性病变中那么高。在一项大型研究中，约 53% 接受治疗的患者为女性[2, 3]。吸烟肯定是引起这些血管动脉粥样硬化闭塞重要的风险因素。已经确定，吸烟是 82% 的需要治疗干预的动脉粥样硬化闭塞性病变患者的危险因素[2]。1/4 ~ 2/3 接受主动脉上分支主干血运重建的患者同时存在伴发性冠状动脉疾病（CAD）。一份研究报道显示，63% 的此类患者有显著的 CAD 病变，15% 患者曾经接受过心肌血供重建手术[2]。这份报道还显示，47% 的

开胸血供重建患者伴有高血压，而糖尿病患者所占比例较少（15%）。

累及头臂干的动脉粥样硬化闭塞性疾病可以是单一病灶，也可以是多发性病灶；可以只累及一根血管，也可以累及一根以上的主干血管。此外，单支血管内的粥样硬化斑块多自然形成节段性分布。血管严重狭窄的定义是狭窄程度 > 75% 管腔直径。此外，对有症状的患者，如果斑块出现深溃疡形态或动脉管腔内出现血栓栓子，即使狭窄程度 < 75% 管腔直径，也被认为是严重狭窄。严重狭窄可以只累及单一血管。而当病变累及多支主干时，往往是主动脉弓起源的病变"溢出"分支血管开口、扩大进展的结果。在一项包括 283 例经胸或经颈头臂血管血流重建的研究中，出现多支血管严重狭窄的病例达 40%[3]。三根主动脉弓主干分支均严重狭窄的患者占 13%。约 60% 单灶性病变的患者需要行血供重建治疗。单一主干血管病变最常见于左锁骨下动脉。

当病变累及多支主干血管时，患者常出现椎基底系统缺血症状。单支主干病变更多地表现为半球或上肢动脉栓塞。锁骨下动脉近端孤立病灶可能导致症状性锁骨下 - 椎动脉盗血，而无名动脉闭塞可引起大脑前循环盗血（颈动脉 - 锁骨下动脉盗血）。颈动脉分叉处和颈内动脉的闭塞可逆行导致颈总动脉闭塞。相应的，颈总动脉近端病变导致的闭塞病变最终也可能向远端顺行蔓延至分叉部。这种情况下，颈内动脉通常也会被累及。双倍造影剂或延迟血管造影可显示颈外动脉血流逆流后颈内动脉顺行显影。

过去描述的头臂血管动脉瘤多因梅毒引起。然而目前梅毒性动脉瘤已几乎绝迹。当前遇到大多数的无名动脉（IA）动脉瘤与伴发的近端升主动脉或胸腹主动脉扩张相关。头臂血管外伤性假性动脉瘤并不常见，这种情况通常是机动车事故中减速运动期间内膜 - 中膜层破裂导致的。这些假性动脉瘤通常累及无名动脉起始段。Takayasu 动脉炎偶尔也会形成动脉瘤。诸如 RSA 的先天性解剖变异疾病引起的最严重的表现是形成动脉瘤样病变。此病变通常累及锁骨下动脉起始部憩室（科默雷尔憩室）。

Takayasu 动脉炎常常侵犯全部三根主干分支的近端。此炎性病变的病因尚未阐明。现在已经明确的是其绝大多数发生于 20 ~ 30 岁女性。Takayasu 病引起血管闭塞的赘生物表面光滑，导致栓子栓塞的潜在风险低，大多数症状是由疾病多血管进展闭塞导致的低血流引起的。病变的组织学表现与疾病的分期有关。急性期炎症表现明显，而缓解期则多为硬化表现。炎

症反应以受累的血管外膜和中膜最为明显。

巨细胞动脉炎很少累及头臂血管主干近端，偶尔累及锁骨下动脉远端。通过血管的受累位置和其好发于年长患者的特点，可区分该疾病与Takayasu动脉炎。

放射性血管损伤可能导致动脉粥样硬化的加速形成。病程发展的速度取决于照射剂量。其他疾病如乳腺癌、胸腔内肿瘤及霍奇金淋巴瘤的放射治疗均可能引起头臂血管主干的放射性损伤。

单纯的头臂血管主干夹层罕见，但A型主动脉弓夹层可蔓延至连接脑血管和上肢血管的主干血管或促进局部血栓形成引起栓塞。与其他部位的动脉夹层相同，随着时间的推移，动脉夹层会形成慢性动脉瘤样改变，但这种情况不多见。

血供重建适应证

头臂血管主干血供重建术的适应证较为广泛。有症状的动脉粥样硬化闭塞可表现为眼部、半球或椎基底系统短暂性脑缺血发作（TIA）或卒中。一般来说，患者同时出现前循环和后循环的脑血管缺血症状。此外，部分患者会表现为上肢缺血症状。上肢缺血的症状轻重程度不一，轻者表现为锁骨下动脉盗血引起的跛行症状，重者动脉广泛闭塞或栓塞导致的缺血可能需要截肢。少数患者，表现为冠脉盗血引起的心肌缺血症状，这种情况多发生于进行过胸廓内动脉冠脉重建且胸廓内动脉近端的无名动脉或锁骨下动脉存在病变的患者。需要手术治疗解除食管或气管压迫症状的或需要手术治疗主干血管内或附近有症状动脉瘤样病变的主动脉弓血管发育异常患者罕见。形态正常的主干血管发生退行性变引起的无症状真性动脉瘤是非常罕见的，但是一旦发现，对于手术风险较低的患者，应当手术治疗以预防可能的脑血管栓塞事件以及更为罕见的动脉瘤破裂。

无症状的无名动脉和颈总动脉重度（闭塞＞75%血管直径）动脉粥样硬化病变患者，如果手术风险在可接受范围（包括颈总动脉闭塞但分叉部通畅的患者）应当进行手术治疗。同理，无症状的严重颈动脉分叉部狭窄的患者也应接受手术治疗。对于无症状的锁骨下动脉近端病变患者，如果计划行经胸廓内动脉心肌血流重建术，或双侧锁骨下动脉均有累及，也应当行手术治疗以便监测控制血压。

在一般情况下，Takayasu动脉炎患者在活动期不应进行手术治疗。该疾病活动期的特征通常为急性炎症反应相关的躯体症状和红细胞沉降率升高。急性炎症期通常采取激素治疗从而使重建手术的风险降低。

值得注意的是，过去的5年中，在作者单位最常见的接受手术治疗的头臂血管主干病变包括胸和胸腹主动脉瘤、动脉夹层或介入支架置入治疗外伤性动脉内膜撕裂。在出现介入治疗前，为了保证在伸展近端颈部"开阔区"时椎动脉和左上肢的血流，常进行锁骨下动脉甚至左颈总动脉转位术或完全性主动脉弓去分支术。

治疗

头臂血管主干病变有四种成熟的治疗方式，分别为：药物治疗、直接经胸血供重建、远端颈部血运重建和介入血管再通，四种方法各有利弊（表19.1）。药物治疗主要包括颈动脉分叉部病变的抗血小板药物治疗。他汀类药物与戒烟甚至可以引起部分斑块消退。诸如Takayasu动脉炎等炎性病变的急性进展期的治疗主要是全程高剂量的激素滴注。

表 19.1 手术治疗方案

手术类型	有症状患者选择该治疗的指征	考虑因素
直接血供重建 主动脉–无名动脉/颈动脉搭桥	低手术风险 无合适的同侧供体血管	主要是心肺方面 技术挑战性 长期疗效极好
颈部血供重建 颈动脉至锁骨下动脉（同侧）搭桥 锁骨下动脉至颈动脉（同侧）搭桥 锁骨下动脉至颈动脉转位 颈动脉与颈动脉搭桥	高手术风险 既往有胸骨切开术史 有良好的同侧供血血管	长期疗效一般或好 颈部神经损伤 胸导管损伤
介入血供重建 无名动脉支架置入术 颈总动脉支架置入术 锁骨下动脉血管成形/支架置入术	高手术风险 同侧供体血管条件差	长期疗效一般或差 支架断裂

手术风险不大的单纯无名动脉狭窄或闭塞患者以及多支主干血管病变的患者可以选择经胸血运重建术。远端颈部血运重建术和血管内介入治疗作为直接经胸血运重建术的备选方案，适用于颈动脉或锁骨下动脉单支血管病变的患者，以及曾接受过胸骨正中入路手术或有经胸血运重建术禁忌证的患者。介入治疗显然创伤更小，其应用在过去10年中已越来越普遍。

直接血供重建

头臂血管主干直接血运重建术在切口暴露时需要行完全或部分胸骨正中切开（图19.1）。通过这种胸骨切开方式可以轻松地暴露颈部目标血管，必要时只需向颈部延长切口即可。

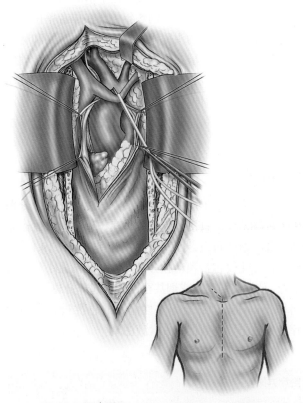

图 19.1 主动脉 - 颈动脉搭桥的切口暴露。

内膜切除是血供重建的一种方式，尤其适用于无名动脉中远段的狭窄。病变越靠近血管近端越难进行内膜切除。大多数无名动脉粥样硬化病变会累及血管近端部分，这些连续的动脉粥样硬化斑块形成的病变可以延伸到主动脉弓的顶部以及左颈总动脉和锁骨下动脉的起始处。在这种情况下，无名动脉的内膜剥脱需要在直视下将斑块同其交杂的主动脉弓处的粥样瘤进行分离。离断处的中内膜极易分离，如果没有进行妥善钉缝将很容易形成动脉夹层。无名动脉内膜切

除术的另一个缺点是，在24%的患者中，无名动脉起始段和左颈总动脉起始段呈牛角型。在这种情况下，阻断无名动脉起始段也会影响左颈总动脉血流并导致脑缺血，这种结果是大家均不能接受的。此外，由于此类病变常伴广泛钙化，无名动脉内膜剥脱术要求充分剥离斑块，残留的非常薄的血管壁缝合时经常撕裂或造成吻合口漏。现如今除了偶尔病变仅累及无名动脉的中远段的情况，其他多数情况下无名动脉内膜切除术已很少使用。外科医师不希望进行升主动脉游离或打开心包。

升主动脉起始段搭桥较动脉内膜切除术更为安全，且技术要求更低（图19.2）。除极少数病例外，即使主动脉弓的其他部位都有病变累及，主动脉瓣上4～6 cm处主动脉也不易发生任何病变。打开后心包，充分暴露升主动脉弓，用 Lemole-Strong 部分阻断夹夹起升主动脉前壁，将桥血管与之吻合（通常为9或10 mm 人工血管）。近端吻合相对简单且如果可以维持收缩压低于110 mmHg 则吻合口也不易渗漏。此外，应维持肝素给药直到移植血管缝合到位并移除动脉阻断夹。许多经胸血运重建术的并发症与升主动脉临时夹闭部位的栓塞有关。吻合口近端通过充分冲洗以预防栓子栓塞，同时在移除动脉夹时使患者处于头低脚高位以防止空气栓塞，这两项工作均十分重要。吻合口止血完成后给予肝素。

然后将桥血管自头臂静脉后方穿过，远端放置于靶血管处。当需要多根动脉搭桥时，最好将桥血管按次序手工缝合出各分支，而不要使用量产的带分叉的桥血管，原因在于前者形成的分支血管的直径（图19.3）相比商品化的带分叉的人工血管的直径更细。逐次缝合的分支血管自主干发出的方式可以避免胸廓入口的拥挤。至此，侧支血管可摆放至任意主干血管近端或向上达颈动脉分叉部。

通过前方入路暴露后纵隔内的左锁骨下动脉近端通常比较困难。通过胸骨正中入路游离左锁骨下动脉近端，通常需要结扎并切断无名静脉使胸骨缘充分分离以便后纵隔内的游离操作。应尽量避免切断无名静脉，因为部分患者会因此发生严重的上肢水肿。血运重建完成后，被从正中切开或向外侧翻转的胸腺应回纳入胸骨和人工血管之间。暴露近端锁骨下动脉的另一种入路是高位后外侧开胸术，其使用范围和颈部切口类似。作者单位最常采用的是左锁骨下动脉 - 左颈总动脉转位的方式进行独立血运重建，具体方法如下。

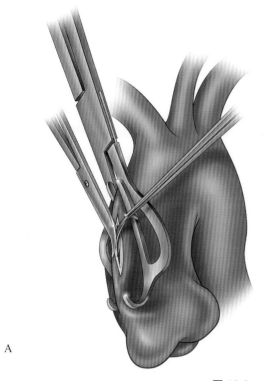

A

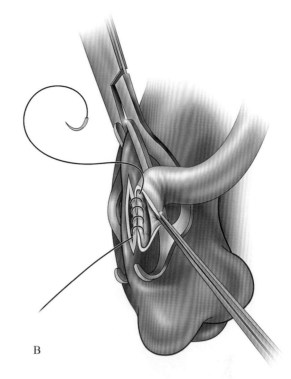

B

图 19.2 （A、B）主动脉-颈动脉搭桥。

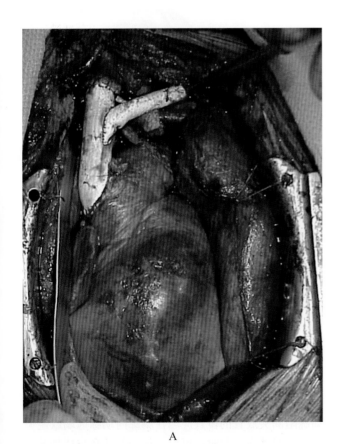

A

B

图 19.3 （A、B）主动脉-无名动脉-左颈动脉搭桥。

253

颈部血运重建

颈部血运重建是治疗颈总动脉或锁骨下动脉单一病变所采用的手术方法。多主干病变患者如有经胸或介入治疗禁忌证，也应考虑行远端颈部多血管搭桥术。如同侧有可用的"源头血管"时，动脉转位术是首选的治疗方式（图19.4）。

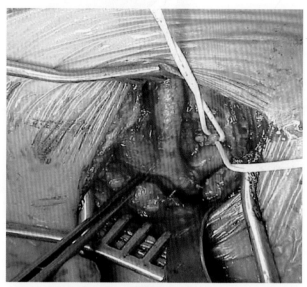

A

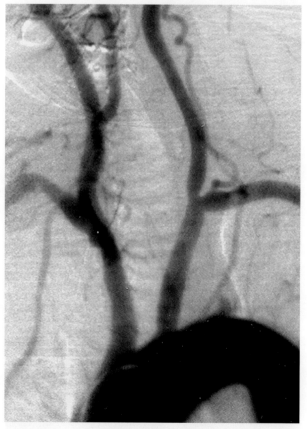

B

图 19.4 （A、B）锁骨下动脉-颈总动脉转位。

锁骨下动脉可转位至相邻的颈动脉，反之亦然。锁骨下动脉转位手术过程中不仅要严格保护椎动脉，松解并妥善保护容易受损的胸廓内动脉同样重要。相反的，对于颈总动脉-锁骨下动脉转位来说，要松解足够长的狭窄的近端颈总动脉使其向邻近的锁骨下动脉转位相对容易。

动脉转位手术采用锁骨上方横向小切口。胸锁乳突肌胸骨头与锁骨头之间游离。切断肩胛舌骨肌后，在外侧可显露颈内静脉和迷走神经，在内侧环形游离后显露颈总动脉。左侧手术应找到胸导管并将其结扎后切断。如为右侧手术，众多淋巴管也应结扎。切断椎静脉后就可以控制锁骨下动脉及其近端分支。给予肝素后，就可以根据手术目的选择切断锁骨下动脉或颈总动脉（图19.5）。主干血管近端的结扎必须十分小心。失去对胸腔或纵隔内动脉的控制其后果显然是灾难性的。在供体动脉侧方用打孔器做出动脉切口，采用端-侧吻合的方式完成血管吻合。

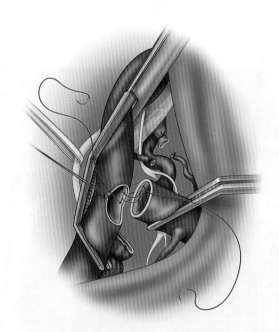

图 19.5 锁骨下动脉-颈总动脉转位。

偶尔有些情况下无法进行直接动脉转位，比较常见的原因是椎动脉过早地从左侧锁骨下动脉发出。另一类适合行颈动脉-锁骨下动脉搭桥术的患者是存在有症状的冠脉盗血且胸廓内动脉桥血管通畅的患者。动脉阻断夹放置的位置应当在胸廓内动脉远端以避免引起心肌缺血。此时，可以进行颈总动脉与锁骨下动脉斜角肌段之间的短程搭桥，最常进行的是胸锁乳突肌锁骨头旁搭桥，向内侧牵开颈静脉暴露颈总动脉。相比转位术，颈动脉-锁骨下动脉搭桥术要切断前斜

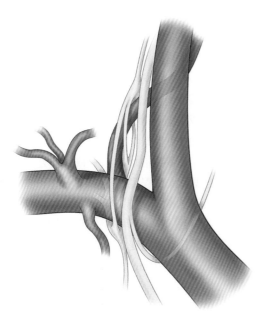

图 19.6 颈动脉－锁骨下动脉搭桥。

角肌以暴露更远端的锁骨下动脉，然后依次阻断并吻合血管，通常使用人工桥血管完成搭桥（图 19.6）。人工血管的长期桥血管通畅性显著高于自体静脉移植血管[7]。

如果要实施特大的解剖入路且唯一的供体血管在对侧颈部，则桥血管需要跨越中线，跨越中线时应当选择咽后间隙（图 19.7），而不是胸骨前或气管前间隙[8]。通过咽后间隙血管行程较短也更直接。桥血管在气管前或胸骨前通过会引起其上方的皮肤糜烂并且当患者需要行气管切开或胸骨切开时，桥血管也会妨碍操作。在有其他方式可选的情况下，应尽量避免长程的锁骨下－锁骨下、腋－腋或股－腋搭桥，因为这种搭桥方式的血管通畅率非常低。

介入治疗

介入治疗可经股动脉穿刺进行顺行造影，或对无名动脉或锁骨下动脉病变的患者采取经皮肱动脉穿刺逆行造影的方式进行（图 19.8）。通过开放手术进行无名动脉或颈总动脉病变的逆行治疗或在颈内动脉内膜切除术暴露颈动脉分叉部时顺便进行逆行治疗，相比介入治疗也许同样常用。

介入血供重建在 20 世纪 80 年代早期开始兴起，其透视监控下，将导丝、导管送至病变血管远端并将血管成形球囊送至主干血管的病变处。Queral 和 Criado[9] 提出为了预防栓塞，可以选择逆行打开颈部切口并暴露颈总动脉，通过外科方法将其控制。锁骨下动脉病变的介入治疗明显多于颈动脉或无名

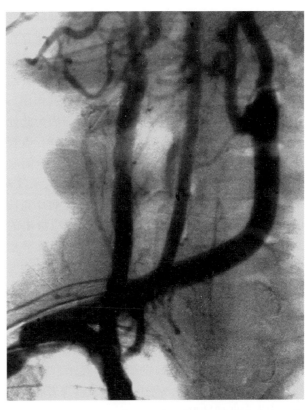

图 19.7 经咽后右锁骨下动脉－左侧颈动脉分支分叉部搭桥。

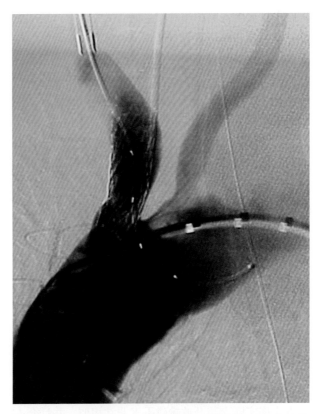

图 19.8 既往有胸骨切开术史的患者进行逆行无名动脉血管成型及支架置入术。

动脉病变，但原因可能纯粹是因为锁骨下动脉病变的发病率较高。尽管对是否常规使用金属支架存在争议，但目前在主干血管近端病变的球囊血管成形治疗中，置入支架已成为常规的辅助措施，并且药物支架也很快将在此类病变的治疗中发挥其作用。支架不应放在椎动脉远端的锁骨下动脉，因为此处支架受压的风险极大。和其他治疗方式一样，血管狭窄患者的介入治疗成功率明显高于血管完全闭塞的患者（锁骨下动脉闭塞血管成形及支架置入术后 8 个月血栓复发的发生率高达 50%）。钙化病灶和长段狭窄病灶同样在治疗上存在困难。还应指出的是，一旦经过介入治疗的锁骨下动脉出现狭窄复发，那么再次治疗后很可能出现二次再狭窄且发生时间更早。

并发症和预后

主动脉弓分支血管直接重建患者的综合卒中和死亡率应小于 10%；Berguer 的研究[2]显示，患者 10 年血管通畅率非常理想，高达 88%。这些患者的中位无卒中生存期超过 10 年。

颈部血供重建术后的短期预后在两组不同患者中有明显区别。第一组患者颅外病变复杂或范围广，因存在各种经胸入路的相对禁忌证而优先考虑行颈部血运重建。第二组患者只有锁骨下动脉或颈总动脉的单一病变，接受了直接的小范围颈部手术。在一项回顾性研究中，作者惊异地发现两组血管的长期通畅率和患者生存率无显著差异[3]。但病变复杂的患者其围手术期卒中 / 死亡率高。在这组研究中，事实上所有患者均为无症状患者。术后 10 年血管通畅率与其他研究已发表的通畅率类似，为 82%[3, 10, 11]。10 年无卒中生存率为 84%[3]。接受动脉转位手术的患者没有出现远期治疗失败的情况，了解这点非常重要。由富有经验的外科医师主刀的动脉转位术的远期血管通畅率几乎是 100%。

尽管介入治疗开展已超过 20 年，但迄今为止只有一些零散的研究报道，并且报道中的病例数很少。病例数大的研究常将无名动脉、锁骨下动脉和颈总脉介入治疗的即刻和短期结果合并报道，使其结果解释变得十分困难[9, 10, 12]。一些作者积极地认为，与开放血运重建手术相比，介入治疗的致残率明显降低。然而仔细分析后可以发现，介入治疗的总体并发症发生率实际上与开放重建手术非常相似，并且介入治疗的远期疗效似乎更差。但上述结论目前尚不能确定，因为目前尚没有不良事件的报道标准，几乎所

有发表的关于介入治疗的文献都没有意向治疗的报道，并且目前缺乏血管成形和支架置入术后患者长期随访和血管通畅性的资料。介入治疗的初步成功率在 73% ～ 100%，并发症发生率在 0 ～ 10%[12-21]。血管内治疗死亡案例十分少见。Henry 等[12]报道 113 例经皮股动脉或肱动脉入路介入治疗锁骨下动脉病变。狭窄性病变的初步操作成功率为 91%，而闭塞性病变为 47%。与大多数治疗方法一致，此处介入治疗成功的定义是残余狭窄程度低于 30%。此研究中介入治疗的并发症率为 5.3%，临床复发率为 16%，平均复发时间为 4.3 年。Tyagi 等[22]扩张 61 例椎动脉前或椎动脉后锁骨下动脉病变，初步成功率为 90%，并发症率为 5.4%。Schillinger[23]回顾性研究了跨度超过 15 年的 115 名锁骨下动脉粥样硬化患者（动脉炎性狭窄的患者被排除在外）的资料。其手术初步成功率为 85%。完全闭塞的病变和长段病变的患者手术成功率低。放置支架的患者术后 4 年血管通畅率为 59%，而未放置支架的患者为 68%。Sullivan 等[24]治疗锁骨下动脉病变（$n = 66$）、颈动脉病变（$n = 14$）或无名动脉病变（$n = 7$）的初步成功率为 94%，术后各种并发症的发生率为 21%。该小组认为，短期和长期治疗效果证明开放手术的疗效更佳，对完全闭塞的病变尤为如此。

应该指出的是，无名动脉病变介入治疗后支架断裂是当前介入医师面临的一个严峻问题。如对患者进行充分的长期随访，支架断裂的发生率很可能高于 50%。随着时间的推移，相对固定的无名动脉和活动度较大的主动脉弓之间不断运动，导致金属脆变。支架断裂的情况在左颈总动脉和左锁骨下动脉中较少发生。尽管一些小样本研究通过介入方法治疗动脉炎性病变勉强取得成功[22]，但鉴于其糟糕的短期和中期血管通畅率，应当限制动脉炎的这种治疗方式。

结论

与接受颈动脉分叉部动脉内膜切除术患者预后数据相类似，长期随访数据表明，接受头臂动脉血供重建手术的患者 10 年生存率约 50%[2, 3]。基于这些数据，对于手术风险可控、手术指征明确的患者应当由技术娴熟的外科医师采用已被证实具有良好远期通畅性的技术手段进行血供重建。心肺风险较高或预期寿命有限的患者应考虑行介入治疗或远端搭桥术。此外，根据患者的解剖特点设计个体化的手术方案也十分重要。

病例介绍

患者为 62 岁女性，偶发左上肢冰冷麻木、头晕及目眩。既往高血压、高脂血症明确，且存在右侧 V3 ～ V4 段椎动脉夹层和闭塞，导致继发性右侧延髓梗死，右侧肌力轻度下降。就诊时患者针对上述疾病服用阿司匹林和氯吡格雷（波立维）。体检发现其左、右上肢收缩压存在明显差异，左侧颈动脉杂音，左侧桡动脉迟脉，轻度慢性右侧偏瘫。影像学检查显示，除慢性右椎动脉闭塞外该患者还存在左锁骨下动脉狭窄（图 19.9）。多普勒超声检查提示早期左侧锁骨下动脉盗血综合征。患者症状明显且检查结果明确，因此接受了左锁骨下动脉 - 颈总动脉转位术。术后，患者迅速恢复并出院，继续使用氯吡格雷。患者在术后 9 个月随访时恢复良好、症状消失（图 19.10）。

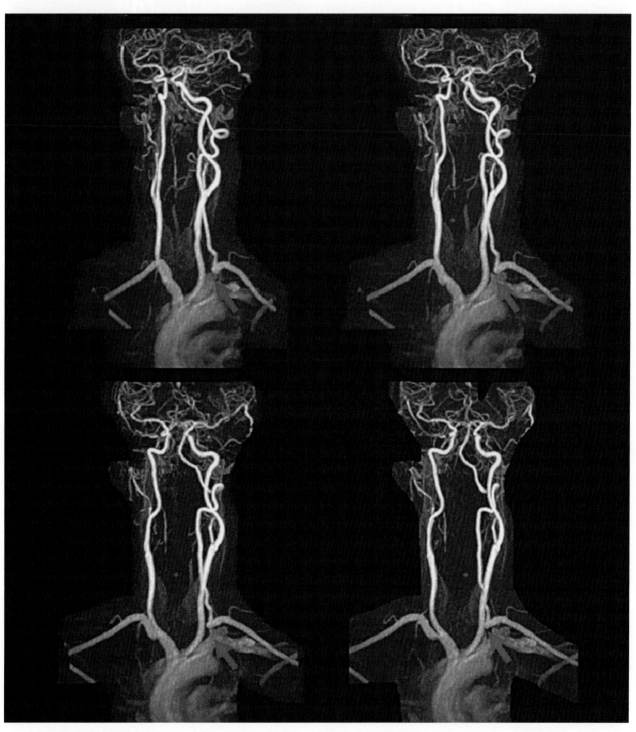

图 19.9　术前颈部磁共振三维血运重建显示需进行远端血运重建的左锁骨下动脉近端狭窄（箭头）。

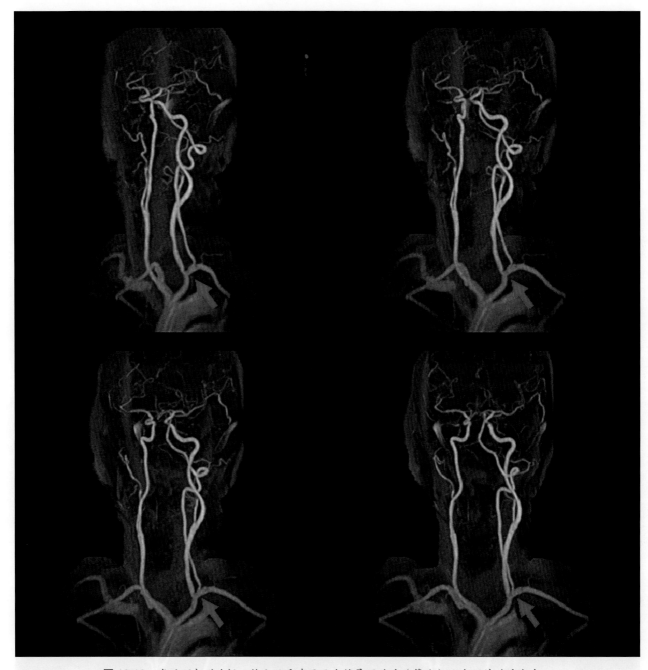

图 19.10 术后颈部磁共振三维血运重建显示左锁骨下动脉（箭头）从左颈总动脉发出。

参考文献

[1] Blaisdell WF, Clauss RH, Galbraith JG, Imparato AM, Wylie EJ. Joint study of extracranial arterial occlusion. IV. A review of surgical considerations. JAMA 1969;209:1889-1895

[2] Berguer R, Morasch MD, Kline RA. Transthoracic repair of innominate and common carotid artery disease: immediate and long-term outcome for 100 consecutive surgical reconstructions. J Vasc Surg 1998;27:34-41, discussion 42

[3] Berguer R, Morasch MD, Kline RA, Kazmers A, Friedland MS. Cervical reconstruction of the supra-aortic trunks: a 16-year experience. J Vasc Surg 1999;29:239-246, discussion 246-248

[4] Kieffer E, Sabater J, Koskas F. Brachiocephalic arterial reconstruction. In: Yao JST, Pearce WH, eds. Arterial Surgery. Stamford, CT: Appleton and Lange, 1996:141-162

[5] Kieffer E, Sabatier J, Koskas F, Bahnini A. Atherosclerotic innominate artery occlusive disease: early and long-term results of surgical reconstruction. J Vasc Surg 1995;21:326-336, discussion 336-337

[6] Rhodes JM, Cherry KJ Jr, Clark RC, et al. Aortic-origin reconstruction of the great vessels: risk factors of early and

late complications. J Vasc Surg 2000;31:260-269

［7］Ziomek S, Quiñones-Baldrich WJ, Busuttil RW, Baker JD, Machleder HI, Moore WS. The superiority of synthetic arterial grafts over autologous veins in carotid-subclavian bypass. J Vasc Surg 1986;3:140-145

［8］Berguer R. Revascularization across the neck using the retropharyngeal rout. In: Veith FJ, ed. Current Critical Problems in Vascular Surgery, Vol. 7. St. Louis: Quality Medical Publishing, 1996

［9］Queral LA, Criado FJ. The treatment of focal aortic arch branch lesions with Palmaz stents. J Vasc Surg 1996;23:368-375

［10］Moore WS, Malone JM, Goldstone J. Extrathoracic repair of branch occlusions of the aortic arch. Am J Surg 1976;132:249-257

［11］Vogt DP, Hertzer NR, O'Hara PJ, Beven EG. Brachiocephalic arterial reconstruction. Ann Surg 1982;196:541-552

［12］Henry M, Amor M, Henry I, Ethevenot G, Tzvetanov K, Chati Z. Percutaneous transluminal angioplasty of the subclavian arteries. J Endovasc Surg 1999;6:33-41

［13］Becker GJ, Katzen BT, Dake MD. Noncoronary angioplasty. Radiology 1989;170（3 Pt 2）:921-940

［14］Bogey WM, Demasi RJ, Tripp MD, Vithalani R, Johnsrude IS, Powell SC. Percutaneous transluminal angioplasty for subclavian artery stenosis. Am Surg 1994;60:103-106

［15］Crowe KE, Iannone LA. Percutaneous transluminal angioplasty for subclavian artery stenosis in patients with subclavian steal syndrome and coronary subclavian steal syndrome. Am Heart J 1993;126:229-233

［16］Erbstein RA, Wholey MH, Smoot S. Subclavian artery steal syndrome: treatment by percutaneous transluminal angioplasty. AJR Am J Roentgenol 1988;151:291-294

［17］Hadjipetrou P, Cox S, Piemonte T, Eisenhauer A. Percutaneous revascularization of atherosclerotic obstruction of aortic arch vessels. J Am Coll Cardiol 1999;33:1238-1245

［18］Mathias KD, Lüth I. Haarmann P. Percutaneous transluminal angio-plasty of proximal subclavian artery occlusions. Cardiovasc Intervent Radiol 1993;16:214-218

［19］Millaire A, Trinca M, Marache P, de Groote P, Jabinet JL, Ducloux G. Subclavian angioplasty: immediate and late results in 50 patients. Cathet Cardiovasc Diagn 1993;29:8-17

［20］Motarjeme A, Keifer JW, Zuska AJ, Nabawi P. Percutaneous transluminal angioplasty for treatment of subclavian steal. Radiology 1985;155:611-613

［21］Rodriguez-Lopez JA, Werner A, Martinez R, Torruella LJ, Ray LI, Diethrich EB. Stenting for atherosclerotic occlusive disease of the subclavian artery. Ann Vasc Surg 1999;13:254-260

［22］Tyagi S, Verma PK, Gambhir DS, Kaul UA, Saha R, Arora R. Early and long-term results of subclavian angioplasty in aortoarteritis（Takayasu disease）: comparison with atherosclerosis. Cardiovasc Intervent Radiol 1998;21:219-224

［23］Schillinger M, Haumer M, Schillinger S, Ahmadi R, Minar E. Risk stratification for subclavian artery angioplasty: is there an increased rate of restenosis after stent implantation？J Endovasc Ther 2001;8(6):550-557

［24］Sullivan TM, Gray BH, Bacharach JM, et al. Angioplasty and primary stenting of the subclavian, innominate, and common carotid arteries in 83 patients. J Vasc Surg 1998;28:1059-1065

第 20 章
未破裂颅内动脉瘤的显微外科手术

Andrew F. Ducruet, Philip M. Meyers, Robert A. Solomon

■倪伟 译 ■李培良 校 ■毛颖 审

要点

◆ 除去一些极为罕见的特殊情况，几乎所有有症状的未破裂动脉瘤都需进行治疗。

◆ 在大部分情况下，偶然发现的直径＜5 mm 的动脉瘤多采取保守治疗。

◆ 对于年龄小于 60 岁且动脉瘤直径≥5 mm 的患者，除非有显著禁忌证，均需提供进一步治疗。

◆ 对于偶然发现的直径＞10 mm 的动脉瘤，若患者体健且年龄小于 70 岁，均需进一步治疗。

◆ 对于低风险病例（年轻患者伴小型的前循环动脉瘤）首选显微外科治疗而非介入治疗。

对于未破裂颅内动脉瘤（unruptured intracranial aneurysm，UIA）的处理在神经外科领域一直以来都存有争议。对于不同患龄、大小及部位的未破裂动脉瘤，围绕其自然史和手术风险评估进行了大量的努力探索[1-3]。基于对文献的解读以及对此类患者的经验，在本章中将展示作者对 UIA 的处理原则。这些推荐均基于严苛的病例选择及对最前沿的显微外科及介入治疗技术的综合考量。作者所在的三级医院具备极大的病例量，同时拥有一个具备丰富经验的协作医疗组，包含经验丰富的显微外科及介入治疗医师团队，并根据相应决策制定原则给予患者风险最低化的治疗。对于某些特定的治疗和自然史方面均高危的病例，例如高龄巨大复杂动脉瘤患者，多采取保守治疗。

流行病学和自然史

颅内动脉瘤（intracranial aneurysm, IA）是常见疾病，占人群 1%～6%。40 岁以下男女患病率相仿，但随着年龄上升，女性发病率逐步高于男性[4]。IA 的成因是内弹力层破坏这一内在的脑血管结构异常，造成邻近的中膜层及外膜层肌纤维破坏，从而放大了慢性血流动力学压力对血管壁的病理学效应进而导致动脉瘤的发生。目前的趋势认为 IA 的形成可能部分是遗传性的，因为有多种遗传疾病可伴发动脉瘤，如常染色体显性多囊肾、肌纤维发育不良、马方综合征及Ⅳ型 Ehler-Danlos 综合征等，但家族遗传性 IA 仅占所有动脉瘤的约 2%[5]。因此，IA 可能是一种多因素疾病，一些环境因素如吸烟、动脉粥样硬化、高血压等作用于先天因素基础上导致发病。

未破裂颅内动脉瘤多为偶然发现，大部分这类动脉瘤在破裂前无症状。但一些急慢性的神经系统症状可能会提示罹患动脉瘤，尤其是大动脉瘤或动脉瘤突然增大的情况。UIA 常见的急性神经症状包括缺血、头痛、癫痫及脑神经症状。慢性症状包括头痛、视力减退、肌力减退及面痛等。除去症状诊断，绝大部分 UIA 需要通过 CT、MRI、CT 血管造影及 MR 血管造影诊断。而数字减影血管造影（DSA）由于能够提供更好的动脉瘤成像、载瘤动脉结构以及相应穿支的解剖关系等信息，被视为动脉瘤诊断的金标准，同时也被用作制定择期 UIA 手术方案的重要参考。

UIA 的年破裂率为 0.1%～8% 或更高，但这一数据存在争议。国际未破裂颅内动脉瘤研究（ISUIA）发表的回顾性数据宣称，直径小于 10 mm 的动脉瘤发生急性蛛网膜下腔出血（acute subarachnoid hemorrhage, aSAH）的风险极低，激起了大部分小型动脉瘤是否可以趋向保守治疗的争议[6]。然而，一些主要研究，包括此后的前瞻性 ISUIA 研究、Juvela[7] 等包含 18 年随访数据的研究以及 Rinkel 团队[2] 的综合性荟萃分析结果均提示此类动脉瘤的出血率高于前者的报道。这些研究所具备的严谨性为 UIA 自然史的建立提供了重要依据（表 20.1）。

ISUIA 研究是一项在研的多中心协作研究，试图描述 UIA 的自然史和治疗预后。这一研究首先发表的两篇里程碑式论文以回顾性的方式评估了 UIA 的自然史[6]。这些患者被分为两组，其中 727 例既往无 aSAH 史（组 1），另外 722 例既往曾因其他病变导致过 aSAH（组 2）。这两组 UIA 患者的破裂率显著低于之前的预期值（表 20.1）。作者发现，组 1 中动脉瘤的破裂和动脉瘤的增大与部位［后循环及后交通动脉（PCoA）］有关，而组 2 中动脉瘤破裂的预测因子则为动脉瘤部位（基底动脉顶端）和患者年龄增长。尽管这一研究总结了多个中心的大批动脉瘤数据，但由于实验设计方面存在几处重大缺陷，因此其结果甚至被作者本身所质疑[8]。由于所有患者入组前已进行过手术或保守治疗的评估且做出了保守治疗的决定，因此患者的最终入组具有明显的选择偏倚，造成大量入组者所患动脉瘤无论从部位（颈内动脉海绵窦段动脉瘤在组 1 及组 2 中分别占 16.9% 及

9.5%）或大小（2～5 mm 动脉瘤在组 1 及组 2 中分别占 32.7% 及 61.2%）方面均为极低危动脉瘤。此外，入组患者健康状况不佳，导致非 aSAH 因素所致的死亡率增高。加之部分原本入组保守治疗患者由于出现新的症状而变更至手术治疗组，造成一些具有潜在 aSAH 风险的患者被移除，降低了观察到的破裂率。

第二次 ISUIA 研究采用前瞻性方法评估 UIA 的自然史[8]。本次研究中分别有 1 077 名及 615 名患者入组前次 ISUIA 所设定的组 1 及组 2，计算两组的总体 UIA 破裂风险时将颈内动脉（ICA）海绵窦瘤剔除（表 20.1）。这次的前瞻性 ISUIA 研究同样存在选择偏倚，例如在 1 692 名患者中，534 例变更至治疗组并从此后的随访中剔除，而变更的原因主要是患者动脉瘤增大或出现新的神经症状；193 名患者（11%）为非 aSAH 性死亡，这些患者同样被剔除；52 名患者死于脑出血，但无法明确脑出血是否与动脉瘤具有相关性。总而言之，将这组数据结果推及至大规模人群时需极为谨慎。

此后 Rinkel 等[2] 总结了 1955 至 1996 年的文献并发表了关于 UIA 自然史的高质量分析。为了估计 UIA 的发病率，总结了 23 个研究共计 56 304 名患者的数据。该研究统计显示，在无已知危险因素的成人群体中，UIA 发病率为 2.3%。为分析 UIA 的出血率，

表 20.1　未破裂动脉瘤自然史研究汇总

作者（年）	病例数（例）	动脉瘤数（枚）	平均随访时间（年）	破裂率
ISUIA 研究组（1998）	1 449	1 937	8.3	组 1： ＜ 10 mm：0.05%/ 年 ≥ 10 mm：1%/ 年 组 2： ＜ 10 mm：0.5%/ 年 ≥ 10 mm：1%/ 年
Rinkel 等（1998）	3 907	不适用	不适用	总体：1.9%/ 年 ＜ 10 mm：0.7%/ 年 ≥ 10 mm：4%/ 年
Juvela 等（2001）	142	181	18.1	10 年：10.5% 20 年：23% 30 年：30.3%
Wiebers 等（2003）	1 692	2 686	4.1	组 1： ＜ 7 mm：0/ 年 7 ～ 12 mm：2.6%/ 年 13 ～ 24 mm：14.5%/ 年 ≥ 25 mm：40%/ 年 组 2： ＜ 7 mm：2.5%/ 年 7 ～ 12 mm：14.5%/ 年 13 ～ 24 mm：18.4%/ 年 ≥ 25 mm：50%/ 年

作者分析了9个研究中的3 907名患者（表20.1）。这一研究所具备的大样本数据使得其成为探索UIA自然史的重要研究。此外，该组数据所总结的UIA发病率及破裂率与已知aSAH的发病率非常吻合。

Juvela及其研究组成员[7]进行了一项全面的观察性研究，此研究不存在ISUIA研究中的手术选择偏倚的问题，因为他们在一定时间内观察了其单位所有UIA患者。他们之所以能够开展这一研究得益于该中心在1979年前对所有UIA均采取保守治疗的策略。此外，芬兰的社会医疗体系保障了患者100%的随访率，使得其随访长度显著高于其他研究。该研究的累计aSAH发生率在表20.1中有所描述。动脉瘤大小、患者年龄（反比例）与吸烟活跃者为aSAH的预测因素。该研究主要的缺点在于病例数较小且为同种族人群。此外该组中大量患者（92%）有aSAH病史。尽管存在这些缺点，但由于该研究没有手术选择偏倚且长期随访质量高，其仍有助于人们更好地了解UIA的出血率。

当作者试图从文献报道中解读UIA的自然史时，需要考虑几个重要因素。例如，研究中总是试图将动脉瘤以大小进行分类，想当然地认为这种分类不会影响动脉瘤的破裂率。但在现实中，动脉瘤破裂率的增长与动脉瘤大小并不呈线性关系。此外，必须意识到动脉瘤的大小并非恒定不变。例如Juvela等[1, 7, 9]发现87名保守治疗的患者中有31例（36%）在平均18.9年的随访中动脉瘤增大超过3 mm。医师无法估计动脉瘤增长对破裂率升高的影响，但可以推断随着动脉瘤体积的增大，其破裂率逐步增高。同时，破裂风险的评估还需考虑部位因素。例如ISUIA研究中显示后交通动脉（PCoA）瘤及后循环动脉瘤破裂风险高于大脑中动脉（MCA）瘤及颈内动脉瘤。其他文献中也认为后循环动脉瘤、后交通动脉瘤及前交通动脉（AcoA）瘤引起SAH的机会最高，而颈内动脉海绵窦段的风险则极低[6, 8]。

尽管各种文献中的结论有所冲突，作者仍然推荐对遇到的每一例UIA的自然史应该进行个性化评估。例如家族史、吸烟史、酗酒史、是否为女性、既往aSAH史、与病灶相关的起病症状、动脉瘤部位、动脉瘤大小等均可影响UIA的自然病程[9, 10]。同样，任何外科干预的风险/获益评估应将患者预期寿命及伴随疾病纳入考量。虽然患者个体间存在上述因素差异需要个体化考量，建立一套预测动脉瘤破裂风险的基本原则仍能帮助制定今后的治疗方案，上述风险因素可以在这一基本原则下进行个体化调整。据作者大体估算，直径7～10 mm的UIA年破裂率约为1%，这一数字随着动脉瘤大小以对数级增长。

治疗指征

在制定UIA的治疗原则时，必须针对动脉瘤自然史及外科干预风险进行权衡。尽管目前没有严格的指南，但某些因素目前可以代表UIA的治疗指征。虽然破裂动脉瘤的平均直径在7 mm左右，且随着数值的减小动脉瘤破裂的风险也相应降低，但作者基本上主张对直径≥5 mm的UIA进行治疗。这一原则确保了99%需要进行治疗的动脉瘤患者都能得到相应的治疗。除动脉瘤大小以外，任何动脉瘤如引起了神经功能症状则其具有强烈的治疗指征。由于这些急性症状具有高度的动脉瘤特异性，许多外科医师往往选择急诊手术而非择期手术来治疗这些动脉瘤。

除此以外，作者的经验认为罹患UIA的患者通常伴有过度的精神压力。部分患者即使被归入极小治疗获益亚组并得到了合适的咨询信息，但仍要求积极治疗。虽然尚没有研究对UIA患者的精神压力进行严密的分析，但似乎UIA所致的精神压力足以迫使患者放弃医师的保守治疗建议转而接受手术治疗以求内心的安慰。这类患者被视为是边缘受试者，患方对这些精神因素的强烈关注提示生活质量因素可能会影响此类动脉瘤治疗的风险/获益评估结果。

治疗技术

显微外科夹闭

显微外科夹闭依然是治疗UIA的金标准。作者建议前循环非巨大动脉瘤且年龄小于60岁患者选择显微外科夹闭作为一线治疗（图20.1）。大量已发表数据也已证实显微外科夹闭后动脉瘤完全闭塞率高且复发率低[11, 12]，这从另一方面支持作者的观点。进一步而言，成功的动脉瘤夹闭手术能获得长期的动脉瘤闭塞效果，因而降低了经治动脉瘤aSAH复发的风险，这一观点已被广泛接受。

成功的显微手术同样需要通过手术预后进行评价，而后者与患者年龄、动脉瘤大小、部位等因素有独立的相关性。对于前循环小动脉瘤的年轻患者，手术预后相对较好。例如在前期的一组202例连续病例中，未破裂巨大基底动脉瘤术后的致残率和死亡率为50%，而前循环巨大动脉瘤为13%[3]；从动脉瘤大小来分析，对小于10 mm的动脉瘤，手术残死率为0，10～25 mm的动脉瘤为6%，而大于25 mm的动

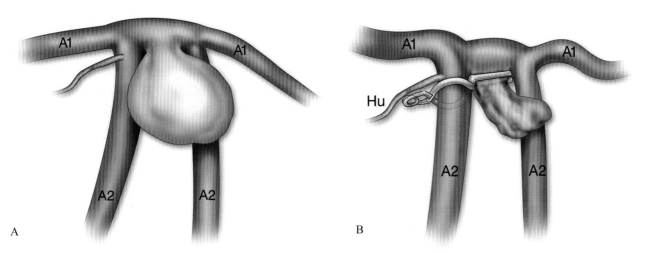

图 20.1 （A）45 岁女性头痛起病，罹患前交通未破裂动脉瘤，拟进行显微外科治疗。（B）左侧入路使用开窗夹将动脉瘤夹闭，同时保持 Hubner 返动脉和同侧 A2 的通畅性。

脉瘤则上升为 20%。同样，Drake[13] 报道其后循环非巨大动脉瘤手术的残死率为 15% 而后循环巨大动脉瘤则为 39%。他们还报道了后循环无症状 UIA 的手术残死率为 14.3%，而前循环的病残率为 0。最新的 ISUIA 研究报道直径大于 12 mm 的动脉瘤预后不良的相对风险（RR）为 2.6，而年龄 50 岁以上患者该风险上升 2.4。由此作者发现动脉瘤的显微外科手术治疗是存在风险的，提示特定人群的动脉瘤治疗可能需要采用其他替代治疗方法。

介入治疗

　　介入治疗对于年龄大于 60 岁且有较多伴随疾病的患者或动脉瘤形态不适于显微外科手术夹闭的患者是一种理想的治疗方法。由于各中心治疗理念和技术水准各不相同，且几乎所有关于介入治疗的报道均存在固有的选择偏倚，因此如何正确评价介入方法治疗 UIA 的成功率是十分复杂的。介入治疗疗效的评判指标与显微外科手术是一致的，即动脉瘤的完全闭塞率及治疗后的破裂率。大多数研究报道介入治疗后动脉瘤完全闭塞率为 50% ～ 70%，而近 90% 的动脉瘤在术后即刻达到近全闭塞（＞ 90%）[14]。ISUIA 研究的随访数据则显示，所有患者中 51% 达到动脉瘤完全闭塞，21% 为部分闭塞，23% 未闭塞，另有 5% 未取得相关数据[8]。更为重要的是，由于进行性血栓形成、弹簧圈压缩及血管壁重构等因素，动脉瘤的闭塞情况会随着时间的增长而不断变化。这些潜在的变化需要通过反复血管造影或其他无创影像学检查进行随访。

　　尽管介入治疗对于窄颈小动脉瘤的疗效已被肯定，但对于体颈比 < 2 的动脉瘤，仍很难达到影像学上的完全闭塞。近年来，一些新的技术如球囊辅助技术、支架辅助技术得到了长足的发展。所谓球囊辅助栓塞即在弹簧圈栓塞前充起临时不可脱球囊阻断载瘤动脉及动脉瘤，以达到更致密的填塞率。尽管许多中心已成功使用这类技术治疗宽颈动脉瘤，但该技术可能诱发更多的血栓栓塞事件[15]。有鉴于此，支架辅助技术逐步得到发展。支架辅助栓塞与球囊辅助技术相似，却是一种永久防止弹簧圈脱出的有效方法。然而，在迂曲的血管中放置支架依然具有很大的技术挑战性。为了解决这一难点，自膨式弹性支架被逐步开发，可适应颅内迂曲血管中的任何部位，但血栓事件风险仍然不能忽略。为防止支架内再狭窄，患者需要进行抗血小板治疗，但后者可能引起出血性并发症。

　　最近针对 UIA 的介入治疗又有新进展，即使用支架使载瘤动脉得以重塑的同时，最终达到血流转向诱使动脉瘤自发性闭塞的目的。目前这一技术可通过 Pipeline 栓塞装置（EV3, Inc., Plymouth, MN）得以实现，后者是一种微导管输送自膨式密网支架，完全释放时可达到 30% ～ 35% 的金属覆盖率。最近有一组 53 名罹患大型宽颈动脉瘤患者使用 Pipeline 装置的报道，术后 12 个月动脉瘤闭塞率可达 100%，且并发症率极低。作者推测随着治疗理念和技术的进展，UIA 治疗的适应证还将会进一步拓展。

搭桥手术

　　尽管大部分动脉瘤可通过显微外科或单纯弹簧圈栓塞加以治疗，但仍有部分无法直接手术的病变需要血流重建技术以获得更为安全有效的治疗。这些血供重建技术主要用于治疗一些需要颈内动脉结扎、动脉瘤孤立或长时间临时阻断而球囊闭塞试验提示侧支循环不充分的复杂动脉瘤。

对于不适合直接手术夹闭或介入治疗的动脉瘤，可实施多种不同方式的血管搭桥，其中最常见的是颅内外血管（EC-IC）搭桥技术例如颞浅动脉 - 大脑中动脉搭桥术等。桥血管的选择包括带蒂的供血动脉如颞浅动脉、枕动脉或者游离的桥血管如大隐静脉或桡动脉，其中前者用于低流量搭桥，后者用于高流量搭桥。对于一些特定的巨大动脉瘤，使用颅内外血管吻合术可诱导血流逆转向，引起动脉瘤自发性血栓形成。其他桥血管的选择还包括大脑中动脉或大脑前动脉侧 - 侧吻合。一些大型复杂动脉瘤有时也使用介入与显微外科联合的方法进行治疗。在这类手术中，通常在载瘤动脉慢性阻断后实施血管搭桥。作者认为，在一些大的中心，血运重建技术在动脉瘤手术中仍将有所应用。

深低体温心脏停搏技术

对于一些不适合常规夹闭的复杂未破裂动脉瘤，可使用全循环暂停低温脑保护技术。但这种高风险技术必须在配备精密术中、术后神经外科及心胸外科监护条件的中心实施。尽管介入治疗和新型搭桥技术的不断进展使低温技术的使用受到限制，但一些解剖及形态学因素决定了一些动脉瘤仍需直接手术夹闭。这些因素包括高颈体比，动脉瘤内血栓或动脉瘤颈、体有主要穿支发出。在这些罕见病例中，采取低温停搏技术不仅可以实施脑保护，还可使术野内无血化并使动脉瘤顶塌陷。当然，由于心脏停搏及低温技术均可增加并发症的风险，因此适应证的选择必须严格把握。

作者的经验认为通过循环暂停技术夹闭动脉瘤的理想患者为年龄小于60岁且几乎不伴有其他疾病的患者。前交通、颈内动脉分叉部或者小脑后下、基底动脉干及椎动脉大型动脉瘤且不伴有血栓或钙化的患者更可能获得良好的预后[17]。在理想情况下，循环暂停时间需限制在30分钟内。另外，应避免过度低体温（小于17℃）并在术后进行快速复苏以及神经系统评估可以减少致死性血肿的可能。巨大动脉瘤自然史破裂风险高，因此对于一些不适合介入治疗、常温下夹闭或血管搭桥的高危动脉瘤，可使用低温循环暂停技术。

保守治疗

保守治疗的 UIA 有两种截然不同的种类。尽管显微外科技术不断提高，且介入治疗技术迅速发展，但一些特定的动脉瘤仍然倾向于保守治疗。首先，动脉瘤大小（通常是巨大动脉瘤）、性质（钙化）及解剖特点（包括穿支血管发自动脉瘤腔、无法耐受搭桥或无法搭桥）等因素使得一小部分动脉瘤即使在最安全的治疗下其治疗风险仍然高于其自然破裂的风险。其次，偶然发现的、< 5 mm 的小动脉瘤，最好遵循随访优先于外科干预的原则。需要注意的是虽然有这些推荐，但是现实中有大量直径< 5 mm 的动脉瘤破裂出血。因此有必要进一步研究何种动脉瘤具有较高的破裂风险。

动脉瘤治疗的预后

深入了解 UIA 显微外科手术和介入治疗的并发症率、临床预后以及术后动脉瘤再通的风险是进行动脉治疗与自然史风险对比的重要方法。虽然各手术者及各中心动脉瘤治疗的死亡率和致残率各不相同，但仍有几项研究试图总结一些目前可以被广泛接受的数据。Bederson 等[18]回顾他们的 2 000 名患者得出死亡率 0 及并发症率 4% ～ 15% 的结论。Raaymakers 等[19]在 1998 年报道了关于 UIA 手术治疗预后的全面荟萃分析报道，2 460 名患者的术后死亡率及病残率分别为 2.6% 及 10.9%，明显高于 King 等人之前发表的荟萃分析的结果[20]。通常来说，手术并发症非常严重，半数患者失去日常生活自理能力。关于死亡率的报道差异很大，62% 的研究报道术后无死亡，但其他研究报道的死亡率最高可达 29%。从目前趋势看，越是新发表的文献，死亡率越低，文献中前循环动脉瘤占的比例越高，死亡率越低。巨大动脉瘤手术预后较差。具体来看，作者报道了以下关于死亡率和病残率的一组数据：巨大后循环动脉瘤（9.6% 和 37.9%）、巨大前交通动脉瘤（7.4% 和 26.9%）、非巨大后循环动脉瘤（3.0% 和 12.9%）及非巨大前循环动脉瘤（0.8% 和 1.9%）。在比较这些研究结果时要注意，早期 King 的研究中剔除了有症状的动脉瘤，使其结果的预测性大打折扣。另外，这组数据包含了大量前循环小动脉瘤，这些动脉瘤从技术上来说治疗的必要性并不大。

UIA 术后的病残率和死亡率是 ISUIA 研究中的重要评价指标[6, 8]。在一期研究中共计 1 172 名患者，其中 211 例有 SAH 病史[6]。作者发现预后与年龄相关，45 岁以下患者术后 1 年残死率为 6.5%，45 ～ 64 岁为 14.4%，64 岁以上为 32%。令人奇怪的是，无 SAH 既往史的患者其治疗后因并发症导致的死亡率为 3.1%，而有 SAH 既往史的患者却仅为 0.9%。但进一步分析发现，后者的平均年龄更小（47岁对53岁）、动脉瘤直径更小（直径大于10 mm的动脉瘤所占比例，27%对51%）且多位于前循环（83.4%对73.6%）。目前尚不明确上述队列中的差异因素能否完全左右患者的手术预后，而且ISUIA研究中并未记录患者的伴随疾病这一能够影响预后的重要危险因素，更加剧了这种不确定性。

ISUIA二期研究分别评估了UIA显微外科治疗及介入治疗的预后。在开颅手术组的1 591名患者中分别在术后7天、出院时、术后30天及术后每年进行评估。结果发现术后30天死亡率及病残率分别为1.8%及12%，术后1年为2.7%及10.1%。在本组队列中，年龄小于50岁的无症状且直径小于24 mm的前循环UIA患者术后风险最小（术后1年5%）。作为对比，二期ISUIA研究也同样展示了介入治疗的预后结果。研究评估了409例弹簧圈栓塞治疗的无aSAH既往史的UIA患者。其术后30天死亡率及病残率为2.0%及7.4%，1年为3.4%及6.4%。其中再次发现，在高龄（＞50岁）且直径＞25 mm的后循环动脉瘤患者中，预后不良率更高。与其他研究结果比较后很容易发现，两期ISUIA研究中均进行了认知障碍方面的分析，而这方面内容在之前的研究中并未涉及。

UIA治疗后的复发率、影像复发与再出血的关系以及复发动脉瘤的监控随访一直以来也是讨论的热点。在开颅手术方面，已证实显微外科夹闭具有可靠的长期治疗效果。David等回顾了160名手术治疗且进行了远期血管造影随访的患者（平均随访时间为术后4.4年），发现在术后初期完全闭塞的动脉瘤中仅1.5%出现复发；已知未完全栓塞的动脉瘤中，25%在随访中增大；有6名患者出现8枚新发动脉瘤。上述结果可表述为，完全夹闭的动脉瘤年破裂率为0.52%，年新发动脉瘤率为1.8%。Tsutsumi等[22]也对动脉瘤夹闭术后的复发问题进行了一些研究。他们在1999年报道了对115例手术治疗的未破裂动脉瘤为期8.8年的随访数据。尽管有4名患者发生aSAH，但仅有1名的再出血源自己夹闭的动脉瘤。计算后得出完全夹闭动脉瘤年再生长率为0.1%，新发动脉瘤率为0.2%。2001年，该作者再发表了140例接受手术治疗的动脉瘤（88例破裂，52例未破裂）平均为期9.3年的随访数据。结果显示完全夹闭的动脉瘤年再生长率为0.26%，新生动脉瘤率为0.89%[23]。在2004年，Akyuz等[12]回顾了166名开颅手术夹闭并有远期造影随访数据的患者（平均术后47个月）。作者证实其动脉瘤治愈率为99.4%。在159枚术后即刻造影证实完全闭塞的动脉瘤中，158例在随访影像中无复发。

与之相对的是，介入弹簧圈栓塞的动脉瘤复发率明显升高。在2002年，Ng等[24]报道30例栓塞后动脉瘤在术后1年血管造影随访中有23%的再通率。同年，Thornton等[25]总结了143例栓塞后动脉瘤术后1年血管造影随访的数据，其中术后完全闭塞的动脉瘤再通率为1.8%，不完全闭塞的动脉瘤再通率可达28%。2003年，Raymond等[26]报道了383例接受栓塞治疗的动脉瘤在平均12.3个月的随访时间中再通率达33.6%。此后，Murayama等[27]报道了他们使用电解可解脱弹簧圈（GDC）栓塞治疗脑动脉瘤的11年经验。他们分析916例栓塞后动脉瘤6个月及12个月血管造影随访影像后发现，动脉瘤总再通率为20.9%。患者被分为2组，A组包括起初5年230名患者罹患的251枚动脉瘤，B组包括此后6年588例患者所患的665枚动脉瘤。其中55%的动脉瘤获得完全闭塞，35.4%存在瘤颈残留，9.4%的病例出现并发症。结果显示，B组患者动脉瘤的早期完全闭塞率较A组更高，且再通率更低（56.8%和17.2%对50.2%和26.1%），反映了研究后期手术技术提高，经验增长且GDC技术得到发展。值得注意的是，动脉瘤再通率与瘤腔及瘤颈大小相关。在小型（4～10 mm）窄颈（＜4 mm）动脉瘤中，再通率仅为5.1%。而与之形成反差的是小型宽颈动脉瘤（≥4 mm）总体再通率为20%。此外，大型动脉瘤（11～25 mm）及巨大型动脉瘤（＞25 mm）的总体再通率分别可达35%和59%。这些数据强烈提示尽管GDC治疗的动脉瘤患者临床预后及栓塞效果随时间有所提高，但大型宽颈动脉瘤的再通风险仍然较高。

争议（手术夹闭还是弹簧圈栓塞）

目前尚无前瞻性随机对照多中心研究比较UIA的显微外科治疗及介入治疗。因此，对于哪种方法是单个UIA合适的治疗方法总是存在争议。每位患者在选择合适的治疗方法时需要考虑动脉瘤大小、部位、解剖特征、伴发疾病及术者技术等因素（表20.2）。其次，如前所述，必须在手术风险与自然病程的风险间做出仔细权衡。最后，在选择夹闭还是弹簧圈栓塞治疗时，还需考虑与治疗方式相关的动脉瘤治愈率和复发率的问题以及不同治疗方式在术后对严密随访的要求。尽管关于两种技术相对安全性和即刻造影治愈率已有部分前瞻性数据报道，但明显的选择偏倚以及患者的异质性干扰了两种技术进行直接而有意义的比较。

表 20.2　　未破裂动脉瘤的治疗手段		
治疗方案	倾向特征	非倾向特征
显微外科夹闭	低龄 无伴随疾病 前循环	后循环
介入治疗	高龄 伴发疾病多 后循环	高颈 - 体比 瘤体有重要穿支

　　一些小型的非随机研究针对 UIA 介入和手术两种不同治疗方式的预后进行比较，并得到了不同的结果。Johnson 等[28]在一项单中心盲法研究中对接受显微外科手术（n = 68）及介入治疗（n = 62）的 UIA 患者进行了比较。在该研究中，所有动脉瘤的治疗方式都经由神经外科医师和介入医师共同组成的治疗组讨论后决定。据该研究报道，显微外科术后病残率高于介入治疗（25% 对 8%）。另外，住院时间及住院花费也高于介入治疗。该研究组此后回顾分析了整个加利福尼亚州医院的州数据库中 2 069 名罹患 UIA 的患者。在 1 669 名手术治疗的患者中，发生不良事件的概率显著高于 400 名接受介入治疗的患者（25% 对 10%）。住院死亡率方面，手术组也显著高于介入治疗组（3.5% 对 0.5%）。开颅手术也使得患者住院时间延长，花费增多。另外，介入治疗的不良反应随着时间的推移逐步下降（由 1991 年的 26% 降至 1998 年的 4%），但开颅手术未见这一现象（1991 年为 26%，1998 年为 21%）。这应该归功于介入治疗技术的发展及介入医师经验的累积。

　　Hoh 等[29]最近发表的数据与之前的研究结果形成一定对照。在该研究中，比较了单中心内 2.5 年间 565 名接受显微外科或介入治疗的患者。结果显示，介入治疗可缩短患者住院时间，但无论治疗破裂动脉瘤或是 UIA，均产生更多的花费。介入治疗技术和材料的进展引起了治疗费用的上涨。在一项前瞻性多中心观察研究中，Brilstra 等[30]比较了 UIA 显微外科或介入治疗对患者功能、生活质量、焦虑及抑郁等指标的影响。在 32 名手术患者中，成功夹闭了 97% 的动脉瘤，12% 的患者留有永久性并发症。在术后 3 个月随访中患者生活质量有所提高但未恢复至基线水平。在 19 名介入治疗的患者中，16 枚动脉瘤（84%）栓塞程度大于 90%。存活患者中无导致永久性神经功能障碍的并发症。但有 1 名患者术后因动脉瘤破裂死亡。在存活的 18 名患者中，术后 3 个月及 1 年的生活质量与术前相仿。短期内，外科手术可能对患者功能及生活质量产生不良影响，但介入患者可能有潜在

的术后再出血风险。

治疗推荐

　　早在 2000 年，美国心脏协会卒中分会提出了针对 UIA 的科学声明并提出了相应推荐[18]：考虑到无 SAH 既往史且偶然发现的小型 UIA（< 10 mm）的出血风险极低，不主张优先考虑积极治疗，可考虑观察随访。但目前这一观点显然已经过时了，现在需要专家委员会就 UIA 的治疗达成新的共识、发表新的推荐指南。目前，关于 UIA 自然史最具结论性的数据来自于 ISUIA 研究[6, 8]以及 Juvela 等[7]来自赫尔辛基的经验。Murayama 等关于栓塞后动脉瘤复发的经验对比较介入栓塞与手术夹闭治疗相对长期的疗效具有重要作用。Raaymaker 等[19]关于 UIA 手术夹闭后病残率的荟萃分析与作者之前发表的数据以及目前的经验[3]完全一致。这些数据及作者的经验为作者建立自己的指南提供了框架，虽不完美，但极富价值（图 20.2）。

　　（1）除极个别情况，所有有症状的未破裂动脉瘤均需要治疗。严重的伴发疾病、高龄、动脉瘤解剖结构等因素造成治疗风险接近 25%，这些可能是治疗禁忌。

　　（2）大多数偶然发现的直径 < 5 mm 的小型动脉瘤应采取保守治疗。一种重要的例外情况是年轻患者因 UIA 造成严重心理障碍者。对于这类患者，通常有理由进行积极治疗。

　　（3）年龄 < 60 岁且动脉瘤 > 5 mm 的患者应进行治疗，除非有明显的禁忌证。尽管在 ISUIA 研究的数据中采用 7 mm 作为分界点，但这种测量方式有一定局限性。当然，直径 < 7 mm 的动脉瘤破裂概率很低。但通过造影数据可以发现，测量的准确度至少在 ±2 mm 的区间内。因此，如果 7 mm 被作为分界点，有些本应治疗的动脉瘤却失去了治疗机会。作者更推荐使用分界点以下 1 个标准误的值作为新的分界点，这样可以使 99% 有破裂风险的患者得到治疗。对于高龄患者（≥ 60 岁），治疗方式的选择比较困难。在这种情况下，动脉瘤部位起着决定性的作用。例如前交通、后交通和基底动脉顶端动脉瘤破裂风险高于其他部位动脉瘤，因此对于这些部位的动脉瘤，即使患者年龄较大，但只要健康状况许可，作者仍强烈推荐采取积极治疗。

　　（4）偶然发现的直径 > 10 mm 的大型动脉瘤在所有年龄 < 70 岁的健康患者中均应积极治疗。但在年龄更大的患者中指征没有这么强烈。

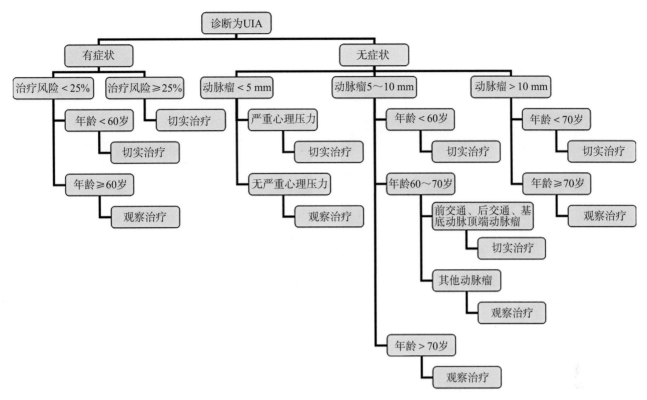

图20.2　该模式图描述了未破裂颅内动脉瘤（UIA）在作者所在中心的治疗原则。尽管大多数动脉瘤都遵从这一总的原则进行治疗，但偶尔仍有一些特殊的患者和责任动脉瘤不遵从这一原则进行诊治。

（5）对于低风险病例（年轻的小型前循环动脉瘤患者），显微外科治疗应优先于介入治疗作为第一选择。在这类患者中，与介入治疗相比，尽管介入治疗损伤更小，但开颅显微手术在卒中及死亡的风险方面与其几乎相同。另一方面，手术夹闭相对于介入治疗长期疗效更稳定。如果显微夹闭的创伤以及为期6周的康复时间不会增加患者额外的风险或痛苦，手术夹闭会是更为理想的选择。

（6）特大或巨大动脉瘤以及高颈 - 体比动脉瘤，通常手术夹闭的获益要高于介入治疗。对大部分复杂动脉瘤，诸如动脉搭桥后通过介入的方法闭塞载瘤动脉近端等联合手术的方法是非常重要的治疗手段。

（7）当开颅手术风险较大时，如患者高龄、一般状况差或解剖结构不理想的情况下，介入治疗是一种合理的替代方案。支架/弹簧圈技术的进步为这些手术困难的患者提供了一种理想的替代方案，其同样能够治疗宽颈或颈体比不理想的动脉瘤。

典型病例

以下通过两例典型的病例说明作者所在中心未破裂动脉瘤治疗原则及随访策略。

显微外科治疗

42岁女性在其姐姐发生蛛网膜下腔出血后通过MRI检查偶然发现了一枚动脉瘤（图20.3）。诊断性血管造影提示由右侧主供血的前交通动脉瘤，直径约1 cm（图20.4A）。根据动脉瘤大小及几何结构，考虑为相对窄颈，无论介入治疗或开颅手术均适用。最终选择显微外科手术。通过在瘤颈处放置一枚动脉瘤夹，动脉瘤完全夹闭，术后造影提示动脉瘤无残留（图20.4B）。患者苏醒后无神经功能障碍，在远期随访中也是始终保持稳定病情。

介入治疗

46岁女性诉有进行性右侧偏头痛，入院CT未见蛛网膜下腔出血。诊断性血管造影提示右侧大脑后动脉 20 mm×16 mm×14 mm 梭形动脉瘤（图20.5）。根据动脉瘤部位及形态，选择介入治疗（图20.6）。将 Neuroform 支架（Boston Scientific, Natick, MA）覆盖动脉瘤基底部，并将25枚弹簧圈置入动脉瘤腔。栓塞后造影提示瘤颈少量残留，患者苏醒后无神经功能障碍（图20.7）。6个月后血管造影随访提示动脉瘤复发（图20.8），因此再一次性置入9枚弹簧圈及1枚 Neuroform 支架。此后4年随访过程中，由于多

267

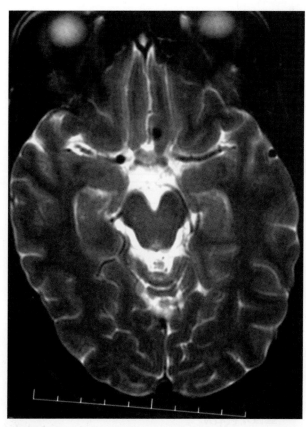

图 20.3　MRI 证实在前交通动脉处有提示动脉瘤的血管流空影。

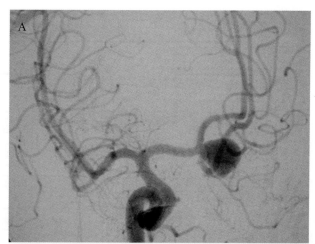

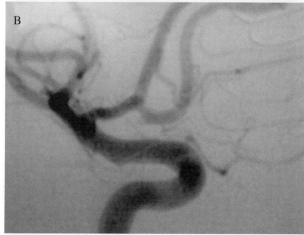

图 20.4　（A）DSA 提示前交通动脉瘤，最大径 1 cm，相对窄颈。（B）术中造影提示动脉瘤完全闭塞。

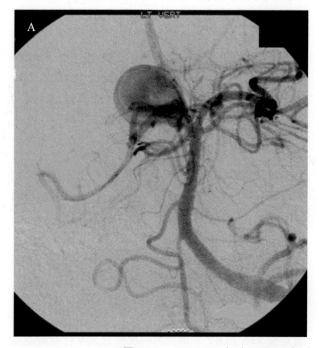

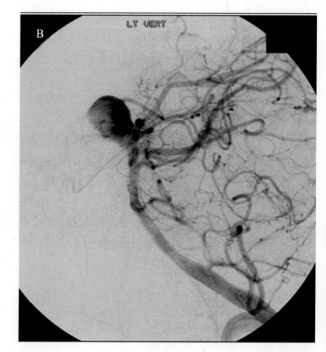

图 20.5　DSA 正位（A）及侧位（B）影像提示累及 P1 段的大型梭形动脉瘤。

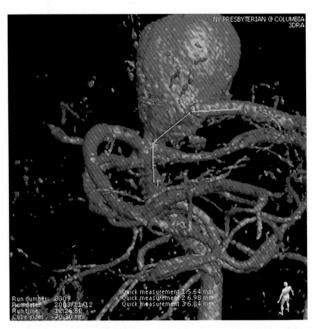

图 20.6　三维血管造影重建更清晰地描绘了动脉瘤的几何结构以及与载瘤动脉的关系。

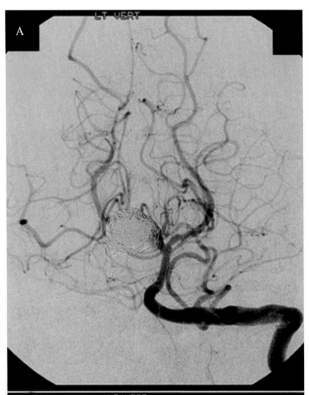

图 20.7　支架辅助栓塞后的 DSA 正位（A）及侧位（B）影像提示少量瘤颈残留。

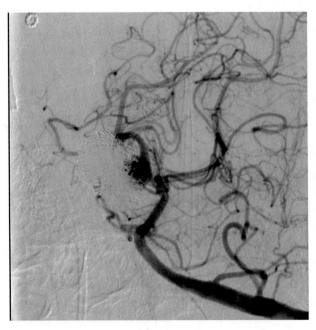

图 20.8　随访血管造影提示多次支架及弹簧圈栓塞后出现弹簧圈压缩及动脉瘤再通现象。

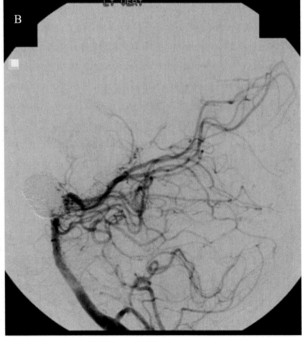

次复发，因而再次放入 3 枚支架及 21 枚弹簧圈。最后一次随访提示动脉瘤闭塞且保持稳定。

参考文献

［1］Juvela S, Porras M, Poussa K. Natural history of unruptured intracranial aneurysms: probability of and risk factors for aneurysm rupture. J Neurosurg 2000;93:379-387

［2］Rinkel GJ, Djibuti M, Algra A, van Gijn J. Prevalence and risk of rupture of intracranial aneurysms: a systematic review. Stroke 1998;29:251-256

［3］Solomon RA, Fink ME, Pile-Spellman J. Surgical management of unruptured intracranial aneurysms. J Neurosurg 1994;80:440-446

［4］Weir B. Unruptured intracranial aneurysms: a review. J Neurosurg 2002;96:3-42

［5］Krischek B, Inoue I. The genetics of intracranial aneurysms. J Hum Genet 2006;51:587-594

［6］International Study of Unruptured Intracranial Aneurysms Investigators. Unruptured intracranial aneurysms-risk of rupture and risks of surgical intervention. N Engl J Med 1998;339:1725-1733

［7］Juvela S, Porras M, Heiskanen O. Natural history of unruptured intracranial aneurysms: a long-term follow-up study. J Neurosurg 1993;79:174-182

［8］Wiebers DO, Whisnant JP, Huston J Ⅲ, et al: International Study of Unruptured Intracranial Aneurysms Investigators. Unruptured intracranial aneurysms: natural history, clinical outcome, and risks of surgical and endovascular treatment. Lancet 2003;362:103-110

［9］Juvela S, Poussa K, Porras M. Factors affecting formation and growth of intracranial aneurysms: a long-term follow-up study. Stroke 2001;32:485-491

［10］Broderick JP, Sauerbeck LR, Foroud T, et al. The Familial Intracranial Aneurysm（FIA）study protocol. BMC Med Genet 2005;6:17

［11］Thornton J, Bashir Q, Aletich VA, Debrun GM, Ausman JI, Charbel FT. What percentage of surgically clipped intracranial aneurysms have residual necks？Neurosurgery 2000;46:1294-1298, discussion 1298-1300

［12］Akyüz M, Tuncer R, Yilmaz S, Sindel T. Angiographic follow-up after surgical treatment of intracranial aneurysms. Acta Neurochir（Wien）2004;146:245-250, discussion 250

［13］Drake CG. Progress in cerebrovascular disease. Management of cerebral aneurysm. Stroke 1981;12:273-283

［14］Pouratian N, Oskouian RJ Jr, Jensen ME, Kassell NF, Dumont AS. Endovascular management of unruptured intracranial aneurysms. J Neurol Neurosurg Psychiatry 2006;77:572-578

［15］Nelson PK, Levy DI. Balloon-assisted coil embolization of wide-necked aneurysms of the internal carotid artery: medium-term angiographic and clinical follow-up in 22 patients. AJNR Am J Neuroradiol 2001;22:19-26

［16］Lylyk P, Miranda C, Ceratto R, et al. Curative endovascular reconstruction of cerebral aneurysms with the pipeline embolization device: the Buenos Aires experience. Neurosurgery 2009;64:632-642, discussion 642-643, quiz N6

［17］Mack WJ, Ducruet AF, Angevine PD, et al. Deep hypothermic circulatory arrest for complex cerebral aneurysms: lessons learned. Neurosurgery 2007;60:815-827, discussion 815-827

［18］Bederson JB, Awad IA, Wiebers DO, et al. Recommendations for the management of patients with unruptured intracranial aneurysms: a statement for healthcare professionals from the Stroke Council of the American Heart Association. Stroke 2000;31:2742-2750

［19］Raaymakers TW, Rinkel GJ, Limburg M, Algra A. Mortality and morbidity of surgery for unruptured intracranial aneurysms: a meta-analysis. Stroke 1998;29:1531-1538

［20］King JT Jr, Berlin JA, Flamm ES. Morbidity and mortality from elective surgery for asymptomatic, unruptured, intracranial aneurysms: a meta-analysis. J Neurosurg 1994;81:837-842

［21］David CA, Vishteh AG, Spetzler RF, Lemole M, Lawton MT, Parcovi S. Late angiographic follow-up review of surgically treated aneurysms. J Neurosurg 1999;91:396-401

［22］Tsutsumi K, Ueki K, Usui M, Kwak S, Kirino T. Risk of subarachnoid hemorrhage after surgical treatment of unruptured cerebral aneurysms. Stroke 1999;30:1181-1184

［23］Tsutsumi K, Ueki K, Morita A, Usui M, Kirino T. Risk of aneurysm recurrence in patients with clipped cerebral aneurysms: results of long-term follow-up angiography. Stroke 2001;32:1191-1194

［24］Ng P, Khangure MS, Phatouros CC, Bynevelt M, ApSimon H, McAuliffe W. Endovascular treatment of intracranial aneurysms with Guglielmi detachable coils: analysis of midterm angiographic and clinical outcomes. Stroke 2002;33:210-217

[25] Thornton J, Debrun GM, Aletich VA, Bashir Q, Charbel FT, Ausman J. Follow-up angiography of intracranial aneurysms treated with endovascular placement of Guglielmi detachable coils. Neurosurgery 2002;50:239-249, discussion 249-250

[26] Raymond J, Guilbert F, Weill A, et al. Long-term angiographic recurrences after selective endovascular treatment of aneurysms with detachable coils. Stroke 2003;34:1398-1403

[27] Murayama Y, Nien YL, Duckwiler G, et al. Guglielmi detachable coil embolization of cerebral aneurysms: 11 years'experience. J Neurosurg 2003;98:959-966

[28] Johnston SC, Wilson CB, Halbach VV, et al. Endovascular and surgical treatment of unruptured cerebral aneurysms: comparison of risks. Ann Neurol 2000;48:11-19

[29] Hoh BL, Chi YY, Dermott MA, Lipori PJ, Lewis SB. The effecc of coiling versus clipping of ruptured and unruptured cerebral aneurysms on length of stay, hospital cost, hospital reimbursement, and surgeon reimbursement at the university of Florida. Neurosurgery 2009;64:614-619, discussion 619-621

[30] Brilstra EH, Rinkel GJ, van der Graaf Y, et al. Quality of life after treatment of unruptured intracranial aneurysms by neurosurgical clipping or by embolisation with coils. A prospective, observational study. Cerebrovasc Dis 2004;17:44-52

第 21 章

破裂动脉瘤的显微外科治疗

Rossana Romani, Martin Lehecha, Mika Miemela, Jaakko Rinne, Tomi Niemi, Reza Dashti, Juha Hernesniemi
■蔡加君 译 ■李培良 校 ■毛颖 审

要点

- 头抬高至心脏水平以上，控制收缩压在约 100 mmHg；头位、切口及骨瓣的设计视动脉瘤的具体部位和朝向而定。
- 通过高质量的现代神经麻醉方法以及从基底池、终板池及脑室系统引流脑脊液达到脑松弛的效果。
- 通过口柄控制的高分辨率显微镜，在整个操作过程中时刻严密止血。
- 通过充分的近端血流控制确保手术安全，频繁利用临时阻断降低动脉瘤张力、仔细游离动脉瘤、尽可能用最短的动脉瘤夹(一般为瘤颈的 1.5 倍)以防止误夹分支血管或造成载瘤动脉扭结、术中运用 ICG 造影及多普勒超声确认动脉瘤完全夹闭且分支动脉通畅是手术成功的关键。
- 通过术后即刻复查计算机层析成像（CT）、计算机体层摄影血管造影（CTA）或者数字减影血管造影（DSA）进行动脉瘤手术的质量控制。年轻患者，特别是多发动脉瘤或具有动脉瘤家族史的患者，应当接受长期密切随访以防出现新的动脉瘤。

流行病学和自然史

世界范围内的流行病学调查结果显示，动脉瘤性蛛网膜下腔出血（SAH）的发病率为每年（6~10）/10 万人。但在一些国家，如芬兰和日本，发病率高达每年（16~20）/10 万人[1]。动脉瘤破裂引起的 SAH 患者的总体死亡率高达 50%，幸存者中约 1/3 有明显的神经功能障碍[2]。

动脉瘤性 SAH 的危险因素包括吸烟、高血压、酗酒及动脉瘤家族史[3, 4]。据估计，未破裂动脉瘤的年破裂率大约在 1%[5]。动脉瘤破裂的危险因素包括女性、吸烟、年长患者、高血压、动脉瘤体积大、特定位置的动脉瘤（特别是后循环动脉瘤）、家庭史及既往 SAH 史[4]。

在国际蛛网膜下腔出血型动脉瘤临床试验（ISAT）[6, 7]得出结论后，运用血管内介入技术治疗破裂动脉瘤的病例数呈大幅度增长，增长速度远高于显微外科治疗的病例数。由于血管内介入技术花费仍然昂贵，并非所有动脉瘤都能通过血管内介入技术处理，高质量的显微外科手术仍有其生存空间。作者治疗前、后循环动脉瘤的观念依然是使用显微外科手术方法，因为其"简单、快速且能保留正常解剖结构"[8, 9]。

本章将回顾主编 Juha 教授从 20 世纪 70 年代中期，即芬兰神经外科创始初期开始，在芬兰总共 5 家神经外科中心中的 2 家，赫尔辛基医学中心及库奥皮奥医学中心工作时超过 10 000 例动脉瘤的治疗体会。目前，作者所在医学中心每年约诊治 350 例破裂动脉瘤，其中大部分病例会使用 Juha 教授国宝级的显微外科手术技术进行治疗[10]。

适应证

所有芬兰南部和东部的患者会前往赫尔辛基医学中心及库奥皮奥医学中心求诊，这是芬兰 5 家神经外科中心中的 2 家，覆盖约 300 万的芬兰人口。与其他大城市的医院不同，这 2 家中心不能挑选患者，因此不像其他医院存在很强的患者选择偏倚。这2家中心会收治指定区域内所有的患者，包括分级很差的和老年动脉瘤性蛛网膜下腔出血患者，这意味着即使中心的手术医师具有丰富的经验并采用了最精湛的技术方法，死亡率仍达20%～35%甚至更高。影响这些预后情况的主要因素有术前患者状况、经治医师的手术技巧以及随访时间的长短。

积极治疗的适应证

作者对于所有急性期SAH的治疗理念是尽快治疗，通常是在动脉瘤破裂的24小时内进行治疗。近半数（45%）患者能在发病24小时内接受手术治疗。芬兰人颅内动脉瘤部位分布情况见表21.1。

表21.1　芬兰人口动脉瘤部位分布

动脉瘤位置	%
大脑中动脉	38
前交通动脉	26
颈内动脉	23
胼周动脉	6
椎基底动脉系统	7

SAH伴广泛血肿的患者，根据作者的资料最常见原因为大脑中动脉（MCA）动脉瘤破裂，需要立刻手术[11]。作者甚至会对瞳孔散大固定的患者进行手术治疗，前提是患者年轻且瞳孔散大的时间非常短。对这类患者，首选显微外科动脉瘤夹闭治疗，因为显微外科手术的同时能够进行血肿清除术及脑室外引流（EVD）。EVD可在动脉瘤夹闭过程中经终板置入或另经皮质穿刺置入，作者多采用第一种方法[12]。SAH分级很差的患者的治疗尤其不能拖延，一般在第一天就积极处理。多因素分析显示，决定动脉瘤破裂患者预后的主要因素有术前SAH分级、首次CT上出现ICH或IVH及术前出现脑积水[13]（表21.2）。此外，围手术期动脉瘤破裂、大血管闭塞、术后血肿和穿通动脉损伤也提示预后不良。

术前治疗

在破裂动脉瘤得到处理之前，动脉收缩压的控制至关重要，血压超过160 mmHg需用拉贝洛尔降压。同时，收缩压过低将导致颅内灌注压不足，这种情况同样需要预防。当患者出现具有占位效应的血肿时，可维持收缩压在略高水平以保证充分的颅内灌注压。动脉瘤囊壁的透壁压力是动脉瘤再次出血的决定性因素之一，但由于这个压力无法个体化测量，因此需要将动脉血压个体化控制在一个可接受的范围。所有SAH患者均接受有创性动脉血压监测。清醒患者能够保证自主呼吸通畅。但在格拉斯哥昏迷量表（GCS）8分及以下的患者，有必要建立人工气道并进行呼吸机辅助呼吸。由于喉镜操作及插管会导致引起血压增高的应激反应，因此在插管之前应当进行充分的麻醉以预防动脉瘤再次出血。对控制性通气的患者应考虑使用丙泊酚镇静。

动脉瘤夹闭前，使用氨甲环酸（1g，静脉注射，每6小时1次，最多3天）能够预防再次出血。所有破裂动脉瘤患者应用尼莫地平（口服或静脉注射）预防血管痉挛。关于SAH患者手术治疗时麻醉原则的具体描述，在本书其他章有重点介绍[14]。

表21.2　2001—2003年在赫尔辛基大学医院接受治疗的动脉瘤患者基于术前WFNS分级的显微外科术后3个月格拉斯哥预后量表（GOS）评分

	GOS											
WFNS	GR	%	MD	%	SD	%	PVS	%	死亡	%	总数	%
1	154	73	36	17	12	6	2	1	4	2	208	42
2	43	48	19	21	20	22	2	2	5	6	89	18
3	7	26	7	26	8	30	0	0	5	19	27	5
4	19	21	26	30	26	31	1	1	12	14	84	17
5	6	7	12	14	28	33	15	18	24	28	84	17
	229	46	100	20	94	19	20	4	50	10	493	

注：GOS.格拉斯哥预后量表；GR.恢复良好；MD.轻度残疾；SD.重度残疾；PVS.持续植物状态；WFNS.世界神经外科联合会分级。

神经影像学表现

自从 20 世纪 70 年代末期起，CT 已经成为发现 SAH 以及明确有无 ICH 或脑积水的首要诊断工具。作者所在医学中心从 2000 年开始，CTA 逐步取代数字减影血管造影（DSA）成为检测颅内动脉瘤的首选初步诊断方法[14]。CTA 快速无创且能够提供骨性标志的信息，其能够精确地诊断 2 mm 以上的动脉瘤。再者，三维（3D）CTA 影像能够模拟动脉瘤的手术视角（图 21.1）[15]。术后，所有患者均行 CT 及 CTA[16] 检查（图 21.2）。随访时，使用 CTA 判断动脉瘤有无复发或残留进展（图 21.3）。对于复杂的、巨大的或者既往有弹簧圈栓塞史的动脉瘤仍使用 DSA 进行检查，DSA 也可在术中进行。

手术技巧

前循环动脉瘤

手术入路

除了胼周动脉瘤外，几乎所有的前循环动脉瘤作者均采用手术治疗，选择的入路为外侧眶上入路（LSO）。本章主编 Juha 教授已运用 LSO 入路治疗前颅底[17, 18]的血管性病变[18-24]和肿瘤超过 25 年。该入路是翼点入路的一种微创改良。在偏额部的地方做一个直径约 3 cm×4 cm 的小骨瓣（图 21.4 和图 21.5）。作者很少使用眶颧入路或者此入路的各种改良入路，主要是因为作者认为眶顶的去除会引起眶内容物的肿胀，这种肿胀占据的空间会抵消此入路所创造的额外的空间。

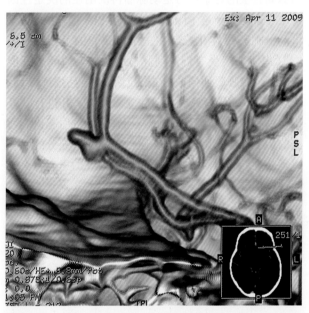

图 21.1 术前 3D CTA（矢状位）发现一枚破裂的、左侧胼周动脉瘤。

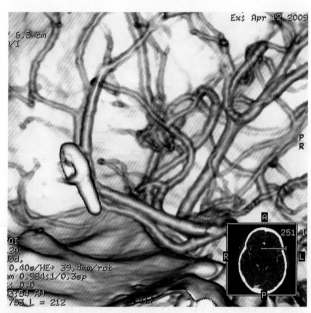

图 21.2 术后 3D CTA（矢状位）确认完美夹闭的破裂的胼周动脉瘤。

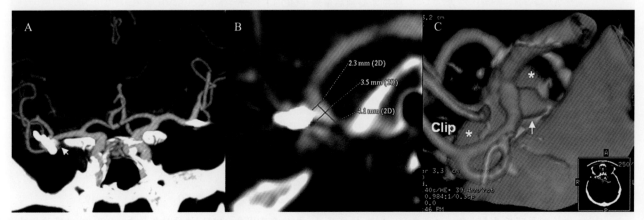

图 21.3 2D CTA 冠状位（A）、斜位（B）和 3D-CTA 斜位（C）发现右侧 MCA 分叉处动脉瘤在 1988 年破裂并被夹闭（＊）。该动脉瘤在随访时通过 CTA 确诊复发（箭头）。

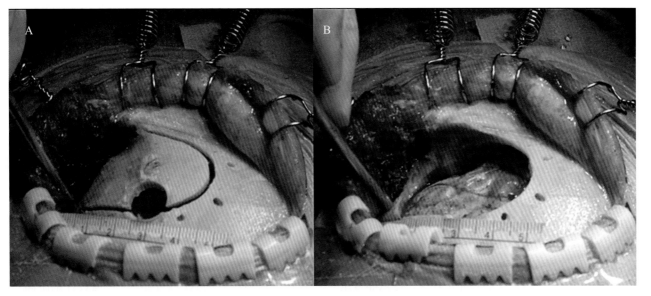

A   B

图 21.4   左侧眶上外侧入路（A）及此入路硬膜暴露（B）的术中照片。

LSO 入路在其他书籍中已经有详尽描述[19]。简单地讲，用 Sugita 头架固定头部，然后①头抬高至心脏水平以上；②根据动脉瘤位置，头向对侧旋转15°～30°；③根据动脉瘤到颅底的高度后仰或轻度屈颈；④稍向外侧倾斜使侧裂接近垂直。术中根据需要会调整头或者身体的位置。最小范围的剃头后，局部注射局麻药和肾上腺素的混合液收缩局部血管，做一个 7～9 cm 长发际后的弧形切口。用弹簧钩将整块皮肌瓣向额部牵拉，暴露眶上缘及颧弓根部。骨瓣的大小取决于术者的经验和爱好，也可以根据动脉瘤的位置大小决定。通常情况下，小的眶外侧骨瓣足够暴露几乎所有的动脉瘤，但对于巨大动脉瘤，骨瓣需要适度扩大。在颞线下做一单一骨孔，3 cm×4 cm

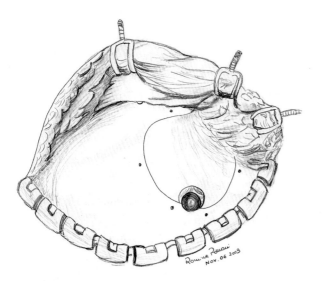

图 21.5   右侧眶上外侧入路（LSO）的示意图。

的骨瓣大部分可用铣刀铣开，基底部用磨钻磨除大部分蝶骨翼（图 21.5）。以额底方向为基底弧形切开硬膜，骨窗缘硬膜予多点悬吊，术野多层铺巾。此时，后续操作包括缝合皮肤均在显微镜下进行。LSO 入路比较简单且快速，只需少量磨除颅骨，整个开颅过程为 10～15 分钟。作者在一台未破裂中动脉瘤中运用LSO 入路的最快纪录为 25 分钟（从切皮到缝皮结束），患者术后恢复良好。快速手术本身并不是作者追求的主要目标，但如此快速的手术使单间手术室在 1 天内可以进行更多的手术，因而提高了成本 - 效益比并降低了潜在的感染风险。作者的经验认为干净利落的手术花费时间短且患者预后好。

LSO 入路和其他动脉瘤夹闭的手术入路一样，需要脑组织充分松弛以尽可能减少对脑组织的牵拉[18]，这需要现代神经麻醉[20]的配合。对床突段动脉瘤及后交通动脉靠近前床突的患者，用超声骨刀（Sonopet Omni, Model UST-2001 Ultrasonic System, Synergetics, Inc., Miwatec Co., Kawasaki, Japan）在硬膜下磨除前床突，这样有助于控制动脉瘤近端。前床突的磨除不是常规进行的，只有在辨明动脉瘤与载瘤动脉的解剖关系后才决定是否磨除前床突。

大脑前动脉远端（DACA）动脉瘤和胼周动脉瘤与其他动脉瘤不同，需要采用与其他动脉瘤手术不同的经纵裂入路[21-25]。这个入路患者既可以摆放至仰卧位，头保持正中抬高至心脏水平上约 20°，也可按"park bench"体位摆放，头旋转至正中位并向上抬起。作者喜欢采取仰卧位。对大多数大脑前动脉远端动脉瘤，在冠状缝后做过中线的弧形皮肤切口。在中线钻孔一枚，旁中线骨瓣过中线以便向内侧牵拉大脑镰。骨瓣大小取决于术者经验及是否存在颅内血肿，通常采用直径 3 ～ 4 cm 骨瓣。太小骨瓣不能提供足够的桥静脉间的操作空间。镜下 C 形打开硬膜，基底位于中线侧。现在，作者推荐在经纵裂入路中运用神经导航系统术中定位动脉瘤，这种动脉瘤一般没有很好的解剖标志进行辨认。

颅内血肿

如果存在大量血肿且 LSO 入路或经纵裂入路暴露后缺乏手术空间，可避开功能区做一皮质小切口，清除部分血肿以获得更多手术空间[21-24, 26-30]。操作应小心谨慎，因为清除血肿时可能导致动脉瘤破裂，一旦破裂在近端血流没有控制的情况下很难在血肿腔内止血。清除血肿时动作必须非常轻柔，这点非常重要，一旦发现动脉瘤，应当立即停止清除血肿，直到动脉瘤远近端血流被完全控制后再进行后续的清除血肿的操作。

急性脑积水的处理

出现急性脑积水时，可通过脑室外引流（EVD）降低颅内压（ICP）。可以在动脉瘤手术前放置脑室外引流，也可以在开颅完成后发现脑组织严重肿胀缺乏操作空间时，另行切口穿刺放置[21-24, 26-30]。

急性 SAH 后，脑组织表面经常红染并出现严重的脑组织肿胀，一旦出现这种情况，手术中首先应释放基底池的脑脊液（CSF）以降低颅内压。当基底池只能引流出少量脑脊液时，术中切开终板释放脑脊液达到松弛脑组织的目的。打开颈动脉池和视交叉池后，轻柔地牵拉额叶，沿同侧视神经继续游离。终板位于视交叉后，呈灰蓝色，可以用尖锐的双极或者显微剪将其刺通以释放脑脊液[12]。几乎所有的破裂前循环动脉瘤在手术中均能够打开终板，除了瘤体突向下的前交通动脉（ACoA）瘤，因为暴露视交叉周围结构时可能诱发该动脉瘤破裂。在这种情况下，需打开 Liliequist 膜进一步释放脑脊液。如果需要，在处理颈内动脉瘤时也可以使用此方法释放脑脊液。另一个特殊情况是经纵裂入路治疗胼周动脉动脉瘤。在胼周动脉瘤合并严重脑水肿时，一般在骨瓣边缘行传统的脑室穿刺释放脑脊液；但对水肿程度较轻的患者，可以小范围切开胼胝体，以此打开侧脑室进一步释放脑脊液。

在动脉瘤夹闭后，如果需要监测 ICP 或者引流 CSF，可以通过终板开口将细的脑室引流管（小的、不透射线的抗菌脑室引流管，Medtronic 编号 1207，Medtronic，Minneapolis，MN）置入三脑室[12]。

动脉瘤游离及临时阻断

颈内动脉动脉瘤除分叉处动脉瘤外，一般不需要打开侧裂。对于颈内动脉分叉处动脉瘤及大脑中动脉近端 M1 段动脉瘤，手术中需要打开侧裂近端[26, 30]。在急性蛛网膜下腔出血后脑组织肿胀的情况下，侧裂的分离会变得更加困难。用锋利针头当作蛛网膜刀在侧裂静脉额叶侧的蛛网膜上做一 2 mm 小口，手持注射器往侧裂中注入生理盐水，用来扩大蛛网膜界面以便进一步分离，此技术即水分离技术[31]。运用尖头双极电凝、吸引器、显微剪、小脑棉由内到外打开侧裂，仔细松解血管结构并推向一侧。对于 MCA 分叉处动脉瘤，暴露侧裂的操作就在动脉瘤上方进行，因此首先暴露的是动脉瘤远端[27]。前交通动脉瘤的暴露一般从主供血一侧的 A1 段开始[29]。通过仔细游离及对额叶进行牵拉，清楚地暴露同侧和对侧 A1 段。为了完整暴露动脉瘤及双侧胼周动脉起始段，通常需要切除少量直回脑组织。直回位于同侧嗅束的内侧。用显微剪刀或尖头双极挑开软脑膜，用吸引器吸出少许直回（通常长度不大于 1 cm、厚度约几毫米）。在经纵裂入路，需保留软脑膜及蛛网膜界面的完整性以保护动脉瘤、Heubner 回返动脉（RAH）和 A2 分支[29]。

动脉瘤基底需用显微剪刀及显微剥离子仔细游离，以便先导动脉瘤夹能够安全的夹上。在动脉瘤，尤其是破裂动脉瘤的游离过程中，用临时阻断夹对动脉瘤远近两端进行临时阻断是明智的选择，可以避免术中动脉瘤破裂及大出血。尽可能缩短每次临时阻断的持续时间，通常控制在 5 分钟之内患者可以耐受。对于 ICA 动脉瘤，近端的临时阻断夹放置在略低于动脉瘤基底的 ICA 上，而远端的临时阻断夹可直接夹在 ICA 远端，或者在需要保护后交通动脉或脉络膜前动脉血流时放置在 MCA 及 ACA。对于 MCA 动脉瘤，根据动脉瘤的具体位置，近端的临时阻断夹夹在 A1 段，远端的临时夹夹在一根或者数根 M2 分支上[26, 27, 32]。对于前交通动脉瘤，临时夹一般夹在双侧 A1 上[29]。原则上，临时夹应该放置在避免穿支、与动脉瘤无关的动脉段上。在临时夹放置到位后，置入第一个永久夹，又称先导夹。该先导夹放置到位后，用双极电凝塑形动脉瘤，然后置换或调整最终的永久夹。

需要反复的使用临时夹帮助永久夹调整至最理想的位置完成最终夹闭。如果不需要进行瘤体塑形，最终永久夹颚部的长度应是术前造影测量的动脉瘤颈宽度的 1.5 倍。需仔细选择最终永久夹的角度、形状和长度以避免损伤任何分支或穿支。如果第一个永久夹发生滑动导致部分瘤颈残留，需在先导夹的近端再放置一枚永久夹到完全夹闭动脉瘤（双夹闭）。

动脉瘤最终夹闭后，用细针或者显微剪打开动脉瘤确认动脉瘤完全夹闭。同时取部分动脉瘤壁用于科研[33]。

部分远端动脉瘤，如MCA远端[32]动脉瘤或胼周动脉瘤[22-25]，手术中寻找困难，主要原因是动脉瘤旁没有良好的解剖标记去定位动脉瘤。这时候需要神经导航帮助制定开颅及寻找动脉瘤的计划。

后循环动脉瘤

手术入路

瘤体方向朝前和朝上的基底动脉顶端动脉瘤，只要不低于后床突平面，都可以用LSO入路或者翼点入路进行手术。

对于低于后床突平面或方向朝后的基底动脉顶端动脉瘤，作者所在医院均采用颞下入路。Juha教授从20世纪80年代开始采用该入路，并在其于Drake教授和Peerless教授处进修培训期间对此入路加以改进[34, 35]；Drake教授和Peerless教授于1959年至1992年期间治疗了1 234例基底动脉分叉处动脉瘤，其中80%病例采用了颞下入路。

采用颞下入路开颅时，患者取"park bench"体位，头部用Sugita头架固定，然后①头抬高至心脏水平以上；②牵拉上方肩膀；③头稍向地板方向偏斜。一般采用右侧入路（非优势半球）[35]，但如果动脉瘤朝向及解剖关系复杂、存在前次手术疤痕、左侧动眼神经麻痹、左侧偏盲或者右侧偏瘫则需要从左侧进入。腰穿持续引流（或脑室外引流）是常规必备的，一般在硬膜打开前引流50～100 mL脑脊液以充分降低脑组织张力。作者通常在耳屏前方1 cm处，从颧弓上方开始向头端做7～8 cm长的直切口，或在耳郭上方向后拐形成弧形切口。然后做小骨瓣开颅（通常为3 cm×3 cm），打开硬膜。首先将颞极向后牵拉从而松动颞叶暴露手术空间。对颞叶的牵拉力量应逐渐增加。颞下入路正确应用的窍门在于快速到达天幕游离缘而不对颞叶造成过度压迫。在天幕游离缘可继续释放脑脊液，进一步松弛脑组织。用脑压板抬起海马沟回可暴露脚间池和动眼神经，剪开周围蛛网膜束带后可游离动眼神经。术后动眼神经麻痹难以预测，有时术中轻微操作就可能引起动眼麻痹，但有些患者即使术中明显触碰术后也不会出现动眼神经麻痹。

仅仅牵开动眼神经处的钩回所暴露的脚间池空间依然狭窄。为了增加暴露空间，可以在滑车神经进入

和穿行小脑幕游离缘的前方缝合一针并向外侧牵拉。但这一针的缝合通常难度很高，可以用小动脉瘤夹替代[36]（图21.6）。必要时，向后切开天幕至滑车神经进入天幕的地方，同样用小动脉瘤夹将其抬起并固定以获得更大的空间对基底动脉（BA）进行临时阻断。对于基底动脉分叉位置处较低的病例，切开小脑幕绝对必要并且在手术开始前即要规划好做一个位置靠后的大骨瓣。在去除蛛网膜束带并进一步释放脑脊液后，用剥离子和脑棉轻柔地牵开大脑脚，可暴露基底动脉和动脉瘤基底。采用颞下入路不需要磨除后床突。

基底动脉中段动脉瘤是最难暴露的动脉瘤，需要扩大颅底入路。一般采用乙状窦前经岩骨入路，但是该入路有较多缺点，包括可能损伤脑神经、造成脑脊液漏以及手术时间延长。

大部分椎动脉（VA）小脑后下动脉（PICA）动脉瘤（常常位于枕大孔上10 mm或更高）可以采用单纯的枕下外侧入路，一般不需要向远外侧扩大[18, 37]。

动脉瘤游离及临时阻断

在打开基底池释放脑脊液后关闭脑穿引流。临时夹阻断是十分安全的，可以降低动脉瘤瘤壁的张力以便游离、电凝及夹闭。对于基底动脉分叉处动脉瘤，临时阻断夹放置在基底动脉上，并根据动脉瘤的大小以及解剖关系的复杂程度决定是否需要阻断一侧或双侧后交通动脉。如果没有足够的空间上临时夹，可采用腺苷（0.4 mg/kg静脉注射）进行短暂心脏停搏以获得数秒钟显著低血压的时间，以便术者在动脉瘤变软和变小后夹闭动脉瘤[18]。对复杂基底动脉瘤，需同时使用临时阻断和腺苷停搏技术。

基底动脉瘤的游离

基底动脉分叉处动脉瘤手术的主要难点在于处理动脉瘤体的深面结构。此类动脉瘤很少完全处于脚间池的空间内，多数情况是动脉瘤半埋在脚间窝里。基底动脉瘤手术最主要的困难在于处理动脉瘤与穿支的关系，这些穿支经常紧贴在指向头端（此类动脉瘤最常见的朝向）或后方的基底动脉顶端动脉瘤的后壁。而指向前方的基底动脉顶端动脉瘤有时会与斜坡粘连[35]。

清理大脑后动脉P1段基底的结构有助于寻找和游离穿通动脉。大多数穿支起源于P1起始处，在动脉瘤瘤颈或瘤体腰身处的侧面及后方向上及向后斜行走行。如果动脉瘤较小，这些穿支一般完全游离或与瘤体轻微粘连，但在大动脉瘤上，穿支通常紧贴动脉瘤，有时甚至紧密粘连。一根或者多根穿支从瘤颈后方的基底动脉顶端发出的情况也不少见。在瘤颈后

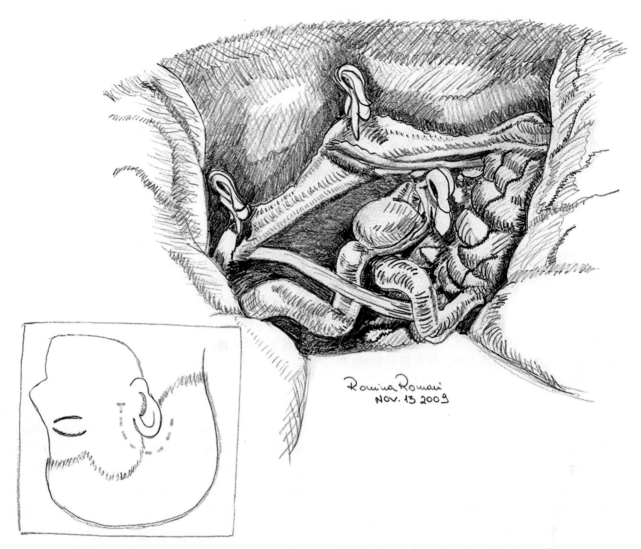

图 21.6 右侧颞下入路以及用尖头可以刺穿硬膜的 Yasargil 动脉瘤夹牵拉天幕游离缘的示意图。

操作往往需要用吸引器轻微的把动脉瘤体向前牵拉，然后运用小的弧型剥离子清理并游离附着在瘤颈后方的穿支动脉。穿支动脉通常能够从动脉瘤壁上被扯下，但偶尔有一支或多支穿支动脉紧紧黏附在薄的瘤壁上。这种情况下，临时阻断基底动脉有助于更安全的用力剥离这些穿支。通常情况下，可充分向前牵拉瘤颈以便获得空间通过脚间窝看到对侧大脑脚、对侧 P1 起始端及对侧动眼神经根部。附着的穿支必须充分向上游离出足够空间以便让动脉瘤夹的后颚部能够滑入穿支中间，而不会缠住或者撕裂这些穿支[34, 35]。

动脉瘤夹颚部用平行于载瘤动脉分叉部的角度跨过动脉瘤颈，对动脉瘤颈进行完全夹闭，这样能够降低扭结 P1 段的风险，这一点对宽颈动脉瘤更加重要。这种理想的放置动脉瘤夹的角度在颞下入路中比较容易实现（且与治疗更常见的 MCA 分叉处动脉瘤的原则一致）。动脉瘤夹用比较垂直的角度置入分叉段，会产生瘤颈前方及后方的紧缩（"狗耳朵"），即瘤颈的残留及分叉段的皱起。根据作者和其他同行的经验，"狗耳朵"式的瘤颈残留必然会复发为新的动脉瘤。

P1 段的上弯在动脉瘤较小的病例中一般游离在动脉瘤旁边，但对大动脉瘤，其通常紧密黏附在动脉瘤壁上。运用 Drake 于 1969 年设计的开窗夹，可以在 P1 段仍然黏附在动脉瘤上的情况下，用动脉瘤夹颚部夹闭动脉瘤颈。穿支血管及动眼神经也可在动脉瘤夹的窗口内安全地通过。动脉瘤夹颚部长度要合适，太长可能损伤对侧 P1 及其穿支。由于动脉瘤夹的后颚部会通过瘤颈后方，因此当使用临时阻断夹松弛薄颈基底动脉瘤张力时，术者必须确保没有穿支动脉在动脉瘤夹里。当动脉瘤夹颚部开始关闭及缩窄瘤颈时，在看到对侧 P1 后才能最终校正角度进行最终夹闭。在第一个动脉瘤夹放置完成后，经常会发现动脉瘤夹在对侧的位置过高或过低，此时要清醒地认识到，即便手术医师非常确信所有的穿支血管都被找到并避开，仍经常会有一根或多根穿通血管最终被发现遭到误夹。

当单个开窗夹需要兼顾到保护 P1 起始段及穿支血管而不能完美地置入合适的位置时，可更换一个较短的开窗夹，精准的夹闭瘤颈远端 2/3，把近端、P1 段及穿支血管置于窗口内。此时瘤颈虽然仍开放但已变窄，通常比较容易将其从 P1 段和穿支血管上游离，然后通过一个串联直夹（如 Drake 的串联夹）[34] 将其夹闭（图 21.7）。

在颞下入路中，一般很少需要双极电凝去收缩或塑形动脉瘤体或者动脉瘤颈，但仍比较担心损伤到动脉瘤附近或者隐藏的穿支血管。在夹闭小脑上动脉（SCA）和大脑后动脉（PCA）动脉瘤时，一般不用太顾虑会损伤到穿支，但针对动脉瘤的位置、瘤体朝向以及大小需要术前仔细制定手术方案。动脉瘤夹闭后局部罂粟碱的运用有助于预防因人为操作而造成的局部血管痉挛。

术中监测

自 2006 年起，作者在所有动脉瘤手术中开始运用术中吲哚菁绿（ICG）荧光血管造影。这一技术已被证实对术中评定载瘤动脉和穿支血管的血流情况以及发现动脉瘤残留十分有效[38]（图 21.8）。但这一技术也有局限性：对伴有钙化或瘤壁动脉粥样硬化的动脉瘤显影不佳，并且在视野死角无法显影。显影时所有的兴趣部位均需暴露在视野里。除了 ICG 造影，微血管多普勒超声也会经常被用到。术中 DSA 对复杂、

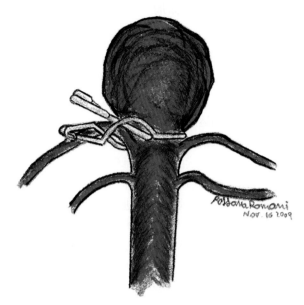

图 21.7 用直夹及开窗夹串联夹闭技术（C.G.Drake 首创）治疗基底动脉分叉处的宽颈动脉瘤或大型和巨大动脉瘤以及其他部位的此类动脉瘤的示意图。

巨大或者部分血栓形成的厚壁动脉瘤的手术有帮助。

搭桥技术

相当一部分动脉瘤不能被直接夹闭，此时运用搭桥手术进行血流分流从而将动脉瘤从循环中隔离出来。搭桥技术在动脉瘤手术的地位越来越重要，但因为这些手术不常规而且十分复杂，需要将这些复杂病例转诊至设备完善且经验丰富的大型脑血管病诊治中心。搭桥技术和方法需要不断完善。发展的目标是把技术尽可能简单化，简单到甚至在非常短的手术时间内局麻去完成该技术。

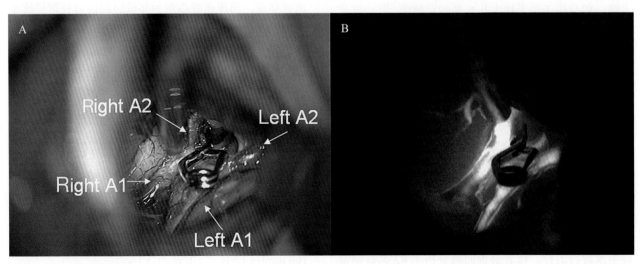

图 21.8 夹闭小型破裂前交通动脉瘤（AcoA）的术中照片（A）。吲哚菁绿（ICG）造影提示双侧 A2 段均有血流（B）。

大型和巨大动脉瘤

大型或巨大的囊性和所有非囊性、钙化或者瘤内血栓形成的动脉瘤在治疗上仍具有极大的难度和挑战。这些动脉瘤需要多种不同手段进行治疗，这些方法包括直接夹闭、孤立、搭桥、血管内介入或者保守治疗。如果采用运用弹簧圈栓塞或者支架辅助弹簧圈栓塞技术的介入治疗，大型或巨大动脉瘤的瘤颈常常会残留，因而在后续随访中动脉瘤基本都会复发。显微外科手术夹闭对瘤颈的封闭作用更持久且能去除巨大动脉瘤本身的占位效应。和进行搭桥手术一样，复杂巨大动脉瘤患者应当转诊至大的神经外科中心进行治疗，因为术中往往需要特殊技术，如使用血管钳夹闭动脉瘤基底[39]，或者切除动脉瘤然后使用插入桥血管的方式重建血管结构。

颅底入路选择的思考

当需要时，前床突和后床突可以用超声刀（Sonopet Omni, Model UST-2001 Ultrasonic System, Synergetics, Inc., Miwatec Co., Kawasaki, Japan）轻松地磨除。相比磨钻，超声刀能够安全地暴露出更多的控制动脉瘤近端血流以及游离动脉瘤基底的空间。这些操作在治疗鞍旁颈内动脉动脉瘤及基底动脉顶端动脉瘤中非常有用。作者尝试过使用眶颧入路及其不同的改良方式进行开颅，但目前不常规使用。作者的经验认为，眶顶的去除会引起眶内容物的肿胀，而这些肿胀的内容物会填塞大部分（甚至全部）此入路所需的额外空间。

大部分 VA-PICA 动脉瘤只要高于枕大孔 10 mm 及以上，都能用单纯的同面肌痉挛手术相同的入路（枕下外侧）进行开颅，而不需要向远外侧扩大，远外侧入路一般只用于位于枕大孔水平的动脉瘤[37]。基底动脉中段动脉瘤是开放手术最难到达的部位，往往需要扩大颅底入路[40-42]。必要的话，可以采用乙状窦前经岩骨入路，但由于该入路发生脑神经损伤、脑脊液漏和手术时间延长的风险很高，应尽量减少这种入路的使用。

是否选择介入栓塞治疗的思考

赫尔辛基中心已经成为脑血管病手术的国际显微外科培训中心。每年都有超过 200 名的神经外科医师从世界各地来观摩和学习中心的丰富经验。几乎所有的破裂动脉瘤及 3/4 的后循环动脉瘤都能通过显微外科手术进行治疗。作者最近回顾分析了 82 名有弹簧圈栓塞史的复发动脉瘤接受二次手术夹闭的患者资料，其中 15 名患者在弹簧圈栓塞后 1 个月内就又接受了开颅手术治疗[43]。在赫尔辛基，用弹簧圈栓塞的情况一般出现在经验丰富的脑血管外科医师外出参加会议的时候。在 ISAT 研究中，长时间随访的结果提示弹簧圈栓塞的患者再次出血的概率高于动脉瘤夹闭的患者[44]，即使在作者的大样本芬兰患者资料中也是如此。根据作者诊治的 12 000 例颅内动脉瘤大样本经验，完美的动脉瘤夹闭是一项安全并且快速的操作，而且能同时处理颅内血肿及严重的脑积水。作者建议缺乏显微外科专家的医疗中心可以采用弹簧圈栓塞的方法治疗颅内动脉瘤。

术后护理

所有 SAH 患者在术后都需要在 NICU 里观察治疗。需要进行有创动脉血压监测。如果有指征，可以通过脑室穿刺置入 ICP 探头进行 ICP 监测，这样可以优化调整脑灌注压（CPP）。持续监测心电图（ECG）、氧饱和度、呼气末 CO_2 分压。术后维持中心静脉通路是必需的。在分级较差或出现血管痉挛的患者，需要更细致的血流动力学监测（如心输出量、体循环阻力等指标）用于指导血管活性药物的使用及静脉补液的调节。去氧肾上腺素是维持 CPP 的最常用药物，但是，SAH 经常导致心功能不全，此时多巴胺或者去甲肾上腺素和多巴酚丁胺的联合使用有助于维持血流动力学稳定。尿量需每小时监测。颅压高的患者或者 ACoA 动脉瘤出血的患者出现尿崩的风险升高。因此，在监护室里每天 4 次监测血气分析、血清钠钾浓度。

除了常规护理外，需要特别注意预防和治疗动脉血管痉挛，出现血管痉挛的高危时间段最长可延续至蛛网膜下腔出血后 14 天。血管痉挛风险评估需个体化进行。大多数患者在 ICU 治疗的时间长短取决于以上提及的引起迟发型脑缺血的危险因素。对某些病例，经颅多普勒检查是很好的评估颅内血管痉挛程度的工具。经典的"3H"原则（高血压、血液稀释、高容量）可以通过每天注射 3 000～4 000 mL 额外添加 20～40 mmol/L 钠离子的乳酸林格液（联合或不联合羟乙基淀粉均可）维持患者处于正常或稍高血容量状态。血管痉挛风险低的患者，动脉收缩压维持在 120 mmHg 或以上水平，血管痉挛风险中等的患者血压控制在 130～140 mmHg，高风险的患者控制在 160 mmHg 以上[20]（表 21.3）。

表 21.3　赫尔辛基神经重症监护治疗病房（ICU）动脉瘤性蛛网膜下腔出血（SAH）的术后护理

预防 / 治疗血管痉挛

尼莫地平　口服 / 静脉

维持较高血压：肾上腺素，去甲肾上腺素或者多巴胺 / 多巴酚丁胺

血液稀释：血细胞比容控制在 0.3。乳酸林格液（＋ NaCl）/ 羟乙基淀粉氯化钠注射液

预防血管痉挛：

HH 分级：1 ～ 2 或 Fischer 分级：1 ～ 2	收缩压 ＞ 110 ～ 120 mmHg，正常血容量
HH 分级：1 ～ 2 或 Fischer 分级：3 ～ 4	收缩压 ＞ 140 mmHg，正常血容量
HH 分级：3 ～ 5 或 Fischer 分级：3 ～ 4	收缩压 ＞ 140 ～ 160 mmHg，稍高血容量

治疗血管痉挛

"3H"原则（维持较高血压、高血容量、血液稀释）

血压：160 ～ 180 mmHg

肺 / 气道护理

吸氧 / 必要时呼吸机辅助：正常流量吸氧。氧饱和度 ＞ 95%；血氧分压 ＞ 13 kPa

肺炎、窒息：抗生素

肺水肿：非心源性 / 心源性，调整呼气末正压通气（PEEP）参数、呋塞米、多巴酚丁胺

癫痫

预防性抗癫痫药物（劳拉西泮或左乙拉西坦）

非常规预防

电解质和葡萄糖

纠正电解质异常

低钠血症：SIADH、CSW 综合征

葡萄糖：5 ～ 8 mmol/L

镇静、术后镇痛及发热

在呼吸机机械通气的情况下使用丙泊酚（联合或不联合右美托咪定）

苯二氮䓬类药物

阿片类药物：羟考酮

乙酰氨基酚

根据需要积极降温

NSAIDs：SAH 后 5 ～ 7 天

血栓栓塞

抗栓塞药物或者弹力袜

开颅术后个体化运用低分子肝素

资料来源：Randell T, Niemelä M, Kyttä J, et al. Principles of neuroanesthesia in aneurysmal subarachnoid hemorrhage: the Helsinki experience. Surg Neurol 2006;66:382–388.

注：CSW，脑性盐耗；HH，Hunt-Hess；LMWH，低分子肝素；NSAID，非甾体抗炎药；SIADH，抗利尿激素分泌异常综合征。

病例分享

病例1：颈内动脉后交通段动脉瘤破裂

患者，女性，73岁，突发头痛、恶心及呕吐。CT提示SAH（Fischer 3级）。患者因吸入性肺炎插管。CTA提示中等大小的右侧后交通动脉瘤，当天行动脉瘤夹闭。术后，患者出现脑积水，先行额角脑室外引流，后行脑室-腹腔分流术。患者术后13天恢复良好出院（图21.9）。

病例2：大脑中动脉M1段动脉瘤破裂

患者，女，47岁，突发意识障碍及呕吐，当地医院行CT及CTA提示1枚小型左侧M1段动脉瘤破裂引起的蛛网膜下腔出血及左颞血肿（Fischer 4级）。转运至作者所在院，行脑室外引流及左LSO入路动脉瘤夹闭及颅内血肿清除术。术后CTA确认动脉瘤完全夹闭（图21.10）。患者术后情况逐渐好转，3周后转其他医院进行康复。

病例3：前交通动脉瘤破裂合并未破裂右大脑中动脉M1段动脉瘤

患者，男，54岁，6天前头痛后再次突发头痛伴呕吐。当地医院行CT提示蛛网膜下腔出血（Fischer 3级）。CTA发现破裂的前交通动脉瘤及未破裂右侧大脑中动脉M1段动脉瘤。入院后一天，经右侧LSO入路夹闭两个动脉瘤。术后神经影像学检查确认两个动脉瘤夹闭完全（图21.11）。术后9天恢复良好出院。

病例4：胼周动脉瘤破裂

患者，男，32岁，剧烈头痛伴短暂偏瘫发作。CT显示SAH（Fischer 3级），CTA发现左侧胼周动脉动脉瘤破裂（图21.1），在放置脑室外引流后行经右额旁正中入路动脉瘤夹闭术。术后复查确认动脉瘤完全夹闭且未出现并发症（图21.2），术后11天出院。

病例5：基底动脉顶端动脉瘤破裂

患者，男，37岁，剧烈头痛起病，CT提示SAH（Fischer 3级）。3周后患者从其他国家转至作者所在医疗中心行中等大小的基底动脉顶端动脉瘤治疗，作者经颞下入路成功夹闭这枚动脉瘤。术后CTA确认动脉瘤完全夹闭（图21.12）。患者康复顺利，术后一周出院。

病例6：基底动脉-小脑上动脉动脉瘤破裂

患者，男性，44岁，进行性头痛发作伴突然加重。CT提示SAH（Fischer 3级）。患者转运至作者所在医学中心时，仍有严重头痛，但没有神经功能障碍。CTA发现一个左侧的BA-SCA破裂动脉瘤。入院当天经左颞下入路行动脉瘤夹闭术，术后CT及CTA确认动脉瘤完全夹闭且没有出现并发症（图21.13）。患者术后16天出院，遗留有左侧轻度的动眼神经麻痹。

病例7：椎基底动脉交界处动脉瘤破裂

患者，男性，63岁，突发剧烈头痛，随后呕吐及短暂意识丧失。CT和CTA发现破裂的椎基底动脉

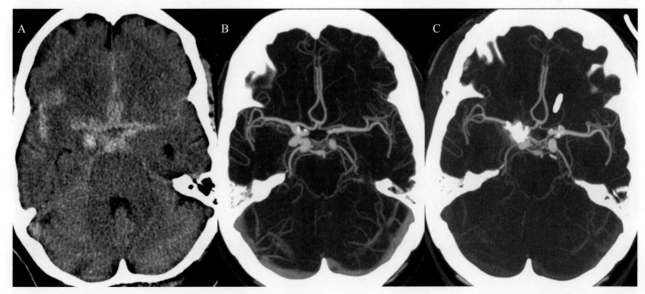

图21.9 （A）右侧颈内动脉（ICA）后交通段（PCoA）动脉瘤破裂后的蛛网膜下腔出血（SAH）。2D CTA水平位重建显示动脉瘤夹闭术前（B）及夹闭术后（C）的影像。

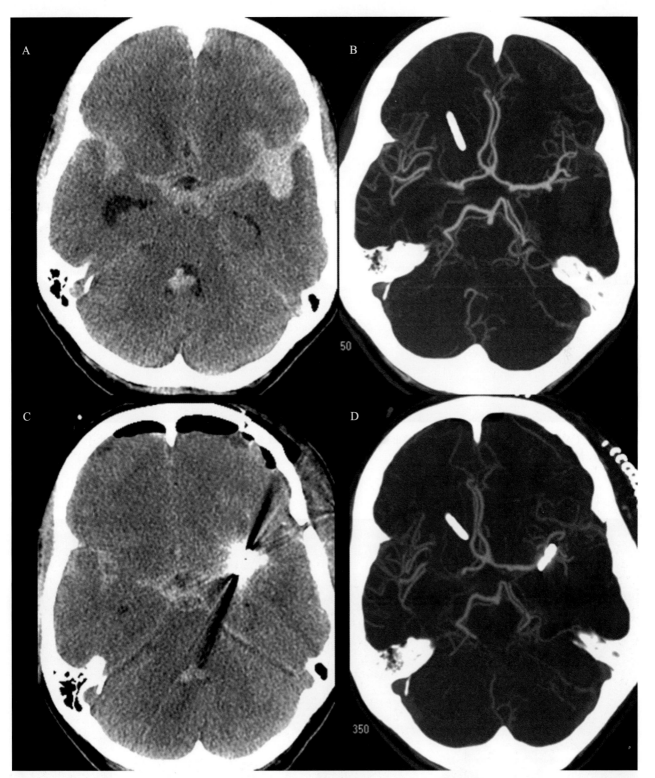

图 21.10　（A）CT 提示左 M1 段动脉瘤破裂导致蛛网膜下腔出血。（B）2D CTA 水平位重建发现动脉瘤。术后 CT（C）及术后 2D CTA 水平位（D）提示动脉瘤被完美夹闭。

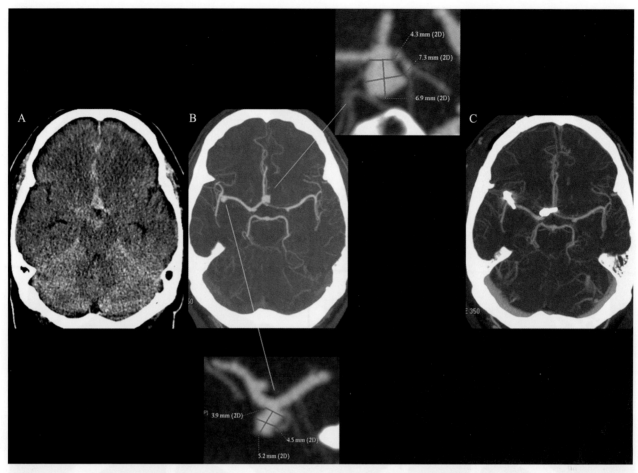

图 21.11　（A）前交通动脉瘤破裂蛛网膜下腔出血。（B）同时发现未破裂的右 M1 段动脉瘤。（C）一次手术同时夹闭两枚动脉瘤，手术成功。

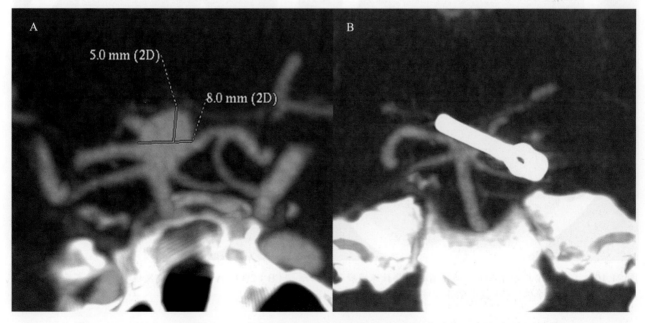

图 21.12　冠状位 2D CTA 显示 3 周前破裂的动脉瘤夹闭术前（A）和成功夹闭术后（B）的影像。

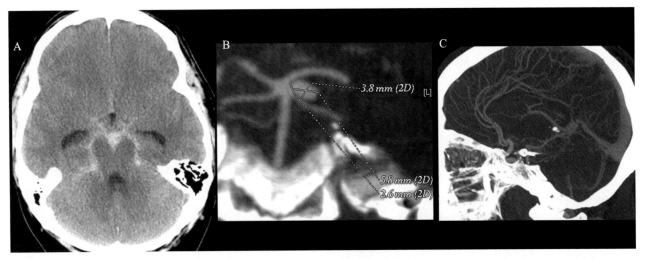

图 21.13　（A）左侧小脑上动脉（SCA）-基底动脉（BA）动脉瘤破裂导致的 SAH。2D CTA 矢状位显示动脉瘤手术前（B）及成功夹闭术后（C）的影像。

交界处动脉瘤。入院时，患者一般情况良好。入院后第二天，经枕下入路夹闭动脉瘤。术后影像学检查提示动脉瘤完全夹闭（图 21.14）。恢复良好，术后 10 天出院。

未来方向

患者需至有条件的神经血管医疗中心治疗，以降低技术或者医源性并发症。即使介入技术在后循环动脉瘤中的运用比例不断增加，完美的动脉瘤基底的夹闭仍是保证动脉瘤治疗长期疗效的最理想办法。将来作者需要不断发展简单搭桥技术，不论低流量或高流量搭桥，以利于复杂动脉瘤的综合治疗。然后作者将会在微侵袭入路的帮助下，逐渐停止使用一些扩大颅底入路。"简单、干净、保留正常解剖结构"是作者的最终目标[8, 9]。

动脉瘤治疗的最佳时机是在动脉瘤破裂之前。人们现在所处的时代是微侵袭技术治疗时代，但将来会是生物治疗以及破裂前预先诊断动脉瘤的时代。作者正在研究如何甄别基因缺失的携带者[45]，然后密切随访这些经常发生致死性事件的患者。同时，作者也需要甄别具有破裂倾向的动脉瘤，例如通过分子影像技术明确动脉瘤壁炎症改变的表现[33]。目前该研究刚起步，可能数十年后研究成果会让显微手术及介入治疗完全失去地位。事实上，作者认为在将来，即使不是绝大多数，至少也有许多动脉瘤可以通过局部应用特殊药物强化动脉瘤壁，最终只需要药物治疗。最后，开发一种简单而廉价的技术去筛选人群中的未破裂动脉瘤将会提高动脉瘤患者的预后，这比任何手术技术改进或提高更加有用。

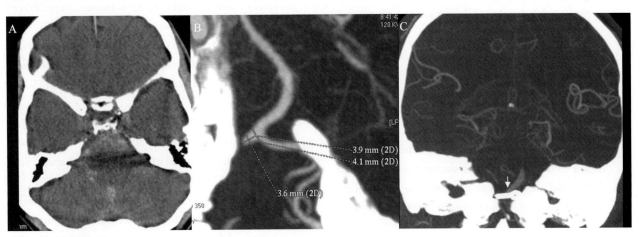

图 21.14　（A）SAH，由椎动脉基底动脉连接处动脉瘤（B）破裂所导致。成功夹闭该动脉瘤（C）。

参考文献

[1] van Gijn J, Rinkel GJ. Subarachnoid haemorrhage: diagnosis, causes and management. Brain 2001;124（Pt 2）:249-278

[2] Schievink WI. Intracranial aneurysms. N Engl J Med 1997;336:28-40

[3] Juvela S, Porras M, Poussa K. Natural history of unruptured intracranial aneurysms: probability of and risk factors for aneurysm rupture. J Neurosurg 2000;93:379-387

[4] Juvela S. Prehemorrhage risk factors for fatal intracranial aneurysm rupture. Stroke 2003;34:1852-1857

[5] Juvela S, Poussa K, Porras M. Factors affecting formation and growth of intracranial aneurysms: a long-term follow-up study. Stroke 2001;32:485-491

[6] Molyneux AJ, Kerr RS, Yu LM, et al; International Subarachnoid Aneurysm Trial（ISAT）Collaborative Group. International Subarachnoid Aneurysm Trial（ISAT）of neurosurgical clipping versus endovascular coiling in 2143 patients with ruptured intracranial aneurysms: a randomised comparison of effects on survival, dependency, seizures, rebleeding, subgroups, and aneurysm occlusion. Lancet 2005;366:809-817

[7] Campi A, Ramzi N, Molyneux AJ, et al. Retreatment of ruptured cerebral aneurysms in patients randomized by coiling or clipping in the International Subarachnoid Aneurysm Trial（ISAT）. Stroke 2007;38:1538-1544

[8] Hernesniemi J, Niemelä M, Dashti R, et al. Principles of microneurosurgery for safe and fast surgery. Surg Technol Int 2006;15:305-310

[9] Hernesniemi J, Niemelä M, Karatas A, et al. Some collected principles of microneurosurgery: simple and fast, while preserving normal anatomy: a review. Surg Neurol 2005;64:195-200

[10] Yasargil MG. Microneurosurgery, Vol. 2: Clinical Considerations, Surgery of the Intracranial Aneurysms, and Results. New York: Thieme, 1984

[11] Rinne J, Hernesniemi J, Niskanen M, Vapalahti M. Analysis of 561 patients with 690 middle cerebral artery aneurysms: anatomic and clinical features as correlated to management outcome. Neurosurgery 1996;38:2-11

[12] Lehto H, Dashti R, Karatas A, Niemelä M, Hernesniemi JA. Third ventriculostomy through the fenestrated lamina terminalis during microneurosurgical clipping of intracranial aneurysms: an alternative to conventional ventriculostomy. Neurosurgery 2009;64:430-434, discussion 434-435

[13] Lehecka M, Niemelä M, Seppänen J, et al. No long-term excess mortality in 280 patients with ruptured distal anterior cerebral artery aneurysms. Neurosurgery 2007;60:235-240, discussion 240-241

[14] Kangasniemi M, Mäkelä T, Koskinen S, Porras M, Poussa K, Hernesniemi J. Detection of intracranial aneurysms with two-dimensional and three-dimensional multislice helical computed tomographic angiography. Neurosurgery 2004;54:336-340, discussion 340-341

[15] Lehecka M, Porras M, Dashti R, Niemelä M, Hernesniemi JA. Anatomic features of distal anterior cerebral artery aneurysms: a detailed angiographic analysis of 101 patients. Neurosurgery 2008;63:219-228, discussion 228-229

[16] Kivisaari RP, Porras M, Ohman J, Siironen J, Ishii K, Hernesniemi J. Routine cerebral angiography after surgery for saccular aneurysms: is it worth it？ Neurosurgery 2004;55:1015-1024

[17] Romani R, Lehecka M, Gaal E, et al. Lateral supraorbital approach applied to olfactory groove meningiomas: experience with 66 consecutive patients. Neurosurgery 2009;65:39-52, discussion 52-53

[18] Hernesniemi J, Romani R, NiemeläM. Skull base and aneurysm surgery. Surg Neurol 2009;71:30-31

[19] Hernesniemi J, Ishii K, Niemelä M, et al. Lateral supraorbital approach as an alternative to the classical pterional approach. Acta Neurochir Suppl（Wien）2005;94:17-21

[20] Randell T, Niemelä M, Kyttä J, et al. Principles of neuroanesthesia in aneurysmal subarachnoid hemorrhage: The Helsinki experience. Surg Neurol 2006;66:382-388, discussion 388

[21] Lehecka M, Dashti R, Hernesniemi J, et al. Microneurosurgical management of aneurysms at the A2 segment of anterior cerebral artery（proximal pericallosal artery）and its frontobasal branches. Surg Neurol 2008;70:232-246, discussion 246

[22] Lehecka M, Dashti R, Hernesniemi J, et al. Microneurosurgical management of aneurysms at A3 segment of anterior cerebral artery. Surg Neurol 2008;70:135-151, discussion 152

[23] Lehecka M, Dashti R, Hernesniemi J, et al. Microneurosurgical management of aneurysms at A4 and A5 segments and distal cortical branches of anterior cerebral artery. Surg Neurol 2008;70:352-367, discussion 367

[24] Lehecka M, Lehto H, Niemelä M, et al. Distal anterior cerebral artery aneurysms: treatment and outcome analysis of 501 patients. Neurosurgery 2008;62:590-601,

discussion 590-601

[25] Hernesniemi J, Tapaninaho A, Vapalahti M, Niskanen M, Kari A, Luukkonen M. Saccular aneurysms of the distal anterior cerebral artery and its branches. Neurosurgery 1992;31:994-998, discussion 998-999

[26] Dashti R, Rinne J, Hernesniemi J, et al. Microneurosurgical management of proximal middle cerebral artery aneurysms. Surg Neurol 2007;67:6-14

[27] Dashti R, Hernesniemi J, Niemelä M, et al. Microneurosurgical management of middle cerebral artery bifurcation aneurysms. Surg Neurol 2007;67:441-456

[28] Dashti R, Hernesniemi J, Lehto H, et al. Microneurosurgical management of proximal anterior cerebral artery aneurysms. Surg Neurol 2007;68:366-377

[29] Hernesniemi J, Dashti R, Lehecka M, et al. Microneurosurgical management of anterior communicating artery aneurysms. Surg Neurol 2008;70:8-28, discussion 29

[30] Lehecka M, Dashti R, Romani R, et al. Microneurosurgical management of internal carotid artery bifurcation aneurysms. Surg Neurol 2009;71:649-667

[31] Nagy L, Ishii K, Karatas A, et al. Water dissection technique of Toth for opening neurosurgical cleavage planes. Surg Neurol 2006;65:38-41, discussion 41

[32] Dashti R, Hernesniemi J, Niemelä M, et al. Microneurosurgical management of distal middle cerebral artery aneurysms. Surg Neurol 2007;67:553-563

[33] Tulamo R, Frösen J, Junnikkala S, et al. Complement activation associates with saccular cerebral artery aneurysm wall degeneration and rupture. Neurosurgery 2006;59:1069-1076, discussion 1076-1077

[34] Drake CG, Peerless SJ, Hernesniemi J, Surgery of Vertebrobasilar Aneurysms: London, Ontario Experience on 1767 Patients. New York: Springer, 1996

[35] Hernesniemi J, Ishii K, Niemelä M, Kivipelto L, Fujiki M, Shen H. Subtemporal approach to basilar bifurcation aneurysms: advanced technique and clinical experience. Acta Neurochir Suppl (Wien) 2005;94:31-38

[36] Hernesniemi J, Ishii K, Karatas A, et al. Surgical technique to retract the tentorial edge during subtemporal approach: technical note. Neurosurgery 2005;57 (4, Suppl) E408, discussion E408

[37] Hernesniemi J, Distal PICA aneurysms. J Neurosurg 2003;98:1144, author reply 1144

[38] Dashti R, Laakso A, Niemelä M, Porras M, Hernesniemi JA. Microscope-integrated near-infrared indocyanine green videoangiograpny during surgery of intracranial aneurysms: the Helsinki experience. Surg Neurol 2009;71:543-550, discussion 550

[39] Navratil O, Lehecka M, Lehto H, et al. Vascular clamp-assisted clipping of thick-walled giant aneurysms. Neurosurgery 2009;64 (3, Suppl) 113-120, discussion 120-121

[40] Hernesniemi J, Karatas A, Niemelä M, et al. Aneurysms of the vertebral artery (VA). Zentralbl Neurochir 2005;66:223-229, author reply 230

[41] Hernesniemi J, Karatas A. Ishii K, Niemelä M. Anteroinferior cerebellar artery aneurysms: surgical approaches and outcomes-a review of 34 cases. Neurosurgery 2005;57:E601, author reply E601

[42] Hernesniemi J, Vapalahti M, Niskanen M, Kari A. Management outcome for vertebrobasilar artery aneurysms by early surgery. Neurosurgery 1992;31:857-861, discussion 861-862

[43] Romani R, Lehto H, Laakso A, et al. Microsurgery for previously coiled aneurysms: experience with 81 patients. Neurosurgery 2011;68 (1):140-153, discussion 153-154

[44] Molyneux AJ, Kerr RS, Birks J, et al; ISAT Collaborators. Risk of recurrent subarachnoid haemorrhage, death, or dependence and standardised mortality ratios after clipping or coiling of an intracranial aneurysm in the International Subarachnoid Aneurysm Trial (ISAT): long-term follow-up. Lancet Neurol 2009;8:427-433

[45] Bilguvar K, Yasuno K, Niemelä M, et al. Susceptibility loci for intracranial aneurysm in European and Japanese populations. Nat Genet 2008;40:1472-1477

第 22 章
复杂巨大动脉瘤的手术夹闭

Christopher S. Eddleman, Rudy J. Rahme, Salah G. Aoun, Andrew J. Fishman, H. Hunt Batjer, and R. Bendok
■王潇文、张海波 译 ■李培良 校 ■毛颖 审

要点

◆ 巨大颅内动脉瘤（giant intracranial aneurysms, GIA）是指基底部宽度≥ 2.5 cm 的动脉瘤。复杂颅内动脉瘤（Complex intracranial aneurysms）是指由于形态或解剖结构的特殊性，通过常规外科或介入技术无法治疗的颅内动脉瘤。

◆ 血供重建技术可以降低复杂巨大动脉瘤的治疗难度。

◆ 成功治疗复杂巨大动脉瘤需要在治疗的每个阶段进行精心规划。治疗团队应当包含显微外科、介入治疗、颅底外科和神经耳科等各科医师。另外，还需有初级保健、神经内科、神经放射和重症监护等领域的会诊医师。在手术进行当中，神经外科麻醉师、神经生理学家、专业护士发挥至关重要的作用。偶尔也需要整形修复专家的帮助。

◆ 复杂巨大动脉瘤的治疗大致分为两种：保留结构法和重建结构法。保留结构法注重保留载瘤动脉的血供，将动脉瘤从脑部循环系统孤立的同时保持远端血液供应。重建结构法通常需要结扎近端血流，然后进行或者不进行脑血供重建。

◆ 计算机体层摄影血管造影（CTA）可以用来评估术后桥血管的通畅程度。

长期以来，复杂巨大颅内动脉瘤（complex and giant intracranial aneurysms, CGIA）的治疗被认为是脑血管神经外科领域最具挑战的疾病。早期外科实践中，CGIA 手术致死、致残率很高，即使是极具经验的医师，也常常是束手无策。当时术前影像学检查质量差，无法提供足够的细节信息，那么也就不奇怪那时的 CGIA 常常是在针对有症状的占位效应进行手术探查时偶然发现的，并且被发现时往往已无法治疗。勉强尝试治疗的患者往往预后不良。

近几十年来，显微外科和介入技术以及影像诊断技术开拓性的创新及进步，彻底改变了这些难治性疾病的治疗，临床及影像学预后满意且疗效持久。虽然介入技术不断成熟，但仍有一部分颅内动脉瘤患者难以通过单一的介入技术得到彻底治疗或复发率高。所以，掌握显微外科技术、术前仔细计划、加强多学科合作、丰富手术策略对复杂巨大动脉瘤仍然很有必要。

动脉瘤特点

GIA 是指基底部宽度≥ 2.5 cm 的动脉瘤。报道显示 GIA 大约占所有颅内动脉瘤的 5%[1]。大部分 GIA 出现于五六十岁人群，女性发生率相对较高。根据 ISUIA 显示，5 年累积破裂风险，海绵窦巨大动脉瘤为 6.4%，前循环动脉瘤为 40%，后循环巨大动脉瘤为 50%[2]。需要注意的是，这些数据所指的是无症状动脉瘤。症状性动脉瘤的破裂风险更高。

复杂颅内动脉瘤是指由于动脉瘤自身解剖特点或与周围组织的解剖关系，通过常规外科或介入技术无法治疗的颅内动脉瘤（表 22.1 和图 22.1）。CGIA 的确切治疗需要延长临时血流阻断时间或牺牲一条主要的载瘤动脉。这可能会对周围脑组织或神经结构产生

显著的占位效应并且经常需要复杂的手术暴露以便安全地对血管结构进行操作并控制血流。腔内介入与开放手术相结合的复合手术可以用来治疗某些复杂动脉瘤。既往的治疗可以使一些原本简单的动脉瘤变成复杂动脉瘤。复杂大动脉瘤由于其形态与解剖表现的差异和个体化的自然病程，其发病率和特征一直较难被准确描述。预后评估也由于成功治疗所需的技巧以及手术或介入治疗的复杂性而评估困难。

表 22.1　复杂颅内动脉瘤的定义
病变的描述
巨大（＞25 mm）
出现广泛血栓或者钙化
重要的动脉分支从动脉瘤的基底部或者瘤颈发出
位置深
形状或结构异常（梭形、夹层、蛇形）
对治疗的要求
术中需要延长临时阻断血流的时间
术中需要脑血供重建或移植
术中需要抽吸减压
累及脑神经
既往有治疗史的动脉瘤（显微手术或腔内介入治疗）
需要旷置载瘤动脉

患者及动脉瘤的选择

要成功治疗复杂巨大动脉瘤需要在治疗的每一个阶段都进行细致的规划。术前应当对患者的合并疾病进行评估并调整优化以避免出现一些意想不到的并发症。从治疗团队来看，除了需要精通颅底及脑血管病的神经外科医师外，还应该包括内科和神经内科医师、神经放射和介入医师、神经麻醉医师、术中神经生理学家以及具有颅底/神经耳科经验的手术助手。偶尔还需要整形重建科医师帮助计划和实施那些较复杂的入路并帮助获取重建的组织。

尽管 ISUIA 研究在动脉瘤的治疗推荐上提出了一些基本的原则，但对复杂巨大动脉瘤而言，单凭瘤体大小分析得出的 ISUIA 的治疗推荐并不能很好地指导 CGIA 的治疗。例如，形态不规则的动脉瘤实际破裂风险要高于完全根据 ISUIA 数据分析得出的风险。此外，在做出治疗决定时，还需要充分考虑患者伴随疾病的情况，以及基于家族史和患者心理负担考虑的

患者治疗意愿等各方面的因素。

CGIA 的手术治疗适用于介入治疗困难或无法介入治疗、介入治疗失败、需要颈动脉结扎或孤立的、介入治疗复发率高、伴有明显腔内血栓、与分支血管关系密切需要血运重建以及具有明显占位效应的病例。某些复杂巨大动脉瘤需要使用手术及介入相结合的复合手术才能治疗成功。例如使用介入球囊导管对床突旁或海绵窦段动脉瘤进行术中抽吸减压。相应的，某些 CGIA 则由于手术致残风险极高、合并疾病病情严重或患者和家属的治疗意愿等因素而适合介入治疗。最后，还有一部分 CGIA，比如一些梭形或者蛇形动脉瘤，既无法显微外科手术治疗，也不能介入治疗，而目前尚无较好的治疗方法而未接受进一步治疗。

脑血供重建和脑血流改变

对于术中需要长时间临时阻断或牺牲载瘤动脉的高难度 CGIA，可能需要通过搭桥或者其他血流重建的方式来预防性地增加侧支血流[3-15]。搭桥的方式有颅内外血管搭桥和颅内血管搭桥。桥血管可选择原位血管或移植血管，包括颞浅动脉、枕动脉、桡动脉和大隐静脉。严格筛选患者被证实是目前最有效的血运重建成功的预测因素。在血供重建前需要考虑的因素包括需要的血流量（高流量还是低流量桥血管）和供血的位置。拟行搭桥治疗的颈内动脉近端 CGIA 患者需要行球囊闭塞试验（BTO）来评估血流动力学、侧支血管循环以及脑血管储备的情况（表 22.2）。某些少见情况下，更远端的颅内动脉瘤也可用 BTO 进行评估（颅内 BTO）。

表 22.2　搭桥的适应证（根据球囊闭塞试验）	
搭桥适应证	球囊闭塞试验与 SPECT 结果
牺牲载瘤动脉没有搭桥	球囊闭塞试验无临床症状，SPECT 结果无异常
低流量搭桥	不能耐受球囊闭塞的高压状态，同时伴或不伴有脑电图的改变；无 SPECT 异常改变；造影侧支循环较差
高流量搭桥	所有的临床检查均提示阳性；SPECT 异常改变

在诊断性造影之后，将球囊紧贴责任动脉瘤近端放置然后扩张球囊。临时血流阻断成功后，对来自软脑膜及 Willis 环的逆向血流进行包括静脉期在内的血流动力学定性分析。虽然造影检查能够帮助了解侧支循环的情况，但不能评估侧支循环对患者临床检查结

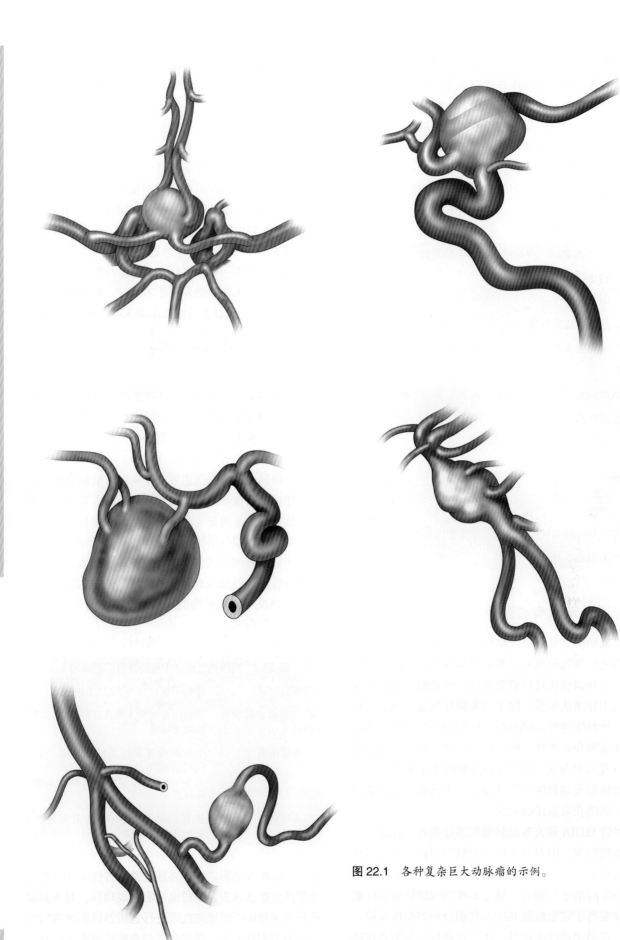

图 22.1 各种复杂巨大动脉瘤的示例。

果的影响。因此这种情况下，需要通过监测低血压试验后患者的临床检查结果变化以及脑电图（EEG）和单通道单光子发射计算机断层扫描（SPECT）检查结果的变化来评估患者是否出现临床改变。一般而言，在基线状态以及球囊膨胀后每 5 分钟进行临床检查评估。如果患者能够耐受所有的试验，就证明旷置责任载瘤动脉后患者出现并发症的风险较小。然而，对于某些病例，不论球囊闭塞试验结果如何，都必须预防性的搭桥，尤其是那些预计临时阻断时间会比较长的患者。另外，对于年轻患者，可考虑采用搭桥的方式预防因治疗后血流动力学改变而可能产生的新发动脉瘤［如颈动脉结扎后出现前交通动脉瘤（ACoA）］。球囊闭塞试验也可以帮助挑选最合适的桥血管（高流量或者低流量）。如果患者常规状态下临床检查不出现异常但不能耐受低血压试验或者 SPECT 上出现不对称的血流信号，那么这类患者适合低流量血供重建。而如果患者在常规状态下行球囊闭塞试验即出现显著功能障碍，则这些患者更适合采用桡动脉或大隐静脉作为桥血管的高流量搭桥。对于不能耐受任何临时阻断或需要通过桥血管跨越闭塞部位向远端搭桥才能保障远端血流的患者，由有经验的医师通过 ELANA 进行血供重建是安全有效的治疗手段[16, 17]。最后，通过富有创造力的血管吻合方式维持原有的血管结构关系。从动脉瘤基底或瘤颈发出的流出血管可以通过端－侧或侧－侧吻合的方式与载瘤动脉近端或其他周围血管进行吻合。这种丰富的血管吻合方式可以确保充分的血管直径匹配和血流需求。

在术中可以通过吲哚菁绿血管造影、显微多普勒超声或术中血管造影对桥血管的通畅性进行监测[3]。吲哚菁绿血管造影是一种通过静脉注入荧光造影剂，然后在手术过程中通过手术显微镜上的滤镜进行显影的无创血流通畅性评估方法。准备接受血供重建治疗的患者需要在术前接受至少一个星期的阿司匹林治疗。但是如果血供重建必须在一周内进行，则患者需要在手术当天接受负荷剂量的阿司匹林治疗。如果患者伴有高脂血症，手术前后可给予他汀类药物治疗，因为高脂血症已被证实会影响桥血管的长期通畅性[18]。

复杂血管病变的手术过程中最主要担心的问题是临时阻断引起的急性和迟发性缺血性并发症。对复杂巨型的动脉瘤治疗而言，临时血流阻断或者永久旷置载瘤动脉可能都是必要的。BTO 中断脑灌注后不能耐受的患者需要通过血供重建辅助治疗。某些病例需要行血供重建完全是因为需要在动脉瘤壁缝合期间长

时间临时阻断时为远端脑组织提供必要的血流。另外，当需要旷置载瘤动脉而远端脑组织又无充分的侧支血流代偿时，需要行永久的血供重建。此外，一些动脉瘤远端的流出血管需要血供重建才能得到保留。对于流出血管起源于动脉瘤基底或靠近瘤颈的病例，如不保留这些分支将使患者产生严重的神经功能障碍，这些病例也需要血管搭桥为远端脑组织提供血流，但有时可以通过分支血管与主干血管的转位吻合或节段性吻合起到和搭桥相同的治疗作用。但是，如果存在多支流出血管，那么有必要在将其他分支与局部血管进行转位吻合的同时选择一根分支血管进行搭桥重建。

脑血流改变也可以帮助处理并治疗巨大动脉瘤。减少或者完全阻断血流会帮助动脉瘤变软而容易处理。在过去数年中，多项技术的进步使这些巨大动脉瘤可以得到更加简单且安全的治疗。其中一种方法就是深低温心脏停搏技术。这项技术随着高级术中重症监护技术的不断普及在最近几年再次兴起。这一技术的缺点在于需要增加额外的工作人员并且会潜在地增加脑水肿、血栓形成以及发生凝血障碍的风险[19, 20]。而另一种可选择的方法是低温低流量体外循环技术，此技术可维持心输出量在 500 mL/min 左右[21]，使动脉瘤体可以在不产生完全循环暂停导致风险的前提下变软而易于操作。此外，近几年，一项更为简单的药物降低循环血流技术已经得到运用。腺苷是一种快速起效的核苷，被用于诱导心动过缓或停搏，作用持续数秒钟，因而可以用于临时阻断循环血流。手术医师在充分准备下通过这种简单的方法可以有充分的时间去处理动脉瘤而无须进一步的有创操作。这一技术对那些无法耐受临时血流阻断或动脉粥样硬化严重的患者尤其是福音。最后，可以利用介入球囊临时阻断动脉瘤的入瘤动脉。这种介入技术可以到达载瘤动脉的节段从而避免了为暴露岩骨段颈内动脉或近端椎动脉而进行的复杂的开颅程序。

手术技巧与治疗策略

手术入路概述

CGIA 手术治疗流程中最重要的一点是做好术前计划，应当对术中潜在的容易犯错的点以及术后并发症进行估计。除此之外，不断完善全面的术前计划以充分暴露病变周围脑组织及血管结构并为可能的血供重建做好准备也是治疗成功的必要工作。通过生理与药物方法相结合的脑松弛技术最大限度地降低对脑组织的牵拉，同时准确地选择手术入路，可以降低这一复杂手术的术中风险。

尽管近年来微侵袭神经外科手术入路已得到普及，但这些微侵袭入路会潜在地阻碍 CGIA 的术中暴露导致在手术出现意外情况时处理困难。仔细设计的颅底入路由于其有更好地对相关解剖结构的暴露能力且对脑组织的骚扰最小，因而在 CGIA 的手术治疗中再次得到广泛使用。神经导航技术的发展可以使神经外科医师更好地设计颅骨磨除的范围。表 22.3 总结了根据动脉瘤位置选择手术入路的基本原则。不同手术入路可以单独或联合应用，采用何种入路主要取决于每个动脉瘤各自的特点以及在血供重建过程中可能遇到的困难。这些因素主要包括是否需要行血管搭桥重建，动脉瘤的总体大小，占位效应的程度以及近、远端血流阻断的位置。

表 22.3　基于动脉瘤位置的手术入路选择

手术入路	治疗针对的动脉瘤类型
翼点入路	ACA，ACoA，ICA，PCoA，MCA，BA
眶颧 / 额颞眶颧入路	ACA，ACoA，ICA，PCoA，MCA，BA
经纵裂入路	ACA 远端
颞下 / 经颞叶 / 扩大颞下入路	BA，PCA，SCA
经迷路 / 经岩骨入路	BA，PCA，SCA
迷路上入路	BA，PCA，SCA
乙状窦后 / 乙状窦后扩大入路	BA，PCA，SCA，VA，AICA
远外侧 / 远外侧扩大入路	VA，AICA，PICA

注：ACA，大脑前动脉；ACoA，前交通动脉；AICA，小脑前下动脉；BA，基底动脉；ICA，颈内动脉；MCA，大脑中动脉；PCA，大脑后动脉；PCoA，后交通动脉；PICA，小脑后下动脉；SCA，小脑上动脉；VA，椎动脉。

翼点入路及其改良和扩大入路

几十年来，Willis 环上病灶的主要入路一直沿用标准翼点入路。通过该入路及其各种改良方式，结合不同的头部旋转角度，绝大多数前循环近端动脉瘤可以得到暴露并有充分的视野及操作空间进行手术治疗。此外，一些后循环动脉瘤，如基底动脉顶端动脉瘤、大脑后动脉（PCA）动脉瘤、小脑上动脉（SCA）动脉瘤等，都可以通过这一标准手术入路进行治疗；但对许多病例而言，这一入路创造的暴露空间比较有限。通常后循环复杂动脉瘤需要更多的空间可以对动

脉瘤进行操作或放置动脉瘤夹，因而需要设计更加个体化设计的手术入路。翼点入路的改良方式包括眶颧、眶底和眶额入路（图 22.2）。这些改良入路通常可以增加操作空间，虽然有时仅仅是几毫米，但在处理复杂病变时的难度却是天壤之别。

纵裂入路及其改良和扩大入路

对大脑前动脉远端动脉瘤，通常采用纵裂入路，根据病变位置不同，纵裂暴露范围可以从额窦前颅底处直至冠状缝前。

颞下 / 经天幕入路及其改良和扩大入路

基底动脉上段动脉瘤的另一种有效的入路选择是颞下入路（图 22.3）。PCA 和 SCA 动脉瘤同样可以通过此入路得到很好的暴露。该入路要求患者侧卧位，头顶向地面倾斜 20° ～ 30°。通常术前放置腰穿引流并联合高渗盐水［甘露醇和（或）3%NaCl 溶液］以充分降低脑组织张力。在此局限的解剖区域进行手术，充分的脑松弛对最大限度降低对脑组织的牵拉以及最大可能增加操作空间是必要的。

乙状窦后入路 / 远外侧入路及其改良和扩大入路

基底动脉中段动脉瘤、小脑后下动脉（PICA）动脉瘤、小脑前下动脉（AICA）动脉瘤以及椎基底（VB）动脉结合部动脉瘤的最佳暴露方式是后颅窝乙状窦后入路及其扩大入路（图 22.4）。这些入路其实都是远外侧入路的不同改良，需要根据不同病灶的需求个体化地设计。

动脉瘤治疗策略

复杂巨大颅内动脉瘤的治疗方式广义上可以分为保留结构法和重建结构法两类（图 22.5）。保留结构法利用不同形状的动脉瘤夹通过各种塑形方法在夹闭动脉瘤的同时保持载瘤动脉及远端血流通畅。重建结构法可以单纯阻断载体动脉近端（颈动脉结扎），也可孤立动脉瘤，并根据情况联合或不联合血供重建。

保留结构法要求术中充分暴露瘤颈、流出和流入血管，并能够充分掌控动脉瘤近 / 远端的血流。要达到这种暴露要求可能需要磨除部分颅底。例如，对于巨大或复杂的床突上眼动脉段动脉瘤，需要通过显微磨钻磨除前床突。必须确保在放置动脉瘤夹时不因视野阻挡而误伤周围血管或神经结构。因此，手术医师必须充分看清动脉瘤夹的颚部以确保没有误夹任何重要结构且动脉瘤被完全夹闭。

在处理大型和巨大动脉瘤时，常常需要通过一定

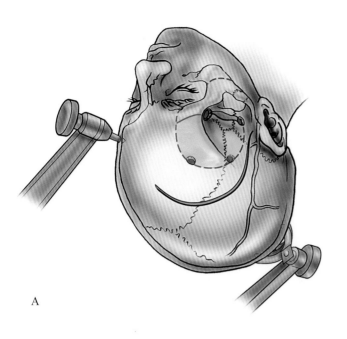

A

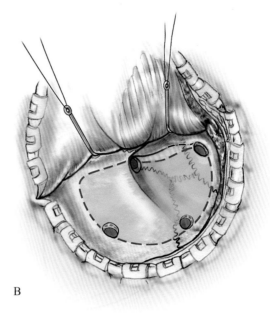

B

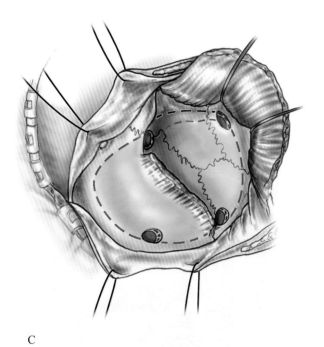

C

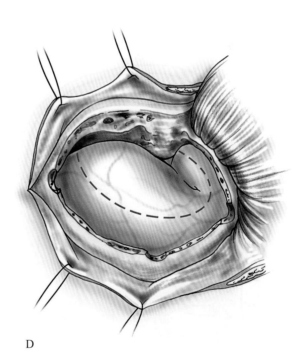

D

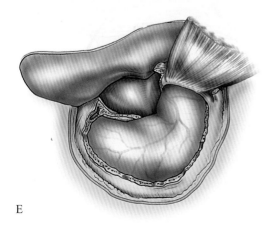

E

图 22.2　（A）标准翼点入路（绿色）以及扩大后的眶颧入路（黄色）。（B）标准翼点入路下的肌肉牵拉以及骨孔位置。（C）标准翼点入路下将肌肉向前及向下进一步翻折。（D）硬膜切口。（E）眶颧入路的暴露范围。

第 22 章　复杂巨大动脉瘤的手术夹闭

293

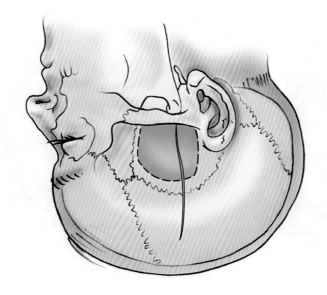

图 22.3　标准颞下入路。

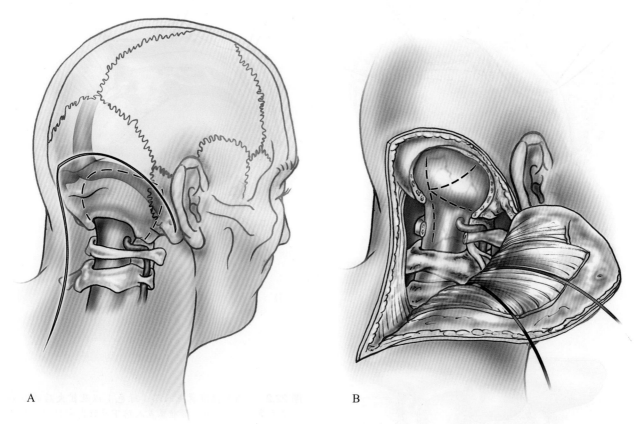

A

B

图 22.4　（A、B）乙状窦后入路。（A）皮肤切口。（B）硬膜切口。

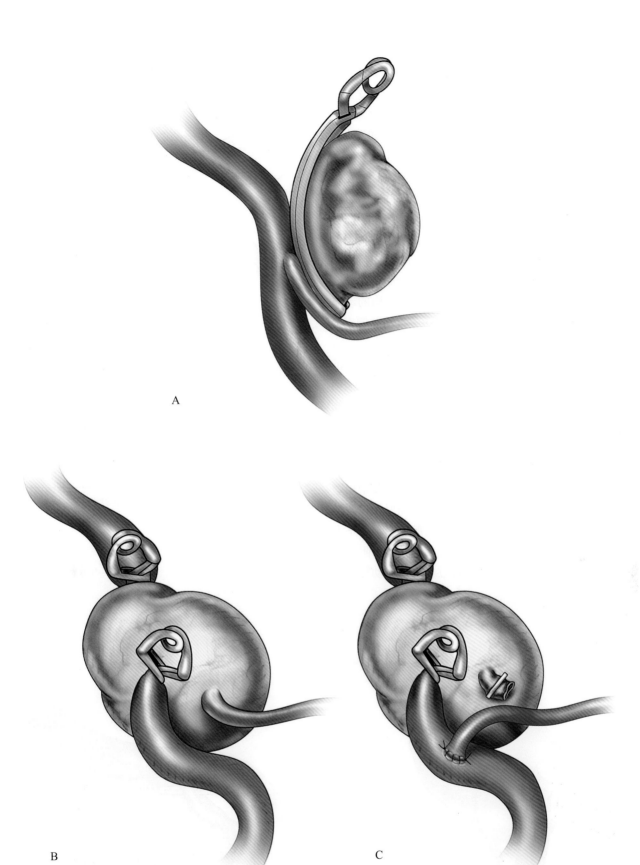

图 22.5 （A ～ C）动脉瘤夹闭。保留结构（A）和重建结构（B）的策略。（C）动脉嫁接。

A

B

C

方式对动脉瘤瘤体进行减压以便有效地放置动脉瘤夹。要实现这一目标首先需要通过诱导患者处于爆发抑制状态并利用临时阻断夹对动脉瘤进行孤立来实现。然后，动脉瘤的减压可使用带针头的注射器抽吸或用手术刀切开瘤壁后用吸引器或超声刀（如果存在瘤内血栓）减压。床突旁动脉瘤的治疗特别具有挑战，因为要对此处的动脉瘤进行减压，其近端血流的阻断位置位于颈部的颈内动脉，需要通过开放手术或介入的方法实现。这些措施可临时降低动脉瘤底部的张力，便于术者操控动脉瘤并聚拢周围组织。通过这种操作，可以更加容易地检查动脉瘤周围的解剖结构以确保动脉瘤夹得到正确放置且载瘤动脉得到安全的重建。

图 22.6 展示的是不同大小、形状、结构的动脉瘤夹。大多数复杂巨大动脉瘤需要用多枚动脉瘤夹充分夹闭瘤颈并通过动脉瘤夹加固措施预防瘤夹滑脱事件。开窗夹有充分的夹闭力量，可用于重要结构旁的动脉瘤夹闭。开窗夹也可以在多瘤夹塑形的动脉瘤治疗中用于夹闭位于深部的瘤体而不受多余或增厚的瘤体组织阻挡（图 22.7）。现代动脉瘤夹可以适合各种动脉瘤壁的厚度，但采用何种动脉瘤瘤夹塑形方式取决于动脉瘤化的血管壁的长度。伴有血栓的大型或巨大动脉瘤常常需要切开动脉瘤并去除血栓及多余瘤壁组织，应保留足够的瘤颈部血管组织以确保切口两端合拢并用动脉瘤夹夹闭后不会引起管腔狭窄。但是大型或巨大动脉瘤的瘤壁常常与周围结构粘连而阻碍了瘤颈的暴露。随着动脉瘤夹颚部逐渐收紧，动脉瘤夹

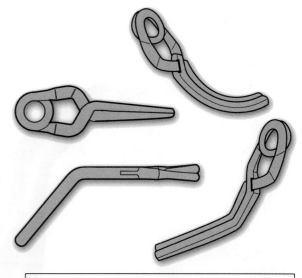

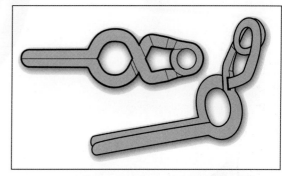

图 22.6　动脉瘤夹及其结构。

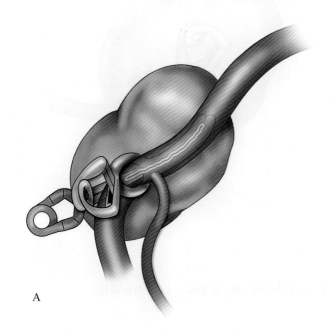

A

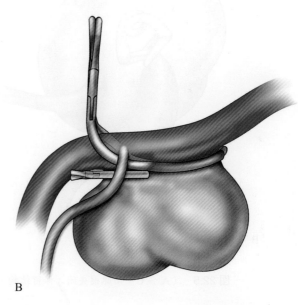

B

图 22.7　（A、B）开窗夹的应用。

会滑向载瘤动脉，如此会导致载瘤动脉管腔严重狭窄或闭塞。要尽量避免过多地剪除动脉瘤瘤体，因为要通过有限的动脉瘤组织将血管破口彻底夹紧必然会导致载瘤动脉管腔的狭窄，容易引发血栓栓塞性并发症。瘤颈钙化会导致动脉瘤夹不能完全闭合而留有血流通道，因而同样是一个比较棘手的问题。此外，钙化也会使动脉瘤夹容易向瘤底或载瘤动脉滑落。可以用动脉瘤夹在瘤颈处做反复夹闭开放的动作软化钙化灶。为进一步防止动脉瘤夹滑落，可使用排夹（图22.8）。偶尔用玻璃子等工具挤压瘤颈可以创造出易于动脉瘤夹放置的"压迹"。但这一操作要格外仔细和审慎，因为它使载瘤动脉形成动脉夹层。

某些复杂巨大动脉瘤的治疗需要牺牲主要的载瘤动脉。几十年来，颈动脉结扎和动脉瘤孤立一直是牺牲载瘤动脉的有效方法并且可以有效地治疗颅内动脉瘤。根据术前BTO试验以及解剖学评估得出的患者对于载瘤动脉牺牲的耐受性，决定是否需要进行脑血供重建。需要重视的是，如果采用高流量搭桥，那么在血管吻合成功后即刻就需要闭塞载瘤动脉，否则相互对冲的竞争血流会导致桥血管血栓形成。

引起占位效应的复杂动脉瘤在进行孤立前可以进行瘤体减容以便充分观察所有流入、流出血管。如果手术的首要目的是消除占位效应，那么在完成动脉瘤孤立后即可打开动脉瘤进行减压。重要的分支血管可以嫁接或吻合至周围的输出血管干上（图22.9）。

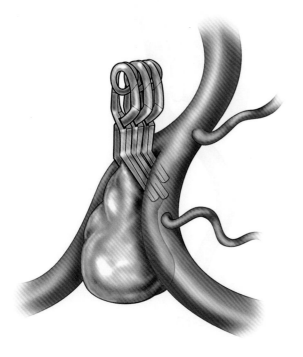

图22.8 排夹的形态。

既往有治疗史的动脉瘤

随着动脉瘤介入治疗例数的增加，需要再次治疗的动脉瘤的例数也在增加。原因既有不恰当地选择介入治疗，也有单纯的介入治疗失败，后者包括栓塞不完全或因瘤腔再通或动脉瘤样组织再形成而导致的动脉瘤复发[22-27]。弹簧圈引起的炎症反应可能对此也产生一定作用。既往治疗引起的瘢痕会造成瘤颈、蛛网膜腔隙、相关血管以及穿支动脉的游离困难。移除先前放置的动脉瘤夹并不复杂，尤其是如果距离前次手术有数月甚至数年的时间，操作更为简单。瘢痕和组织重构的程度应该是决定再次手术时机的因素。既往接受过弹簧圈栓塞治疗的动脉瘤会变得坚硬、质如金属、缺乏柔韧性并易碎的组织包裹。部分弹簧圈会突入蛛网膜下腔或卡在动脉瘤颈，影响手术中动脉瘤夹的放置。作者几乎从不考虑要去除弹簧圈（图22.10）。某些病例可能需要行血供重建。

术后处理

与其他类型动脉瘤一样，术后需要在重症监护治疗病房密切监护24小时。如果进行血供重建，术后第二天常规行CTA检查以便观察搭桥血管的通畅程度。患者的各项指标均需密切监测。接受搭桥治疗的患者通常均需要进行阿司匹林维持治疗并根据患者的活动度决定是否要在术后24～48小时开始预防性的肝素治疗。术后血压通常维持在正常水平，术后短期内任何时候怀疑搭桥血管不畅，及时进行脑血管造影，必要时行介入治疗［注射血管扩张药物和（或）行血管成型术］。

未来发展方向

过去数年中，内镜辅助显微外科技术在颅内肿瘤的治疗中发挥了越来越重要的作用，其应用目前已逐步向颅内血管病治疗方面拓展。尽管不能完全替代显微外科手术，内镜辅助技术却可以帮助术中更好地观察血管周围结构[28]。随着ELANA技术和无缝合ELANA技术（SELANA）的出现，搭桥治疗的方法正在不断改进，因而再次受到神经外科医师的重视[16,29]。这些新的搭桥技术可以在不阻断远端血流的情况下进行预防性或永久性血供重建，从而降低侧支循环储备不良的患者发生缺血性并发症的概率。

CT和MRI成像的空间和时间分辨率以及相应的图像处理软件正不断改进。影像层叠技术持续发展可以使多模态影像数据得以融合进而提供最佳的影像学

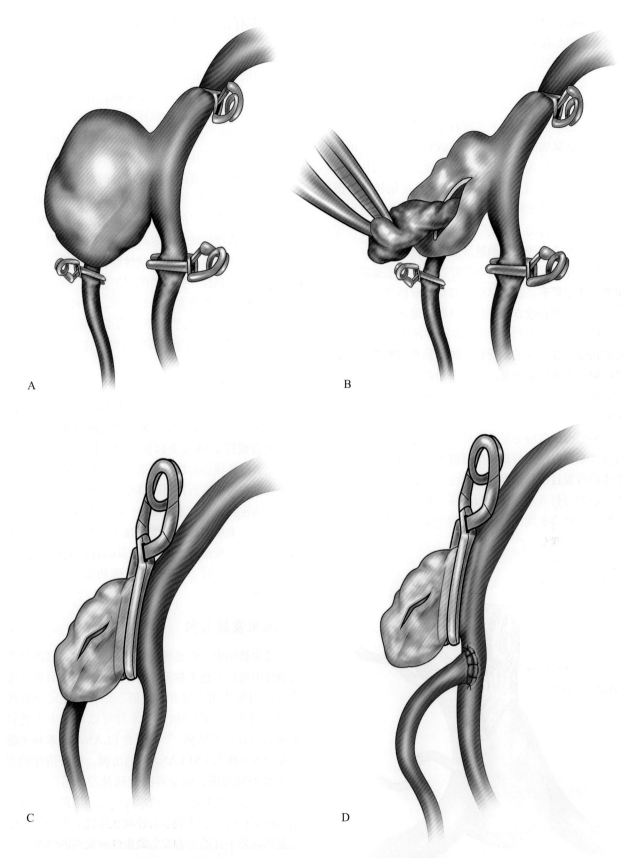

A

B

C

D

图 22.9 （A～D）通过血供重建和嫁接对巨大动脉瘤进行孤立。

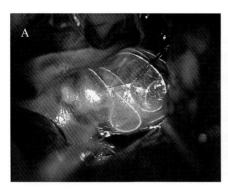
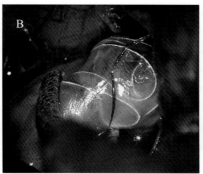
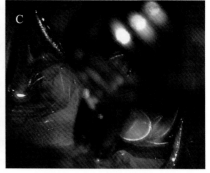

图 22.10 （A～C）既往有弹簧圈栓塞史的动脉瘤，该动脉瘤瘤颈宽度能够满足动脉瘤夹夹闭的需要。

信息并省去了其他影像学检查。这些影像方法和技术也可以整合进现代化手术室的设备中。现代化手术室的布局可以为手术医师提供全面的手术辅助设备，包括高质量的影像学检查、具有画中画显示功能的高级显微镜、具有整合介入和内镜技术的能力以及先进的神经麻醉设备和技术。尤其是神经麻醉的发展将着重通过在复杂动脉瘤手术期间优化血流动力学控制来改善患者预后并减少手术并发症、降低手术死亡率及致残率。通过腺苷诱导心脏停搏辅助复杂动脉瘤的夹闭就是一个很好的例子。这一技术可以提高某些动脉瘤患者的手术安全性，从而避免了发生术中动脉瘤不可控性破裂及出血的风险。

然而，颅内动脉瘤治疗的最大的潜在突破不在一线的手术室，而在于其易感性筛查方法的发展。随着全基因组关联分析的发展，一些导致动脉瘤发生的高风险位点和核苷酸多态性已经被发现[31-34]。环境因素尤其是吸烟也越来越得到人们重视。随着人们对于颅内动脉瘤生物学行为认识的逐渐深入，其治疗的手段也会变得更加多样化和个体化，强调对每位患者和每一例动脉瘤进行具体分析。虽然目前人们缺乏动脉瘤大规模筛查的标准，但是可以确信，在未来运用计算机辅助的手段，通过整合环境因素、动脉瘤形态学参数和基因表达情况等数据，人们可以评估每一位患者个体化的动脉瘤发生、发展和破裂风险。

结论

尽管介入治疗技术不断进步，治疗范围不断扩展，仍有部分动脉瘤需要接受开放性脑血管外科治疗。复杂巨大动脉瘤治疗最大的挑战是如何在重点神经外科中心组建一支技术过硬、随时可用的多学科协作团队。试想如果复杂程度较低的动脉瘤均在区域性二级医疗机构得到治疗，大中心的神经外科医师如何确保能够得到充分的培训和锻炼？神经外科医师如何在大量值班时间侵占了培训时间的情况下确保高质量的亚专科培训？强调手术并发症零容忍的"医疗改革"是否会影响作者作为"最高医疗机构"对此类严重脑血管病患者的治疗？合作医院是否允许作者接受这些复杂病例？作者是否会被迫将现有的医疗资源仅分配给那些年轻且病情较简单的患者？同时，作者必须继续争取患者利益的最大化。通过不懈努力以及创新手术技术的创造性发展，作者能够更好地占位其医疗服务的专业性和公益性。

参考文献

[1] Fox JL. Intracranial Aneurysms. New York: Springer-Verlag, 1983

[2] Wiebers DO, Whisnant JP, Huston J Ⅲ, et al; International Study of Unruptured Intracranial Aneurysms Investigators. Unruptured intracranial aneurysms: natural history, clinical outcome, and risks of surgical and endovascular treatment. Lancet 2003;362:103-110

[3] Surdell DL, Hage ZA, Eddleman CS, Gupta DK, Bendok BR, Batjer HH. Revascularization for complex intracranial aneurysms. Neurosurg Focus 2008;24:E21

[4] Quiñones-Hinojosa A, Lawton MT. In situ bypass in the management of complex intracranial aneurysms: technique application in 13 patients. Neurosurgery 2008;62（6, Suppl 3）1442-1449

[5] Mohit AA, Sekhar LN, Natarajan SK, Britz GW, Ghodke B. High-flow bypass grafts in the management of complex intracranial aneurysms. Neurosurgery 2007;60（2, Suppl 1）ONS105-ONS122, discussion ONS122-ONS123

[6] Russell SM, Post N, Jafar JJ. Revascularizing the upper basilar circulation with saphenous vein grafts: operative technique and lessons learned. Surg Neurol 2006;66:285-297

[7] Lawton MT, Quiñones-Hinojosa A. Double reimplantation

technique to reconstruct arterial bifurcations with giant aneurysms. Neurosurgery 2006;58（4, Suppl 2）ONS-347-ONS-353, discussion ONS-353-ONS-354

［8］Quiñones-Hinojosa A, Du R, Lawton MT. Revascularization with saphenous vein bypasses for complex intracranial aneurysms. Skull Base 2005;15:119-132

［9］Quiñones-Hinojosa A, Lawton MT. In situ bypass in the management of complex intracranial aneurysms: technique application in 13 patients. Neurosurgery 2005;57（1, Suppl）140-145, discussion 140-145

［10］Sekhar LN, Stimac D, Bakir A, Rak R. Reconstruction options for complex middle cerebral artery aneurysms. Neurosurgery 2005;56（1, Suppl）66-74, discussion 66-74

［11］Kawashima M, Rhoton AL Jr, Tanriover N, Ulm AJ, Yasuda A, Fujii K. Microsurgical anatomy of cerebral revascularization. Part I: anterior circulation. J Neurosurg 2005;102:116-131

［12］Kawashima M, Rhoton AL Jr, Tanriover N, Ulm AJ, Yasuda A, Fujii K. Microsurgical anatomy of cerebral revascularization. Part II: posterior circulation. J Neurosurg 2005;102:132-147

［13］Ponce FA, Albuquerque FC, McDougall CG, Han PP, Zabramski JM, Spetzler RF. Combined endovascular and microsurgical management of giant and complex unruptured aneurysms. Neurosurg Focus 2004;17:E11

［14］Evans JJ, Sekhar LN, Rak R, Stimac D. Bypass grafting and revascularization in the management of posterior circulation aneurysms. Neurosurgery 2004;55:1036-1049

［15］Wanebo JE, Zabramski JM, Spetzler RF. Superficial temporal artery-to-middle cerebral artery bypass grafting for cerebral revascularization. Neurosurgery 2004;55:395-398, discussion 398-399

［16］Streefkerk HJ, Bremmer JP, Tulleken CA. The ELANA technique: high flow revascularization of the brain. Acta Neurochir Suppl（Wien）2005;94:143-148

［17］Langer DJ, Vajkoczy P. ELANA: Excimer Laser-Assisted Nonocclusive Anastomosis for extracranial-to-intracranial and intracranial-to-intracranial bypass: a review. Skull Base 2005;15:191-205

［18］Dagher NN, Modrall JG. Pharmacotherapy before and after revascularization: anticoagulation, antiplatelet agents, and statins. Semin Vasc Surg 2007;20:10-14

［19］Dorotta I, Kimball-Jones P, Applegate R II. Deep hypothermia and circulatory arrest in adults. Semin Cardiothorac Vasc Anesth 2007;11:66-76

［20］Levati A, Tommasino C, Moretti MP, et al. Giant intracranial aneurysms treated with deep hypothermia and circulatory arrest. J Neurosurg Anesthesiol 2007;19:25-30

［21］Bendok BR, Getch CC, Frederiksen J, Batjer HH. Resection of a large arteriovenous fistula of the brain using low-flow deep hypothermic cardiopulmonary bypass: technical case report. Neurosurgery 1999;44:888-890, discussion 890-891

［22］Waldron JS, Halbach VV, Lawton MT. Microsurgical management of incompletely coiled and recurrent aneurysms: trends, techniques, and observations on coil extrusion. Neurosurgery 2009;64（5, Suppl 2）301-315, discussion 315-317

［23］Tirakotai W, Sure U, Yin Y, et al. Surgery of intracranial aneurysms previously treated endovascularly. Clin Neurol Neurosurg 2007;109:744-752

［24］König RW, Kretschmer T, Antoniadis G, et al. Neurosurgical management of previously coiled recurrent intracranial aneurysms. Zentralbl Neurochir 2007;68:8-13

［25］Veznedaroglu E, Benitez RP, Rosenwasser RH. Surgically treated aneurysms previously coiled: lessons learned. Neurosurgery 2004;54:300-303, discussion 303-305

［26］Zhang YJ, Barrow DL, Cawley CM, Dion JE. Neurosurgical management of intracranial aneurysms previously treated with endovascular therapy. Neurosurgery 2003;52:283-293, discussion 293-295

［27］Thornton J, Dovey Z, Alazzaz A, et al. Surgery following endovascular coiling of intracranial aneurysms. Surg Neurol 2000;54:352-360

［28］Profeta G, De Falco R, Ambrosio G, Profeta L. Endoscope-assisted micro-neurosurgery for anterior circulation aneurysms using the angle-type rigid endoscope over a 3-year period. Childs Nerv Syst 2004;20:811-815

［29］Bremmer JP, Verweij BH, Van der Zwan A, Reinert MM, Beck HJ, Tulleken CA. Sutureless nonocclusive bypass surgery in combination with an expanded polytetrafluoroethylene graft. Laboratory investigation. J Neurosurg 2007;107:1190-1197

［30］Bebawy JF, Gupta DK, Bendok BR, et al. Adenosine-induced flow arrest to facilitate intracranial aneurysm clip ligation: dose-response data and safety profile. Anesth Analg 2010;110:1406-1411

［31］Yasuno K, Bilguvar K, Bijlenga P, et al. Genome-wide association study of intracranial aneurysm identifies three new risk loci. Nat Genet 2010;42:420-425

［32］Deka R, Koller DL, Lai D, et al: FIA Study Investigators. The relationship between smoking and replicated sequence variants on chromosomes 8 and 9 with familial intracranial aneurysm. Stroke 2010;41:1132-1137

[33] Bilguvar K, Yasuno K, Niemelä M, et al. Susceptibility loci for intracranial aneurysm in European and Japanese populations. Nat Genet 2008;40:1472-1477

[34] Helgadottir A, Thorleifsson G, Magnusson KP, et al. The same sequence variant on 9p21 associates with myocardial infarction, abdominal aortic aneurysm and intracranial aneurysm. Nat Genet 2008;40:217-224

第 23 章

颅内动静脉畸形的手术治疗

Christopher S. Eddleman, Rudy J. Rahme, Bernard R. Bendok, Hunt Batjer
■全凯 译 ■李培良 校 ■毛颖 审

要点

◆ 颅内动静脉畸形（iAVM）患者是否需要治疗，取决于病灶与患者的多方面因素，比如：病灶大小、形态、是否存在伴发动脉瘤或静脉狭窄、畸形团位置、患者的年龄以及期望值等。

◆ 介入栓塞的策略包括针对合适的患者，使用液体栓塞剂逐步降低畸形团血流量，栓塞伴发动脉瘤或深部供血动脉等。

◆ 当 AVM 破裂出血危及生命时，手术目的是清除血肿减压，尽量保持畸形团的完整性，待二期手术治疗。

◆ 术中出血最佳的处理方式是首先通过全面的三维造影影像明确病灶和供血动脉的关系，然后使用显微血管夹将供血动脉夹闭，最后寻找正确的分离界面。

颅内动静脉畸形（iAVM）是一种少见的先天性血管畸形，由网状扩张的动脉团和异常引流静脉构成，尽管罕见但却是青壮年自发性颅内出血的主要原因之一[1-3]。既往 iAVM 的治疗仅仅限于随访观察和（或）手术治疗。经过近 20 年的发展，一系列治疗手段的相继问世，目前 iAVM 的治疗以多模式综合治疗为主。一般来说，以前认为无法治疗的 iAVM，如大脑深部、脑干或者大型 iAVM（Spetzler-Martin 分级Ⅳ～Ⅵ级），现在也倾向于综合治疗[4-6]。介入栓塞治疗、放射外科治疗和显微外科手术治疗等多种手段共同治疗 iAVM 已经有广泛的报道。虽然治疗方法逐渐多样化和现代化，但是对于 iAVM 的自然史目前仍有争议，何种 AVM 需要治疗没有一致定论。近年来，随着无创影像学技术的广泛应用和逐渐成熟，越来越多的 AVM 患者得到诊断，因此判断 AVM 患者是否需要治疗尤为关键。尽管现在 iAVM 的治疗手段已经多样化，但显微外科手术切除因为长期疗效稳定、复发率最低且再次出血风险最小而依然是治疗 AVM 的金标准。这类疾病治疗的关键是根据不同的病灶和患者条件设计全面的个体化的治疗方案。

流行病学

目前认为颅内 AVM 是一种先天性疾病，约 1/10 的患者伴发颅内动脉瘤。实际发病率很难统计，因为国际疾病分类编码系统（第九版）没有把 AVM 单独归类，而是把它与其他颅内血管畸形分在一类，如海绵状血管瘤、颅内未破裂动脉瘤等疾病。而且，以颅内出血或者癫痫起病而入院的患者常被忽视症状由 AVM 引起而漏诊。既往的尸检研究报道 AVM 的发病率是（5～613）/10 万人[3, 7, 8]。回顾性研究报道 AVM 的发病率是（0.51～5）/10 万人[9-11]。前瞻性研究如纽约群岛 AVM 出血研究和曼哈顿卒中研究，报道 iAVM 的年平均发病率分别是 1.34/10 万人 [95% CI, 1.18～1.49] 和 0.55/10 万人（95% CI, 0.11～1.61）[12,13]。尽管回顾性研究和前瞻性研究的结果相对一致，但是 AVM 的实际发病率可能无法估计，因为一部分无症状的患者没有得到诊断或者以出血起病的患者由于病情危重没有条件进行 DSA 确诊。虽然相对少见，但是 AVM 是年轻患者出血性卒中、致死或致残的重要但可以预防的疾病。

自然史

颅内动静脉畸形的自然史是一个仍有争议的话题。颅内 AVM 是具有高度异质性的血管畸形，根据不同的血管结构构建，可以有明显不同的生物学行为，这些血管结构因素包括大型供血动脉、引流静脉狭窄、畸形团或畸形团前动脉瘤等。此外，iAVM 的临床表现多种多样，最常见的症状有出血、癫痫、头痛和局灶神经功能障碍，某些病例也可以为偶然发现。iAVM 的年出血率为 2%~4%[1, 14]。在特殊情况下，出血风险可能增加，比如怀孕、既往有出血史、进行性的静脉病变以及畸形团伴发动脉瘤等。

在纽约群岛研究中，Stapf 和他的同事[13, 15]发现既往出血、高龄、深部病灶以及单支深部引流静脉是畸形团破裂出血的独立危险因素。风险最高的人群数个月的短期随访中出血率可高达 34%。浅表 iAVM 和浅表引流静脉的年轻患者破裂的风险相对较低。这些研究表明 iAVM 破裂的风险具有动态变化的特点，取决于畸形团局部和全身的血流动力学的改变。与之相反，Hernesniemi 等人[1]最近报道 iAVM 出血风险最高的情况发生在年轻患者诊断 AVM 后的最初 2 年内，每年出血的风险高达 4.6%，随后下降至每年 1.6%。但两项研究一致发现既往出血史、深部病灶、单根深部引流静脉是破裂风险增高的独立危险因素。及时治疗理论正是根据以上结论得出的。但是生物学行为较好的 iAVM（比如位于非功能区或者半球表面的病灶、单根浅表引流静脉、既往无出血史等）的治疗因缺乏对其自然史的了解而特别具有争议。随着对 AVM 自然史更全面的了解，将来的研究需要更长的随访时间（15 年以上），因为其年出血率和发病率很低。少于 5 年的随访并不能反映 AVM 真实的自然史。此外，一些影像学上的细微表现，如畸形团内动脉瘤、静脉狭窄、血管瘤样及幼稚型形态也应进行仔细研究。目前来说，根据文献报道的结果探讨 AVM 自然破裂风险与外科手术风险孰重孰轻是非常困难的，两者风险主要依靠主诊医师的经验和直觉进行判断。

患者与病灶选择

颅内 AVM 是否需要治疗必须根据患者及病灶的特点权衡考虑（表 23.1）。在颅内 AVM 没有发生出血、癫痫反复发作或神经功能障碍进行性加重的情况下，选择合适的治疗时间往往比选择治疗方式还要困难。患者自身的情况比如年龄、伴随疾病、体重、职业、心理负担、风险承受能力都需要进行全面评估。病灶

特点例如大小、是否位于功能区、静脉狭窄、伴发动脉瘤、手术路径、血管瘤样改变和发育不良的供血动脉都需要仔细评估（图 23.1）。无症状的 iAVM 如果出现与高出血风险相关的血管结构特征，如静脉狭窄、伴发动脉瘤、深部引流静脉等情况，建议进行治疗评估，条件允许进行治疗干预。而如果这些病灶仍需要观察随访，那么应当根据其自然破裂风险的最佳预测分析建立一套风险 - 效益公式进行评估。位于皮质表面、引流静脉表浅、不涉及功能区的颅内 AVM 手术致残率低。但是引流静脉可能环绕畸形团，增加手术风险。同样来说，深部 AVM 手术风险较大，但是如果既往有出血，那么血肿反而会提供一条手术通道，使手术风险降低。深部引流静脉，以前都认为会增加手术致残率，但是由于引流静脉不会妨碍手术操作，实际上可能反而对预后有利。如果功能影像提示 AVM 位于功能区，则手术风险极高，常选择其他治疗方案。在早先报道中，Pollock 等人根据破裂风险，将 AVM 患者分成四组。

（1）低风险 AVM：无出血史，1 根以上引流静脉，紧凑型畸形团。

（2）中低风险 AVM：无出血史，单根引流静脉，和（或）弥散型畸形团。

（3）中高风险 AVM：有出血史，多根引流静脉，紧凑型畸形团。

（4）高风险 AVM：有出血史，单根引流静脉，和（或）弥散型畸形团。

表 23.1　患者 / 病灶选择
患者相关因素
年龄
伴随疾病
体重
职业
心理负担
风险承受能力
病灶相关因素
大小
是否位于功能区
静脉狭窄
伴随动脉瘤
手术入路
血管结构变化
幼稚型供血动脉

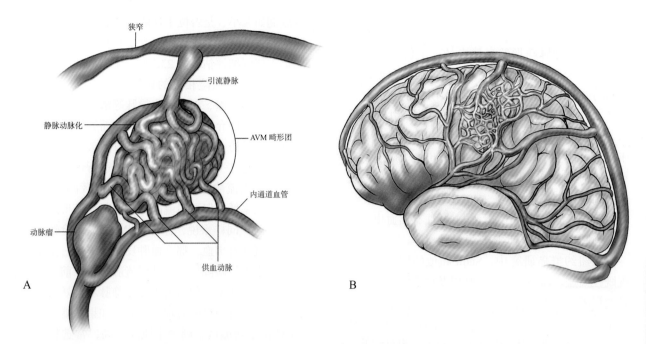

图 23.1　动静脉畸形（AVM）：供血动脉、近端动脉瘤、畸形团、引流静脉以及静脉狭窄。

（图中标注：狭窄、引流静脉、静脉动脉化、AVM 畸形团、内通道血管、动脉瘤、供血动脉）

低风险组年破裂风险大约是 1.3%，40 年的总破裂风险为 33%，而高风险组的年出血风险接近 9%，40 年的破裂风险高达 98%。作者假设每次出血为一次独立事件且没有患者因 AVM 出血而死亡，得出累积出血率的预测公式。

累积出血率＝ 1 －（每年的不出血风险）^{累积年数}

但是神经外科医师在做出治疗决策时，手术致残 / 致死风险与自然发展风险的权衡不是唯一需要考虑的因素。患者的意愿与期望值也必须要考虑。尽管实际上绝大多数 iAVM 的年出血风险很低，但仍需要在患者的终身累积出血风险与面临的治疗风险之间做出权衡与比较。患者通常很难理解预期寿命中潜在的致死 / 致残风险，需要和患者充分沟通。

对手术有重要影响的血管结构特征

对 iAVM 血管结构的详细评估是其手术治疗成功的关键。外科医师术前应充分了解并仔细评估影像学资料所提供的血管结构特征，如供血动脉位置、畸形团形态、引流静脉模式等，并在手术过程中的每时每刻都对这些结构了如指掌（图 23.1）。iAVM 的畸形团的形态可以分成紧凑型、弥散型或者混合型，通常有独立的供血动脉，可先天起病，也可继发于既往的治疗（介入治疗或放射外科治疗）或出血。紧凑型的畸形团非常适合手术治疗，因为这类病灶由于病灶内很少或几乎没有脑实质组织，畸形团旁蛛网膜界面的分离比较容易，因此手术难度不高、可控性好。畸形

团周边的蛛网膜分离较为简便。弥散型的 AVM，尤其是靠近功能区的病灶，由于畸形血管中夹杂了大量脑实质组织导致手术治疗比较困难。了解 AVM 供血动脉的特点也非常重要，因为其不仅提示病灶所在的位置，同时也是手术中首先要处理还需要根据供血动脉的分布决定切除范围。术前必须尽可能辨认畸形团中是否有过路血管，因为一旦术中不可避免地将其结扎，远端组织将面临缺血的风险。特别是侧裂旁 AVM，通常大脑中动脉（MCA）主干供应畸形团血供后还将继续为远端重要脑组织供血。此外，对于畸形团本身或其尖端靠近室管膜表面的 iAVM 应当首先处理深部的供血动脉并进行妥善控制。这些供血动脉一旦出现大出血，将非常难以控制并将很快充满脑室。最后，应当明确是否存在颅外供血，通常情况下颅外供血动脉都能在术前进行栓塞。颅外供血动脉如果经过颅骨，则会给开颅造成困难，如果不预先控制，会在游离的过程中造成明显的硬膜外出血并推起骨瓣。

明确 iAVM 引流静脉的结构特点和明确供血动脉结构特征同样甚至更为重要。虽然浅表引流静脉代表相对较低的出血风险，但经常会增加手术难度，尤其是其横跨术野时。牵拉浅表引流静脉和在其附近反复电凝，虽然在不断减少供血动脉，但仍将引起 iAVM 的肿胀，增加术中破裂出血的风险。深部引流静脉，虽然被认为会增加出血风险，但实际上却因为其不在切除畸形团的手术野中反而为手术提供了便利条件。如果主要引流静脉起源于脑表面，则应该将这根静脉

区分出来并在切除的全过程中加以保护，留至畸形团切除的最后一步进行结扎。但是从 iAVM 畸形团的血管蒂构成来看，可能会有不止一根的引流静脉。在畸形团蒂部经常有数根重要的引流静脉。这些引流静脉也应留至该血管蒂分布区的所有供血动脉均被结扎切断后再进行处理。过早结扎重要引流静脉将使该血管蒂分布区的畸形血管处于充血的高风险状态，导致潜在的术中破裂出血。但是随着手术的进行，有时需要在没有完全阻断动脉血供的时候提前结扎静脉。这时用临时动脉瘤夹阻断静脉后观察并触诊感觉畸形团的肿胀程度可以为是否能够安全地切断血管蒂的引流静脉提供重要信息。

术前栓塞

iAVM 的介入治疗是手术治疗的重要辅助手段[16-26]。介入治疗的策略包括栓塞血流冲击引起的以及畸形团旁伴发的动脉瘤，逐步降低畸形团血流量以降低 iAVM "突然"闭塞造成的血流动力学影响，选择性栓塞深部供血动脉。AVM 很少能通过单纯的介入治疗治愈，部分栓塞 AVM 的出血风险与未治疗的患者没有显著差异。

大约 30%AVM 患者伴发颅内动脉瘤，其中 50% 位于供血动脉处，50% 位于畸形团内[5, 27-31]。处理动脉瘤的时机目前仍有争议。在作者单位，医师遵循以下基本原则决定是否处理 AVM 伴发的动脉瘤：如果动脉瘤与 AVM 血管蒂相关或位于 Willis 环近端循环且判定是出血的原因，则这些动脉瘤需要急诊治疗。如果动脉瘤位于畸形团内并曾经破裂，这些动脉瘤需要在条件许可下尽早处理；如果动脉瘤位于畸形团供血动脉近端，治疗动脉瘤可能会因流出道阻力增高及跨膜压增大而导致动脉瘤破裂风险增加，需要通过介入或显微外科手术的方法治疗这类动脉瘤并且可行的话需要在 AVM 手术前进行处理。最后，如果无法超选至一些小型动脉瘤，且这部分动脉瘤属于血流相关性，特别是当直径小于 3 mm 时，可以暂时不处理，在手术切除 AVM 后通常会自行消失。

仔细研究病灶形态和手术相关问题对制定个体化介入治疗策略很有帮助。逐渐发展的介入治疗技术和栓塞材料已经改变了手术治疗策略。然而，每次栓塞可能会造成 5% ～ 8% 的缺血或出血并发症的风险（由有经验的医师操作此风险可能较低）。大型高流量 iAVM 可以选择缓慢的、反复多次的栓塞治疗，每次治疗间隔 1 ～ 3 周，以便周围脑组织适应血流重分布后增强的血流供应。例如，对于较小的病灶，可以

选择栓塞脉络膜后内侧及后外侧供血支，因为这些血管的供血区是手术中需要到达的最深部位。作者建议对于侧裂旁 AVM 进行积极的栓塞治疗，因为这样可以帮助术中分析血管走行并保护过路血管。对功能区 iAVM 病灶周边的血管进行栓塞的意义在于术中能够更精确地找到病灶的分离界面。颅外段供血支栓塞后可以降低开颅难度。对于许多由浅表动脉供血的小型皮质 AVM，栓塞风险并不大，只有在尝试用栓塞的方法治愈病灶时才会体现出其风险。术前栓塞的基本原则是手术医师应当是整个治疗的总负责人，决定介入治疗需要达到何种治疗目标以及何时停止栓塞。

AVM 的手术治疗

iAVM 最常见的临床表现是出血。但对大多数病例而言，建议等到血肿吸收后几周再行手术治疗。这是一个安全的方案，因为早期再出血的风险很低。血肿经常会掩盖 iAVM 畸形团，导致其部分显影，或者引起周边脑实质水肿，这些都会给准确切除畸形团带来困难。但是偶尔血肿会产生危及生命的占位效应，需要急诊手术清除（图 23.2）。这种情况下的开颅设计应当为其后的急性期或晚期 iAVM 病灶切除做准备。正常情况下，因为早期再出血风险较低，手术目标主要是去除血肿占位效应，尽量避免骚扰畸形团。iAVM 病灶的再评估应当延后至术后水肿消失、残余血肿吸收、畸形团压迫解除以及先前栓塞或痉挛的 iAVM 供血动脉再通后，以便能够对病灶的血管结构做完整的评估。确切的治疗可在首次出血后 4 ～ 6 周进行。

iAVM 手术治疗最重要的一步是制定手术方案，这需要考虑多方面因素，包括手术入路、病灶解剖范围、供血动脉和引流静脉的定位、如何切除以及对手术中潜在的陷阱和并发症的预判（图 23.3）。合适的手术通路必须能让外科医师充分暴露 AVM，提供最大的手术视野和操作空间。良好的麻醉团队、合适的体位以及术前腰穿引流可以控制颅内压力减少牵拉脑组织。根据 AVM 的位置选择各种不同的手术入路。

AVM 的位置可以分为大脑皮质、脑叶、皮质下 - 深部和后颅窝。皮质下 - 深部包括基底节区、丘脑和脑室内。后颅窝包括小脑蚓部、小脑半球、小脑扁桃体和脑干。不同位置的 iAVM 在暴露、定位和切除畸形团时面临的难度也各不相同，但是，无论 AVM 位置如何，一些手术治疗的原则适合所有 iAVM。

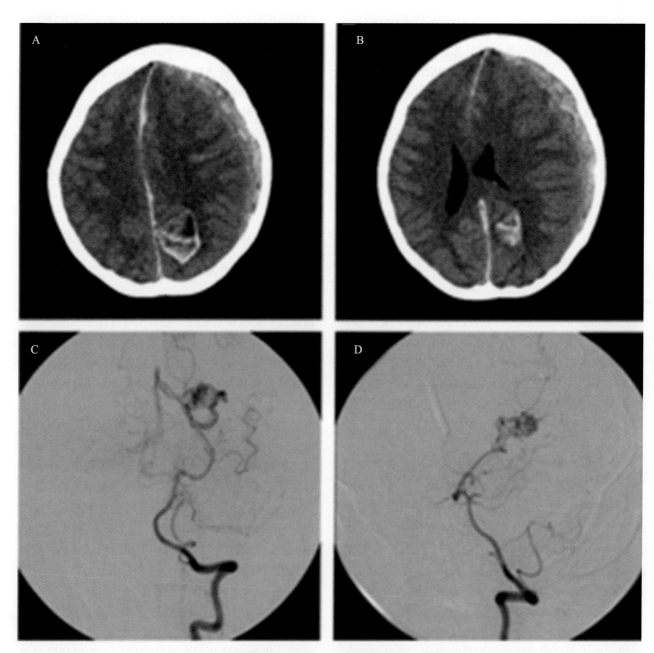

图 23.2 （A～D）破裂 AVM。

手术过程和注意事项

　　用三钉头架将头部固定，是否选择可透射线头架需根据是否使用术中血管造影决定，根据需要有目的地摆放头位可以为手术医师创造多种便利条件。在头略后仰确保颈静脉血流不受压的前提下，头部位置高于心脏水平可以最大程度促进静脉回流。另外，头部放置的高度需要确保外科医师在手术操作时有尽可能舒服的姿势（作者偏好并建议术者在显微外科操作阶段采取坐姿）。iAVM 畸形团的定位可以借助神经导航系统，使皮瓣范围可以涵盖所需的骨瓣。虽然现在是微创外科时代，作者仍不推荐使用过小的骨窗。涵盖 AVM 病灶整个边界的充分暴露对在手术全程安全地控制 AVM 的供血动脉和引流静脉是必要的，尤其是在深部出血不幸发生时，会造成脑组织肿胀和术野模糊影响手术操作。

　　在切开头皮之前，需要准备好所有的手术器材，包括牵开器、动脉瘤夹和迷你夹、各种型号的防粘双极电凝、微型多普勒超声和显微玻璃子，并检查功能是否正常。在深部 AVM 手术中，还需要准备加长的手术器械。切开皮肤后，小心翻开皮瓣并予以保护防止皮瓣缺血，利用神经导航再次定位病灶并确定大小合适的骨瓣，再次确认骨瓣已经完全覆盖 iAVM 病灶。

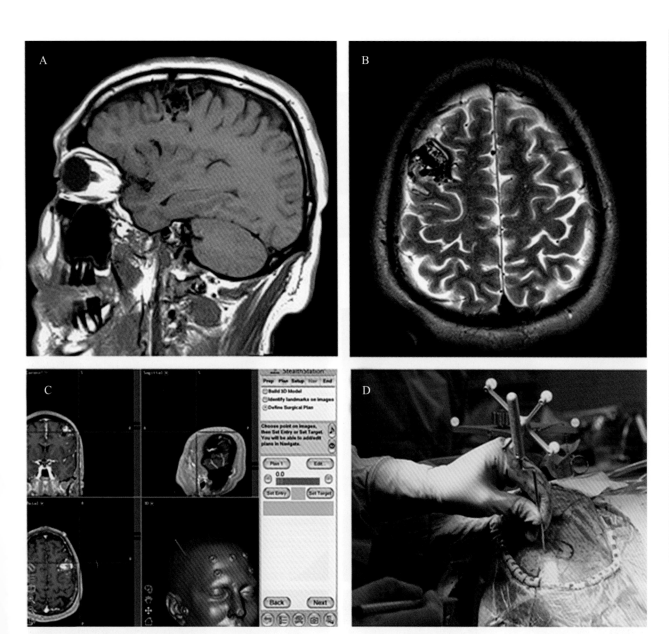

图 23.3 （A～D）手术计划：体位、切口、骨瓣以及硬膜切口。

合适的开颅范围应确保对病灶周边所有的供血动脉、引流静脉以及正常的脑组织和血管均有良好的视野。打开硬脑膜时应特别小心，尤其是浅表的 iAVM，畸形团与硬脑膜之间通常有蛛网膜粘连。此外，经常会遇到小的硬脑膜供血动脉，应当予电凝切断。硬脑膜切口可呈环形并翻向大静脉窦，借此对静脉都予以保护；或以最大程度暴露视野为目的进行切开。条件许可，硬膜切口应与皮质上的 iAVM 病灶保持一定距离以避免重要的供血动脉在切开和翻转硬脑膜时被拉断。翻开硬脑膜后，仔细分辨所有的浅表供血动脉和引流静脉。如果 iAVM 病灶位于皮质下或是深部，再次使用神经导航确认到达病灶最直接的蛛网膜和脑沟入路。

入路游离的第一步是分离皮质供血动脉、引流静脉和周围血管组织旁的蛛网膜界面（图 23.4）。辨认血管结构是第一步工作的关键，因而十分重要。所有浅表血管均可被归类至下述三种血管类型，分别为供血动脉、引流静脉和正常血管。通常动脉化的引流静脉很难与真正的供血动脉相区分。有时神经导航可以帮助分辨这些结构。如果一时难以确定某根血管是供血动脉还是动脉化的静脉，那么向畸形团进一步游离后通常能够反过来弄清这根血管的实际解剖情况。吲哚菁绿（ICG）血管造影（图 23.5）对这种血管辨认工作也有一定帮助[32]。也可以用小的血管夹将供血动脉临时阻断直至分清这些血管与 iAVM 畸形团的结构关系和进入畸形团的方式。正常情况下，这些血管

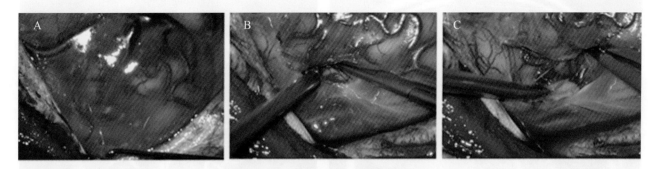

图 23.4　（A～C）蛛网膜界面游离。

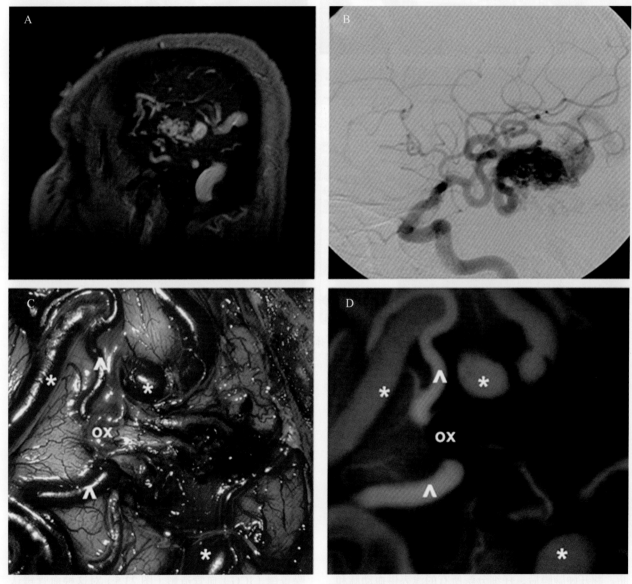

图 23.5　（A～D）吲哚菁绿血管造影。"ox"、箭头以及星号可以帮助对两幅图片进行对比。

可以高度耐受临时阻断，对周围脑组织影响很小；但是，在不能快速弄清这些血管与畸形团的关系的情况下，血管夹必须间歇性地开放以避免出现可能的缺血并发症。如果畸形团位于皮质下，可沿表面血管到达指向畸形团的脑沟或者脑裂。一旦辨清并切断表面血管，就可以明确畸形团的边界，因而可以开始下一步的游离了。

辨清 iAVM 的供血动脉和引流静脉并将供血动脉结扎后，在病灶周围仔细建立一层软脑膜-蛛网膜界面，采用绕病灶逐层深入的方式，在维持引流静脉通畅的同时，仔细电凝、结扎、离断和（或）夹闭供血动脉（小心保护过路血管）。一般来说，除了儿童，iAVM 畸形团周围都有一层或一圈胶质增生带可以提示病灶的范围。在这个于脑实质内游离的阶段，采用螺旋式的方式游离畸形团十分重要，特别注意不要在某一个点游离得过深，因为如果遇到出血，小范围的暴露视野极差，控制出血十分困难。换句话说，"千万别挖深坑！"（图 23.6）。

在脑实质界面充分建立后，可以适当牵拉 iAVM 病灶方便进一步操作，但是记住不要牵拉周围的脑实质。如果畸形团的引流静脉保持完整，那么这时畸形团应该是柔软的组织。但是不能用力牵拉畸形团，因为深部供血动脉纤细脆弱，容易撕裂造成难以控制的出血。术前栓塞使用的液体栓塞剂会造成病灶失去顺应性而难以牵拉。聚乙烯乙醇的顺应性相对较好，异丁基 2-氰基丙烯酸酯则如岩石一样坚硬，N-羟丁基 -2-氰基丙烯酸酯（NBCA）和 Onyx（eV3, Inc,

Plymouth, MN）介于两者之间。在脑实质界面游离的过程中，已分离的界面可以用 Kendall TELFA 防粘无菌手术敷料（Covidien, Mansfield, MA）或者脑棉维持。沿着畸形团周边逐渐分离直至病灶的尖端。在通过拉扯畸形团明确游离界面的过程中，尽管存在风险，还是要谨慎地利用双极电凝对畸形团进行一定程度地电凝，但是畸形团中的血管既有动脉又有静脉，如果过早地电凝主要引流静脉会导致畸形团提早破裂。此外，在从病灶尖端松解供血动脉的时候可能将其撕裂导致难以控制的出血。如果这个阶段出现大出血，最大的可能是游离操作进入了畸形团（图 23.7）。术者应当用脑棉对出血部位进行压迫止血并重新确定建立界面。有时压迫或牵拉病灶可减少出血，借此机会可寻找出血来源。然而，指向病灶尖端的小供血动脉的出血由于血管会回缩至脑实质内且血流压力非常高而很难控制。双极电凝无法在高速血流下将血液加热，因此无法对这个位置的出血起到止血作用。此时应该使用小的 AVM 血管夹进行止血，这是最快速有效的止血方法，可以帮助进一步电凝并切断血管。

如果病灶尖端临近室管膜表面，打开病灶附近的脑室通常可以帮助将脑室壁上的深部供血动脉电凝切断。用脑棉覆盖脑室开口处，避免血流渗入脑室系统。在浅表游离的过程中，如果引流静脉位于深部，应该予以保护并维持通畅直到动脉血供完全切断。在动脉血供接近完全切断时，静脉引流系统的肿胀开始逐渐缓解，血管的颜色呈混合的动脉化颜色。可将小的 AVM 血管夹放置在畸形团的尖端，然后围绕

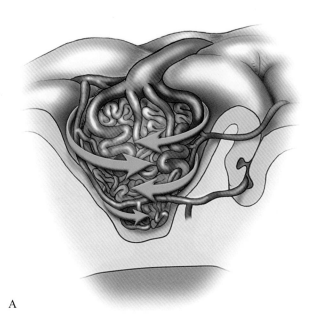
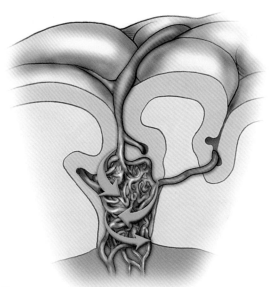

A

B

图 23.6　（A、B）脑实质界面的游离。

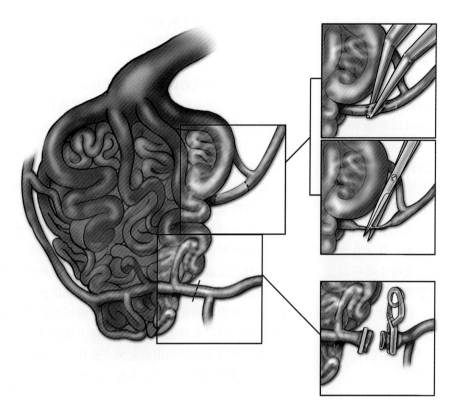

图 23.7　止血。

此 iAVM 最深处继续游离界面。此时的出血最有可能来自尚未切断的 iAVM 畸形团。如果出血无法控制，必须切除 AVM，继而在术区内分离辨认出血来源。在完全切断血管取下病灶前，临时阻断最后的引流静脉检查病灶的肿胀程度。如果临时阻断数分钟后病灶没有进一步肿胀，可以结扎切断引流静脉，继而全切 AVM 病灶（图 23.8）。ICG 血管造影可以帮助确认供血动脉是否完全切断。

术野严密止血。用 Valsalva 动作检查先前电凝切断的供血动脉是否会再出血。ICG 血管造影虽然存在一定的局限性，但仍可帮助检查术野以发现早现的引流静脉或者残留的供血动脉。一些单位此时会使用术中血管造影进行检查，这种方法目前依然是发现残留 iAVM 的金标准。如果残留的可能性不大，那么作者一般会小心地控制患者血压，在术后第二天早上复查 DSA 确认。

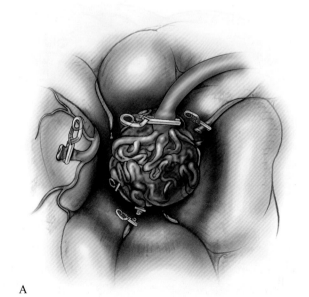

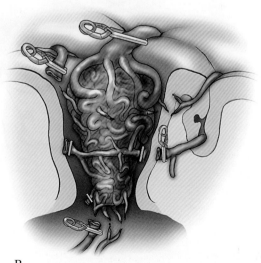

A

B

图 23.8　（A、B）夹闭最后一根引流静脉并切下 AVM。

手术并发症

同大多数复杂血管病变一样，准备充分的外科医师可以避免或者减少颅内 AVM 切除手术并发症的发生（表 23.2）。但是，如果并发症已经发生，必须系统性地全面寻找任何潜在诱因，并迅速有效地一一处理。

表 23.2　动静脉畸形手术的并发症
术中出血
畸形团迅速增大
小型易破供血动脉撕裂
畸形团破裂 / 静脉充血
畸形团残留
动脉瘤破裂
脑水肿
脑室出血
脑积水
闭塞性充血
术后出血
正常灌注压突破
神经功能障碍

对于急性破裂出血的 iAVM，当出现显著的占位效应导致神经功能障碍时，建议行手术清除血肿。在大部分单位，仅清除血肿而不骚扰 iAVM 畸形团，等到完善影像学检查且病灶破裂出血导致的水肿吸收后再处理畸形团。急性期切除 iAVM 会导致畸形团残留的风险增高，因为部分病灶被血肿压迫在出血早期难以辨认，并且早期手术有损伤周围正常脑组织的风险，这些脑组织因为水肿而容易受损。制定急性期手术时应当兼顾到后续的 iAVM 病灶切除手术。比如头皮切口和骨瓣应当适用于下次手术，尽管有时清除血肿可能不需要这么大的骨瓣。另外，如果 AVM 畸形团位于血肿内部或者临近血肿，并且是小的紧凑型病灶，结构简单易于手术切除，那么可以考虑在急性期一并切除。血肿清除后，随着时间推移患者病情逐步稳定，水肿的脑组织、颅内血流动力学和颅内压都可恢复正常，此时可以通过多学科会诊制定更确切妥当的手术以及辅助介入或放射外科治疗方案。

AVM 术中并发症的处理对手术医师要求很高，因为不仅要能够发现这些并发症，还需要快速、有效地进行处理。考虑到病灶高血流量的特性，术中出血，无论大小，均应有所预料及准备。辅助手段如介入栓塞可以一定程度上实现尽可能减少术中出血的目的。最大限度促进静脉引流可以帮助减轻病灶切除过程中可能发生的病灶充血，而通过血管壁厚度、颜色以及搏动性帮助仔细明确皮质引流静脉的走行。引流静脉的不慎切断、牵拉或血栓形成均会引起畸形团肿胀，增加病灶术中破裂机会。

术中出血是多因素的，术者必须面面俱到消除各种隐患避免严重并发症发生。需要再次强调的是，足够的耐心和毅力是外科医师在 iAVM 切除过程中处理术中出血时最重要的品质。iAVM 病灶在术中持续出血的最常见原因是术中操作侵犯了畸形团。所以术者必须时刻保持病灶游离层面不误入畸形团。一旦出现误入畸形团的情况，术者应立即停止游离工作，重新确认病灶边界。有时需要增加病灶与脑实质间界面的宽度以便充分看清畸形团的边界并为止血提供更大的操作空间。如果不慎进入畸形团内部，马上填塞并用吸引器头或者脑压板压迫，通常可以缓解持续性的出血，至少能够帮助医师分辨出血的来源。此外，确定出血部位的近端血供十分重要，此供血动脉可能距离病灶内的出血点有一定距离，因此对病灶内出血点电凝止血可能非常浪费时间或者根本是不可能实现的。

随着 iAVM 病灶游离的深入，由于位置较深、视野受阻及这些供血动脉本身较脆，深部供血动脉通常最难控制。这个部位的血管血流量很大，并且电凝后通常会缩入脑实质内，因而压迫止血和双极电凝止血经常无效，会造成难以控制的出血。小型或迷你动脉瘤夹可能对控制深部供血动脉的出血更加有效。此外，暴露出一段供血动脉可以使双极电凝的颚部直接作用于可见的血管段上，而不是感觉上夹到了全部血管，止血效果更加确切。如果手术医师无法控制出血，可以使用其他的方法进行止血。如果此时有两位懂得 AVM 基本止血原则的手术医师能够同时手持大号吸引器寻找出血点将对止血大有帮助。极端情况下，应当考虑使用红细胞收集装置进行自体血回输。另外，暴露足够的分离界面宽度以便在出血时能有良好的视野。

尽管较少使用，但 iAVM 的切除过程中，有时需要用到一些激进的止血方法，包括提早切除病灶、部分或全脑叶切除术以及脑室外引流术等。所有的方法都是为了获得足够多的操作空间来对出血进行充分控制。当需要提前切下畸形团时，对供血动脉主干进行临时阻断将会有所帮助。最后，控制大出血还需要麻醉师的协助。使用腺苷可以让心脏停搏数秒，让术者有足够的时间控制出血。此外，脑组织的血流量需求可以通过麻醉药物诱导爆发抑制或者通过腺苷等药物方法临时降低血流量得到减少。iAVM畸形团切除后的持续大量出血提示畸形团残留。残留的病灶可能隐藏在术区深部或者邻近的脑沟内，这种残留可能是畸形团本身的血管特性造成的，也有可能是切除过程中畸形团被切断造成的。虽然术中DSA是明确畸形团残留的金标准，但对一部分患者而言，ICG血管造影通过观察早现的引流静脉也可以证实残留病灶的存在，当然ICG因为无法透过脑组织，只能观察组织表面病灶而仍存在明显的应用局限性。术中超声是另一个可以用来寻找残留iAVM病灶的影像学方法。残留的病灶形状通常是不规则的，位于术区的水肿带中。手术医师需要仔细检查术野，通过探查、轻微升高血压以及术中影像技术对怀疑有残留的区域进行深入检查。在持续的大出血中，麻醉师也必须时刻警惕确保有无发生凝血病。

供血动脉或病灶术中破裂或持续出血是AVM手术最常见的并发症，其他并发症如严重的脑水肿和继发脑肿胀也会在术中出现，需要术者有所警惕及预防。一些非手术并发症，如静脉引流受阻导致的高碳酸血症，会引起脑水肿，当脑组织出现水肿表现时应当排除此因素的影响。一旦排除了非手术因素的影响，那么出现脑水肿的表现就需要考虑手术相关并发症，包括脑实质内出血、梗阻性脑积水以及闭塞性充血等情况。脑内血肿可能由缺乏引流静脉的或在畸形团切除过程中被牵拉的供血动脉不慎被离断后的一部分孤立畸形团造成。大的脑内血肿一般不太容易形成，因为它们很难不引起术者的注意，但是部分出血可能通过脑沟或者大脑镰平面扩散，使其有充分的时间发展而不被发现。如果出血扩散进入脑室系统，可能会快速出现梗阻性脑积水，这种情况下需要在术中立即行脑室外引流。因此在AVM切除术前事先明确脑室穿刺通道的位置，可以极大地减少放置脑室外引流管的时间。但是，出血破入脑室常常起病隐匿，只有在出现生命体征变化或者脑膨出时才会有相应临床表现。因此，手术医师必须对脑室内出血的临床表现敏感，以便对此并发症做到早发现、早处理。术中超声可以快速有效地发现脑内和脑室内血肿。若脑内出血、脑室内出血以及脑积水均被除外是引起脑水肿的原因，则需要考虑闭塞性充血这一因素。在iAVM畸形团切除之后，周围脑组织和其血供自我调节功能的紊乱被认为是引起反应性脑水肿的原因，但这一观点存在争议。由Spetzler等人[33]提出的正常灌注压突破（NPPB）

学说，对术区周边持续水肿出血的现象进行了描述。此观点认为这些区域的血流代偿调节能力由于AVM长期的盗血现象已经丧失，无法耐受AVM切除后恢复的较高的血流量，导致充血后引起继发的脑水肿或出血。这种情况下需要使用药物减少脑代谢率，刺激性脑保护，比如诱导脑电图上的爆发抑制现象，控制脑灌注压（CPP）/颅内压（ICP）比例以及严格控制动脉收缩压（SBP）。

手术预后

最终，手术治疗iAVM最重要的评判指标是临床预后。Spetzler和Martin[2]根据单纯手术治疗的致残率和死亡率创建了一套通用的iAVM的分级评分系统（表23.3）。然而，现代iAVM的治疗模式是多模式的综合治疗，使Spetzler和Martin评分中的致残率数据并不十分准确。同时，这个评分系统只纳入了接受过治疗的患者，因此结果可能存在偏倚。最后，Spetzle-Martin分级系统没有考虑到各个分级中病灶的个体化差异，这种差异会对手术难度和预后造成显著的影响。因此根据iAVM分级进行手术预后判断是十分困难的。在最终与患者说明手术风险前，应当仔细分析病灶血管结构特点与手术致残率的关系，包括病灶的弥散程度以及是否有深穿支供血。此外，多模态治疗的出现及其广泛应用也使预后分析复杂化。尽管如此，最近十年已有多个有关iAVM综合治疗的研究陆续报道。在大多数研究中，低分级iAVM（Ⅰ～Ⅱ级）致残率较低，在1%～3%[34-36]，而位于脑干、丘脑或基底节区的低分级iAVM手术的永久致残率较高，达6%～13%[5, 6, 37, 38]。Ⅲ级AVM的预后差异最大，应该对每位患者进行个体化分析[8, 39]。高分级AVM（Ⅳ级和Ⅴ级）的综合治疗包括手术治疗，这类AVM的综合治疗效果随着术中出血的减少，栓塞技术、微导管和栓塞剂的进步以及术中影像技术的发展得到了很大的改善[8, 40-42]。因此，越来越多的高分级AVM可以得到有效治疗，但是手术切除相关的风险仍高达5%～23%。

术后注意事项

在AVM术后24～48小时内，密切术后监护是必不可少的。监护应该在重症监护治疗病房内，由神经外科和神经重症监护团队负责。如果术中没有复查DSA，术后DSA应该在第二天早上进行，确保病灶已得到影像学上的切除，排除任何可能的残留病灶。严格监测血压变化。通过系统的神经功能检查确保如

表 23.3　动静脉畸形切除的手术预后				
分级	患者数量（名）	无功能障碍（%）	轻微功能障碍*（%）	显著功能障碍#（%）
Ⅰ	23	100	0	0
Ⅱ	21	95	5	0
Ⅲ	25	84	12	4
Ⅳ	15	73	20	7
Ⅴ	16	69	19	12
合计	100	86	10	4

* 轻微功能障碍包括暂时加重的视野缺损、失语、肌力减退、吞咽困难或脑干功能障碍加重、失语、共济失调或三叉神经功能障碍。
\# 显著功能障碍包括偏瘫、同侧偏盲、严重神经功能障碍或严重失语。
资料来源：Spetzler RF，Martin NA. A proposed grading system for arteriovenous malforformations. J Neurosurg 1986;65:476-483.

有迟发性神经功能障碍能得到及时发现。诸如逆行栓塞、出血性静脉梗死和癫痫等术后并发症都有可能发生，需要早期干预。上述并发症均可能引起神经功能的迅速变化。绝大多数术后癫痫可以使用抗癫痫药物控制。虽然少见，但是儿童和青少年 AVM 术后可能会复发，建议定期复查血管造影排除复发可能，推荐患儿的复查时间是术后 12 个月、60 个月和 20 岁时。首次破裂出血后神经功能受损的患者可能会长时间卧床，术后应考虑到呼吸道感染和深静脉血栓（DVT）等并发症的可能。术后急性期过后，强烈建议进行积极的肺部护理和预防性抗 DVT 治疗。

未来的方向

颅内动静脉畸形是一种复杂的血管疾病，需要多种方法对其解剖和生理特点进行全面的认识。未来的 iAVM 的手术应当包括在手术室中有用的信息整合。CT 和磁共振成像（MRI）在空间和时间分辨率上不断得到改进，同时后处理软件的升级也使医师对相应图像的处理能力得到提高。手术显微镜的影像层叠与融合技术不断进步并开始在现代手术室中得到应用。介入技术、设备与栓塞剂共同发展使 iAVM 畸形团栓塞程度越来越大并且可以通过现代手术显微镜的特殊成像技术确定畸形团的边界。以上创新技术的综合运用必然会降低 iAVM 手术切除的并发症并提高其全切率。

结论

颅内动静脉畸形的手术治疗随着技术手段的飞速发展而持续改进。随着介入治疗和放射外科治疗越来越多地运用于 iAVM 的治疗，外科医师关于手术技术的继续教育显得越来越有必要。对潜在并发症的掌控以及对 iAVM 手术切除技术的娴熟掌握将使神经外科医师更全面有效地对 iAVM 进行手术治疗。

参考文献

[1] Hernesniemi JA, Dashti R, Juvela S, Väärt K, Niemelä M, Laakso A. Natural history of brain arteriovenous malformations: a long-term follow-up study of risk of hemorrhage in 238 patients. Neurosurgery 2008;63:823-829, discussion 829-831

[2] Spetzler RF, Martin NA. A proposed grading system for arteriovenous malformations. J Neurosurg 1986;65:476-483

[3] Stapf C, Mohr JP, Pile-Spellman J, Solomon RA, Sacco RL, Connolly ES Jr. Epidemiology and natural history of arteriovenous malformations. Neurosurg Focus 2001;11:el

[4] Duckworth EA, Gross B, Batjer HH. Thalamic and basal ganglia arteriovenous malformations: redefining "inoperable" Neurosurgery 2008;63 (1, Suppl 1) ONS63-ONS67, discussion ONS67-ONS68

[5] Gross BA, Bendok BR, Hage ZA, Awad IA, Batjer HH. Advances in open neurovascular surgery 2007. Stroke 2009;40:324-326

[6] Gross BA, Duckworth EA, Getch CC, Bendok BR, Batjer HH. Challenging traditional beliefs: microsurgery for arteriovenous malformations of the basal ganglia and thalamus. Neurosurgery 2008;63:393-410, discussion 410-411

[7] Laakso A, Dashti R, Seppänen J, et al. Long-term excess

mortality in 623 patients with brain arteriovenous malformations. Neurosurgery 2008;63:244-253, discussion 253-255

[8] van Beijnum J, Bhattacharya JJ, Counsell CE, et al; Scottish Intracranial Vascular Malformation Study Collaborators. Patterns of brain arteriovenous malformation treatment: prospective, population-based study. Stroke 2008;39:3216-3221

[9] ApSimon HT, Reef H, Phadke RV, Popovic EA. A population-based study of brain arteriovenous malformation: long-term treatment outcomes. Stroke 2002;33:2794-2800

[10] Berman MF, Hartmann A, Mast H, et al. Determinants of resource utilization in the treatment of brain arteriovenous malformations. AJNR Am J Neuroradiol 1999;20:2004-2008

[11] Jessurun GA, Kamphuis DJ, van der Zande FH, Nossent JC. Cerebral arteriovenous malformations in the Netherlands Antilles. High prevalence of hereditary hemorrhagic telangiectasia-related single and multiple cerebral arteriovenous malformations. Clin Neurol Neurosurg 1993;95:193-198

[12] Stapf C, Labovitz DL, Sciacca RR, Mast H, Mohr JP, Sacco RL. Incidence of adult brain arteriovenous malformation hemorrhage in a prospective population-based stroke survey. Cerebrovasc Dis 2002;13:43-46

[13] Stapf C, Mast H, Sciacca RR, et al; New York Islands AVM Study Collaborators. The New York Islands AVM Study: design, study progress, and initial results. Stroke 2003;34:e29-e33

[14] Ondra SL, Troupp H, George ED, Schwab K. The natural history of symp-tomatic arteriovenous malformations of the brain: a 24-year follow-up assessment. J Neurosurg 1990;73:387-391

[15] Stapf C, Mast H, Sciacca RR, et al. Predictors of hemorrhage in patients with untreated brain arteriovenous malformation. Neurology 2006;66:1350-1355

[16] Andrews BT, Wilson CB. Staged treatment of arteriovenous malformations of the brain. Neurosurgery 1987;21:314-323

[17] Cronqvist M, Wirestam R, Ramgren B, et al. Endovascular treatment of intracerebral arteriovenous malformations: procedural safety. complications, and results evaluated by MR imaging, including diffusion and perfusion imaging. AJNR Am J Neuroradiol 2006;27:162-176

[18] Deveikis JP. Endovascular therapy of intracranial arteriovenous malformations. Materials and techniques. Neuroimaging Clin N Am 1998;8:401-424

[19] Gailloud P. Endovascular treatment of cerebral arteriovenous malformations. Tech Vasc Interv Radiol 2005;8:118-128

[20] Hartmann A, Mast H, Choi JH, Stapf C, Mohr JP.Treatment of arteriovenous malformations of the brain. Curr Neurol Neurosci ReP 2007;7:28-34

[21] Hartmann A, Mast H, Mohr JP, et al. Determinants of staged endovascular and surgical treatment outcome of brain arteriovenous malformations. Stroke 2005;36:2431-2435

[22] Jahan R, Murayama Y, Gobin YP, Duckwiler GR, Vinters HV, Viñuela F. Embolization of arteriovenous malformations with Onyx: clinicopatho-logical experience in 23 patients. Neurosurgery 2001;48:984-995, discussion 995-997

[23] Katsaridis V, Papagiannaki C, Aimar E. Curative embolization of cerebral arteriovenous malformations （AVMs）with Onyx in 101 patients. Neuroradiology 2008;50:589-597

[24] Lawton MT, Hamilton MG, Spetzler RF. Multimodality treatment of deep arteriovenous malformations: thalamus, basal ganglia, and brain stem. Neurosurgery 1995;37:29-35, discussion 35-36

[25] van Rooij WJ, Sluzewski M, Beute GN. Brain AVM embolization with Onyx. AJNR Am J Neuroradiol 2007;28:172-177, discussion 178

[26] Weber W, Kis B, Siekmann R, Kuehne D. Endovascular treatment of intracranial arteriovenous malformations with onyx: technical aspects. AJNR Am J Neuroradiol 2007;28:371-377

[27] Cockroft KM, Thompson RC, Steinberg GK. Aneurysms and arteriovenous malformations. Neurosurg Clin N Am 1998;9:565-576

[28] Liu Y, Zhu S, Jiao L, Wang H, Li X, Li G. Cerebral arteriovenous malformations associated with aneurysms-a report of 10 cases and literature review. J Clin Neurosci 2000;7:254-256

[29] Nakahara I, Taki W, Kikuchi H, et al. Endovascular treatment of aneurysms on the feeding arteries of intracranial arteriovenous malformations. Neuroradiology 1999;41:60-66

[30] Redekop G, TerBrugge K, Montanera W, Willinsky R. Arterial aneurysms associated with cerebral arteriovenous malformations: classification. incidence, and risk of hemorrhage. J Neurosurg 1998;89:539-546

[31] Westphal M, Grzyska U. Clinical significance of pedicle aneurysms on feeding vessels, especially those located in

infratentorial arteriovenous malformations. J Neurosurg 2000;92:995-1001

[32] Killory BD, Nakaji P, Gonzales LF, Ponce FA, Wait SD, Spetzler RF. Prospective evaluation of surgical microscope-integrated intraoperative near-infrared indocyanine green angiography during cerebral arteriovenous malformation surgery. Neurosurgery 2009;65:456-462, discussion 462

[33] Spetzler RF, Wilson CB, Weinstein P, Mehdorn M, Townsend J, Telles D. Normal perfusion pressure breakthrough theory. Clin Neurosurg 1978;25:651-672

[34] Kiris T, Sencer A, Sahinbas M, Sencer S, Imer M, Izgi N. Surgical results in pediatric Spetzler-Martin grades I- III intracranial arteriovenous malformations. Childs Nerv Syst 2005;21:69-74, discussion 75-76

[35] Morgan MK, Rochford AM, Tsahtsarlis A, Little N, Faulder KC. Surgical risks associated with the management of Grade I and II brain arteriovenous malformations. Neurosurgery 2007;61 (1, Suppl) 417-422, discussion 422-424

[36] Pavesi G, Rustemi O, Berlucchi S, Frigo AC, Gerunda V, Scienza R. Acute surgical removal of low-grade (Spetzler-Martin I- III) bleeding arteriovenous malformations. Surg Neurol 2009;72:662-667

[37] Sasaki T, Kurita H, Kawamoto S, Nemoto S, Kirino T, Saito I. Clinical outcome of radiosurgery, embolization and microsurgery for AVMs in the thalamus and basal ganglia. J Clin Neurosci 1998;5 (Suppl):95-97

[38] Yamada K, Mase M, Matsumoto T. Surgery for deeply seated arteriovenous malformation: with special reference to thalamic and striatal arteriovenous malformation. Neurol Med Chir (Tokyo) 1998;38 (Suppl):227-230

[39] Lawton MT; UCSF Brain Arteriovenous Malformation Study Project. Spetzler-Martin grade III arteriovenous malformations: surgical results and a modification of the grading scale. Neurosurgery 2003;52:740-748, discussion 748-749

[40] Chang SD, Marcellus ML, Marks MP, Levy RP, Do HM, Steinberg GK. Multimodality treatment of giant intracranial arteriovenous malformations. Neurosurgery 2003;53:1-11, discussion 11-13

[41] Chang SD, Marcellus ML, Marks MP, Levy RP, Do HM, Steinberg GK. Multimodality treatment of giant intracranial arteriovenous malformations. Neurosurgery 2007;61 (1, Suppl) 432-442, discussion 442-444

[42] Natarajan SK, Ghodke B, Britz GW, Born DE, Sekhar LN. Multimodality treatment of brain arteriovenous malformations with microsurgery after embolization with onyx: single-center experience and technical nuances. Neurosurgery 2008;62:1213-1225, discussion 1225-1226

第 24 章

海绵状血管瘤

Murat Gunel

■李培良 译 ■毛颖 校审

要点

◆ 颅内海绵状血管瘤（CCM）是相对常见的血管畸形，由扩张的毛细血管样襻状管腔组成，缺乏神经组织穿行其中。大约每200人中有1例海绵状血管瘤，占所有中枢神经系统(CNS)血管畸形的8%～15%。

◆ 颅内海绵状血管瘤是由基因异常引起的，可分为散发性和家族性。96%的家族性颅内海绵状血管瘤的基因突变位点位于以下三个基因：CCM1或KRIT1；CCM2或malcavernin；或CCM3，又称为程序性细胞死亡蛋白-10基因。

◆ 所有海绵状血管瘤患者中，只有20%～30%会出现临床症状；典型表现为头痛、癫痫或局灶性神经功能障碍，发病高峰年龄为30～50岁。无症状患者通常因为其他原因需要行影像学检查而意外发现病灶。

◆ CCM的治疗选择包括期待治疗；药物治疗，仅限于针对控制癫痫的抗癫痫药物；完整手术切除。这些方法中，手术治疗是完全治愈该疾病的唯一方法。

◆ 对于脑干海绵状血管瘤，脑干的薄层T1扫描常常能够发现病灶最接近脑干表面的位置，有助于更准确地制定手术计划。手术中，可以发现脑干表面软脑膜有含铁血黄素导致的颜色改变，是手术医师切开脑干进入病灶的标志。建议保持胶质增生带

完整（和幕上病灶手术不同）以降低出现神经功能障碍的风险。

概述

颅内海绵状血管瘤（CCM）是由异常扩张的毛细血管样管腔簇状缠绕形成的血管畸形。这些血管腔由单层内皮细胞构成，缺乏成熟血管结构，包括弹力层以及平滑肌细胞。血管窦腔之间通常没有正常实质组织（图24.1）。与正常脑血管不同，海绵状血管瘤的内皮细胞间通常没有紧密连接。此外，其他血脑屏障的要素，包括星形细胞足突和周细胞，均少于正常或完全缺失[1-3]。因此，海绵状血管瘤会"渗漏"，病灶内或病灶周围会经常出现微小出血[1]。尽管大部分此类出血没有临床症状，但这些出血随着时间推移会影响周围脑实质，引起反应性胶质增生，血肿代谢产物累积还会导致含铁血黄素沉着。

大体观上，CCM呈红色-紫色，直径从1 mm到数厘米不等。通常呈多分叶状并有不规则的纤维外膜包裹，形成了其特征性的桑葚样外观。由于反复微小出血及血肿代谢，CCM病灶会发生动态改变，随着时间变化增大或缩小。

尽管最常见于颅内，但CCM可以出现在中枢神经系统（CNS）的任何部位，包括脊髓、脑神经、脑室以及视网膜，而其他包括皮肤在内的器官罕见。

流行病学

在磁共振成像（MRI）出现前，CCM只能通过尸检或在手术中发现，因此当时认为其非常罕见。一项基于MRI的研究显示CCM的发生率为0.4%[4]，

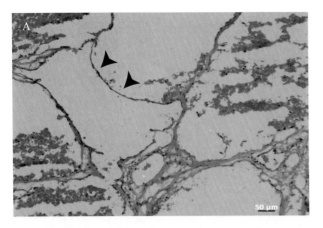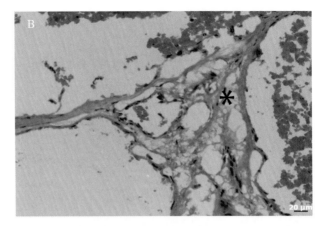

图 24.1 苏木精和伊红（H&E）染色显示海绵状血管瘤的组织学形态。（A）单层内皮细胞（箭头）包绕含有血栓的窦腔。（B）内皮细胞层间（星号）无正常脑实质组织。

与此前的尸检研究结果一致[5]。随着诊断准确性的改善，目前认为 CCM 是常见疾病，每 200 人即有一例 CCM，占所有中枢神经系统血管畸形的 8%～15%[6, 7]。

颅内海绵状血管瘤分为散发性和家族性。散发病例的病灶数目不超过 2 个且没有家族史。而家族性病例通常表现为多个病灶并有强烈的神经系统疾病家族史。无论哪种发病类型，绝大多数 CCM 位于脑内，多数位于幕上（63%～90%）[6]、后颅窝病灶（7.8%～35.8%）中，脑干是最常见的幕下病灶的发生部位（9%～35%）。脊髓 CCM 罕见，但确切的发病率尚不清楚，髓内或髓外以及硬膜外或硬膜下均可发生。

高达 100% 的颅内海绵状血管瘤病例与发育性静脉畸形（DVM）有关[8]，因此 CCM 合并 DVM 是最常见的混合型脑血管病变（图 24.2）[9]。这种合并发病的情况是手术治疗的指征（见下文）。

自然史

不同患者 CCM 的临床表现和发展差异极大，取决于病灶的位置、是否出血以及出血的程度。虽然既往认为 CCM 是先天的，但目前有研究显示该疾病是后天生长的[10]。病灶出现后，其形态会动态变化，随着微小出血的发生与吸收以及血管内血栓形成与再通而出现增大和皱缩[11]。因此病变的发展与结局不可预测，患者本身、环境以及遗传因素相互结合共同作用产生最终的临床表现。

尽管 CCM 是常见疾病，但只有 20%～30% 的患者会出现临床症状[4]。这些患者直到 30～50 岁才开始出现症状，表现为癫痫、头痛、进行性神经功能障碍或脑出血[4]。癫痫是最常见的症状，尤其是病灶位于额叶和颞叶的患者。幕上 CCM 目前报道过的癫痫发作类型包括单纯运动发作、复杂部分发作以及全身大发作[12]。首次癫痫的平均年龄为（42±4）岁[13]。每年预测的癫痫发作风险为 1%～2%[13]。幕下 CCM，尤其是脑干 CCM，在病灶较小时即出现症状，通常表现为进行性神经功能障碍[14]。

尽管突发大出血是 CCM 最危险的并发症，但这种情况非常少见，预测年发生风险在 0.25%～6%[13]，每位患者表现的症状各不相同、病灶内部的特点也不同。通过常规影像学检查意外发现病灶或因为癫痫发作检查发现病灶的患者其出血风险最低（0.4%～2%）。一旦患者出现有症状的出血，那么其在今后数年中的年出血风险可达 5%[15]。出血风险同样与病灶的大小、位置和患者年龄有关。大的深部病灶相比小的浅表病灶更易出血，而年轻患者的出血风险高于年长患者。此外，有报道称怀孕期间的出血率更高[4]。

CCM 大出血通常会引起局灶性神经功能障碍。这些功能障碍通常在出血发生时最为明显，而随着血肿的机化和吸收，症状逐步好转。反复出血会导致神经功能障碍进行性加重并增加永久神经功能损害的风险[16]。

影像学表现

磁共振成像依然是筛查 CCM 的首选影像学方法。病灶的典型表现为 T1 和 T2 高低混杂信号，周围伴有血红蛋白分解产物沉积，这些产物根据出血时间不同可有高铁血红蛋白、含铁血黄素和铁蛋白。这些不同的成分使病灶具有了典型的桑葚样或爆米花样表现

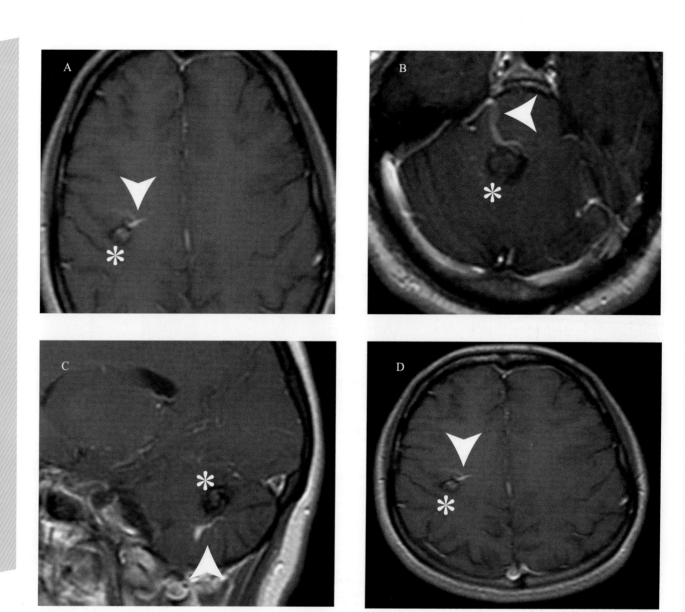

图 24.2 水平位（A、B、D）和矢状位（C）的锝增强磁共振成像（MRI）扫描显示海绵状血管瘤（星号）及伴发的静脉发育畸形（箭头）。这种是最常见的混合型脑血管病变。

伴有慢性出血引起的主要由含铁血黄素构成的暗晕（图 24.3）。

根据影像学特点，CCM 可分为四种类型，每种类型对应一种可以解释影像学表现的病理学特征。Ⅰ型病灶以孤立的亚急性出血为特征，会引起病灶周边含铁血黄素染色的巨噬细胞浸润和脑组织胶质增生，在病灶周围形成包膜，在 T2 加权成像上表现为低密度的晕圈。Ⅱ型海绵状血管瘤以反复出血为特征，通常出血和血栓形成分隔小腔，使其核心成分在 T1 和 T2 加权成像上表现为网格状混杂信号。Ⅲ型 CCM 影像学上表现为低密度晕圈包绕的低密度病灶，代表血肿慢性吸收后病灶内或病灶周围的含铁血黄素沉着。这类病灶在 MRI 梯度回波序列上也表现为特征性的

低密度。Ⅳ型病灶在 T1 或 T2 加权 MRI 上很难或完全不能显示，但在梯度回波序列上能够发现这类病灶，表现为小的点状低密度影。这一分类系统具有预后参考价值，93% 的 Ⅰ 型和 Ⅱ 型病灶会出现症状而只有 33% 的 Ⅲ 型和 Ⅳ 型病灶会有相关症状[17]。

计算机层析成像（CT）对 CCM 的诊断作用不大，病灶的 CT 表现大多没有特异性。CCM 通常表现为没有强化的质地不均的病灶，代表出血或钙化，也可表现为等密度或低密度囊性病灶，伴或不伴病灶结节。低密度区可随后出现在海绵状血管瘤周围，代表水肿、含铁血黄素，甚至萎缩[18]。CT 缺乏特异性表现突出了在 CCM 研究中应用影像学工具的重要性[18]。尽管如此，CT 仍是排除急性出血的理想工具。

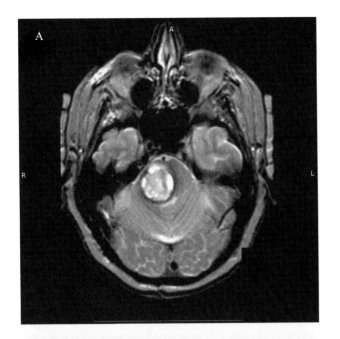
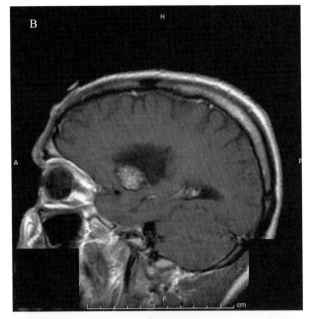
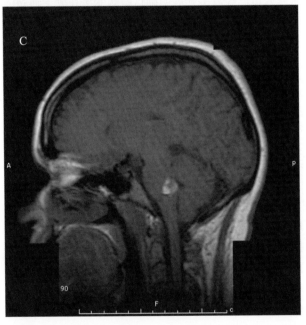
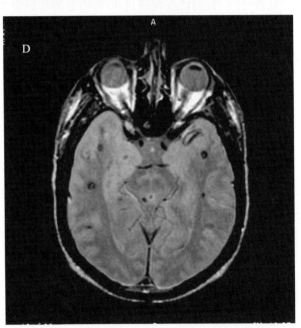

图 24.3　颅内海绵状血管瘤（CCM）的 MRI 特征。（A）水平位 T2 加权 MRI 显示大型脑桥 CCM 伴周边含铁血黄素沉着。（B、C）矢状位 T1 加权影像显示高密度幕上（B）和幕下（C）病灶。

血管造影对诊断的帮助同样有限，因为 CCM 通常在血管造影上不显影。一些病灶可能表现为微小的充盈，而较大的病灶在造影上可表现为无血供的占位[12]。但对于出血，血管造影很容易发现 DVM，一旦出现，医师应当警惕有合并 CCM 的可能。

遗传因素

尽管从最初发现开始，人们就已经认识到了 CCM 的遗传特性，但直到出现 MRI 检查，海绵状血管瘤的家族性特性才得到充分了解。通过对无症状病灶的筛查，MRI 能够显示该疾病在家族中的发病情况，由此可以对该疾病的遗传特性进行深入了解。目前已经确定家族性 CCM 的遗传方式是常染色体显性遗传伴差异表达，具有高外显率。

散发病例和家族性病例在病灶数量上的不同提示该疾病潜在的分子病理生理机制遵从 Knudson 的二次打击学说。按此学说，首次打击（突变）是遗传的而二次打击是获得性的，因此家族性病例发病较早、病情较重。

基因连锁分析发现 3 个位点的基因突变与 CCM 发生发展相关：染色体 7q（*CCM*1）、7p（*CCM*2）和 3q（*CCM*3）[19]。后续的克隆位点实验证实 Krev1 互联捕获蛋白 -1（*KRIT*1）为 *CCM*1 基因产物，*MGC*4607（或 malcavernin）为 *CCM*2 基因产物，程序性细胞死亡蛋白 -10（*PDCD*10）为 *CCM*3 基因产物。但请注意，虽然 96% 的家族性 CCM 患者存在上述三个基因的突变，但其余家族性患者可能存在第四种未知的致病基因[20]。

*KRIT*1 是第一个被发现的 CCM 基因，位于染色体 7q21，包含 16 个外显子编码由 736 个氨基酸组成的 *KRIT*1 蛋白。*KRIT*1 包含多个蛋白质 - 蛋白质相互作用区域，包括 3 个锚蛋白、1 个 FERM 和 3 个 NPXY 域，参与微管、整合素和其他细胞信号分子的结合[12]。目前已发现超过 90 种明显的移码突变或无义突变，引起终止子的提前插入，提示 *KRIT*1 蛋白功能缺失可能是 CCM 形成潜在的遗传机制。*KRIT*1 在脑内的神经元和星形细胞中存在表达，同样在多个器官的动脉内皮细胞和毛细血管中存在表达[21]。体内实验提示 *CCM*1 在血管生成中起关键作用。CCM1$^{-/-}$ 小鼠存在血管异常而不能存活，这是由于动脉成形障碍会导致死胎[22]。而尽管 CCM1$^{+/-}$ 小鼠表面上基本正常，但在缺乏 p53 功能的背景下，大约半数杂合子小鼠会出现类似海绵状血管瘤或毛细血管扩张症的脑内血管病变[23]。

*CCM*2 基 因 又 称 *MGC*4607 或 malcavernin。*MGC*4607 基因位于染色体 7p13，包含 10 个外显子，编码 *CCM*2 蛋白。同 *CCM*1 一样，大多数 *CCM*2 突变会导致蛋白质翻译提前终止，再次表明其功能缺失可能是潜在的遗传机制。*CCM*2 的表达分布与 *CCM*1 类似，位于神经元、星形细胞和动脉内皮。尽管 *CCM*2 的功能尚不完全清楚，但其与啮齿类动物中的 OSM 蛋白高度同源，此蛋白质与细胞外基质的渗透压和机械压力感受有关。对于人类而言，至少就目前所知，*CCM*2 似乎具有骨架蛋白的作用，通过 p38 信号通路传导环境压力的信息[24]。此外，体内实验提示 *CCM*2 具有强烈的血管生成作用，其依据在于 *CCM*2 基因敲除小鼠同 *CCM*1 突变小鼠类似，在胚胎期间就出现死亡。另外，大约 10%*CCM*2 杂合子小鼠会出现血管病变[25]。在 *CCM*2 突变的情况下，如果其抑制发生在内皮细胞则会导致心血管系统病理改变，而如果抑制发生于神经元或平滑肌细胞，则不会出现此病理改变[26]，该结果进一步支持 CCM 主

要是一种内皮细胞病变的假说。这些研究提示 *CCM*2 可以独立作用于内皮细胞，潜在地影响细胞间连接继而影响血管生成和完整性[26]。

最后，*PDCD*10 被证实为 *CCM*3 家族的起始基因。该基因位于染色体 3q26，包含 7 个外显子，编码具有 212 个氨基酸的蛋白质。与 *CCM*1 和 *CCM*2 类似，目前所鉴定的所有 *CCM*3 突变均为无义突变。有意思的是，*CCM*3 的表达分布和 *CCM*1 与 *CCM*2 一致，均表达于动脉内皮和神经元以及星形细胞中[27]。*CCM*3 的体外研究提示其为凋亡前蛋白质[28]。近期利用斑马鱼的体内实验显示 *CCM*3 参与血管形成，*CCM*3 基因敲除动物可见与 *CCM*1 和 *CCM*2 基因敲除动物相同的心血管扩张[29]。

三个 CCM 基因的明确以及其编码蛋白质功能的揭示为了解 CCM 的病理生理提供了空前丰富的信息，研究人员已经着手开展明确这些病变潜在分子通路的研究。进一步的 CCM 通路信号机制研究对 CCM 具有重大影响，在未来可能形成新的药物治疗原则。

治疗方案

CCM 的治疗方案包括期待治疗、药物治疗和手术切除。这些方案总结如下；但切记这些是总的指南，每位患者必须进行个体化考量。

期待治疗

CCM 的期待治疗由定期 MRI 随访构成，通常每 1～2 年一次。通过新旧影像的对比，明确病灶有无扩大或出血等改变，如果出现变化，讨论有无进行干预的必要。如果决定对患者进行期待治疗，一些患者和病灶的因素必须得到考虑。不适合手术治疗的患者包括老年患者和存在多系统并发症的患者，这类患者通常最适合期待治疗。但对于年轻的、健康状况较好的患者，治疗方案的选择更依赖病灶的位置和其引起的症状。手术风险较高的病灶通常会接受期待治疗，比如功能区的病灶，手术可能会损害神经功能。总体上，对无症状患者，尤其是确诊时已经高龄因而在生存期内手术获益有限的患者，应当进行期待治疗，而对于年轻有症状患者则应进行手术切除。最后，具有多个病灶的家族性患者通常接受期待治疗，只有在病灶引起明显症状时才考虑手术治疗。

药物治疗

CCM 的药物治疗既与期待治疗类似，包括常规的影像学检查，又额外地包含为缓解海绵状血管瘤引

起的症状而进行的药物治疗。但是，缓解症状的药物仅限于控制病灶引起癫痫的抗癫痫药物。这种治疗适用于海绵状血管瘤引起的继发性癫痫患者，且病灶由于出血风险低而无需手术治疗或病变部位不适合手术切除。多发海绵状血管瘤癫痫灶无法确定的患者以及多发癫痫灶无法手术干预的患者同样非常适合此项治疗。但是不是所有患者的癫痫均能通过抗癫痫药物得到控制，癫痫难以控制的患者应当考虑进行手术干预。

手术治疗

CCM 手术治疗的理想结果是完整切除病灶。作为海绵状血管瘤唯一的治愈手段，手术治疗对患者具有多个方面的好处。一旦完全切除病灶，不仅患者的出血风险即刻消除，癫痫通常情况下也会停止并且神经功能障碍在数周到数月内也会完全缓解。这些获益需要与手术本身的致残率和致死率进行权衡。因此，在做出手术治疗决定前，应当明确手术操作的风险，这种风险具有个体差异，与潜在的健康状况和病灶特点，主要是病灶位置相关。同时 CCM 切除后，预期生存时间内的获益也需要得到评估。对手术获益大于手术风险的患者应当进行手术治疗。

大多数手术病例的治疗决策是基于个体化评估做出的，但具有某些特性的病灶手术风险相对较低，因而这类病灶更适合手术治疗。这些特性之一就是病灶部位。孤立表浅的病灶除了全身麻醉的风险外，手术切除的风险极小，因此通常对这类病灶选择进行手术治疗。幕下病灶和紧邻功能区的病灶手术导致神经系统功能致残率高。而这类病灶本身的风险也较高，因为这些部位的大出血会导致灾难性的神经功能损伤。为减少这类病灶的手术风险，常规的做法是推迟手术直至病灶因反复出血而到达软脑膜表面。病灶至软脑膜表面的血肿腔为手术达到病灶提供了入路，有助于在切除病灶时降低手术致残率。

患者发病时的症状也是进行手术决策时需要考虑的一项重要因素。例如癫痫，是 CCM，尤其是幕上 CCM 常见的临床表现。如果癫痫无法通过药物进行控制，且明确癫痫由海绵状血管瘤病灶引起，这类病灶通常需要进行手术切除。

明显出血是另一项 CCM 的常见临床表现，幕上、幕下病变均可发生。对于幕上病变的急性出血，考虑到患者神经功能状态的恶化速度和可以预见的血肿引起的占位效应，通常会进行手术治疗。如果出血导致影像学检查无法鉴别是否存在 CCM 病灶，那么可以推迟手术，因为单纯的手术减压并非迫在眉睫。这类

患者可以有两种治疗选择：患者可以在出血后短时间内接受手术探查，或者继续期待治疗直至诊断明确。开颅手术风险高的患者适合期待治疗，MRI 随访从出血事件发生的 2～6 周后开始。幕下病灶出血同样推荐手术治疗，但是除非病情需要紧急处理，这类病灶应当在发生 2 次或以上出血后才考虑手术治疗。

尽管这些治疗推荐并不适合每一位患者，但这些建议为医师在考虑每一位患者的治疗方案时提供了指南。随着 CCM 研究的进一步深入以及新的治疗方法的开发，这些治疗建议可能会发生改变。但无论患者接受何种方式的治疗，都应当在医师的专业咨询下进行。咨询的内容包括告知患者哪些症状可能提示出血、指导患者合理用药以及避免使用可能导致严重出血的抗凝药物。育龄期女性应当告知其怀孕期间出血风险有可能增加[4]。

放射外科治疗还是显微外科手术治疗

放射外科治疗 CCM 目前仍存在争议[14]。由于放射外科治疗是手术以外 CCM 的唯一治疗手段，对病灶位于手术困难区域或不适合手术治疗的患者可以考虑使用放射外科治疗。但是由于目前没有影像学工具能够证实病灶完全闭塞[30]，因此不能证明这种治疗方法能够治愈该疾病。作为替代方案，放射外科治疗的有效性必须通过临床观察治疗后出血率变化来判定。尽管有研究报道放射外科治疗后病灶出血率降低[31, 32]，但同时也有一些研究，甚至包括上述部分研究本身报道治疗后并发症率上升，这些并发症包括永久神经功能障碍[33]。有一项研究中的患者由于放射外科治疗无法完全消除海绵状血管瘤而不得不接受手术切除[33]。此外，对手术前 1～10 年接受过放射外科治疗的病理标本进行组织学检验也证实病灶不能完全闭塞。事实上，既往接受过放射治疗的 CCM 标本的病理检验仅能发现纤维蛋白样坏死[34]。基于这些临床和病理结果，目前没有证据证实放射外科治疗是 CCM 有效治疗手段。

手术技巧

CCM 手术切除的目标是完全切除病灶同时最小限度地接触正常脑组织并保留不作为 CCM 引流静脉的相关静脉畸形的分支。为实现这一目标，术前或者有可能术中 MRI 检查都是必要的。术前 MRI 能够帮助制定手术入路使病灶得到最佳暴露。对于暴露脑组织后不能立刻显露病灶的患者，术中 MRI 的立体定向影像能够帮助定位病灶。术前功能性 MRI（fMRI）

数据可以结合立体定向影像进行融合注册，为幕上病灶患者的功能区皮质边界定位提供有用的术中信息。

CCM 一旦暴露，利用双极电凝烧灼病灶以进入并缩小病灶。海绵状血管瘤内经常可见急性、亚急性和慢性出血，应当用吸引器将这些出血从病灶内吸除。通常病灶外的胶质增生假包膜为术者提供了切除病灶的手术界面，通过这一界面在病灶周围进行操作，可以最终将 CCM 从周围组织上游离下来。如果病灶没有假包膜，那么畸形的毛细血管必须使用显微剥离子轻柔地从周围脑实质上游离下来，谨慎操作以避免对周边静脉畸形造成任何损害。最后，在关颅前，必须仔细检查手术侧有无卫星病灶和海绵状血管瘤残留。一经发现病灶，无论部位如何，都应进行电凝或切除，幕下病灶要适当注意手术安全。幕下手术时，如果对关颅检查时发现的病灶是否是海绵状血管瘤存在怀疑，宁可采取稳妥的方案仅切除明确与 CCM 相关的组织。同样的理念在切除含铁血黄素沉着脑组织时也同样适用。幕上病变周围的这些组织只要远离重要功能区，可以大胆地切除。而对于幕下病变，则需对每位患者逐一进行考量，决策一定程度上取决于患者有无癫痫史。切除所有 CCM 残留后，以常规方式关颅，患者转送至重症监护治疗病房。所有患者手术后短时间内应当复查 MRI。仔细审阅 MRI 以明确有无病灶残留，如果在手术可及的区域内发现残留海绵状血管瘤，则患者应当返回手术室切除残留病灶。如果证实病灶完全切除，则宣告患者得到治愈，今后不必再进行神经外科随访，除非患者出现症状提示切除不完全或出现新的病灶。

预后

接受 CCM 手术切除的患者通常预后良好，神经功能并发症率低，死亡率极低。不同患者手术治疗的风险各不相同，主要取决于病灶部位，幕上病灶的手术风险最低。由于癫痫是幕上海绵状血管瘤患者最常见的症状，多项研究分析了病灶切除后癫痫的转归。有一项研究中 168 名入选患者病灶得到了全切，是几项规模最大的研究之一。这项研究中，术后 3 年随访时，65% 的患者之前影响生活的癫痫得到治愈，其中一半至今仍完全没有再次癫痫发作。入选患者没有死亡病例，只有 12 名出现轻度术后神经功能障碍[35]。这些结果提示手术切除幕上 CCM 不仅是一种相对安全的 CCM 治疗方法，还能有效治疗大多数病灶引起的癫痫。

尽管通常幕下海绵状血管瘤的手术致残率和致死率高于幕上病灶，但对熟练的神经外科医师而言，手术切除病灶的获益仍高于其风险。一项纳入 100 名脑干海绵状血管瘤患者的回顾性研究显示，只有 12% 的病例会出现延续到术后的明显并发症，并且在 36 个月的随访时，只有 9% 的患者术后状态差于术前状态。相反，42% 的保守治疗患者 36 个月后神经功能状态出现损害[8]。这些结果提示即使幕下病灶的手术风险较大，手术治疗的长期获益仍高于保守治疗。尽管这些结果在制定患者理想的治疗方案时需要被考虑到，但每名患者的治疗方案必须根据各自的实际情况进行制定。

参考文献

[1] Clatterbuck RE, Eberhart CG, Crain BJ, Rigamonti D. Ultrastructural and immunocytochemical evidence that an incompetent blood-brain barrier is related to the pathophysiology of cavernous malformations. J Neurol Neurosurg Psychiatry 2001;71:188-192

[2] Tu J, Stoodley MA, Morgan MK, Storer KP. Ultrastructural characteristics of hemorrhagic, nonhemorrhagic, and recurrent cavernous malformations. J Neurosurg 2005;103:903-909

[3] Wong JH, Awad IA, Kim JH. Ultrastructural pathological features of cerebrovascular malformations: a preliminary report. Neurosurgery 2000;46:1454-1459

[4] Robinson JR, Awad IA, Little JR. Natural history of the cavernous angioma. J Neurosurg 1991;75:709-714

[5] Otten P, Pizzolato GP, Rilliet B, Berney J. 131 cases of cavernous angioma (cavernomas) of the CNS, discovered by retrospective analysis of 24535 autopsies. Neurochirurgie 1989;35:82-83, 128-131

[6] Giombini S, Morello G. Cavernous angiomas of the brain. Account of fourteen personal cases and review of the literature. Acta Neurochir (Wien) 1978;40:61-82

[7] Lonjon M, Roche JL, George B, et al. Intracranial cavernoma. 30 cases. Presse Med 1993;22:990-994

[8] Porter RW, Detwiler PW, Spetzler RF, et al. Cavernous malformations of the brainstem: experience with 100 patients. J Neurosurg 1999;90:50-58

[9] Abe T, Singer RJ, Marks MP, Norbash AM, Crowley RS, Steinberg GK. Coexistence of occult vascular malformations and developmental venous anomalies in the central nervous system: MR evaluation. AJNR Am J Neuroradiol 1998;19:51-57

[10] Clatterbuck RE, Moriarity JL, Elmaci I, Lee RR,

Breiter SN, Rigamonti D. Dynamic nature of cavernous malformations: a prospective magnetic resonance imaging study with volumetric analysis. J Neurosurg 2000;93:981-986

[11] Scott RM, Barnes P, Kupsky W, Adelman LS. Cavernous angiomas of the central nervous system in children. J Neurosurg 1992;76:38-46

[12] Simard JM, Garcia-Bengochea F, Ballinger WE Jr, Mickle JP, Quisling RG. Cavernous angioma: a review of 126 collected and 12 new clinical cases. Neurosurgery 1986;18:162-172

[13] Del Curling O Jr, Kelly DL Jr, Elster AD, Craven TE. An analysis of the natural history of cavernous angiomas. J Neurosurg 1991;75:702-708

[14] Bertalanffy H, Benes L, Miyazawa T, Alberti O, Siegel AM, Sure U. Cerebral cavernomas in the adult. Review of the literature and analysis of 72 surgically treated patients. Neurosurg Rev 2002;25:1-53, discussion 54-55

[15] Brown RD Jr, Flemming KD, Meyer FB, Cloft HJ, Pollock BE, Link ML. Natural history, evaluation, and management of intracranial vascular malformations. Mayo Clin Proc 2005;80:269-281

[16] Samii M, Eghbal R, Carvalho GA, Matthies C. Surgical management of brainstem cavernomas. J Neurosurg 2001;95:825-832

[17] Zabramski JM, Wascher TM, Spetzler RF, et al. The natural history of familial cavernous malformations: results of an ongoing study. J Neurosurg 1994;80:422-432

[18] Houtteville JP. The surgery of cavernomas both supra-tentorial and infra-tentorial. Adv Tech Stand Neurosurg 1995;22:185-259

[19] Dubovsky J, Zabramski JM, Kurth J, et al. A gene responsible for cavernous malformations of the brain maps to chromosome 7q. Hum Mol Genet 1995;4:453-458

[20] Labauge P, Laberge S, Brunereau L, Levy C, Tournier-Lasserve E. Hereditary cerebral cavernous angiomas: clinical and genetic features in 57 French families. Société Française de Neurochirurgie. Lancet 1998;352:1892-1897

[21] Guzeloglu-Kayisli O, Amankulor NM, Voorhees J, Luleci G, Lifton RP, Gunel M. KRIT1/cerebral cavernous malformation 1 protein localizes to vascular endothelium, astrocytes, and pyramidal cells of the adult human cerebral cortex. Neurosurgery 2004;54:943-949, discussion 949

[22] Whitehead KJ, Plummer NW, Adams JA, Marchuk DA, Li DY. Ccm1 is required for arterial morphogenesis: implications for the etiology of human cavernous malformations. Development 2004;131:1437-1448

[23] Plummer NW, Gallione CJ, Srinivasan S, Zawistowski JS, Louis DN, Marchuk DA. Loss of p53 sensitizes mice with a mutation in Ccm1 (KRIT1) to development of cerebral vascular malformations. Am J Pathol 2004;165:1509-1518

[24] Uhlik MT, Abell AN, Johnson NL, et al. Rac-MEKK3-MKK3 scaffolding for p38 MAPK activation during hyperosmotic shock. Nat Cell Biol 2003;5:1104-1110

[25] Plummer NW, Squire TL, Srinivasan S, et al. Neuronal expression of the Ccm2 gene in a new mouse model of cerebral cavernous malformations. Mamm Genome 2006;17:119-128

[26] Whitehead KJ, Chan AC, Navankasattusas S, et al. The cerebral cavernous malformation signaling pathway promotes vascular integrity via Rho GTPases. Nat Med 2009;15:177-184

[27] Tanriover G, Boylan AJ, Diluna ML, Pricola KL, Louvi A, Gunel M. PDCD10, the gene mutated in cerebral cavernous malformation 3, is expressed in the neurovascular unit. Neurosurgery 2008;62:930-938, discussion 938

[28] Chen L, Tanriover G, Yano H, Friedlander R, Louvi A, Gunel M. Apoptotic functions of PDCD10/CCM3, the gene mutated in cerebral cavernous malformation 3. Stroke 2009;40:1474-1481

[29] Voss K, Stahl S, Hogan BM, et al. Functional analyses of human and zebrafish 18-amino acid in-frame deletion pave the way for domain mapping of the cerebral cavernous malformation 3 protein. Hum Mutat 2009;30:1003-1011

[30] Kim DG, Choe WJ, Paek SH, Chung HT, Kim IH, Han DH. Radiosurgery of intracranial cavernous malformations. Acta Neurochir (Wien) 2002;144:869-878, discussion 878

[31] Hasegawa T, McInerney J, Kondziolka D, Lee JY, Flickinger JC, Lunsford LD. Long-term results after stereotactic radiosurgery for patients with cavernous malformations. Neurosurgery 2002;50:1190-1197, discussion 1197-1198

[32] Kondziolka D, Lunsford LD, Flickinger JC, Kestle JR. Reduction of hemor-rhage risk after stereotactic radiosurgery for cavernous malformations. J Neurosurg 1995;83:825-831

[33] Karlsson B, Kihlström L, Lindquist C, Ericson K, Steiner L. Radiosurgery for cavernous malformations. J

Neurosurg 1998;88:293-297

[34] Gewirtz RJ, Steinberg GK, Crowley R, Levy RP. Pathological changes in surgically resected angiographically occult vascular malformations after radiation. Neurosurgery 1998;42:738-742, discussion 742-743

[35] Baumann CR, Acciarri N, Bertalanffy H, et al. Seizure outcome after resection of supratentorial cavernous malformations: a study of 168 patients. Epilepsia 2007;48:559-563

第 25 章

颅内硬脑膜动静脉瘘

Brain J. Jian, Vineeta Singh, and Michael T. Lawton

■邹翔 译 ■李培良 校 ■毛颖 审

要点

◆ 硬脑膜动静脉瘘（DAVF）是一种颅内动静脉之间的异常连接。其中的动脉是硬脑膜的供血动脉，静脉或静脉窦则是包含在部分硬脑膜内，而不是脑实质内。硬脑膜动静脉瘘的血流动力学与脑动静脉畸形（AVM）相似：低阻力、高流量的动静脉短路，但破裂出血概率是脑动静脉畸形的 3～5 倍。

◆ 硬脑膜动静脉瘘是后天获得性疾病，由一些静脉病理改变引起：静脉回流受阻引起的静脉高压，会导致脑灌注不良进而引起静脉性缺血；血管生成因子如缺氧诱导因子 -1（HIF-1）和血管内皮生长因子（VEGF）代偿性释放；异常的血管生成最终导致 DAVF 形成、动静脉直接分流并进一步加重了原本的静脉高压（以上是血管生成理论假设）。

◆ Borden Ⅰ型 DAVF 直接顺向引流入相关的硬膜静脉窦或脑膜静脉；Borden Ⅱ型 DAVF 除了引流入静脉窦或脑膜静脉外，还有向皮质静脉的反流；Borden Ⅲ型 DAVF 完全向皮质静脉引流，没有静脉窦或脑膜静脉的引流。Borden Ⅱ型和Ⅲ型有较高的出血风险，这类患者常需要治疗。

◆ DAVF 可分为幕上型、幕下型和天幕型。幕上型 DAVF 包括矢状窦型、蝶顶窦型、筛骨型和颈内动脉海绵窦瘘；天幕型包括大脑大静脉型、直窦型、窦汇型、天幕窦型、岩上窦和天幕切迹型。幕下型包括横窦乙状窦型、边缘窦型和岩下窦型。

◆ DAVF 的手术步骤包括：沿动脉化的皮质静脉逆向找到 DAVF 病灶，通常使用夹闭或电凝瘘口静脉端的方法，于硬膜动脉和引流静脉间切断瘘口的动静脉连接。

硬脑膜动静脉瘘（dural arteriovenous fistulas, DAVF）是一种令广大学者十分感兴趣的病变。简单来说 DAVF 就是动静脉之间的异常连接。其中动脉是硬膜的供血动脉，引流静脉或静脉窦则包含在硬膜内。硬脑膜动静脉瘘的血流动力学与脑动静脉畸形（AVM）相似：低阻力、高流量的动静脉直接分流。这些血流动力学危险因素使 DAVF 和 AVM 一样具有破裂风险，且年破裂出血率是脑动静脉畸形的 3～5 倍。DAVF 与 AVM 的区别是 DAVF 的瘘口位于硬脑膜内，而不是脑实质内，且发病率只有 AVM 的 1/10。临床上可以观察到 DAVF 可以反复形成，而在动物模型中，可以通过颅内静脉高压诱导形成 DAVF，用于进一步实验研究。由于和 AVM 比较类似，DAVF 常常被误称为硬膜内的 AVM。但事实上 DAVF 并非一种先天的、由于胚胎时期结构发育不良产生的血管畸形，而是一种目前正逐渐被认识的后天获得性疾病。另一方面，由于和 AVM 在临床以及影像学表现上十分类似，DAVF 常常被误诊并错误治疗。在这一章，作者将回顾 DAVF 的发病机制、自然史、治疗选择及手术技巧。通常这类疾病可以通过介入、显微外科及其他辅助手段得到安全有效的治疗，但需要精确诊断并制定合理的治疗计划。

发病机制

关于硬脑膜动静脉瘘发病机制有许多假说，最常见的是由于受到某些始动因素影响，如静脉窦血栓，一些硬膜内内在的动静脉直接通道得到开放。病理及影像学研究也证实硬膜内的动静脉短路是 DAVF 的常规表现[1]。脑膜动脉与硬膜的外侧面或骨膜面形成了丰富的血管吻合网，包括动脉向颅骨发出分支、向硬膜发出小动脉、继发动脉吻合以及动静脉（AV）短路。硬膜内原有的动静脉通道对静脉压十分敏感，静脉窦压力的升高能够开放这些短路，继而产生动静脉直接沟通的血流。硬膜动脉的增粗可以出现在静脉窦血栓形成引起静脉窦闭塞的过程中，会使动静脉短路逐渐扩大，促进 DAVF 的形成。

另一种假设认为，DAVF 是由丧失自我调节能力的硬膜小动脉发展而来的[2]。在慢性静脉高压起始阶段，硬膜小动脉为了降低静脉压力反应性扩张，过度扩张的血管收缩肌失去调节能力，导致毛细血管连接转变成动静脉短路和 DAVF。这种假说也意味着硬膜内的血管管腔会由于静脉压力增高而丧失功能。同时动静脉短路的形成也通过正反馈效应加剧 DAVF 形成。

由静脉窦血栓引起的炎症反应是最早的关于 DAVF 发病机制的假说之一。通过血管造影对急性静脉窦血栓形成且没有 DAVF 的患者进行随访研究发现有静脉窦再通和新生 DAVF 形成现象。病理学研究也提示 DAVF 标本中有不同程度的炎症反应、血栓形成以及静脉窦再通。尽管在这些病例中人们很容易认为是炎症反应诱导了 DAVF 的形成，但静脉窦血栓形成并非罕见病，这部分患者发生 DAVF 的比例也很低。除此以外，动物模型也证实了单纯静脉窦血栓不足以促使 DAVF 形成，需同时伴有颅内静脉高压[3]。

通过对手术切除标本的观察可以发现在总体炎症反应和静脉窦血栓形成的基础上可见有血管新生活动，提示 DAVF 发病机制中存在血管生成[4]。血管生成假说认为 DAVF 的形成源于硬膜动脉与静脉窦之间的新生动静脉连接，而不是原有通路的开放或功能失调。起初，这些血管生成被认为是炎症的副产品，然而静脉窦血栓旁的炎性血管新生不能对并不少见的静脉窦血栓远隔部位的 DAVF 形成做出解释。

另一种血管生成假说认为，DAVF 是一种异常脑血流循环的产物。Lawton 等人在大鼠模型研究中发现，硬膜的血管生成活跃程度与静脉窦压力升高及血管造影提示 DAVF 形成相关，首次证实了静脉高压和非炎性血管生成的因果关系[5]。研究也观察到了随着静脉高压的缓解，DAVF 也会逐步消失。这一假说也认为静脉回流受阻引起的静脉高压会降低脑灌注，引起静脉性缺血。虽然血管生成的触发是一种代偿性反应，但过度的血管生成会导致 DAVF 形成。在该假说中，一旦动静脉短路形成，静脉高压则会加剧，并陷入恶性循环。

后续的研究在类似的动物模型[6-8]以及手术切除的病灶中[9]发现一些已知的血管生成因子，如血管内皮生长因子（VEGF）在星形细胞中表达明显增高。近来有研究显示，血管生成的上游调节因子——缺氧诱导因子 -1（HIF-1）在静脉高压存在时表达会迅速升高，主要分布于高压静脉窦旁的矢旁小静脉血管内皮细胞中[8]。这些发现明确了静脉高压和血管生成之间的联系，但更倾向于用血流动力学机制而非缺血机制解释（图 25.1）。尽管 DAVF 的发病机制还远没有阐明，但现有的证据已表明 DAVF 是一种获得性疾病，其临床病程会动态变化。

硬脑膜动静脉瘘形成的危险因素

根据 DAVF 的发病机制，颅内静脉血栓形成以及其相关诱因均是 DAVF 形成的危险因素。血栓形成的先天易感条件包括凝血 V 因子 Leiden 突变[10, 11]，MTHRF C677T 突变[12]以及凝血酶原基因 20210 突变[13]。同时存在 Leiden 突变和凝血酶原基因 20210 突变的患者，出现静脉血栓形成的风险比只存在单一因素患者高很多[14-16]。在 DAVF 患者中已报道有这些突变存在[17-20]，同时还有研究指出 DAVF 患者中凝血酶原基因 20210A 的突变率高于对照组[20]。按照作者的经验，1/3 的 DAVF 患者存在血栓形成倾向［凝血 V 因子 Leiden、MTHRF C677T 和（或）凝血酶原基因突变］[21]。此外，这类患者更容易出现静脉窦血栓形成或闭塞并伴有局灶性神经功能障碍。因此对于 DAVF 患者，作者常规进行凝血 V 因子 Leiden 和凝血酶原基因突变的检测，以帮助治疗可能的血栓性并发症。也有人建议通过监测血 D- 二聚体判定 DAVF 患者是否出现急性静脉血栓形成[22]。尽管作者十分关注脑静脉血栓形成及其在 DAVF 发病机制中的作用，但需要注意的是，仅有大约 20% 的 DAVF 患者血管造影提示有静脉闭塞。

脑外伤是造成 DAVF 最直接的原因，受伤时可出现诸如明显颅内异响的症状[23]，可以通过血管造影证实。最常见的外伤性动静脉瘘是颈内动脉与海绵窦

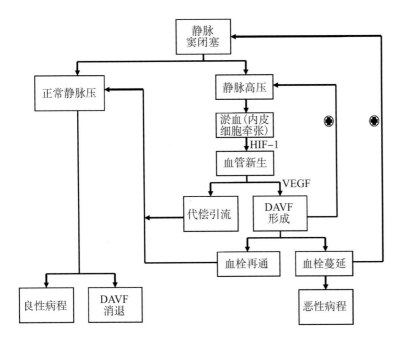

图 25.1　硬脑膜动静脉瘘（DAVF）发病机制中的血管新生假说的总结。静脉引流梗阻，如静脉窦血栓形成会在部分患者中引起静脉高压，导致脑循环淤滞和静脉内皮细胞牵张，缺氧诱导因子 -1（HIF-1）通路激活，VEGF 表达增高，血管新生开始，DAVF 形成，动静脉短路流入硬膜窦。静脉窦动脉化后会进一步加重静脉高压，也可能因为促进血栓蔓延而进一步加剧静脉引流梗阻的情况。这一恶性循环可使 DAVF 扩大，造成皮质静脉反流及恶性临床病程。与病理性血管新生不同，生理性的血管新生能够在阻塞的静脉窦周围形成代偿引流，缓解静脉淤血。因此，DAVF 若不合并静脉高压，则临床病程良好，甚至可能自发消退。EC：血管内皮细胞。

的直接沟通［颈内动脉海绵窦瘘（CCF），一般由颅底骨折、夹层动脉瘤破裂破入海绵窦、直接贯穿伤或医源性损伤（如经蝶窦手术、经皮三叉神经根毁损术或导管成形术等）导致］。脑外伤也可使大脑凸面、上矢状窦和横窦受累，外伤后 DAVF 的临床症状能够持续数周到数年。

颅脑手术也与 DAVF 发生相关，尤其是脑膜瘤切除术[24-26]。作者曾在一些脑室外引流术后或血管病变常规开颅手术后行血管造影评估动脉瘤夹闭或 AVM 切除程度时发现小的 DAVF 形成。这些 DAVF 通常是由于局部创伤产生，但也有远离手术部位的 DAVF 出现。

硬脑膜动静脉瘘在女性中更多见。依据作者 400 名患者的经验，女性约占 57%，男性占 43%。女性高发在颈内动脉海绵窦瘘（CCF）中更为明显（女：男＝7：1），提示了雌激素可能是 DAVF 发病的危险因素。但一些其他位置的 DAVF，如横窦 - 乙状窦 DAVF，女性更易发病的趋势较弱（2：1）[27, 28]，而筛骨 DAVF 则呈现男性高发的趋势。另外怀孕期间 DAVF 检出频率较高[29]，提示怀孕可能会促进女性 DAVF 的形成。大多数 DAVF 的女性患者在怀孕后期或围生期首次出现症状。有报告指出患有 DAVF 的女性在月经前症状会加重[30]，同时绝经后妇女的 DAVF 的发生率升高[31]，口服补充雌激素后 DAVF 消退[32]，这都提示雌激素在 DAVF 形成中的作用。但雌激素促进 DAVF 形成的具体风险仍未被证实。

其他少见的引起 DAVF 的因素还包括慢性中耳炎、高血压以及动脉发育不良（如 Ehlers-Danlos 综合征，Ⅳ型）、神经纤维瘤病和 Rendu-Osler-Weber 病。一些 DAVF 没有明确病因，被认为是自发形成的。

硬脑膜动静脉瘘的分类和自然史

目前已有多种分类方法可以帮助认识 DAVF 的不同解剖结构与生物学行为。Djindjian 和 Merland 首次提出一种依照瘘口数量、血流方向和静脉引流形式的分类系统。Congnard 此后又根据引流或反流情况将 DAVF 分为 5 型：顺向静脉窦引流型（Ⅰ型）、皮质静脉反流型（Ⅱ型）、逆向皮质静脉引流型（Ⅲ型）、逆向皮质静脉引流伴静脉曲张型（Ⅳ型）和脊髓静脉引流型（Ⅴ型）。加州大学旧金山分校（UCSF）分级法将 DAVF 分为 4 型：正常顺向静脉窦引流、不伴静脉狭窄或皮质静脉引流的 DAVF（Ⅰ型），同时存在顺向和逆向静脉窦引流、伴或不伴皮质静脉引流的 DAVF（Ⅱ型），同时有逆向静脉窦引流和皮质静脉引流的 DAVF（Ⅲ型），仅有逆向皮质静脉引流的 DAVF（Ⅳ型）。

众多的分类方法不仅没有简化，反而容易混淆对 DAVF 血管造影结果的分析。最终 Borden 分类法统一并简化了上述分类，成为 DAVF 最常用的分类系统[33]。Ⅰ型 DAVF 顺向引流入相关硬膜静脉窦或脑膜静脉；Ⅱ型 DAVF 引流入硬膜静脉窦或脑膜静脉，同时也有皮质静脉的反流；Ⅲ型 DAVF 完全向皮质静脉引流，没有静脉窦或脑膜静脉的引流。

　　该分类方法的目的在于鉴别高出血风险的DAVF，进而将其列为需要治疗的病例。Borden Ⅱ型和Ⅲ型DAVF患者出血风险较高，也倾向于实施治疗。除了帮助筛选出需要治疗的患者，Borden分级法提供了一套总体治疗指南：Ⅰ型DAVF采取动脉入路栓塞治疗的方法，如果需要保留静脉引流，则通过手术将静脉窦骨骼化。Ⅱ型DAVF的治疗方法是切断动脉化的皮质引流静脉并闭塞或切除静脉窦。Ⅲ型DAVF的治疗则是切断动脉化的皮质引流静脉。与脑AVM不同，DAVF并不需要切除，只需将引流静脉闭塞，这一步骤无需切除包含病灶的硬膜即可安全地完成。

临床表现

　　DAVF的病理结局包括瘘口处的静脉系统动脉化，导致静脉高压及淤血并引起脑缺血或破裂出血。有些DAVF的生物学行为良好，可以没有症状，因血管造影检查偶然被发现，或只有轻度头痛或瘘口湍流引起的轻度搏动性耳鸣。有些DAVF呈恶性生物学行为，表现为静脉性缺血导致的进行性神经功能障碍或颅内出血引起的急性功能障碍。DAVF相关的其他症状还有很多，包括复视、视野缺损、局灶性神经功能障碍、癫痫及进行性痴呆[34-39]。依据作者的资料，搏动性耳鸣、头痛和视觉功能异常是最常见的三个症状[21]。

　　DAVF症状的类型和严重程度与瘘口位置、引流静脉的解剖及对血流动力学的影响相关，血流动力学的改变由瘘口和静脉引流受损程度决定；但DAVF确切的发病机制尚没有得到充分研究，因而其与患者症状之间的联系也尚不明确[40-42]。伴有皮质静脉引流的DAVF年出血率约为19%；由出血导致的死亡及神经功能致残率为20%～30%。具有皮质静脉引流及病灶位于后颅窝是预测病灶出血的两个独立预测因子[21]。

　　DAVF患者发病的平均年龄为50～60岁，没有性别倾向，男性更易出血。非外伤性的脑出血（ICH）伴有蛛网膜下腔出血应注意排除DAVF[21]。女性DAVF患者相比男性患者更多地表现为搏动性耳鸣，而男性多表现为非外伤性脑实质内出血和蛛网膜下腔出血[21]。

硬脑膜动静脉瘘的类型

　　在作者手术治疗的81名DAVF患者中，有半数病灶位于天幕（表25.1）。作者将天幕DAVF分为6型：

大脑大静脉型、直窦型、窦汇型、天幕窦型、岩上窦型和天幕切迹型。因此作者认为DAVF并不应像其他颅内病变那样简单地常规分为幕上和幕下病变，而是应该分为幕上、天幕和幕下三类。

表25.1　12年间手术的硬脑膜动静脉瘘（DAVF）患者的病灶位置分布		
DAVF	**患者人数**	**%**
幕上		
上矢状窦	7	8.6
颈内动脉海绵窦瘘	1	1.2
筛骨	11	13.6
蝶顶窦	5	6.2
天幕		
大脑大静脉	7	8.6
直窦	14	17.3
窦汇	8	9.9
天幕窦	2	2.5
岩上窦	8	9.9
天幕切迹	2	2.5
幕下		
横窦乙状窦	13	16.0
边缘窦	3	3.7
岩下窦	0	0.0
合计	81	100.0

　　幕上型DAVF包括上矢状窦型、蝶顶窦型、筛骨型和颈内动脉海绵窦瘘。幕下型包括横窦乙状窦型、边缘窦型和岩下窦型。

　　DAVF按照发病率降序排列，最常见的三种类型依次为颈内动脉海绵窦瘘、横窦乙状窦型和上矢状窦型。但这些类型的DAVF普遍适合介入治疗。适合手术治疗的DAVF类型并非上述几个，按发病率降序排列，适合手术治疗的最常见的DAVF类型依次是直窦型、横窦乙状窦型和筛骨型。

幕上型硬脑膜动静脉瘘

颈内动脉海绵窦瘘

　　颈内动脉海绵窦瘘（CCF）是ICA、ECA或两者的任意分支与海绵窦之间的异常连接。CCF在血流动力学上有高低流量之分，解剖结构上有直接和间接之分。Barrow分型可将CCF分为4型：A型是海绵窦段 ICA 和海绵窦的直接沟通；B 型是 ICA 海绵窦段分支［如脑膜垂体干（MHT）或下外侧干］与海绵窦之间的硬脑膜动静脉瘘；C 型是 ECA 的脑膜分支［如脑膜中副动脉或咽升动脉（APA）］与海绵窦之间的硬脑膜动静脉瘘；D 型是 ICA 和 ECA 的海绵窦内分支均与海绵窦沟通的动静脉瘘。A 型 CCF 通常由颅脑外伤或海绵窦段 ICA 动脉瘤破裂引起。这类动静脉瘘通常流量高，由于眶部静脉性充血可伴有搏动性突眼，球结膜水肿，Ⅲ、Ⅳ、Ⅵ对颅神经麻痹以及罕见的青光眼和失明。B、C 和 D 型 CCF 通常自发出现或由轻微外伤导致，症状轻微，发病隐匿。这些间接性的 CCF 可以出现在各个年龄段，但一般 40 岁后的女性多见，可能与伴发的血管 Ehlers-Danlos 综合征、高血压、高凝状态或妊娠等其他因素有关[43,44]。有些病例的发病被推测可能是由先前无症状海绵窦血栓形成后血管再通过程中的异常血管连接形成导致[43]。

A 型 CCF 需要积极治疗以预防进行性视力下降、使难看的突眼复位或消除难以忍受的杂音或疼痛。介入治疗是其治疗手段，通过 ICA 内的微导管将可脱球囊在瘘口位置膨胀释放以闭塞瘘口。这类 CCF 也可以通过静脉入路使用微导管经颈外静脉或岩下窦在海绵窦内进行弹簧圈栓塞封闭瘘口。

海绵窦 CCF（B、C 或 D 型）呈良性自然病程，病变通常会自动消失。压颈疗法（清醒时每小时 3～4 次，每次 20 秒，使用对侧手）能够促使 DAVF 血栓形成。但此法对于存在高度颈动脉狭窄或溃疡型斑块患者是禁忌的。介入治疗的指征包括视觉功能障碍进行性加重、进行性眼压升高、突眼性复视、眼睑闭合不全伴角膜暴露或难以忍受的杂音。C 型和 D 型 CCF 的 ECA 供血动脉的栓塞比较安全，这类病变通过栓塞通常可以得到治愈。如病灶残留可通过静脉入路进行进一步栓塞治疗。B 型 CCF 的 ICA 供血动脉的超选比较困难并且栓塞治疗导致脑栓塞的风险较高，但这类 CCF 罕见。介入治疗失败、皮质静脉逆向引流未消除的难治性 CCF，需要手术治疗来闭塞静脉并切断瘘口（图 25.2）。

上矢状窦硬脑膜动静脉瘘

上矢状窦（SSS）DAVF 并不常见，但由于介入治疗困难，这类 DAVF 更倾向手术治疗。根据作者的数据，81 名 DAVF 患者中有 7 名（9%）为高风险上矢状窦 DAVF。这类病灶可伴有搏动性杂音、颅高压症状或静脉引流分流至海绵窦导致的海绵窦压力升高症状。静脉扩张或曲张形成以及病灶的占位效应可导致局灶症状，如局灶性癫痫或神经功能障碍。

上矢状窦 DAVF 可受脑膜中动脉或其分支供血。头皮动脉（如颞浅动脉或枕动脉）和皮质动脉也可参与供血。静脉引流主要通向 SSS，但 Borden Ⅱ 或Ⅲ级 DAVF 也通过凸面皮质静脉引流。通过动脉栓塞治疗上矢状窦 DAVF 方法简单，但由于来自脑膜的供血动脉众多导致其很难被治愈。介入方法同样很难治愈伴有皮质静脉引流的 DAVF，因为缺乏经静脉栓塞的路径。

需手术治疗的上矢状窦 DAVF 在手术时需行跨矢状窦和病灶的中线部位开颅。过矢状窦铣开骨瓣时需格外小心，应保护硬膜，尤其是老年患者有硬膜粘连时。可能需要做两个分离的骨瓣，第一个骨瓣先暴露同侧硬膜，将矢状窦从颅骨内板上游离下来，再跨中线铣下第二个骨瓣。动静脉瘘的手术方案主要根据 Borden 分级制定。Ⅰ 型上矢状窦 DAVF 治疗需将 SSS 广泛骨骼化，在保证静脉窦正常血流的同时切断供血动脉。Ⅲ 型上矢状窦 DAVF 应在动静脉瘘出矢状窦的静脉侧进行阻断，通常用动脉瘤夹夹闭静脉后用双极电凝烧灼之然后切断。Ⅱ 型上矢状窦 DAVF 采用静脉窦骨骼化和动脉化引流静脉切断联合的方式进行治疗。

蝶顶窦硬脑膜动静脉瘘

蝶顶窦 DAVF 通常比较少见，依据作者的资料约为上矢状窦 DAVF 的一半。同上矢状窦 DAVF 一样，蝶顶窦 DAVF 也由脑膜中动脉或其分支供血，静脉引流主要通向侧裂静脉，该静脉可向后汇入位于颞叶底部的 Labbe 静脉，或向上汇入 SSS。

病灶可通过标准翼点开颅暴露。依据作者的经验，这类病灶通常是 Borden Ⅲ 型病灶，治疗方法是在侧裂上方静脉自硬膜发出处单纯切断动脉化的引流静脉（图 25.3）。

筛骨硬脑膜动静脉瘘

筛骨 DAVF 位于前颅底，临近筛板，由筛前动脉供血，引流入额极皮质静脉。与其他 DAVF 不同，筛骨 DAVF 与静脉窦不相连，这种独特的解剖结构使之容易出血。

作者之前报道过 16 名筛骨 DAVF 患者，是病例数最多的一篇报道[45]。其中一半患者表现为出血，非出血患者的临床表现包括头痛，视力下降和嗅觉、味觉减退。男性发病较多，有 11 人，占 69%，平均年龄 62 岁。

供血的筛前动脉是眼动脉的分支，因此也是 ICA的分支。供血动脉可以是单侧（50%），也可以是双侧（50%）。ECA 的分支，颞浅动脉和颌内动脉也可

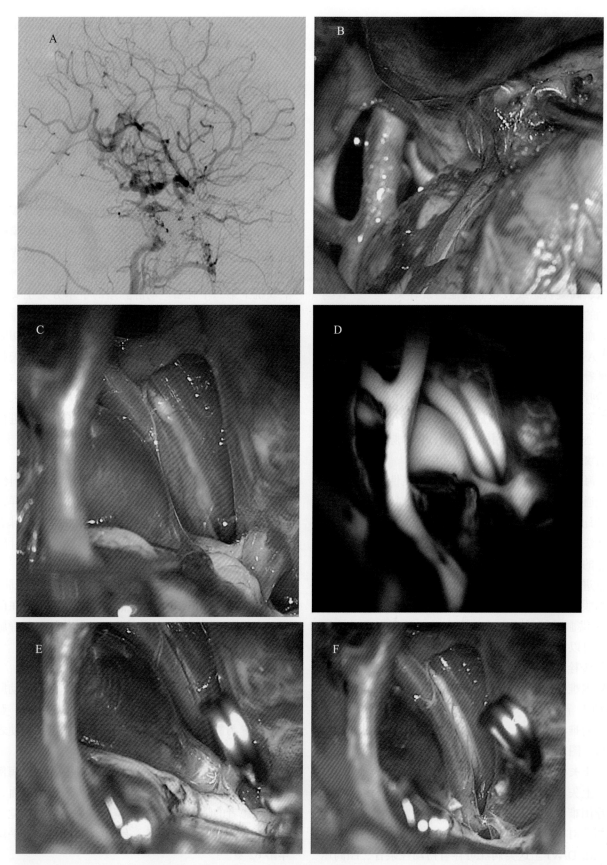

图 25.2 介入治疗失败的颈内动脉海绵窦瘘（CCF）示例。（A）8 岁女性，CCF 经多次弹簧圈栓塞治疗，但向 Rosenthal 基底静脉的深部静脉引流仍持续存在（右颈内动脉造影，侧位）。（B）右侧眶颧入路暴露海绵窦外侧壁，可见栓塞弹簧圈。（C）在天幕边缘发现动脉化的静脉。（D）吲哚菁绿血管造影证实了这一瘘口。（E）在 DAVF 引流静脉离开天幕的位置使用动脉瘤夹夹闭。（F）切断静脉。

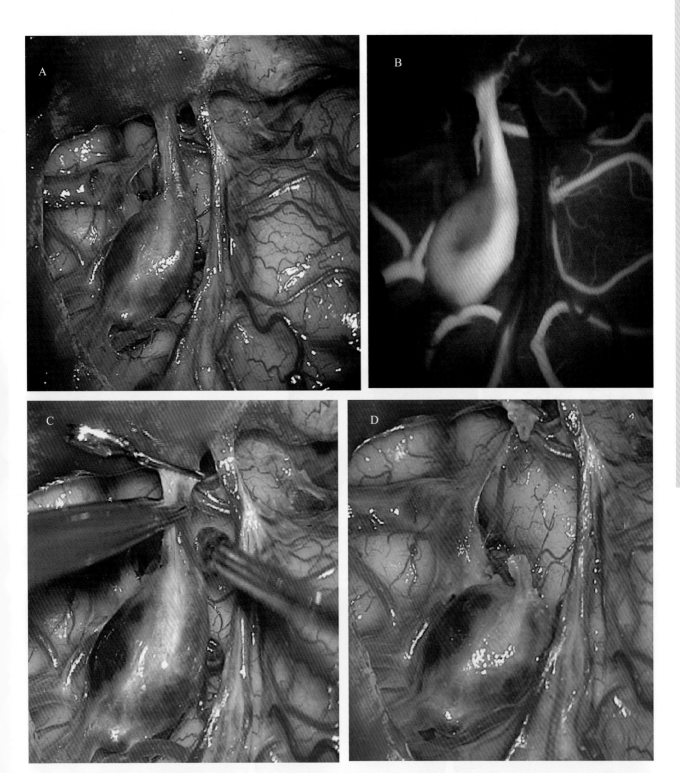

图 25.3　蝶顶窦 DAVF 示例。（A）标准左侧翼点入路暴露大脑侧裂，找到引流瘘口的动脉化的静脉。（B）吲哚菁绿血管造影证实瘘口。（C）在 DAVF 引流静脉离开翼点硬膜的位置使用动脉瘤夹夹闭。（D）切断静脉。注意曲张静脉的颜色立刻发生了改变，证实完全阻断。

参与供血。

有许多原因造成介入治疗没有在筛骨DAVF的治疗中得到广泛应用。第一，由于眼动脉和筛前动脉管腔较细、血管迂曲，导管超选进入这些动脉十分困难。第二，也是最重要的原因，假若栓塞了眼动脉的远端分支——视网膜中央动脉会造成患者失明。第三，和栓塞由ECA供血的其他DAVF不同，经ICA分支栓塞筛骨DAVF有栓塞剂反流入大脑血流循环的风险。这些阻碍使得大多数介入医师不敢治疗筛骨DAVF。关于介入治疗的预后已有相关报道，结果提示筛骨DAVF的介入治疗引起视力损害的风险较小，但后果严重。这种治疗方式很少能有效治愈动静脉瘘，往往还需要进行手术治疗。

筛骨DAVF的手术暴露需要采用经双额开颅的额下入路（图25.4）。患者取仰卧位，头略后仰，采用双额冠状皮肤切口，皮瓣游离后翻向下至颅底水平。

保留骨膜用以封闭开放的额窦。要理想地暴露筛骨DAVF，骨瓣的内侧缘应当位于上矢状窦上或跨过上矢状窦到达对侧。中线结构的暴露使硬膜能够剪开至上矢状窦边缘以便轻松地在纵裂内进行操作。骨瓣下缘应尽可能达到前颅底水平。跨中线开颅有时需要磨除中线处颅骨内板的骨崤。

由于大多数这类患者年龄较大、硬膜与颅骨粘连明显，自硬膜上游离骨瓣可能十分困难。对这部分患者，需要在上矢状窦边缘先切下一部分骨瓣，以便能够直视上矢状窦并将其从骨瓣上游离下来。中线处的额骨内板需要用磨钻磨平，这样可以增加前颅底的视野范围，避免牵拉额叶。

手术的关键步骤是切断穿过筛板周围硬膜的供血动脉和引流静脉之间的动静脉直接连接。皮质引流静脉由于汇入上矢状窦，可以在游离暴露病灶的过程中首先被发现，然后就可以沿此引流静脉逆行找到

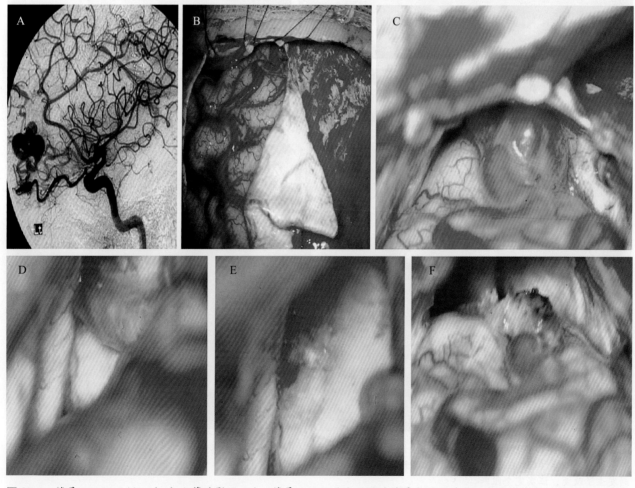

图25.4　筛骨DAVF示例。（A）血管造影显示这一筛骨DAVF是由眼动脉筛骨支供血（左颈内动脉造影，侧位）。（B）低位双额入路，去除下段额骨内板，广泛暴露前颅窝及纵裂，不牵拉额叶。（C）寻找瘘口的过程中会有曲张静脉干扰，需要小心处理。（D）沿筛板周围硬膜上的瘘口进一步向下寻找动脉化的静脉。（E）将引流静脉电凝后切断。（F）曲张静脉和引流静脉变暗，证实完全阻断。

DAVF。如果引流静脉发生曲张，那么在游离暴露过程中可以发现，这也是有出血史的患者典型的出血位置。在瘘口得到控制前，不应过多触碰或清除血肿以防曲张的静脉再出血。

前颅底和大脑镰硬膜大量动脉通常会汇入一根扩张的引流静脉。将此静脉电凝后切断，静脉相对独立。偶尔会有筛后动脉参与供血，其暴露受到额叶或曲张静脉的阻挡，但这不妨碍其参与形成动静脉瘘。如果在切断筛前动脉血供后于引流静脉处仍能观察到持续的动静脉分流，则应该自瘘口开始向远段游离引流静脉以进一步发现这些后方的供血动脉。静脉曲张的游离也正基于此，但不必将其切除。动静脉瘘累及的硬膜和颅骨也同样不必切除。

当 DAVF 被阻断后，血肿便可以完全清除，不必担心静脉曲张破裂出血。应尽量减少对嗅球和嗅束的触碰以保护嗅觉。如果额窦开放，则需要去除窦内黏膜并用吸收性明胶海绵填塞。用带蒂骨膜瓣覆盖额窦并将其与额底硬膜缝合以阻断其与颅内结构的沟通。磨平的骨瓣可以确保骨膜瓣充分覆盖额窦缺损。

依据作者的经验，手术切除筛骨 DAVF 的相关风险较低，没有造成失明的危险，且所有病例均得到治愈，大多数患者预后良好。正因如此，手术治疗仍是筛骨 DAVF 的首选治疗方案。

天幕硬脑膜动静脉瘘

天幕 DAVF 比较少见和凶险[46-52]。在对 1989 年前 377 名患者的一项荟萃分析中指出，天幕 DAVF 虽然较横窦乙状窦和海绵窦 DAVF 少见（8% 对 63% 和

12%），但其最易出现神经系统症状。有 97% 的天幕 DAVF 患者出现出血或进行性神经功能障碍[47]。天幕 DAVF 经常会出现出血相关的血管造影表现：经皮质或蛛网膜下腔静脉的逆向引流、经大脑大静脉的深部引流以及静脉曲张。因此，即使未发生出血，天幕 DAVF 一经诊断也需要积极治疗[50]。

天幕 DAVF 通过介入治疗很难治愈。病灶通常动脉血供丰富，包括来自 ICA 的脑膜动脉和椎动脉，比 ECA 来源的供血动脉更难超选并且更易引起脑梗死。经静脉入路进入天幕附近深部的病灶也较困难。天幕 DAVF 经常只向蛛网膜下腔的静脉引流而不汇入与其相关的静脉窦（Borden Ⅲ级），因而无法采用经静脉窦入路进行治疗[46]。因此与其他大多数 DAVF 不同，天幕 DAVF 需要显微外科手术治疗[48,53-60]。

作者根据解剖位置、硬膜基底位置、相关静脉窦情况以及静脉引流方向将天幕 DAVF 分为 6 型（图25.5）。大脑大静脉型 DAVF（1 型）位于天幕切迹后缘中线处，在大脑大静脉进入镰幕交界前缘时与之沟通，静脉引流可向幕、幕下或两者同时引流（图 25.6）。直窦 DAVF（2 型）沿镰幕交界中线分布，与直窦关系密切，经天幕下表面静脉引流。窦汇 DAVF（3 型）位于镰幕交界后缘中线处，与窦汇沟通，经幕上静脉引流。天幕窦 DAVF（4 型）位于天幕，与天幕窦沟通，经幕上引流至枕静脉。岩上窦 DAVF（5 型）位于外侧天幕与颅中窝硬膜交界处，与岩上窦沟通，向幕下引流入岩静脉及其分支。天幕切迹型 DAVF（6 型）位于天幕游离缘，没有明确相关的静

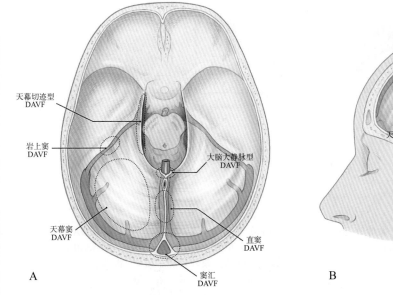
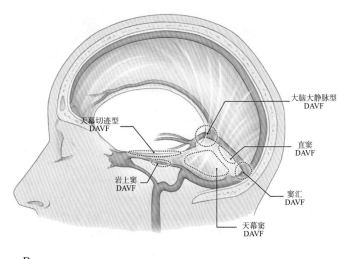

图 25.5　六型天幕动静脉瘘。（A. 水平位；B. 侧位）。

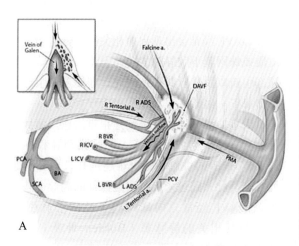

A

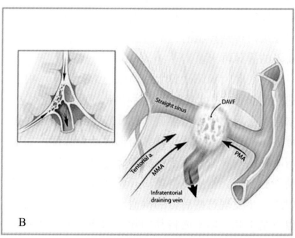

B

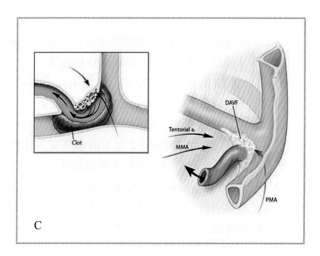

C

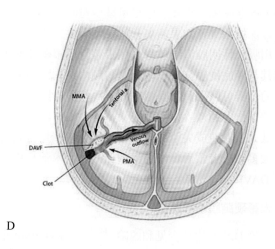

D

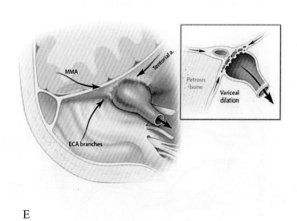

E

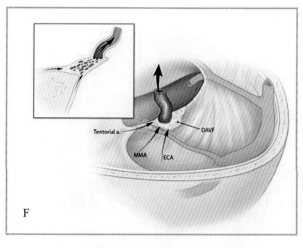

F

图 25.6 不同类型的天幕动静脉瘘的解剖。（A）大静脉 DAVF，1 型。（B）直窦 DAVF，2 型。（C）窦汇 DAVF，3 型。（D）天幕窦 DAVF，4 型。（E）岩上窦 DAVF，5 型。（F）天幕切迹 DAVF，6 型。a：动脉；ADS：Davidoff 和 Schecter 动脉；BA：基底动脉；BVR：Rosenthal 基底静脉；DAVF：硬脑膜动静脉瘘；ECA：颈外动脉；ICV：大脑内静脉；L：左；MMA：脑膜中动脉；PCA：大脑后动脉；PCV：小脑中央前静脉；PMA：脑膜后动脉；R：右；SCA：小脑上动脉；Vein of Galen：大脑大静脉（盖伦静脉）；Falcine a.：镰动脉；Tentorial a.：天幕动脉；Infratentorial draining vein：天幕下引流静脉；Clot：血块；Petrous bone：岩骨；Variceal dilation：静脉扩张；Straight sinus：直窦。

脉窦，向环池内或环池周围的幕上静脉引流。

大脑大静脉硬脑膜动静脉瘘

　　大脑大静脉 DAVF 是 6 类天幕 DAVF 中最复杂的一类。大脑大静脉区是颅内最深部的区域，大脑镰和天幕的交汇给手术造成恼人的障碍，阻挡视野；同时动脉血供来自各个方向，静脉引流通常难以分辨，尤其是出现静脉扭曲或曲张时。因此，只有通过后纵裂入路（图 25.7）才能完全暴露病灶[61]。患者取侧卧位，行窦汇区开颅，暴露上矢状窦、双侧横窦和窦汇。切开硬膜后，紧靠大脑镰的枕叶因重力作用而自然切开，纵裂也因而得以在不需要脑压板进行牵拉的情况下得到充分暴露（图 25.8）。在直窦上方切开大脑镰，同时平行于直窦切开双侧天幕。将直窦骨骼化后就可以通过这一单侧幕上开颅的方法做到双侧幕上幕下的同时暴露。由此就可以清楚地暴露四叠体池和环池内的动静脉瘘的前方解剖结构。

　　直窦的骨骼化同时也去除了大脑大静脉 DAVF 的供血动脉。切开天幕能阻断来自天幕动脉和 ECA 分支的动脉血供，而切开大脑镰能阻断脑膜中动脉（MMA）和大脑镰动脉的血供。枕动脉的血供在翻开皮瓣时就已经阻断了。脑膜后动脉（PMA）的血供可以在其枕下硬膜到窦汇的行程中将其切断。但闭塞动静脉瘘的目标需要通过阻断静脉引流来实现。因此切开硬膜的目的是为了拓宽后纵裂的空间、暴露大脑大静脉系统并分辨静脉解剖结构，而不是去除 DAVF 的动脉血供。

　　用动脉瘤夹将动静脉瘘的引流静脉夹闭后即可阻断瘘口，这需要对引流静脉进行细致的显微外科解剖游离。从后纵裂入路观察大脑大静脉和大脑内静脉是最清楚的，但大脑内静脉并不是动脉瘤夹所要放置的位置。静脉夹闭的位置通常选择在 Rosenthal 基底静脉和小脑中央前静脉，其暴露通常更为困难。Rosenthal 基底静脉可以通过在大脑内静脉外侧和下方的游离分离于环池内将其发现。小脑中央前静脉位于镰幕交界下的视野盲区，但这部分游离的硬膜可以大幅度移动以暴露小脑静脉。红色扩张的静脉表明是

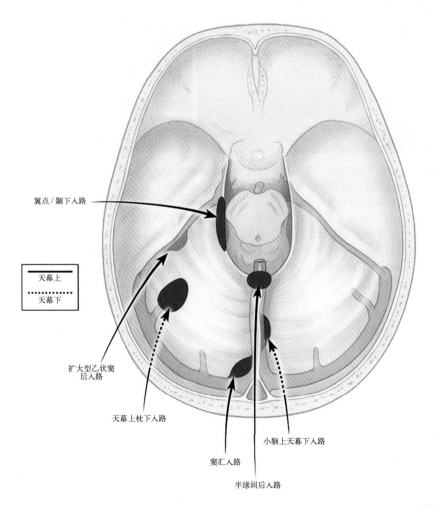

翼点 / 颞下入路

天幕上
天幕下

扩大型乙状窦后入路

天幕上枕下入路

窦汇入路

小脑上天幕下入路

半球间后入路

图 25.7 天幕 DAVF 手术入路总结。

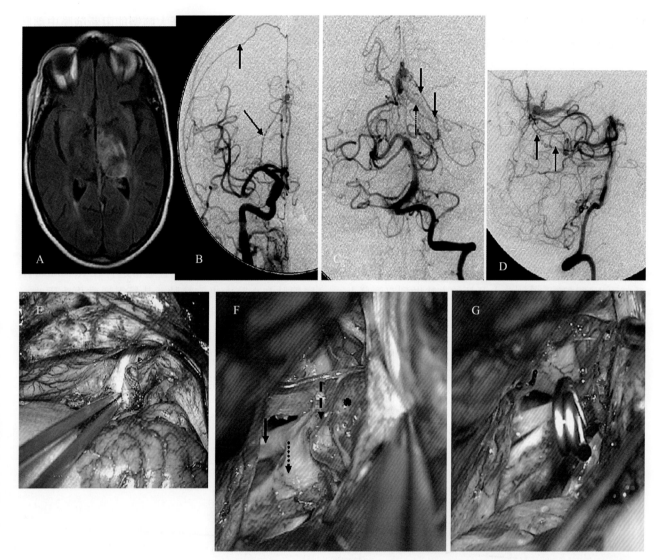

图25.8 大脑大静脉DAVF，1型。（A）颅脑水平位MRI，FLAIR序列显示左丘脑静脉反流引起的高信号，引流从瘘口向大静脉、左基底Rosenthal静脉、左大脑内静脉引流。（B）右颈内动脉血管造影（前后位）显示瘘口（红星号）的供血动脉来自右天幕动脉（虚线箭头）和脑膜中/大脑镰动脉（实线箭头）。（C）左椎动脉血管造影（C，前后位；D，侧位）显示瘘口（红星号）血供来自Davidoff和Schecter动脉（实线箭头），并向左侧Rosenthal基底静脉和大脑大静脉引流（虚线箭头）。（E）后纵裂入路手术的术中照片，患者取左侧卧位（左侧在下），重力牵开左枕叶，切开左天幕及大脑镰（双极电凝尖端）扩大暴露。（F）镰幕交界处脑膜的另一面，可见瘘口（黑星号）及大静脉丛（右侧Rosenthal基底静脉，实线箭头；右大脑内静脉，点状虚线箭头；Davidoff和Schecter动脉，短线虚线箭头）。（G）直窦已经闭塞，因此在大脑大静脉离开瘘口（红星号）的位置用动脉瘤夹进行阻断。

动静脉瘘的引流静脉；蓝色静脉提示是正常静脉。包含瘘口的硬膜与动脉化的引流静脉之间的非血管结构的连接在外观上并不明显。

是否运用动脉瘤夹取决于直窦的开放程度，后者必须通过术前血管造影明确。作者的病例研究中，所有的大脑大静脉DAVF都是Borden Ⅲ型，血流均逆向引流至大脑大静脉及分支。但不是所有大脑大静脉DAVF患者的直窦都是闭塞的，部分病例的直窦在血管造影的静脉期可见顺向血流。如果直窦仍然通畅，则需要保留大脑大静脉，只能夹闭动静脉瘘附属的分

支引流静脉而不是大脑大静脉。其他没有参与动静脉瘘的分支静脉能够继续顺行引流脑深部的循环血流。相反当直窦闭塞时，可以直接夹闭大脑大静脉来阻断静脉引流，这样通常不需要过多的游离工作并且静脉血管也易于辨认。

幕下小脑上入路是治疗大脑大静脉DAVF的另一选择。这种入路的好处在于当动静脉瘘向幕下的小脑静脉引流时，神经外科医师能够处于瘘口同侧天幕的位置。但天幕在大脑大静脉处陡峭的转折形成了一个空间狭小的隐窝，视野极其有限，且扩张并下垂的大

脑大静脉可能将整个狭小的空间充满。

直窦硬脑膜动静脉瘘

与大脑大静脉 DAVF 相比，直窦 DAVF 简单许多。病灶位置不深，且通常只有一根孤立的引流静脉。打开天幕下的天然蛛网膜界面可直接暴露直窦 DAVF，无需骨骼化静脉窦或游离静脉丛（图 25.6）。理想的手术入路是患者坐位下的经幕下小脑上入路。坐位使得小脑受重力影响自然牵开，从而打开蛛网膜界面有利于显露动静脉瘘，甚至因出血导致脑实质内血肿、

小脑肿胀的患者以及手术间隙狭小的患者也可以不受这些因素影响而得到充分暴露（图 25.9）。患者也可以采用俯卧位进行幕下小脑上入路手术，但需用到脑压板，有撕脱引流静脉的风险，在动静脉瘘暴露前引起动静脉瘘的大出血。神经外科医师常喜欢患者俯卧位，因为这样就能够坐着进行手术。但事实上患者坐位时，医师也能够坐着手术。患者坐位时背部垂直，头部前屈使天幕与地面平行。医师坐在可以转动的椅子上，由一个独立的与肩同高的臂托支撑肘部，用来

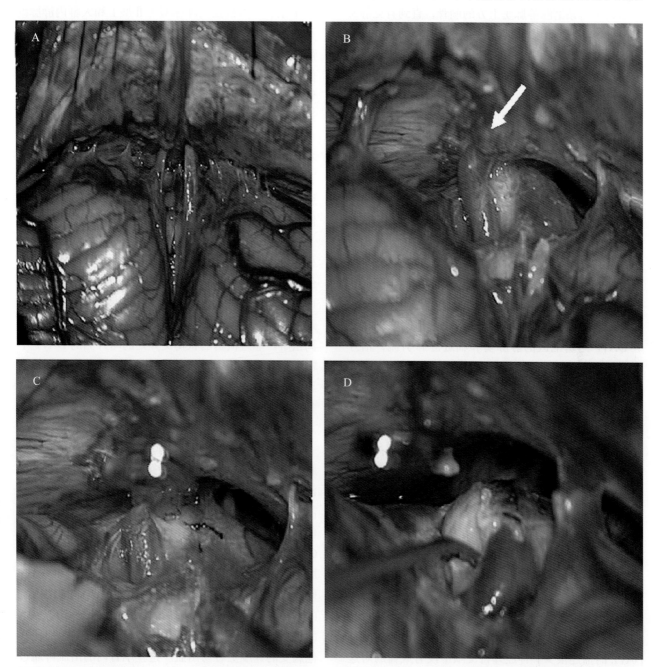

图 25.9　直窦 DAVF，2 型。这类 DAVF 由脑膜后动脉供血，引流静脉在小脑上表面、天幕尖端下方走行。（A）幕下小脑上入路的术中照片。患者取坐位，窦汇区硬膜向上牵拉缝合固定，小脑因重力向下牵拉，暴露天幕下界面。（B）可见引流瘘口的动脉化的静脉（箭头）离开硬膜，在大脑大静脉前方走行。（C）于引流静脉离开天幕的位置进行夹闭阻断。（D）切断瘘口。

放松胳膊，稳定双手。因为解剖游离和阻断瘘口通常比较简单，所以医师对这种一定程度上比较古怪的姿势也能够忍受。

枕下开颅应达到横窦和窦汇或以上，但无需暴露枕骨大孔。暴露窦汇的过程中磨除了阻挡幕下平面视野的骨嵴。硬膜撕裂或静脉窦损伤都十分危险，尤其是当患者采取坐位时。若有老年患者存在硬膜粘连，则跨窦铣开颅骨并不安全，可能需要先行枕下开颅，然后在直视下从颅骨内板剥离硬膜。另一种方式是用金刚石头磨钻磨除静脉窦上方的颅骨，直到看见静脉窦下缘。作者对 3 例 70 多岁的患者实施这种坐位开颅，均未发生静脉窦相关的并发症或气栓。窦汇暴露后，以横窦为基底掀开硬膜瓣，将硬膜钉缝于骨床缘以抬起窦汇。动脉化的引流静脉呈红色，可在小脑表面找到，沿此静脉逆行追踪便可找到瘘口；动脉化的静脉也可位于蛛网膜下腔，自硬膜向下引流。这些引流静脉管壁较厚呈白色，伴有红色的滋养血管。用动脉瘤夹在引流静脉出天幕的位置将其夹闭，然后电凝切断。

窦汇硬脑膜动静脉瘘

作者的研究中共有 8 例窦汇 DAVF 患者，病例数虽然很少，但 Borden Ⅱ型和 Borden Ⅲ型的此类患者在治疗方法上却有所不同。Ⅲ型窦汇 DAVF 完全向临近的静脉引流，因此只要在动脉化的静脉出窦时，简单夹闭即可。这些浅表的动静脉瘘通过俯卧位窦汇区开颅暴露，最低限度切开蛛网膜。相比之下，Ⅱ级 DAVF 向窦汇区的静脉窦和临近静脉引流，治疗反而相当困难。动脉化的引流静脉用与Ⅲ级相同的方式进行阻断，但流入窦汇的引流静脉却必须要牺牲一根主要的静脉窦后才能阻断。因此，在处理Ⅱ型窦汇 DAVF 时需要将窦汇骨骼化以便切断供血动脉[60]。

在窦汇区共有 8 个硬膜瓣可包含动脉血供：大脑镰、双侧天幕（2 个）、双侧枕部硬膜（2 个）、双侧枕下硬膜（2 个）和小脑镰。窦汇的完整骨骼化需要切断这 8 个硬膜瓣内的 12 处供血，即有 4 个硬膜瓣需要切断 2 处：枕部硬膜必须延横窦和矢状窦切开，天幕必须延直窦和横窦切开。窦汇区开颅可以暴露全部 8 个硬膜瓣，但沿直窦切开天幕时需要一定程度的额外牵拉。

天幕窦硬脑膜动静脉瘘

作者将天幕窦 DAVF 单独列出，但以往针对这种 DAVF 的描述很少。神经外科文献中没有成篇的对这类病灶的描述，因为天幕窦是一种隐匿的结构，虽然在 MRI 或血管造影上能够显示但经常被忽略。此外，天幕窦的解剖变异很大，使得难以将各种不同的天幕

窦 DAVF 归为同一类型。Rhoton 的团队[62]依据静脉分支的来源将天幕窦 DAVF 分为 4 型：大脑来源（Ⅰ型）、小脑来源（Ⅱ型）、天幕来源（Ⅲ型）和天幕切迹来源（Ⅳ型）。另一项依据 80 例尸检结果的研究中，Muthukumar 和 Palaniappan[63]指出 86% 的标本存在天幕窦，他们根据天幕窦的位置（内侧或外侧）和大小（小型或大型）将其分为 3 型。Miabi 等[64]利用增强 MRI 在 55 名患者中发现了 104 个天幕窦，随后制定了另外一种分类方法：枝状烛台样静脉型（Ⅰ型）、多根独立静脉型（Ⅱ型）和天幕内静脉湖型（Ⅲ型）。由于现有文献对这一精细且高度变异的静脉结构有着诸多不同的概念描述，目前显然无法明确天幕窦与天幕中线结构旁 DAVF 病灶间的关系。尽管在神经外科文献上无法找到关于天幕窦 DAVF 的描述，但最近的影像学文献却对此病变进行了报道[65]。

作者的病例组中发现的天幕窦 DAVF 与天幕窦是有关系的：所有病灶与其他硬膜窦都没有关联（例如直窦、岩上窦或横窦）；位于外侧的病灶，Labbe 静脉可能于颞叶和枕叶下方汇入天幕窦；而其他位于内侧的天幕窦 DAVF，其天幕窦在内侧存在变异。

Smith 和 Spetzler[66]针对颞叶后内侧病灶设计的枕下幕上入路可以用于暴露天幕窦 DAVF。相比俯卧位，作者更喜欢将患者放置于侧卧位，转动头部使其面朝地面。当动静脉瘘位于内侧时应采取窦汇区开颅，这样能使硬膜切开的范围更广，枕极也更容易充分游离松解。靠近横窦乙状窦交界处的略外侧的 DAVF 不需要暴露中线结构，只需采用单侧的颞枕部开颅暴露至横窦或横窦以下即可。在引流静脉自天幕发出处将其阻断。

岩上窦硬脑膜动静脉瘘

岩上窦 DAVF 向天幕下引流入岩静脉（Dandy 静脉），因此扩大的乙状窦后入路是理想的开颅选择[67]。没有必要采用更激进的经岩骨入路，因为阻断瘘口只需暴露引流静脉。患者取侧卧位，头轻微侧向地面，使得天幕与岩骨之间夹角的视野更佳。作者采取耳后 C 型切口形成皮瓣，少量磨除乳突后部，使用金刚砂磨钻骨骼化乙状窦，卸下骨瓣，作者倾向于将其保留。硬膜向前翻向乙状窦。这样操作能够暴露得比传统的不暴露乙状窦的乙状窦后入路更好[67]。来自 ECA 的供血动脉穿过乳突和岩骨，使得开颅磨除骨质比其他病变的开颅更容易出血。这些颅骨内的出血可通过骨蜡或金刚砂磨头控制。

如果动静脉瘘破裂，小脑肿胀，应在硬膜剪开时迅速从枕大池释放脑脊液以松弛小脑。从小脑脑桥角

进行显微游离能够找到动脉化的岩静脉，此静脉通常由于动静脉瘘的高流量而形成曲张（图 25.10）。动脉夹的放置应尽可能靠近岩骨硬膜，但也不能过于贴近以防瘤夹颚部闭合时撕裂静脉。瘘口阻断后，动脉瘤夹远端的引流静脉颜色应该变暗。曲张的引流静脉有时会将内侧一根额外的向脑干引流的静脉遮挡，因此应当将曲张静脉游离并仔细检查其内侧面。依据作者的经验，半数岩上窦 DAVF 为 Borden II 级，向内侧引流入岩上窦。岩静脉引流被阻断后，如岩上窦未被阻断，则会形成低风险的动静脉瘘残留（Borden I 型），作者的病例中就有 1 例患者发生这样的情况。

天幕切迹硬脑膜动静脉瘘

天幕切迹 DAVF 是另一种天幕 DAVF 类型，同样没有很确切的文献报道。Picard 等[68] 提出一种"边缘型天幕窦"的概念，这种静脉窦位于天幕切迹的游离缘，比较少见，接受 Rosenthal 基底静脉和中脑外侧静脉分支的回流[50]。作者猜测天幕切迹 DAVF 与天幕边缘窦有沟通，但因为这两者均较少见导致了两者间的关系并不明确。在作者的大量实践中，这种类型的 DAVF 最少见，仅有 2 例。

天幕切迹 DAVF 和天幕窦 DAVF 类似，因为均与天幕内部的静脉窦有关，解剖变异都较大，且都向幕上引流。但是因为手术入路不同，作者将两者区分开来。天幕窦 DAVF 位于枕下，经窦汇或枕部开颅。相比之下，天幕切迹 DAVF 需要更靠前的岩骨－侧裂入路或颞下外侧入路开颅。依据作者的经验，天幕切迹 DAVF 的静脉引流向后汇入大脑大静脉系统，但瘘口位置非常靠前，位于颞叶钩回或 ICA 床突上段水平。天幕切迹 DAVF 同样靠近岩上窦，可能被误诊为岩上窦 DAVF。但岩上窦 DAVF 使用的扩大乙状窦后入路暴露的天幕面是天幕切迹 DAVF 所在位置的反面，即使切开天幕也难以暴露病灶。因此，天幕切迹 DAVF 容易误诊，应在术前仔细分析血管造影中的静脉引流模式，以明确病灶类型即其在天幕切迹的位置。作者

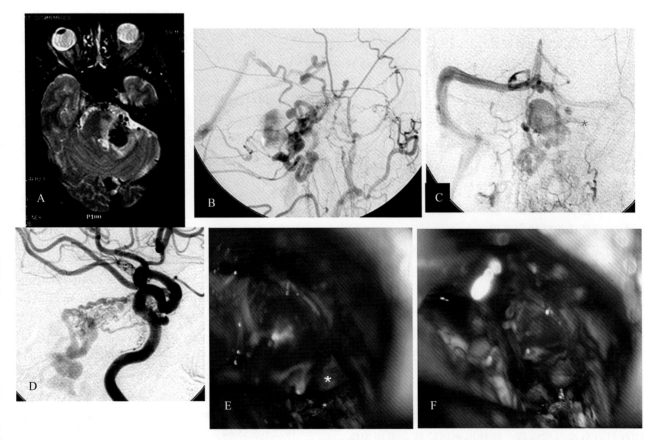

图 25.10 岩上窦 DAVF，5 型。（A）脑 MRI 水平位，T2 序列显示左小脑脚血肿，周围水肿，扩张的引流静脉位于小脑脑桥角。（B）左侧颈外动脉血管造影，侧位显示瘘口（红星号）由脑膜中动脉和颅骨内的穿支血管供血。（C）血管造影静脉期，前后位显示瘘口由扭曲曲张的椎静脉引流。（D）左侧颈内动脉血管造影（侧位）显示由天幕动脉向瘘口（红星号）供血。（E）扩大乙状窦后入路术中照片，患者取右侧卧位（右侧在下），硬膜向横窦乙状窦翻开，暴露岩骨与天幕之间的夹角。岩骨天幕结合处可见动静脉瘘的引流静脉（白星号）。（F）用动脉瘤夹夹闭引流静脉关闭瘘口。

猜测一些手术治疗困难的岩上窦 DAVF 是因为没有意识到岩上窦 DAVF 与天幕切迹 DAVF 的区别，对天幕切迹 DAVF 采取了错误的幕下入路。

天幕下硬脑膜动静脉瘘

横窦乙状窦硬脑膜动静脉瘘

横窦乙状窦 DAVF 是第二位最常见的 DAVF，在 402 名患者中有 142 名，占 35%。这类 DAVF 的主要症状是搏动性杂音、头痛、视觉损害、癫痫和出血。在低流量、无皮质静脉引流的低风险 DAVF 中，搏动性杂音是唯一症状。而在高流量、伴皮质静脉反流的 DAVF 中，静脉高压会产生颅内压升高、静脉性缺血、局灶性神经功能障碍和癫痫等症状。

横窦乙状窦 DAVF 首选介入治疗。单独经静脉或动脉操作或联合操作均可。单纯介入治疗的瘘口阻断率很高，依据作者的记录仅 13 名患者需要进一步手术治疗。这些患者主要是 Borden Ⅲ 型 DAVF 患者，经动脉栓塞后病灶残留但没有合适的静脉入路进行进一步介入治疗。横窦乙状窦 DAVF 可经扩大乙状窦后入路开颅，用金刚砂磨头广泛暴露横窦乙状窦交界处，方法同先前描述的岩上窦 DAVF 开颅类似。打开硬膜找到动脉化的引流静脉，将其夹闭并电凝切断。Borden Ⅱ 型的病灶还需要骨骼化横窦、乙状窦和岩上窦。Borden Ⅰ 型患者可保守治疗。

边缘窦硬脑膜动静脉瘘

边缘窦 DAVF 位于枕骨大孔，环绕延颈髓交界流入颈静脉或乙状窦。边缘窦 DAVF 受椎动脉分支供血，包括脑膜后动脉和椎动脉干的直接分支。椎动脉的提肌分支及颈外动脉分支也可参与供血。这类 DAVF 比较少见，患者多以出血、静脉高压或扩张静脉引起的延髓或脊髓压迫症状为表现。

边缘窦 DAVF 适合经动脉或静脉入路介入治疗。单纯介入治疗的闭塞率较高。根据作者的记录，只有 3 名患者需要继续手术治疗。这类 DAVF 需行远外侧入路开颅暴露。打开硬膜的同时通常切断了脑膜后动脉的血供。这种入路能够暴露椎动脉，帮助找到其他蛛网膜下腔段来源的供血分支。动脉化的静脉可在其出枕骨髁硬膜时夹闭、电凝并切断。

岩下窦硬脑膜动静脉瘘

岩下窦 DAVF 罕见。通常没有软脑膜静脉的引流，因此具有良性自然病程。病灶出血风险低，表现为疼痛和颅神经病变。治疗方面倾向于保守，当需要干预时，介入治疗成功率较高。作者没有遇到过需要手术治疗的此类病例。

治疗决策

这类临床表现和自然史多变的疾病做出临床治疗决策时需要个体化分析。由于缺乏详尽的自然史资料，这类疾病是否采取干预治疗常取决于神经症状的轻重和血管造影的特征。近期文献指出有皮质静脉反流和位于后颅窝的 DAVF 应积极治疗，以预防出血[21]。除了出血风险，CT、MRI 和 SPECT 研究发现静脉高压也可导致慢性神经病理生理病变。但许多医师只知道根据出血风险做出临床治疗决策，而对这类损害知之甚少，常不重视。

血管造影是 DAVF 传统的诊断方法，可根据静脉引流的类型将 DAVF 分为高危组和低危组。尽管血管造影对 DAVF 的位置、血供和引流都有很好的呈现，但其对脑灌注的评估较粗略。PET 扫描已经被用于评价 DAVF 患者的血流动力学和脑代谢[69]，但这种检查设备并不普及。常规的 MRI 检查，包括 MRA 能够显示出增厚的硬膜供血动脉以及扩张的皮质静脉，甚至会有因静脉性缺血造成的半球信号改变，但不能直接评估脑灌注的改变。流体敏感增强 MRI 可显示急性缺血性卒中的脑灌注改变的特征性表现，可作为 DAVF 诊断的参考。有初步的证据指出 MRI 灌注也有助于评估 DAVF[70]。CT 灌注成像对于评估 DAVF 患者脑血流动力学异常可能是最简单有效的。该检查很容易进行且速度快，对于 DAVF 引起的静脉高压或静脉缺血有很明显的异常改变。这些脑灌注的数据为评估静脉高压和静脉性缺血的程度提供了方法，为个体化治疗提供了除出血风险以外的依据。

参考文献

[1] Kerber CW, Newton TH. The macro and microvasculature of the dura mater. Neuroradiology 1973;6:175-179

[2] Terada T, Tsuura M, Komai N, et al. The role of angiogenic factor bFGF in the development of dural AVFs. Acta Neurochir（Wien）1996;138:877-883

[3] Herman JM, Spetzler RF, Bederson JB, Kurbat JM, Zabramski JM. Genesis of a dural arteriovenous malformation in a rat model. J Neurosurg 1995;83:539-545

[4] Houser OW, Baker HL Jr, Rhoton AL Jr, Okazaki H. Intracranial dural arteriovenous malformations. Radiology 1972;105:55-64

[5] Lawton MT, Stewart CL, Wulfstat AA, Derugin N, Hashimoto T, Young WL. The transgenic arteriovenous fistula in the rat: an experimental model of gene therapy for brain arteriovenous malformations. Neurosurgery

2004;54:1463-1471, discussion 1471

[6] Shin Y, Nakase H, Nakamura M, Shimada K, Konishi N, Sakaki T. Expression of angiogenic growth factor in the rat DAVF model. Neurol Res 2007;29:727-733

[7] Shen F, Fan Y, Su H, et al. Adeno-associated viral vector-mediated hypoxia-regulated VEGF gene transfer promotes angiogenesis following focal cerebral ischemia in mice. Gene Ther 2008;15:30-39

[8] Zhu Y, Lawton MT, Du R, et al. Expression of hypoxia-inducible factor-1 and vascular endothelial growth factor in response to venous hypertension. Neurosurgery 2006;59:687-696, discussion 687-696

[9] Uranishi R, Nakase H, Sakaki T. Expression of angiogenic growth factors in dural arteriovenous fistula. J Neurosurg 1999;91:781-786

[10] Deschiens MA, Conard J, Horellou MH, et al. Coagulation studies, factor V Leiden, and anticardiolipin antibodies in 40 cases of cerebral venous thrombosis. Stroke 1996;27:1724-1730

[11] Ridker PM, Miletich JP, Stampfer MJ, Goldhaber SZ, Lindpaintner K, Hennekens CH. Factor V Leiden and risks of recurrent idiopathic venous thromboembolism. Circulation 1995;92:2800-2802

[12] Boncoraglio G, Carriero MR, Chiapparini L, et al. Hyperhomocysteinemia and other thrombophilic risk factors in 26 patients with cerebral venous thrombosis. Eur J Neurol 2004;11:405-409

[13] Reuner KH, Ruf A, Grau A, et al. Prothrombin gene G20210 → A transition is a risk factor for cerebral venous thrombosis. Stroke 1998;29:1765-1769

[14] Zöller B, García de Frutos P, Hillarp A, Dahlbäck B. Thrombophilia as a multigenic disease. Haematologica 1999;84:59-70

[15] Martinelli I, Landi G, Merati G, Cella R, Tosetto A, Mannucci PM. Factor V gene mutation is a risk factor for cerebral venous thrombosis. Thromb Haemost 1996;75:393-394

[16] De Stefano V, Martinelli I, Mannucci PM, et al. The risk of recurrent deep venous thrombosis among heterozygous carriers of both factor V Leiden and the G20210A prothrombin mutation. N Engl J Med 1999;341:801-806

[17] Kraus JA, Stüper BK, Nahser HC, Klockgether T, Berlit P. Significantly increased prevalence of factor V Leiden in patients with dural arteriovenous fistulas. J Neurol 2000;247:521-523

[18] Singh V, Meyers PM, Halbach VH, et al, Dural arteriovenous fistula associated with prothrombin gene mutation. J Neuroimaging 2001;11:319-321

[19] Kraus JA, Stüper BK, Berlit P. Association of resistance to activated protein C and dural arteriovenous fistulas. J Neurol 1998;245:731-733

[20] Gerlach R, Yahya H, Rohde S, et al. Increased incidence of thrombophilic abnormalities in patients with cranial dural arteriovenous fistulae. Neurol Res 2003;25:745-748

[21] Singh V, Smith WS, Lawton MT, Halbach VV, Young WL. Risk factors for hemorrhagic presentation in patients with dural arteriovenous fistulae. Neurosurgery 2008;62:628-635, discussion 628-635

[22] Izumi T, Miyachi S, Hattori K, Iizuka H, Nakane Y, Yoshida J. Thrombophilic abnormalities among patients with cranial dural arteriovenous fistulas. Neurosurgery 2007;61:262-268, discussion 268-269

[23] Chaudhary MY, Sachdev VP, Cho SH, Weitzner I Jr, Puljic S, Huang YP. Dural arteriovenous malformation of the major venous sinuses: an acquired lesion. AJNR Am J Neuroradiol 1982;3:13-19

[24] Feldman RA, Hieshima G, Giannotta SL, Gade GF. Traumatic dural arteriovenous fistula supplied by scalp, meningeal, and cortical arteries: case report. Neurosurgery 1980;6:670-674

[25] Nabors MW, Azzam CJ, Albanna FJ, Gulya AJ, Davis DO, Kobrine AI. Delayed postoperative dural arteriovenous malformations. Report of two cases. J Neurosurg 1987;66:768-772

[26] Watanabe A, Takahara Y, Ibuchi Y, Mizukami K. Two cases of dural arteriovenous malformation occurring after intracranial surgery. Neuroradiology 1984;26:375-380

[27] Fermand M, Reizine D, Melki JP, Riche MC, Merland JJ. Long term follow-up of 43 pure dural arteriovenous fistulae (AVF) of the lateral sinus. Neuroradiology 1987;29:348-353

[28] Houser OW, Campbell JK, Campbell RJ, Sundt TM Jr. Arteriovenous malformation affecting the transverse dural venous sinus-an acquired lesion. Mayo Clin Proc 1979;54:651-661

[29] Toya S, Shiobara R, Izumi J, Shinomiya Y, Shiga H, Kimura C. Spontaneous carotid-cavernous fistula during pregnancy or in the postpartum stage. Report of two cases. J Neurosurg 1981;54:252-256

[30] Lasjaunias P, Halimi P, Lopez-Ibor L, Sichez JP, Hurth M, De Tribolet N. Endovascular treatment of pure spontaneous dural vascular malformations. Review of 23 cases studied and treated between May 1980 and October 1983. Neurochirurgie 1984;30:207-223

［31］Ohta T, Kajikawa H. Dural arteriovenous malformation (author's transl.). Neurol Med Chir (Tokyo) 1978;18:439-472

［32］Lasjaunias P. Surgical neuroangiography: search for a speciality. AJNR Am J Neuroradiol 1987;8:581-582

［33］Borden JA, Wu JK, Shucart WA. A proposed classification for spinal and cranial dural arteriovenous fistulous malformations and implications for treatment. J Neurosurg 1995;82:166-179

［34］Lasjaunias P, Chiu M, ter Brugge K, Tolia A, Hurth M, Bernstein M. Neurological manifestations of intracranial dural arteriovenous malformations. J Neurosurg 1986;64:724-730

［35］Datta NN, Rehman SU, Kwok JC, Chan KY, Pooh CY. Reversible dementia due to dural arteriovenous fistula: a simple surgical option. Neurosurg Rev 1998;21:174-176

［36］Matsuda S, Waragai M, Shinotoh H, Takahashi N, Takagi K, Hattori T. Intracranial dural arteriovenous fistula (DAVF) presenting progressive dementia and parkinsonism. J Neurol Sci 1999;165:43-47

［37］Tanaka K, Morooka Y, Nakagawa Y, Shimizu S. Dural arteriovenous malformation manifesting as dementia due to ischemia in bilateral thalami. A case report. Surg Neurol 1999;51:489-493, discussion 493-494

［38］Yamakami I, Kobayashi E, Yamaura A. Diffuse white matter changes caused by dural arteriovenous fistula. J Clin Neurosci 2001;8:471-475

［39］Bernstein R, Dowd CF, Gress DR. Rapidly reversible dementia. Lancet 2003;361:392

［40］Lalwani AK, Dowd CF, Halbach VV. Grading venous restrictive disease in patients with dural arteriovenous fistulas of the transverse/sigmoid sinus. J Neurosurg 1993;79:11-15

［41］van Dijk JM, terBrugge KG, Willinsky RA, Wallace MC. Clinical course of cranial dural arteriovenous fistulas with long-term persistent cortical venous reflux. Stroke 2002;33:1233-1236

［42］Cellerini M, Mascalchi M, Mangiafico S, et al. Phase-contrast MR angiography of intracranial dural arteriovenous fistulae. Neuroradiology 1999;41:487-492

［43］Miller NR. Diagnosis and management of dural carotid-cavernous sinus fistulas. Neurosurg Focus 2007;23:E13

［44］Desal HA, Toulgoat F, Raoul S, et al. Ehlers-Danlos syndrome type IV and recurrent carotid-cavernous fistula: review of the literature. endovascular approach, technique and difficulties. Neuroradiology 2005;47:300-304

［45］Lawton MT, Chun J, Wilson CB, Halbach VV. Ethmoidal dural arteriovenous fistulae: an assessment of surgical and endovascular management. Neurosurgery 1999;45:805-810, discussion 810-811

［46］Borden JA, Wu JK, Shucart WA. A proposed classification for spinal and cranial dural arteriovenous fistulous malformations and implications for treatment. J Neurosurg 1995;82:166-179

［47］Awad IA, Little JR, Akarawi WP, Ahl J. Intracranial dural arteriovenous malformations: factors predisposing to an aggressive neurological course. J Neurosurg 1990;72:839-850

［48］Lewis AI, Rosenblatt SS, Tew JM Jr. Surgical management of deep-seated dural arteriovenous malformations. J Neurosurg 1997;87:198-206

［49］Lewis AI, Tomsick TA, Tew JM Jr. Management of tentorial dural arteriovenous malformations: transarterial embolization combined with stereotactic radiation or surgery. J Neurosurg 1994;81:851-859

［50］Tomak PR, Cloft HJ, Kaga A, Cawley CM, Dion J, Barrow DL. Evolution of the management of tentorial dural arteriovenous malformations. Neurosurgery 2003;52:750-760, discussion 760-762

［51］Zink WE, Meyers PM, Connolly ES, Lavine SD. Combined surgical and endovascular management of a complex posttraumatic dural arteriovenous fistula of the tentorium and straight sinus. J Neuroimaging 2004;14:273-276

［52］Cognard C, Gobin YP, Pierot L, et al. Cerebral dural arteriovenous fistulas: clinical and angiographic correlation with a revised classification of venous drainage. Radiology 1995;194:671-680

［53］Zhang JY, Cawley CM, Dion JE, Barrow DL. Surgical treatment of intracranial dural arteriovenous fistulas. In: Lawton M, Gress D, Higashida R, eds. Controversies in Neurological Surgery: Neurovascular Diseases. New York: Thieme, 2006

［54］Hoh BL, Choudhri TF, Connolly ES Jr, Solomon RA. Surgical management of high-grade intracranial dural arteriovenous fistulas: leptomeningeal venous disruption without nidus excision. Neurosurgery 1998;42:796-804, discussion 804-805

［55］Goto K, Sidipratomo P, Ogata N, Inoue T, Matsuno H. Combining endovascular and neurosurgical treatments of high-risk dural arteriovenous fistulas in the lateral sinus and the confluence of the sinuses. J Neurosurg 1999;90:289-299

［56］Collice M, D'Aliberti G, Arena O, Solaini C, Fontana

第3部分 外科治疗

RA, Talamonti G. Surgical treatment of intracranial dural arteriovenous fistulae: role of venous drainage. Neurosurgery 2000;47:56-66, discussion 66-67

[57] Ushikoshi S, Houkin K, Kuroda S, et al. Surgical treatment of intracranial dural arteriovenous fistulas. Surg Neurol 2002;57:253-261

[58] Kattner KA, Roth TC, Giannotta SL. Cranial base approaches for the surgical treatment of aggressive posterior fossa dural arteriovenous fistulae with leptomeningeal drainage: report of four technical cases. Neurosurgery 2002;50:1156-1160, discussion 1160-1161

[59] Kiyosue H, Hori Y, Okahara M, et al. Treatment of intracranial dural arteriovenous fistulas: current strategies based on location and hemodynamics, and alternative techniques of transcatheter embolization. Radiographics 2004;24:1637-1653

[60] Sundt TM Jr, Piepgras DG. The surgical approach to arteriovenous malformations of the lateral and sigmoid dural sinuses. J Neurosurg 1983;59:32-39

[61] Chi JH, Lawton MT. Posterior interhemispheric approach: surgical technique, application to vascular lesions, and benefits of gravity retraction. Neurosurgery 2006;59（1, Suppl 1）ONS41-ONS49, discussion ONS41-ONS49

[62] Matsushima T, Suzuki SO, Fukui M, Rhoton AL Jr, de Oliveira E, Ono M. Microsurgical anatomy of the tentorial sinuses. J Neurosurg 1989;71:923-928

[63] Muthukumar N, Palaniappan P. Tentorial venous sinuses: an anatomic study. Neurosurgery 1998;42:363-371

[64] Miabi Z, Midia R, Rohrer SE, et al. Delineation of lateral tentorial sinus with contrast-enhanced MR imaging and its surgical implications. AJNR Am J Neuroradiol 2004;25:1181-1188

[65] Horie N, Morikawa M, Kitigawa N, Tsutsumi K, Kaminogo M, Nagata I. 2D Thick-section MR digital subtraction angiography for the assessment of dural arteriovenous fistulas. AJNR Am J Neuroradiol 2006;27:264-269

[66] Smith KA, Spetzler RF. Supratentorial-infraoccipital approach for posteromedial temporal lobe lesions. J Neurosurg 1995;82:940-944

[67] Quiñones-Hinojosa A, Chang EF, Lawton MT. The extended retrosigmoid approach: an alternative to radical cranial base approaches for posterior fossa lesions. Neurosurgery 2006;58（4, Suppl 2）ONS-208-ONS-214, discussion ONS-214

[68] Picard L, Bracard S, Islak C, et al. Dural fistulae of the tentorium cerebelli. Radioanatomical, clinical and therapeutic considerations. J Neuroradiol 1990;17:161-181

[69] Iwama T, Hashimoto N, Takagi Y, et al. Hemodynamic and metabolic disturbances in patients with intracranial dural arteriovenous fistulas: positron emission tomography evaluation before and after treatment. J Neurosug 1997;86:806-811

[70] Fujita A, Nakamura M, Tamaki N, Kohmura E. Haemodynamic assessment in patients with dural arteriovenous fistulae: dynamic susceptibility contrast-enhanced MRI. Neuroradiology 2002;44:806-811

第 26 章

硬脊膜动静脉瘘

Albert J. Schuette, Charles M. Cawley, and Daniel L. Barrow

■ 邹翔 译 ■ 李培良 校 ■ 毛颖 审

要点

◆ 大部分硬脊膜动静脉瘘（DAVF）患者可出现 Adamikiewicz 动脉（腰膨大动脉）静脉回流延迟。

◆ 对于 10% ～ 15% 由同时支配脊髓前或后动脉的根髓动脉供血的硬脊膜 DAVF，有开放手术扎闭的指征。

◆ 尚无研究显示在开放手术或介入治疗成功后，患者的临床症状会发生明显变化。

◆ 在过去数年中，术中吲哚菁绿（ICG）近红外视频血管造影成为除脊髓数字减影血管造影（DSA）外的另一项证实瘘口关闭的方法，该方法安全快速。

◆ 已有报道显示在硬脊膜 DAVF 病情长期改善或稳定后，会出现远期临床症状恶化。

硬脊膜动静脉瘘（Spinal dural arteriovenous fistulas, DAVF）是一种最为常见的具有明显异质性的脊髓血管畸形；疾病的自然史、病理生理和治疗策略复杂多变[1-3]。虽然该疾病是根髓病变一个罕见的病因，但如果诊断及时，却是可以治愈的病因[4,5]。由于起病隐匿，此类患者很少直接求治于神经外科医师，而是在家庭医师或神经内科医师处就诊。正因如此，有必要在神经外科医师群体中普及这类疾病的知识。随着磁共振成像（MRI）及计算机层析成像（CT）血管造影等现代影像技术的进步，早期诊断有了质量更高的无创方法[6]。与此同时，介入治疗和显微外科手术治疗方法也得到了优化改进[4,7,8]。目前这两种治疗

对于关闭动静脉分流都是有效的。

历史（表 26.1）

表 26.1 硬脊膜 DAVF 治疗的历史进程

作者	年份	贡献
Virchow	1856	最早提出"脊髓新生物"概念
Graupp	1888	描述为"软脊膜痔疮"
Krause	1910	首次描述了脊髓硬膜瘘
Elsberg	1913	最早尝试治疗
Elsberg	1916	首次成功手术
Perthes	1927	首次研究脊髓造影诊断
Cushing 和 Bailey	1928	首个分类系统出现
多中心	1960	DSA 用于诊断
Kendall 和 Logue	1977	首次定位瘘口位置于硬脊膜

关于脊髓血管畸形最早期的描述是 Virchow 在 1865 年提出的，他认为病灶是一种脊髓组织上的新生物[9]。1888 年，Gaupp 将病灶比喻成软脑膜的"痔疮"[2]。这些早期的描述让 Fedor Krause 在 1910 年成为尝试揭示这些病灶的第一人。但在打开椎板后，他并未做出任何治疗尝试，患者的预后也很糟糕。Charles Elsberg 在 1912 年报道了首例在一位 13 岁男孩身上实施的病灶切除。虽然这名患者术后病情没有得到改善，但其后在 1916 年对 1 名迟缓性截瘫患者的手术治疗却让患者在术后 3 个月完全康复[2]。这次手术切除了一段 2 cm 长的异常扩张的静脉。这是文献记录中首次没有借助任何术前影像，仅凭临床判断的成功尝试。此后针对这类疾病的手术采用了更为

激进的手术方式，尝试更大范围地剥除扩张的动脉化的静脉，但却没有达到 Elsberg 的手术效果，事实上甚至因为加重了原本的静脉高压而导致病情恶化。

Percy Sargent 爵士是第一个通过观察自己的患者并回顾性分析早期医学文献，正确描述该疾病患者神经功能隐匿性恶化特点的人[2]。对于这类疾病的诊断一直依赖这些隐匿性发展的临床症状，直到1927 年 Perthes 利用碘苯酯脊髓造影完成了首例脊髓动静脉畸形的术前诊断研究[2,9]。1926 年，Foix 和 Alajouanine 描述了一种快速进展的坏死性脊髓病变，可导致截瘫或死亡。以这两人名字命名的这一综合征现在被认为是硬脊膜动静脉瘘的晚期表现[9]。

有了这类疾病的诊断方法后，人们又开始尝试通过解剖结构对这类病灶进行分类。1928 年 Cushing 和 Bailey 首先将这类疾病分为新生物和动静脉畸形[9]。Wyburn-Mason 在 1943 年进一步改良这一分类方法，将之分为动静脉畸形（AVM）和单纯静脉畸形[2]。

20 世纪 60 年代脊髓血管造影和介入神经放射学领域的发展重新定义了硬脊膜 DAVF，并且人们对病灶的血管结构也有了更细致的了解。伦敦、巴黎的各大神经外科中心和美国国立卫生院（NIH）通力合作，主导了这些进展，为优化术前计划和改进治疗措施铺平了道路。1977 年 Kendall 和 Logue 首先将硬脊膜动静脉瘘定位于硬脊膜鞘[10]。他们同时发现了通过阻断瘘口这一简单的方法来治疗该疾病。

从此，最为常用的分类方法将血管畸形分为了 4 个基本类型。硬脊膜动静脉瘘被定义为 I 型病灶，这也是本章将主要阐述的内容。

分类

分类的目的

对脊髓动静脉畸形的正规分类始于 Wyburn-Mason 根据尸检组织病理学表现得出的描述，这一分类如今已被选择性血管造影的表现重新定义[9]。从那时起，已有不同名称的多种分类系统得到使用[1,2,11]。最常用的分类系统根据病变部位、动脉供血情况和静脉引流情况来区分不同的脊髓血管畸形。这种分类系统具有实用价值，不仅因为其简单，而且因为其反映了病灶的病理生理、自然史和治疗方法的不同特点。尽管这种分类系统适用于大多数病灶，但有些脊髓血管畸形可能会包含其他疾病分类中的多种特征。作者会简要提及其他脊髓动静脉畸形的分类，因为这对理解 I 型硬脊膜动静脉瘘与其他类型血管畸形的区别十分重要。

I 型：硬脊膜动静脉瘘

I 型脊髓 AVM 是一类位于神经根鞘处根髓动脉与脊髓静脉间的 DAVF[2,9,12]（图 26.1A），Wyburn-Mason 早前称之为蔓状静脉血管瘤。这些病灶可进一步分为 Ia 型，单根动脉供血；Ib 型，多瘘口型。绝大多数的硬脊膜动静脉瘘是单根动脉供血（Ia）型，流量较低[12]。有报道称 3% ～ 12% 的脊髓病灶在病理上是血管性病变。而在这之中又有 70% ～ 80% 是硬脊膜动静脉瘘[2,5]。它们大多位于脊柱下胸段到上腰段之间的脊髓圆锥水平。I 型脊髓动静脉瘘（AVF）主要在 40 岁以上男性中高发，中位年龄为 57 岁。

这类病灶可能受多支动脉供血，但只向单根引流静脉引流。瘘口跨硬膜，位于神经袖套处，而引流静脉位于硬膜下[3]。大多数病例来自瘘口的静脉向头端引流。由于动静脉瘘的存在，血流在缺少瓣膜的脊髓静脉内逆流，从硬膜下的脊髓静脉汇入圆锥静脉丛，使之充盈扩张[13]。在约 85% 的病例中，扩张的静脉是单独存在于脊髓背侧[2]。需要注意的是硬脊膜 DAVF 与脊髓神经实质组织一般不分享血供。

尽管病灶主要位于胸段到上腰段脊柱，但实际上脊髓全程都可能出现病灶。在颈段，供血的根动脉可能会来自于甲状颈、肋颈干、椎动脉或颈外动脉。在下腰椎和骶椎节段，供血动脉可来自髂动脉的各个分支。硬脊膜 AVM 被认为是一种获得性疾病，患者的发病年龄可以支持这一观点。硬脊膜 DAVF 在年轻人中罕见。也有报道称有患者接受诊断椎间盘病变的检查时未发现明显异常，但后来却出现了进行性脊髓病变和硬脊膜 DAVF。

II 型：髓内动静脉畸形

髓内 AVM 有明显的髓内血管团，由脊髓前、后动脉供血（图 26.1B）。如同颅内 AVM 一样，病灶内的动静脉直接沟通，两者之间无毛细血管床。这类先天性病灶也常被称为血管球状 AVM。与硬脊膜 DAVF 不同，髓内 AVM 病灶内血流流量高、压力大。

与 I 型脊髓血管畸形不同，II 型病变在男女中发病率相同，并且可以出现在脊髓的任何部位。典型的表现是青年或儿童患者出现 AVM 病灶急性出血的症状，但事实上病灶生长及发病可出现在各个年龄的患者。治疗方式通常采用术前栓塞联合手术切除的综合治疗策略。

III 型：弥漫性脊髓动静脉畸形

弥漫、多灶性或幼稚型 AVM 是明显的先天性疾

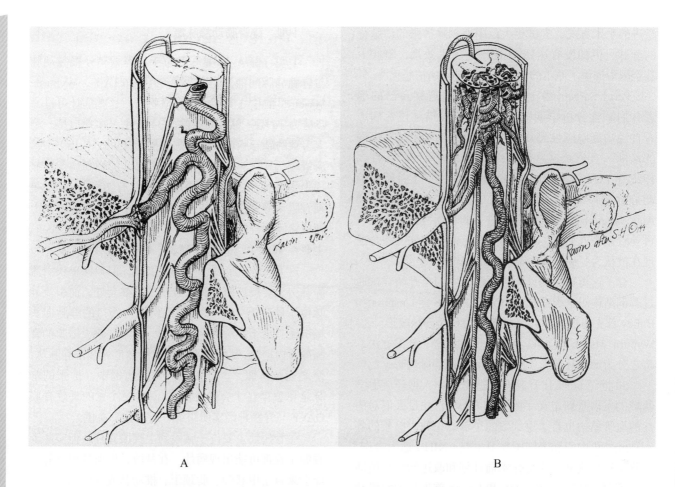

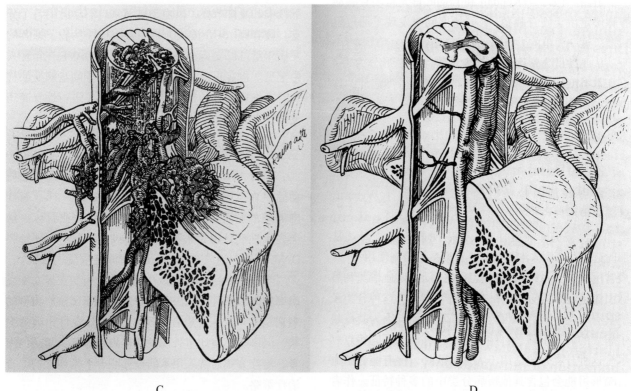

图 26.1 （A）Ⅰa 型 DAVF 示意图。（B）畸形团位于髓内的Ⅱ型脊髓动静脉畸形（AVM）示意图。（C）Ⅲ型脊髓 AVM （幼稚型）示意图。（D）Ⅳ型髓外硬膜下 AVF（摘自 Barrow DL，Awad IA 和美国神经外科医师协会，脊髓血管畸形，Park Ridge，IL；美国神经外科医师协会，1999。经美国神经外科医师协会许可转载）。

病，易同时累及髓内、髓外组织[2]（图26.1C）。这些病灶能够延伸至脊髓外组织，包括周围的骨质和皮肤。这是最少见的脊髓血管畸形类型，同时也是最难治的一种畸形。这类疾病常见于青少年及年轻成年人，病灶以体积大、流量高、多支动脉供血为特征。此型AVM畸形团与Ⅱ型的区别在于体积更大、结构更疏松并且有脊髓神经组织夹杂其中。AVM中存在有功能的脊髓组织增加了此类病变的治疗难度。Cobb综合征是一种极其罕见的Ⅲ型AVM，累及多个胚层组织[2]。尽管Ⅲ型AVM的治疗手段与Ⅱ型类似，但预后却通常更差。

Ⅳ型：髓周动静脉瘘

Ⅳ型AVM是硬膜下、髓外软脊膜上动脉系统与静脉系统直接沟通的动静脉瘘，血供常来自于脊髓前动脉，血供来自脊髓后动脉的病例较少[11,14]。与Ⅱ、Ⅲ型AVM不同，这类病灶完全位于髓外（图26.1D），并可引起脊髓静脉高压。髓周动静脉瘘常见于胸腰段脊柱或脊髓圆锥水平。Ⅳ型AVM的发病无性别倾向，可以先天或后天发病，并可根据病灶大小和血流特点分为Ⅳa、Ⅳb和Ⅳc三个亚型。治疗方法根据亚型决定，详见表26.2。

临床表现和自然史

Ⅰ型硬脊膜动静脉瘘的患者常见的首发症状为疼痛[2,15]。疼痛的性质各异，可以主要表现为后背痛或神经根性疼痛。同时，患者也可伴有一项或多项其他症状，如肌力减退、感觉障碍、膀胱或直肠症状以及性功能障碍。1974年Aminoff和Logue发现约半数脊髓AVF的患者首先表现为后背痛[15]。另外他们的研究中有1/3的患者最初表现为下肢肌力减退或

感觉障碍。有研究分析得出从出现症状到明显的运动功能障碍间隔的时间为5～7年[2]。这种神经功能恶化的过程通常是进行性的，但也可能出现阶段性缓解[15]。硬脊膜DAVF的这一发病的时间过程与其他脊髓血管畸形不同[2]。髓内型AVM通常急性起病，常因AVM出血导致突发的神经功能恶化。Ⅲ型幼稚型AVM，由于弥散生长的特征，可因髓内成分的变化发生急性神经功能恶化，也可因髓外成分占主要部分而症状变化缓慢。Ⅳ型AVM与Ⅰ型硬脊膜DAVF的表现类似，表现为进行性的脊髓神经根性病变，但急性加重更为常见。

硬脊膜DAVF的神经症状可能与其他更常见的疾病类似，因而可能耽误准确诊断[2,15]（表26.3）。神经根痛和背痛常会被诊断为腰椎退行性变，因为两种疾病好发的年龄段和性别相同。早期的排尿困难和无力会促使医师倾向于考虑其他可能的疾病如硬脊膜AVM。病情反复加重和缓解的病程特点会使患者在初期被误诊为脱髓鞘病变。因此了解硬脊膜DAVF相

表26.3 Ⅰ型DAVF的症状表现
背痛
神经根痛
进行性肌力减退
排尿困难
鞍区感觉障碍
反射亢进
肌阵挛
勃起功能障碍
颈髓DAVF可出现搏动性耳鸣或脑神经麻痹

表26.2 脊髓AVM治疗要点					
类型	解剖	临床表现	患者特点	位置	治疗
Ⅰ	瘘口位于神经根鞘	缓慢进展的脊髓病变，静脉高压	一般认为是后天的，40岁以上男性多见	胸段到上腰段	手术或介入
Ⅱ	髓内紧密型畸形团	急性出血表现	先天性，儿童青壮年多见	脊髓全段	栓塞后手术
Ⅲ	髓内病灶累及髓外	急性起病	青少年及青壮年	颈胸段	类似Ⅱ型，但预后更差
Ⅳ	髓外硬膜下动静脉瘘 a型：单支供血，静脉轻度扩张 b型：多支供血，静脉扩张 c型：多支粗大血供，静脉过度充盈扩张	静脉高压引起的进行性神经功能损害	无性别年龄倾向	a型：胸腰段 c型：颈胸段	a型：通常手术治疗 b型：介入或手术治疗 c型：通常行介入治疗，残留病灶而后行手术切除

347

比脱髓鞘病变发病年龄更晚、更好发于男性的这些特点就显得十分重要。该疾病的人口学数据与典型的脱髓鞘病变明显不同。因此，综合上述信息，一个典型的硬脊膜 DAVF 的患者应该是一位以背痛为主诉的中年男性，缓慢出现进行性上下运动神经元混合性损害、鞍区感觉障碍和一定程度的排尿困难。值得一提的是，颅颈交界处的硬脊膜 DAVF 的症状可能与颅内 DAVF 类似，表现为搏动性耳鸣以及脑神经麻痹[2]。

如果不经治疗，这类疾病会进行性加重[16]。症状出现后 6 个月内，会有 20% 患者发展为严重功能障碍。这个数字会在 3 年内上升到 50%，5 年内达到 90%[18]。事实上在 3 年内就只有不到 9% 的患者还能够自由活动。患者最终可能因褥疮感染、尿路感染及肺炎诱发的脓毒血症而死亡。

病理生理学表现

硬脊膜 DAVF 中，导致进展性神经功能损害可能机制包括静脉血栓、盗血、充血扩张静脉的压迫、蛛网膜炎以及病灶的搏动性压迫[2,3,13]。在早期尝试对扩张的静脉减压失败后，治疗的关注点开始转向处理静脉引流的异常。目前，硬脊膜 DAVF 的病理生理被认为是静脉高压与充血。这种静脉高压源自根髓静脉自瘘口处接受的逆流血流。升高的压力可扩散至圆锥静脉丛，最终引起静脉回流的停滞。静脉回流不良会进一步引起组织低灌注和脊髓缺氧。有学者认为缺氧是造成患者疼痛的主要原因。这一被普遍接受的病理生理过程与 1926 年 Foix 和 Alajouanine 的观察结论一致[2,9,12]。

先前的一些细致的研究证实了硬脊膜 DAVF 的引流静脉存在压力升高的现象。Hassler 等发现近端引流静脉压力能够达到 60% ~ 88% 的平均动脉压水平[13]，平均为 74%。经过治疗后，压力可下降到原始水平的 16% ~ 64%。这项研究也提示了先前的静脉压力在治疗前会受到全身动脉压的影响。一旦瘘口被阻断，静脉压力便可不受动脉压力影响，回归正常的脊髓自我调节机制。但有趣的是，临床症状和预后的好坏与测得的压力并不相关。

硬脊膜 DAVF 最常见于脊髓的下胸段与上腰段之间的区域。这一区域存在动脉血供的分水岭区，也是最易受静脉压升高影响的区域。这一病理生理机制已被临床工作中发现的一些症状和体征所支持。患者常诉有运动后症状加重，原因是运动后对血流的需求增加。怀孕和某些体位也可使症状加重，其原因可能是引流静脉受压或静脉系统压力增高。

影像诊断

初期硬脊膜 DAVF 的诊断就如同 Charles Elsberg 所述，将椎板切开暴露病变后确诊[2,12]。运用脊髓造影术，Perthes 在 1927 年首次将硬脊膜 DAVF 通过影像手段呈现。自那时起，MRI 和选择性的血管造影成了该疾病主流的诊断方式。新的影像技术，如 MR 血管造影和术中 ICG 视频血管造影进一步优化了诊断和常规随访的流程[17,18]。

数字减影血管造影

双臂数字减影血管造影（DSA）依然是诊断硬脊膜 DAVF 的金标准，能够实现很高的空间和时间分辨率[1,2,5]（图 26.2）。所有怀疑患有硬脊膜 DAVF 的患者都应进行 DSA 检查从而对病灶进行分型并确定瘘口的位置和供血动脉的数量。动脉期和静脉期影像的高分辨率显示对准确评估治疗方案的利弊具有重要

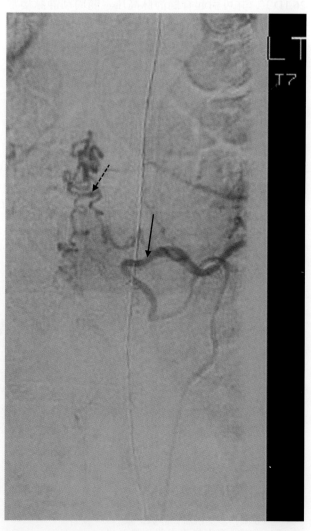

图 26.2 DSA 显示左侧 T7 节段硬脊膜 DAVF。实线箭头：供血动脉。虚线箭头：引流静脉。

作用[6]。随着这类病变介入治疗疗效的改善，可以在血管造影明确诊断后直接行介入栓塞治疗。由于血管造影是有创操作，DSA 通常作为最后一步诊断方法，患者通常先行 MRI 检查，然后以 DSA 作为确诊检查。

当要对一个怀疑硬脊膜 DAVF 的患者进行 DSA 检查时，一些重要的因素需要进行考虑。作者通常置入股动脉以方便导管交换。可以用多弯导管头将导管带入颈、胸、腰段的供血动脉。血管造影必须待显影剂至静脉晚期以发现 DAVF 的瘘口。在大部分硬脊膜 DAVF 患者中，都可观察到自 Adamkiewicz 动脉的静脉引流迟滞现象[2]。由于一个瘘口可受多根动脉供血（Ib 型），瘘口临近节段的动脉都应行显影以明确有无额外的动脉供血。这些动脉包括骶椎水平的髂动脉以及颈椎水平的肋颈干、甲状颈干和颈外动脉。

CT 脊髓血管成像

CT 脊髓造影，曾作为诊断硬脊膜 DAVF 的主要手段，现已被无创的 MRI 所替代[2,6,19]。尽管脊髓造影对显示蛛网膜下腔的血管结构比较敏感，但也能分辨正常的动静脉结构[2]（图 26.3）。当患者不能接受 MRI 检查时，CT 仍是一种重要的诊断方法。CT血管造影在诊断硬脊膜 DAVF 的过程中发挥着越来越关键的作用。多排螺旋 CT 确定瘘口位置的能力已被证实比脊髓血管造影更出色。但 DSA 在时间和空间分辨率上终归要优于 CT 血管造影，特别是在分别显示造影剂的动脉期和静脉期上优势更为明显。

磁共振成像和磁共振血管造影

对于大部分硬脊膜 DAVF 患者，MRI 可以首先用来明确诊断[2,6,19]。扩张的蛛网膜下腔血管通常可以为诊断这类病变提供线索。T2 加权像上可见匍行的血管流空影，但这种影像学表现要排除脑脊液搏动造成的血流伪影。脊髓实质内的信号改变在 T1 和 T2 加权影像上均可见（图 26.4）。事实上，T2 信号的改变可以覆盖从第 1 椎体到第 11 椎体的全程并经常到达脊髓圆锥水平。Gilbertson 等人[19]曾报道在 30 名确诊硬脊膜 DAVF 的患者中均发现了 T2 信号改变。钆增强磁共振可以在 T2 信号改变的区域出现病灶强化的表现。研究进一步显示，当进行 MR 延迟扫描时，

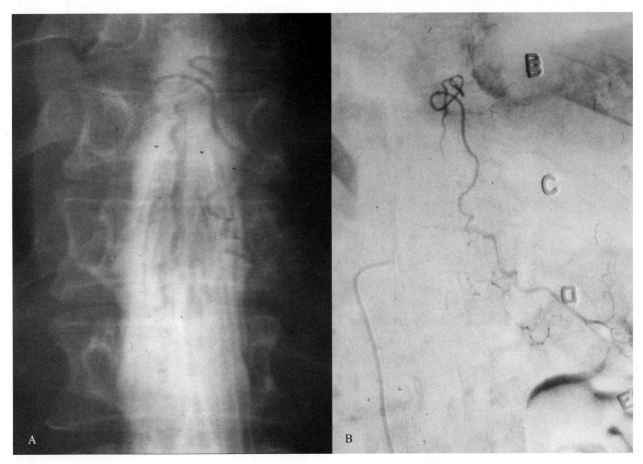

图 26.3 （A）CT 脊髓造影显示蛛网膜下腔扩张的血管。（B）DSA 证实了 CT 脊髓造影发现的硬脊膜 DAVF。

增强效果会随着时间的增加而加强，然后会进一步显示延迟的静脉回流。遗憾的是，单独的 MR 检查只能提供静态的非特异性的图像。

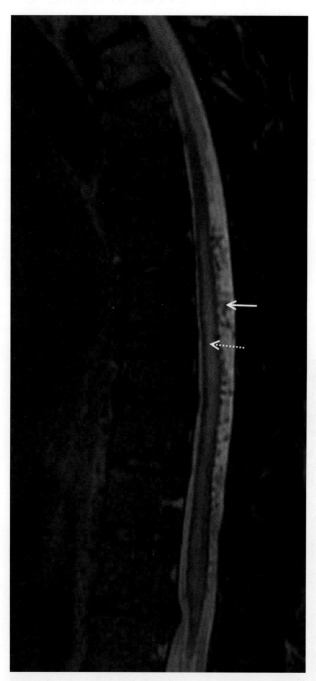

图 26.4　MRI 显示了硬脊膜 DAVF 的特征性表现。包括扩张的蛛网膜下腔血管（实心箭头）和 T2 像的脊髓信号变化（虚线箭头）。

快速时间分辨磁共振血管造影（MRA）的开发是为了在保持空间分辨率的同时提高时间分辨率[6, 18]。这项技术能够使患者在不受大剂量电离辐射的情况下大节段的瘘口得到显示。但可惜不足之处在于当时

间分辨率提高时，信噪比会降低，此外，这项技术的缺点还有其难以分辨髓内的正常血管、空间分辨率有限以及图像的后处理费时且昂贵。Ali 等人[18]在一组 11 名患者的研究中，6 名硬脊膜 DAVF 患者通过 MRA 准确地找到了瘘口位置，而另外 5 名未患硬脊膜 DAVF 的患者也通过 MRA 除外了该诊断。所有结果都经过了 DSA 最终确诊。但需注意的是，MRA 有时会错误定位瘘口位置，表示 DSA 作为诊断 DAVF 的金标准的地位无法撼动。

术中成像

术中 DSA 自 20 世纪 90 年代早期就被用于验证硬脊膜 DAVF 是否被完全扎闭[21]（图 26.5）。过去几年中，术中近红外吲哚菁绿（ICG）视频血管造影已取代脊髓 DSA 成为一种安全快速的确认瘘口封闭的方法[17]。ICG 血管成像具有很高的时间和空间分辨率，主要优势在于可以快速操作，药物注射和显微镜下观察仅需几分钟时间，且价格低廉。需要注意的

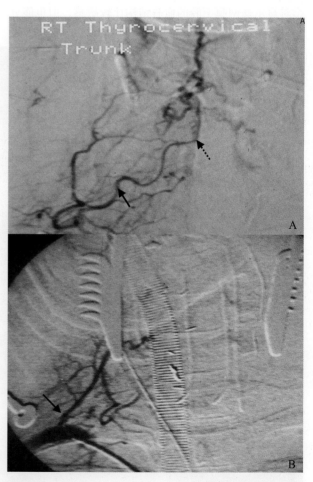

图 26.5　（A）血管造影显示了 I b 型硬脊膜 DAVF，延续于甲状颈干和肋椎干。实箭头：供血动脉。虚箭头：引流静脉。（B）术中血管造影提示瘘口已闭塞。

是，观察目标要位于术野内，因为 ICG 荧光无法穿透组织和血液。同时 ICG 荧光也使患者和手术医师免于电离辐射。

影像学随访

不同文献报道的影像学随访方法各不相同。大部分患者会在术中或在此次手术住院期间接受血管造影复查证实瘘口闭塞情况。当明确瘘口已经闭塞后，通常会根据临床症状变化决定是否影像随访。当患者术后康复缓慢，则需要行随访 MRI 或血管造影评估治疗效果。有文献报道称未来 MRA 可能会用于术后瘘口闭塞的评估。

硬脊膜动静脉瘘的治疗

鉴于硬脊膜 DAVF 病程会进行性发展，几乎所有患者均应考虑接受治疗。Aminoff 和 Logue 的研究[16]显示，未治疗 DAVF 的神经功能预后不良，约 91% 的患者在症状出现 3 年后会发展至严重功能障碍。此结果表明有症状的 DAVF 应当尽可能地积极治疗。

1916 年 Charles Elsberg[2] 最早报道了硬脊膜 DAVF 的成功治疗案例，他切除了一段 2 cm 长的异常扩张的静脉节段。患者在手术后第 3 个月神奇地康复了。从那时起直至血管造影明确硬脊膜 DAVF 病理情况的这段时期内，手术效果并不稳定。Kendall 和 Logue[10] 在 1977 年的文献报道以及其后 Oldfield 等[22] 在 1983 年的文献报道对手术治疗进行了进一步的阐述。

这些早期工作对切断动脉化引流静脉的必要性做了详细描述。自此，介入和手术的方法开始成功应用于关闭患者的动静脉瘘，而患者神经功能的康复情况存在差异。开放手术和介入治疗的选择取决于患者的意愿以及所在医疗机构医师的专长。

介入治疗

随着 DSA 成为硬脊膜 DAVF 患者常规的评估与确诊手段，介入治疗也自然成为封闭瘘口的合理治疗手段。但遗憾的是，运用聚乙烯乙醇的介入治疗的初步治疗效果不佳，复发率高达 83%[23, 24]。液体栓塞材料的发展使文献报道的复发率持续降低[5, 7]。

介入治疗的主要目的是栓塞远端供血动脉、整个血管团以及动脉化引流静脉的近端[2, 7, 25]。如果闭塞的位置太靠近动脉近端，则瘘口不闭或再通的概率非常高。而如果静脉远端过度栓塞，则可能引起静脉高压加剧从而加重患者的临床症状。在治疗前必须仔细分析动静脉瘘的解剖结构。10% ～ 15% 的硬脊膜 DAVF 是由供应脊髓前动脉和脊髓后动脉的根髓动脉供血的，这类患者具有开放手术关闭瘘口的指征[2]。根动脉异常扭曲使微导管很难或无法到位的患者无法进行介入治疗。

如前所述，应用 N- 羟丁基 -2- 氰基丙烯酸酯（NBCA）和 Onyx 液体栓塞系统（eV3, Inc., Plymouth, MN）等液体黏附栓塞材料的介入治疗相较早期研究成功率更高、复发率更低（图 26.6 和图 26.7）。加州大学旧金山分校的 Narvid 等[5] 报道应用 NBCA 作为主要治疗手段的初次介入治疗的治愈率达 77%（35 名患者中 27 名治愈）。Park 等[26] 报道的初次介入治疗的成功率达 82.4%（17 名患者中 14 名治愈）。其中 2 名患者因再通或侧支循环形成而发生复发（图 26.8）。既往研究显示初次治疗的成功率在 30% ～ 90%[7, 25]。Nogueira 等[27] 报道的 3 名患者的小规模研究显示患者接受 Onyx 治疗后没有残留及复发。

在充分治疗后，接受介入治疗的患者症状可以得到改善或稳定。介入治疗的住院时间短。其缺点在于文献报道的复发率高并且需要放射暴露。没有研究显示手术治疗和介入治疗对治疗成功的患者的症状改善存在差异。

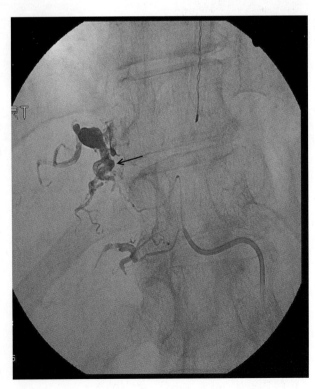

图 26.6 Onyx 栓塞右侧 T$_{10}$ 硬脊膜 DAVF。箭头指示 Onyx 铸型。

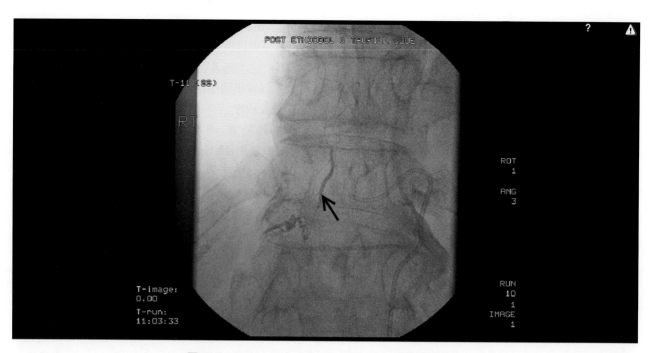

图 26.7 NBCA 栓塞（箭头）右侧 T_{11} 硬脊膜 DAVF。

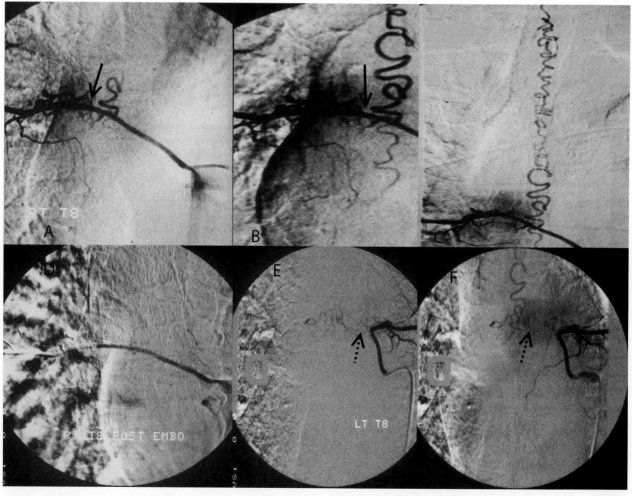

图 26.8 栓塞后复发的硬脊膜 DAVF。（A～C）DSA 显示右侧供血的 T_8 节段硬脊膜 DAVF（实线箭头）。（D）栓塞后血管造影提示瘘口完全闭塞。（E、F）随访血管造影证实 DAVF 复发，血供来自左侧 T_8（虚线箭头）。

手术治疗

硬脊膜 DAVF 的手术治疗目的是切断瘘口和动脉化的引流静脉以缓解静脉高压[22]。制定术前计划时有必要了解瘘口的位置和瘘口周围的解剖结构。必须仔细确认所有供血动脉，因为在行椎板切开时应当包含所有受累节段。术者还应当了解引流静脉的方向，通常情况下其向头端引流。最后，在切皮前必须仔细确认脊髓节段定位正确。此工作可以通过术中透视计数脊髓节段、神经导航或术前放射标记来实现。

准确定位后，在瘘口位置行椎板切开或半椎板切开。由于瘘口通常位于背外侧，椎板切开必须达到关节面外侧以便暴露神经根。即便关节囊在术中受到骚扰，患者术后通常也不会发生脊柱结构不稳。椎板切开后，需要适用手术显微镜进行后续操作。

打开硬膜前必须严密止血。打开硬膜并用 4-0 尼龙线悬吊，然后用蛛网膜刀打开蛛网膜。此时，在脊髓背侧应该能看见扩张扭曲的静脉。利用显微剥离子仔细松动硬膜下结构以暴露动静脉瘘（图 26.9）

此时，吲哚菁绿（ICG）视频血管造影可用来帮助鉴别动静脉瘘[17]。游离出动脉化的引流静脉，用双极电凝之并锐性切断，然后仔细电凝血管团并检查所有供血动脉（图 26.10）。必须仔细保护根动脉及神经根。

有多种方法可用于确认手术是否全切病灶。首先，术者可以观察冠状静脉丛确认其扭曲程度是否减轻、颜色是否变暗，这种变化通常在切断瘘口数分钟后缓慢发生。第二种方法是术中多普勒超声，手术台上操作方便，用于检测脊髓静脉丛[28]。第三种方法需要事先放置术中血管造影的包裹鞘。这种手术室中行血管造影的方法已经被证实是安全有效的[21]。但由于俯卧位行脊髓血管造影比较复杂，这项工作比较耗时。在过去几年中，ICG 视频血管造影已成为评估动静脉瘘关闭彻底性的安全、快速且可重复的方法[17]。如前所述，ICG 无法在组织或血肿中显影，因此，所有需要 ICG 检测的血管必须暴露于手术显微镜视野下。

硬膜关闭需达到水密的标准。如果椎板保留完好，可用小钛板将其复位。常规关闭切口。在复苏室中，医师应当评估患者的神经功能症状。根据患者术中影像检查的质量以及是否出现临床症状加重决定是否进行进一步的影像学检查。

手术治疗硬脊膜 DAVF 的效果已得到充分研究。1999 年至 2004 年报道的手术治疗的初步治愈率在 84% ~ 98%[2, 4]。Steinmetz 等[4] 报道的荟萃分析结果显示手术的并发症率为 1.9%，略低于介入治疗（3.7%）。手术治疗的主要缺点在于其有创性，多篇报道显示接受手术治疗的患者住院时间长于接受介入治疗的患者。

如果动静脉瘘被完全切断，那么手术治疗和介入治疗的预后类似[2, 7]。多项研究显示大多数患者术后症状改善或稳定。症状改善的程度与患者的术前功能状态有关，这再次显示了早治疗的必要性[2]。Narvid 等[5] 发现介入组和手术组患者术后神经功能

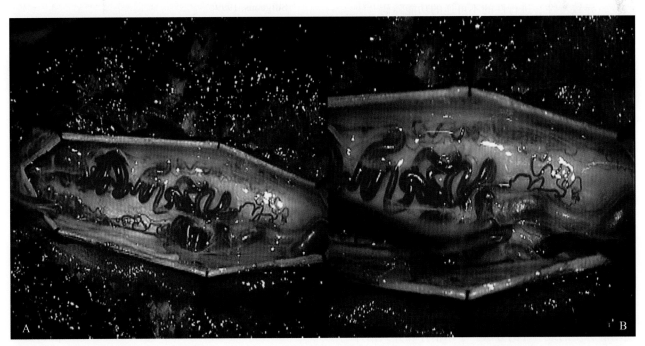

图 26.9 （A）I 型硬脊膜 DAVF 的暴露。注意脊髓表面扩张的冠状静脉丛（实箭头）。（B）于神经根鞘发现瘘口（点箭头）。

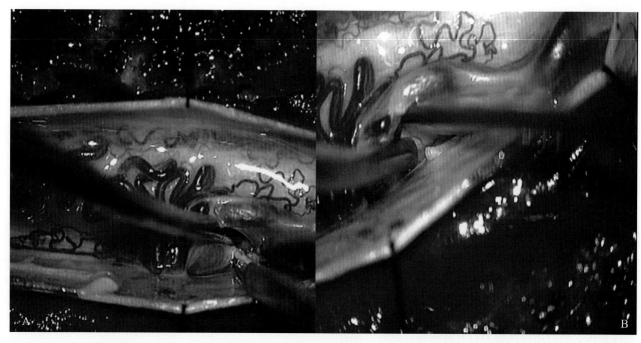

图 26.10　（A）通过双极镊电凝关闭瘘口（实线箭头）。（B）切断瘘口（虚线箭头）。

均得到显著改善。他们发现膀胱功能，包括治疗以前曾估计的功能异常和膀胱无力均得到改善。Van Dijk 等[8]在 2002 年报道其研究中的所有患者在平均 33 个月的随访时间内，神经功能稳定或改善。有些报道显示部分患者在症状长期改善或稳定后出现晚期临床症状恶化。Tacconi 等[29]在 1997 年回顾性分析了 25 名患者，并报道了治疗成功后远期迟发性功能障碍。这种功能障碍的机制可能是切断瘘口后局部血管发生改变，导致慢性、进行性的不可逆的功能障碍[29]。

放射外科治疗

脊髓髓内 AVM 和颅内 DAVF 有放射外科治疗成功的报道[30]。但迄今为止，I 型硬脊膜 DAVF 的立体定向放射外科治疗缺乏充分的治疗数据。

结论

尽管神经外科杂志有许多关于硬脊膜 DAVF 的报道，但仍有许多患者被误诊。患者从出现症状到确诊平均有 1～2 年时间。考虑到预后与治疗前的神经功能状态直接相关，做到早诊断是迫在眉睫的。现代影像学检查不断地在疾病检测方面做出改进，无创的 MRI、MRA 和 CT 血管造影检查可以对大多数病例做出诊断。虽然液体栓塞材料和导管的改进缩小了其与手术治疗在疗效上的差距，手术治疗依然是永久切断动静脉瘘的最可靠的方法。手术治疗和介入治疗均能取得良好预后。

参考文献

[1] Kim LJ, Spetzler RF. Classification and surgical management of spinal arteriovenous lesions: arteriovenous fistulae and arteriovenous malformations. Neurosurgery 2006;59（5, Suppl 3）S195-S201, discussion S3-S13

[2] Barrow DL, Awad IA, American Association of Neurological Surgeons. Spinal Vascular Malformations. Park Ridge, IL: American Association of Neurological Surgeons, 1999

[3] Aminoff MJ, Barnard RO, Logue V. The pathophysiology of spinal vascular malformations. J Neurol Sci 1974;23:255-263

[4] Steinmetz MP, Chow MM, Krishnaney AA, et al. Outcome after the treatment of spinal dural arteriovenous fistulae: a contemporary single-institution series and meta-analysis. Neurosurgery 2004;55:77-87, discussion 87-88

[5] Narvid J, Hetts SW, Larsen D, et al. Spinal dural arteriovenous fistulae: clinical features and long-term results. Neurosurgery 2008;62:159-166, discussion 166-167

[6] Eddleman CS, Jeong H, Cashen TA, et al. Advanced noninvasive imaging of spinal vascular malformations. Neurosurg Focus 2009;26:E9

[7] Dehdashti AR, Da Costa LB, terBrugge KG, Willinsky RA, Tymianski M, Wallace MC. Overview of the current role of endovascular and surgical treatment in spinal dural arteriovenous fistulas. Neurosurg Focus 2009;26:E8

[8] Van Dijk JM, TerBrugge KG, Willinsky RA, Farb RI, Wallace MC. Multidisciplinary management of spinal dural arteriovenous fistulas: clinical presentation and long-term follow-up in 49 patients. Stroke 2002;33:1578-1583

[9] Black P. Spinal vascular malformations: an historical perspective. Neurosurg Focus 2006;21:E11

[10] Kendall BE, Logue V. Spinal epidural angiomatous malformations draining into intrathecal veins. Neuroradiology 1977;13:181-189

[11] Spetzler RF, Detwiler PW, Riina HA, Porter RW. Modified classification of spinal cord vascular lesions. J Neurosurg 2002;96（2, Suppl）145-156

[12] Klopper HB, Surdell DL, Thorell WE. Type I spinal dural arteriovenous fistulas: historical review and illustrative case. Neurosurg Focus 2009;26:E3

[13] Hassler W, Thron A, Grote EH. Hemodynamics of spinal dural arteriovenous fistulas. An intraoperative study. J Neurosurg 1989;70:360-370

[14] Barrow DL, Colohan AR, Dawson R. Intradural perimedullary arteriovenous fistulas（type Ⅳ spinal cord arteriovenous malformations）. J Neurosurg 1994;81:221-229

[15] Aminoff MJ, Logue V. Clinical features of spinal vascular malformations. Brain 1974;97:197-210

[16] Aminoff MJ, Logue V. The prognosis of patients with spinal vascular malformations. Brain 1974;97:211-218

[17] Raabe A, Beck J, Gerlach R, Zimmermann M, Seifert V. Near-infrared indocyanine green video angiography: a new method for intraoperative assessment of vascular flow. Neurosurgery 2003;52:132-139, discussion 139

[18] Ali S, Cashen TA, Carroll TJ, et al. Time-resolved spinal MR angiography: initial clinical experience in the evaluation of spinal arteriovenous shunts. AJNR Am J Neuroradiol 2007;28:1806-1810

[19] Gilbertson JR, Miller GM, Goldman MS, Marsh WR. Spinal dural arteriovenous fistulas: MR and myelographic findings. AJNR Am J Neuroradiol 1995;16:2049-2057

[20] Alleyne CH Jr, Barrow DL, Joseph G. Surgical management of angio-graphically occult spinal dural arteriovenous fistulae（type I spinal arteriovenous malformations）: three technical case reports. Neurosurgery 1999;44:891-894, discussion 894-895

[21] Barrow DL, Boyer KL, Joseph GJ. Intraoperative angiography in the management of neurovascular disorders. Neurosurgery 1992;30:153-159

[22] Oldfield EH, Di Chiro G, Quindlen EA, Rieth KG, Doppman JL. Successful treatment of a group of spinal cord arteriovenous malformations by interruption of dural fistula. J Neurosurg 1983;59:1019-1030

[23] Hall WA, Oldfield EH, Doppman JL. Recanalization of spinal arteriovenous malformations following embolization. J Neurosurg 1989;70:714-720

[24] Marsh WR. Vascular lesions of the spinal cord: history and classification. Neurosurg Clin N Am 1999;10:1-8

[25] Medel R, Crowley RW, Dumont AS. Endovascular management of spinal vascular malformations: history and literature review. Neurosurg Focus 2009;26:E7

[26] Park SB, Han MH, Jahng TA, Kwon BJ, Chung CK. Spinal dural arteriovenous fistulas: clinical experience with endovascular treatment as a primary therapeutic modality. J Korean Neurosurg Soc 2008;44:364-369

[27] Nogueira RG, Dabus G, Rabinov JD, Ogilvy CS, Hirsch JA, Pryor JC. Onyx embolization for the treatment of spinal dural arteriovenous fistulae: initial experience with long-term follow-up. Technical case report. Neurosurgery 2009;64:E197-E198, discussion E198

[28] Randel S, Gooding GA, Dilion WP. Sonography of intraoperative spinal arteriovenous malformations. J Ultrasound Med 1987;6:539-544

[29] Tacconi L, Lopez Izquierdo BC, Symon L. Outcome and prognostic factors in the surgical treatment of spinal dural arteriovenous fistulas. A long-term study. Br J Neurosurg 1997;11:298-305

[30] Sinclair J, Chang SD, Gibbs IC, Adler JR Jr. Multisession CyberKnife radio-surgery for intramedullary spinal cord arteriovenous malformations. Neurosurgery 2006;58:1081-1089, discussion 1081-1089

第 27 章
脑内出血的手术入路

Christopher S. Eddleman, Jennifer Jaffe, Rudy J. Rahme, H. Hunt Batjer, Bernard R. Bendok, Issam A. Awad

▪史之峰 译 ▪李培良 校 ▪毛颖 审

要点

◆ 利用对症拮抗药物在短时间内纠正凝血功能异常能够有效地防止血肿的扩大,从而减少因血肿扩大引起的病残风险。

◆ 立体定向穿刺置管血肿抽吸和开颅血肿清除相结合的手术方式是安全的,能够减少ICH患者的病残率。

◆ 对于颅内出血的患者,尤其是临床症状迅速恶化、血肿量大的年轻患者,急诊血肿清除术仍然是一种能够挽救生命的治疗措施,但是这部分患者往往被许多大型临床试验排除在观察和统计之外。

◆ 对于颅内血肿量稳定、临床症状发展较慢的颅内出血患者,减少血肿体积或者提高血肿清除率是手术目标,即刻的、完整的血肿清除不是主要目标。

◆ 脑室内抗凝剂注射是一种有效的手段,能够增加脑室内出血(IVH)的清除率,减少脑积水的发生,同时不会增加再出血风险。这项治疗方法目前正在进行III期临床试验的研究。

自发性ICH尽管只占所有入院卒中患者的$10\% \sim 30\%$[1-3],却是一种最严重、治疗费用最昂贵的卒中疾病,患者往往预后较差,只有20%的患者能够在发病后6个月获得神经功能的改善[1,3]。大多数出血性卒中是脑内出血,伴或不伴脑室内出血(IVH),30天死亡率在$30\% \sim 50\%$[2-9],致残率

高达80%以上[10-13]。如此巨大的社会和费用负担会给医疗保健经济带来沉重的负荷。自发性ICH与缺血性卒中不同,没有类似缺血性卒中急性期溶栓或采用药物和手术的方法预防二次卒中这类非常具有价值的突破性的治疗手段上的进展,其治疗方法目前仍存在争议。随着技术手段和手术技巧的不断发展与改进,手术治疗ICH的价值正在不断接受重新评估。McKissock和他的团队[14]在1961年开展了首个关于手术治疗ICH的前瞻性、随机临床试验,结论显示经过仔细挑选,适合手术治疗的ICH患者,无论是否伴有脑室内出血,均有从手术治疗中获益的可能。这一章将重点讨论ICH和IVH及其外科治疗的方法、预后,以及一些对于这种致命性卒中疾病的未来思考和研究进展。

流行病学

脑内出血可以分为原发性和继发性,其中原发性颅内出血占70%,病因多见于脑淀粉样血管病(CAA)、慢性高血压(高血压性动脉病变),尤其在老年人中多见[14,15-18]。另外,该病男性略多见,非洲裔美洲人、西班牙裔和亚洲人种中发病率较高,比其他人种高2倍[1,18-23]。原发性ICH常发生在皮质下的深部脑组织。继发性ICH常继发于抗凝或抗栓塞治疗、脑血管畸形、违禁药物使用以及凝血功能异常,多见于年轻人。继发性ICH的常见部位是皮质脑叶[24](图27.1)。

高血压和高龄是原发性ICH的最主要危险因素。此外,大量研究发现发病时的格拉斯哥昏迷量表(GCS)逆相关,年龄、血肿量是ICH的独立预后因素[25-32]。研究也报道了伴有IVH是ICH独立的不良预后因素[8,13,16,25-30,33-38]。血肿部位、吸烟酗酒史、心

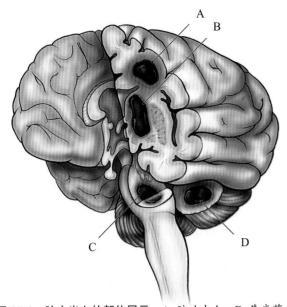

图 27.1 脑内出血的部位展示。 A. 脑叶出血；B. 基底节出血；C. 脑干出血；D. 小脑出血。

脏病史和糖尿病史也都是 ICH 的相关危险因素[6,27,30]。

对于外伤引起的颅内出血，手术清除脑内血肿和硬膜下血肿能够使得患者获益，而对于非外伤引起的自发性颅内出血，手术治疗的效果在临床治疗中存在争议，但是每年仍然有 6 000 ~ 7 000 名患者接受了脑内血肿清除术[39,40]。最近的研究显示，约 15% 经过预先筛查能够行手术治疗的 ICH 患者能够真正从血肿清除术中获益，而对于伴有 IVH 的患者，约 30% 能够从脑室外引流术中获益[41]。ICH 和 IVH 的手术治疗目标就是要减少血肿体积，降低占位效应，同时限制颅内压（ICP）增高，最大程度减轻血肿降解产物导致的神经毒性作用。

发病机制

原发性 ICH 是由脑内小血管的慢性损伤所造成。脑内小动脉对降低脑微血管系统的血压和脉压具有重要作用，但是容易受到慢性高血压的影响。慢性高血压会刺激小动脉发生一种缓慢、适应性改变，从而维持血脑屏障。升高的血压会导致平滑肌异常增生，血管重构，最终出现细胞坏死。当这一切发生后，受影响的动脉就会大量纤维化，丧失有活力的肌肉细胞，形成纤维蛋白样坏死和脂质透明变性，导致 Charcot-Bouchard 动脉瘤形成，使得血管更加容易破裂[42]。以直角角度从大脑中动脉主干（血流量大、血流压力高的大管径动脉）发出的小的豆纹动脉更容易受到高血压的影响而发生破裂[43]。这些血管在基底节内穿行，一旦出血，会直接影响大脑深部结构，比如基底节、丘脑、皮质下的白质和脑桥。

高血压在整个 ICH 的诊治过程中都具有十分重要的作用，因为其不仅是造成 ICH 的原因，还是一个可以纠正的危险因素，因而被修订入 ICH 的初级预防保健策略。高血压使中风的发病风险增高 2 ~ 4 倍以上，并且是一个独立的危险因素，收缩压或舒张压的升高均会增加 ICH 的风险[44]。Brott 研究团队[17]提出控制高血压的人群预防保健策略能够使 ICH 的发病率减少 39%。

脑淀粉样血管变性常见于阿尔茨海默病（AD）患者的脑组织，目前被认为是 AD 的主要组织病理学改变。CAA 是一种慢性病理改变，淀粉样蛋白沉积在脑血管壁，皮质和软脑膜动脉及小动脉受累最多，导致血管退行性变。CAA 近年来被认为是颅内出血的主要病因，被高度重视，研究发现淀粉样蛋白 - β - 肽（Aβ）不仅仅与阿尔茨海默病相关，而且在非高血压 ICH 患者中有相当一部分（7% ~ 10%）存在淀粉样蛋白 - β - 肽表达[45]。这些退行性改变会降低血管的完整性和脆性，增加血管破裂的风险[46]。

直到最近，研究者才通过对活检标本或血肿清除术获得的组织标本的神经病理学检查确定了脑血管淀粉样变性这一可能的诊断。刚果红染色能够容易地鉴别组织标本中淀粉样蛋白的表达。但是在没有明确病理组织学诊断的前提下，CCA 仍然依靠临床症状来诊断：60 岁以上患者、反复多次出血、有时表现为微量出血或者无明显原因的孤立性血肿。从目前影像学的角度来看，检测 CAA 相关脑内微出血灶最敏感的检查是 T2 加权梯度回波序列（GRE）和磁敏感加权磁共振成像（MRI），微小出血灶在核心部位会有含铁血黄素沉积，在磁共振成像上表现为信号缺失。

21 号染色体上的 *ApoE* 基因与许多 CAA 的发病有关，该基因在人类具有多态性，编码 ε2、ε3 或 ε4 三个等位基因中的一个[47-50]。最新研究发现 ε3 等位基因是正常基因型，而 ε4 等位基因使淀粉样蛋白 - β - 肽易于沉积在小血管壁、ε2 等位基因则与 CAA 相关出血有关[51]。同样有研究显示携带 ε2 或者 ε4 等位基因的患者发生反复 ICH 的风险显著增加[52,53]。此外，环境因素会和基因改变产生协同作用，增加遗传易感者发生 ICH 的风险。CAA 患者如果携带 *ApoE* ε2 等位基因，同时存在高血压、接受抗血小板 / 抗凝治疗或轻微的颅脑外伤等临床危险因素，其脑叶出血的风险要明显高于不携带 *ApoE* ε2 等位基因的患者[50]。

急诊抢救与医学治疗

ICH 患者的临床症状差异较大，但大多数患者表现为神智淡漠、局灶神经功能障碍以及心血管系统异常。此类患者首先应进行初步的生命体征评估，包括建立气道、呼吸评估、维持充分的脑循环和体循环并稳定血压，然后再进行神经系统检查和评估。

头颅 CT 平扫颅内成像是评估急性意识障碍和神经功能改变的最常用方法，对诊断 ICH 具有高度敏感度和特异性。明确 ICH 的诊断后，诊疗团队就可以针对能够尽可能减少血肿扩大和继发损害的重要指标进行对症治疗。此时，评估 ICH 可能的病因是十分重要的。一旦患者病情得到稳定，需要进一步行其他影像学检查，如脑部的 CTA 或 MRI，来明确 ICH 潜在病因，比如动脉瘤、动静脉畸形（AVM）、肿瘤等。

颅内压管理

患者如果已经出现意识障碍（通常 GCS 评分小于 9 分），或者神经系统查体不可靠，应考虑行颅内压（ICP）监测。颅内压监测可以采用脑实质光纤探头（采用螺帽钻孔法）或者带有脑室外引流（EVD）作用的脑室内探头。脑实质探头的测量结果更为准确，可以联合脑室内探头同时监测。联合探头的脑室端不仅能够准确监测 ICP，还具有治疗性的脑脊液引流作用，尤其适合存在脑室系统梗阻的患者。抬高患者头部、保持头部处于正中位、控制患者体温小于 37℃、避免高热和容量过多以及脑室外引流均是控制颅内压可行的方法。轻度的过度通气能够调节血液中的二氧化碳含量，从而改变脑组织容量负荷和对血流的需求，但是不应持续过度通气太久。长期慢性的过度通气产生的调节脑血流的作用会被代谢性酸中毒所代偿，限制其调节颅内压的作用，增加发生反弹性高灌注的可能。颅内压升高的药物治疗有高渗盐水，比如氯化钠浓度为 3% 的盐水或者甘露醇。利尿剂可以增加血钠含量，并降低体循环容量。另外，镇静剂、麻醉药物、巴比妥类药物都可以降低身体和大脑代谢需求，从而减少脑血流量，有助于控制颅内压。

血压控制

ICH 患者收缩压（SBP）往往大于 160 mmHg。血肿量增加往往引起血压升高和神经系统症状加重[15,16]。同时，血压升高会引起原发血肿扩大、向脑室内累及并且使预后变差[54-57]。但是，由于颅内压已经升高，快速降低 SBP 是十分困难的；不能以降低脑灌注压（CPP）作为控制血压的代价。美国心脏协会指南目前推荐对收缩压大于 180 mmHg 或平均动脉压大于 130 mmHg 的患者进行血压控制。有几项研究报道在 6 小时内降低收缩压会降低患者的死亡率；但是，这些研究并没有对治疗前 GCS 评分、脑内出血量以及是否出现引起死亡率和致残率升高的 IVH 相关风险因子进行校正。有其他的研究显示在急性期快速降低收缩压会由于全身或神经系统缺血性并发症的出现而增加患者的死亡率和致残率。最近的一些临床试验研究了血压控制对 ICH 患者的作用。急性脑出血强化降压治疗的临床研究（INTERACT）将颅内出血患者分为 6 小时内收缩压下降至 180 mmHg 以下和 140 mmHg 以下两个组，发病后 72 小时神经功能恶化情况并没有显著差异，但是研究者也发现一种趋势，血压控制更明显的患者其 ICH 血肿量增加的速度也较慢[58]。另外一个研究，急性脑出血抗高血压治疗研究（ATACH）显示不同血压的靶目标值对 ICH 患者预后的影响没有显著差别[59,60]。Worster 团队[61]最近对关于早期强化降压是否能够减少血肿量并改善患者临床预后的文献进行了回顾性分析，结果显示早期强化降压有减少血肿量的趋势，但对临床预后改善没有作用。因此，目前参考美国心脏协会（AHA）指南进行血压控制是合理的。同时，INTERACT 和 ATACH 两项正在进行的研究会帮助作者更好地认识急性 ICH 患者血压调控的原则。

纠正凝血功能异常

有效的止血和纠正凝血机制异常是阻止血肿扩大的重要因素。ICH 患者通常接受过不同程度的抗凝和抗血小板治疗，这也使得机体在面对出血时不一定能够保持有效的凝血功能。约有 15% 的 ICH 患者曾服用华法林，这会使 ICH 的风险提高 5～10 倍、死亡率增加 2 倍，还会增加进行性出血和临床症状恶化的风险。此外，在使用华法林治疗阶段，患者的原始出血量明显较多，并且会在较长时间内持续扩大[62]。还有一些研究显示抗血小板治疗同样会增加 ICH 的风险[63,64]。比如，服用阿司匹林会使 ICH 的风险增加 40%，如果联合服用氯吡格雷，这一风险会提高到 60%。当然也有研究不支持这一观点[6,65,66]。这些研究认为，对大部分患者，这些药物产生的心血管系统获益要大于其引起出血的风险。但是，如果患者在抗凝治疗期间发生了 ICH，则要立刻纠正凝血功能异常，减少血肿增大的机会。对于需要抗凝治疗的机械心脏瓣膜和持续性房颤患者，国际标准化比值（INR）下调至 1.5～2 在短期内（小于 2 周）不会显著增加卒中风险[67,68]。

目前还没有任何一项前瞻性随机临床试验报道抗凝治疗效应拮抗方案的有效性。目前逆转抗凝作用的拮抗药物有维生素 K_1、新鲜冰冻血浆（FFP）、凝血酶原复合物（PCC）和重组活化凝血Ⅶ因子（rFⅦa）。维生素 K_1 静脉或者口服对于纠正凝血功能均有效，但是起效较慢，因此在超急性期无效[69]。静脉注射新鲜冰冻血浆是纠正凝血异常的最常用的方法，但最佳剂量目前还不清楚。由于新鲜冰冻血浆使用前需要进行一系列配型检查和复温融解，往往不能在发病后第一时间使用，这样会明显影响其纠正凝血功能的效果；每晚 30 分钟输注新鲜冰冻血浆，那么在发病 24 小时后纠正 INR 异常的成功率就下降 20%[70]。由于 ICH 血肿量增大通常发生在症状出现后的 1 小时内，输注新鲜冰冻血浆往往因为时间上的耽搁而降低了其纠正凝血功能异常的最大效用。此外，输注新鲜冰冻血浆会引起一系列副作用，比如体循环负荷加重、过敏反应、输血相关急性肺损伤、柠檬酸盐中毒和病毒感染[71]。凝血酶原复合物在美国没有被批准上市，但欧洲的一些小型临床研究显示其具有一定的纠正凝血功能异常的作用。PCC 能够补充接受抗凝治疗患者所缺少的凝血因子，并且能在 30 分钟内纠正 INR 异常；但是还没有非常有力的证据证实其能够改善 ICH 患者的临床预后[71]。

rFⅦa 是一种对减少血肿增大非常有效的药物，在美国被批准用于治疗血友病的出血并发症。一些研究报道了 rFⅦa 能够快速纠正华法林引起的凝血功能异常，使病情恶化的颅内出血患者能够安全地接受神经外科治疗[70-77]。尽管 rFⅦa 目前越来越多地被应用于一些症状恶化的以及需要有创干预的 ICH 患者（体恤性的超指征应用），但其对控制凝血功能异常患者 ICH 血肿增长的作用仍未得到仔细评估。有报道显示 rFⅦa 有造成血栓栓塞的风险[78]，但发生此类并发症的绝大多数都是非 ICH 患者。对于一些病情特殊，如严重冠脉疾病、机械瓣膜置换术后、脑血管狭窄或者高凝状态的患者，在应用 rFⅦa 时要尤其关注其造成血栓前并发症的风险，必须个体化地逐一权衡每位患者的药物并发症风险与其阻止 ICH 进展的潜在获益之间的利弊[79]。

非凝血障碍 ICH 患者应用 rFⅦa 控制早期血肿量增大的潜在获益比较有趣。Ⅶ因子治疗急性出血性卒中（FAST）研究Ⅲ期临床实验显示，尽管 rFⅦa 能够显著减少 ICH 临床症状出现 3 小时内血肿量增加的发生率，但患者的死亡率和致残率并不具有统计学意义的减少，临床获益不明显[80-82]。该研究还评估了 rFⅦa 剂量相关并发症，这项结果十分有用。但是过多的 rFⅦa 剂量组设置以及缺乏 ICH 危险因素分层可能掩盖了某些亚组潜在的临床获益[83]。并且 FAST 研究对其他减少死亡率和致残率的治疗方法，比如血压控制、维生素 K 依赖凝血因子的补充以及其他减少 ICH 或 IVH 血肿量后能够改善临床预后的辅助治疗手段进行校正。目前广泛认为结合多种治疗方法的综合治疗策略可以降低颅内血肿增大的风险并改善临床预后。

即使 INR 纠正得非常理想，患者仍会因为缺乏Ⅸ因子而继续存在凝血功能障碍，INR 指标不能反映Ⅸ因子的不足并且如果患者的血小板功能不全，Ⅸ因子缺乏也不能得到有效纠正，这种情况多见于长期口服阿司匹林和氯吡格雷的患者。通常临床上会首先使用 1～2 包单采血小板来纠正血小板功能障碍。目前尚缺乏证据证明去氨加压素 [去氨 -8-D- 精氨酸血管加压素（DDAVP）] 对此有效。但是，目前尚没有关于对 ICH 患者进行抗血小板药物拮抗治疗的指南或专家共识发布[63,65,84,85]。不过近期有研究显示血小板活性降低会与 ICH 破入脑室以及临床预后不良相关[86]。

手术治疗

即使进行了积极的药物治疗，ICH 仍有很高的死亡率和致残率。目前被公认的不良预后因素包括：发病时血肿量大且进行性增加、颅内压增高以及累及脑室。药物治疗的目的是通过减少血肿增大降低继发性颅脑损伤，采用的方法包括积极的血压控制、纠正凝血功能、控制颅内压以及神经重症监护技术的改进。但是，部分患者血肿量很大，无论是发病时即有大量血肿还是在影像学随访时发现血肿增大，均需要通过手术来清除血肿。目前自发性 ICH 的手术指征包括：神经功能评估恶化、血肿扩大、无法控制的 ICP 增高以及影像学检查提示脑干脑疝不可避免。但是许多因素会左右手术决策，这些因素包括患者年龄、伴随疾病、血肿部位以及发病时呼吸循环是否稳定等。因此，如何选择合适的 ICH 患者进行手术治疗仍十分困难并且存在争议。尽管如此，在过去十年，随着神经导航技术、微侵袭方法以及血压和凝血功能控制技术的进步，手术清除血肿成为一项对大多数患者安全的治疗选择，手术治疗 ICH（无论是否伴有 IVH）的数量在不断增加。辅助的神经重症监护技术以及药物治疗方法也在不断革新，有可能改变患者的临床预后预期[41]。

脑内出血开颅血肿清除术

考虑到自发性 ICH 死亡率和严重功能障碍发生率较高且康复护理费用昂贵，开发一种药物治疗以外的治疗选择显得十分重要。颅脑外伤领域的文献证实手术清除外伤性脑内血肿具有明确的临床获益[87-90]。自发性 ICH 手术清除血肿的目的同所有脑内血肿清除术一样，是在不损伤周围正常脑组织的前提下最大程度清除血肿，从而减少占位效应、血肿分解后的毒性作用强度并且降低颅内压。ICH 动物模型试验显示，造模（脑实质内注血）后 3 ～ 5 小时内，在血肿周围脑组织即可发现显著的代谢改变[91]。此外，还有动物研究显示早期减轻病灶引起的占位效应能够增加脑血流并减少缺血性改变，从而改善神经功能预后[92]。理论上，在临床患者中也应有类似发现并且预后也会因手术而改善。但是，多项早先的随机临床试验，包括最大的多中心随机研究——脑内出血手术治疗研究（STICH），均未能证实相比最佳药物治疗，手术清除血肿能够显著改善 ICH 患者的临床预后[93-96]。最早的关于 ICH 血肿清除术的研究来自于 McKissock 和他的同事[14]，他们的研究报道手术治疗反而会导致患者预后变差。但是这项研究缺乏合适的影像学检查而且没有明确具体的出血原因，因此结果并不十分清晰。Juvela 等[94]、Batjer 等[93] 和 Chen 等[54] 在随后的研究中虽然发现 ICH 血肿清除术有改善临床预后的趋势，但都没有在统计学上证实其相比药物治疗能够显著改善患者的临床和神经功能预后。STICH 研究[95] 比较了早期手术治疗（发病 72 小时内，得到 ICH 确认资料 24 小时内）和保守治疗的区别，接受保守治疗的患者如果病情出现变化经主治医师判断需要进行手术干预的则可转为手术治疗，因此有 26% 的患者由于临床症状加重而转为接受手术治疗。这项研究的主要终点是患者死亡和 6 个月病残率。尽管早期手术相比从发病开始就接受保守治疗没有显著的获益，但亚组分析证实对于血肿位于浅表部位（皮质表面下 1 cm 以内）的患者，手术清除血肿是有可能获益的。早前研究所纳入的病例，其血肿可能不在皮质或不邻近皮质，因此血肿清除时必须经过正常功能的脑实质，导致临床和神经功能预后不良。

随着各项技术的进步，外科医师也得以对开颅血肿清除的技术进行大力改良。特别是手术显微镜的应用和发展，有利于改善止血效果并且能够帮助对怀疑特殊病因导致出血的血肿腔进行探查。神经导航在许多大型的教学医院和卒中心已经得到普遍使用，有助于精确的血肿定位并且能够帮助高效地设计开颅骨瓣和手术路径，以最大限度减少所要经过的脑实质长度，减轻损伤。在过去几年，对于大量血肿患者，还采用血肿清除联合去骨瓣减压的方法为后续的脑肿胀提供空间。目前技术手段正不断发展，同时早前的随机研究也没有从统计学上证实开颅血肿清除术的有效性，这两个因素加之对血肿带来的继发性损伤的担忧，激发了开发 ICH 微侵袭手术治疗方法的需求。

脑内出血的血肿溶解抽吸术

传统概念上，ICH 血肿量较少（< 20 cm^3）的患者由于占位效应较轻、对重要脑组织的破坏较小而死亡率较低、临床预后较好。而血肿量大的患者正如前文所述，无论是否接受开颅血肿清除术，临床预后较差。因此，当前的临床问题变成是否可以采用微侵袭导管技术减少大型 ICH 的血肿量，因为有些患者的死亡和致残是开颅手术本身的损害造成的。一些小型的临床研究和病例报道探索了采用 CT/MRI 立体定向导航下 ICH 微侵袭导管穿刺置管血肿抽吸术的可行性与适应证。尽管穿刺置管基本都能获得成功，但由于入组患者的异质性以及所采用的手术技术不同，这些研究的绝对结果尚不明确。为了帮助血肿溶解，一些研究者尝试通过导管注射溶栓药物。多位研究者因此发现这种方法可以安全有效地减少血肿负荷，临床疗效良好。这些发现促使美国国立卫生院（NIH）资助了一项评估 ICH 立体定向导航微侵袭手术治疗的研究课题。这项"微侵袭手术联合 rtPA 清除脑内血肿"（MISTIE）研究比较了单纯药物治疗和立体定向导航颅骨钻孔血肿腔导管置入手术的疗效差异，后者又分为单纯血肿抽吸和导管内注射重组组织型纤溶酶原激活物（rtPA）72 小时后抽吸 2 种。该研究的 II 期试验旨在评估治疗的安全性和在不同 rtPA 剂量下的初步疗效及其与内镜辅助手术治疗和单纯最佳药物治疗的疗效差别（可以登录 www.mistietrial.com 了解更多信息）。研究的主要终点是 1 年的死亡率和功能状态，次要终点是生活质量评估、感染发生率、再出血发生率以及手术相关并发症。首选治疗剂量组的初步结果最近得到发布并证实 rtPA 治疗组的患者在术后 3 天内血肿体积减小约 50%，而单纯药物治疗组血肿体积没有明显变化[97]。穿刺置管和 rtPA 注射会导致出血，但发生率在预期的可接受范围内。尽管该研究所采用的技术已经被证实是安全的，但早期的病例分析显示导管留置的好坏对治疗的有效性和并发症的多少具有重要的影响。这项研究目前正在进行更高剂量 rtPA 的疗效分析以及与内镜技术治疗的疗效比较（在下文

讨论）。

随着 CT 在重症监护治疗病房（ICU）和手术室中的应用，许多医疗团队会采用实时 CT 引导技术进行 ICH 血肿腔或 IVH 后梗阻脑室的穿刺置管（见下文）。这项技术的优势在于可以即刻反馈血肿吸除的程度并且明确导管的最终位置。

脑内血肿清除的内镜辅助方法

为了降低开颅手术和药物治疗患者的死亡率，各种 ICH 的清除方法正在被酝酿设计。结合立体定向导航或者超声血肿定位技术的内镜辅助血肿清除术的目的是改善患者的神经功能预后。Auer 及其同事[98]报道，对于血肿量超过 50 mL 的患者，超声定位内镜辅助血肿清除相比药物保守治疗能够取得明显生存获益，但血肿量小的患者其死亡率没有额外的改善。此外，采用内镜辅助血肿清除术治疗的患者在术后 6 个月时康复情况更为理想。Nishihara 等[99]报道采用内镜技术对一批血肿量大于 40 mL 的患者进行完全血肿清除，结果没有一例出现并发症。Prasad 等[100]同样报道了内镜手术显著降低了年龄小于 60 岁、初始血肿量大于 50 mL 的患者的死亡率和致残率。能够取得这些阳性结果被认为得益于相较开颅手术，内镜手术的组织损伤更小、术中出血更少并且手术时间更短。另外，已经证实相比 CT 导航下的立体定向血肿抽吸术，内镜手术对血肿腔的控制更理想，血肿清除程度也更彻底。为了整合内镜手术和立体定向导航的优势，Miller 团队[101]开展了一项研究，证实立体定向导航联合内镜手术治疗自发性 ICH 是一种安全可行的治疗方法。尽管这项研究入组的内镜组病例数还太少，但是统计趋势显示立体定向导航联合内镜手术在血肿清除程度和患者死亡率改善方面优于保守治疗和此前 Auer 等[98]与 Mendelow[37]等报道的手术方法。

显然，内镜技术已成为目前研究热点并在不断发展。适用于血肿抽吸手术的专有内镜器械已经研发成功，叫作立体定向导航内镜。更多的流水线内镜器械以及更稳定的气动臂也在不断得到开发，这些装置能够帮助固定内镜位置，使得手术医师可以解放双手，进行双手手术操作，而助手也从此无需手持内镜摄像头。此外，Ⅱ期 MISTIE 研究设置了内镜治疗组也说明内镜辅助对于 ICH 血肿清除的重要性。

脑室内出血

出血性卒中如果血肿破入脑室将会造成灾难性的后果。这种情况多见于深部、较大的血肿，约占颅内出血病例的 30%～50%。存在血肿破入脑室情况的

患者在到达急诊室时往往已经意识水平下降、预后不良。早先的研究报道不仅脑室出血与否同 30 天死亡率相关[102-107]，脑室出血的量也与 ICH 患者的总体预后相关[13]。脑室系统内的血块会打破脑内精细的脑脊液循环和 ICP 平衡。出血会阻塞脑室，引起脑脊液循环通路不畅和脑脊液吸收障碍，这些情况会反过来影响脑灌注压。此外，脑室内的血块会对脑室旁结构造成直接的占位效应，引起周围组织脑水肿和脑积水。

要解决脑室内出血产生的一系列问题，需要进行脑室外引流。通过脑室穿刺术放置脑室外引流（经过脑组织将导管放入脑室）的主要目的是通过脑脊液引流监测并调控颅内压。但由于置管过程是一种手术操作，存在少量出血的风险，同时，由于置管过程中大脑暴露在开放的环境中，还会增加感染概率。另外，由于脑室内存在血凝块，EVD 导管本身有被血块堵塞的可能，使其失去精确测量 ICP 及引流脑脊液的能力。

早期的动物试验给出了解决导管堵塞问题的方案，即通过 EVD 导管往脑室内注入溶栓药物。研究假设溶栓药物能够加速血块溶解并预防导管堵塞，从而缩短 EVD 的使用时间、降低手术相关风险和并发症。早期关于血块溶解安全性和有效性的研究来自 Narayan 团队[108]。他们通过向 57 只兔子的额叶和侧脑室中注射 0.2 mL 的人类血凝块进行脑内-脑室内血肿造模。实验组动物在造模后即刻注射 0.2 mL 尿激酶（UK）溶液，而对照组动物则注射等量的生理盐水。于注射后 3 小时处死动物评估血块溶解情况。另有一部分动物在造模 24 小时后再注射 UK。结果发现接受 UK 注射的兔子的血块溶解成功率（22 只中的 19 只）明显高于对照组动物（13 只中的 3 只）。24 小时后注射 UK 的动物的血块溶解情况与即刻注射 UK 组的动物类似。这项研究在兔子模型中证实了尿激酶注射是一种安全的溶解血块的方法，该药物即使在血块出现 24 小时后再应用，其疗效也不会打折。

Pang 和其同事[109]开展了一系列犬类模型实验来确定尿激酶的使用剂量，结果发现溶解 10 mL 脑室内血块需要 10 000 IU 的尿激酶。他们又在随后的研究中对该方法的安全性进行了分析。具体方法是连续 4 天，每 12 小时 1 次向动物模型脑室导管内注射 2 倍超剂量（20 000 U）的 UK 后，评估全身出血、血液学指标和穿刺部位出血情况。共有 6 只成年犬接受了此项研究，结果没有发生任何并发症[110]。在此基础上，研究者继续分析此方法对 IVH 血块溶解速度

的影响。分别有 10 只实验组犬模型和 10 只对照组犬模型接受了研究。所有动物脑室内均注射了 10 mL 血块。实验组动物每 4 小时接受一次 20 000 U 的 UK 注射；结果发现实验组动物血块完全溶解所需的时间明显短于对照组。此外，对照组中有 8 只狗出现脑积水，而实验组仅有 2 只。作者因此总结通过 UK 进行脑室内血块溶解能够显著加快脑室内血块溶解的速度、减少脑积水的发生并改善神经功能预后[111]。相似的具有获益的结果在使用组织型纤溶酶原激活物（tPA）的猪模型研究中也得到证实[112]。

另外一些研究团队在大鼠模型中分析了 tPA 治疗 IVH 的剂量-疗效关系[113]。40 只成年雄性大鼠接受了左侧脑室内自体血注射，完成脑室内出血造模。造模后 2 小时进行脑室内生理盐水或 tPA 注射，tPA 剂量从 0.25 μg 至 2 μg 不等，注射时间为 3 小时。IVH 造模后 24 小时处死动物模型，取脑组织进行分析，结果发现 0.5 ~ 2 μg 的 tPA 剂量范围内，IVH 减少的程度呈剂量依赖性关系，但是只有最低剂量 tPA 才能改善脑血流。任何一个治疗剂量均不能改善脑室扩张的情况。剂量超过 1 μg 会引起脑组织损伤。因此研究者得出安全、有效的 tPA 治疗剂量为每 5 μL 脑室内出血使用 0.5 μg 的 tPA。

脑室内溶栓药物治疗在动物模型中取得的成功，加快了人体试验的进行。不同研究小组进行的病例研究得出的安全性和有效性各不相同，主要是由于不同团队采用的溶栓药物的剂量各不相同。Shen 等[114]对 4 名患者每天给予 12 000 ~ 96 000 U 不等剂量的尿激酶，所有人都出现了感染。尽管存在并发症，但研究中没有患者死亡，因而作者认为这项治疗方法是安全、有效的。其他研究者采用尿激酶联合脑室外引流的治疗方法也得出了相似的结论[115-121]。还有一些研究和病例报道使用了 tPA 替代尿激酶，结果发现同样能够改善患者预后[102,112,123-131]。但是 Schwarz 等[132]对 tPA 的安全性提出质疑。他们在一项只有 2 名患者的小型研究中发现这 2 名患者都出现了再出血、脑积水、颅内压增高以及昏迷，使作者提出应当谨慎地使用 tPA。

当然，所有这些研究的缺点都是病例数太少，大多数研究甚至缺少对照组。需要有一项大规模随机对照研究评估 IVH 患者应用溶栓药物的安全性及有效性，"Clot Lysis Evaluating Accelerated Resolution"（CLEAR）IVH 临床试验应运而生。尽管 CLEAR 脑室内出血研究的 Ⅱ 期临床试验的完整结果还没有发表，但是初步数据显示脑室外引流联合脑室内注射小

剂量 rtPA（每 8 小时注射 1 mg，不超过 4 天）溶解血块的速度比每隔 12 小时注射 0.3 mg 或者 1 mg 平均快 24 小时。虽然较高剂量的 rtPA 会增加出血事件的发生，但和对照组相比，有症状的出血并没有显著增加。

虽然 CLEAR-IVH 的研究结果让人振奋，但是在导管放置方面仍存在一些问题。EVD 导管放置操作本身存在一定的潜在并发症风险[133,134]。最近有研究报道显示，虽然床旁 EVD 导管放置是一项安全的操作，但如果患者的中线结构发生偏移，想要将导管正确放置到位是十分困难的，而这种情况恰恰在 ICH 患者中常见，会增加导管放置相关的出血风险。影像导航技术可以辅助此类患者的导管放置操作，但是会增加治疗费用并延长手术时间。此外，原发血肿的占位效应可能会导致脑室梗阻，使得引流管无法与脑室的某些部位沟通。因而在向一侧脑室内注射 rtPA 时，药物可能无法波及整个血肿范围。发生这样的情况，如果要进行彻底的 IVH 治疗，就需要置入第二根脑室引流管。二次脑室穿刺置管最好在立体定向导航或实时导航引导下进行。上述关于 IVH 治疗的问题一定要具体病例具体分析，原则就是确保正确的脑室外引流管位置，以便 rtPA 能够到达脑室的每一个角落，从而有效溶解血块并且不增加损伤周边脑实质的风险。

脑室内的溶栓药物治疗目前已经真正进入 Ⅲ 期临床试验，这项试验由 NIH 资助，研究梗阻性 IVH 后，经 EVD 导管 rtPA 灌注治疗的疗效，主要终点是生存预后改善和致残率下降（了解具体信息可登录 www.CLEAR III.com）。这项临床试验的结果可能会改变现有神经外科临床治疗方案，支持或者反对脑室内溶栓药物治疗。同时，对于出现脑室梗阻和颅内压无法控制的患者，一定要注意个体化治疗，充分考虑脑室内溶栓药物治疗的风险和可能的临床获益，当没有其他治疗选择的时候，可以特批使用脑室内溶栓治疗。

结论

颅内出血的手术治疗近年来进展很快。尽管目前还缺少充分的证据表明积极的血肿清除具有明确而显著的获益，但是相关结果仍然提示手术治疗可以降低死亡率，提高患者临床预后[41]。随着医疗技术的飞速发展，患者选择标准不断细化，对许多患者而言手术清除 ICH 血肿将是一种可靠的治疗选择。随着微侵袭手术技术、神经导航技术、溶栓药物应用以及血肿量、血压和凝血功能控制技术的发展，希望未来自

发性 ICH 的治疗能够形成规范，临床和神经功能预后得到令人欣喜的显著改善。

参考文献

［1］Broderick J, Connolly S, Feldmann E, et al; American Heart Association; American Stroke Association Stroke Council; High Blood Pressure Research Council; Quality of Care and Outcomes in Research Interdisci-plinary Working Group. Guidelines for the management of spontaneous intracerebral hemorrhage in adults: 2007 update: a guideline from the American Heart Association/American Stroke Association Stroke Council, High Blood Pressure Research Council, and the Quality of Care and Outcomes in Research Interdisciplinary Working Group. Stroke 2007;38:2001-2023

［2］Qureshi AI, Suri MF, Nasar A, et al. Thrombolysis for ischemic stroke in the United States: data from National Hospital Discharge Survey 1999-2001. Neurosurgery 2005;57:647-654, discussion 647-654

［3］Mayer SA, Rincon F. Treatment of intracerebral haemorrhage. Lancet Neurol 2005;4:662-672

［4］Broderick JP, Diringer MN, Hill MD, et al; Recombinant Activated Factor VII Intracerebral Hemorrhage Trial Investigators. Determinants of intracerebral hemorrhage growth: an exploratory analysis. Stroke 2007;38:1072-1075

［5］Fogelholm R, Avikainen S, Murros K. Prognostic value and determinants of first-day mean arterial pressure in spontaneous supratentorial intracerebral hemorrhage. Stroke 1997;28:1396-1400

［6］Nilsson OG, Lindgren A, Brandt L, Säveland H. Prediction of death in patients with primary intracerebral hemorrhage: a prospective study of a defined population. J Neurosurg 2002;97:531-536

［7］Park HS, Kang MJ, Huh JT. Recent epidemiological trends of stroke. J Korean Neurosurg Soc 2008;43:16-20

［8］Razzaq AA, Hussain R. Determinants of 30-day mortality of spontaneous intracerebral hemorrhage in Pakistan. Surg Neurol 1998;50:336-342, discussion 342-343

［9］Tuhrim S, Dambrosia JM, Price TR, et al. Prediction of intracerebral hemorrhage survival. Ann Neurol 1988;24:258-263

［10］Adams HP Jr. Treating ischemic stroke as an emergency. Arch Neurol 1998;55:457-461

［11］Bamford J, Dennis M, Sandercock P, Burn J, Warlow C. The frequency, causes and timing of death within 30 days of a first stroke: the Oxfordshire Community Stroke Project. J Neurol Neurosurg Psychiatry 1990;53:824-829

［12］Cooper D, Jauch E, Flaherty ML. Critical pathways for the management of stroke and intracerebral hemorrhage: a survey of US hospitals. Crit Pathw Cardiol 2007;6:18-23

［13］Tuhrim S, Horowitz DR, Sacher M, Godbold JH. Volume of ventricular blood is an important determinant of outcome in supratentorial intracerebral hemorrhage. Crit Care Med 1999;27:617-621

［14］McKissock W, Richardson A, Taylot J. Primary intracerebral haemorrhage: a controlled trial of surgical and conservative treatment in 180 unselected cases. Lancet 1961;2:221-226

［15］Broderick JP, Brott TG, Tomsick T, Barsan W, Spilker J. Ultra-early evaluation of intracerebral hemorrhage. J Neurosurg 1990;72:195-199

［16］Brott T, Broderick J, Kothari R, et al. Early hemorrhage growth in patients with intracerebral hemorrhage. Stroke 1997;28:1-5

［17］Brott T, Thalinger K, Hertzberg V. Hypertension as a risk factor for spontaneous intracerebral hemorrhage. Stroke 1986;17:1078-1083

［18］Bruno A, Carter S. Possible reason for the higher incidence of spontaneous intracerebral hemorrhage among Hispanics than non-Hispanic whites in New Mexico. Neuroepidemiology 2000;19:51-52

［19］Ariesen MJ, Claus SP, Rinkel GJ, Algra A. Risk factors for intracerebral hemorrhage in the general population: a systematic review. Stroke 2003;34:2060-2065

［20］Bruno A, Qualls C. Risk factors for intracerebral and subarachnoid hemorrhage among Hispanics and non-Hispanic whites in a New Mexico community. Neuroepidemiology 2000;19:227-232

［21］Klatsky AL, Friedman GD, Sidney S, Kipp H, Kubo A, Armstrong MA. Risk of hemorrhagic stroke in Asian American ethnic groups. Neuroepide-miology 2005;25:26-31

［22］Qureshi AI, Giles WH, Croft JB. Racial differences in the incidence of intracerebral hemorrhage: effects of blood pressure and education. Neurology 1999;52:1617-1621

［23］Suzuki K, Kutsuzawa T, Takita K, et al. Clinico-epidemiologic study of stroke in Akita, Japan. Stroke 1987;18:402-406

［24］Ruíz-Sandoval JL, Cantú C, Barinagarrementeria F. Intracerebral hemorrhage in young people: analysis of risk factors, location, causes, and prognosis. Stroke 1999;30:537-541

［25］Cheung RT, Zou LY. Use of the original, modified, or new intracerebral hemorrhage score to predict mortality and morbidity after intracerebral hemorrhage. Stroke 2003;34:1717-1722

［26］Godoy DA, Piñero G, Di Napoli M. Predicting mortality in spontaneous intracerebral hemorrhage: can modification to original score improve the prediction? Stroke 2006;37:1038-1044

［27］Hemphill JC Ⅲ, Bonovich DC, Besmertis L, Manley GT, Johnston SC. The ICH score: a simple, reliable grading scale for intracerebral hemorrhage. Stroke 2001;32:891-897

［28］Masè G, Zorzon M, Biasutti E, Tasca G, Vitrani B, Cazzato G. Immediate prognosis of primary intracerebral hemorrhage using an easy model for the prediction of survival. Acta Neurol Scand 1995;91:306-309

［29］Portenoy RK, Lipton RB, Berger AR, Lesser ML, Lantos G. Intracerebral haemorrhage: a model for the prediction of outcome. J Neurol Neurosurg Psychiatry 1987;50:976-979

［30］Ruiz-Sandoval JL, Chiquete E, Romero-Vargas S, Padilla-Martínez JJ, González-Cornejo S. Grading scale for prediction of outcome in primary intracerebral hemorrhages. Stroke 2007;38:1641-1644

［31］Weimar C, Benemann J, Diener HC; German Stroke Study Collaboration. Development and validation of the Essen Intracerebral Haemorrhage Score. J Neurol Neurosurg Psychiatry 2006;77:601-605

［32］Weimar C, Roth M, Willig V, Kostopoulos P, Benemann J, Diener HC. Development and validation of a prognostic model to predict recovery following intracerebral hemorrhage. J Neurol 2006;253:788-793

［33］Daverat P, Castel JP, Dartigues JF, Orgogozo JM. Death and functional outcome after spontaneous intracerebral hemorrhage. A prospective study of 166 cases using multivariate analysis. Stroke 1991;22:1-6

［34］Hallevy C, Ifergane G, Kordysh E, Herishanu Y. Spontaneous supratentorial intracerebral hemorrhage. Criteria for short-term functional outcome prediction. J Neurol 2002;249:1704-1709

［35］Lisk DR, Pasteur W, Rhoades H, Putnam RD, Grotta JC. Early presentation of hemispheric intracerebral hemorrhage: prediction of outcome and guidelines for treatment allocation. Neurology 1994;44:133-139

［36］Qureshi AI, Suri MF, Nasar A, et al. Changes in cost and outcome among US patients with stroke hospitalized in 1990 to 1991 and those hospitalized in 2000 to 2001. Stroke 2007;38:2180-2184

［37］Mendelow AD, Gregson BA, Fernandes HM, et al; STICH investigators. Early surgery versus initial conservative treatment in patients with spontaneous supratentorial intracerebral haematomas in the International Surgical Trial in Intracerebral Haemorrhage（STICH）: a randomised trial. Lancet 2005;365:387-397

［38］Wartenberg KE, Mayer SA. The STICH trial: the end of surgical intervention for supratentorial intracerebral hemorrhage? Curr Neurol Neurosci Rep 2005:5:473-475

［39］Adeoye O, Woo D, Haverbusch M, et al. Surgical management and casefatality rates of intracerebral hemorrhage in 1988 and 2005. Neurosurgery 2008;63:1113-1117, discussion 1117-1118

［40］Fayad PB, Awad IA. Surgery for intracerebral hemorrhage. Neurology 1998;51（3, Suppl 3）S69-S73

［41］Jaffe J, AlKhawam L, Du H, et al. Outcome predictors and spectrum of treatment eligibility with prospective protocolized management of intracerebral hemorrhage. Neurosurgery 2009;64:436-445, discussion 445-446

［42］Jackson CA, Sudlow CL. Is hypertension a more frequent risk factor for deep than for lobar supratentorial intracerebral haemorrhage? J Neurol Neurosurg Psychiatry 2006;77:1244-1252

［43］Takebayashi S. Ultrastructural morphometry of hypertensive medial damage in lenticulostriate and other arteries. Stroke 1985;16:449-453

［44］Passero S, Ciacci G, Reale F. Potential triggering factors of intracerebral hemorrhage. Cerebrovasc Dis 2001;12:220-227

［45］Petridis AK, Barth H, Buhl R, Hugo HH, Mehdorn HM. Outcome of cerebral amyloid angiopathic brain haemorrhage. Acta Neurochir（Wien）2008;150:889-895

［46］Vinters HV. Cerebral amyloid angiopathy. A critical review. Stroke 1987;18:311-324

［47］Garcia C, Pinho e Melo T, Rocha L, Lechner MC. Cerebral hemorrhage and apoE. J Neurol 1999;246:830-834

［48］Greenberg SM. Cerebral amyloid angiopathy: prospects for clinical diagnosis and treatment. Neurology 1998;51:690-694

［49］Maia LF, Vasconcelos C, Seixas S, Magalhães R, Correia M. Lobar brain hemorrhages and white matter changes: Clinical, radiological and laboratory profiles. Cerebrovasc Dis 2006;22:155-161

［50］McCarron MO, Nicoll JA, Stewart J, et al. The

第
3
部分

外科治疗

apolipoprotein E epsilon2 allele and the pathological features in cerebral amyloid angiopathy-related hemorrhage. J Neuropathol Exp Neurol 1999;58:711-718

[51] McCarron MO, Nicoll JA. Apolipoprotein E genotype and cerebral amyloid angiopathy-related hemorrhage. Ann N Y Acad Sci 2000;903:176-179

[52] O'Donnell HC, Rosand J, Knudsen KA, et al. Apolipoprotein E genotype and the risk of recurrent lobar intracerebral hemorrhage. N Engl J Med 2000;342:240-245

[53] Tzourio C, Arima H, Harrap S, et al. APOE genotype, ethnicity, and the risk of cerebral hemorrhage. Neurology 2008;70:1322-1328

[54] Chen ST, Chen SD, Hsu CY, Hogan EL. Progression of hypertensive intracerebral hemorrhage. Neurology 1989;39:1509-1514

[55] Kazui S, Minematsu K, Yamamoto H, Sawada T, Yamaguchi T. Predisposing factors to enlargement of spontaneous intracerebral hematoma. Stroke 1997;28:2370-2375

[56] Kazui S, Naritomi H, Yamamoto H, Sawada T, Yamaguchi T. Enlargement of spontaneous intracerebral hemorrhage. Incidence and time course. Stroke 1996;27:1783-1787

[57] Ohwaki K, Yano E, Nagashima H, Hirata M, Nakagomi T, Tamura A. Blood pressure management in acute intracerebral hemorrhage: relationship between elevated blood pressure and hematoma enlargement. Stroke 2004;35:1364-1367

[58] Anderson CS, Huang Y, Wang JG, et al; INTERACT Investigators. Intensive blood pressure reduction in acute cerebral haemorrhage trial (INTERACT): a randomised pilot trial. Lancet Neurol 2008;7:391-399

[59] Lapchak PA, Araujo DM. Advances in hemorrhagic stroke therapy: conventional and novel approaches. Expert Opin Emerg Drugs 2007;12:389-406

[60] Qureshi AI. Antihypertensive Treatment of Acute Cerebral Hemorrhage (ATACH): rationale and design. Neurocrit Care 2007;6:56-66

[61] Worster A, Keim SM, Carpenter CR, Adeoye O; Best Evidence in Emergency Medicine (BEEM) Group. Does early intensive lowering of blood pressure reduce hematoma volume and improve clinical outcome after acute cerebral hemorrhage? J Emerg Med 2009;37:433-438

[62] Flaherty ML, Tao H, Haverbusch M, et al. Warfarin use leads to larger intracerebral hematomas. Neurology 2008;71:1084-1089

[63] Roquer J, Rodríguez Campello A, Gomis M, Ois A, Puente V, Munteis E. Previous antiplatelet therapy is an independent predictor of 30-day mortality after spontaneous supratentorial intracerebral hemorrhage. J Neurol 2005;252:412-416

[64] Saloheimo P, Ahonen M, Juvela S, Pyhtinen J, Savolainen ER, Hillbom M. Regular aspirin-use preceding the onset of primary intracerebral hemorrhage is an independent predictor for death. Stroke 2006;37:129-133

[65] Foerch C, Sitzer M, Steinmetz H, Neumann-Haefelin T. Pretreatment with antiplatelet agents is not independently associated with unfavorable outcome in intracerebral hemorrhage. Stroke 2006;37:2165-2167

[66] Rosand J, Eckman MH, Knudsen KA, Singer DE, Greenberg SM. The effect of warfarin and intensity of anticoagulation on outcome of intracerebral hemorrhage. Arch Intern Med 2004;164:880-884

[67] Andersen KK, Olsen TS, Dehlendorff C, Kammersgaard LP. Hemorrhagic and ischemic strokes compared: stroke severity, mortality, and risk factors. Stroke 2009;40:2068-2072

[68] Sorensen SV, Dewilde S, Singer DE, Goldhaber SZ, Monz BU, Plumb JM. Cost-effectiveness of warfarin: trial versus "real-world" stroke prevention in atrial fibrillation. Am Heart J 2009;157:1064-1073

[69] Huttner HB, Schellinger PD, Hartmann M, et al. Hematoma growth and outcome in treated neurocritical care patients with intracerebral hemorrhage related to oral anticoagulant therapy: comparison of acute treatment strategies using vitamin K, fresh frozen plasma, and prothrombin complex concentrates. Stroke 2006;37:1465-1470

[70] Goldstein JN, Thomas SH, Frontiero V, et al. Timing of fresh frozen plasma administration and rapid correction of coagulopathy in warfarin-related intracerebral hemorrhage. Stroke 2006;37:151-155

[71] Aiyagari V, Testai FD. Correction of coagulopathy in warfarin associated cerebral hemorrhage. Curr Opin Crit Care 2009;15:87-92

[72] Aguilar MI, Hart RG, Kase CS, et al. Treatment of warfarin-associated intracerebral hemorrhage: literature review and expert opinion. Mayo Clin Proc 2007;82:82-92

[73] Appelboam R, Thomas EO. Warfarin and intracranial haemorrhage. Blood Rev 2009;23:1-9

[74] Freeman WD, Aguilar MI. Management of warfarin-related intracerebral hemorrhage. Expert Rev Neurother 2008;8:271-290

[75] Goldstein JN, Rosand J, Schwamm LH. Warfarin reversal

in anticoagulant-associated intracerebral hemorrhage. Neurocrit Care 2008;9:277-283

[76] Ilyas C, Beyer GM, Dutton RP, Scalea TM, Hess JR. Recombinant factor Ⅶa for warfarin-associated intracranial bleeding. J Clin Anesth 2008;20:276-279

[77] Kalina M, Tinkoff G, Gbadebo A, Veneri P, Fulda G. A protocol for the rapid normalization of INR in trauma patients with intracranial hemorrhage on prescribed warfarin therapy. Am Surg 2008;74:858-861

[78] Dutton RP, Stein DM, Hess JR, Scalea TM. Recombinant factor VIIa and thromboembolic events. JAMA 2006;296:43-44, author reply 44

[79] Awad IA, Cozzens J. Recombinant human Factor Ⅶa for intracerebral hemorrhage: Miracle drug or irrational exuberance? Neurosurgery 2006;58:N6

[80] Mayer SA, Brun NC, Begtrup K, et al; FAST Trial Investigators. Efficacy and safety of recombinant activated factor Ⅶ for acute intracerebral hemorrhage. N Engl J Med 2008;358:2127-2137

[81] Mayer SA, Brun NC, Begtrup K, et al; Recombinant Activated Factor Ⅶ Intracerebral Hemorrhage Trial Investigators. Recombinant activated factor Ⅶ for acute intracerebral hemorrhage. N Engl J Med 2005;352:777-785

[82] Mayer SA, Brun NC, Broderick J, et al; Europe/AustralAsia NovoSeven ICH Trial Investigators. Safety and feasibility of recombinant ractor Ⅶa for acute intracerebral hemorrhage. Stroke 2005;36:74-79

[83] Mayer SA, Davis SM, Skolnick BE, et al; FAST trial investigators. Can a subset of intracerebral hemorrhage patients benefit from hemostatic therapy with recombinant activated factor Ⅶ? Stroke 2009;40:833-840

[84] Leira R, Dávalos A, silva Y, et al; Stroke Project, Cerebrovascular Diseases Group of the Spanish Neurological Society. Early neurologic deterioration in intracerebral hemorrhage: predictors and associated factors. Neurology 2004;63:461-467

[85] Silva Y, Leira R, Tejada J, Lainez JM, Castillo J, Dávalos A; Stroke Project, Cerebrovascular Diseases Group of the Spanish Neurological Society. Molecular signatures of vascular injury are associated with early growth of intracerebral hemorrhage. Stroke 2005;36:86-91

[86] Naidech AM, Bernstein RA, Levasseur K, et al. Platelet activity and outcome after intracerebral hemorrhage. Ann Neurol 2009;65:352-356

[87] Bullock MR, Chesnut R, Ghajar J, et al; Surgical Management of Traumatic Brain Injury Author Group.

Surgical management of acute epidural hematomas. Neurosurgery 2006;58（3, Suppl）S7-S15, discussion Si-iv

[88] Bullock MR, Chesnut R, Ghajar J, et al; Surgical Management of Traumatic Brain Injury Author Group. Surgical management of acute subdural hematomas. Neurosurgery 2006;58（3, Suppl）S16-S24, discussion Si-iv

[89] Firsching R, Frowein RA, Thun F. Intracerebellar haematoma: eleven traumatic and non-traumatic cases and a review of the literature. Neuro-chirurgia（Stuttg）1987;30:182-185

[90] Moulton RJ. Traumatic intracranial mass lesions: how soon for evacuation? Can J Surg 1992;35:35-37

[91] Del Bigio MR, Yan HJ, Buist R, Peeling J. Experimental intracerebral hemorrhage in rats. Magnetic resonance imaging and histopatho-logical correlates. Stroke 1996;27:2312-2319, discussion 2319-2320

[92] Wagner KR, Xi G, Hua Y, et al. Ultra-early clot aspiration after lysis with tissue plasminogen activator in a porcine model of intracerebral hemorrhage: edema reduction and blood-brain barrier protection. J Neurosurg 1999;90:491-498

[93] Batjer HH, Reisch JS, Allen BC, Plaizier LJ, Su cJ. Failure of surgery to improve outcome in hypertensive putaminal hemorrhage. A prospective randomized trial. Arch Neurol 1990;47:1103-1106

[94] Juvela S, Heiskanen O, Poranen A, et al. The treatment of spontaneous intracerebral hemorrhage. A prospective randomized trial of surgical and conservative treatment. J Neurosurg 1989;70:755-758

[95] Morgenstern LB, Frankowski RF, Shedden P. Pasteur W, Grotta JC. Surgical treatment for intracerebral hemorrhage（STICH）: a single-center randomized clinical trial. Neurology 1998;51:1359-1363

[96] Zuccarello M, Brott TG, Derex L, et al. Early surgical treatment for supratentorial intracerebral hemorrhage: a randomized feasibility study. Stroke 1999;30:1833-1839

[97] Morgan T, Zuccarello M, Narayan R, Keyl P, Lane K, Hanley D. Preliminary findings of the minimally-invasive surgery plus rt-PA for intracerebral hemorrhage evacuation（MISTIE）clinical trial. Acta Neurochir Suppl（Wien）2008;105:147-151

[98] Auer LM, Deinsberger W, Niederkorn K, et al. Endoscopic surgery versus medical treatment for spontaneous intracerebral hematoma: a randomized study. J Neurosurg 1989;70:530-535

［99］Nishihara T, Morita A, Teraoka A, Kirino T. Endoscopy-guided removal of spontaneous intracerebral hemorrhage: comparison with computer tomography-guided stereotactic evacuation. Childs Nerv Syst 2007;23:677-683

［100］Prasad K, Mendelow AD, Gregson B. Surgery for primary supratentorial intracerebral haemorrhage. Cochrane Database Syst Rev 2008;CD000200

［101］Miller CM, Vespa P, Saver JL, et al. Image-guided endoscopic evacuation of spontaneous intracerebral hemorrhage. Surg Neurol 2008;69:441-446, discussion 446

［102］Bhattathiri PS, Gregson B, Prasad KS, Mendelow AD; STICH Investigators. Intraventricular hemorrhage and hydrocephalus after spontaneous intracerebral hemorrhage: results from the STICH trial. Acta Neurochir Suppl（Wien）2006;96:65-68

［103］Fountas KN, Kapsalaki EZ, Parish DC, et al. Intraventricular administration of rt-PA in patients with intraventricular hemorrhage. South Med J 2005;98:767-773

［104］Hanley DF. Intraventricular hemorrhage: severity factor and treatment target in spontaneous intracerebral hemorrhage. Stroke 2009;40:1533-1538

［105］Ozdemir O, Calisaneller T, Hastürk A, Aydemir F, Caner H, Altinors N. Prognostic significance of third ventricle dilation in spontaneous intracerebral hemorrhage: a preliminary clinical study. Neurol Res 2008;30:406-410

［106］St Louis EK, Wijdicks EF, Li H, Atkinson JD. Predictors of poor outcome in patients with a spontaneous cerebellar hematoma. Can J Neurol Sci 2000;27:32-36

［107］Steiner T, Diringer MN, Schneider D, et al. Dynamics of intraventricular hemorrhage in patients with spontaneous intracerebral hemorrhage: risk factors, clinical impact, and effect of hemostatic therapy with recombinant activated factor Ⅶ. Neurosurgery 2006;59:767-773,discussion 773-774

［108］Narayan RK, Narayan TM, Katz DA, Kornblith PL, Murano G. Lysis of intracranial hematomas with urokinase in a rabbit model. J Neurosurg 1985;62:580-586

［109］Pang D, Sclabassi RJ, Horton JA. Lysis of intraventricular blood clot with urokinase in a canine model: Part 1. Canine intraventricular blood cast model. Neurosurgery 1986;19:540-546

［110］Pang D, Sclabassi RJ, Horton JA. Lysis of intraventricular blood clot with urokinase in a canine model: Part 2. In vivo safety study of intraventricular urokinase. Neurosurgery 1986;19:547-552

［111］Pang D, Sclabassi RJ, Horton JA. Lysis of intraventricular blood clot with urokinase in a canine model: Part 3. Effects of intraventricular urokinase on clot lysis and posthemorrhagic hydrocephalus. Neuro-surgery 1986;19:553-572

［112］Mayfrank L, Lippitz B, Groth M, Bertalanffy H, Gilsbach JM. Effect of recombinant tissue plasminogen activator on clot lysis and ventricular dilatation in the treatment of severe intraventricular haemorrhage. Acta Neurochir（Wien）1993;122:32-38

［113］Wang YC, Lin CW, Shen CC, Lai SC, Kuo JS. Tissue plasminogen activator for the treatment of intraventricular hematoma: the dose-effect relationship. J Neurol Sci 2002;202:35-41

［114］Shen PH, Matsuoka Y, Kawajiri K, et al. Treatment of intraventricular hemorrhage using uroldnase. Neurol Med Chir（Tokyo）1990;30:329-333

［115］Akdemir H, Selçuklu A, Paşaoğlu A, Oktem IS, Kavuncu I. Treatment of severe intraventricular hemorrhage by intraventricular infusion of urokinase. Neurosurg Rev1995;18:95-100

［116］Coplin WM, Vinas FC, Agris JM, et al. A cohort study of the safety and feasibility of intraventricular urokinase for nonaneurysmal spontaneous intraventricular hemorrhage. Stroke 1998;29:1573-1579

［117］Naff NJ, Hanley DF, Keyl PM, et al. Intraventricular thrombolysis speeds blood clot resolution: results of a pilot, prospective, randomized, doubleblind, controlled trial. Neurosurgery 2004;54:577-583, discussion 583-584

［118］Todo T, Usui M, Takakura K. Treatment of severe intraventricular hemorrhage by intraventricular infusion of urokinase. J Neurosurg 1991;74:81-86

［119］Torres A, Plans G, Martino J, et al. Fibrinolytic therapy in spontaneous intraventricular haemorrhage: efficacy and safety of the treatment. Br J Neurosurg 2008;22:269-274

［120］Tung MY, Ong PL, Seow WT, Tan KK. A study on the efficacy of intraventricular urokinase in the treatment of intraventricular haemorrhage. Br J Neurosurg 1998;12:234-239

［121］Ziai WC, Torbey MT, Naff NJ, et al. Frequency of sustained intracranial pressure elevation during treatment of severe intraventricular hemorrhage. Cerebrovasc Dis 2009;27:403-410

［122］Deutsch H, Rodriguez JC, Titton RL. Lower dose intraventricular T-PA fibrinolysis: case report. Surg

Neurol 2004;61:460-463,discussion 463

［123］Findlay JM, Grace MG, Weir BK. Treatment of intraventricular hemorrhage with tissue plasminogen activator. Neurosurgery 1993;32:941-947,discussion 947

［124］Findlay JM, Weir BK, Stollery DE. Lysis of intraventricular hematoma with tissue plasminogen activator. Case report. J Neurosurg 1991;74:803-807

［125］Goh KY, Poon WS. Recombinant tissue plasminogen activator for the treatment of spontaneous adult intraventricular hemorrhage. Surg Neurol 1998;50:526-531,discussion 531-532

［126］Grabb PA. Traumatic intraventricular hemorrhage treated with intraventricular recombinant-tissue plasminogen activator: technical case report. Neurosurgery 1998;43:966-969

［127］Hall B, Parker D Jr, Carhuapoma JR. Thrombolysis for intraventricular hemorrhage after endovascular aneurysmal coiling. Neurocrit Care 2005;3:153-156

［128］Ionita CC, Ferrara J, McDonagh DL, Grossi P, Graffagnino C. Systemic hemostasis with recombinant-activated factor Ⅶ followed by local thrombolysis with recombinant tissue plasminogen activator in intraventricular hemorrhage. Neurocrit Care 2005;3:246-248

［129］Kumar K, Demeria DD, Verma A. Recombinant tissue plasminogen activator in the treatment of intraventricular hemorrhage secondary to periventricular arteriovenous malformation before surgery: case report. Neurosurgery 2003;52:964-968, discussion 968-969

［130］Rohde V, Schaller C, Hassler WE. Intraventricular recombinant tissue plasminogen activator for lysis of intraventricular haemorrhage. J Neurol Neurosurg Psychiatry 1995;58:447-451

［131］Vereecken KK, Van Havenbergh T, De Beuckelaar W, Parizel PM, Jorens PG. Treatment of intraventricular hemorrhage with intraventricular administration of recombinant tissue plasminogen activator A clinical study of 18 cases. Clin Neurol Neurosurg 2006;108:451-455

［132］Schwarz S, Schwab S, Steiner HH, Hacke W. Secondary hemorrhage after intraventricular fibrinolysis: a cautionary note: a report of two cases. Neurosurgery 1998;42:659-662,discussion 662-663

［133］Gardner PA, Engh J, Atteberry D, Moossy JJ. Hemorrhage rates after external ventricular drain placement. J Neurosurg 2009;110:1021-1025

［134］Kakarla UK, Kim LJ, Chang SW, Theodore N, Spetzler RF. Safety and accuracy of bedside external ventricular drain placement. Neurosurgery 2008;63（1, Suppl 1）ONS162-ONS166, discussion ONS166-ONS167

第 28 章

动静脉畸形的放射外科治疗

Douglas Kondziolka, Hideyuki Kano, Huai-che Yang, John C, Flickinger, L. Dade Lunsford

■朱凤平 译　■李培良 校　■毛颖 审

要点

◆ 动静脉畸形（AVM）放射外科治疗对最大直径小于 3 cm 的皮质下病灶具有重要作用。

◆ AVM 放射外科治疗的放射剂量选择主要依据 AVM 的体积和位置，但是周边剂量不应低于 16 Gy。

◆ AVM 放射外科治疗最主要的缺点是在 AVM 完全闭塞前的等待期内病灶有出血风险。

◆ 采用放射外科方法治疗体积大于 15 mL 的 AVM 时应当考虑对靶点进行体积或剂量分割治疗。

　　成功的动静脉畸形（AVM）放射外科治疗能够使 AVM 畸形团完全闭塞，消除今后的出血风险[1-3]。除此之外，成功治疗的概念还包括不应出现由出血或放射性脑损伤导致的死亡，致残率也应维持在较低水平。如果一个病例治疗后达成这些目标的把握很大，那么这个病例就十分适合放射外科治疗。如果临床或者血管造影表现提示病灶经放射外科治疗不能达到上述目标，则需要考虑其他治疗方式进行替代。支持放射外科治疗的医师通常持下述一个或多个观点：①放射外科可以有效治疗脑深部 AVM；②放射外科可以有效治疗次全切除后的残留 AVM；③利用放射外科治疗降低功能区 AVM 的治疗风险值得尝试；④大多数 AVM 不能通过栓塞治疗得到完全治愈，因此需要诸如放射外科治疗的辅助治疗；⑤对全身健康状况不佳的患者，显微外科手术治疗可能不是最佳的治

疗选择；⑥放射外科治疗费用花费更低。由于放射外科治疗是第一个也是唯一的 AVM 生物学治疗，其代表着血管畸形疾病细胞治疗方法未来发展的基础。因此，放射外科的未来发展可能会受到其他生物学方法如脑保护和内皮细胞致敏等方法发展的积极影响。

治疗决策

　　反对放射外科治疗的医师通常持下述观点：①放射外科治疗并不总是起效，尤其是只有部分 AVM 闭塞时[4]；②在等待放射外科治疗起效的过程中有发生脑出血的可能；③放射相关并发症可能导致神经功能障碍；④脑部放疗后可能存在远期并发症[5]；⑤长期来看，手术切除的成本效益比可能更好。虽然所有的这些点都存在可辩驳之处，但大多数神经外科医师都认为放射外科治疗最适合体积小、部位深的 AVM[2]。其对体积较大、可以手术切除的 AVM 病灶治疗价值较小。而对于在这两种情况之间的病灶，其治疗选择存在着很大的争论。放射外科治疗对小型但是能够手术切除的 AVM 的治疗作用正在稳步增长[7]。对于体积大且位于深部的 AVM，往往需要多模态的治疗方案。因此，对于一名患者是否考虑采取放射外科治疗取决于 AVM 体积、病灶位置、既往出血史、患者年龄以及手术切除可行性。这些因素作为放射外科治疗 AVM 成功或失败的预测因子已经被不同的研究团队进行了详细研究[3,8,9]。AVM 闭塞情况和放射外科并发症对治疗决策的影响会在本章后续内容中详细阐述。

放射外科治疗如何起效

　　放射外科治疗起效的原因是单次照射后会造成构

成 AVM 血管的内皮细胞明显损伤[10-12]。立体定向 AVM 靶区勾划能够确保这些放射生物学效应局限在畸形团内。适形放射外科治疗可以使放射剂量衰减区域的周边正常脑组织仅受到低剂量的照射[2]。利用剂量计算公式根据影像学和临床因素选择合适的照射剂量[13]。

放射外科治疗的即刻作用是损伤 AVM 血管的内皮细胞。和其他形式的放射损伤相同，照射后释放的组织特异性细胞因子可能介导了这一急性期反应。炎性细胞参与了照射后组织修复反应。其后的慢性炎症反应包括了由成纤维细胞和新生毛细血管组成的肉芽组织的内生。这些事件可以解释有时在放射外科治疗后观察到的迟发性影像学改变。Szeifert 等人[14]证实放射外科治疗后病灶内出现产肌动蛋白的成纤维细胞，即肌成纤维细胞，推测其具有收缩组织的特性，有利于 AVM 病灶闭塞。在 AVM 已经闭塞的后期阶段行增强磁共振成像（MRI）研究通常显示闭塞后的 AVM 具有强化表现。这一发现并不代表 AVM 仍然"血流通畅"，作者更相信这是在残留瘢痕 AVM 组织中形成了新生毛细血管网的标志。一些研究报道了罕见的晚期在 AVM 部位囊肿形成的现象，可能是由纤维化组织中细胞外液间隙扩张导致的[5,15]。放射外科治疗可能会影响对患者癫痫症状的控制，其机制可能是对癫痫起源组织进行照射或纠正了异常的血流动力学表现[16]。

立体定向放射外科治疗的预后

临床经验

在匹兹堡大学，20 年间有 1 129 名 AVM 患者接受伽马刀（GKS）放射外科治疗。患者平均年龄 36 岁（2～82 岁）。38%（424 名）的患者既往有颅内出血史，表现为头痛和癫痫的患者分别有 38% 和 28%。丰富的临床表现促使医师需要与所有患者探讨不同的治疗方案选择。所有入组的血管畸形病例在每周的多学科会议中讨论。206 例（18%）AVM 在放射外科治疗前进行了介入栓塞治疗，127 例（11%）在放射外科治疗前接受过一次或者多次手术治疗。这些当初接受手术治疗的患者，有些手术目的是切除 AVM，而有些则是清除血肿。AVM 的中位体积是 3.4 mL（0.03～58 mL）。81% 的患者采用 50% 的等剂量曲线作为周边剂量。只有 0.7% 的患者采用低于 50% 的等剂量曲线进行治疗。

用 Spetzler-Martin 分级系统对所有 AVM 病灶的大小、是否位于重要部位以及静脉引流情况对所有 AVM 进行分级。转诊至放射外科的患者中最常见的是位于深部的小型 AVM（Ⅲ级，380 名，34%）。而例数最少的是位置表浅的小型非功能区病灶（Ⅰ级，27 名，3.0%）。对这部分患者，作者首先推荐手术治疗，除非患者有手术禁忌证或拒绝手术。有 11% 的病例为Ⅵ级 AVM（121 名），病灶完全位于脑干或丘脑的实质内。AVM 病灶周边的平均照射剂量为 18 Gy，平均最大剂量为 34 Gy。虽然没有"无法手术"的 AVM 这种说法，但作者认为当 AVM 完全位于脑干、丘脑或基底节的脑实质内时，相应的手术相关风险极高。在接受放射外科治疗的病例组中，有 53 例脑干 AVM、97 例丘脑 AVM 和 68 例基底节 AVM。

当放射外科治疗没有使 AVM 病灶完全闭塞时，作者会进一步商讨再次放射外科治疗或再次手术的价值。作者所在中心对 118 名首次放射治疗 3 年以上 AVM 畸形团仍未完全闭塞的患者进行了二次放射外科治疗。如果首次治疗 3～4 年后，残留的 AVM 畸形团仍有早现的引流静脉，那么应当行二次放射外科治疗[17]。对于仅存在早现引流静脉残留的患者，作者不建议进行补充治疗，因为这种残留随着随访时间的增加会最终消失。此外，作者还了解到只有早现引流静脉残留的患者均没有出现晚期出血，这也提示上述患者无需进一步治疗。一些患者的血管造影检查提示在 AVM 照射区域出现了一些形态异常的血管，但没有发现早现的引流静脉。这些细小的血管显影可以代表瘢痕血管畸形组织中的新生毛细血管网。如病灶出现这种也无需进行补充治疗。

再次放射外科治疗的闭塞率为 70%[4,18]。二次治疗只需照射小的残留病灶，通常剂量大于首次治疗的剂量（特别是如果初始 AVM 较大而残余病灶较小时，还取决于病灶位置）。

动静脉畸形的闭塞程度如何影响治疗决策

AVM 能否成功闭塞取决于是否对畸形团进行了恰当的立体边界勾划，进而能够给予足够的放射外科治疗剂量[19]。一项针对 197 名 AVM 患者长达 3 年的血管造影随访结果的全面分析显示，单次放射外科治疗后病灶总体完全闭塞率达到 72%。此结果还根据病灶体积进行了分层分析。在这 197 例病例中，有 20 例（10%）AVM 畸形团靶点未能完全闭塞。未完全闭塞最重要的原因是靶区勾划不充分[18]。另外有 35 名患者（18%）由于首次放射治疗没有覆盖部分畸形团而发生病灶残留。大部分这类患者接受了二次放射外科治疗。该研究确立了如下病灶闭塞相关重要因素：AVM 影像边界勾划不充分、发病初期被血肿压迫的 AVM 病灶重新显影以及既往已经得到栓塞的畸形团再通。作者和其他研究者一样主张利用多模态影像技术（MRI、MRA 和传统的立体定向血管造影）来准确勾划病灶边界以获得最佳的治疗效果[20]。对于体积分组最小的 AVM 病灶（小于 1.3 mL），90% 的患者病灶完全闭塞（45/50）并且有 98% 的患者术前勾划的靶区完全闭塞（49/50）。1.4 ～ 3 mL 体积组的 AVM，49 名患者中有 41 例病灶完全闭塞（84%），47 例（96%）勾划的靶区完全闭塞。这些数据表明，如果能够准确地勾划出整个病灶边界，那么通过现有的放射外科治疗剂量将很大可能实现治疗目标（图28.1）。

利用这些病例资料作者进行了一项独立的关于 AVM 闭塞率与放射剂量和病灶体积关系的多因素分析[19]。该分析明确照射剂量需要达到 25 Gy 时才能出现明确的剂量反应。作者因此得出结论，大型 AVM 闭塞率低是由于放射治疗剂量偏低和靶区勾划存在严重问题两个因素联合作用导致的。一项对 95 例丘脑或基底节 AVM 进行体积分层分析的研究也得出了类似的闭塞率结果；总体而言，80% 的患者在单次放射外科治疗后得到治愈。因此，AVM 体积大不仅意味着更多的组织需要得到闭塞，而且立体定向靶区勾划的难度也随之升高。

Liscak 等人[21]报道在 330 名首次接受立体定向放射外科（SRS）治疗的 AVM 患者中有 222 例（74%）病灶发生闭塞，同时，68 名接受二次 SRS 治疗的患者中有 47 例（69%）病灶发生闭塞。最终血管造影证实的完全闭塞发生在治疗后 12 ～ 96 个月（中位时间为 25 个月）。体积较小的 AVM 病灶和周边照射剂量较高的病灶发生闭塞的概率较高。SRS 术后病灶完全闭塞前再出血的风险是每年 2.1%。首次和再次 SRS 治疗后发生永久性功能障碍的风险分别是 2.7% 和 2.9%[21]。SRS 治疗后 AVM 次全闭塞的概念是血管造影上 AVM 畸形团完全消失但早现的引流静脉依然存在，提示残留的动静脉分流仍然存在；因而认定该 AVM 仍然未闭塞，其出血风险也并未消除。Yan 等人[22]报道，159 例次全闭塞的 AVM（其中 16 例接受了二次 SRS 治疗）在平均随访 3.9 年后没有一例发生出血。没有 1 例次全闭塞的 AVM 发生出血的这种情况与这些病灶出血风险依然存在的假设不符，说明对病灶次全闭塞的患者的再出血进行预防保护具有

重要作用。次全闭塞似乎并不是病灶发生完全闭塞过程中的一个阶段。至少在某些病例其代表的是闭塞过程的终止，不会再发生后续的闭塞改变。这种现象的观察需要进一步不设终点的影像学随访进行确认。

AVM 出血后伽马刀（GKS）治疗的最佳时机取决于何时能够分辨靶区组织。如果血肿影响了畸形团的辨认，则需要等待数月，待血肿吸收后再进行治疗。Marurama 等人[23]回顾性分析了 211 例以出血为表现并将 GKS 作为首选治疗的 AVM 病例。根据从首次出血到 GKS 治疗的间隔时间将患者分为三组：组 1，0 ～ 3 个月（70 例）；组 2，3 ～ 6 个月（62 例）；组 3，大于 6 个月（79 例）。经过 6.3 年的中位随访期发现，虽然相比其他组患者，从出血发生到开始 GKS 治疗间隔时间较长的患者（组 3）所患的 AVM 更多地位于功能区且患者出现神经功能障碍的情况更普遍，但各组患者在闭塞率、治疗后再出血以及并发症方面没有显著差别。但是，组 3 患者在 GKS 治疗前的间隔期内发生出血的情况明显多于其他两组（组 1、组 2、组 3 分别有 1 例、3 例和 20 例）。这些结果与 127 例表现为脑内出血（ICH）的患者的分析结果是相似的。因此作者认为 AVM 出血后等待血肿吸收再行 GKS 治疗是没有益处的。由于出血后 6 个月行 GKS 治疗有较高的出血风险，作者建议在出血后 6 个月内行 GKS（图 28.2）[23]。

Pikus 等人[24]对放射外科治疗 AVM 的作用提出了质疑。其对 72 名患者的 AVM 病灶进行了显微外科手术切除，全切率高达 99%，而新的永久性神经功能障碍的发生率仅为 8%，因而他们认为对于小型 AVM，手术切除效果优于放射外科治疗。然而，在其病例中，只有 3 名（4%）患者的 AVM 病灶位于基底节、丘脑或脑干。Porter 等人[6]通过对手术切除和放射外科治疗后病灶闭塞率以及患者致残率的估计建立了一套决策分析模型。他们认为手术切除能够早期预防出血，因而临床获益更大。但如果手术致残率超过 12%，那么放射外科治疗将成为首选治疗。他们的决策模型中并没有二期或再次放射外科治疗，使 AVM 次全闭塞的患者在余下的预期寿命中仍有出血的风险。但这种预后情况罕见，因为绝大多数患者通过两次以上治疗病灶能够完全闭塞。因此，选择哪种闭塞率数据以及该数据是针对哪个部位的 AVM 对决定什么时候选择不同的治疗手段具有重要影响。

放射外科治疗的并发症如何影响治疗决策

由于放射外科治疗后即刻并发症罕见，许多患

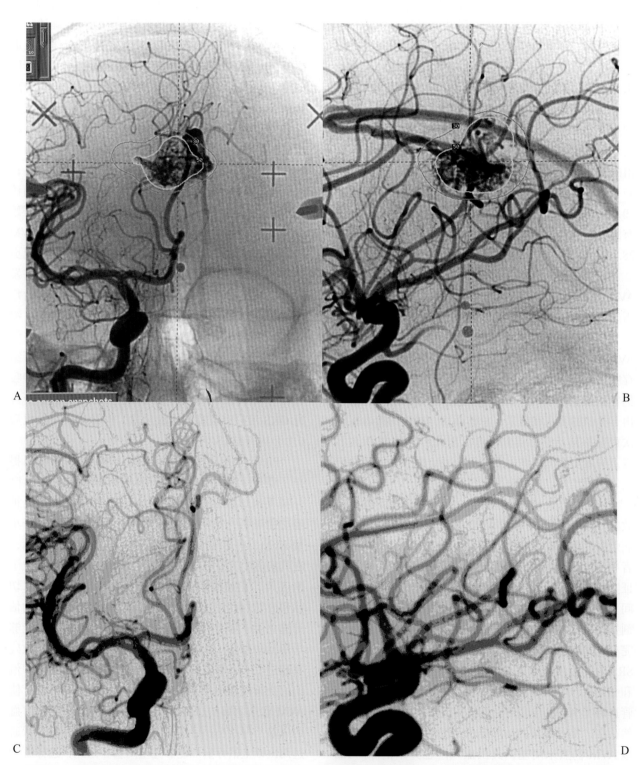

图28.1 （A、B）以出血为表现的8岁男性胼胝体动静脉畸形（AVM）患者放射外科治疗时的右侧颈动脉血管造影图像（病灶体积2.3 cm³，周边剂量23 Gy）。（C、D）26个月后颈动脉造影显示AVM完全闭塞。

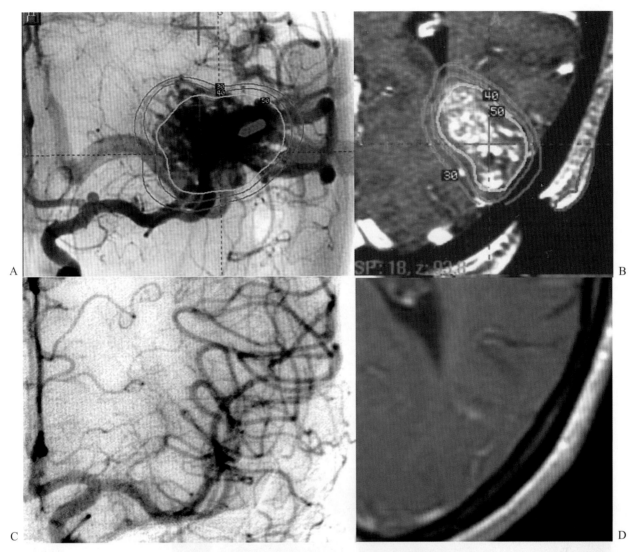

图 28.2 （A）放射外科治疗前血管造影显示左侧顶枕叶 AVM 伴近端动脉瘤。（B）MRI 扫描显示放射外科治疗的剂量计划（病灶体积 5.6 cm³，处方剂量 19 Gy）。3 年后，颈动脉血管造影（C）和 MRI 扫描（D）显示 AVM 完全闭塞，近端动脉瘤消失。

者和医师选择放射外科治疗，因为治疗后能够快速恢复日常活动并重返工作。大多数研究报道的会导致永久性神经功能障碍的放射性坏死的发生率为 2%～3%[21,25]。对幕上脑叶 AVM 患者在放射外科治疗后给予治疗剂量的抗惊厥药物可以极大地降低治疗后癫痫的发生率。如果患者出现神经功能障碍，那么必须要考虑到放射外科治疗后相关迟发性并发症的可能，这些并发症发生的时间节点与 AVM 闭塞的时间节点一致。作者发现放射外科治疗后 2～7 年病灶发生放疗后影像学改变的比例为 30%[9]。作者相信，这些变化大部分是血流动力学或炎症改变。这些影像改变绝大多数不引起神经症状，有症状的影像学改变仅有 10%。其中一半患者的影像学改变在出现 3 年内又自行消失，而自行消失的比例在出现无症状影像学

改变的患者中高达 95%（图 28.3）。

预测放射治疗副作用发生概率的方法有许多。一项利用多种放射外科参数对影像学变化进行多因素分析结果表明，造成放射治疗副作用唯一的独立危险因素是组织接受照射的总剂量≥ 12 Gy[8]。有症状的影像学改变与接受该放射剂量照射的组织大小及部位（是否位于脑干）有关。尽管放射外科治疗可能是脑干实质内 AVM 的唯一治疗选择，其较高的治疗风险必须得到考虑。

最后，某些病例中放射外科治疗受到质疑的最主要原因是在畸形团完全闭塞前的这段等待期内，病灶的出血风险仍持续存在。虽然 Karlson 等人[17]报道通过一定治疗可以在病灶完全闭塞前的这段时间内预防再出血的发生，但是无论是匹兹堡大学的研究还是

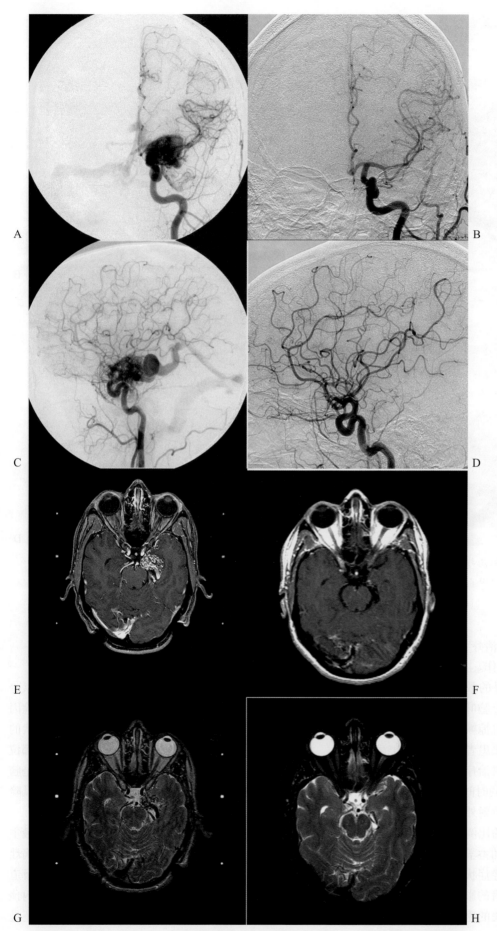

图 28.3 （A、C、E、G）47 岁女性患者，左侧颞叶内侧 AVM 伴静脉曲张。治疗 18 个月后，颈动脉血管造影（B、D）和 MRI 扫描（F、H）显示 AVM 完全闭塞，曲张静脉消失。

佛罗里达大学的研究均没有发现有任何一种方法能够达成这一目标[26]。Maruyama 等人[27]回顾性分析了500 名接受放射外科治疗的脑动静脉畸形患者资料，结果显示再出血风险在闭塞前等待期下降了 54%，而在病灶完全闭塞后能够降低 88%。他们未报道发生出血的患者数量，并且对每位患者只分析一次 SRS 治疗后的出血事件，因为他们在病例中所采用的 Cox 比例风险模型只允许每位患者发生一次需要分析的事件。再出血这个因素原本应该会影响这组病例的预后[27]。根据作者的经验，AVM 在放射治疗后直至完全闭塞前的这段时间内的出血风险同未经放射治疗的病灶一样。但作者尚没有观察到病灶完全闭塞后再出血的病例。

大型 AVM 的治疗选择：体积分割放射外科治疗和栓塞治疗

对于体积 > 15 mL 的有症状 AVM，作者开始前瞻性地尝试对病灶的不同解剖成分进行分期治疗，以提高照射部位的单次放射治疗剂量。28 名接受分期 SRS 治疗的大型 AVM 患者在末次 SRS 治疗后接受了中位时间为 50 个月的随访。Ⅰ期治疗的中位靶区体积为 12.3 mL，Ⅱ期治疗为 11.5 mL。两阶段治疗的中位周边剂量均为 16 Gy。4 名（14%）患者 SRS 后发生出血。28 例病例中，21 例随访时间超过 3 年。这 21 例病例中，7 例进行了二次 SRS 治疗，但到目前为止随访时间不够充分。14 例随访时间超过 3 年的病例中，7 例（50%）AVM 完全闭塞，4 例（29%）近全闭塞，3 例（2%）中等程度闭塞[28]。

目前，作者推荐对体积较大的 AVM，尤其是以出血起病以及不适合手术切除的病例，进行有计划的分期治疗（体积分割）。通过这种方法，AVM 被分割成多个组分，使放射外科治疗可以针对每一个组分进行患者能够耐受的更高剂量的照射，也更容易起效。在作者所在中心已有 46 名患者接受了分期放射外科治疗。对于整个大型 AVM 病灶进行低剂量照射（AVM 周边剂量低于 15 Gy）的病灶闭塞率极低，以至于可能根本没有治疗价值。作者将 AVM 的放射外科治疗分割成 4 ～ 6 个月一次的分阶段治疗，以便正常脑组织中的脱氧核糖核酸亚致死损伤能够得到修复[29]。有证据表明，通过放射外科治疗，AVM 病灶即使不能完全闭塞，其在几年后也可能变得更容易手术切除。也许预防性的分期放射外科治疗可以促使过去认为无法治疗的 AVM 最终切除[30]。这种方法相对较新，其预后目前正在进行评估。

过去，作者采用介入栓塞治疗减少 AVM 畸形团体积，为 4 ～ 6 周后进行最终放射外科治疗做准备。这种策略对部分患者是有效的，接受栓塞治疗和放射治疗的病灶均可以达到永久性闭塞。目前对于栓塞治疗能够闭塞大部分病灶的患者，作者仍采取栓塞治疗。栓塞治疗前同样必须评估本次治疗的风险－效益比是否合理。如果神经介入团队认为介入栓塞治疗不能显著闭塞供血动脉和畸形团，那么作者将考虑进行分期放射外科治疗。

结论

动静脉畸形的放射外科治疗已经开展了 40 多年，对合适的脑 AVM 患者行放射外科治疗目前已成为一种常规治疗手段。随着对预期治疗反应的深入了解，放射外科治疗技术正在不断被完善。正是这种对预后的认识促使人们对 AVM 治疗相关问题进行进一步探讨。部分患者需要多模态的治疗方法。应当努力促使所有的 AVM 患者理解立体定向放射外科治疗是否是他们各自病灶合适的治疗方式。

参考文献

[1] Friedman WA, Bova FJ. Linear accelerator radiosurgery for arteriovenous malformations. J Neurosurg 1992;77:832-841

[2] Lunsford LD, Kondziolka D, Flickinger JC, et al. Stereotactic radiosurgery for arteriovenous malformations of the brain. J Neurosurg 1991;75:512-524

[3] Pollock BE, Flickinger JC, Lunsford LD, Maitz A, Kondziolka D. Factors associated with successful arteriovenous malformation radiosurgery. Neurosurgery 1998;42:1239-1244, discussion 1244-1247

[4] Maesawa S, Flickinger JC, Kondziolka D, Lunsford LD. Repeated radiosurgery for incompletely obliterated arteriovenous malformations. J Neurosurg 2000;92:961-970

[5] Yamamoto M, Jimbo M, Hara M, Saito I, Mori K. Gamma knife radio-surgery for arteriovenous malformations: long-term follow-up results focusing on complications occurring more than 5 years after irradiation. Neurosurgery 1996;38:906-914

[6] Porter PJ, Shin AY, Detsky AS, Lefaive L, Wallace MC. Surgery versus stereotactic radiosurgery for small, operable cerebral arteriovenous malformations: a clinical and cost comparison. Neurosurgery 1997;41:757-764, discussion

764-766

[7] Pollock BE, Lunsford LD, Kondziolka D, Maitz A, Flickinger JC. Patient outcomes after stereotactic radiosurgery for "operable" arteriovenous malformations. Neurosurgery 1994;35:1-7, discussion 7-8

[8] Flickinger JC, Kondziolka D, Pollock BE, Maitz AH, Lunsford LD. Complications from arteriovenous malformation radiosurgery: multivariate analysis and risk modeling. Int J Radiat Oncol Biol Phys 1997;38:485-490

[9] Flickinger JC, Kondziolka D, Maitz AH, Lunsford LD. Analysis of neurological sequelae from radiosurgery of arteriovenous malformations: how location affects outcome. Int J Radiat Oncol Biol Phys 1998;40:273-278

[10] Flickinger JC, Kondziolka D, Lunsford LD, et al. A multi-institutional analysis of complication outcomes after arteriovenous malformation radiosurgery. Int J Radiat Oncol Biol Phys 1999;44:67-74

[11] Schneider BF, Eberhard DA, Steiner LE. Histopathology of arteriovenous malformations after gamma knife radiosurgery. J Neurosurg 1997;87:352-357

[12] Wu A, Lindner G, Maitz AH, et al. Physics of gamma knife approach on convergent beams in stereotactic radiosurgery. Int J Radiat Oncol Biol Phys 1990;18:941-949

[13] Flickinger JC. An integrated logistic formula for prediction of complications from radiosurgery. Int J Radiat Oncol Biol Phys 1989;17:879-885

[14] Szeifert GT, Kemeny AA, Timperley WR, Forster DM. The potential role of myofibroblasts in the obliteration of arteriovenous malformations after radiosurgery. Neurosurgery 1997;40:61-65, discussion 65-66

[15] Hara M, Nakamura M, Shiokawa Y, et al. Delayed cyst formation after radiosurgery for cerebral arteriovenous malformation: two case reports. Minim Invasive Neurosurg 1998;41:40-45

[16] Huang CF, Somaza S, Lunsford LD, et al. Radiosurgery in the management of epilepsy associated with arteriovenous malformations. Radiosurgery 1996;1:195-200

[17] Karlsson B, Kihlström L, Lindquist C, Steiner L. Gamma knife surgery for previously irradiated malformations. Neurosurgery 1998;42:1-5, discussion 5-6

[18] Pollock BE, Kondziolka D, Lunsford LD, Bissonette D, Flickinger JC. Repeat stereotactic radiosurgery of arteriovenous malformations: factors associated with incomplete obliteration. Neurosurgery 1996;38:318-324

[19] Flickinger JC, Pollock BE, Kondziolka D, Lunsford LD. A dose-response analysis of arteriovenous malformation obliteration after radiosurgery. Int J Radiat Oncol Biol Phys 1996;36:873-879

[20] Friedman WA, Bova FJ, Mendenhall WM, Linear accelerator radiosurgery for arteriovenous malformations: the relationship of size to outcome. J Neurosurg 1995;82:180-189

[21] Liscák R, Vladyka V, Simonová G, et al. Arteriovenous malformations after Leksell gamma knife radiosurgery: rate of obliteration and complications. Neurosurgery 2007;60:1005-1014, discussion 1015-1016

[22] Yen CP, Varady P, Sheehan J, Steiner M, Steiner L. Subtotal obliteration of cerebral arteriovenous malformations after gamma knife surgery. J Neurosurg 2007;106:361-369

[23] Maruyama K, Koga T, Shin M, Igaki H, Tago M, Saito N.Optimal timing for gamma knife surgery after hemorrhage from brain arteriovenous malformations. J Neurosurg 2008;109（Suppl）:73-76

[24] Pikus HJ, Beach ML, Harbaugh RE. Microsurgical treatment of arteriovenous malformations: analysis and comparison with stereotactic radiosurgery. J Neurosurg 1998;88:641-646

[25] Pollock BE, Meyer FB. Radiosurgery for arteriovenous malformations. J Neurosurg 2004;101:390-392, discussion 392

[26] Pollock BE, Flickinger JC, Lunsford LD, Bissonette DJ, Kondziolka D. Hemorrhage risk after stereotactic radiosurgery of cerebral arteriovenous malformations. Neurosurgery 1996;38:652-659, discussion 659-661

[27] Maruyama K, Kawahara N, Shin M, et al. The risk of hemorrhage after radiosurgery for cerebral arteriovenous malformations. N Engl J Med 2005;352:146-153

[28] Sirin S, Kondziolka D, Niranjan A, Flickinger JC, Maitz AH, Lunsford LD. Prospective staged volume radiosurgery for large arteriovenous malformations: indications and outcomes in otherwise untreatable patients. Neurosurgery 2006;58:17-27, discussion 17-27

[29] Firlik AD, Levy EI, Kondziolka D, Yonas H. Staged volume radiosurgery followed by microsurgical resection: a novel treatment for giant cerebral arteriovenous malformations: technical case report. Neurosurgery 1998;43:1223-1228

[30] Steinberg GK, Chang SD, Levy RP, Marks MP, Frankel K, Marcellus M. Surgical resection of large incompletely treated intracranial arteriovenous malformations following stereotactic radiosurgery. J Neurosurg 1996;84:920-928

第 29 章

利用 ELANA 技术的脑血供重建术：历史、技术方法、指征和未来方向

T.P.C. van Doormaal, A. van der Zwan, Cornelis A.F. Tulleken
■朱凤平 译　■李培良 校　■毛颖 审

- 传统的远端低流量搭桥通常不能提供充足的血流量。而用传统端 - 侧吻合的方式进行近端脑动脉高流量搭桥有造成严重缺血的风险。利用 ELANA 技术替代传统吻合方法，手术安全性更佳。
- 高流量 ELANA 搭桥是一种有效的治疗脑前循环巨大动脉瘤的方法。但是后循环巨大动脉瘤由于疾病本身的原因，预后仍然不容乐观。
- 对于其他治疗方法不可行的血流动力学因素造成的脑缺血和颈内动脉闭塞病例，高流量 ELANA 搭桥的治疗效果令人满意。但尚没有前瞻性随机临床试验证实在此类患者中高流量搭桥比低流量搭桥的临床获益更大。
- 总体上，脑血运重建术，尤其是 ELANA 技术的未来发展方向的核心是坚定不移地建立一种安全、微创和更加容易操作的血管吻合技术。

历史

自 1969 年 Yasargil 等人[1] 首创了颅外 - 颅内（EC-IC）搭桥技术后，该技术逐渐在世界神经外科领域被采用。这项技术将颞浅动脉（STA）与大脑中动脉（MCA）远端分支吻合，最初用于增强颈内动脉（ICA）闭塞或难治性狭窄患者缺血脑组织的脑血流。

1985 年，EC-IC 搭桥研究组[2] 发现与阿司匹林治疗组相比，EC-IC 搭桥不能给患者带来明显获益。搭桥治疗随即被划出脑缺血的治疗方案。但是，该方法仍用于在治疗过程中需要牺牲载瘤血管但侧支循环差的动脉瘤或者脑肿瘤患者，作为辅助手段替代脑血流。STA 供体血管和大脑中动脉远端的受体血管都是相对较小的动脉，因此替代血流的流量较小。人们注意到表面上完美的搭桥可能由于替代血流不足而导致严重的卒中并发症。因而各种提高替代血流流量的方法此后得到不断开发[3,4]。

改善搭桥血流的一个重要方法是将吻合口放置在更近端相对较大的颅内动脉上。Hillen 等人[5] 通过数学模型证实了这种吻合口越靠近端、血流量越高的理论。但在主要的脑动脉，如颈内动脉、大脑中动脉、大脑后动脉（PCA）或基底动脉（BA）的近端进行传统的血管吻合时，主要的困难之一是必须将受体血管临时阻断，这会使脑梗死的风险显著增高。

为了避免在近端血管吻合时发生脑缺血，本章的主编（C.A.F.T.）和他的团队自 1979 年起即着手开发一种免血管阻断的血管吻合技术。在最初尝试的几种免血管阻断血管吻合方案中，有一项是在剪开吻合口前，将供体动脉开口周径的约 3/4 先吻合至受体血管壁上[6]（图 29.1）。对吻合口的电子显微镜扫描显示，3 周后吻合口完全修复，内皮细胞重覆盖接近完美。

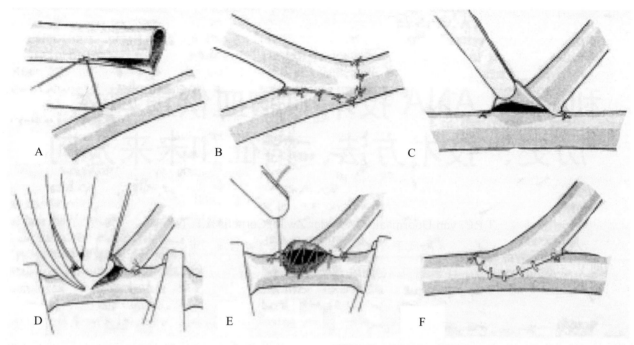

图29.1 在最短阻断时间内建立血管吻合的初步尝试之一。（A）在供血动脉上做一个鱼嘴形的切口并在纵向切口后端缝合一针。（B）将桥血管开口周径的3/4与受体血管吻合。（C）剩下的1/4做好快速关闭的准备。（D）临时阻断受体血管并剪开吻合口。（E）缝合关闭吻合口的最后1/4部分。（F）移除临时阻断夹，吻合完成。

这是一项非常令人瞩目的结果，因为与传统吻合不同，这种吻合方式中受体血管的内膜和中膜都暴露在吻合血管的管腔内。

此后，这项技术得到进一步改良，成为一项完全无需血管阻断的吻合方法。具体而言就是利用钕：钇-铝石榴子石（Nd：YAG）激光器帮助建立血管吻合，在吻合操作全程完全不阻断受体动脉[7]。此方法将Nd：YAG激光导管的蓝宝石头端通过桥血管的侧支导入至吻合部位，然后在受体动脉上打孔建立吻合（图29.2）。在通过65例兔动物实验练习后，这项技术被成功应用在第一名患者。但是要进行这种吻合必须去除受体动脉吻合部位的动脉外膜和部分中膜。这是一项精细的显微神经外科操作并且具有一定风险。

因此，自1991年1月起，作者开始在荷兰乌得勒支大学医疗中心使用受激准分子激光进行血管吻合（初期使用 TuiLaser, Coherent, Inc. Santa Clara,

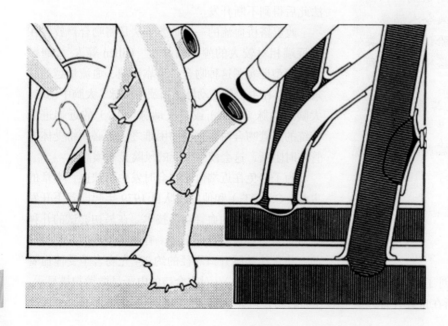

图29.2 钕：钇-铝石榴子石（Nd：YAG）激光器帮助完成第一例完全不需要血管阻断的血管吻合。首先将带有人工侧支的桥血管缝合至受体血管壁上。然后，将 Nd：YAG 激光导管通过侧支伸入移植血管，在受体血管壁上开窗。[资料引自 Tulleken CA, Verdaasdonk RM, Berendsen W, Mali WP. Use of the excimer laser in high-flow bypass surgery of the brain. J Neurosurg 1993;78（3）:477-480. 经许可转载]

CA，后期使用Spectranetics Laser, Colorado Springs, CO）。利用这项技术不需要去除受体血管的外膜和中膜。作者对兔颈总动脉（CCA）的动物实验取得了良好的结果[8]。然而，在最初的10名患者中，3例搭桥血管发生闭塞[9]。作者因此回到实验室，在兔主动脉上再次开展动物实验研究，因为兔主动脉相比颈总动脉更接近人类的远端ICA和MCA。结果发现孤立的准分子激光导管头在主动脉壁上形成的血管孔形态极不规则。作者因此设计了一种由双层环形排列的纤细激光光纤（直径60 mm）构成的激光导管头，围绕直径2.2 mm的薄壁中空导管排列[10]。此中空导管需要与准分子激光器旁的真空吸引泵连接（图29.3）。这个设计的目的是全层切下血管壁，然后在退出激光导管时移除将其取出。被切下的血管壁组织之所以能够附着于头端是因为激光导管持续的吸引所致。这样可以形成一个非常完美的圆形吻合口。但是在首个动物上尝试时，作者并没有成功取下血管壁组织，需要取下的部分总是附着在切口的两个侧边上。作者猜测这是因为激光束可能更易穿透与之垂直的组织，而当组织与激光束成斜面时则存在一定困难。

针对上述问题，作者发现了一种简单但精巧的解决方案。首先将一个直径2.8 mm的铂金环缝合到血管壁上，然后将供体静脉与此铂金环和受体动脉连接（图29.3）。此铂金环为激光导管提供了一个平整的表面，因而可以形成一个范围广、形状圆的吻合口。这项技术即ELANA技术（图29.4）。在动物实验取得了满意的结果后，作者已经利用ELANA技术治疗了超过400名患者[8,10-14]。

技术方法

颅外 - 颅内血管搭桥术

作者所在中心最常实施的高流量搭桥是颈外动脉（ECA）颅外段与颅内颈内动脉（ICA）分叉部之间的搭桥。桥血管作者偏好使用大隐静脉。获取桥血管时应最大程度避免骚扰静脉[15]。作者首先利用大约10 cm长的静脉桥血管在ICA上做ELANA吻合。自1998年开始，作者在将ELANA铂金环缝合至受体动脉上前，先将其缝合至静脉桥血管上。这样可以减少技术难度高的颅内显微缝合数量。用激光打开吻合口后用临时阻断夹将桥血管阻断，然后再将另一段静脉桥血管通过传统端-侧吻合的方式吻合至ECA上。接着将两段桥血管以端-端吻合的方式进行吻合。两者间吻合口的位置应放置在桥血管进入颅内的区域，呈略微倾斜角度以避免桥血管打折。作者会在耳前切开皮肤做一个开放的凹槽用于放置桥血管，在开颅切口缝合关闭后再将此切口关闭，这是整个手术操作的最后一步。作者不通过皮下隧道放置桥血管，因为作者需要通过这部分桥血管控制血管扭曲或痉挛的发生。此外，作者在手术全程需要通过耳前的桥血管测量搭桥血流。

EC-IC高流量搭桥颅外输入端血流的吻合位置还可以位于CCA或甲状腺上动脉，但前者只在ICA闭塞且出现血流动力学因素导致的脑缺血时才使用，而后者需要ECA动脉壁出现粥样硬化时才使用。对于血流动力学因素引起的脑缺血患者，如果术前血管造影检查证实存在经眼动脉的颅外向颅内的侧支血流，那么作者会用传统的端-侧吻合方式在STA近端建立输入血流。

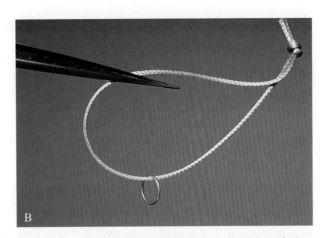

图29.3　（A）ELANA导管2.0版。环形导管头边缘含200个激光纤维。外径2.0 mm。内圈金属表面（"格子"）有孔，这些小孔连接真空吸引，当导管到位时，可以通过这种吸引的方法取出从受体动脉上切下的血管壁组织。（B）ELANA铂金环。现在有2.8 mm、2.6 mm两种型号可用。（A图引自van Doormaal TP, van der Zwan A, Verweij BH, Han KS, Langer DJ, Tulleken CA. Treatment of giant middle cerebral artery aneurysms with a flow replacement bypass using the excimer laser-assisted nonocclusive anastomosis technique. Neurosurgery 2008;62:1414. 经许可转载）

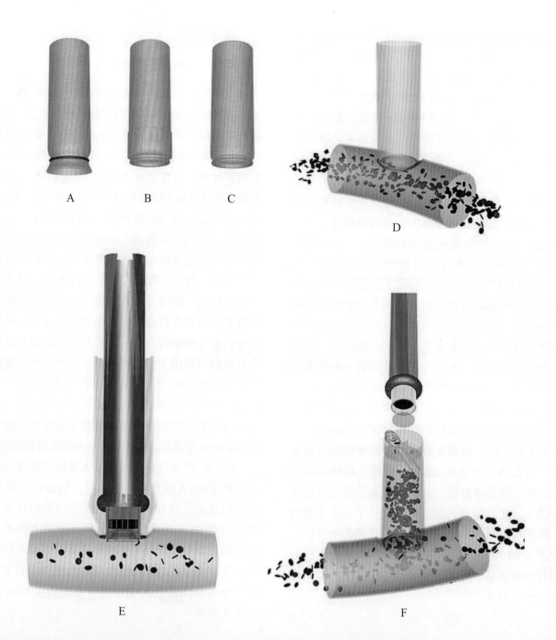

图 29.4　准分子激光辅助免血管阻断血管吻合（ELANA）技术。首先，从股上获得供体血管（大隐静脉）。（A～C）将直径 2.8 mm 的铂金环缝合 8 针固定至供体静脉外膜。（D）将激光吸引导管（ELANA 导管 2.0 版）穿过开放的供体血管腔后，将铂金环远端供体血管通过 8 针显微缝合固定至受体动脉上。（E）导管头端放置在受体血管的侧壁。通过导管主动真空吸引 2 分钟后，打开导管激光部件 5 秒。（F）激光切开受体血管壁，并从受体血管上游离下动脉切口瓣。导管吸引部件使小的动脉瓣吸附在导管上，避免落入受体血管腔。将导管从供体血管腔移出。用血管夹阻断新形成的人工侧支，吻合完成。注意，在整个操作过程中，受体血管是通畅的。（引自 van Doormaal TP, van der Zwan A, Verweij BH, Han KS, Langer DJ, Tulleken CA. Treatment of giant middle cerebral artery aneurysms with a flow replacement bypass using the excimer laser-assisted nonocclusive anastomosis technique. Neurosurgery 2008;62:1414. 经许可转载）

　　其他可选择的 ELANA 技术搭桥的输出端血流吻合位置包括直径 2.5 mm 以上的所有脑动脉。如果受体血管直径过小，考虑到侧支血流的存在，可能不需要通过 ELANA 技术进行血管吻合，只需要采用传统的吻合方式。

颅内 - 颅内血管搭桥术

　　在颅内 - 颅内（IC-IC）搭桥的血流输入端，由于吻合口位于大型脑血管的近端，作者采用 ELANA 吻合方法（图 29.4）。因此，是否可以采用这种吻合方式的一个重要标准是：在外观正常的受体血管壁表面旁是否有足够的手术空间供桥血管血流输入端进行

ELANA 吻合的缝合操作。此外，还需要有足够的颅内空间可以放置桥血管。在远端，吻合方式的选择取决于受体血管直径与分支级别，其标准等同 EC-IC 高流量搭桥的输出端吻合方式选择标准。如果 IC-IC 搭桥可行，相比 EC-IC 搭桥，作者通常更倾向于选用前者，因为可以避免使用 ECA 时需要的大规模手术暴露。

指征

ELANA 搭桥手术有多种适应证。因此，为得出可靠的临床预后的结论，需要对患者进行亚组分析。

巨大动脉瘤

巨大动脉瘤的自然病程是残酷的。据报道，2 年内因占位效应或动脉瘤破裂导致的死亡率和严重致残率高达 65%～85%[16]。如果动脉瘤不能夹闭或栓塞，作者考虑进行脑血供重建术。这类动脉瘤主要位于分叉部近端的颈内动脉[14]。对于这类动脉瘤患者，必须首先进行 ICA 球囊闭塞实验以及静脉回流分析，观察患者是否可以耐受 ICA 完全闭塞。如果患者临床上不能耐受，或者双侧静脉回流时间相差 1 秒以上，则有指征在 ICA 完全闭塞前行血运重建手术。通常来说，对这类病例，作者首选的治疗计划是利用大隐静脉桥血管建立高流量的 EC-IC 搭桥替代血流（图 29.5）[14]。对这类病例，作者的技术成功率达 97%，有 74% 的患者取得了满意的功能预后。

对于 ICA 分叉部、MCA 近端（M1-M2）、前交通动脉（ACoA）或基底动脉的巨大动脉瘤，需要

个体化地设计 EC-IC 或 IC-IC 搭桥计划以重建血管结构（图 29.6）。需要仔细研究解剖结构以评估哪些血管进行搭桥移植是可行的。现在，除了传统的血管造影，还可以利用 CT 灌注成像和磁共振血管造影（MRA）来分析解剖学结构。此外，还需要确定血流替代所需的血流量。这可以在术前利用 MRA 或 NOVA 技术（VaSol Inc. River Forest, IL）实现，或在术中利用 Transonic Systems Inc.（Ithaca, NY）流量计通过测量输入、输出端动脉血流量进行评估。通过 ELANA 搭桥技术（EC-IC 或 IC-IC）对巨大 MCA 动脉瘤患者进行血运重建，技术成功率达 91%，77% 的患者功能预后良好[13]。

对于后循环巨大动脉瘤，无论选择哪种技术，均未能取得良好的功能预后。这是脑血运重建术未来的挑战之一[17]。

有症状的颈动脉闭塞

ICA 闭塞相关的短暂性脑缺血发作（TIA）或引起轻微功能障碍的缺血性卒中患者以及脑血流动力学受损的患者发生反复卒中的风险每年高达 9%～18%[18,19]。如果一名患者除搭桥治疗外其他治疗方案均不可行，那么可以考虑行 EC-IC 搭桥手术。EC-IC 搭桥临床试验[2]发现，总体上 STA-MCA 搭桥术对有症状的 ICA 闭塞患者无有效的预防卒中作用。STA-MCA 搭桥术可以通过桥血管提供平均 10～50 mL/min 的血流[20]。作者推测搭桥部位越靠近端，桥血管的血流量也越大，因而也越有可能

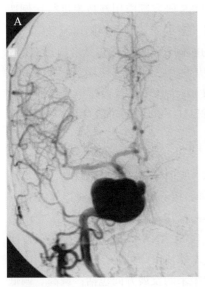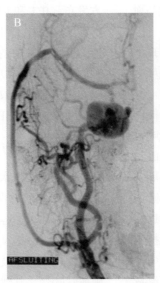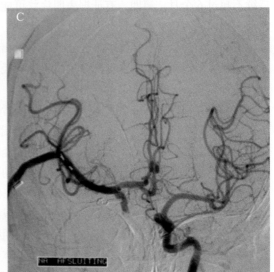

图 29.5　巨大颈内动脉（ICA）动脉瘤行高流量颅外 - 颅内（EC-IC）ELANA 搭桥治疗及术后 ICA 闭塞的数字减影血管造影图像。（A）术前。（B）术后。（C）ICA 球囊闭塞后。（资料引自 van Doormaal TP, van der Zwan A, Verweij BH, Han KS, Langer DJ, Tulleken CA. Treatment of giant middle cerebral artery aneurysms with a flow replacement bypass using the excimer laser-assisted nonocclusive anastomosis technique. Neurosurgery 2008;62:1414，经许可转载）

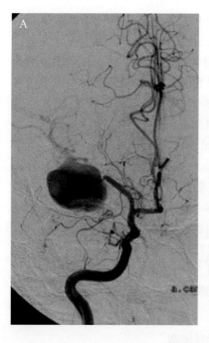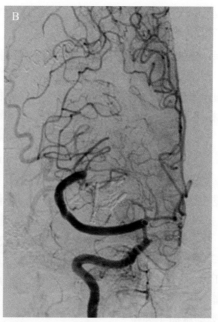

图 29.6 （A、B）巨大大脑中动脉（MCA）动脉瘤行高流量颅内-颅内（IC-IC）ELANA 搭桥（近端ELANA 吻合，远端传统吻合）治疗和术中动脉瘤孤立的数字减影血管造影图像。[资料引自 van Doormaal TP, van der Zwan A, Verweij BH, Han KS, Langer DJ, Tulleken CA. Treatment of giant middle cerebral artery aneurysms with a flow replacement bypass using the excimer laser-assisted nonocclusive anastomosis technique. Neurosurgery 2008;63（1）:12-20，经许可转载]

预防 TIA，因此作者偏好使用高流量的 ELANA 搭桥治疗这些患者。

作者根据以下几个标准选择合适的脑缺血患者进行血供重建治疗。第一，脑缺血症状（不是单纯的视网膜症状）必须是暂时的或者最多存在中度功能障碍[改良 Rankin 量表（mRS）3 分或以下]。第二，症状必须与颈动脉闭塞（CAO）有关。由于既往临床治疗效果不理想，MCA 狭窄的患者不在作者血供重建手术治疗之列。第三，确诊 CAO 并接受了抗血小板药物治疗或口服抗凝治疗后症状仍存在，但在手术前持续不超过 6 个月。第四，有证据表明症状可能与血流动力学因素有关。这些证据可以是与血流动力学因素相关的典型症状（肢体抖动，起立或运动后出现的症状），也可以是分水岭区梗死。最后，患者经颅多普勒检查（TCD）提示 CO_2 反应性低。

如果患者符合作者的手术入选标准，则作者倾向行高流量的 EC-IC ELANA 搭桥术。血流输入端吻合偏向于放置在 CCA 上。当血管造影显示存在经眼动脉的 EC-IC 侧支血流时，选择 STA 作为近端动脉。血流输出端的吻合则通过 ELANA 技术放置在诸如 ICA（分叉部或者分叉部近端紧邻分叉部处）或近端 MCA 的颅内大动脉近端。此组患者治疗的短期技术成功率为 96%，长期预后满意率（术后完全无卒中）为 79%[21]（统计数据部分未发表）。然而，高流量搭桥是否优于低流量搭桥目前尚没有前瞻、随机临床试验证实。

有两项新的评价 STA-MCA 搭桥术联合最佳药物治疗预防同侧卒中的效果是否优于单纯最佳药物治疗的前瞻性研究正在进行中。两项研究都选择正电子发射计算机体层显像（PET）上氧摄取分数（OEF）反映的局部脑血流受损表现作为患者的入选标准。第一项研究，JET 研究在第二次中期分析中显示血管搭桥术在预防卒中方面似乎优于药物治疗[22]。但是，这项研究的确切结果目前没有通过英语文献报道。第二项研究，颈动脉闭塞手术研究（COSS）[23] 在本书出版时到达研究终点。这项研究的结果出乎预期，研究者发现手术治疗具有明显的优势。但是结果尚未官方发布。JET 和 COSS 研究都应用新技术进行病例选择，这些新技术目前有助于鉴别受损脑血流残留代偿能力低下或缺失的病例。这些技术包括：通过 CT 或 TCD 测定 CO_2 反应性、乙酰唑胺使用前后的 CT 或磁共振成像（MRI）、氙 CT 以及通过单光子发射计算机断层扫描（SPECT）和 PET 评估 OEF。

未来发展方向

脑血供重建术，尤其是 ELANA 血管吻合技术研究的未来发展方向的核心是坚定不移地建立一种安全、微创和更加容易操作的血管吻合技术。完全不需要缝合的 ELANA（SELANA）搭桥技术目前正在研发过程中，这项技术能使医师可以在最小的空间内实施血管吻合。其他未来的发展方向包括：调高、调低铂金环的尺寸，缩小激光系统的尺寸以及丰富激光导管的设计和能量设置以便任何口径的血管都可以利用 ELANA 系统进行有效吻合。这包括调整 ELANA 或

SELANA 技术以适用于 CCA、ICA 颅外段、ECA 以及椎动脉。由于该技术不阻断血管，目前还没有得到大规模应用，但是由于技术简单且吻合通畅率高，该技术已经越来越多地得到使用。

另外，为了改善搭桥质量并避免患者接受取血管手术，目前正在研究人工血管结合 ELANA 或 SELANA 环的技术。除此之外，人们正在开发一种从患者自体组织重建真实特异性血管的组织工程技术。这些人工自体移植血管会环绕 ELANA 或者 SELANA 环生长，使其通过激光技术能够更容易地与受体血管相连。

在过去的 10 年间，神经介入 / 血管内介入手术在设备和技术上获得了突飞猛进的发展。尽管颅底外科和微创手术也取得了快速发展，但是在开放性手术领域很少有新设备开发。ELANA 技术是应用于脑血管外科的少有的新设备之一。但是，由于不是每个神经外科中心都有条件引入 ELANA 技术及其下一代更为微创、简单、不需要缝合的 SELANA 技术，因而其不能促使脑血供重建手术普及至每家神经外科中心。除了学会如何建立血管吻合，神经外科医师还需要接受显微吻合训练并且经常练习这种操作。为达到这个目标，在现有的血管实验室进行显微外科训练对成为一名出色的神经外科医师越来越有必要。脑血管专科中心应该由经过严格培训的神经外科和神经介入专家组成，两者密切合作。在这些中心，神经外科医师需要掌握各种最先进的血供重建技术，同样，神经放射医师需要掌握所有最先进的介入治疗技术。附近的医学中心，应该向这些专科中心转诊患者，并且在研究和住院医师培养方面与专科中心密切合作。这样可以确保有技术难度的操作常规由同一个接受过严格训练的医师来完成，同时围手术期指导也可以由同一批专业人士，如麻醉医师、神经内科医师、重症监护医师、护士和医技人员完成。而且，这种模式可以促进脑血供重建领域产生新的发展，患者也能因此获得更好的功能预后。

参考文献

[1] Yasargil MG. Microsurgery Applied to Neurosurgery. Stuttgart: Georg Thieme Verlag, 1969

[2] The EC-IC bypass study. N Engl J Med 1987;317:1030-1032

[3] Lawton MT, Hamilton MG, Morcos JJ, Spetzler RF. Revascularization and aneurysm surgery: current techniques, indications, and outcome. Neurosurgery 1996;38:83-92, discussion 92-94

[4] Sekhar LN, Bucur SD, Bank WO, Wright DC. Venous and arterial bypass grafts for difficult tumors, aneurysms, and occlusive vascular lesions: evolution of surgical treatment and improved graft results. Neurosurgery 1999;44:1207-1223, discussion 1223-1224

[5] Hillen B, Hoogstraten HW, Post L. A mathematical model of the flow in the circle of Willis. J Biomech 1986;19:187-194

[6] Tulleken CA, Hoogland P, Slooff J. A new technique for end-to-side anastomosis between small arteries. Acta Neurochir Suppl（Wien）1979;28:236-240

[7] Tulleken CA, van Dieren A, Verdaasdonk RM, Berendsen W. End-to-side anastomosis of small vessels using an Nd: YAG laser with a hemispherical contact probe. Technical note. J Neurosurg 1992;76:546-549

[8] Tulleken CA, Verdaasdonk RM, Berendsen W, Mali WP. Use of the excimer laser in high-flow bypass surgery of the brain. J Neurosurg 1993;78:477-480

[9] Tulleken CA, Verdaasdonk RM. First clinical experience with Excimer assisted high flow bypass surgery of the brain. Acta Neurochir（Wien）1995;134:66-70

[10] Tulleken CA, Verdaasdonk RM, Beck RJ, Mali WP. The modified excimer laser-assisted high-flow bypass operation. Surg Neurol 1996;46:424-429

[11] Klijn CJ, Kappelle LJ, van der Zwan A, van Gijn J, Tulleken CA. Excimer laser-assisted high-flow extracranial/intracranial bypass in patients with symptomatic carotid artery occlusion at high risk of recurrent cerebral ischemia: safety and long-term outcome. Stroke 2002;33:2451-2458

[12] Tulleken CA, Verdaasdonk RM, Mansvelt Beck HJ. Nonocclusive excimer laser-assisted end-to-side anastomosis. Ann Thorac Surg 1997;63（6, Suppl）S138-S142

[13] van Doormaal TP, van der Zwan A, Verweij BH, Han KS, Langer DJ, Tulleken CA. Treatment of giant middle cerebral artery aneurysms with a flow replacement bypass using the excimer laser-assisted nonocclusive anastomosis technique. Neurosurgery 2008;63:12-20, discussion 20-22

[14] van Doormaal TP, van der Zwan A, Verweij BH, Langer DJ, Tulleken CA. Treatment of giant and large internal carotid artery aneurysms with a high-flow replacement bypass using the excimer laser-assisted nonocclusive anastomosis technique. Neurosurgery 2008;62（6, Suppl 3）1411-1418

[15] Sundt TM Ⅲ, Sundt TM Jr. Principles of preparation

of vein bypass grafts to maximize patency. J Neurosurg 1987;66:172-180

[16] Barrow DL, Alleyne C. Natural history of giant intracranial aneurysms and indications for intervention. Clin Neurosurg 1995;42:214-244

[17] Streefkerk HJ, Wolfs JF, Sorteberg W, Sorteberg AG, Tulleken CA. The ELANA technique: constructing a high flow bypass using a non-occlusive anastomosis on the ICA and a conventional anastomosis on the SCA in the treatment of a fusiform giant basilar trunk aneurysm. Acta Neuro-chir（Wien）2004;146:1009-1019, discussion 1019

[18] Vernieri F, Pasqualetti P, Passarelli F, Rossini PM, Silvestrini M. Outcome of carotid artery occlusion is predicted by cerebrovascular reactivity. Stroke 1999;30:593-598

[19] Grubb RL Jr, Powers WJ. Risks of stroke and current indications for cerebral revascularization in patients with carotid occlusion. Neurosurg Clin N Am 2001;12:473-487, vii

[20] Nakayama N, Kuroda S, Houkin K, Takikawa S, Abe H. Intraoperative measurement of arterial blood flow using a transit time flowmeter: monitoring of hemodynamic changes during cerebrovascular surgery. Acta Neurochir（Wien）2001;143:17-24

[21] Klijn CJ, Kappelle LJ, van der Zwan A, van Gijn J. Tulleken CA. Excimer laser-assisted high-flow extracranial/intracranial bypass in patients with symptomatic carotid artery occlusion at high risk of recurrent cerebral ischemia: safety and long-term outcome. Stroke 2002;33:2451-2458

[22] Ogasawara K, Ogawa A. JET study（Japanese EC-IC Bypass Trial）. Nippon Rinsho 2006;64（Suppl 7）: 524-527

[23] Grubb RL Jr, Powers WJ, Derdeyn CP, Adams HP Jr, Clarke WR. The Carotid Occlusion Surgery Study. Neurosurg Focus 2003;14:e9

第 4 部分

神经介入治疗

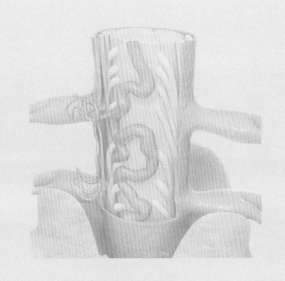

第 30 章

血管内溶栓和碎栓
——药物途径和机械方法

Sabareesh K. Natarajan, Adnan H. Siddiqui, L. Nelson Hopkins, and Elad I. Levy

■ 刘文华　译　■ 张仁良　校审

要点

◆ 急性缺血性卒中血管内治疗的预后取决于缺血脑组织的体积、血管再通的时间、血流恢复的可持续性，以及介入治疗相关的症状性脑出血（SICH）的发生率。

◆ 目前急性缺血性卒中治疗的重点是尽早持续地恢复缺血半暗带的血流供应、延长治疗时间窗和降低 SICH 的发生率。

◆ 与静脉（intravenous, IV）或动脉（intraarterial, IA）药物溶栓比较，血管内介入治疗，尤其是机械碎栓，闭塞血管再通率更高，且不增加溶栓药物相关的 SICH 的风险。

◆ 虽然血管内治疗提高了闭塞血管的再通率，但 SICH 的发生率亦相应增高；鉴于此，临床预后仅稍有改善。

◆ 通过优化生理成像标准及方法以提高其复现性、改善机械再通策略，以及开发新型溶栓药物使部分发病 24 ～ 36 小时内的选择性的患者从血管内再通治疗中获益。

◆ 病例的优化选择和神经保护策略可能在未来改善卒中患者的预后。

急性大血管闭塞的流行病学和自然史

卒中依然是工业化国家导致死亡的三大疾病之一，是导致成人永久性残疾的首要病因[1]。美国，每年新发或再发卒中的患者高达 79.5 万[2]；2009 年卒中所致的直接或间接费用约为 689 亿美元[2]。至 2025 年，预计每年新发或再发的卒中患者将高达 120 万[3]。迄今为止，重组组织型纤溶酶原激活物（rtPA）是唯一被美国食品药品监督管理局（FDA）批准的用于发病 3 小时之内符合静脉溶栓（IVT）标准的急性脑梗死的治疗药物[4,5]。然而，美国急性缺血性卒中患者获得 rtPA IVT 的比例＜ 1%，最主要的原因是就诊时间的延误[6]。经颅多普勒检查（TCD）监测证实，IVT 后血管再闭塞的比例高达 34%，这是导致许多 IVT 患者神经功能改善后再恶化主要原因[7-9]。

颅内大动脉闭塞，如颈内动脉虹吸段、大脑中动脉（MCA）、椎动脉及基底动脉，是缺血性卒中的重要原因[10]。大动脉闭塞 rtPA IVT 的再通率非常低，颈内动脉（ICA）闭塞的再通率仅 10%，MCA 大约 30%[11]。血栓栓塞性大动脉闭塞 IVT 的再通效果也远不如小动脉栓塞[12]；颅内大动脉栓塞性闭塞的预后极差，致残率和死亡率非常高[13-16]。

动脉内药物溶栓和机械碎栓的理论基础

根据观察，大多数缺血性卒中由血栓形成或血栓栓塞性动脉闭塞造成[17]，这是动脉内溶栓治疗（intra-arterial thrombolysis, IAT）的理论基础。脑血管造影研究证明 80% 的缺血性卒中闭塞动脉内存在血凝块[11]；其余 20% 的缺血性卒中，推测其潜在机制是血管造影无法检测的微血栓或血栓性闭塞后自发再通。

血管再通改善预后，介入治疗提高血管再通率

脑缺血的机械取栓试验（Mechanical Embolus Removal in Cerebral Ischemia, MERCI）[18]、多个 MERCI 试验[19] 及 IMS Ⅰ/Ⅱ试验（Interventional Management of Stroke, IMS）数据合并分析[20] 结果显示，较之血管再通失败的患者，血管部分或完全再通的患者，即心源性梗死溶栓（Thrombolysis in Myocardial Infarction, TIMI）积分为 2 或 3 的患者，90 天时良好预后率明显提高（mRS ≤ 2），而 90 天时死亡率明显降低。Rha 和 Saver[21] 回顾 53 项研究，涉及 2 066 例患者；荟萃分析结果表明，血管成功再通的患者 90 天时良好功能预后率（mRS ≤ 2）显著高于血管再通失败的患者（$OR = 4.43$; 95% CI, $3.32 \sim 5.91$）；90 天时死亡率也显著低于血管再通失败者（$OR = 0.24$; 95% CI, $0.16 \sim 0.35$）。该研究还发现，介入治疗，特别是机械再通治疗，可获取较高的血管再通率并以此获得更好的预后。

发病至治疗的时间窗对预后的影响

欧洲急性卒中合作研究Ⅲ（European Cooperative Acute Stroke Study, ECASS Ⅲ）试验证实发病 4.5 小时内 rtPA IVT 可使患者获益[22]。Lansberg 等[23] 对源于 ECASS Ⅰ（$n = 234$）、ECASS Ⅱ（$n = 265$）、ECASS Ⅲ（$n = 821$）及急性缺血性卒中 rtPA 溶栓的非干预性治疗（Alteplase Thrombolysis for Acute Noninterventional Therapy in Ischemic Stroke, ATLANTIS）（$n = 302$）的数据进行荟萃分析，探讨发病 3 ～ 4.5 小时内 rtPA IVT 的疗效，结果表明，IVT 可显著提高 90 天时的总体良好预后患者的比例；总体良好预后定义为 mRS 0 ～ 1、NIHSS 0 ～ 1、BI ＞ 95（$OR = 1.31$; 95% CI, $1.10 \sim 1.56$; $P = 0.002$）。与安慰剂组比较，IVT 组 mRS 0 ～ 1 的患者显著增加（$OR = 1.31$, $P = 0.008$），但在降低死亡率方面无明显的优势（$OR = 1.04$; 95% CI, $0.75 \sim 1.43$; $P = 0.83$）。2009 年美国心脏协会和卒中协会（AHA/ASA）新的指南推荐：发病 3 ～ 4.5 小时内的缺血性卒中患者在增加额外排除标准的前提下建议遵循发病 3 小时内 IVT 标准实施静脉溶栓治疗[24]。

Wardlaw 等进行的一项荟萃分析证实[25]，即使仅通过非增强 CT 筛选患者，发病 6 小时内 IVT 可显著降低卒中患者的死亡率或致残率，由此首次为发病 6 小时内缺血性卒中的 rtPA IVT 提供循证医学 1 级证据。PROACT 试验（Prolyse in Acute Cerebral Thromboembolism）的结果表明，IVT 能提高血管再通率，使发病 6 小时内的患者获益[26,27]。总体而言，机械再通较单纯溶栓恢复血流快、血管再通率高；基于此，即使救治时间相对延误，患者亦可能从机械再通治疗中获益。MERCI 试验[18,28]、Multi MERCI 试验[19] 及半暗带（Penumbra）试验[29] 的结果认为，机械再通治疗可使发病 8 小时内的患者获益。越来越多的证据表明，采用先进的 MRI 和 CT 成像技术识别潜在可挽救的脑组织，并借此筛选血管内治疗的患者，可使发病超过 8 小时的患者从血管内治疗中获益[22,30-36]。虽然治疗时间窗延长的证据越来越多，但随着时间窗的延长，获取一个良好预后所需治疗的患者基数也随之增加（Number Needed to Treat, NNT）[37]。总之，治疗开始越早，预后越好。

症状性脑出血（SICH）是血管再通治疗最可怕的并发症。NINDS 试验中，继发 SICH 的患者死亡率高达 47%[4]。下列 IVT 试验中，包括 NINDS、ATLANTIS 和 ECASS Ⅱ试验，IVT 组 SICH 的发生率 6% ～ 8%，显著高于对照组的 1%[38]。理论上讲，机械再通治疗通过提高血管再通率和避免溶栓药物相关的 SICH 两方面的优势应使患者获益更多。随着卒中发生后治疗时间窗的延长，这两方面的优势也就变得越发重要。

依据上述理论和作者的经验，对于发病超过 3 小时或睡眠中发病无法明确具体发病时间、经评估明确为大血管闭塞的卒中患者，作者所在中心首选机械血管再通治疗。IVT 仅用于无法采取机械血管再通的远端血管闭塞，或者作为机械血管再通治疗后远端血管栓塞的辅助治疗。对于不满足溶栓标准、溶栓失败或溶栓症状改善后再加重（血管再闭塞）的患者亦可采取机械血管再通治疗。

患者选择和并发症预防

患者选择和并发症预防的原则是一致的。如上所述，SICH 是导致预后不良的最严重并发症。优化患者选择以减少包括 SICH 在内的各种并发症。血管内溶栓治疗患者选择的三个重要标准：①有 rtPA IVT 禁忌以及 IVT 后神经功能没有改善或改善后再恶化的患者（如上所述）。②时间窗在许可范围内，通常不超过 8 小时。③存在缺血性半暗带——治疗目标。

缺血半暗带的定义

Astrup 等[39] 提出缺血核心区周围存在潜在可挽救的脑缺血组织这一理论。缺血性半暗带定义为"功能受损、存在进一步梗死风险、通过再灌注和（或）

其他的方法可挽救的缺血脑组织；若不给予挽救，缺血脑组织将逐渐进展成核心区坏死组织，随着时间的延长最终达到最大梗死体积"。界定缺血性半暗带的标准见表30.1。MRI研究证实，发病18小时内44%的卒中患者存在缺血半暗带[40]。Markus等通过正电子发射计算机体层显像（PET）研究发现，发病12～48小时内半暗带组织在卒中患者中依然存在。因此，通过影像检查判断半暗带存在与否，以决定发病3小时以上的卒中患者是否采取溶栓治疗有着重要的意义。

表 30.1   缺血半暗带定义标准

半暗带是指低灌注脑组织，其生理功能和（或）生化功能受损符合细胞功能障碍而非细胞死亡

半暗带组织与梗死组织处于相同血管支配区域内

半暗带组织可以存活，也可进展至坏死

挽救半暗带组织可改善患者的临床预后

脑组织灌流可通过以下几个参数进行描述：脑血流量(CBF)、脑血容量(CBV)和平均通过时间(MTT)。CBV是指特定区域内脑组织所含的血流总量，单位为每100 g脑组织所含的血容量毫升数（mL/100 g）。CBF是指在单位时间内通过特定区域脑组织的血流总量，单位为每100 g脑组织每分钟通过的血流量毫升数［mL/（100 g·min）］。MTT是指血流通过特定区域平均时间，单位为秒。"核心区"是指CBV受累区，"半暗带"是指MTT或CBF受累区。

多模CT成像评估半暗带

较之其他半暗带成像技术，CT成像具有技术普及、成像快捷、性价比高和便于急诊开展等明显优势。作者通常联合采用CT平扫（non-contrast computed tomography, NCCT）、CT灌注成像（CT perfusion, CTP）、CT血管成像（CT angiography, CTA）这一多模式卒中CT成像标准化流程筛选血管内溶栓治疗患者。作者注意到，其他研究团队同样报道了CTA和CTP联合应用在急性卒中快速评估方面明显的优越性[42-44]。

在某些情况下，NCCT偶尔亦能识别半暗带。孤立的局部肿胀与半暗带相关，脑实质低密度区与梗死核心区相关[45]。然而，急性低灌注区的NCCT成像通常正常，CTP有助于预测低灌注区缺血性组织的转归[46]。此外，NCCT成像能排除出血性卒中或出血性梗死，两者均为溶栓治疗的禁忌证。

在作者所在中心，排除颅内出血（Intracranial

hemorrhage, ICH）的卒中患者立即行主动脉弓至颅顶的CTA，紧接着以320排CT完成全脑CTP扫描。新型320排CT完成全脑灌注成像及CTA仅需要5～10 min，且几乎无后颅窝伪影，分辨率与成像效果可与MR灌注成像相媲美[47]。另外，新型320排CT可构建无延迟伪影的CBF和MTT延迟图像[48,49]。

根据作者的经验，在分辨率、细节以及避免低血流、湍流和血管钙化导致伪影等方面，CTA明显优于MRA。CTA通过评估血管闭塞的部位和性质、主动脉弓到颅外动脉的径路及侧支代偿程度帮助患者筛选。CTA和CTP成像所需碘造影的量不到130 mL，除相对低风险的肾毒性和造影剂过敏外，患者对此剂量的造影剂耐受性较好。Smith等[50]研究表明，在缺乏反映肾功能的血生化指标前提下实施此检查是安全的。

CTP检查采集造影剂通过脑部信号，形成CBV、CBF及MTT参数图像。通过后处理软件计算出绝对CBV和CBF值。围绕梗死核心区的表现为CBF降低和MTT延长（患侧MTT为对侧相应区域MTT的1.45倍）的较大区域视为缺血半暗带（也即濒临梗死的缺血组织）[51,52]。依照作者的经验，若缺血半暗带占闭塞血管供血区50%以上，血管内溶栓治疗将使患者获益。CTA能很好地评估不可逆性梗死组织周围的侧支循环状态[53]。

CTP成像也有助于缺血核心区的评估，缺血核心区的CBF下降超过70%、CBV < 2mL/100 g、MTT明显延长[54-56]。根据作者的经验，缺血核心区范围大或者虽然范围较小但位于底节区的患者，通常SICH发生率较高，预后欠佳；对此类患者应避免采取血管内溶栓治疗。若因半暗带范围较大而勉强采取介入治疗，应尽量避免使用药物溶栓和糖蛋白Ⅱb/Ⅲa受体拮抗剂。CTP检查的缺点是需使用X线、确定性有待提高、后处理软件的定量分析存在差异性。

症状性颅内出血

如前所述，SICH是缺血性卒中血管再通治疗最可怕的并发症。NINDS试验表明，SICH发生后患者死亡率为47%[4]。相关的研究表明，药物溶栓增加SICH发生率[38,57]。血管再通后24小时内的高血压及治疗前高血糖增加SICH风险[57]。PROACT Ⅱ的结果表明，治疗前血糖 > 200 mg/dL的患者SICH的发生率明显增高[27]。目前，血糖 > 400 mg/dL视为药物溶栓治疗的禁忌证。根据以NCCT为基础的ASPECTS将患者一分为二，研究表明ASPECTS ≥ 7

的患者 IVT 后发生 SICH 可能性较低，获得良好预后（mRS ≥ 2）的机会较高[58]。较之 NCCT，CTP 成像能提高 ASPECTS 评估卒中预后的准确性，根据再灌注成功与否，CBV 和 CBF 受损区与梗死分布区形成镜像关系[55]。正如前述，作者研究发现 CTP 结果在预测 SICH 发生方面有非常重要的价值。根据 CTP 的结果，对于 SICH 高风险患者，作者尽量避免药物溶栓及其他血管再通治疗。

虽然，AHA/ASA 最近的指南支持 rtPA IVT 用于发病 3 ～ 4.5 小时内的缺血性卒中患者[24]。但作者相信，对于大血管闭塞所致的卒中或发病 3 小时后就诊的卒中患者应该考虑经动脉血管内治疗。在作者所在中心，对于发病 3 ～ 4.5 小时内的患者，经临床、神经影像和生理学数据评估没有 SICH 风险者，可采取 IVT 或 IAT 治疗；对于 SICH 高危患者，机械碎栓是最佳的选择。在作者所在中心，若患者同时满足下列三个条件，通常不考虑经动脉血管内治疗：①发病 3 小时内。②非大血管病变。③ IVT 后症状改善。

血管再通治疗策略

当前作者所在中心急性缺血性卒中血管再通治疗策略见表 30.2。

动脉内药物溶栓

IAT 时，微导管尖端应尽可能接近血栓或直接进入血栓内部。股动脉穿刺置 6F 或 7F（French）血管鞘；6F 或 7F 指引导管插入至患侧颈内动脉 C_1 段或椎动脉 V2 段。经微导丝将微导管尖端插入至血管闭塞处，然后经微导管注入溶栓药物。IAT 理论上的优缺点见表 30.3。表 30.4 概括了已发表的重要的急性缺血性卒中介入治疗试验结果（表中同时列出了 NINDS[4] 和 ECASS Ⅲ[22] 试验结果以做比较）。

动脉溶栓试验

PROACT Ⅰ试验对 IAT 治疗急性缺血性卒中的安全性和有效性进行了评估[26]。试验结果表明，尿激酶原能提高闭塞血管的再通率，在改善神经功能预后和提高生存率方面呈阳性结果趋势。PROACT Ⅱ试验是大样本、多中心、随机对照试验（试验组对对照组为 2：1）Ⅲ期临床试验；共纳入发病 6 小时内、血管学检查明确为 M1 段或 M2 段闭塞的缺血性卒中患者 180 例。治疗组 121 例，IA 途径给予 9 mg 尿激酶原＋普通肝素；对照组 59 例，仅给予普通肝素。试验结果表明，治疗组神经功能预后良好率（mRS ≤ 2）显著高于对照组（40% 对 25%）（绝对获益率 15%，相对获益率 58%；NNT ＝ 7，P ＝ 0.043）。该试验能

表 30.2 血管再通治疗的患者选择

- ◆ 同时满足下列 3 项标准的急性缺血性卒中患者不考虑经动脉血管内治疗：①发病 ≤ 3 小时。②非大血管闭塞。③ IVT 后症状改善且未再出现加重
- ◆ 存在溶栓药物禁忌的和临床或影像学评估为 SICH 高风险的患者，可考虑机械再通治疗
- ◆ IVT 1 小时后，NIHSS 评分下降不足 4 分或症状改善后再恶化（再闭塞）的患者，应考虑血管内溶栓治疗
- ◆ 发病 3 ～ 24 小时的、醒后发现卒中（病时间不确定）的，或就诊时发现大血管闭塞所致的急性缺血性卒中患者，均可在评估后考虑血管内再通治疗
- ◆ 根据新的 AHA/ASA 指南[24]，发病 3 ～ 4.5 小时内无 rtPA IVT 禁忌证及额外排除标准的缺血性卒中患者，应考虑 rtPA IVT；这些患者应同时评估血管内溶栓治疗的可行性和必要性
- ◆ 完善下列相关评估后决定是否行 DSA 检查：①患者发病前的状态。②心脏至脑部血管 CTA。③缺血半暗带的 CTP 评估。④ NCCT 排除脑出血
- ◆ 满足下列标准的前提下考虑脑血管造影和血管内再通治疗：①发病前 mRS ≤ 1。② CTP 检查提示半暗带区占闭塞血管供血区 50% 以上。③ NCCT 排除脑出血
- ◆ 所有采取血管内再通治疗患者，按体重静脉给予负荷量肝素以维持 ACT ≥ 250 秒。平时未服用阿司匹林或氯吡格雷（或噻氯匹定）的患者，术前需服用阿司匹林 325 mg；若考虑支架置入治疗，则同时给予负荷剂量氯吡格雷（600 mg）或噻氯匹定（1 g）
- ◆ 血管内再通治疗的方法包括：rtPA IAT、导丝处理、Merci 装置（Concentric Medical, Inc.）、Penumbra 装置（Penumbra Inc.）等；需要根据血管闭塞部位和长度、可否接受溶栓药物、基底节区是否存在缺血核心区以及血栓的性质等因素选择合适再通方案。只要可能，作者倾向首选机械再通策略
- ◆ 血管再通后若发生局部血栓形成性再闭塞，可经动脉局部给予血小板膜糖蛋白 Ⅱ b/ Ⅲ a 受体拮抗剂
- ◆ 若以当前 FDA 批准的形式无法使闭塞血管再通，而血管闭塞部位可以采取支架置入治疗，Wingspan 支架（Boston Scientific）或 Enterprise 支架（Cordis / Johnson & Johnson）可以作为应急措施使用
- ◆ 必要且适当时，IAT 和机械再通治疗可以联合应用
- ◆ 血管再通治疗后的患者需在重症监护治疗病房观察 6 ～ 12 小时，血压控制在 150/90 mmHg 以避免再灌注损伤

表 30.3　动脉内药物溶栓优点和缺点

优点

通过血管造影可明确血管闭塞的具体部位、评估侧支代偿程度以及治疗过程中评估血管再通的分级

有效浓度溶栓药物直接针对血栓发挥作用，从而减少系统性副作用

便于联合机械再通技术以提高闭塞血管再通率

缺点

与 IVT 比较，IAT 操作费时导致治疗启动时间延误

颈部和颅内血管造影的过程中，会增加介入围手术期风险

医疗中心开展此项技术需要具有高素质专业团队和一定资金实力

对于颅内较远的血管床，如大脑中动脉 M2 及 M3 段远端的血管，直接血管内方法的通过性有限

够证明，IAT 可以提高 M1 段和 M2 段闭塞所致急性卒中患者的血管再通率，改善患者预后。

大脑中动脉闭塞动脉溶栓试验的荟萃分析

PROACT Ⅰ 和 Ⅱ 试验数据荟萃分析的结果表明，动脉溶栓治疗的良好预后风险比（OR）为 2.49（P = 0.022）；此结果优于 PROACT Ⅱ 试验的原始结果（OR = 2.13）[59]。日本 MELT 试验[60] 探讨发病 6 小时内的缺血性卒中动脉内尿激酶（UK）治疗的安全性和临床有效性；与 PROACT Ⅰ 和 Ⅱ 试验相同，入选者均为 DSA 证实的 MCA M1 段或 M2 段闭塞的患者。MELT 试验因日本政府批准 rtPA IVT 的临床使用而被迫提前终止。基于 PROACT Ⅰ、PROACT Ⅱ 及 MELT 试验数据的荟萃分析[61]，包括 IAT 患者 204 例及对照组患者 130 例；长期随访结果表明 IAT 组的死亡或生活依赖率显著低于对照组（69.2% 对 58.5%；P = 0.03；OR，0.58；95% CI，0.36 ～ 0.93）。

这些研究表明，对于发病 6 小时内的 MCA M1 段或 M2 段闭塞所致的卒中，IAT 的疗效优于抗栓治疗。IAT 对颈内动脉远端或后循环血管闭塞所致卒中的疗效目前尚缺乏 1 级证据的支持。IAT 对 IVT 的优越性尚未被随机临床试验证实，尿激酶原尚未获得 FDA 批准，在美国仍无法用于临床治疗。当前，AHA/ASA 指南推荐[5,24]，rtPA IAT 可用于发病 6 小时内经过严格选择的不适合 IVT 的 MCA 闭塞所致的卒中患者。因此迄今为止，对符合 IVT 适应证的患者，仍应首选 rtPA IVT，而非 IAT。

特殊情况

醒来卒中（Wake-Up Stroke）

16% ～ 28% 的缺血性卒中发生在睡眠中[62,63]，患者醒来时发现神经功能残障。对于醒来卒中的患者，发病时间定义为"最后看到正常状态的时间"。因为发病时间按患者入睡的时间计算，很不幸这些患者

通常被排除在溶栓治疗时间窗之外或不能纳入血管再通治疗临床试验。Barreto 等[64] 报道，醒来卒中的患者给予溶栓治疗可获得较好的临床预后。Adams 等[65] 对 AbESTT-Ⅱ 试验（Abciximab in Emergency Stroke Treatment Trial-Ⅱ）进行因果分析的结果显示，醒来卒中患者阿昔单抗治疗的临床预后差。在作者的病例系列研究中，依据 CTP 结果遴选了 30 例发病超过 8 小时、NIHSS 评分平均 13 分的醒来卒中患者，给予血管内联合再通治疗；血管再通率（TIMI 分级：2 或 3 级）达 67%，SICH 发生率 10%；90 天随访，患者良好预后率 20%（mRS < 2），死亡率 33.3%[66]。

后循环卒中

后循环卒中在有些方面不同于前循环卒中。临床症状通常呈渐进性加重，使精确的评估症状发作的时间和治疗时间窗比较困难。动脉粥样硬化血栓形成（不稳定斑块基础上血栓形成）较为常见，血管再通后再发闭塞风险因此而更高[67-70]。除非血管成功再通，否则预后极差，自然病史死亡率高达 70% ～ 80%[67,71]。关于基底动脉闭塞 IAT 疗效的荟萃分析结果显示[72]，IAT 的血管再通率 64%；血管再通失败的患者死亡率 87%，血管成功再通的患者死亡率降至 37%（P < 0.001）。另一关于基底动脉闭塞治疗的荟萃分析的结果表明[73]，无论采取 IVT 还是 IAT，基底动脉闭塞再通失败的患者预后良好的可能性仅 2%；IAT 的基底动脉闭塞再通率高于 IVT（65% 对 53%，P = 0.05），但临床预后没有显著差异。Levy 等[74] 关于椎基底动脉闭塞 IAT 预后预测因素的荟萃分析结果表明，血管再通失败与高死亡率有关（RR，2.34；95% CI，1.48 ～ 3.71）。许多研究建议延长后循环卒中血管再通治疗的时间窗至发病后 24 小时[69,75,76]。

颈内动脉远端闭塞

小样本回顾性病例系列研究的结果显示[13,14]，

表 30.4　已发表的重要的卒中介入治疗试验总结 [为便于比较，NINDS 试验（Ⅳ -rtPA）和 ECASS Ⅲ 试验数据亦列于表中]

试验名称	病例数	试验类型	治疗方法	治疗时间窗（小时）	治疗前 NIHSS 评分	再通率（%）	SICH 发生率（%）	90 天时 mRS ≤ 2 或 ≤ 1*（%）	90 天时死亡率（%）	主要研究结果
NINDS[4]	333（168 对 165）	RCT	Ⅳ-rtPA（0.9mg/kg）对安慰剂	0～3	14 对 15	NR	6.4 对 0.6	39 对 26*	21 对 24	1. 24 小时内两组间无差别（支持治疗组）2. 90 天时治疗组神经功能状态有明显改善（P = 0.03）3. SICH 发生率存在明显差异（P < 0.001）
ECASS Ⅲ[22]	821（418 对 403）	RCT	Ⅳ-rtPA（0.9mg/kg）对安慰剂	3～4.5	10.7 对 11.6	NR	2.4 对 0.2	52.4 对 45.2*	7.7 对 8.4	1. 90 天时神经功能状态明显改善（P = 0.04）2. SICH 发生率存在明显差异（P = 0.008）3. 死亡率无明显差异（P = 0.68）
PROACT I[26]	40（26 对 14）	RCT	IA-ProUK（6mg）+ Ⅳ- 肝素对Ⅳ- 肝素	0～6	17 对 19	57.7 对 14.3	15.4 对 7.1	30.8 对 21.4*	26.9 对 42.9	1. IAT 再通率明显增高（P = 0.17）2. SICH 发生率无差异（P = 0.64）
PROACT Ⅱ[27]	180（121 对 59）	RCT	IA-ProUK（6mg）+ Ⅳ- 肝素对Ⅳ- 肝素	0～6	17 对 17	66 对 18	10 对 2	40 对 25	25 对 27	1. 90 天时治疗组预后明显改善（P = 0.04）2. 治疗组再通率明显增高（P < 0.001）3. SICH 发生率无差异（P = 0.06）
IMS Ⅰ[103]	80（IAT-62）	前瞻性	Ⅳ-rtPA（0.6mg/kg）+ IA-rtPA（血栓内 4mg + 9mg/h）（IVT 发现 DSA 后血栓存在）+ Ⅳ- 肝素（小剂量）	0～3	18	56	6.3	43, 30*	16	以 NINDS 试验 rtPA 组和安慰剂组为对照：1. 与安慰剂组比较，90 天预后明显改善（OR > 2）2. 死亡率或 SICH 发生率无统计学差异

第30章　血管内溶栓和碎栓——药物途径和机械方法

试验名称	病例数	试验类型	治疗方法	治疗时间窗（小时）	治疗前NIHSS评分	再通率（%）	SICH发生率（%）	90天时mRS≤2或≤1*（%）	90天时死亡率（%）	主要研究结果
IMS II [81]	81（IAT-55）	前瞻性	IV-rtPA（0.6mg/kg）＋IA-rtPA（22mg/2h）（IVT后DSA发现血栓存在）＋IV-肝素（小剂量）	0～3	19	58	9.90	46	16	以NINDS试验rtPA组和安慰剂组相对照：1.与安慰剂组比较，90天预后明显改善（OR＞2.7）2.再通成功组比IA失败组的良好预后率高（P＝0.046）3.死亡率或SICH发生率无明显差异
MERCI [18, 28]	141	前瞻性	IA Merci（Ⅰ）＋IAT	0～8	20	60.3（48例仅用装置）	7.80	36	34	再通成功组的良好神经功能预后率优于再通失败组（P＝0.01）
Multi MERCI [19]	164	前瞻性	IA Merci（Ⅰ＆Ⅱ）＋IAT 允许IVT	0～8	19	60.3（55例仅用装置）	9.80	36	26	第二代Merci的再通率高
Penumbra [87]	125	前瞻性	IA Penumbra＋IAT	0～8	17	81.6（仅用装置）	11.2	25	32.8	血管再通率比既往的机械再通治疗高

注：ECASS，欧洲合作卒中研究（European Cooperative Acute Stroke Study）；EKOS，微超声加速溶栓系统（MicroSonic Accelerated Thrombolytic System, EKOS Corp., Bothell, WA）；IA，动脉内（intraarterial）；IAT，动脉内溶栓（intra-arterial thrombolysis）；IMS，卒中介入治疗（Interventional Management of Stroke）；IV，静脉（intravenous）；IVT，静脉溶栓（intravenous thrombolysis）；MERCI，脑缺血中机械性栓子清除器（Mechanical Embolus Removal in Cerebral Ischemia）；mRS，调整的Rankin评分（modified Rankin Scale）；NINDS，美国国家神经病和卒中研究院（National Institute of Neurological Disorders and Stroke）；PROACT，急性脑脑血栓栓基的溶栓研究（Prolyse in Acute Cerebral Thromboembolism）；RCT，随机对照试验（randomized controlled trial）；rtPA，重组组织型纤溶酶原激活物（recombinant tissue-type plasminogen activator）；SICH，症状性的颅内出血（symptomatic intracranial hemorrhage）。

*mRS≤1。注意：随机对照试验的结果以治疗组与对照组比较的形式列出。

颈动脉远端闭塞 IAT 是安全有效的，其血管再通率和预后是可接受的。颈内动脉远端闭塞再通率低的主要原因是这类患者的栓子负荷太大，预后差主要与大脑前动脉 A1 段和大脑中动脉 M1 段发出的穿支动脉供血区梗死相关。

静脉溶栓失败

IAT 可考虑用于 IVT 失败的患者（神经功能状态和 NIHSS 评分在 IVT 后早期缺乏改善）[77]。

糖蛋白 Ⅱb/Ⅲa 拮抗剂

血小板膜糖蛋白 Ⅱb/Ⅲa 拮抗剂，如阿昔单抗（abciximab）、依替巴肽（eptifibatide）或替罗非班（tirofiban），治疗缺血性卒中的疗效仍处研究中。CLEAR 试验（Combined Approach to Lysis Utilizing Eptifibatide and rtPA in Acute Ischemic Stroke）旨在评估低剂量 rtPA 和依替巴肽联合应用治疗发病 ≤ 3 小时、NIHSS 评分 > 5 分的缺血性卒中患者的临床安全性和疗效[78]。CLEAR 试验共纳入 94 名患者，联合治疗组 69 名，rtPA IVT 标准治疗组 25 名；两组 SICH 发生率分别为 1.4%（1 名）和 8.0%（2 名）（P = 0.17）。ROSIE 研究（ReoPro Retavase Reperfusion of Stroke Safety Study Imaging Evaluation）是由美国国立卫生研究院发起的 Ⅱ 期临床试验，旨在评估瑞替普酶（reteplase）联合阿昔单抗治疗发病 3 ~ 24 小时、经 MRI 筛查的缺血性卒中的疗效和安全性；对初期入选的 21 名患者临床资料的初步分析尚未发现 SICH 或严重出血[79]。与之相反，AbESTT Ⅱ 试验是多中心随机双盲安慰剂对照的 Ⅲ 期临床试验，以评估阿昔单抗治疗发病 6 小时内的缺血性卒中或 3 小时内的醒来卒中的安全性和有效性；试验早期因阿昔单抗治疗患者 SICH 或致死性出血发生率过高而提前终止（5.5% 对 0.5%，P = 0.002）[80]。糖蛋白 Ⅱb/Ⅲa 拮抗剂与 IAT 和机械血管再通联合应用治疗缺血性卒中的临床数据更加稀缺。在作者所在中心，此类药物用于血管再通后因局部血栓形成而再闭塞的患者，以使血栓前状态转变为抗血栓形成状态；使用时尽可能保持 ACT 不超过 200 秒以减少出血并发症。

静脉溶栓和动脉溶栓桥接治疗

对于血管内径路比较理想的前循环血管闭塞所致的急性卒中，许多医疗中心在 IVT 失败后采取 IAT，或者直接采取 IAT。IMS Ⅱ 试验的结果表明[81]，与 NINDS 试验安慰剂组相比[4]，IVT 和 IAT 桥接治疗使患者获益；此外，由 mRS 评分、NIHSS 评分及 Barthel 指数组成的次要预后综合评价的结果显示，桥接治疗显著优于 NINDS 试验的 IVT。NINDS 试验

中许多患者最后经 IA 挽救治疗后闭塞血管才获得再通。IVT 和 IAT 桥接治疗的优势表现在既没有延误 IVT 时间，又能及时发现 IVT 效果不理想的大血管闭塞，并给予 IAT 补救处理。

IMS Ⅲ 试验正在进一步探讨静脉溶栓联合血管内治疗（包括动脉溶栓或取栓）的安全性和疗效，重点是针对 IVT 失败的大血管闭塞立即启动血管内再通治疗[82]。IVT 和 IAT 桥接治疗试验（IMS Ⅰ 和 IMS Ⅱ）的结果见表 30.4。

动脉溶栓与静脉溶栓比较

两个不同的卒中治疗中心对急性缺血性卒中 IVT 和 IAT 治疗的预后和致残率进行了比较研究[83]。试验根据 NCCT 成像的 MCA 高密度征（提示 MCA M1 段闭塞）入选急性缺血性卒中患者，UK IAT 组 55 例，rtPA IVT 组 59 例。尽管 UK IAT 组的平均治疗启动时间明显滞后于 IVT 组（244 分钟对 156 分钟，P = 0.000 1），但 UK IAT 组患者的良好预后率显著高于 IVT 组（53% 对 23%，P = 0.001）；另外，UK IAT 组患者的死亡率也明显低于 IVT 组（4.7% 对 23%，P = 0.001）。

机械溶栓或取栓

根据机械再通装置的着力点与血栓的位置关系，机械再通装置可分为近端装置或远端装置两大类。近端装置施力于血栓的近端，主要组成部分为各种各样的抽吸导管。远端装置先接近血栓近端，接着沿已穿过血栓的微导丝和微导管进入远端血管，继而打开远端作业部分，远端作业部分施力于血栓的远端；远端装置形态包括罗网状、篮筐状或弹簧圈状。动物实验表明[84]，近端装置操作方便，并发症低。远端装置取栓的成功率高，但操作中远端血管血栓栓塞和血管痉挛的风险增加[85,86]。机械再通治疗的优点和缺点见表 30.5。目前，美国 FDA 批准应用于临床的取栓装置有 Penumbra 装置（近端装置）和 Merci 取栓装置（远端装置）。

Penumbra 装置

从操作程序看，Penumbra 这样的近端装置与 IAT 类似。首先置 6 ~ 8F 血管鞘建立血管内治疗通路；指引导管置入后，导入 Penumbra 至紧贴血栓近端表面；此装置无需反复通过闭塞部位。Penumbra 系统（Penumbra Inc., Alameda, CA）由抽吸微导管及与之相连提供持续负压吸引的专用的抽吸泵组成。头端呈橄榄形的微导丝 / 分离器用于从近端至远端碎解血栓，以便于抽吸系统抽吸。当球囊导管临时阻断血流时，

表 30.5　机械溶栓优点和缺点

优点

机械溶栓可减少甚或消除溶栓药物的使用，故能降低 SICH 的发生率

机械溶栓可拓展治疗时间窗至发病 6 ～ 8 小时限制之外

机械溶栓使血栓分裂成细小片段，增加血栓与血液作用面积，更好地发挥内源性和外源性纤维蛋白溶解作用。再通速度快，可能缩短再通时间

机械溶栓对溶栓药物抵抗的血栓或其他性质的栓子可发挥更大的作用

机械溶栓为存在药物溶栓禁忌证的患者（如近期有外科手术史、凝血功能异常[105]或超出药物溶栓时间窗[18,19,28]）提供了重要选择

缺点

机械溶栓装置通过颅内血管存在一定的技术难度

血管存在额外创伤风险

血栓机械裂解后容易引发远端血管栓塞事件

亦可采用环状取栓器直接将血栓取出。不同规格和直径的微导管和分离器适用于不同解剖特点的闭塞血管（图 30.1）。图 30.2 为大脑中动脉分叉处闭塞采用 Penumbra 系统再通的血管造影图像。

McDougall 等报道了一项 Penumbra 机械取栓治疗急性缺血性卒中的前瞻性、多中心无对照试验[87]，共纳入 125 名急性卒中患者。试验结果表明，Penumbra 机械取栓的血管再通率（TIMI 分级 ≥ 2 级）为 81.6%，SICH 发生率为 11.2%。

Merci 装置

Merci 取栓系统（Concentric Medical, Inc., Mountain View, CA）由镍钛合金制成异形微导丝，柔韧的螺旋状的导丝头端可轻易地通过微导管输送至闭塞血管的远端。微导丝通过微导管越过血栓进入远端血管后其头端即恢复预制的螺旋状锥形结构；缓慢撤回螺旋状头端以取回血栓，犹如开瓶器取出葡萄酒瓶软木塞。在阻断近端血流状态下，将套住血栓的螺旋状头端撤回指引导管中。Merci 装置有不同的

版本（图 30.3）。第一代包括 X5 和 X6 两种型号，镍钛合金制成的头端呈螺旋状锥形，螺旋的直径逐渐变小。第二代装置包括 L4、L5 及 L6 三种型号，不同于第一代，第二代的头端呈螺旋状管形，螺旋的直径不变；螺旋状头端与近端导丝呈直角，镍钛合金螺旋结构上附有弓形细线结构。第三代装置为"V"系列，不同于第二代，"V"系列头端与近端导丝呈直线，为可变螺距的螺旋结构，其上也附有弓形细线结构。Merci 取栓装置通过 2.4F 微导管（14X 或 18 L，Concentric Medical, Inc.）输送和释放。最近研发的 4.3F 远端通路导管可为 Merci 取栓装置提供额外的同轴支持，不仅提高了系统的远端投送能力，而且增加了血栓抽吸功能。根据闭塞血管粗细，Merci 取栓装置设计有不同直径以供选择，其直径的范围为 1.5 ～ 3.0 mm。

与近端抽吸装置比较，Merci 取栓装置操作相对复杂。除从指引导管抽吸外，Merci 取栓装置通常与近端球囊封闭系统联合使用，以最大限度降低远端

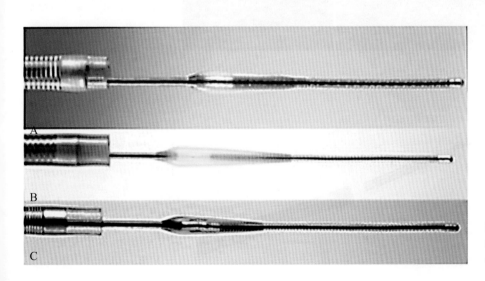

图 30.1　Penumbra 装置。（A）026 规格。（B）032 规格。（C）041 规格。

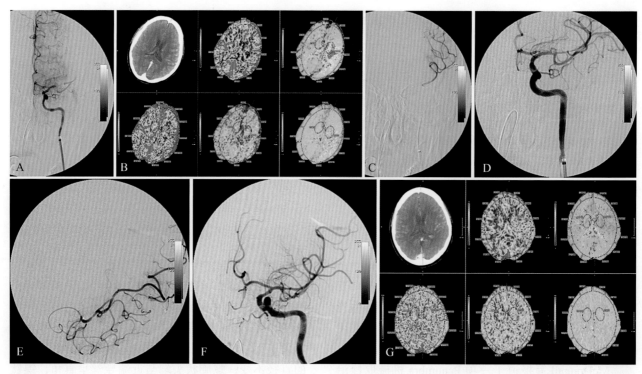

图30.2　（A）左侧ICA选择性造影显示MCA分叉处闭塞。（B）CTP成像显示左侧MCA供血区存在小的缺血核心区（CBV下降）和半暗带区［CBF下降，MTT和达峰时间（time to peak, TTP）延长］。（C）微导管通过病变后，微导管造影证实M2段远端血管通畅。（D）左ICA选择性造影显示，Penumbra装置置于MCA上干后远端血流良好。（E）Penumbra装置置于MCA下干，下干选择性造影显示远端血流良好。（F）取栓结束后，左侧ICA造影显示MCA分叉处血管再通良好（TIMI分级：3级）。（G）术后CTP成像显示CBF、MTT及TTP恢复正常。

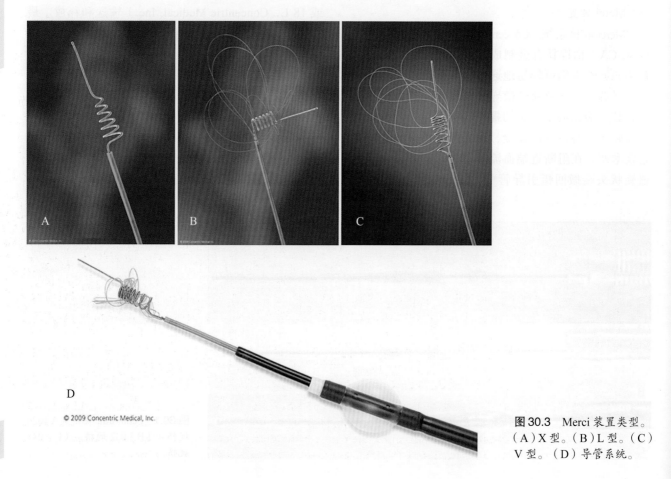

图30.3　Merci装置类型。（A）X型。（B）L型。（C）V型。（D）导管系统。

血管血栓栓塞的风险。通常使用 8F 或 9F 血管鞘及相应规格的球囊导管。球囊导管在 ICA 理想部位配置完毕后，微导管在微导丝引导下推送至闭塞部位；微导丝成功通过闭塞部位后，微导管穿过血栓进入远端血管并通过微导管行远端血管造影。这非常重要，可借此明确血栓长度及闭塞远端血管解剖形态。明确病变后，将取栓装置导入微导管并输送至血栓远端血管内展开。然后充盈指引导管尖端的球囊以阻断前向血流，并在指引导管维持负压抽吸的状态下，缓慢地回撤取栓装置及其附着的血栓。取栓装置和血栓回撤至指引导管内后，封堵球囊泄压，恢复前向血流。在临床实践中，上述操作过程通常需要重复多次方能使闭塞血管再通。此外，对于 ICA 高度狭窄的患者，球囊导管使用受限。图 30.4 展示了急性 MCA M1 段闭塞 Merci 取栓装置治疗的血管造影图像。

2004 年 FDA 批准 Merci 系统用于急性缺血性卒中的颅内血管取栓治疗。FDA 的许可是基于多中心 Merci 试验的临床数据。试验纳入 141 例发病时间 ≤ 8 小时、不适合标准溶栓治疗的患者（平均年龄 60 岁、平均 NIHSS 评分 20 分）[18,28]，与发病 ≤ 6 小时单纯 IAT 治疗比较血管再通疗效。结果显示，X 型装置 TIMI 分级 2 或 3 级的再通率 48%；SICH 发生率 7.8%，90% 发生于 ICA 和 MCA 闭塞患者。试验方案规定取栓次数不超过 6 次，实际的平均取栓次数为 2.9 次；平均治疗完成时间 2.1 小时。取栓装置相关的并发症包括血管穿孔 4.2%，蛛网膜下腔出血 2.1%，远端血管血栓栓塞 2.1%。

Multi-MERCI 试验是一项前瞻性、多中心、单组注册研究[19]，共注册了 164 例采用不同类型 Merci 取栓装置（X5、X6 和 L5）治疗、发病时间 ≤ 8 小时的缺血性卒中患者（平均年龄 68 岁、平均 NIHSS 评分 19 分），其中 92% 的患者为 ICA 或 MCA 闭塞。Multi-MERCI 试验不排斥 rtPA-IVT 后血管仍未再通的患者，且允许 rtPA-IAT 联合治疗。研究表明，机械取栓的血管再通率（TIMI 分级 2 或 3 级）55%，联合 rtPA-IAT 后血管再通率高达 68%，与取栓装置相关严重的临床并发症的发生率 5.5%，SICH 的发生率 9.8%。90 天良好临床预后率（mRS 0 ～ 2）和死亡率分别为 36% 和 34%。Merci 取栓装置可提高 ICA 颅内段闭塞的再通率[88]。

支架辅助溶栓

专为颅内血管设计的自膨胀支架（self-expanding stents, SES）现已可供使用，送达颅内血管目标狭窄的成功率 > 95%。与球囊扩张冠状动脉支架相比，SES 因较低的释放压而具有较高的安全性[89]。支架辅助血管再通治疗的优点和缺点见表 30.6。IVT 和 IA 药物溶栓治疗之后，血管再闭塞率分别为 34% 和 17%，血管再闭塞与不良预后密切相关[90]。

目前临床使用的颅内 SES 共 5 种：① Neuroform 支架（Boston Scientific, Natick MA）。② Enterprise 支架（Cordis/Johnson & Johnson, Warren, NJ）。③ Leo 支架（Balt Extrusion, Montmorency, France）。④ Solitaire/ Solo 支架（ev3, Irvine, CA）。⑤ Wingspan 支架（Boston Scientific, Natick, MA）（图 30.5 和图 30.6）。前 4 种支架注册用于宽颈动脉瘤的支架辅助弹簧圈填塞治

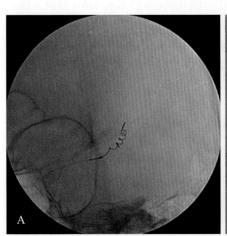
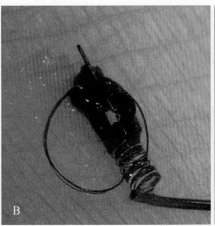
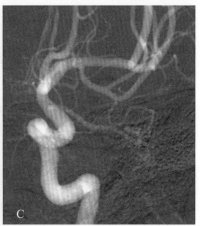

图 30.4 Merci 取栓装置治疗急性 MCA M1 段闭塞。（A）透视显示 Merci 装置在 M1 段展开。（B）Merci 装置取出的血栓。（C）血栓取出后，造影显示血管完全再通（TIMI 分级 3 级）。[资料引自 Natarajan SK, Snyder KV, Siddiqui AH, et al. Interventional management of acute ischemic stroke（Chapter 57）. In: Haase J, Schafers H-J, Sievert H, Waksman R, eds. Cardiovascular Interventions in Clinical Practice. Oxford UK: Wiley Blackwell, 2010; 609–628. Reprinted by permission]

疗，而 Wingspan 支架被 FDA 批准治疗症状性颅内动脉粥样硬化性狭窄。Neuroform 支架和 Wingspan 支架采用开环设计，其他 3 种支架均为闭环设计。闭环设计的支架允许支架部分释放后再回收，部分释放后再回收支架所允许释放的比例在 Enterprise 支架为 70%，Leo 支架为 90%，而 Solitaire/Solo 支架完全释放后也可再回收[91-93]。

Levy 等报道了 18 例 SES（Neuroform3 或 Wingspan 支架）治疗的急性缺血性卒中病例[94]。18 例患者共涉及 19 处病变，分别累及 MCA M1 和（或）M2 段（9 处）、ICA 末端（T 形病变 7 处）和椎基底动脉系统（3 处）；血管再通良好（TIMI 分级 2 或 3 级）占 79%（15/19）；住院期间的死亡率 38.9%（7/18）；4 例患者 90 天随访的 mRS 评分 ≤ 3 分。Zaidat 等报道了 9 例 Neuroform 支架（4 例）或 Wingspan 支架（5 例）治疗的急性缺血性卒中病例[95]；其中 MCA 闭塞（6 例）、ICA 闭塞（2 例）、椎动脉-基底动脉融合处（1 例）。结果显示，完全再通率（TIMI 分级 3 级）67%，部分或完全再通率（TIMI 分级 2 或 3 级）89%；并发 ICH 1 例（11%），急性支架内血栓形成 1 例（经阿昔单抗和球囊血管成形治疗后成功再通）；住院期间死亡率 33%（3/9），存活者 mRS 评分 ≤ 2 分。4 例患者平均随访 8 个月（2～14 个月）后 DSA 复查未发现再狭窄。

一项多中心回顾性调查分析了 20 名急性缺血性卒中患者（入院时 NIHSS 评分平均 17 分）常规血栓清除治疗失败后采取 Enterprise 支架补救治疗的疗效。数据表明，100% 血管再通（TIMI 分级 2～3 级）；75% 的患者出院时 NIHSS 评分下降 ≥ 4 分[96]。依据初步数据，作者承担了 FDA 批准的试验研究——急性缺血性卒中的支架辅助血管再通治疗（Stent-Assisted Recanalization in acute Ischemic Stroke，SARIS），旨在评估 Wingspan 支架辅助血管再通治

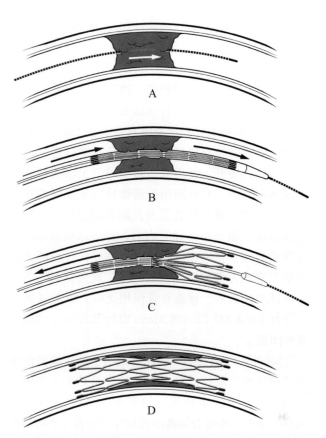

图 30.5 Wingspan 支架（Boston Scientific, Natick, MA）辅助血管再通治疗。（A）微导丝通过血管闭塞部位。（B）支架跨越闭塞病变。（C）支架释放，完全覆盖病变。（D）血管再通。（引自 Levy EI, Mehta R, Gupta R, et al. Self-expanding stents for recanalization of acute cerebrovascular occlusions. AJNR Am J Neuroradiol 2007; 28: 816–822. Reprinted by permission）

疗 IVT 后症状未改善或不适合 IVT 的急性缺血性卒中的疗效[97]。患者术前的 NIHSS 评分平均为 14 分，17 名术前 TIMI 分级 0 级；3 名术前 TIMI 分级 1 级。入组的 20 名患者中，19 名采取自膨胀颅内支架置入治疗；1 名患者在 Wingspan 支架输送系统到位后、支架释放前闭塞血管自行开通；19 名支架置入治疗

表 30.6 支架辅助血管再通治疗

优点
可直接恢复闭塞血管的血流
血管再通率高
减少血管早期再闭塞的风险
具有径向支撑力的支架（如 Wingspan 支架）可安全用于动脉粥样硬化性病变

缺点
大部分卒中因正常颅内血管栓塞所致，治疗上仅需清除血栓，无需永久性的支架
支架仅适用于邻近 Willis 环的血管，颅内远端血管病变无法采取支架置入治疗
支架辅助血管再通后的患者需双重抗血小板治疗 3 个月余，可增加颅内出血风险

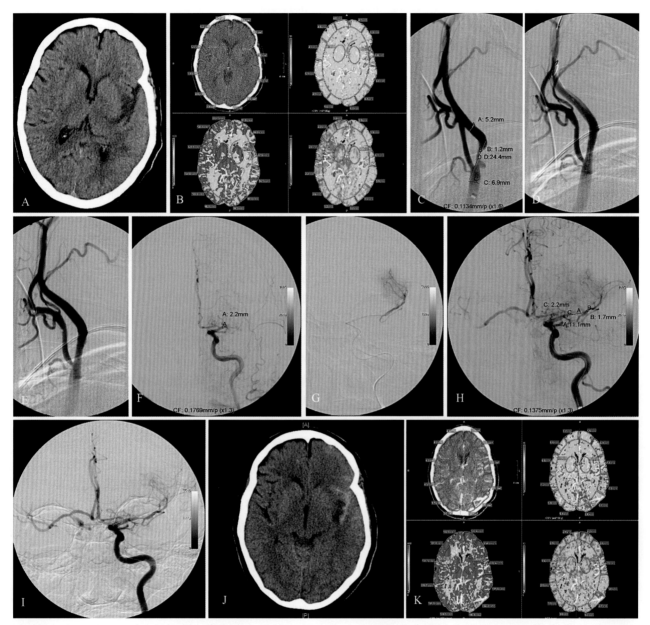

图30.6 （A）NCCT 显示左侧基底节区低密度灶。（B）CTP 成像显示左侧 MCA 供血区存在小的缺血核心，其周围存在半暗带。（C）左侧 CCA 造影显示 ICA 窦部 75% 狭窄。（D）在远端保护装置保护下（EPI Embolic Protection Inc. / Boston Scientific, Natick MA），置入（6～8）mm×40 mm 锥形支架（Abbott Laboratories, Abbott Park, IL）。（E）术后造影显示左侧 ICA 窦部狭窄消失，血流通畅。（F）左侧 ICA 选择造影显示左侧 MCA M1 段近端闭塞。（G）微导管通过闭塞病变后造影显示 MCA 远端血管畅通。（H）ICA 选择性造影显示左侧 MCA M1 段狭窄。（I）左侧 MCA M1 段狭窄处置入 4.5 mm×22 mm Enterprise 支架（Cordis/Johnson & Johnson, Warren, NJ），造影显示 MCA 远端血管血流 TIMI 分级为 3 级。（J）血流重建后，NCCT 扫描显示左侧外侧裂区少量蛛网膜下腔出血（患者缺血表现明显改善，蛛网膜下腔出血无症状）。（K）治疗后 CTP 成像显示左侧 MCA 供血区小的梗死灶，缺血半暗带消失。

的患者中有 2 名因血管扭曲不得不选用通过性更佳的 Enterprise 支架治疗。100% 血管再通成功（TIMI 分级 2～3 级），65% 的患者治疗后 NIHSS 评分下降＞4 分，并发 SICH 1 例（5%），并发无症状 ICH 2 例。30 天随访结果表明，60%（12/20）的患者 mRS ≤ 2，45% 的患者 mRS ≤ 1，死亡率 25%。没有因支架置入导致的死亡，所有死亡病例与卒中本身的严重程度和伴发疾病相关。

颅外颈动脉闭塞的血管再通

由于 ECA-ICA 间（如眼动脉）的侧支代偿和（或）Willis 环的存在，单纯近端 ICA（ICA 颅外段）闭塞导致的急性缺血性卒中预后通常较好。然而，当 Willis 环不完整，或者 ICA 颅内段以及 MCA 存在串联闭塞时，病情将非常危重，通常需采取急诊血管再通治疗。颈动脉近端支架置入可为颅内血管的再通治疗提供入路。此外，良好的前向血流是维持远端血管开放所必需的；对于近端血管严重狭窄的患者，若狭窄未解除，即使经治疗闭塞血管得以开通也极易因血栓再形成而闭塞。最近的病案系列研究的结果表明，近端 ICA 闭塞引发的急性卒中经血管内再通治疗后预后良好[98-102]。颅外血管病变支架置入后发现其颅内远端血管闭塞可能与闭塞 ICA 再通过程中栓子脱落相关。此不良事件可通过球囊导管（如 Concentric guide, Concentric Medical, Inc.）临时阻断前向血流或 Gore 倒流转置（WL Gore & Associates, Flagstaff, AZ）来减少发生。术者需要核实以确信球囊导管内径足够大，以便与支架输送系统相匹配。

结果

从最初的急性缺血性卒中介入治疗的临床研究数据来看，血管再通与良好预后之间呈比例关系。IVT 的血管再通率为 26%～40%。PROACT Ⅱ 的结果显示[27]，ProUK-IAT 组的再通率 66%，良好预后率 40%，ICH 发生率 10%；而安慰剂组分别为 18%、25% 和 3%。IMS Ⅰ 仅仅观察 rtPA-IAT 的疗效及安全性[103]，rtPA-IAT 的血管再通率 51%，良好预后率 43%，死亡率 16%，SICH 发生率 6.1%。IMS Ⅱ 旨在评估 rtPA-IAT 与超声导管联合应用的疗效和安全性[81]，结果显示血管再通率 69%，良好预后率 45%，死亡率 16%，SICH 发生率 11%。IMS Ⅲ 正处研究中。MERCI 试验的无对照前瞻性数据（Multi MERCI）表明[18,19,28]，血管再通率 69.4%，良好预后率 39%，死亡率 30%，SICH 发生率 7.9%。最近，

Penumbra 装置凭借 81% 的血管再通率（装置成功到达闭塞部位的患者血管再通率 100%）获得 FDA 许可，然而，与上述研究结果相反，良好预后率仅为 25%（mRS ≤ 2），死亡率和 SICH 发生率分别为 16.4% 和 11.2%[29]。

这些试验的结果提出一个问题——血管再通和良好预后之间存在何种关系？假设其取决于什么样的血流被重建，也即重建的血管为何种脑组织供血。血管再通后必然导致缺血核心区的再灌注损伤，可能引发灾难性出血；对于药物溶栓的患者，这种出血风险进一步增加。正如上面所论述的那样，随着血管再通率的提高，SICH 的发生率亦增加。因此，随着血管再通治疗策略的改进，缺血核心区再灌注后继发出血的风险也增加，所以血管再通并不意味着预后的改善。

上述所有的研究结果表明，良好预后率波动在 25%～45%。作者猜想良好预后率相对固定的部分原因是上述研究都基于简单的颅脑 NCCT 筛查患者。血管再通率提高，良好预后率本应相应提高，但因为部分不适合血管再通治疗的患者入选，最终导致上述研究的波动。作者坚信，对于缺血核心区较大的患者，血管再通后不仅不能改善预后，反而会引发 ICH，继而导致临床预后的恶化。毋庸置疑，绝大部分急性缺血卒中患者存在一定体积核心肌梗死区的同时存在不同程度的缺血半暗带，但血管内再通治疗的风险 - 收益比与缺血核心区和半暗带之间的比例之间的精确关系仍然是未知数。据作者所在中心的经验，正如前面所讨论的那样，当梗死核心区容积超过缺血危险区体积的 50% 时，血管再通治疗获益的可能性降低。

大量临床前研究证实多种机制参与脑缺血再灌注损伤，针对这些机制设计的多种治疗策略可发挥显著的神经保护作用。严格的脑缺血动物研究的结果为缺血脑保护的可行性提供了无可辩驳的证据。尽管如此，许多基于动物试验结果而引入临床试验的神经保护剂始终没有取得足够的引人注目的以前期临床试验为基础的循证医学证据。Ginsberg 对 2007 年底前缺血性卒中神经保护相关的 160 项临床试验进行研究[104]，其中仅约 40 项完成了高级阶段的（三期或四期）临床试验。尽管强有力的临床前证据表明，治疗时间窗的延迟会降低药物对缺血脑组织的保护作用，但在上述 40 项研究中，至少有 20 项研究治疗时间窗＞6 小时。这些试验其他的不足之处包括：使用的脑保护剂缺乏充分一致的临床前疗效依据，无法给予人类足够

药物剂量，临床和统计学设计存在不足。严格的临床前研究及以适当的临床试验方案可为神经保护治疗提供有利证据；无论是单用或联合使用神经保护剂，这均将改善经介入治疗的急性缺血性卒中患者的预后。单独或与血管内介入治疗联合应用，以改善缺血性卒中的临床预后。

结论

影响急性缺血性卒中介入治疗的神经功能预后的关键决定因素包括：闭塞血管所支配的脑组织的容积和部位，症状发作至血管再通的时间，特定治疗方法相关的血管再通率，以及 SICH 的发生率。虽然这些决定因素业已明确，但它们之间的关系复杂。最重要的决定因素，缺血脑组织的容积和部位的量化，以及借此甄别可从血管再通治疗中获益和可能因此发生 SICH 的患者，迄今尚缺乏标准。

即使到现在，包括作者所在中心在内的一些专业卒中中心，在介入团队密切合作和高度组织的条件下常规开展机械溶栓；对于超过标准临床治疗时间窗及醒来卒中的患者，经 CT 或 MRI 评估证实存在可挽救的半暗带脑组织，这些中心也常规采取机械再通治疗。虽然支持血管内治疗的循证医学 II 级证据越来越多，但至今仍缺乏 I 级证据的支持。急性缺血性卒中未来的治疗很可能是不同的机械和溶栓技术的联合运用，甚至很可能出现治疗理念的革命性突破。

参考文献

[1] Report of the WHO Task Force on Stroke and other Cerebrovascular Disorders. Stroke-1989. Recommendations on stroke prevention, diagnosis, and therapy. Stroke 1989;20:1407-1431

[2] Lloyd-Jones D, Adams R, Carnethon M, et al; American Heart Association Statistics Committee and Stroke Statistics Subcommittee. Heart disease and stroke statistics-2009 update: a report from the American Heart Association Statistics Committee and Stroke Statistics Subcommittee. Circulation 2009;119:e21-e181

[3] Broderick JP, William M. William M. Feinberg Lecture: stroke therapy in the year 2025: burden, breakthroughs, and barriers to progress. Stroke 2004;35:205-211

[4] National Institute of Neurological Disorders and Stroke rt-PA Stroke Study Group. Tissue plasminogen activator for acute ischemic stroke. N Engl J Med 1995;333:1581-1587

[5] Adams HP Jr, del Zoppo G, Alberts MJ, et al; American Heart Association; American Stroke Association Stroke Council; Clinical Cardiology Council; Cardiovascular Radiology and Intervention Council; Atherosclerotic Peripheral Vascular Disease and Quality of Care Outcomes in Research Interdisciplinary Working Groups. Guidelines for the early management of adults with ischemic stroke: a guideline from the American Heart Association/American Stroke Association Stroke Council, Clinical Cardiology Council, Cardiovascular Radiology and Intervention Council, and the Atherosclerotic Peripheral Vascular Disease and Quality of Care Outcomes in Research Interdisciplinary Working Groups: the American Academy of Neurology affirms the value of this guideline as an educational tool for neurologists. Stroke 2007;38:1655-1711

[6] Barber PA, Zhang J, Demchuk AM, Hill MD, Buchan AM. Why are stroke patients excluded from TPA therapy？ An analysis of patient eligibility. Neurology 2001;56:1015-1020

[7] Alexandrov AV, Grotta JC. Arterial reocclusion in stroke patients treated with intravenous tissue plasminogen activator. Neurology 2002;59:862-867

[8] Janjua N, Alkawi A, Suri MF, Qureshi AI. Impact of arterial reocclusion and distal fragmentation during thrombolysis among patients with acute ischemic stroke. AJNR Am J Neuroradiol 2008;29:253-258

[9] Saqqur M, Molina CA, Salam A, et al; CLOTBUST Investigators. Clinical deterioration after intravenous recombinant tissue plasminogen activator treatment: a multicenter transcranial Doppler study. Stroke 2007;38:69-74

[10] Benesch CG, Chimowitz MI; The WASID Investigators. Best treatment for intracranial arterial stenosis? 50 years of uncertainty. Neurology 2000;55:465-466

[11] Wolpert SM, Bruckmann H, Greenlee R, Wechsler L, Pessin MS, del Zoppo GJ. Neuroradiologic evaluation of patients with acute stroke treated with recombinant tissue plasminogen activator. The rt-PA Acute Stroke Study Group. AJNR Am J Neuroradiol 1993;14:3-13

[12] Saqqur M, Uchino K, Demchuk AM, et al; CLOTBUST Investigators. Site of arterial occlusion identified by transcranial Doppler predicts the response to intravenous thrombolysis for stroke. Stroke 2007;38:948-954

[13] Arnold M, Nedeltchev K, Mattle HP, et al. Intra-arterial thrombolysis in 24 consecutive patients with internal carotid artery T occlusions. J Neurol Neurosurg Psychiatry 2003;74:739-742

[14] Jansen O, von Kummer R, Forsting M, Hacke W, Sartor K. Thrombolytic therapy in acute occlusion of the intracranial internal carotid artery bifurcation. AJNR Am J Neuroradiol 1995;16:1977-1986

[15] Zaidat OO, Suarez JI, Santillan C, et al. Response to intra-arterial and combined intravenous and intra-arterial thrombolytic therapy in patients with distal internal carotid artery occlusion. Stroke 2002;33:1821-1826

[16] Sorimachi T, Fujii Y, Tsuchiya N, et al. Recanalization by mechanical embolus disruption during intra-arterial thrombolysis in the carotid territory. AJNR Am J Neuroradiol 2004;25:1391-1402

[17] Fieschi C, Argentino C, Lenzi GL, Sacchetti ML, Toni D, Bozzao L. Clinical and instrumental evaluation of patients with ischemic stroke within the first six hours. J Neurol Sci 1989;91:311-321

[18] Smith WS, Sung G, Starkman S, et al; MERCI Trial Investigators. Safety and efficacy of mechanical embolectomy in acute ischemic stroke: results of the MERCI trial. Stroke 2005;36:1432-1438

[19] Smith WS, Sung G, Saver J, et al; Multi MERCI Investigators. Mechanical thrombectomy for acute ischemic stroke: final results of the Multi MERCI trial. Stroke 2008;39:1205-1212

[20] Tomsick T, Broderick J, Carrozella J, et al; Interventional Management of Stroke II Investigators. Revascularization results in the Interventional Management of Stroke II trial. AJNR Am J Neuroradiol 2008;29:582-587

[21] Rha JH, Saver JL. The impact of recanalization on ischemic stroke outcome: a meta-analysis. Stroke 2007;38:967-973

[22] Hacke W, Kaste M, Bluhmki E, et al; ECASS Investigators. Thrombolysis with alteplase 3 to 4.5 hours after acute ischemic stroke. N Engl J Med 2008;359:1317-1329

[23] Lansberg MG, Bluhmki E, Thijs VN. Efficacy and safety of tissue plasminogen activator 3 to 4.5 hours after acute ischemic stroke: a metaanalysis. Stroke 2009;40:2438-2441

[24] Del Zoppo GJ, Saver JL, Jauch EC, Adams HP Jr; American Heart Association Stroke Council. Expansion of the time window for treatment of acute ischemic stroke with intravenous tissue plasminogen activator: a science advisory from the American Heart Association/American Stroke Association. Stroke 2009;40:2945-2948

[25] Wardlaw JM, Sandercock PA, Berge E. Thrombolytic therapy with recombinant tissue plasminogen activator for acute ischemic stroke: where do we go from here? A cumulative meta-analysis. Stroke 2003;34:1437-1442

[26] del Zoppo GJ, Higashida RT, Furlan AJ, Pessin MS, Rowley HA, Gent M. PROACT: a phase II randomized trial of recombinant pro-urokinase by direct arterial delivery in acute middle cerebral artery stroke. PROACT Investigators. Prolyse in Acute Cerebral Thromboembolism. Stroke 1998;29:4-11

[27] Furlan A, Higashida R, Wechsler L, et al. Intra-arterial prourokinase for acute ischemic stroke. The PROACT II study: a randomized controlled trial. Prolyse in Acute Cerebral Thromboembolism. JAMA 1999;282:2003-2011

[28] Gobin YP, Starkman S, Duckwiler GR, et al. MERCI 1: a phase 1 study of Mechanical Embolus Removal in Cerebral Ischemia. Stroke 2004;35:2848-2854

[29] Bose A, Henkes H, Alfke K, et al; Penumbra Phase 1 Stroke Trial Investigators. The Penumbra System: a mechanical device for the treatment of acute stroke due to thromboembolism. JNR Am J Neuroradiol 2008;29:1409-1413

[30] Hacke W, Albers G, Al-Rawi Y, et al; DIAS Study Group. The Desmoteplase in Acute schemic Stroke Trial (DIAS): a phase II MRI-based 9-hour window acute stroke thrombolysis trial with intravenous desmoteplase. Stroke 2005;36:66-73

[31] Furlan AJ, Eyding D, Albers GW, et al; DEDAS Investigators. Dose Escalation of Desmoteplase for Acute Ischemic Stroke (DEDAS): evidence of safety and efficacy 3 to 9 hours after stroke onset. Stroke 2006;37:1227-1231

[32] Albers GW, Thijs VN, Wechsler L, et al; DEFUSE Investigators. Magnetic resonance imaging profiles predict clinical response to early reperfusion: the diffusion and perfusion imaging evaluation for understanding stroke evolution (DEFUSE) study. Ann Neurol 2006;60:508-517

[33] Thomalla G, Schwark C, Sobesky J, et al; MRI in Acute Stroke Study Group of the German Competence Network Stroke. Outcome and symptomatic bleeding complications of intravenous thrombolysis within 6 hours in MRI-selected stroke patients: comparison of a German multicenter study with the pooled data of ATLANTIS, ECASS, and NINDS tPA trials. Stroke 2006;37:852-858

[34] Köhrmann M, Jüttler E, Fiebach JB, et al. MRI versus CT-based thrombolysis treatment within and beyond the 3 h time window after stroke onset: a cohort study. Lancet Neurol 2006;5:661-667

[35] Davis SM, Donnan GA, Parsons MW, et al; EPITHET investigators. Effects of alteplase beyond 3 h after stroke in the Echoplanar Imaging Thrombolytic Evaluation Trial (EPITHET): a placebo-controlled randomized trial.

Lancet Neurol 2008;7:299-309

[36] Hacke W, Furlan AJ, Al-Rawi Y, et al. Intravenous desmoteplase in patients with acute ischaemic stroke selected by MRI perfusion-diffusion weighted imaging or perfusion CT (DIAS-2): a prospective, randomised, double-blind, placebo-controlled study. Lancet Neurol 2009;8:141-150

[37] Lansberg MG, Schrooten M, Bluhmki E, Thijs VN, Saver JL. Treatment time-specific number needed to treat estimates for tissue plasminogen activator therapy in acute stroke based on shifts over the entire range of the modified Rankin Scale. Stroke 2009;40:2079-2084

[38] Hacke W, Donnan G, Fieschi C, et al; ATLANTIS Trials Investigators; ECASS Trials Investigators; NINDS rt-PA Study Group Investigators. Association of outcome with early stroke treatment: pooled analysis of ATLANTIS, ECASS, and NINDS rt-PA stroke trials. Lancet 2004;363:768-774

[39] Astrup J, Siesjö BK, Symon L. Thresholds in cerebral ischemia-the ischemic penumbra. Stroke 1981;12:723-725

[40] Darby DG, Barber PA, Gerraty RP, et al. Pathophysiological topography of acute ischemia by combined diffusion-weighted and perfusion MRI. Stroke 1999;30:2043-2052

[41] Markus R, Reutens DC, Kazui S, et al. Hypoxic tissue in ischaemic stroke:persistence and clinical consequences of spontaneous survival. Brain 2004;127 (Pt 6):1427-1436

[42] Esteban JM, Cervera V. Perfusion CT and angio CT in the assessment of acute stroke. Neuroradiology 2004;46:705-715

[43] Kloska SP, Nabavi DG, Gaus C, et al. Acute stroke assessment with CT: do we need multimodal evaluation? Radiology 2004;233:79-86

[44] Maruya J, Yamamoto K, Ozawa T, et al. Simultaneous multi-section perfusion CT and CT angiography for the assessment of acute ischemic stroke. Acta Neurochir (Wien) 2005;147:383-391, discussion 391-392

[45] Muir KW, Baird-Gunning J, Walker L, Baird T, McCormick M, Coutts SB. Can the ischemic penumbra be identified on noncontrast CT of acute stroke? Stroke 2007;38:2485-2490

[46] Parsons MW, Pepper EM, Bateman GA, Wang Y, Levi CR. Identification of the penumbra and infarct core on hyperacute noncontrast and perfusion CT. Neurology 2007;68:730-736

[47] Klingebiel R, Siebert E, Diekmann S, et al. 4-D Imaging in cerebrovascular disorders by using 320-slice CT:

feasibility and preliminary clinical experience. Acad Radiol 2009;16:123-129

[48] Kudo K, Sasaki M, Ogasawara K, Terae S, Ehara S, Shirato H. Difference in tracer delay-induced effect among deconvolution algorithms in CT perfusion analysis: quantitative evaluation with digital phantoms. Radiology 2009;251:241-249

[49] Wittsack HJ, Wohlschläger AM, Ritzl EK, et al. CT-perfusion imaging of the human brain: advanced deconvolution analysis using circulant singular value decomposition. Comput Med Imaging Graph 2008;32:67-77

[50] Smith WS, Roberts HC, Chuang NA, et al. Safety and feasibility of a CT protocol for acute stroke: combined CT, CT angiography, and CT perfusion imaging in 53 consecutive patients. AJNR Am J Neuroradiol 2003;24:688-690

[51] Tan JC, Dillon WP, Liu S, Adler F, Smith WS, Wintermark M. Systematic comparison of perfusion-CT and CT-angiography in acute stroke patients. Ann Neurol 2007;61:533-543

[52] Wintermark M, Flanders AE, Velthuis B, et al. Perfusion-CT assessment of infarct core and penumbra: receiver operating characteristic curve analysis in 130 patients suspected of acute hemispheric stroke. Stroke 2006;37:979-985

[53] Schramm P, Schellinger PD, Fiebach JB, et al. Comparison of CT and CT angiography source images with diffusion-weighted imaging in patients with acute stroke within 6 hours after onset. Stroke 2002;33:2426-2432

[54] Hellier KD, Hampton JL, Guadagno JV, et al. Perfusion CT helps decision making for thrombolysis when there is no clear time of onset. J Neurol Neurosurg Psychiatry 2006;77:417-419

[55] Parsons MW, Pepper EM, Chan V, et al. Perfusion computed tomography: prediction of final infarct extent and stroke outcome. Ann Neurol 2005;58:672-679

[56] Wintermark M, Meuli R, Browaeys P, et al. Comparison of CT perfusion and angiography and MRI in selecting stroke patients for acute treatment. Neurology 2007;68:694-697

[57] Derex L, Hermier M, Adeleine P, et al. Clinical and imaging predictors of intracerebral haemorrhage in stroke patients treated with intravenous tissue plasminogen activator. J Neurol Neurosurg Psychiatry 2005;76:70-75

[58] Barber PA, Demchuk AM, Zhang J, Buchan AM. Validity and reliability of a quantitative computed tomography

score in predicting outcome of hyperacute stroke before thrombolytic therapy. ASPECTS Study Group. Alberta Stroke Programme Early CT Score. Lancet 2000;355:1670-1674

[59] Wechsler LR, Roberts R, Furlan AJ, et al; PROACT Ⅱ Investigators. Factors influencing outcome and treatment effect in PROACT Ⅱ. Stroke 2003;34:1224-1229

[60] Ogawa A, Mori E, Minematsu K, et al; MELT Japan Study Group. Randomized trial of intraarterial infusion of urokinase within 6 hours of middle cerebral artery stroke: the middle cerebral artery embolism local fibrinolytic intervention trial (MELT) Japan. Stroke 2007;38:2633-2639

[61] Saver JL. Intra-arterial fibrinolysis for acute ischemic stroke: the message of melt. Stroke 2007;38:2627-2628

[62] Fink JN, Kumar S, Horkan C, et al. The stroke patient who woke up: clinical and radiological features, including diffusion and perfusion MRI. Stroke 2002;33:988-993

[63] Serena J, Dávalos A, Segura T, Mostacero E, Castillo J. Stroke on awakening: looking for a more rational management. Cerebrovasc Dis 2003;16:128-133

[64] Barreto AD, Martin-Schild S, Hallevi H, et al. Thrombolytic therapy for patients who wake-up with stroke. Stroke 2009;40:827-832

[65] Adams HP Jr, Leira EC, Torner JC, et al; AbESTT-Ⅱ Investigators. Treating patients with "wake-up" stroke: the experience of the AbESTT-Ⅱ trial. Stroke 2008;39:3277-3282

[66] Natarajan SK, Snyder KV, Siddiqui AH, Ionita CC, Hopkins LN, Levy EI. Safety and effectiveness of endovascular therapy after 8 hours of acute ischemic stroke onset and wake-up strokes. Stroke 2009;40:3269-3274

[67] Zeumer H, Freitag HJ, Grzyska U, Neunzig HP. Local intraarterial fibrinolysis in acute vertebrobasilar occlusion. Technical developments and recent results. Neuroradiology 1989;31:336-340

[68] Hacke W, Zeumer H, Ferbert A, Brückmann H, del Zoppo GJ. Intra-arterial thrombolytic therapy improves outcome in patients with acute vertebrobasilar occlusive disease. Stroke 1988;19:1216-1222

[69] Becker KJ, Monsein LH, Ulatowski J, Mirski M, Williams M, Hanley DF. Intraarterial thrombolysis in vertebrobasilar occlusion. AJNR Am J Neuroradiol 1996;17:255-262

[70] Jahan R. Hyperacute therapy of acute ischemic stroke: intraarterial thrombolysis and mechanical

revascularization strategies. Tech Vasc Interv Radiol 2005;8:87-91

[71] Archer CR, Horenstein S. Basilar artery occlusion: clinical and radiological correlation. Stroke 1977;8:383-390

[72] Smith WS. Intra-arterial thrombolytic therapy for acute basilar occlusion: pro. Stroke 2007;38(2, Suppl)701-703

[73] Lindsberg PJ, Mattle HP. Therapy of basilar artery occlusion: a systematic analysis comparing intra-arterial and intravenous thrombolysis. Stroke 2006;37:922-928

[74] Levy EI, Firlik AD, Wisniewski S, et al. Factors affecting survival rates for acute vertebrobasilar artery occlusions treated with intra-arterial thrombolytic therapy: a meta-analytical approach. Neurosurgery 1999;45:539-545, discussion 545-548

[75] Zeumer H, Hacke W, Ringelstein EB. Local intraarterial thrombolysis in vertebrobasilar thromboembolic disease. AJNR Am J Neuroradiol 1983;4:401-404

[76] Zeumer H, Freitag HJ, Zanella F, Thie A, Arning C. Local intra-arterial fibrinolytic therapy in patients with stroke: urokinase versus recombinant tissue plasminogen activator (r-TPA). Neuroradiology 1993;35:159-162

[77] Kim DJ, Kim DI, Kim SH, Lee KY, Heo JH, Han SW. Rescue localized intraarterial thrombolysis for hyperacute MCA ischemic stroke patients after early non-responsive intravenous tissue plasminogen activator therapy. Neuroradiology 2005;47:616-621

[78] Pancioli AM, Broderick J, Brott T, et al; CLEAR Trial Investigators. The combined approach to lysis utilizing eptifibatide and rt-PA in acute ischemic stroke: the CLEAR stroke trial. Stroke 2008;39:3268-3276

[79] Dunn B, Davis LA, Todd JW, Chalela JA, Warach S, for the ROSIE Investigators. ReoPro Retavase Reperfusion of Stroke Safety Study-Imaging Evaluation (ROSIE). Presented at the 29th International Stroke Conference February 5, 2004, San Diego, CA

[80] Adams HP Jr, Effron MB, Torner J, et al; AbESTT-Ⅱ Investigators. Emergency administration of abciximab for treatment of patients with acute ischemic stroke: results of an international phase Ⅲ trial: Abciximab in Emergency Treatment of Stroke Trial (AbESTT-Ⅱ). Stroke 2008;39:87-99

[81] Investigators IMS; IMS Ⅱ Trial Investigators. The Interventional Management of Stroke (IMS) Ⅱ Study. Stroke 2007;38:2127-2135

[82] Khatri P, Hill MD, Palesch YY, et al; Interventional Management of Stroke Ⅲ Investigators. Methodology of

the Interventional Management of Stroke Ⅲ Trial. Int J Stroke 2008;3:130-137

[83] Mattle HP, Arnold M, Georgiadis D, et al. Comparison of intraarterial and intravenous thrombolysis for ischemic stroke with hyperdense middle cerebral artery sign. Stroke 2008;39:379-383

[84] Gralla J, Schroth G, Remonda L, et al. A dedicated animal model for mechanical thrombectomy in acute stroke. AJNR Am J Neuroradiol 2006;27:1357-1361

[85] Gralla J, Burkhardt M, Schroth G, et al. Occlusion length is a crucial determinant of efficiency and complication rate in thrombectomy for acute ischemic stroke. AJNR Am J Neuroradiol 2008;29:247-252

[86] Gralla J, Schroth G, Remonda L, Nedeltchev K, Slotboom J, Brekenfeld C. Mechanical thrombectomy for acute ischemic stroke: thrombus-device interaction, efficiency, and complications in vivo. Stroke 2006;37:3019-3024

[87] McDougall CG, Clark W, Mayer T, et al, for the Penumbra Stroke Trial Investigators. The Penumbra Stroke Trial: Safety and effectiveness of a new generation of mechanical devices for clot removal in acute ischemic stroke. International Stroke Conference, February 22, 2008, New Orleans

[88] Flint AC, Duckwiler GR, Budzik RF, Liebeskind DS, Smith WS; MERCI and Multi MERCI Writing Committee. Mechanical thrombectomy of intracranial internal carotid occlusion: pooled results of the MERCI and Multi MERCI Part I trials. Stroke 2007;38:1274-1280

[89] Henkes H, Miloslavski E, Lowens S, Reinartz J, Liebig T, Kühne D. Treatment of intracranial atherosclerotic stenoses with balloon dilatation and self-expanding stent deployment (WingSpan). Neuroradiology 2005;47:222-228

[90] Qureshi AI, Siddiqui AM, Kim SH, et al. Reocclusion of recanalized arteries during intra-arterial thrombolysis for acute ischemic stroke. AJNR Am J Neuroradiol 2004;25:322-328

[91] Lubicz B, Leclerc X, Levivier M, et al. Retractable self-expandable stent for endovascular treatment of wide-necked intracranial aneurysms: preliminary experience. Neurosurgery 2006;58:451-457, discussion 451-457

[92] Peluso JP, van Rooij WJ, Sluzewski M, Beute GN. A new self-expandable nitinol stent for the treatment of wide-neck aneurysms: initial clinical experience. AJNR Am J Neuroradiol 2008;29:1405-1408

[93] Yavuz K, Geyik S, Pamuk AG, Koc O, Saatci I, Cekirge HS. Immediate and midterm follow-up results of using an electrodetachable, fully retrievable SOLO stent system in the endovascular coil occlusion of widenecked cerebral aneurysms. J Neurosurg 2007;107:49-55

[94] Levy EI, Mehta R, Gupta R, et al. Self-expanding stents for recanalization of acute cerebrovascular occlusions. AJNR Am J Neuroradiol 2007;28:816-822

[95] Zaidat OO, Wolfe T, Hussain SI, et al. Interventional acute ischemic stroke therapy with intracranial self-expanding stent. Stroke 2008;39:2392-2395

[96] Mocco J, Hanel RA, Sharma J, et al. Use of a vascular reconstruction device to salvage acute ischemic occlusions refractory to traditional endovascular recanalization methods. J Neurosurg 2010;112:557-562

[97] Levy EI, Siddiqui AH, Crumlish A, et al. First Food and Drug Administration-approved prospective trial of primary intracranial stenting for acute stroke: SARIS (stent-assisted recanalization in acute ischemic stroke). Stroke 2009;40:3552-3556

[98] Jovin TG, Gupta R, Uchino K, et al. Emergent stenting of extracranial internal carotid artery occlusion in acute stroke has a high revascularization rate. Stroke 2005;36:2426-2430

[99] Nikas D, Reimers B, Elisabetta M, et al. Percutaneous interventions in patients with acute ischemic stroke related to obstructive atherosclerotic disease or dissection of the extracranial carotid artery. J Endovasc Ther 2007;14:279-288

[100] Dabitz R, Triebe S, Leppmeier U, Ochs G, Vorwerk D. Percutaneous recanalization of acute internal carotid artery occlusions in patients with severe stroke. Cardiovasc Intervent Radiol 2007;30:34-41

[101] Lavallée PC, Mazighi M, Saint-Maurice JP, et al. Stent-assisted endovascular thrombolysis versus intravenous thrombolysis in internal carotid artery dissection with tandem internal carotid and middle cerebral artery occlusion. Stroke 2007;38:2270-2274

[102] Miyamoto N, Naito I, Takatama S, Shimizu T, Iwai T, Shimaguchi H. Urgent stenting for patients with acute stroke due to atherosclerotic occlusive lesions of the cervical internal carotid artery. Neurol Med Chir(Tokyo)2008;48:49-55, discussion 55-56

[103] Investigators IMS; IMS Study Investigators. Combined intravenous and intra-arterial recanalization for acute ischemic stroke: the Interventional Management of Stroke Study. Stroke 2004;35:904-911

[104] Ginsberg MD. Current status of neuroprotection for cerebral ischemia: synoptic overview. Stroke 2009;40(3,

Suppl)S111-S114

[105] Nogueira RG, Smith WS; MERCI and Multi MERCI Writing Committee. Safety and efficacy of endovascular thrombectomy in patients with abnormal hemostasis: pooled analysis of the MERCI and multi MERCI trials. Stroke 2009;40:516-522

第 31 章
颅内动脉狭窄的血管成形和支架置入治疗

Andrew J. Ringer, Christopher Nichols, Shah-Naz Khan, Andrew Grande, Usman Khan,
Gail Pyne-Geithman，and Todd A. Abruzzo

■ 林敏 译 ■ 张仁良 校

要点

- 尽管颅外脑动脉粥样硬化发生率较高也更容易治疗，但 20%～40% 的动脉粥样硬化疾病患者伴有颅内动脉狭窄。人口研究表明黑种人、亚裔和西班牙裔颅内动脉狭窄的发病率更高。

- 鉴于颅内动脉狭窄患者即使采取最佳的药物治疗卒中的风险依然较高，血管外科医师可能选择血管成形术和（或）支架置入术治疗颅内动脉狭窄。最近的病例系列采取较小的球囊扩张、接受一定的残余狭窄和缓慢扩张球囊，介入治疗的风险明显下降。

- 术前需要考虑的可能影响介入治疗预后的因素包括病变的血管造影形态、狭窄的严重程度，以及狭窄的位置、长度和偏心性。

- 非离子碘造影剂的最大剂量＝体重（kg）×5/血肌酐。造影剂过敏的患者，术前应给予泼尼松、苯海拉明和对乙酰氨基酚。

- 单纯颅内血管成形术的一些并发症，如动脉夹层和早期再狭窄，采取支架置入则可降低。

- 颅内血管成形术和支架置入术后应采取重症监护密切监测，确保尽早发现术后迟发性并发症，如血栓形成、动脉夹层、再狭窄、血管穿孔及血管破裂等。术前充分抗血小板治疗以及针对性的预防措施可有效降低潜在的并发症。

- 手术成功的标准：狭窄降至 30% 以下，没有临床并发症。手术成功率 60%～80%。

关于颅内动脉狭窄的治疗争论由来已久。目前外周血管和心脏血管动脉粥样硬化性疾病的药物和手术治疗已经达成共识，但颅内动脉粥样硬化性疾病的治疗至今仍是巨大的挑战。颅内动脉疾病的首选治疗方案包括抗血小板药物治疗、口服抗凝药物治疗、危险因素控制、必要时可选择手术或血管内治疗。然而，迄今为止无论是药物治疗还是复杂的手术修复，疗效仍然不理想。前瞻性随机对照试验的结果表明，颅内 - 颅外（EC-IC）动脉分流治疗颅内动脉狭窄的疗效并不优于阿司匹林[1]，进一步研究发现患者选择存在偏差[2]。因此，作者有理由认为 EC-IC 动脉分流对降低颅内动脉狭窄的血栓栓塞事件几乎无作用；其次，即使采取阿司匹林治疗，颅内动脉狭窄的卒中风险依然很高。本章将讨论颅内颈动脉狭窄的血管内重建治疗。

适应证

颅内动脉狭窄的自然病史

过去对颅内动脉狭窄导致卒中的风险因认识不足而严重低估。注意力集中于容易处理的颅外段颈动脉、心源性或主动脉源性卒中，事实上可能分散了对同时存在的颅内动脉疾病的关注。尽管颅外脑动脉粥样硬化更常见，20%～40%的动脉粥样硬化疾病患者同时存在颅内动脉狭窄[3,4]。颅内动脉病变最好发的部位包括 ICA 颅内段、MCA M1 段、椎动脉远端或者椎基底动脉交界处和基底动脉中段。因此，当患者出现脑缺血症状和体征时应考虑颅内动脉狭窄的可能。人口学研究发现黑种人、亚裔和西班牙裔颅内动脉狭窄的发病率显著高于白种人。

颅内动脉狭窄的诊断并不难，困难的是对狭窄致卒中年发病率的风险的评估。具体来说，年卒中风险取决于狭窄程度及位置。然而，ICA 颅外段狭窄率的计算要比颅内动脉精确。例如，假定某正常的颅内动脉的直径是 2.5 mm，狭窄率 80% 时，理论残余管腔直径只有 0.5 mm，但难以精确地测量。大多数临床医师认为颅内动脉狭窄超过 50% 才有明显的临床意义，并将这些患者作为临床研究的对象。但是，通过这一指标，几乎所有部位的颅内动脉明显狭窄均存在卒中的高风险。

颅内 ICA 狭窄同侧卒中的风险很高——据报道每年高达 7.6%[5]。EC-IC 动脉分流试验中，药物治疗组 ICA 虹吸段或者 MCA 狭窄患者卒中年发病率 8%～10%[1]；而后循环血管狭窄的卒中的风险可能更高，WASID 研究显示，尽管采取正规的药物治疗，基底动脉明显狭窄患者的卒中年发病率依然＞10%[6]。

虽然大多数医师认为颅内动脉狭窄患者的卒中发病率高，但通常很难预测哪些患者的风险高，何种程度的狭窄值得采取介入治疗。尽管大部分医师认为颅内动脉狭窄超过 50% 才有重大意义，但 Borozan 等[7]研究发现当狭窄达到 35.4%±14.4% 时就可出现新的临床症状。颅内动脉狭窄出现临床症状的意义目前同样不明确。EC-IC 动脉分流试验中，仅 1/3 的患者卒中发生之前存在短暂性脑缺血发作[1]。此外，Borozan 等还发现症状性和无症状性颅内动脉狭窄患者之间无卒中生存期没有明显差别。综上所述，这些结果说明预测哪些颅内动脉狭窄患者面临卒中高风险是非常困难的。

药物治疗

颅内动脉狭窄合适的药物治疗仍然是一个有争议的问题。一些回顾性研究以及 WASID 试验的前期观察性研究[6]认为华法林比阿司匹林能更有效地降低卒中风险[8]。然而，1995 年前瞻性 WASID 试验的结果显示，华法林组的卒中发生率较阿司匹林组更低（3.6% 对 10.4%），然而华法林组严重出血的发生率明显高于阿司匹林组（8.3% 对 3.2%），最终华法林治疗导致更高的死亡率（9.7% 对 4.3%）。

手术治疗

因 EC-IC 动脉分流试验没能证明外科旁路治疗获益，此类手术几乎就此停止。EC-IC 动脉分流试验结果发表后，批评者认为该试验患者选择的偏差从一开始即已注定失败的命运，因为研究者没有对患者临床症状发病机制是血栓还是栓塞抑或低灌注加以鉴别。

现在有新的影像技术可提供特定血管区域脑灌注和代谢有价值的资料。这些技术包括氙 CT、SPECT、PET 和 CTP（CT 灌注成像）。根据脑组织的氧摄取率和脑血流数据，Grubb 等[9]将颈内动脉闭塞和低灌注分为三个阶段：第一阶段为血管扩张代偿，第二阶段为最大限度的血管扩张伴氧摄取率增加，第三阶段为失代偿。他们认为第二阶段的患者卒中风险显著增高。受这些研究结果启发，治疗脑灌注不足的新的前瞻性随机对照试验——颈动脉闭塞手术研究（COSS）将对 EC-IC 分流手术的疗效进行新的评估。

颅内血管成形术

鉴于即使采取最好的药物治疗，颅内动脉狭窄患者卒中的风险仍然很高，许多介入外科医师采取使用或不使用支架的血管成形术治疗颅内动脉狭窄。自 20 世纪 80 年代起，血管成形术作为动脉粥样硬化性疾病主要的治疗方法广泛应用于冠状动脉疾病的治疗[10]。血管成形术在颅内血管病变的应用兴起于动脉瘤性蛛网膜下腔出血后动脉血管痉挛的治疗[11]。由于血管成形术的风险过高，延缓了其在颅内动脉粥样硬化性疾病中的应用，最初的研究显示其围手术期神经系统并发症的发生率高达 33%[12-14]。然而，最近一系列研究表明其并发症发生率＜10%[15,16]，这主要得益于使用相对目标动脉正常管径小的球囊，接受部分残留狭窄，以及减缓球囊扩张速度。

一些影响血管成形术风险与成功的因素治疗前必须仔细考虑，包括病变的血管造影形态、狭窄的严重程度和狭窄的部位、长度及偏心性。Mori 等[17]评估

表 31.1 颅内动脉狭窄的 Mori 分级

	A 型	B 型	C 型
病变长度	局限性，< 5 mm	管状，5 ～ 10 mm	弥漫性＞1 cm
解剖特点			
同心和偏心	同心或偏心（70% ～ 89%）	偏心（≥ 90%）	
轮廓	轮廓平滑	不规则	
闭塞程度	不完全闭塞	完全闭塞＜ 3 个月	完全闭塞≥ 3 个月
钙化水平	轻度或无钙化	中重度钙化	
血栓负荷	没有血栓	有血栓	
入路			
近端血管解剖	容易到达	中度扭曲	过度扭曲
局部角度	< 45°	中度成角 45° ～ 90°	极度成角≥ 90°
局部血管分支	没有大的分支	分叉部病变，需双导丝	无法保护主要分支

备注：基于狭窄的长度和解剖学特点（包括同心或偏心），闭塞病变的长度、程度以及闭塞的时间，病灶轮廓、钙化与否以及栓子负荷，近端血管扭曲评估病变的可达性，狭窄病变的成角以及狭窄与分支血管的关系，治疗难度从 A 型到 C 型明显增加。病变将依据任何一个特征的最严重级别分类。

病变的一些特点（如狭窄的长度和偏心性）、手术的结果及血管造影随访之间的关系，提出基于狭窄病变特点预测血管成形术的预后的颅内动脉狭窄分级量表（表 31.1 和图 31.1）。他们 1998 年的随访研究结果显示[15]，血管成形术的总体成功率为 79%，临床疗效优良率 76%；血管成形术成功定义为在无并发症的情况下，＞ 70% 的狭窄经血管成形后狭窄＜ 50%。然而，按表 31.1 标准，根据狭窄病变的特点为 A 型、B 型、C 型时，相应的临床成功率为 92%、86% 和 33%；1 年后血管造影随访的再狭窄率分别为 0、33%

和 100%。1 年和 2 年的累计致死性或非致死性同侧缺血性卒中的发生率分别为 8%、12% 和 56%。作者认为 A 型狭窄血管成形治疗的成功率高，再狭窄率也最低；更重要的是，术前狭窄病变的解剖特点可以预测血管成形术的预后。

能否顺利到达狭窄部位（病变的可达性）是另一个重要的因素。例如，狭窄近端血管高度迂曲使得血管内装置很难通过且易导致近端血管夹层形成。近端血管的解剖与手术成功率显著相关；近端血管环（颈动脉虹吸管或椎动脉 C_1 段环）的曲率半径越小，手

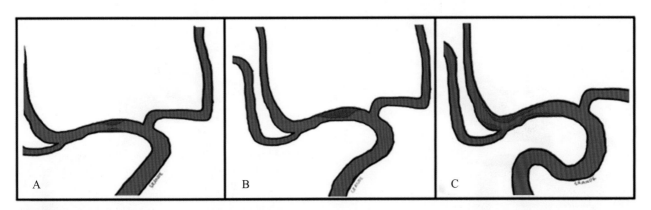

图 31.1 以大脑中动脉狭窄为例图解颅内动脉狭窄的 Mori 分型。（A）A 型：同心的局限性中重度狭窄，病变血管平直无大的分支，病变轮廓光滑，近端血管无迂曲。（B）B 型：病变长度＜ 10 mm，偏心性重度狭窄，轮廓欠平滑；病变血管轻度成角，近端血管稍迂曲。（C）C 型：病变长度＞ 1 cm，偏心性重度狭窄，轮廓不规则；病变位于血管分叉处，病变血管高度成角，近端血管高度迂曲。

术失败率越高（数据未发表）（图31.2）。显而易见，支架较血管成形球囊更难通过迂曲血管；事实上，血管迂曲严重时，几乎任何装置的通过都非常困难。

颅内血管成形技术

围手术期管理

颅内血管成形术的术前准备主要是围绕抗凝药物的管理。许多患者来院进一步治疗前已采用华法林抗凝治疗，但介入治疗可能经常依靠积极抗血小板治疗来预防围手术期并发症。作者在临床工作中，一般术前3天停止华法林治疗，同时给予阿司匹林（每天325 mg）和氯吡格雷（每天75 mg）联合抗血小板治疗；此方案为华法林抗凝作用的自然逐渐消退及氯吡格雷达到有效的治疗浓度提供了足够的时间。对于已接受阿司匹林治疗的患者，术前3天加用氯吡格雷。对于无药物准备而又必须采取急诊手术的患者，给予糖蛋白IIb/IIIa抑制剂，并于术后给予负荷量300 mg的氯吡格雷。

其他术前准备与所有外科或者介入治疗的术前准备相同。首先，神经血管内治疗前完整的神经系统检查极为重要，不仅有利于术者熟悉患者的病情，更有利于快速鉴别围手术期的神经系统并发症。对于已经存在神经功能缺损的患者，术前记录是判断术后是否出现新发神经功能缺损的基础。应关注患者的周围脉搏，发现脉搏减弱应详细记录，以便造影时发现问题。回顾患者以往所有的检查，深入了解既往病史，有利于针对特定患者制订合适的计划和完成完整的诊断研究。不完整的病史和检查回顾可能导致不必要的额外的侵入性检查。重要的周围血管闭塞性疾病或者冠状动脉疾病提醒术者动脉入路并发症、围手术期心肌梗死或卒中的风险增加。充血性心力衰竭患者应该严格控制围手术期液体入量以及术中造影剂用量。实验室检查至少应该包括基线血红蛋白、红细胞压积、血小板计数、部分凝血活酶时间、凝血酶原时间、血尿素氮、血肌酐及血糖。

任何血管内治疗前都有许多问题需要考虑。肾功能不全以及全脊髓血管造影的患者必须精确计算造影剂的最大负荷量。非离子型碘造影剂最大负荷量计算：

$$V_{max}（mL）= BW（kg）\times 5/SCr（mg/dL）$$

例如，体重90 kg的患者，血清肌酐水平1.5 mg/dL，其最大造影剂用量为300 mL。对于手术时间较长需要更大造影剂量的患者，在充分水化且肾脏功能正常前提下能排出约50%的造影剂，这样就可以重新计算出造影剂的最大负荷量。对于有造影剂过敏史的患者，术前使用泼尼松、苯海拉明和对乙酰氨基酚能有效避免造影剂过敏及其后遗症[12]。具体来说，术前1天口服泼尼松（10 mg tid），手术当日晨服10 mg；术前1～2小时口服苯海拉明（25～50 mg）、对乙酰氨基酚（10 mg）。

术前需确定采取镇静状态抑或麻醉形式。通常情况下，全脊髓血管造影和血管内治疗患者作者选择局部麻醉，并于术前和术中静脉给予镇静安眠药和麻醉

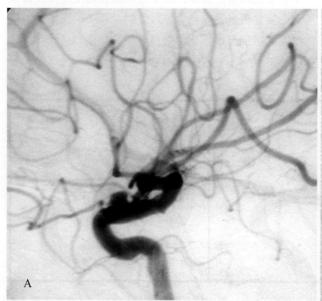
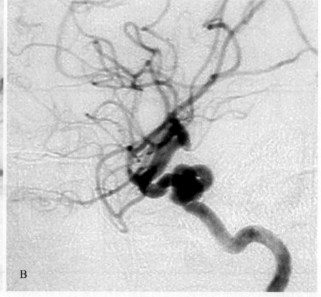

图31.2 2例尝试颈动脉颅内段支架置入治疗患者的DSA图像。（A）支架成功置入，颈内动脉虹吸段曲率半径较大。（B）尝试失败，颈内动脉虹吸段曲率半径非常小，支架尝试通过此处时导致无症状性动脉夹层（Courtesy of the Mayfield Clinic）。

性镇痛药；神经系统检查时患者处于清醒、合作的状态，这样术者可以及时观察患者的神经功能变化。对那些术中不能保持安静、不能配合神经系统检查或者不能较长时间平卧的患者则选择全身麻醉。

球囊血管成形术的操作技术

颅内血管成形术典型地采取经股动脉入路，使用标准的血管造影技术路线。患者取仰卧位，有下腰痛病史的患者膝盖可以稍微弯曲以减轻腰部压力。计算造影剂最大负荷量，建立静脉通道以便术中静脉内水化。对于像颅内动脉血管内治疗那样耗时较长的患者，应留置导尿。采用改良 Seldinger 穿刺法，无菌条件下于腹股沟韧带下方二至三横指处行股动脉穿刺。由于围手术期需抗凝治疗，作者更倾向于采取单壁穿刺。穿刺成功后置 6F 血管鞘，并立即给予抗凝药物。作者绝大部分患者接受肝素抗凝和 GP Ⅱ b/Ⅲ a 阻滞剂抗血小板处理。对于那些慢性严重灌注不足或近期发生过脑梗死的患者，由于存在较高的出血风险，应避免使用 GP Ⅱ b/Ⅲ a 阻滞剂。确认抗凝达标后，6F 指引导管行选择性插管至目标血管（颈动脉或椎动脉）。抗凝达标定义为，GP Ⅱ b/Ⅲ a 阻滞剂与肝素联合使用时，ACT 维持在 220 ～ 250 秒；单独使用肝素时，ACT > 300 秒。肝素 40 ～ 50 U/kg 和 GP Ⅱ b/Ⅲ a 联合使用或肝素 60 ～ 70 U/kg 单独使用通常即可抗凝达标。

指引导管插入目标血管并尽可能接近狭窄部位，经指引导管选择性血管造影。根据血管造影图像进行病变测量，确定最佳工作角度。当造影或透视的视角垂直于动脉走行时病变展示最充分；当视角呈锐角时，病变看起来较实际长度短，这可能影响术者对球囊的选择。测量动脉管径，双平面血管造影系统通常配备将放大率考虑在内的血管测量软件（图 31.3A），也可以通过与已知尺寸的物体比较而测量（如指引导管、固定于头部任何一侧的垫片等）。根据最接近病变的正常动脉的直径来选择用于血管成形的相应大小的球囊，血管测量和后续介入治疗均在高放大倍数的影像下进行以提高可视性。

选定工作角度以及完成相关测量后进入治疗的关键阶段，建立跨越狭窄的"轨道"。当狭窄非常严重或狭窄位于血管远端（如 PCA 或 MCA 的远端）时，操作将极具挑战性，作者通常在球囊导管前首先尝试微导管通过病变。通常情况下，175 cm 的头端可塑形的 0.014 in 导丝相对比较容易通过狭窄部位，然后微导管越过狭窄进入远端血管，撤出 0.014 in 导丝，

经微导管造影进一步确认微导管尖端的位置和确保没有夹层发生。随后，采用 300 cm 的 0.014 in 交换导丝完成微导管和球囊导管的交换，造影确认球囊定位准确（图 31.1）。压力泵抽取适量造影剂 / 生理盐水稀释液（2:1），排气后连接球囊。压力泵可以帮助介入治疗医师精确控制扩张压力和球囊直径。球囊应缓慢扩张，并确保球囊直径略小于动脉直径。球囊扩张结束后，压力泵负压回抽，待球囊缓慢回缩后经指引导管造影观察血管成形的效果；必要时球囊导管可撤离治疗部位以提高造影时局部的清晰度。在上述操作过程中应保持导丝位置，避免导丝尖端的移动。

必要时血管成形术可重复进行（图 31.3C）。对于意识清醒的患者，每次球囊扩张前及扩张后都应进行神经系统检查。一旦获得满意的结果，在导丝撤出之前应行标准放大的全脑血管造影，排除栓子脱落导致的远端分支栓塞。保留微导丝跨越病变，以便发生远端栓塞事件时采取进一步的补救性处理，如超选择性动脉溶栓。治疗结束后，撤出球囊导管、导丝及指引导管。股动脉鞘需待抗凝作用消失后拔除，或者直接采用血管闭合器处理。作者更倾向于使用"缝合胶原蛋白塞"（Angio-Seal Vascular Closure Device, Kensey Nash, Exton, PA）闭合动脉壁穿刺点，这有利于患者早期活动。

严格遵守谨慎保守的技术操作原则有助于极大提高颅内血管成形术的安全性。没有谁比 Connor[4] 更透彻、更雄辩地讨论过这原则，他将 1989—1998 年这 10 年的血管内治疗经历分成三阶段进行了详细的阐述。第一阶段的 17 名患者有极高的并发症发生率：血管造影证实的动脉夹层发生率为 82%，卒中 6%，死亡 6%；而其他阶段如 1993 年以后的病例，动脉夹层发生率 14%，神经系统事件发生率 8%（4% 为 TIA，出血 2 例），死亡率 2%。Connor 将这些改进归因于球囊直径的降低、接受适度的残余狭窄、球囊扩张尽量缓慢（2 ～ 5 分钟）以及 GP Ⅱ b/Ⅲ a 阻滞剂的常规使用。此外，Connors 认为避免导丝反复通过病变部位是降低血管夹层和闭塞的关键。与外科手术相比，血管内治疗具有其内在优势，就是允许对未达最佳标准的治疗进行再次干预。因为血管内治疗本身的创伤很少，初次血管内治疗时可以选择相对保守的方案，必要时可采取进一步治疗。Connors 建议在病变长度许可的情况下尽量选择较短球囊，一方面短的球囊的通过性明显提高，另一方面减轻球囊扩张对颅内血管的拉直作用，从而减少血管损伤或夹层。

术后，GP Ⅱ b/Ⅲ a 阻滞剂持续使用 12 ～ 24 小时。

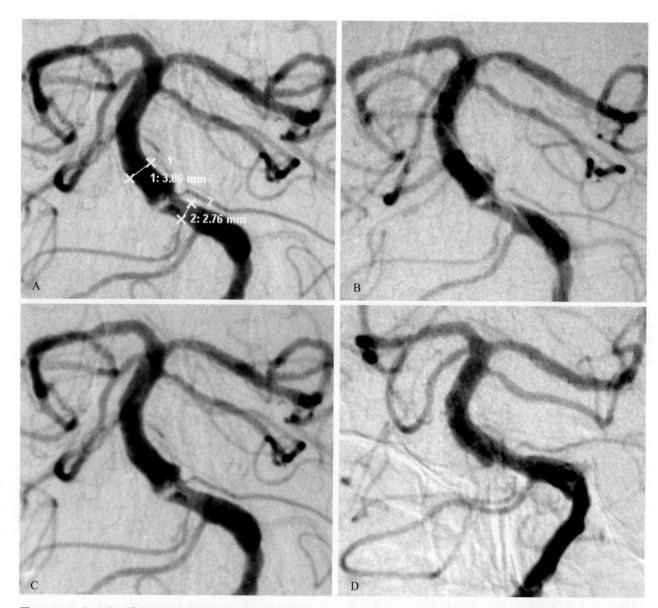

图 31.3　颅内动脉血管成形术的操作步骤。（A）根据狭窄远端最接近狭窄处的正常动脉管径选择合适的球囊。（B）即使在路图指引下插入球囊导管，因动脉拉直或者患者头位改变引起路图移位，球囊定位往往不准确。因此，必须经造影确定球囊位置。应将病变定位于球囊中心，防止球囊扩张时因"西瓜子"效应而发生球囊移位。（C）初次血管成形后，造影显示明显的残留狭窄。因此，保持导丝始终跨越病变至关重要，可避免导丝反复通过狭窄处，减少夹层形成的风险。（D）再次血管成形后造影显示狭窄几乎完全消失，所有远端血管分支显影良好。高倍放大率或低聚焦的成像常常不能显示远端血管分支，易漏诊远端栓塞（Courtesy of the Mayfield Clinic）。

患者应在重症监护治疗病房观察，持续血压监测，每小时进行护理评估。随后 24 小时内如无不良事件发生，患者可以出院，维持阿司匹林（每天 325 mg）和氯吡格雷（每天 75 mg）联合抗血小板治疗。

颅内动脉支架置入术

虽然冠状动脉疾病的支架置入治疗早已广泛应用于临床，但血管成形术后支架置入防止颅内动脉狭窄并未取得广泛认同，主要由于刚性的冠状动脉球囊扩张支架通过迂曲的颅内动脉系统存在诸多困难和风险。因此，介入治疗专家努力尝试提高颅内支架的成功率的同时开发了一些不同于冠脉支架置入的方法。这些方法包括分期支架置入（staged stenting）、同期支架置入（primary stenting）和直接支架置入（direct stenting）。分期支架置入指完成球囊血管成形术后间隔一定的时间后行支架置入治疗，通常间隔 1 个月。为尽可能降低夹层的风险，球囊血管成形时往往采取次优的扩张，待内皮部分修复后，支架置入治疗时尝试狭窄的完全修复。同期支架置入指完成球囊血管成形后立即置入支架，目标是一次性完成狭窄血管理想成形，无须再次手术。直接支架置入指直接采用球囊扩张支架一次性完成狭窄血管的重建，优点是无须先进行球囊血管成形，防止球囊血管成形过程中血管夹层的形成。

与单纯球囊血管成形术相比，支架置入不仅可以获得更好的血管造影结果，而且可以避免斑块脱落、斑块再生、血管弹性收缩、血管夹层和潜在的晚期再狭窄。支架置入的潜在危险包括动脉破裂、支架内血栓形成、支架移位，或者因颅内血管迂曲支架无法到达目标病变。此外，即使直接球囊扩张支架置入可行，严重狭窄的病变最好先行预扩。

Jiang 等报道的球囊扩张冠状动脉支架置入治疗颅内动脉狭窄的病例系列研究共纳入 40 名患者[18]，技术成功率 97.6%，并发症发生率 10%，死亡率 2.5%；平均 10 个月的随访期间，获得有效随访数据的 38 名患者均没有再发 TIA 或卒中。7 名患者（共 8 处狭窄行支架置入治疗）术后 6 个月 DSA 随访结果显示，仅 1 根支架发生支架内再狭窄，其他 7 根支架无再狭窄。

SSYLVIA 研究是一项多中心、非随机化、前瞻性、可行性研究，评价一种专为颅外椎动脉或颅内动脉狭窄支架置入治疗设计的柔韧的不锈钢支架（Neurolink，Guidant Corp., Santa Clara, CA）的安全性和有效性[19]。61 名症状由单一血管狭窄 > 50% 引起的患者中，颅内动脉狭窄 43 名（70.5%），颅外椎动脉狭窄 18 名（29.5%）。术后 6 个月，颅内动脉狭窄支架术后再狭窄的发生率为 32.4%，颅外椎动脉再狭窄的发生率 42.9%；手术成功率 95%，30 天的卒中发生率和死亡率分别为 6% 和 0；在随访期间，61% 的再狭窄患者无临床症状，7 名（39%）为症状性再狭窄。支架术后支架内再狭窄的预测因素包括椎动脉开口病变、糖尿病、残余狭窄 > 30%，以及治疗动脉的直径较小。

支架治疗的缺点

球囊扩张支架最主要的缺点是柔韧性不足和释放压力高，前者限制了其在迂曲的颅内血管中的输送，而支架释放过程中释放压高容易引起血管损伤和动脉夹层。过度尝试刚性支架装置通过迂曲病变血管可能导致动脉夹层或者斑块脱落造成远端血管栓塞。球囊扩张支架过大（扩张后超过血管正常直径）可能导致血管破裂，尺寸过小（扩张后小于血管正常直径的 75% ～ 80%）则可发生支架移位和栓塞。Wingspan 支架系统（Boston Scientific, Natick, MA）大大提高了支架在颅内动脉系统中的通过性。Wingspan 支架系统采取了新的设计理念：球囊扩张之后紧跟着置入自动膨胀镍钛合金支架。欧洲 Wingspan 多中心研究共纳入 45 名症状性颅内动脉狭窄 > 50% 的患者；技术成功率 98%，围手术期及术后 30 天内死亡或同侧卒中的发生率 4.5%。术后 6 个月的死亡或同侧卒中发生率 7.1%，所有原因的卒中发生率 9.55%。

支架置入术的操作技术

Wingspan 支架系统采用同期支架置入技术，专为与 Gateway 球囊配合使用而设计。术者先选择直径相当于狭窄远端正常血管直径 75% 的 Gateway 球囊行血管成形术（避免过度扩张），然后通过 300 cm 的 0.014 in 交换完成 Gateway 球囊与 Wingspan 支架的交换，支架定位准确后完成释放。支架的直径应与正常血管直径相匹配。制造商不建议后扩。

术后随访

如后所述，为确保血管成形术后延迟并发症的尽早发现，早期、持续的随访至关重要。患者通常在出院后 1 ～ 2 周来院进行随访检查，以确保患者按要求服药，及时识别出院后可能发生的缺血症状；随后在临床检查的同时完成影像学随访。通常术后 3、6、12、18 和 24 个月应完成 MRA 检查和（或）TCD 检查。如果术后立即完成 TCD 基线资料的采集，那么 TCD 随访将特别有意义。若 MRA 或 TCD 随访提示再狭窄可能，应立即进行 DSA 评估。如果 2 年的随访中没有任何症状，此后每年或者每 2 年随访 1 次已经足够。

并发症及其处理

血栓栓塞

血栓栓塞导致下游血管闭塞是颅内血管成形术最可怕的并发症。与任何治疗相关的并发症一样，预防才是最好的处理。恰当的抗凝和抗血小板治疗可以降低血栓栓塞的风险（前文已介绍）。血管成形处新鲜血栓形成有以下机制：局部内皮损伤引起 TXA_2 和 ADP 的释放，从而刺激血小板的聚集；内皮下层暴露通过凝血级联反应刺激凝血酶的产生。这两种机制被抗血小板制剂（阿司匹林和氯吡格雷）和肝素抑制。血栓形成的最后共同通路——纤维蛋白与血小板结合，这个过程受 GPⅡb/Ⅲa 受体调节，可被 GPⅡb/Ⅲa 受体抑制剂阿昔单抗和依替巴肽阻断。

一旦发生血栓栓塞，应该尝试血管再通治疗。若无明确的梗死，rtPA 等溶栓药物可采取动脉内局部给

413

药。然而，脑梗死后使用溶栓药物存在颅内出血的风险，若患者术前有脑梗死，这将增加其用于血管成形术后血栓栓塞的风险。动脉内或静脉内给予阿昔单抗也具备溶解血栓的特性，似乎对血管成形术后血栓栓塞特别有效。急性卒中发病 6 小时内静脉给予急性冠状动脉综合征常规治疗剂量的阿昔单抗似乎并不增加颅内出血的风险[20]。然而，据报道阿昔单抗增加颈动脉血管成形术致命性颅内出血的风险，特别是术前明确存在灌注不足的患者[21]。因此，必须谨慎使用这些药物并尽可能减少剂量。另一种治疗是动脉内给予罂粟碱，急性动脉闭塞可能与血管痉挛的程度相关，有些患者血管痉挛解除后血流恢复。血管成形处局部血栓形成导致的血管闭塞也可采取上述方法治疗。此外，溶栓治疗无法解决的急性颅内动脉闭塞，球囊血管成形的机械性碎栓作用或者血管内取栓治疗已证明有效[22,23]。血管成形术可使闭塞段血管再通，从而增加溶栓药物的输送和增加溶栓药物与血栓的接触面积。

夹层

颅内动脉球囊血管成形术后发生动脉夹层的风险明显高于其他血管，包括颈动脉及冠状动脉（图 31.4）。颅内血管成形术后动脉夹层的发生率约 20%[14,24]，而冠状动脉血管成形术后的发生率仅 2% ～ 10%[25]。产生这种差别的原因仍不明确，但可能与冠状动脉相对固定于心肌而脑动脉游离于蛛网膜下腔中有关。此外，脑血管系统独特的解剖特点，动脉走行迂曲，可能也与易发生夹层有关。具体来说，近端血管或者远端目标位置的血管迂曲（如 MCA、PCA 远端）增加球囊导管到达病变部位的困难。因此，在球囊导管或支架试图通过迂曲血管的过程中可导致夹层。最后，血管内操作技术也与夹层的形成有关。缓慢、轻柔的扩张及收缩球囊、扩张球囊不要超过靶血管正常直径等均可以降低夹层的风险。

再狭窄

成功的颅内血管成形术后再狭窄的风险使得很多临床医师不推荐颅内动脉狭窄的血管成形术预防卒中。目前小样本系列研究报道的再狭窄发生率从 0 ～ 50% 不等[13,17,26]。一些因素可增加再狭窄的风险，如较长的偏心性狭窄[17]和术中并发动脉夹层。因此，增加夹层风险的因素同样增加再狭窄的风险。一些作者提倡用抗氧化剂来降低再狭窄的风险。一项主要的前瞻性随机试验证明普罗布考能显著降低冠状动脉狭窄血管成形术后再狭窄的风险，而单独使用抗氧化维生素没有明确的获益[27]。普罗布考的主要作用是抗胆固醇，因其效果并没有优于其他药物，且可导致 QT 间期延长，因此 FDA 没有批准此药，生产商也停止了生产。冠状动脉狭窄血管成形术后，西洛他唑单独或与普罗布考联合使用 6 个月，也可抑制术后再狭

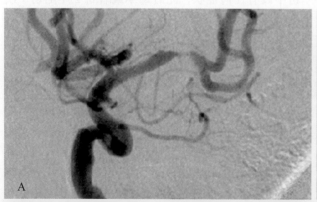

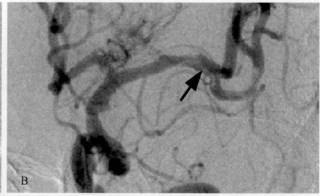

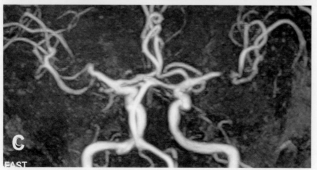

图 31.4 夹层导致再狭窄。（A）患者因华法林治疗期间再次出现左侧 MCA 供血区 TIA 入院。因支架装置无法到达狭窄部位，作者采用与靶血管正常直径匹配的球囊行球囊血管成形术。（B）球囊血管成形术后造影显示斑块内夹层的形成（箭头）。术后早期症状缓解，3 个月后患者再次出现 TIA，休息后缓解。（C）MRA 显示原血管成形处出现再狭窄。SPECT 检查证实 MCA 供血区灌注不足。患者经 EC-IC 分流术治疗后症状缓解。术后 6 个月无症状（Courtesy of the Mayfield Clinic）。

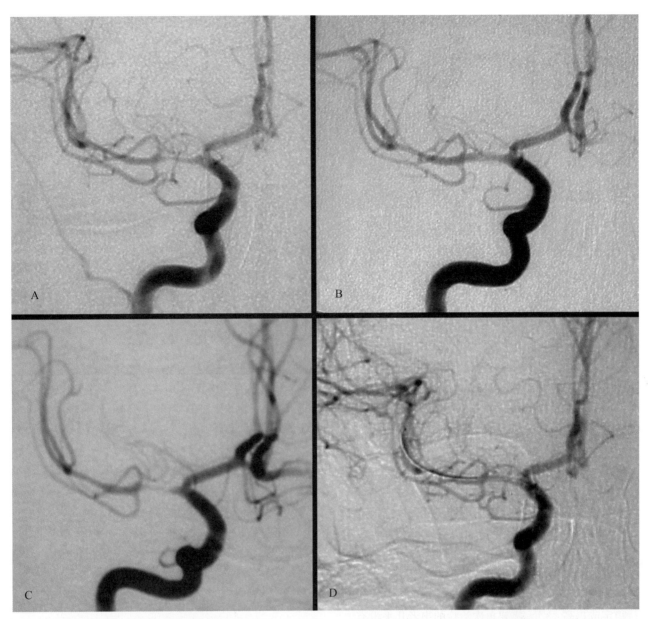

图 31.5 再狭窄。（A）65 岁男性患者，因右侧 MCA 狭窄导致日益严重的 TIA 而入院。DSA 证实右侧 MCA M1 段严重狭窄。（B）经单纯球囊血管成形后 M1 段狭窄完全消失。然而，6 个月后再次出现 TIA，DSA 证实严重的再狭窄（C），（D）成功地进行第二次血管成形术（Courtesy of the Mayfield Clinic）。

窄的形成[28]。然而，目前尚没有经临床试验明确证实能预防颅内动脉狭窄血管成形术后再狭窄的药物。

血管穿孔或破裂

血管穿孔或破裂多因过度血管成形导致狭窄动脉破裂或导丝刺穿远端动脉。血管破裂虽然罕见，但已有报道[29]。通过选择直径小于靶动脉预期正常直径的球囊和避免过度扩张，病变部位血管破裂是可以避免的。远端动脉的导丝穿孔很少致命，但无论如何这是破坏性的，也是可以避免的。路图技术可以帮助将导丝定位于远端较大的分支，球囊或支架输送过程中应尽可能维持导丝的稳定，避免导丝尖端在狭小的容易穿孔段分支内移动。

肝素和 GPⅡb/Ⅲa 阻滞剂联合使用完全抗凝时，动脉破裂或穿孔的处理将非常棘手。遇到这种情况，快速逆转抗凝作用和输注血小板至关重要。使用紧急复苏标准程序，包括确保气道安全、监控和维持足够的通气、控制血压、纠正凝血功能障碍。完成急诊 CT 检查后，患者应在重症监护治疗病房监控直至凝血状态恢复正常。在抗凝逆转之前尝试手术血肿清除没有意义（图 31.6）。经及时纠正药物抗凝作用和恰当的支持治疗，实现理想的恢复是完全可能的。

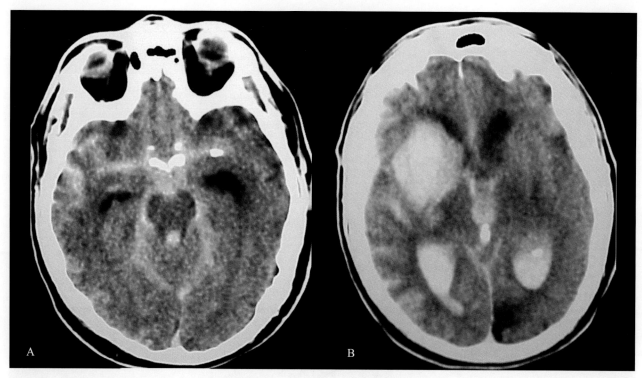

图31.6 （A）再灌注出血前和（B）再灌注出血后。患者因非致残性卒中和TIA入院，肝素抗凝及阿昔单抗治疗下行右侧MCA狭窄球囊血管成形术。手术在技术上是成功的：血管造影结果良好，术后最初没有新的神经系统症状和体征。术后在ICU治疗。术后6小时患者突发意识丧失；CT检查证实为脑出血。尽管给予输注血小板治疗，但患者出血逐渐扩大；随后死亡（Courtesy of the Mayfield Clinic）。

长期结果

血管成形手术成功定义为无严重并发症的情况下狭窄程度下降至30%以下。就现有设备，手术成功率高达80%[15,16]。最近的病例系列研究中围手术期神经系统并发症的发生率为10%。在术后6个月到1年的随访中，近90%的成功治疗的患者临床症状保持稳定或提高[13,30]，需要再次治疗的患者几乎没有。

结论

20%～40%的动脉粥样硬化患者存在颅内动脉狭窄，脑缺血症状和体征发生时必须考虑颅内动脉狭窄的可能，特别是在有些人群。考虑采取血管成形术和支架置入术修复颅内动脉狭窄，血管内外科医师应该准确理解影响手术成功率的相关因素，包括狭窄的血管造影的外观、狭窄的程度、狭窄的位置及病变的长度和偏心性。周密的术前规划可减少潜在并发症发生，相关并发症处理的应急预案当然也不可或缺。80%的颅内动脉严重狭窄的患者通过血管成形治疗可成功地将狭窄程度下降至30%以下。

参考文献

[1] The EC/IC Bypass Study Group. Failure of extracranial-intracranial arterial bypass to reduce the risk of ischemic stroke. Results of an international randomized trial. N Engl J Med 1985;313:1191-1200

[2] Ausman JI, Diaz FG. Critique of the extracranial-intracranial bypass study. Surg Neurol 1986;26:218-221

[3] Hass WK, Fields WS, North RR, Kircheff II, Chase NE, Bauer RB. Joint study of extracranial arterial occlusion. II. Arteriography, techniques, sites, and complications. JAMA 1968;203:961-968

[4] Connors JJ III. Intracranial Angioplasty. In: Connors JJ 3rd, Wojak JC, eds. Interventional Neuroradiology: Strategies and Practical Techniques. Philadelphia: WB Saunders, 1999:500-555

[5] Craig DR, Meguro K, Watridge C, Robertson JT, Barnett HJ, Fox AJ. Intracranial internal carotid artery stenosis. Stroke 1982;13:825-828

[6] The Warfarin-Aspirin Symptomatic Intracranial Disease (WASID) Study Group. Prognosis of patients with symptomatic vertebral or basilar artery stenosis. Stroke 1998;29:1389-1392

[7] Borozan PG, Schuler JJ, LaRosa MP, Ware MS, Flanigan

DP. The natural history of isolated carotid siphon stenosis. J Vasc Surg 1984;1:744-749

[8] Chimowitz MI, Kokkinos J, Strong J, et al. The Warfarin-Aspirin Symptomatic Intracranial Disease Study. Neurology 1995;45:1488-1493

[9] Grubb RL Jr, Derdeyn CP, Fritsch SM, et al. Importance of hemodynamic factors in the prognosis of symptomatic carotid occlusion. JAMA 1998;280:1055-1060

[10] Grüntzig A, Schneider HJ. The percutaneous dilatation of chronic coronary stenoses-experiments and morphology. Schweiz Med Wochenschr 1977;107:1588

[11] Zubkov YN, Nikiforov BM, Shustin VA. Balloon catheter technique for dilatation of constricted cerebral arteries after aneurysmal SAH. Acta Neurochir (Wien) 1984;70:65-79

[12] Higashida RT, Tsai FY, Halbach VV, Dowd CF, Hieshima GB. Cerebral percutaneous transluminal angioplasty. Heart Dis Stroke 1993;2:497-502

[13] Terada T, Higashida RT, Halbach VV, et al. Transluminal angioplasty for arteriosclerotic disease of the distal vertebral and basilar arteries. J Neurol Neurosurg Psychiatry 1996;60:377-381

[14] Takis C, Kwan ES, Pessin MS, Jacobs DH, Caplan LR. Intracranial angioplasty: experience and complications. AJNR Am J Neuroradiol 1997;18:1661-1668

[15] Mori T, Fukuoka M, Kazita K, Mori K. Follow-up study after intracranial percutaneous transluminal cerebral balloon angioplasty. AJNR Am J Neuroradiol 1998;19:1525-1533

[16] Nahser HC, Henkes H, Weber W, Berg-Dammer E, Yousry TA, Kühne D. Intracranial vertebrobasilar stenosis: angioplasty and follow-up. AJNR Am J Neuroradiol 2000;21:1293-1301

[17] Mori T, Mori K, Fukuoka M, Arisawa M, Honda S. Percutaneous transluminal cerebral angioplasty: serial angiographic follow-up after successful dilatation. Neuroradiology 1997;39:111-116

[18] Jiang WJ, Wang YJ, Du B, Wang SX, Wang GH, Jin M, Dai JP. Stenting of symptomatic M1 stenosis of middle cerebral artery: an initial experience of 40 patients. Stroke 2004;5(6):1375-1380. Epub 2004 May 6

[19] SSYLVIA Study Investigators. Stenting of Symptomatic Atherosclerotic Lesions in the Vertebral or Intracranial Arteries (SSYLVIA): study results. Stroke 2004;35:1388-1392

[20] Sherman DG. Antithrombotic therapy in the acute phase: new approaches. Cerebrovasc Dis 2001; 11 (Suppl 1): 49-54

[21] Qureshi AI, Saad M, Zaidat OO, et al. Intracerebral hemorrhages associated with neurointerventional procedures using a combination of antithrombotic agents including abciximab. Stroke 2002;33:1916-1919

[22] Ringer AJ, Qureshi AI, Fessler RD, Guterman LR, Hopkins LN. Angioplasty of intracranial occlusion resistant to thrombolysis in acute ischemic stroke. Neurosurgery 2001;48:1282-1288, discussion 1288-1290

[23] Qureshi AI, Siddiqui AM, Suri MF, et al. Aggressive mechanical clot disruption and low-dose intra-arterial third-generation thrombolytic agent for ischemic stroke: a prospective study. Neurosurgery 2002;51:1319-1327, discussion 1327-1329

[24] Alazzaz A, Thornton J, Aletich VA, Debrun GM, Ausman JI, Charbel F. Intracranial percutaneous transluminal angioplasty for arteriosclerotic stenosis. Arch Neurol 2000;57:1625-1630

[25] Stauffer JC, Eeckhout E, Goy JJ, Nacht CA, Vogt P, Kappenberger L. Major dissection during coronary angioplasty: outcome using prolonged balloon inflation versus coronary stenting. J Invasive Cardiol 1995;7:221-227

[26] Lee JH, Kwon SU, Lee JH, Suh DC, Kim JS. Percutaneous transluminal angioplasty for symptomatic middle cerebral artery stenosis: longterm follow-up. Cerebrovasc Dis 2003;15:90-97

[27] Tardif JC, Côté G, Lespérance J, et al; Multivitamins and Probucol Study Group. Probucol and multivitamins in the prevention of restenosis after coronary angioplasty. N Engl J Med 1997;337:365-372

[28] Sekiya M, Funada J, Watanabe K, Miyagawa M, Akutsu H. Effects of probucol and cilostazol alone and in combination on frequency of poststenting restenosis. Am J Cardiol 1998;82:144-147

[29] Volk EE, Prayson RA, Perl J II. Autopsy findings of fatal complication of posterior cerebral circulation angioplasty. Arch Pathol Lab Med 1997;121:738-740

[30] Lylyk P, Cohen JE, Ceratto R, Ferrario A, Miranda C. Angioplasty and stent placement in intracranial atherosclerotic stenoses and dissections. AJNR Am J Neuroradiol 2002;23:430-436

第 32 章
颈动脉血管成形术及支架置入术

Sabareesh K. Natarajan, Adnan H. Siddiqui, Elad I. Levy, and L. Nelson Hopkins

■李敏 译 ■张仁良 校

要点

- 目前认为高达 30% 的缺血性卒中由颈动脉动脉粥样硬化性疾病所致。颈动脉血供重建仍然是缺血性卒中最主要的外科干预。
- 血栓保护装置的使用、介入医师的严格培训和资格认证，以及仔细的患者选择是保证无症状和症状性颈动脉狭窄患者 CAS 并发症低于 3% 和 6% 的关键。
- CREST 研究表明：CAS 和 CEA 的疗效相似，因此 CAS 可以作为 CEA 的合理替代。
- CEA 和 CAS 治疗颈动脉狭窄相互互补，对每位患者应根据个性化的风险 - 效益评估决定治疗方法的选择。

目前认为高达 30% 的缺血性卒中由颈动脉动脉粥样硬化性疾病所致[1]。颈动脉血供重建仍然是缺血性卒中最主要的外科干预[1]；美国 2006 年估计有 9.9 万名住院患者行颈动脉内膜切除术（CEA）就是最好的例证[1]。20 世纪 50 年代 CEA 首次应用于临床，90 年代数个里程碑式的临床试验确立 CEA 为颈动脉狭窄治疗的金标准（表 32.1）[2-7]。

因为颈动脉狭窄的患者常常伴有其他疾病，颈动脉血管成形和支架置入术也称为颈动脉支架置入术（CAS），越来越被认为是可供选择的传统 CEA 的替代治疗。CAS 的目标是使狭窄的管腔恢复基本正常；球囊扩张血管成形术使颈动脉狭窄病变扩张，支架置入防止扩张后的血管回缩，以及阻止内膜和斑块的突

出，维持修复后的管腔稳定。1980 年 Mathias 等报道了第一例颈动脉分叉的血管成形术[8]。然而，手术操作过程并发远端栓塞的风险较高[9,10]。这催生了远端栓塞保护装置（embolic protection devices, EPD）的出现。最初的解决方案是采用导丝安装的球囊阻断远端血流，继而行球囊血管成形，然后抽吸清除术中脱落的碎片。但是，球囊血管成形术后的再狭窄率较高；颈动脉支架置入术的研发解决了再狭窄问题，使得不适合 CEA 的患者获得可替代的疗效明确的治疗选择。

表 32.1　标志性 CEA 临床试验的中风风险

临床试验	CEA 内科治疗（n）	狭窄程度（%）	卒中发生率		P 值
			内科治疗	CEA	
NASCET[2]	328/331	≥70	26	9	<0.001
NASCET[6]	430/428	50～69	32.3	23.9	0.026
NASCET[6]	678/690	≤50	26.2	25.7	NS
ECST[3,5]	586/389	≥70	25.9	15.8	<0.001
	582/377	50～69	15.6	17.9	NS
ACA[4]	825/834	≥60	11	5.1	0.004
ACST[7]	1 560/1 560	≥60	11.8	6.4	0.001

注：NS，无显著差异。

SAPPHIRE（Stenting and Angioplasty with Protection in Patients at High Risk for Endarterectomy）试验成为 CAS 发展的主要动力[12]，其结果表明，CEA 高风险的颈动脉狭窄患者采取 CAS 治疗的并发症非常低。有鉴于此，美国 FDA、医疗保险和医疗补助服务中心（Centers for Medicare and Medicaid Services, CMS）及联邦医疗保险批准 CAS 用于 CEA 高危的颈动脉狭窄的治疗。近端血栓保护装置最近正在研究，这是一种全新的方法，通过使 ICA 血液逆

流回动脉指引鞘发挥预防远端栓塞的作用（这种理念由 Parodi 等[13] 和 Ohki 等[14] 首先提出）。这些技术创新成为多个正在进行或即将开展的大型临床试验的推动力，这些试验将有助于进一步了解 CAS 的有效性和局限性。

颈动脉狭窄患者缺血性卒中的风险评估相当复杂，现行标准仅限于最大限度减少总体手术风险并使手术获益最大化。AHA/ASA[15] 和加拿大神经外科协会[16] 当前的指南都对围手术期并发症设置了上限：症状性颈动脉狭窄患者围手术期风险不超过 6%[15]；假设 CEA 术后预期寿命超过 5 年[17]，无症状患者围手术期并发症不应超过 3%。

颈动脉支架置入术临床研究（表 32.2 和表 32.3）

颈动脉和椎动脉腔内血管成形术研究[18]（Carotid and Vertebral Artery Transluminal Angioplasty Study,

CAVATAS）是第一个血管内治疗和外科手术治疗颈动脉狭窄的随机对照研究。CAVATAS 是为了比较无血栓防护的单纯球囊血管成形术和 CEA 治疗症状性颈动脉狭窄的疗效和安全性；欧洲、澳大利亚、加拿大的 24 个中心参与了这项研究；和以往的 CEA 研究一样，手术风险高的患者被排除。CAVATAS 共纳入 504 名患者，术后 30 天（Endovascular 对 CEA：10% 对 9.9%）和 3 年（Endovascular 对 CEA：14.3% 对 14.2%）两组间卒中或死亡的总体发生率没有明显差异。与当前标准的颈动脉狭窄血管内治疗相比，缺乏远端血栓保护装置以及支架置入率（26%）低是这项研究的主要不足之处。CAVATAS 的研究者最近报道了这项研究的 5 年随访结果[19,20]；血管内治疗组颈动脉严重的再狭窄（≥ 70%）或闭塞的发生率显著高于 CEA 组，校正风险比（hazard ratio, HR）3.17（P < 0.0001）。血管内治疗组中球囊血管成形后置入支架的患者（n = 50）血管严重再狭窄的风险较单

表 32.2　已经完成的 CAS 临床研究

临床试验	时间	症状	病例数（n）		30 天卒中		30 天卒中 / 死亡		30 天卒中 / 死亡 /MI		1 年死亡 / 卒中	
			CEA	CAS	CEA (%)	CAS (%)	CEA (%)	CAS (%)	CEA (%)	CAS (%)	CEA (%)	CAS (%)
CAVATAS[18]	2001	S, AS	253	251	8.3	7.2	9.9	10	11.1	10	13.4	14.3
Wallstent[21,22]	2001	S, AS	112	107	NA	NA	4.5	12.1	4.5	12.1	3.6	12.1
CaRESS[23,24]	2003	S, AS	254	143	3.6	2.1	3.6	2.1	4.3	2.1	13.6	10.0
SAPPHIRE[12,56]	2004	S, AS	167	167	3	3.6	5.6	4.8	9.6	4.8	20.1	12.2
EVA-3S[27]	2006	S	262	265	2.7	8.7	3.9	9.6	4.6	9.8	NA	NA
SPACE[25]	2006	S	595	605	6.1	7.5	6.5	7.7	6.5	7.7	NA	NA
CRUST[98]	2010	S	653	668	3.2	5.5	3.2	6.0	5.4	6.7	NA	NA
		AS	587	594	8.3	7.2	1.4	2.5	3.6	3.5	NA	NA

注：AS, 无临床症状的；NA, 数据不可用；S, 有症状的。

表 32.3　CAS 临床试验的长期研究结果

临床试验	时间	症状	病例数（n）		所有卒中		卒中或死亡		卒中 / 死亡		TLR 发生率	
			CEA	CAS	CEA	CAS	CEA	CAS	CEA	CAS	CEA	CAS
EVA-3S 4 年[74]	2008	S	262	265	9.1	14.2	26.9	21.6	NA	NA	NA	NA
SAPPHIRE 3 年[56]	2008	S, AS	167	167	10.7	10.1	24.2	20.0	30.3	26.2	3.0	7.1
SPACE 2 年[73]	2009	S	595	605	10.1	10.9	15.1	17.2	NA	NA	NA	NA
CAVATAS 5 年[19,20]	2009	S, AS	253	251	15.4	21.1	23.5	29.7	NA	NA	NA	NA
CaRESS 4 年[97]	2009	S, AS	254	143	9.6	8.6	26.5	21.8	27.0	21.7	2.5	5.6
CREST 4 年[98]	2010	S, AS	1240	1262	5.9	10.2	4.7	6.4	6.8	7.2	NA	NA

注：AS, 无临床症状的；NA, 数据不可用；S, 有症状的。TLR, 靶病变血运重建。

第 32 章　颈动脉血管成形术及支架置入术

纯球囊血管成形治疗的患者（n = 145）显著降低（HR 0.43；P = 0.04）。

Wallstent 试验[21,22]是第一个评估 CAS 和 CEA 疗效的多中心随机对照研究，但这项试验很快就被叫停。因为中期分析的结果提示 CAS 组临床预后不良，其术后 30 天卒中或死亡的风险高达 12.1%，而 CEA 组仅有 4.5%。这项研究中 CAS 未使用血栓防护装置，这一定程度上导致了 CAS 组卒中或死亡的高风险。

内膜切除术或支架的颈动脉血供重建（Carotid Revascularization Using Endarterectomy or Stenting Systems，CaRESS）研究是一项多中心非随机的前瞻性研究[23,24]，这项研究比较 EPD 辅助的 CAS（n = 143）和 CEA（n = 254）治疗症状性（32%）和无症状（68%）、手术风险低或高的颈动脉狭窄的疗效，这也是第一项关于 EPD 辅助的 CAS 和 CEA 的临床试验。尽管 CaRESS 研究的设计存在选择性偏差，这项研究还是更准确地代表了临床的实际情况。除 CAS 组有较多患者既往有颈动脉介入史外，两组的人口学基线资料相似。CAS 组和 CEA 组 30 天和 1 年的卒中和死亡的发生率均无显著统计学差异（2.1% 对 3.6%；10.0% 对 13.6%）；两组的再狭窄、残余狭窄以及重复血管造影和再次颈动脉血运重建等均无显著差异。总体而言，CaRESS 研究中的发病率和死亡率都接近 NASCET[2,6] 和 ACAS[4] 的标准，是同时代 CAS 临床试验中并发症发生率最低的。卒中和死亡的发生率低可能归功于主治医师能根据患者的特定的因素选择最安全的治疗方案。

SAPPHIRE 试验[12]是第一个强制使用远端 EPD 的随机对照试验。试验旨在验证 CAS 治疗 334 名 CEA 存在风险的无症状性 ≥ 80% 或症状性 ≥ 50% 的颈动脉狭窄患者的非劣性。大部分狭窄 > 70% 的入选者为无症状性的。CAS 和 CEA 的 30 天围手术期不良事件的发生率分别为 4.8% 和 9.8%（P = 0.09）；1 年的主要不良事件发生率分别为 12.2% 和 20.1%（非劣性分析 P = 0.004，意向治疗分析 P = 0.05）。CAS 术后继发心肌梗死和同侧大的卒中的风险均显著低于 CEA（2.5 对 8.1%，P = 0.03；0 对 3.5%，P = 0.02）。这些数据强有力地提示 CAS 在高手术风险和无症状性颈动脉狭窄患者治疗中的优势。

欧洲的两个多中心的随机对照试验——SPACE（Stent-Protected Angioplasty versus Carotid Endarterectomy）和 EVA-3S（Endarterectomy Versus Stenting in Patients with Symptomatic Severe Carotid Stenosis）旨在验证 CAS 治疗标准风险的症状性颈动脉狭窄患者的非劣性。SPACE 研究[25]对支架类型和血栓保护装置的使用没有强制要求。SPACE 研究 30 天分析包括 1183 名患者，CAS 组的主要事件（同侧卒中或死亡）发生率为 6.84%，CEA 组为 6.34%（非劣性分析 P = 0.09）。SPACE 研究中仅 27% 的 CAS 患者应用了血栓保护装置，但 EPD 使用与否并未发现显著性差异。中期分析结果显示，要想获得可靠的研究结果，病例数至少需增至 2500 名；鉴于投入获益比较低且财政紧张，指导委员会最终决定终止了研究。SPACE 研究后续的 30 天预后亚组分析结果提示，高龄患者 CAS 的预后较差，CAS 组患者同侧卒中或死亡的风险与年龄呈正相关（P = 0.001），而 CEA 组未发现同样的结果（P = 0.534）[26]。

同样，EVA-3S 试验也未能证明 CAS 治疗症状性颈动脉狭窄的非劣性[27]。该试验的主要终点事件定义为治疗后 30 天内发生任何卒中或死亡。不同中心所使用的支架可不同；试验的初期并未对血栓保护装置的使用做强制要求，后因 30 天内卒中或死亡的发生率高达 25%，安全委员会更改试验方案，强制要求使用 EPD。EVA-3S 试验随机入组了 527 名患者，随后因安全原因提前结束。中期分析结果显示 CAS 组 30 天内的不良事件发生率显著高于 CEA 组（9.6% 对 3.9%，P = 0.01）；术后 6 个月的结果类似，CAS 组不良事件发生率 11.7%，而 CEA 组仅 6.1%（P = 0.02）。EVA-3S 研究中，CAS 术后 30 天卒中发生率 9.2%[27]，明显高于同期的类似研究，如 SAPPHIRE 研究（3.6%）[12]。参与 EVA-3S 研究 CEA 组的外科医师在参与研究前每年至少完成 25 例 CEA 手术，而参与 CAS 组的介入医师经验相对欠缺，手术量不到前者的一半，有的甚至参与研究前才完成培训获得资格认证[27]，至少从理论上来说，这很可能是 CAS 术后 30 天卒中高发的一个重要因素。基于 CAS 医师临床经验的亚组分析的结果显示，试验期间才接受培训的血管科医师 CAS 手术的卒中和死亡的发生率高达 12.3%[27]，而介入技术培训阶段已完成 CAS 培训的介入医师的发生率 7.1%，既往有 CAS 经验的介入医师的发生率 10.5%。EVA-3S 研究强调了血栓保护装置以及介入医师严格培训和资格认证的重要性。

颈动脉支架置入注册

颈动脉注册系统记录非随机化高风险症状性和无症状性颈动脉狭窄患者 CAS 治疗的预后。这些注册系统包括：ALKK（Arbeitsgemeinschaft Leitende

Kardiologische Krankenhausarzte）、ARCHeR（Acculink for Revascularization of Carotids in High-Risk patients）、BEACH（Boston Scientific EPI: A Carotid Stenting Trial for High-Risk Surgical Patients）、CABERNET（Carotid Artery Revascularization using the Boston Scientific FilterWire EX/EZ）、CAPTURE（Carotid Acculink/Accunet Post Approval Trial to Uncover Unanticipated or Rare Events）、CASES-PMS（Carotid Artery Stenting with Emboli protection Surveillance-Post Marketing Study）以及 CREATE（Carotid Revascularization with ev3 Arterial Technology Evolution）。尽管注册系统不提供直接的比较数据，但的确有助于了解高危患者 CAS 治疗不良事件的真实发生率，使人们能深刻理解 CAS 的风险。CABERNET 注册研究报道，包括死亡、卒中和心肌梗死在内 30 天的不良事件的发生率为 4.0%（$n = 446$）[28]；而 ARCHeR 注册研究（$n = 581$）的结果显示，30 天卒中和死亡的发生率 6.9%，1 年的综合不良事件（30 天内心肌梗死、卒中和死亡加上 1 年内 CAS 同侧卒中）发生率 9.6%[29]。CREATE 注册系统（$n = 419$）的 30 天心肌梗死、卒中和死亡的发生率为 6.2%[30]。CAPTURE 注册系统（$n = 3\ 500$）显示，应用 Acculink/Accunet（Abbott Vascular, Santa Clara, CA）的 CAS 患者，治疗后卒中、心肌梗死和死亡的发生率为 6.3%，大卒中和死亡的发生率为 2.9%[31,32]。BEACH 研究（$n = 747$）30 天心肌梗死、卒中或死亡的发生率 5.8%[33]，与 CASES-PMS 注册研究的结果相近（5.0%）。后者检验了颈动脉血管内外科医师远端保护装置的应用情况，他们有的既往有 EPD（Angioguard XP, Cordis Endovascular, Warren, NJ）使用经验，有些只是经过了正规的培训（$n = 1\ 493$）[34]。在这些严格的条件限制下，症状性和无症状性以及不同 EPD 使用经验的医师之间，30 天主要不良事件发生率无显著差别。德国 ALKK 注册研究（$n = 1\ 888$），其中包括标准风险的患者，住院期间死亡和卒中的发生率 3.8%[35]。有趣的是，风险的时间分层研究显示发现，1996 年不良事件发生率 6.3%，而 2004 年降至 1.9%（$P = 0.021$）。最近报道的 SAPPHIRE 国际注册研究[36] 是一个多中心前瞻性批准后注册系统，旨在评估采用远端保护装置的 CAS 治疗手术高风险的颈动脉狭窄的疗效和安全性。该研究报道了首批 2 001 名患者的 30 天预后后，总体人群的不良事件发生率 4.4%（其中死亡率 1.1%，卒中发生率 3.2%，心肌梗死发生率

0.7%）。CEA 解剖学风险的患者 CAS 治疗 30 天主要不良事件发生率（包括死亡、心肌梗死、卒中）明显低于 CEA 生理学风险的患者（2.8% 对 4.9%，$P = 0.030\ 6$）（表 32.4）。

表 32.4 FDA 定义的 CEA 高危患者[51]

<u>存在重要的并存病</u>
- Ⅲ级或Ⅳ级充血性心衰
- 左心室射血分数 < 30%
- 近期心肌梗死（> 24 小时，< 30 天）
- 不稳定性心绞痛，加拿大心血管协会（CSS）分级Ⅲ或Ⅳ级
- 同时需要行冠状动脉血供重建术
- 冠心病应激试验的结果异常
- 严重的肺部疾病
  - 需长期吸氧治疗
  - 静息时最低动脉氧分压（PaO_2）> 60 mmHg
  - 1 秒钟用力呼气量（FEV_1）或者一氧化碳肺
- 年龄 > 80 岁

<u>重要的解剖学异常</u>
- 对侧颈动脉闭塞
- 对侧喉麻痹
- 以前头颈部接受过放射治疗
- CEA 术后再狭窄
- 外科手术难以达到的高位颈动脉病变或者锁骨水平以下的颈总动脉狭窄
- 严重的串珠样病变
- 喉切除术或气管切开术
- 关节炎或者其他病变导致患者无法抬头

继续努力以保持像前文所述的严格注册认证，对于最终选择合适的患者和理解操作过程中的风险至关重要。CABERNET 研究最近公布了 3 年的随访结果：总体卒中发生率 7.2%，大卒中发生率 2.8%，CAS 同侧卒中发生率 4.8%，总体死亡率 17.7%，心肌梗死发生率 7.1%，靶血管再次血供重建发生率 4.4%[37]。无症状性颈动脉狭窄 CAS 的大卒中发生率明显低于症状性颈动脉狭窄（1.9% 对 5.7%，$P = 0.03$）；< 80 岁的患者同侧卒中发生率显著低于 ≥ 80 岁的患者（3.2% 对 10.7%，$P = 0.002$）；CEA 解剖学风险的患者和有其他合并症的患者之间 CAS 治疗的卒中的发生率无显著差异。

血栓保护装置的应用依据

Kastrup 及其同事关于 CAS 治疗远端栓塞保护（distal embolic protection，DEP）使用情况的荟萃分析[38]，包含源自 26 项临床试验的未使用 DEP 的 CAS 患者 2 357 名和源自 11 项临床试验的使用 DEP

421

的 CAS 患者 839 名。结果显示，使用 DEP 的患者主要终点事件（死亡或卒中）的发生率明显低于未使用 DEP 者（1.8% 对 5.2%，$P = 0.001$）；次要终点事件的发生率，大卒中（0.3% 对 1.1%，$P = 0.001$）和小卒中（0.5% 对 3.7%，$P = 0.001$），使用 DEP 的患者也显著低于未使用 DEP 者。这些结果表明，使用远端保护装置的 CAS 并发症的发生率与 CEA 相当。最近 Garg 等的荟萃分析比较了 12 263 名使用保护装置和 11 198 名未使用保护装置的 CAS 患者并发卒中的风险[39]。结果显示，使用栓塞保护装置的 CAS 卒中的相对风险（RR）0.62（95% CI, 0.54 ~ 0.72）；亚组分析显示，无论是症状性还是无症状性颈动脉狭窄，使用栓塞保护装置的 CAS 均明显获益，两组的 RR 分别为 0.67（95% CI, 0.52 ~ 0.56）和 0.61（95% CI, 0.41 ~ 0.90）。

研究动态

当前最主要的关于 CAS 和 CEA 的随机对照试验有 2 项：CREST 研究和 ICSS 试验（International Carotid Stenting Study）（或称为 CAVATAS-2）。

CREST 研究是 NIH 资助的一项多中心随机对照临床试验，共纳入符合 CEA 手术适应证的颈动脉症状性狭窄 > 50% 或无症状性狭窄 > 70% 的患者 2 502 名，这些患者按 1:1 的比例随机分配到 CAS 组或 CEA 组。主要终点事件包括：30 天内卒中、死亡或心肌梗死；60 天或 1 年内病变血管同侧卒中。该试验对 CAS 术者维持非常严格的资格审查[40]，每位术者至少有 20 例督导下的 CAS 手术经验。CREST 研究前期阶段的结果显示，CAS 治疗患者 30 天内卒中和死亡的发生率为 4.6%；无症状性颈动脉狭窄患者卒中、死亡或心肌梗死的发生率 3.5%，症状性颈动脉狭窄患者 5.7%；性别与卒中或死亡的发生率无明显相关。出人意料的是，栓塞保护装置的使用与否与卒中或死亡的发生率也没有显著差异[42]；年龄 > 80 岁的 CAS 患者卒中或死亡的发生率 12.1%，显著高于相对年轻的患者（60 ~ 69 岁患者 1.3%，70 ~ 79 岁患者 5.3%，$P = 0.000\ 6$）[43,44]。CREST 研究已经完成入组和数据分析，且于 2010 年国际卒中大会上公布了研究总结（W. Clark for the CREST investigators, International Stroke Conference 2010, San Antonio, TX, February 26, 2010）。主要的研究结果如下：试验共纳入 2 502 名患者，平均随访期 2.46 年；CEA 和 CAS 的主要终点事件发生率无显著差异（6.8% 对 7.2%，$P = 0.51$），两组间围手术期主要

终点事件发生率也相似（4.5% 对 5.2%，$P = 0.38\%$）；CEA 患者的卒中发生率相对较低（2.3% 对 4.1%，$P = 0.012$），但心肌梗死的发生率相对较高（2.3% 对 1.1%，$P = 0.03$）。症状性（5.4% 对 6.7%，$P = 0.30$）和无症状性（3.6% 对 3.5%，$P = 0.96$）颈动脉狭窄 CEA 和 CAS 的围手术期主要终点事件发生率也无明显差异；但症状性颈动脉狭窄患者 CEA 和 CAS 的卒中或死亡的发生率存在显著差异（3.2% 对 6.0%），而这种差异在无症状性颈动脉狭窄患者中不明显（1.4% 对 2.5%，$P = 0.15$）。围手术期以后，CEA 组和 CAS 组的病变血管侧卒中的发生率都比较低（2.4% 对 2.0%，$P = 0.85$）。CREST 研究的结果表明 CAS 和 CEA 的疗效相当，CAS 可作为 CEA 之外颈动脉狭窄治疗的合理选择。

ICSS 试验是多国参与的，针对手术风险低，同时适合 CAS 和 CEA 治疗的症状性颈动脉狭窄的前瞻性随机对照临床试验[45]。所有 CAS 术者在入组前必须参加统一的培训课程。CAS 治疗经验有限的中心需经过试用期方能参与这项研究。此外，如果术者觉得 EPD 可以安全展开，就必须使用 EPD。

ACT-I 试验（Asymptomatic Carotid Stenosis, Stenting versus Endarterectomy Trial）是一项针对手术风险低、无症状性颈动脉狭窄 > 80% 的患者的随机对照临床试验[46]，其中 CAS 采用 Xact 支架和栓子屏蔽滤网式脑保护装置（Abbott Vascular, Abbott Park, IL）。ACT-I 试验涉及北美的多个中心，CAS 和 CEA 患者的比例为 3:1。试验的主要终点事件是：30 天内卒中、死亡或心肌梗死，1 年内病变血管同侧卒中，以及 5 年的无卒中生存。

TACIT（TransAtlantic Asymptomatic Carotid Intervention Trial）是一项针对标准风险和高风险的无症状性颈动脉狭窄的随机对照临床试验，分 3 组：最佳药物治疗组（包括抗血小板、降血脂、降血压、严格控制血糖和戒烟），最佳药物治疗＋CEA 组，以及最佳药物治疗＋使用脑保护装置的 CAS 组。计划入组 2400 名患者，主要终点事件是 3 年内发生卒中或死亡，次要终点事件包括 TIA、MI、治疗费用、生活质量分析、神经认知功能和颈动脉再狭窄发生率。

最近，多中心前瞻性 EMPiRE（Embolic Protection with Reverse Flow）试验结果显示采用 Parodi 血液倒流系统（Gore Flow Reversal System, W.L. Gore & Associates, Flagstaff, AZ）的 CAS 治疗，30 天内 TIA、卒中、MI 或死亡的总发生率仅 4.5%[48]。另外，EPIC（Evaluating the Use of the FiberNet Embolic

Protection System in Carotid Artery Stenting）试验
（$n = 237$）结果表明，使用 FiberNet 远端血栓保护
装置（Lumen Biomedical, Plymouth, MN）的 CAS 治疗，
30 天内 TIA、卒中、MI 或死亡的总发生率 3%[49]。前
瞻性多中心非随机的 ARMOUR（ProximAl PRotection
with the MO. ma device dUring caRotid stenting）试验
旨在评估近端血流阻断脑保护装置 MO.ma（Invatec,
Roncadelle, Italy）在手术高危的颈动脉狭窄 CAS 治
疗中的安全性和有效性；美国及欧洲的 25 个中心共
入组 225 名患者。ARMOUR 试验的结果最近已经发
表[50]，30 天内 MI、卒中或死亡的发生率 2.7%，卒
中发生率 2.3%（大卒中的发生率＜ 1%）。随着继续
努力，这些试验的最终完成或这些试验最终结果的发
表将提高人们对 CAS 和 CEA 相对适应证和禁忌证的
理解。

CAS 的指征

颈段颈动脉狭窄患者可根据临床症状（症状性或
无症状性）、年龄（＜ 80 岁或≥ 80 岁）、狭窄程度
及外科手术风险来分组。基于既往和最近的医学文献，
除了外科手术高风险的症状性颈动脉狭窄以外，药物
治疗、CEA 或 CAS 在其他类型的颈动脉狭窄治疗中
的选择仍存在较多争议。CAS 在美国的使用主要根
据 FDA 和 CMS 的政策。

FDA 和 CMS 的政策

目前在美国，FDA 及 CMS 直接或间接地决定
CAS 应用。2004 年以来，FDA 的立场是"推荐 CAS
应用于因解剖因素或严重伴发疾病属于 CEA 高风险
的症状性狭窄＞ 50% 和无症状性狭窄＞ 80% 的患者"
（表 32.4）[51]。

CMS 的立场不同于 FDA。2005 年以来，CMS
报销 CEA 高危患者 CAS 费用的前提是患者必须符合
下列情况之一：①症状性颈动脉狭窄＞ 70%。②参与
器械豁免（investigational device exemption, IDE）临
床试验的患者，症状性颈动脉狭窄＞ 50% 或无症状
性颈动脉狭窄＞ 70%。③参与 FDA 批准和托管的临
床研究，符合相应装置的适应证，并在指定临床研究
中心接受治疗。CMS 的 CEA 高风险定义为存在严重
伴发疾病和（或）解剖危险因素（详见表 32.5）[52]。
因此，CMS 对 CAS 应用的要求，除需在批准的中心
进行外，对于症状性颈动脉狭窄的狭窄程度也由 50%
提升至 70%；而对于无症状性颈动脉狭窄，CAS 的
应用仅限于参与临床试验者。CMS 的规定大大地限

制了 CAS 的临床应用。CMS 对 CEA 高风险的颈动
脉狭窄患者 CAS 费用报销的限制，是 CAS 发展的
巨大挫折。CMS 并不认同无症状性颈动脉狭窄 CAS
或 CEA 治疗的必要性。CMS 严格限制 CAS 仅用于
CEA 高风险的症状性颈动脉狭窄患者和只作为临床
试验的一部分，使得 CAS 仅可用于 7% 的潜在颈动
脉狭窄患者。

表 32.5　CEA 高风险的 CMS 定义[52]
高风险定义为存在明显的合并症和（或）解剖危险因素
严重的并存疾病包括：
・充血性心力衰竭（Ⅲ～Ⅳ级）
・左心室射血分数＜ 30%
・不稳定心绞痛
・对侧颈动脉闭塞
・近期心肌梗死
・CEA 术后再狭窄
・既往有颈部放疗史
解剖危险因素包括：
・复发的颈动脉狭窄和（或）
・既往颈动脉夹层病史
颈动脉狭窄症状包括：
・短暂性脑缺血发作
・局灶性脑缺血导致的非致残性卒中
・短暂性单眼失明（一过性黑蒙）

症状性颈动脉狭窄患者

14 000 多名 CEA 高风险患者的注册资料充分证
实高解剖风险的颈动脉狭窄患者可从 CAS 治疗中获
益[53]，且随着术者熟练程度的提高，CAS 并发症的
发生率显示明显改善的趋势。

SAPPHIRE 试验中随机入组的症状性颈动脉狭窄
患者，CAS 组 30 天卒中或死亡的发生率 4.2%，CEA
组 15.4%（$P = 0.13$）[12]。其他试验也取得类似结
果，CaRESS 试验 I 期的结果显示，CEA 与 CAS 的
30 天死亡或卒中的综合发生率无显著差异（3.6%
对 2.1%）[24]；CREST 研究预备阶段的结果显示，
80 岁以下的症状性颈动脉狭窄患者，围手术期 CAS
的卒中或死亡的综合发生率 3.9%（而所有入选患者
的综合发生率 4.6%）[43]。

对已发表的注册研究的系统回顾显示，EXACT
试验（Emboshield and Xact Post-Approval Carotid Stent
Trial）和 CAPTURE-2 上市后监测研究中，＜ 80 岁
的患者 CAS 的 30 天卒中或死亡的综合发生率分别为
7.3% 和 6%[54]。综合 CAPTURE 试验、EXACT 试验

和 CAPTURE-2 试验形成迄今为止最大的前瞻性、多中心、神经病学控制独立裁定的颈动脉介入治疗的数据集，共包括 8 344 名颈动脉狭窄患者。CASES-PMS 研究显示，症状性颈动脉狭窄 CAS 的 30 天主要终点事件（死亡、心肌梗死和卒中）的发生率 5.6%[34]；对于高危患者，30 天卒中发生率 3.8%，已接近 AHA 指南对于低危患者卒中发生率 3% 的标准[15]。

已有明确的证据表明症状性颈动脉狭窄患者从 CAS 中获益，对于狭窄 > 50% 的患者，支持 CAS 获益的数据是压倒性的。狭窄 > 50%、CEA 标准风险而 CAS 高风险的患者，如果行 CAS 治疗，术后卒中也很少。关于标准风险的症状性颈动脉狭窄患者，CAS 治疗的数据有限。既往有关 CAS 的研究多存在明显缺陷，有的试验支架置入患者有限（CAVATAS），有的试验未使用 EPD（CAVATAS、SPACE），有的试验入组对象有限（EVA-3S 和 SPACE 研究仅症状性患者入组），有的试验管理欠缺（EVA-3S）。虽然如此，除 EVA-3S 试验外，CAS 在标准危险的症状性颈动脉狭窄患者的治疗中的表现与 CEA 相当。

无症状性颈动脉狭窄患者

SAPPHIRE 研究中无症状性颈动脉狭窄患者，CAS 的 30 天卒中或死亡的发生率为 6.7%，CEA 则为 11.2%[56]。而 CREST 研究的引入阶段，无症状性颈动脉狭窄患者 CAS 的 30 天卒中或死亡发生率为 3.3%[40]。

回顾已发表的重要的注册研究，CABERNET 试验中年龄 < 80 岁的无症状性颈动脉狭窄患者 CAS 的死亡或大卒中的发生率为 2%[28]。CASES-PMS 研究，一项针对手术高风险患者的大型上市后注册研究，无症状性颈动脉狭窄患者 CAS 治疗 30 天复合终点事件（包括死亡、MI 及卒中）发生率为 4.2%，而年龄 < 80 岁的无症状性颈动脉狭窄患者则为 3.6%[34]。EXACT 试验和 CAPTURE-2 试验中，< 80 岁的无症状颈动脉狭窄患者 CAS 治疗 30 天卒中和死亡的发生率分别为 3.1% 和 3%[54]。

对于手术高危的患者，CAS 的围手术期并发症已经达到 AHA 提出的标准，患者很可能从 CAS 治疗中获益。对于标准手术风险组的患者，初步的证据显示指 CAS 与 CEA 疗效相当，因此 CAS 可能有益。CREST 和 ACT-I 研究对无症状性颈动脉狭窄患者的临床调查研究可能将提供更明确的证据。

无症状性颈动脉严重狭窄患者的卒中风险都相同吗？临床伴发病、颈动脉狭窄的严重程度和进展速度、颈动脉斑块的形态学特点、脑血管储备特点及"静息"梗死 / 栓塞等多方面的差异让人质疑无症状性颈动脉狭窄卒中风险的均等性。狭窄程度显然是最重要的因素，狭窄 ≤ 75% 的患者年卒中风险 1.3%，而狭窄 > 75% 的患者年卒中风险 3.3%[57]。无症状性颈动脉狭窄患者 CAS 术后认知功能的改善同样让人质疑症状性和无症状性划分的科学性；相当一部分颈动脉狭窄 > 50% 的患者 CAS 术后神经认知功能改善。CAS 术后同侧大脑前动脉充盈与认知功能改善相关，想必与大脑额叶的灌注改善有关。大部分颈动脉狭窄患者的脑灌注不足在 CAS 术后 6 个月往往会得到显著的改善[59]。

操作技术

球囊血管成形和支架置入可导致血管内皮损伤从而促进血栓形成[60]，因此术前充分的抗血小板和抗凝治疗是必不可少的。患者至少于术前 3 天开始阿司匹林（每天 325 mg）和噻吩吡啶衍生物（氯吡格雷每天 75 mg 或噻氯匹定每天 500 mg）双联抗血小板治疗。对于长期口服阿司匹林的患者，也可于手术当日给予负荷量氯吡格雷（300 ～ 600 mg）。导管插入至颈总动脉后，立即静脉推注肝素（50 ～ 60 U/kg）；术中激活凝血时间（ACT）维持在 250 ～ 300 秒；肝素注入通常于手术结束时停止。CAS 应该在配备双向平板数字减影和荧光成像功能的血管造影室进行。术中患者需给予镇静，但可随时唤醒接受神经功能评估。CAS 大多采取经皮股动脉穿刺径路。假若股动脉入路不可及，可采取桡动脉和肱动脉径路。

首先应行主动脉弓造影。通过主动脉弓造影明确动脉粥样硬化负荷和大血管的解剖结构，从而预测颈动脉插管的可行性和决定所需的器材，然后行选择性颈动脉造影，借此明确颈动脉的狭窄程度，测量颈总动脉和颈内动脉的管径，判断 EPD 的释放位置。同时完成颅内血管造影，一方面判断是否存在成串病变，另一方面用以与 CAS 术后颅内血管造影比对，判断是否存在栓子脱落导致的远端血管栓塞。

血管成形术中可能出现心动过缓，因此 CAS 前可考虑给予格隆溴铵（0.4 mg）。球囊扩张和支架置入前需常规配制好阿托品和血管加压药物（如多巴胺和去氧肾上腺素等），以备出现严重心动过缓和低血压时立即使用。术中心率、血压和神经功能状态的连续监测是必不可少的，因此，术中作者通常采取经股动脉持续动脉血压监测。

完成诊断性动脉造影后，造影导管插入至颈总动脉合适部位，完成颈动脉路图。路图下插入 0.035 in 交换导丝至颈外动脉的适当部位；固定交换导丝，退出造影导管，经交换导丝插入 6～10F 指引导管至颈总动脉分叉下合适部位。对 CAS 术前已经完成完整的诊断性造影的患者，可组合使用 90 cm 的 6F 动脉鞘管与 125 cm 的 5F 猎人头导管（Cook, Bloomington, IN）或 VITEK 导管（Cook）。在这些情况下，股动脉穿刺成功后，经 0.035 in 导丝插入 90 cm 的 6F 动脉鞘管至降主动脉，拔出鞘芯和导丝。0.035 in 导丝引导下经动脉鞘管插入 125 cm 造影导管，然后将造影导管选择性插入目标血管中；继而经 0.035 in 导丝和 125 cm 造影导管将 90 cm 动脉鞘管插入至颈总动脉。动脉鞘管的规格取决于 EPD 和相应的支架系统的规格（剖面的外径）。理想的工作角度应该使颈动脉分叉最大限度地展开，以利于狭窄部位的通过；然后，EPD 通过狭窄部位推送至颈内动脉 C_1 段合适的部位后展开。狭窄是否需要预扩由术者判断，作者提倡可能的情况下尽量避免预扩。如果必需预扩，作者倾向选择直径较小的球囊，通常选择直径 2～3 mm 的球囊，以确保支架顺利通过狭窄部位。极少数情况下，EPD 使用前需进行预扩（狭窄过于严重，EPD 无法通过）。

支架的直径取决于支架置入部位颈动脉的最大直径（通常比正常颈总动脉直径大 1～2 mm）。支架直径超过颈内动脉管径一般不会产生明显的不良反应，但锥形支架可以更好地贴合血管壁。支架选择时需特别关注其长度，支架的长度应足以完全覆盖病变，最好超出狭窄两端各 1～2 mm。

支架释放后需选择与支架远端颈内动脉管径相匹配的球囊进行后扩，作者倾向于选择同轴球囊。后扩结束后用 EPD 回收导管收回 EPD（如果采取球囊封堵脑保护装置，回收前应反复冲洗以确保碎的血栓完全吸出）。

治疗结束后，股动脉穿刺点可通过手工压迫或者局部压迫装置进行压迫止血。为了尽早恢复患者的活动和提高患者的舒适性，也可使用血管封堵装置（Mynx, AccessClosure, Mountain View CA; Starclose, Abbott Vascular, Santa Clara, CA; Perclose, Abbott Vascular; or Angio-Seal, St. Jude Medical, Minnetonka MN）；血管封堵装置的选择取决于术者的偏好、局部血管的解剖以及穿刺点的位置。

支架选择

目前市场上可以购得的自膨胀颈动脉支架（表 32.6）由镍钛合金或不锈钢（钴合金）制成。一般而言，镍钛合金支架单纯由激光切割而成，唯一例外是 NexStent（Boston Scientific, Natick MA），它由激光切割的镍钛合金薄片卷成管状而成。支架卷曲重叠的多少可随入血管管径的大小增加或减少。镍钛合金支架置入体内后，支架的热记忆功能使支架恢复其预设的形状。目前唯一可用的不锈钢支架是 Wallstent（Boston Scientific），它由单根钴合金丝编织而成，它被固定在可伸缩的鞘内，当鞘回撤时，支架像弹簧那样自主展开。

支架框架参与斑块组织扩张，支架的网状结构可阻止斑块碎片从支架的缝隙中溢出。因而，支架的脚手架潜力（如支架对血管壁的支撑力）对 CAS 过程中是否并发卒中具有非常重要的作用。未支撑面积（网孔面积）是衡量颈动脉支架脚手架潜力公认的指标。BIC（Belgium-Italian Carotid）注册研究的结果表明[61]，较之网孔较大的支架，网孔较小的支架能够更好地固定斑块，显著减少不良事件发生率。这一差别在症状性颈动脉狭窄患者以及支架置入后阶段更为明显，此时 EPD 已经回收，仅剩支架自身的防护作用。

支架设计的另一个常用的分类是开环和闭环设计。闭环设计的支架相邻环段的交接点都被紧密连接，而开环支架相邻环段的交接点仅部分直接相连。开环支架对斑块的覆盖能力可能不足，如血管弯曲部位，在血管的内弧面开环支架相邻环段的间隙增大，斑块由此脱落的风险增加。一项回顾性研究的结果显示[62]，相比开环支架，采用闭环支架的 CAS 患者 30 天卒中、死亡或 TIA 的发生率显著降低。SPACE 研究亚组分析也得出同样的结论[25]。然而，Wholey 和 Finol 提出不同意见[63]，他们认为开环和闭环的分类太宽泛而不宜用于比较，而网孔的大小以及贴壁能力更为重要。他们举例认为网孔直径 1000 μm 的闭环支架相比网孔直径 500 μm 的开环支架更容易导致斑块脱垂和栓塞事件。

支架的顺应性定义为支架释放后顺应血管迂曲的能力。由于闭环支架相邻节段的每个连接点都直接相连，因此相邻节段间的弯曲度有限。开环支架相邻节段的连接点仅部分直接相连，相邻节段间的活动范围显著增大，支架对迂曲血管的顺应性更好。开环支架顺应性的优势一定程度牺牲支撑结构的均匀性，反之，闭环支架支撑结构均匀性提高则一定程度上牺牲了顺应性[63]。

为了提高颈动脉支架的顺应性，使其更加符合颈动脉的解剖结构，开发了锥形支架。锥形支架的特点是支架远端的直径较近端小。锥形支架分两类，分别是圆锥形支架［包括 Acculink、Xact（Abbott Vascular）和 Crystallo Ideale（Invatec）］和肩形支架［如 Protégé（ev3）］（表 32.6）。圆锥形支架近端至远端直径逐渐变细，肩形支架的中部有一较短的过渡区，而卷曲的镍钛诺薄片构成的 NexStent（另类的锥形支架）也可很好地适应血管直径的变化。Precise（Cordis Endovascular, Warren NJ）也可看为自锥形支架，因为其不同的节段独立与血管壁相互贴合。

根据 BIC 注册研究的结果[61]，鉴于一旦支架释放后 EPD 收回，支架成为阻止栓子脱落的最后防线，因此对斑块的支撑固定作用应该是颈动脉支架选择的重要决定因素。任何可能为易损病变的患者，也就是说所有的症状性颈动脉狭窄或超声灰度 > 25 颈动脉斑块[64]，CAS 所选择支架的网孔应越小越佳。如果选择网孔小、斑块支撑固定作用强的支架可能改变血管解剖特点，如支架远端血管扭曲、远端和近端血管直径明显不匹配，则应选择 CEA 治疗。

EPD 的类型

目前市场可供的 EPD 主要可以分为 3 类，每类有其自身的工作原理：①远端封堵装置。②远端过滤装置。③近端封堵装置（proximal occlusion devices, POD）。

远端封堵装置［远端封堵球囊（distal occlusion balloons, DOB）］根据 Theron 等提出的工作原理[65]设计使用，并由其首次成功尝试应用[66]。DOB 充气后阻断狭窄远端颈内动脉至大脑的前向血流，从而使术中产生的斑块碎片不能进入大脑血管。这些碎片通过冲洗和抽吸进入颈外动脉或吸出体外。较之其他类型的 EPD，DOB 的最大优势是低截面积和高柔韧性，使之极易通过狭窄部位。主要缺点是完全阻断远端颈内动脉的前向血流可导致侧支代偿不足的患者脑缺血性损伤；而间断性球囊阻断虽一定程度上可防止脑缺血性损伤，但其栓子保护作用也大打折扣。DOB 的另一缺点是远端颈内动脉完全封堵时不能通过造影进行病变的评估。此外，DOB 封堵可导致远端颈内动脉痉挛甚或夹层形成。FDA 批准的 PercuSurge 球囊（Medtronic Vascular, Santa Rosa, CA）是目前最常使用的 DOB。

滤过装置（表 32.7，图 32.1）为伞状或风向袋状过滤器，置于狭窄以远的颈内动脉内以捕获 CAS 术中脱落的斑块碎片。支架成功置入后远端滤网（distal filter, DF）以及捕获的栓子通过回收装置收回。有的 DF 固定于导丝并直接通过导丝输送和回收，而另一些 DF 有专门的输送和回收系统。DF 最重要的特征是不阻断 CAS 术中的脑血流，术中随时可进行血管造影评估。术中 DF 可发生血栓形成，但全身肝素化可以预防其发生。万一 DF 因脱落的斑块碎片或血栓形成而完全堵塞，可通过血栓抽吸或收回 DF 以恢复血流；问题解决后 CAS 手术可以继续进行。

近端封堵装置（POD）（图 32.2）由两个封堵球囊组成；一个置于 CCA 近端，封堵 CCA；另一个置于 ECA 近端，阻断 ECA（如 MO.ma 系统）。两个

表 32.6　商业化颈动脉支架的规格

支架（制造商）	制造工艺	结构	材质	形状	网孔面积（mm^2）	锥形
Wallstent Monorail（Boston Scientific）	编织	闭环	钴铬合金	管形	1.08	自锥形
Exponent RX（Medtronic Vascular）	激光切割	开环	钛镍合金	管形	6.51	自锥形
NexStent Monorail（Boston Scientific）	激光切割	闭环	钛镍合金	片状薄板	4.7	自锥形
Precise（Cordis）	激光切割	开环	钛镍合金	管形	5.89	自锥形
Protégé RX（ev3）	激光切割	开环	钛镍合金	管形	10.71	直形或肩形
RX Acculink（Guidant）	激光切割	开环	钛镍合金	管形伴纵向支撑	11.48	直形或锥形
Xact（Abbott Vascular）	激光切割	闭环	钛镍合金	管形	2.74	直形或锥形

表 32.7　FDA 批准的支架和 EPD 组合及其规格

支架	EPD	特征	网孔（μm）	横截面（F）	EPD 有效直径
Acculink	Accunet	同轴	125	3.5～3.7	4.5, 5.5, 6.5, 7.7
Precise	Angioguard	同轴	100	3.2～3.9	4, 5, 6, 7, 8
Xact	Emboshield	同轴，裸导丝	120	2.8～3.2	小：2.5～4.8 大：4～7
NexStent	Filterwire EZ	偏心	110	3.2	一码通用
Protégé	SpiderRX	偏心	可变	3.2	3, 4, 5, 6, 7
	FiberNet	封堵器＋滤器	40	2.4～2.9	3.5～7.0

注：制造商有 Acculink and Accunet, Abbott Vascular（Santa Clara, CA）；Precise and Angioguard, Cordis（Warren, NJ）；Xact and EmboShield, Abbott Vascular；NexStent and EZ Filterwire, Boston Scientific（Natick, MA）；Protégé and SpiderRX, ev3（Irvine, CA）；FiberNet, Lumen Biomedical（Plymouth, MN）。

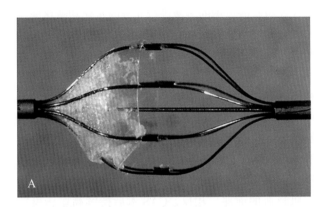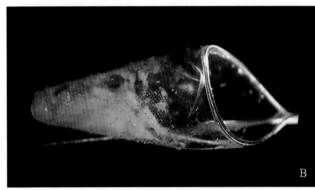

图 32.1　（A）Angioguard（Cordis, Warren NJ）和（B）Filterwire EX（Boston Scientific, Natick, MA）。Angioguard 和 Accunet 为同轴型 DF；Filterwire 为偏心型 DF。Filterwire 的病变通过截面最小。

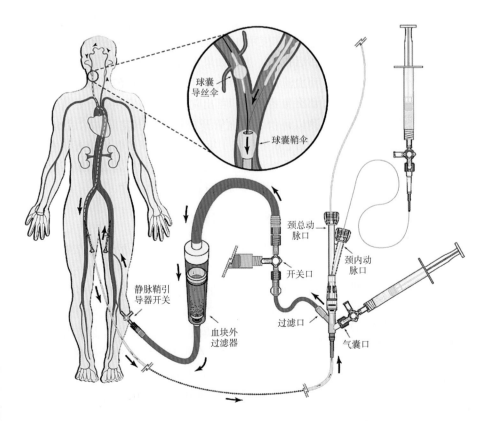

图 32.2　Gore 血流倒流装置可使 ICA 血流断流或倒流，防止栓子进入脑血液循环。Gore 装置的优点是在通过病灶前提供脑保护，但它需要理想的主动脉弓解剖结构、更粗的血管鞘（Courtesy of W.L. Gore & Associates, Flagstaff, AZ）。

427

球囊分别封堵 CCA 和 ECA 后，ICA 血流停止或逆流，从而阻止 CAS 术中脱落的斑块碎片进入颅内。POD 最引人注目的是其无须越过病变部位即可达到保护效果，双球囊封堵后，各种导丝均选择以尝试通过严重狭窄或迂曲的病变。但 POD 的操作步骤相对其他类型的 EPD 要烦琐得多。此外，颅内侧支循环不足的患者 CCA 和 ECA 血流阻断易导致脑缺血性损伤；术中间断性释放封堵 CCA 的球囊可以防止脑缺氧，但同时消减其栓子防护能力。POD 的另一主要缺点是其尺码过大，股动脉需置 9F 血管鞘，同时 9F 指引导管需插入至颈总动脉。

FiberNet 系统（Lumen Biomedical, Plymouth, MN）是兼具滤器和闭塞系统特性的 EPD[67]。FiberNet 由安装在 0.014 in 导丝上的三维且可迅速扩张的聚酯纤维滤网和回收导管组成。FiberNet 可俘获直径 ≥ 40 μm 的栓子而不影响血流。支架成功置入后，回收导管经导丝推送至扩张的滤网近端；紧接着是两次局部抽吸。首次局部抽吸清除滤网底部疏松附着的碎片，二次抽吸是滤网回收同步给予负压吸引。这样，俘获的栓子通过回收导管抽吸以及滤网一并清除。

EPD 的选择

EPD 的选择首先取决于颅内血液循环的评估。对于术前检查脑内侧支代偿不充分的患者，应选择术中不影响脑血液供应的 DF；不宜选用 DOB 和 POD，因其可导致术中脑灌注不足。尽管 DOB 和 POD 的封堵球囊可间断性抽空以保障脑血流供应，但作者认为这是相当困难的技术，而且可能增加远端栓塞和卒中的风险。其次需要评估是穿刺部位和 EPD 通过的路径。对于髂动脉迂曲或 III 型弓的患者，由于到达病变血管的难度较大，应选择柔韧性好、横截面小的 EPD。DOB 的横截面与导丝的相近，优异的可操控性和柔韧性可轻松通过迂曲的血管；横截面小柔韧性好的 DF 也适用于此类患者；而 POD 大且粗，一般不推荐用于此类患者。

颈动脉病变的解剖和形态特点决定 EPD 选择的关键因素。高度狭窄的不规则病变和几近闭塞的病变可选择任何类型的 EPD。但选择 DF 时需慎重，横截面小、尖端柔软、柔韧性高的 DF 方能相对容易地通过此类病变而不致引起机械性损伤，减少并发症。对于 ICA 极度成角的患者，适合选择 POD，因为 POD 无须通过病变部位。如果选用 DOB 或 DF，则所选装置必须具有极佳的可操控性和柔韧性。

现有的病例资料显示不同类型的 EPD 之间实际并发症发生率的差异极小，目前尚无、将来也很可能不会有来自随机对照试验的用以制定 EPD 选择指南的可信的数据资料。在一项近端与远端 EPD 的对比研究中，El-Koussy 等[68]基于 MRI 弥散加权成像的结果发现两组患者并发症的发生率无明显差异。BIC 注册研究的亚组分析也得出类似的结果；采用不同类型的 EPD，CAS 术后 30 天的 EPD 相关并发症的发生率无显著差异，围手术期事件发生率与支架的选择关联更大[61]。

围手术期管理

水化治疗在 CAS 术前、术中及术后都是必要的。肾功能不全的患者，采用每升 5% 葡萄糖生理盐水加入 3 安瓿碳酸氢钠的溶液进行充分的水化和碱化尿液治疗以预防造影剂肾病；对于一般患者，采用 5% 的葡萄糖生理盐水即可；应该维持静脉水化治疗至术后 24 小时。颈动脉窦部支架置入可导致持续性的迷走神经性心动过缓，术中给予抗胆碱药物如格隆溴铵等可减轻这一反应。术后低血压需要严密监测，并积极给予血管收缩剂如去氧肾上腺素（新福林）、多巴胺等治疗。治疗目标是维持患者血压在正常范围内。颈动脉病变患者常伴冠状动脉疾病，而持续的低血压是心肌缺血的前兆。相反，CAS 术后持续高血压可能导致脑高灌注综合征，严重的可导致高灌注性脑出血和灾难性结局[69]。因此，术后患者应进 ICU 以便不间断血压监测，收缩压控制在 110 ~ 150 mmHg。如果术后未使用血管缝合装置，动脉鞘管应待 ACT < 150 秒后拔除。患者如果术后无须静脉使用血管活性药物而血流动力学参数正常，且术后神经功能评估无变化，那么患者下午即可出院。术后需定期进行血管影像监测以评价术后血管开放情况。出院前，术后 6 周、3 个月、6 个月和 1 年应进行超声多普勒检查。术后双抗血小板治疗（阿司匹林＋氯吡格雷或噻氯匹定）应维持 12 周，其后维持阿司匹林治疗。

CAS 的远期疗效

外科医师通常较为关注 CAS 的远期疗效。在一项回顾性研究中，119 例原发性颈动脉狭窄和 76 例 CEA 术后再狭窄的血管接受支架治疗，多普勒超声随访显示 5.2% 的 CAS 术后血管出现 ≥ 80% 的再狭窄[70]。CEA 术后再狭窄是 CAS 术后支架内再狭窄的最主要危险因素。在作者的 CAS 病例系列研究中，多普勒超声随访显示 5% 的患者发生 ≥ 80% 的或症状性的再狭窄[71]。SAPPHIRE 试验的三年随访结果显示 CAS 术后再狭窄发生率 4%[56]；这一结果与大样本病例系列研究的 CEA 术后 0.7%～7.9% 的再狭窄发生率大体相同[72]。此外，越来越多的证据表明 CAS 后患者持续受益。CAS 的大部分风险发生于术中和术后 30 天内，此后风险直线下降，且在其后的随访中保持低风险。SAPPHIRE 试验表明，包括围手术期并发症在内，CAS 术后 3 年病变血管同侧卒中的发生率 6.6%，与 CEA 的 5.4% 无明显差异[56]。SPACE 研究显示，不包括术后 30 天，CAS 术后 2 年内同侧卒中的发生率 2.2%，CEA 为 1.9%。EVA-3S 研究结果也相似，如不包括术后 30 天，CAS 术后 4 年的同侧卒中发生仅 1.26%，而 CEA 为 1.97%[74]。

CAS 的患者选择

患者选择是降低 CAS 相关并发症的关键[75,76]。CAS 的主要危险因素可分为内科疾病相关风险、神经系统相关风险、解剖相关风险以及遗传动脉病。高龄通常被认为是一种危险因素，但事实上主要与高龄的解剖学变化和伴发疾病有关[77-79]。CAS 主要的内科疾病相关风险因素是心肌梗死。术中突然的血压下降和严重的心动过缓是导致左冠状动脉主干严重病变或严重三支病变患者心肌梗死的主要危险因素。对此类患者，建议优先行冠状动脉支架治疗，术后进行有计划的随访评估，必要时择期进行 CAS 治疗；如果必须在冠状动脉疾病之前行 CAS，应选择规格相对小的支架，并尽量避免支架置入后球囊扩张；以减少颈动脉窦部刺激导致的血压波动。神经系统相关风险包括近期大面积脑梗死、渐次加重的 TIA 及进展性卒中[80,81]。传统观点认为，大面积脑梗死患者应经过 6 周的愈合期后方考虑 CAS 治疗。渐次加重的 TIA 和进展性卒中患者理论上讲应立即采取 CAS 治疗，但神经系统并发症的风险相对较高。

多个研究表明，80 岁以上患者 CAS 的卒中或死亡的风险显著增高。CREST 研究的前导研究阶段的结果表明，80 岁以上患者 CAS 术后 30 天内卒中和死亡的发生率 12.1%，而 80 岁以下者仅 3.2%（$P = 0.0001$）；因此，CREST 研究最终将 80 岁以上患者排除在外[43]。同样，Stanziale 等研究发现，80 岁以上患者 CAS 术后 30 天内和 1 年随访期内不良事件发生率显著高于 80 岁以下患者[82]。SPACE 研究的亚组分析也指出 CAS 患者的并发症发生率与年龄显著相关，而 CEA 组所有年龄段的并发症概率大体一致[26]。

与此相反，也有许多报道指出，严格地筛选患者和血管内装置，由经验丰富的医师完成操作，80 岁以上患者 CAS 治疗的不良事件发生率可有效控制在可接受的范围内[83-85]，提示不利的血管解剖和病变特征增加 CAS 操作的复杂性，导致 CAS 不良事件发生率的增高；而最近研究也表明其中的一些复杂的解剖特征在高龄患者中更加多见[86-88]。Lin 等发现主动脉弓钙化、颈总动脉和无名动脉狭窄以及颈总动脉和颈内动脉迂曲在 80 岁以上的患者中发生率明显增加[86]。同样，除上述的不利解剖特征之外，其他一些研究发现，主动脉弓增宽、＞85% 的严重狭窄以及斑块溃疡等不利因素也更常见于 ≥ 80 岁的患者[89,90]。近期的研究正试图确定这些解剖特点对 CAS 预后的影响。已经明确与 CAS 不良事件风险增高相关的解剖和病变特点包括髂股动脉迂曲和严重病变、主动脉弓解剖结构异常、CCA 或 ICA 近端或远端迂曲、长而不规则的同心性钙化狭窄（＞15 mm）、假性闭塞、线样征、颈动脉扭结（kinking）、颈动脉开口病变、管腔内血栓形成和低回声斑块[64]。需要注意的是虽然这些解剖和病变特点在老年患者中更常见，但年轻患者同样可能出现这些不利的解剖及病变特点。例如，Sayeed 等研究发现，长狭窄和累及颈内动脉开口的狭窄与卒中风险增加的相关性与高龄无关[91]。因此，这些妨碍支架和 EPD 安全通过和正确定位的解剖及病变特点对于任何年龄的患者都应视为高危病变；经充分的术前影像学评估明确存在此类病变的患者，无论患者年龄大小，都应审慎选择合适治疗方案和血管内装置以降低不良事件的发生率。

如果治疗被认为是必不可少的，即使是高危患者，也可以找到创造性的血管内的解决方案。对于管腔内血栓形成和症状性颈动脉狭窄患者，传统的治疗是肝素和华法林抗凝，6 周到 3 个月后重新评估。在 4 名频发 TIA 的患者中，作者同时使用近端和远端球囊封堵技术行 CAS 治疗取得了良好的效果[92,93]。血液倒流装置对颈动脉扭结、DEP 不易到位的患者可能有较好效果[94]。但并不是所有的高危患者都可以避免并发症的发生。例如，在近期较大面积脑梗死患者，即使延迟 6 周后 CAS 仍存在较高的风险。相反，对于渐次加重的 TIA 和 MI 的患者，如果需采取紧急的冠状动脉旁路搭桥（coronary artery bypass graft，CABG）手术，则应立即行 CAS 治疗。每名 CAS 患者都应在个体化的基础上进行充分的评估；对拟采取血管内治疗的每名颈动脉狭窄患者，如果 CAS 被认为风险太大，应记得 CEA 仍然是一个安全有效的治疗措施。实际上，CEA 和 CAS 是高度互补的治疗方式，其中一种如果存在较高风险，另一种则可能是相对安全的。需要记住，外科医师因风险而选择放弃 CAS 几乎不可能对患者有害，如果外科医师坚持面对技术挑战则很可能导致本可避免的卒中事件。

低风险患者是指那些既往无心脏病史的、无症状的，或仅有单次的视网膜或半球脑 TIA 的患者[95]。就解剖而言，指 1 型主动脉弓、狭窄病变近端及远端血管直的患者[96]。既往这些低风险的颈动脉狭窄患者并未归入 CAS 治疗范畴，目前正在进行中的针对低风险颈动脉狭窄患者的临床试验，如 ACT-1 试验，将会判定此类患者 CAS 与 CEA 哪种获益更大。

在作者所在中心，根据患者因素、解剖路径、病变类型以及手术相关因素，作者使用简易算法对 CAS 高危患者进行分类（表 32.8）。

表 32.8　CAS 高危患者分类的简易算法

患者相关风险
　近期临床症状
　年龄 > 80 岁
　正接受华法林抗凝治疗
　氯吡格雷过敏

路径相关风险
　髂股动脉和腹主动脉
　　（1）髂动脉狭窄或闭塞
　　（2）髂动脉或腹主动脉迂曲
　　（3）腹主动脉闭塞
　主动脉弓
　　（1）2 型或 3 型主动脉弓
　　（2）牛角弓
　　（3）主动脉弓疾病（钙化或斑块）
　弓上血管
　　（1）起源疾病
　　（2）靶血管近端迂曲
　靶血管
　　（1）ECA 闭塞
　　（2）同时累及 ECA 和 ICA
　　（3）狭窄周围血管扭曲
　EPD 释放部位
　　（1）迂曲
　　（2）病变

病变特点相关风险
　严重和同心性钙化
　病变长度 > 2 cm
　无回波斑块
　管腔内血栓形成
　再狭窄
　串联性颅内动脉狭窄

操作相关风险
　手术时间 > 2 小时
　栓子驻留时间 > 20 分钟（EPD 展开状态的持续时间）

结论

CAS 的适应证在不断修正中。随着技术的进步、血管内装置到达颈动脉病变的输送能力的提高，以及栓子保护装置的发展，CAS 变得越来越安全。SAPPHIRE 试验证实 CAS 是 CEA 高危患者理想的替代治疗方式。然而，随后的研究发现某些患者 CAS 存在高风险，这些患者应通过完善的术前检查加以甄别，并排除在 CAS 与 CEA 疗效对比的临床研究之外。最近 CREST 研究的数据表明，无论是症状性还是无症状性颈动脉狭窄，CAS 均是 CEA 合理的替代治疗方式。最终归结为一点，即 CAS 和 CEA 应该被认为是互补的治疗方式，每名患者都应该针对这两种治疗方式进行评估，根据风险 - 效益分析的结果进行个体化决策。

参考文献

[1] Lloyd-Jones D, Adams R, Carnethon M, et al; American Heart Association Statistics Committee and Stroke Statistics Subcommittee. Heart disease and stroke statistics-2009 update: a report from the American Heart Association Statistics Committee and Stroke Statistics Subcommittee. Circulation 2009;119:e21-e181

[2] North American Symptomatic Carotid Endarterectomy Trial Collaborators. Beneficial effect of carotid endarterectomy in symptomatic patients with high-grade carotid stenosis. N Engl J Med 1991;325:445-453

[3] European Carotid Surgery Trialists' Collaborative Group. MRC European Carotid Surgery Trial: interim results for symptomatic patients with severe (70-99%) or with mild (0-29%) carotid stenosis. European Carotid Surgery Trialists' Collaborative Group. Lancet 1991;337:1235-1243

[4] Endarterectomy for asymptomatic carotid artery stenosis. Executive Committee for the Asymptomatic Carotid Atherosclerosis Study. JAMA 1995;273:1421-1428

[5] European Carotid Surgery Trialists' Collaborative Group. Randomised trial of endarterectomy for recently symptomatic carotid stenosis: final results of the MRC European Carotid Surgery Trial (ECST). Lancet 1998;351:1379-1387

[6] Barnett HJ, Taylor DW, Eliasziw M, et al. Benefit of carotid endarterectomy in patients with symptomatic moderate or severe stenosis. North American Symptomatic Carotid Endarterectomy Trial Collaborators. N Engl J Med 1998;339:1415-1425

[7] Halliday A, Mansfield A, Marro J, et al; MRC

Asymptomatic Carotid Surgery Trial (ACST) Collaborative Group. Prevention of disabling and fatal strokes by successful carotid endarterectomy in patients without recent neurological symptoms: randomised controlled trial. Lancet 2004;363:1491-1502

[8] Mathias K, Gospos C, Thron A, Ahmadi A, Mittermayer C. Percutaneous transluminal treatment of supraaortic artery obstruction. Ann Radiol (Paris) 1980;23:281-282

[9] Diethrich EB, Ndiaye M, Reid DB. Stenting in the carotid artery: initial experience in 110 patients. J Endovasc Surg 1996;3:42-62

[10] Jordan WD Jr, Voellinger DC, Fisher WS, Redden D, McDowell HA. A comparison of carotid angioplasty with stenting versus endarterectomy with regional anesthesia. J Vasc Surg 1998;28:397-402, discussion 402-403

[11] Théron J, Courthéoux P, Alachkar F, Maiza D. Intravascular technics of cerebral revascularization. J Mal Vasc 1990;15:245-256

[12] Yadav JS, Wholey MH, Kuntz RE, et al; Stenting and Angioplasty with Protection in Patients at High Risk for Endarterectomy Investigators. Protected carotid-artery stenting versus endarterectomy in high-risk patients. N Engl J Med 2004;351:1493-1501

[13] Parodi JC, La Mura R, Ferreira LM, et al. Initial evaluation of carotid angioplasty and stenting with three different cerebral protection devices. J Vasc Surg 2000;32:1127-1136

[14] Ohki T, Parodi J, Veith FJ, et al. Efficacy of a proximal occlusion catheter with reversal of flow in the prevention of embolic events during carotid artery stenting: an experimental analysis. J Vasc Surg 2001;33:504-509

[15] Sacco RL, Adams R, Albers G, et al; American Heart Association; American Stroke Association Council on Stroke; Council on Cardiovascular Radiology and Intervention; American Academy of Neurology. Guidelines for prevention of stroke in patients with ischemic stroke or transient ischemic attack: a statement for healthcare professionals from the American Heart Association/American Stroke Association Council on Stroke: co-sponsored by the Council on Cardiovascular Radiology and Intervention: the American Academy of Neurology affirms the value of this guideline. Stroke 2006;37:577-617

[16] Findlay JM, Tucker WS, Ferguson GG, Holness RO, Wallace MC, Wong JH. Guidelines for the use of carotid endarterectomy: current recommendations from the Canadian Neurosurgical Society. CMAJ 1997;157:653-659

[17] Moore WS, Barnett HJ, Beebe HG, et al. Guidelines for carotid endarterectomy. A multidisciplinary consensus statement from the ad hoc Committee, American Heart Association. Stroke 1995;26:188-201

[18] CAVATAS Investigators. Endovascular versus surgical treatment in patients with carotid stenosis in the Carotid and Vertebral Artery Transluminal Angioplasty Study (CAVATAS): a randomised trial. Lancet 2001;357:1729-1737

[19] Bonati LH, Ederle J, McCabe DJH, et al; CAVATAS Investigators. Longterm risk of carotid restenosis in patients randomly assigned to endovascular treatment or endarterectomy in the Carotid and Vertebral Artery Transluminal Angioplasty Study (CAVATAS): long-term follow-up of a randomised trial. Lancet Neurol 2009;8:908-917

[20] Ederle J, Bonati LH, Dobson J, et al; CAVATAS Investigators. Endovascular treatment with angioplasty or stenting versus endarterectomy in patients with carotid artery stenosis in the Carotid and Vertebral Artery Transluminal Angioplasty Study (CAVATAS): long-term follow-up of a randomised trial. Lancet Neurol 2009;8:898-907

[21] Alberts MJ. Results of a multicenter prospective randomized trial of carotid artery stenting vs. carotid endarterectomy. (Abstract 53) Stroke 2001;32:325

[22] Alberts MJ, McCann R, Smith TP, et al for the Schneider Wallstent Endoprosthesis Clinical Investigators. A randomized trial of carotid stenting vs. endarterectomy in patients with symptomatic carotid stenosis: study design. J Neurovasc Dis. 1997;2:228-234

[23] CARESS Steering Committee. Carotid revascularization using endarterectomy or stenting systems (CARESS): phase I clinical trial. J Endovasc Ther 2003;10:1021-1030

[24] CaRESS Steering Committee. Carotid Revascularization Using Endarterectomy or Stenting Systems (CaRESS) phase I clinical trial: 1-year results. J Vasc Surg 2005;42:213-219

[25] Ringleb PA, Allenberg J, Brückmann H, et al; SPACE Collaborative Group. 30 day results from the SPACE trial of stent-protected angioplasty versus carotid endarterectomy in symptomatic patients: a randomized non-inferiority trial. Lancet 2006;368:1239-1247

[26] Stingele R, Berger J, Alfke K, et al; SPACE investigators. Clinical and angiographic risk factors for stroke and death within 30 days after carotid endarterectomy and stent-

protected angioplasty: a subanalysis of the SPACE study. Lancet Neurol 2008;7:216-222

[27] Mas JL, Chatellier G, Beyssen B, et al; EVA-3S Investigators. Endarterectomy versus stenting in patients with symptomatic severe carotid stenosis. N Engl J Med 2006;355:1660-1671

[28] Hopkins LN, Myla S, Grube E, et al. Carotid artery revascularization in high surgical risk patients with the NexStent and the Filterwire EX/EZ: 1-year results in the CABERNET trial. Catheter Cardiovasc Interv 2008;71:950-960

[29] Gray WA, Hopkins LN, Yadav S, et al; ARCHeR Trial Collaborators. Protected carotid stenting in high-surgical-risk patients: the ARCHeR results. J Vasc Surg 2006;44:258-268

[30] Safian RD, Bresnahan JF, Jaff MR, et al; CREATE Pivotal Trial Investigators. Protected carotid stenting in high-risk patients with severe carotid artery stenosis. J Am Coll Cardiol 2006;47:2384-2389

[31] Fairman R, Gray WA, Scicli AP, et al; for the CAPTURE Trial Collaborators. The CAPTURE registry: analysis of strokes resulting from carotid artery stenting in the post approval setting: timing, location, severity, and type. Ann Surg 2007;246:551-556, discussion 556-558

[32] Gray WA, Yadav JS, Verta P, et al. The CAPTURE registry: results of carotid stenting with embolic protection in the post approval setting. Catheter Cardiovasc Interv 2007;69:341-348

[33] White CJ, Iyer SS, Hopkins LN, Katzen BT, Russell ME; BEACH Trial Investigators. Carotid stenting with distal protection in high surgical risk patients: the BEACH trial 30 day results. Catheter Cardiovasc Interv 2006;67:503-512

[34] Katzen BT, Criado FJ, Ramee SR, et al; CASES-PMS Investigators. Carotid artery stenting with emboli protection surveillance study: thirty-day results of the CASES-PMS study. Catheter Cardiovasc Interv 2007;70:316-323

[35] Zahn R, Roth E, Ischinger T, et al. Carotid artery stenting in clinical practice results from the Carotid Artery Stenting (CAS)-registry of the Arbeitsgemeinschaft Leitende Kardiologische Krankenhausarzte (ALKK). Z Kardiol 2005;94:163-172

[36] Massop D, Dave R, Metzger C, et al; SAPPHIRE Worldwide Investigators. Stenting and angioplasty with protection in patients at high-risk for endarterectomy: SAPPHIRE Worldwide Registry first 2,001 patients.

Catheter Cardiovasc Interv 2009;73:129-136

[37] Hopkins LN, Myla SV, Grube E, et al. Carotid artery revascularisation in high-surgical-risk patients with the NexStent and the FilterWire EX/EZ: 3-year results from the CABERNET trial. EuroIntervention 2010;5:917-924

[38] Kastrup A, Gröschel K, Krapf H, Brehm BR, Dichgans J, Schulz JB. Early outcome of carotid angioplasty and stenting with and without cerebral protection devices: a systematic review of the literature. Stroke 2003;34:813-819

[39] Garg N, Karagiorgos N, Pisimisis GT, et al. Cerebral protection devices reduce periprocedural strokes during carotid angioplasty and stenting: a systematic review of the current literature. J Endovasc Ther 2009;16:412-427

[40] Hobson RW II, Howard VJ, Roubin GS, et al; CREST. Credentialing of surgeons as interventionalists for carotid artery stenting: experience from the lead-in phase of CREST. J Vasc Surg 2004;40:952-957

[41] Howard VJ, Brott TG, Qureshi AI, et al for the CREST Investigators. Gender and periprocedural stroke and death following carotid artery stenting: results from the CREST lead-in phase. (Abstract P5) Stroke 2004;35:253

[42] Roubin GS, Brott TG, Hopkins LN. for the CREST Investigators. Developing embolic protection for carotid stenting in the Carotid Revascularization Endarterectomy vs Stenting Trial (CREST). (Abstract 3124) Circulation 2003;108(suppl 4): IV -687

[43] Hobson RW II, Howard VJ, Roubin GS, et al; CREST Investigators. Carotid artery stenting is associated with increased complications in octogenarians: 30-day stroke and death rates in the CREST lead-in phase. J Vasc Surg 2004;40:1106-1111

[44] Howard G, Hobson RW II, Brott TG. for the CREST Investigators. Does the stroke risk of stenting increase at older ages? thirty-day stroke death rates in the CREST lead-in phase. (Abstract 2116) Circulation 2003;8(suppl 4):V-461

[45] Featherstone RL, Brown MM, Coward LJ; ICSS Investigators. International carotid stenting study: protocol for a randomised clinical trial comparing carotid stenting with endarterectomy in symptomatic carotid artery stenosis. Cerebrovasc Dis 2004;18:69-74

[46] Carotid stenting vs. surgery of severe carotid artery disease and stroke prevention in asymptomatic patients (ACT I). http://www.clinicaltrials.gov/ct/show/NCT00106938? order ＝ 1

[47] Katzen B. The Transatlantic Asymptomatic Carotid

Intervention Trial. Endovascular Today. 2005;1:49-50

[48] Clair DG, Hopkins LN, Mehta M, et al; EMPiRE Clinical Study Investigators. Neuroprotection during carotid artery stenting using the GORE flow reversal system: 30-day outcomes in the EMPiRE Clinical Study. Catheter Cardiovasc Interv 2011;77(3):420-429

[49] Myla S, Bacharach JM, Ansel GM, Dippel EJ, McCormick DJ, Popma JJ. Carotid artery stenting in high surgical risk patients using the FiberNet embolic protection system: the EPIC trial results. Catheter Cardiovasc Interv 2010;75(6):817-822

[50] Ansel GM, Hopkins LN, Jaff MR, et al. Safety and effectiveness of the INVATEC HYPERLINK "http://MO.MA" \o "http://mo.ma/" MO.MA proximal cerebral protection device during carotid artery stenting: results from the ARMOUR pivotal trial. Catheter Cardiovasc Interv 2010;76:1-8

[51] U.S. Food and Drug Administration. http://www. accessdata.fda.gov/ scripts/cdrh/cfdocs/cftopic/pma/pma. cfm？ num = p040012, 2004

[52] Centers for Medicare & Medicaid Services. Medicare Coverage Database: Decision memo for carotid artery stenting (CAG-00085R).http://www.cms.hhs.gov/mcd/viewdecisionmemo.asp？ id = 157

[53] White CJ, Anderson HV, Brindis RG, et al. The Carotid Artery Revascularization and Endarterectomy (CARE) registry: objectives, design, and implications. Catheter Cardiovasc Interv 2008;71:721-725

[54] Gray WA, Chaturvedi S, Verta P; Investigators and the Executive Committees. Thirty-day outcomes for carotid artery stenting in 6320 patients from 2 prospective, multicenter, high-surgical-risk registries. Circ Cardiovasc Interv 2009;2:159-166

[55] Jeffrey S. EXACT/CAPTURE-2: Postmarketing Carotid Stent Registry data. Medscape http://www.medscape. com/viewarticle/554613, 2007

[56] Gurm HS, Yadav JS, Fayad P, et al; SAPPHIRE Investigators. Long-term results of carotid stenting versus endarterectomy in high-risk patients. N Engl J Med 2008;358:1572-1579

[57] Norris JW, Zhu CZ, Bornstein NM, Chambers BR. Vascular risks of asymptomatic carotid stenosis. Stroke 1991;22:1485-1490

[58] Turk AS, Chaudry I, Haughton VM, et al. Effect of carotid artery stenting on cognitive function in patients with carotid artery stenosis: preliminary results. AJNR Am J Neuroradiol 2008;29:265-268

[59] Mlekusch W, Mlekusch I, Haumer M, et al. Improvement of neurocognitive function after protected carotid artery stenting. Catheter Cardiovasc Interv 2008;71:114-119

[60] Lam JY, Chesebro JH, Steele PM, Dewanjee MK, Badimon L, Fuster V. Deep arterial injury during experimental angioplasty: relation to a positive indium-111-labeled platelet scintigram, quantitative platelet deposition and mural thrombosis. J Am Coll Cardiol 1986;8:1380-1386

[61] Bosiers M, de Donato G, Deloose K, et al. Does free cell area influence the outcome in carotid artery stenting? Eur J Vasc Endovasc Surg 2007;33:135-141, discussion 142-143

[62] Hart JP, Peeters P, Verbist J, Deloose K, Bosiers M. Do device characteristics impact outcome in carotid artery stenting? J Vasc Surg 2006;44:725-730, discussion 730-731

[63] Wholey MH, Finol EA. Designing the ideal stent. Endovascular Today. 2007;6:25-34

[64] Biasi GM, Froio A, Diethrich EB, et al. Carotid plaque echolucency increases the risk of stroke in carotid stenting: the Imaging in Carotid Angioplasty and Risk of Stroke (ICAROS) study. Circulation 2004;110:756-762

[65] Theron JG, Payelle GG, Coskun O, Huet HF, Guimaraens L. Carotid artery stenosis: treatment with protected balloon angioplasty and stent placement. Radiology 1996;201:627-636

[66] Théron J, Cosgrove R, Melanson D, Ethier R. Embolization with temporary balloon occlusion of the internal carotid or vertebral arteries. Neuroradiology 1986;28:246-253

[67] Henry M, Polydorou A, Henry I, et al. New distal embolic protection device the FiberNet 3 dimensional filter: first carotid human study. Catheter Cardiovasc Interv 2007;69:1026-1035.

[68] El-Koussy M, Schroth G, Do DD, et al. Periprocedural embolic events related to carotid artery stenting detected by diffusion-weighted MRI: comparison between proximal and distal embolus protection devices. J Endovasc Ther 2007;14:293-303

[69] Kang HS, Han MH, Kwon OK, Kwon BJ, Kim SH, Oh CW. Intracranial hemorrhage after carotid angioplasty: a pooled analysis. J Endovasc Ther 2007;14:77-85

[70] Setacci C, Pula G, Baldi I, et al. Determinants of in-stent restenosis after carotid angioplasty: a case-control study. J Endovasc Ther 2003;10:1031-1038

[71] Levy EI, Hanel RA, Lau T, et al. Frequency and management of recurrent stenosis after carotid artery stent

implantation. J Neurosurg 2005;102:29-37

[72] Ecker RD, Pichelmann MA, Meissner I, Meyer FB. Durability of carotid endarterectomy. Stroke 2003;34:2941-2944

[73] Eckstein HH, Ringleb P, Allenberg JR, et al. Results of the Stent-Protected Angioplasty versus Carotid Endarterectomy (SPACE) study to treat symptomatic stenoses at 2 years: a multinational, prospective, randomized trial. Lancet Neurol 2008;7:893-902

[74] Mas JL, Trinquart L, Leys D, et al; EVA-3S investigators. Endarterectomy Versus Angioplasty in Patients with Symptomatic Severe Carotid Stenosis (EVA-3S) trial: results up to 4 years from a randomised, multicenter trial. Lancet Neurol 2008;7:885-892

[75] Goldstein LB, McCrory DC, Landsman PB, et al. Multicenter review of preoperative risk factors for carotid endarterectomy in patients with ipsilateral symptoms. Stroke 1994;25:1116-1121

[76] Ouriel K, Hertzer NR, Beven EG, et al. Preprocedural risk stratification: identifying an appropriate population for carotid stenting. J Vasc Surg 2001;33:728-732

[77] Ballotta E, Renon L, Da Giau G, Barbon B, Terranova O, Baracchini C. Octogenarians with contralateral carotid artery occlusion: a cohort at higher risk for carotid endarterectomy？ J Vasc Surg 2004;39:1003-1008

[78] Reed AB, Gaccione P, Belkin M, et al. Preoperative risk factors for carotid endarterectomy: defining the patient at high risk. J Vasc Surg 2003;37:1191-1199

[79] Villalobos HJ, Harrigan MR, Lau T, et al. Advancements in carotid stenting leading to reductions in perioperative morbidity among patients 80 years and older. Neurosurgery 2006;58:233-240, discussion 233-240

[80] Meyer FB, ed. Sundt's Occlusive Cerebrovascular Disease, 2nd ed. Philadelphia: WB Saunders, 2004

[81] Pritz MB. Timing of carotid endarterectomy after stroke. Stroke 1997;28:2563-2567

[82] Stanziale SF, Marone LK, Boules TN, et al. Carotid artery stenting in octogenarians is associated with increased adverse outcomes. J Vasc Surg 2006;43:297-304

[83] Chiam PT, Roubin GS, Iyer SS, et al. Carotid artery stenting in elderly patients: importance of case selection. Catheter Cardiovasc Interv 2008;72:318-324

[84] Henry M, Henry I, Polydorou A, Hugel M. Carotid angioplasty and stenting in octogenarians: is it safe? Catheter Cardiovasc Interv 2008;72:309-317

[85] Velez CA, White CJ, Reilly JP, et al. Carotid artery stent placement is safe in the very elderly (> or = 80 years).

Catheter Cardiovasc Interv 2008;72:303-308

[86] Lam RC, Lin SC, DeRubertis B, Hynecek R, Kent KC, Faries PL. The impact of increasing age on anatomic factors affecting carotid angioplasty and stenting. J Vasc Surg 2007;45:875-880

[87] Kastrup A, Gröschel K, Schnaudigel S, Nägele T, Schmidt F, Ernemann U. Target lesion ulceration and arch calcification are associated with increased incidence of carotid stenting-associated ischemic lesions in octogenarians. J Vasc Surg 2008;47:88-95

[88] Lin SC, Trocciola SM, Rhee J, et al. Analysis of anatomic factors and age in patients undergoing carotid angioplasty and stenting. Ann Vasc Surg 2005;19:798-804

[89] Faggioli GL, Ferri M, Freyrie A, et al. Aortic arch anomalies are associated with increased risk of neurological events in carotid stent procedures. Eur J Vasc Endovasc Surg 2007;33:436-441

[90] Faggioli G, Ferri M, Gargiulo M, et al. Measurement and impact of proximal and distal tortuosity in carotid stenting procedures. J Vasc Surg 2007;46:1119-1124

[91] Sayeed S, Stanziale SF, Wholey MH, Makaroun MS. Angiographic lesion characteristics can predict adverse outcomes after carotid artery stenting. J Vasc Surg 2008;47:81-87

[92] Ecker RD, Tummala RP, Levy EI, Hopkins LN. "Internal cross-clamping" for symptomatic internal carotid artery thrombus. Report of two cases. J Neurosurg 2007;107:1223-1227

[93] Tummala RP, Jahromi BS, Yamamoto J, Levy EI, Siddiqui AH, Hopkins LN. Carotid artery stenting under flow arrest for the management of intraluminal thrombus: technical case report. Neurosurgery 2008; 63(1, Suppl 1) ONSE87-8, discussion E88

[94] Parodi JC, Ferreira LM, Sicard G, La Mura R, Fernandez S. Cerebral protection during carotid stenting using flow reversal. J Vasc Surg 2005;41:416-422

[95] Goldstein LB, Samsa GP, Matchar DB, Oddone EZ. Multicenter review of preoperative risk factors for endarterectomy for asymptomatic carotid artery stenosis. Stroke 1998;29:750-753

[96] Bates ER, Babb JD, Casey DE Jr, et al; American College of Cardiology Foundation; American Society of Interventional & Therapeutic Neuroradiology; Society for Cardiovascular Angiography and Interventions; Society for Vascular Medicine and Biology; Society of Interventional Radiology. ACCF/SCAI/SVMB/SIR/ASITN 2007 clinical expert consensus document on

carotid stenting: a report of the American College of Cardiology Foundation Task Force on Clinical Expert Consensus Documents (ACCF/SCAI/SVMB/SIR/ASITN Clinical Expert Consensus Document Committee on Carotid Stenting). J Am Coll Cardiol 2007;49:126-170

[97] Zarins CK, White RA, Diethrich EB, Shackelton RJ, Siami FS; CaRESS Steering Committee and CaRESS Investigators. Carotid revascularization using endarterectomy or stenting systems (CaRESS): 4-year outcomes. J Endovasc Ther 2009;16:397-409

[98] Brott TG, Hobson RW II, Howard G, et al; CREST Investigators. Stenting versus endarterectomy for treatment of carotid-artery stenosis. N Engl J Med 2010;363(1):11-23

第 33 章

椎动脉起始部狭窄的治疗

John C. Dalfino；Alan S. Boulos
■范进 译 ■张仁良 校

要点

◆ 大多数后循环缺血性卒中为栓塞所致，而非血流动力学方面的问题。

◆ 药物治疗是椎动脉狭窄的一线治疗方案，即联合服用抗血小板药、他汀类药物，以及控制危险因素。

◆ 症状性椎管狭窄 > 50% 且药物治疗失败的患者应考虑血管内治疗。

◆ 药物涂层球囊扩张支架对椎动脉起始部狭窄血管内治疗后再狭窄可能有帮助。

◆ 远端血栓保护措施可减少椎动脉起始部狭窄球囊血管成形和支架置入术的术中栓塞性并发症。

椎动脉（VA）起始部是后循环动脉粥样硬化最好发的部位。绝大多数后循环缺血性卒中是由椎动脉起始部病变导致的动脉 - 动脉栓塞引起的。椎动脉起始部狭窄（VAOS）通常采用药物治疗，包括抗血小板药物、他汀类，以及生活方式改变。药物治疗失败的患者，椎动脉内膜切除术和血管置换术等外科血供重建术可以改善血流、降低后循环栓塞风险，但这些手术的潜在重大并发症较高。

血管内介入，如血管成形术和支架置入术，为 VAOS 提供了可选择的微创治疗措施。尽管血管内介入的长期通畅率仍在观察中，但其技术和方法仍在不断发展。本章讨论 VAOS 的自然病程、可行的治疗选择，以及 VAOS 血管内治疗的适应证和手术方法。

流行病学

因椎动脉起始部的非侵入性成像困难，故普通人群 VAOS 的确切发病率不明确。有血管危险因素的患者，约 2% 的患者存在 VAOS，近 7% 的患者一侧椎动脉闭塞或先天性缺如[1]。后循环缺血性卒中或短暂性脑缺血发作（TIA）的患者，超过 30% 的患者一侧或双侧椎动脉起始部严重狭窄。总体而言，近 10% 的后循环缺血性卒中归因于 VAOS[2]。

危险因素

新英格兰医学中心后循环缺血注册研究显示，VAOS 最常见的危险因素包括高血压（75%）、吸烟（50%）和冠状动脉病（48%）。与周围血管病相关的其他危险因素如糖尿病和高血脂等与 VAOS 关系不密切[2,3]。有研究认为高加索男性 VAOS 发病率比其他人种更高[4]。

临床表现

VAOS 导致的后循环缺血性卒中，90% 以上由动脉 - 动脉栓塞造成。常见的与颅外椎动脉病变相关的缺血性症状包括眩晕、复视、视力减退、口周感觉异常、耳鸣、头痛和共济失调[5]。这些症状一般较模糊，易被忽视，或归因于其他良性疾病。大栓子所致的灾难性卒中可导致轻偏瘫、闭锁综合征、昏迷甚至死亡。VAOS 导致短暂性低灌注而表现后循环 TIA 相对少见；在这些患者中，体位性低血压和解剖阻塞可能是诱发或加剧症状的重要因素。

自然病程

孤立、无症状的 VAOS 可呈良性的自然病程[3]。

Moufarrij 和同事对 89 名 VAOS 患者进行了平均 4.6 年的随访研究。随访期间，仅有 2 名患者发生后循环缺血性卒中。但这些患者的 5 年生存率仅 60%，而年龄匹配的对照组的存活率为 87%；VAOS 患者的死亡率增加很大程度上归因于全身性血管病，53% 死于心脏病，20% 死于前循环卒中。

根据症状性颈动脉病变的相关文献，可以推测症状性 VAOS 比无症状 VAOS 的病程更具危害性；但目前尚无相关的文献支持。颈动脉和椎动脉腔内血管成形术研究（CAVATAS）[6] 是迄今唯一的关于症状性 VAOS 血管内治疗和药物治疗的随机对照研究；在平均 4.7 年的随访中，2 组患者均未发生后循环卒中；研究认为即使症状性 VAOS 也可呈现良性病程，没有证据表明血管内干预优于药物治疗。

VAOS 的药物治疗

血压管理

强有力的证据表明，即使适度缓解系统性高血压也可大大降低二次卒中的风险。例如，PROGRESS（Perindopril pROtection aGainst REcurrent Stroke Study）试验证实，血管紧张素转化酶抑制剂（ACEI）和噻嗪类利尿剂联合应用使血压平均降低 12/5 mmHg，卒中复发的风险降低 43%[7]。

急性卒中患者经常出现高血压，但多在发病后 24～48 小时内逐渐缓解。Castillo 等[8] 研究发现，卒中后 24 小时内的平均血压与卒中的预后呈 U 形关系，平均收缩压 180 mmHg 时预后最佳。收缩压 > 200 mmHg 或 < 160 mmHg 时，相当多的患者梗死体积较大，神经功能结局较差。基于此研究结果，不建议卒中后 24 小时内快速降低收缩压至 180 mmHg 以下。但对于静脉溶栓治疗的患者，其收缩压必须降至 180 mmHg 以下，因为血压超过 185/110 mmHg 将显著增加脑出血的风险。

他汀类药物

2 项大型临床试验的结果表明，他汀类药物可降低初发和复发卒中的风险。心脏保护研究（HPS）中，20 536 名有高血压、血管病变和糖尿病等卒中风险因素的患者被随机分配接受 40 mg 辛伐他汀或安慰剂治疗。在 5 年随访期结束时，治疗组初发卒中的风险降低了 25%。SPARCL[10] 中，6 个月内有卒中或 TIA 病史的患者被随机分配接受 80 mg 阿托伐他汀或安慰剂治疗，在 5 年的随访期间，阿托伐他汀治疗组卒中复发风险相对降低了 18%。有趣的是，阿托伐他汀治疗的患者出血性卒中的风险相对增加，但 HPS 试验未观察到此现象。

基于这 2 项研究的数据，所有伴缺血性中风危险因素的患者，包括 VAOS，都应接受他汀类药物治疗。除降低总胆固醇外，他汀类药物还有助于稳定斑块，阻止或逆转动脉粥样硬化，改善动脉内皮功能。此外，他汀类药物显著降低伴血管危险因素的患者心脏事件的风险，而心脏事件是此类患者死亡和卒中复发的主要根源。

VAOS 的血供重建

外科血供重建

由经验丰富的血管外科医师进行 VAOS 的外科血供重建的风险是可接受的[11]。围手术期死亡和术中发生卒中的情况较罕见（< 2%）[11]。尽管如此，血供重建的外科并发症并不少见。最近报道的 29 名采取血管转位或动脉内膜切除术治疗的 VAOS 患者，48% 多多少少有些外科并发症，如 Horner 综合征、喉返神经损伤、乳糜胸等[12]。尽管外科并发症发病率较高，对药物治疗失败且无法采取血管内治疗的患者而言，外科血供重建仍是合理的选择。值得注意的是，外科血供重建的 5 年通畅率高达 80%，明显高于迄今所报道的血管内治疗的通畅率[11]。

VAOS 的血管内治疗

患者准备

与颈动脉病变一样，VAOS 通常是全身性血管病变的标志。毫不奇怪，大多数 VAOS 患者，包括有症状的 VAOS，往往死于心脏疾病。仔细的病史询问和体格检查通常可发现其他健康问题，如充血性心力衰竭或心绞痛，这往往要求介入治疗前进行额外的诊断检查和治疗方案的优化选择。股动脉和周围脉搏触诊，以及 Allen 试验，可帮助发现穿刺径路的潜在问题。心脏功能的生理测试也常常是血管内治疗术前准备的重要内容。

血管成像

无创血管成像

VAOS 诊断通常建立在非侵入性血管成像的基础上。双功能彩色超声成像可以发现椎动脉起始部病变[13]，但无法提供血供重建手术所需的解剖结构细节。CTA 和 MRA 也可显示椎动脉起始部病变。不同无创血管成像对 VAOS 的诊断价值不同[14]，增强

MRA 的敏感性和特异性均优于 CTA。然而在实践中，无创血管成像常常受到胸壁组织、骨及钙化斑块所致伪影的影响。

灌注成像

灌注成像在 VAOS 诊断治疗中的价值尚不明确。多数患者的侧椎动脉即足以保证基底动脉的供血，因此一侧 VAOS 患者发生血流动力学性卒中的情况相对少见。相反，大部分后循环缺血性卒中由粥样硬化斑块本身导致的动脉 - 动脉栓塞造成。对于对侧椎动脉狭窄或发育不全的 VAOS 患者，若怀疑血流动力学综合征，灌注成像对诊断有潜在的应用价值。然而，文献中仅少数病例报告探讨 CT 灌注成像在后循环缺血中的应用价值。

诊断性血管造影

全面的诊断性脑血管造影提供了血管影像资料，有助于临床治疗策略的制定。脑血管造影的目的包括以下方面：

◆ 观察、测量 VAOS 程度和椎动脉起始部的迂曲度。

◆ 评估后循环的侧支循环途径及侧支代偿程度。

◆ 为外科血供重建寻找合适的供体和受体血管，以备不时之需。

◆ 识别血管的解剖变异或其他可能导致后循环缺血的血管病变。

抗血小板治疗

所有准备采取椎动脉支架置入治疗的患者术前需接受双抗血小板治疗，通常常用阿司匹林和氯吡格雷。对于择期手术的患者，术前 1 周开始服用氯吡格雷（每天 75 mg）和阿司匹林（每天 325 mg）。根据美国外科医师学会（ACS）的建议，需急诊支架置入治疗者，术前 8 小时给予氯吡格雷负荷量 300 mg，也可于术前 3 小时给予 600 mg 氯吡格雷[15]。尽管不是所有中心都常规开展血小板聚集试验，且对其价值仍有争议，但血小板聚集试验或许有助于甄别阿司匹林或氯吡格雷抵抗。

麻醉

VAOS 支架置入术通常可在适度镇静的清醒状态下进行。尽管清醒镇静状态下绝大多数患者可以耐受椎动脉起始部血管成形和支架置入治疗，但这并非所有患者的最佳选择。充血性心力衰竭（CHF）、痴呆乃至严重腰椎疾病无法舒适平卧 1 小时以上的患者应考虑采取全身麻醉。对于侧支循环较差、可能无法耐受血管成形时椎动脉临时阻断所致缺血的患者，神经生理监测下的全身麻醉是最佳选择。如果选择全身麻醉，术中体感诱发电位（SSEP）、运动诱发电位（MEP）和脑电图（EEG）监测有利于评估可能发生的局部缺血。术中血压监测袖带应置于同侧，必要时可通过袖带充气阻断上肢血流以提高锁骨下动脉造影时椎动脉及其远端分支的影像清晰度。

穿刺

最便捷、最常用的方法是股总动脉穿刺，当无法采取股动脉穿刺或椎动脉的解剖结构不适合股动脉入路时，也可采取桡动脉或肱动脉穿刺。椎动脉狭窄患者通常伴有其他外周血管疾病（图 33.1）。如果使用导引导管，穿刺成功后置 10 cm 或 25 cm 长的 6F 血管鞘。对于血管非常扭曲的患者，可使用 80 cm 的 Raabe 导引鞘（Cook Medical, Bloomington, IN），其头端置于锁骨下动脉近椎动脉开口处，以提供足够的支撑。

动脉穿刺置鞘成功后，所有患者予静脉肝素抗凝（70 U/kg）。肝素注射 15 分钟后测定活化凝血时间（ACT）（Hemochron ACT analyzer, ITC Nexus Dx, Edison, NJ）。必要时，每小时静脉内追加一定量的肝素，维持 ACT 在 250 ~ 300 秒[16]。

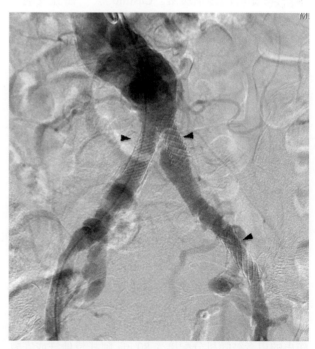

图 33.1 VAOS 患者，远端主动脉造影显示主动脉和髂动脉广泛的粥样硬化。尽管双侧髂动脉和左侧股动脉采取了支架置入治疗（箭镞），仍采取了右侧股总动脉穿刺。

导引导管置入

6F 导引导管（或导引鞘管）持续肝素化盐水灌洗下导入锁骨下动脉近椎动脉开口处。锁骨下动脉造影以了解椎动脉全程状况，测量椎动脉开口病变的长度和椎动脉的正常管径以指导球囊和支架的选择。还应评估颅内血管的血流状态及其术前的基线解剖结构，以利于支架置入后造影评估是否发生远端血管的栓塞。有时，主动脉弓解剖不能为锁骨下动脉近端的导引导管提供足够的支撑。这种情况下可采取"双导丝技术"以获得额外支撑。0.018 in 或 0.014 in 的"伙伴导丝"（buddy wire）经导引导管送入肱动脉，术中将导丝留置该处，以防止导引导管滑回主动脉弓（图33.2）。必要时也可采用导引鞘管以提高导引导管的稳定性。

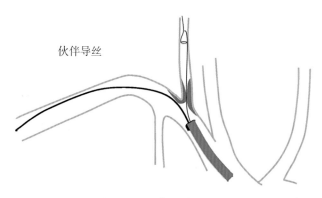

图 33.2 "伙伴导丝"可提高锁骨下动脉内的导引导管的稳定性。"伙伴导丝"常选用长 300 cm 的 0.014 in 或 0.018 in 导丝。

测量

根据狭窄程度和长度，以及狭窄远端血管正常管径的测量选择相应规格的球囊。按 CAVATAS 试验方法，通过下列公式计算狭窄程度（图 33.3）。

$$狭窄率 = 100（1 - A/V）$$

此处，A = 最狭窄处的管腔直径，V = 狭窄远端椎动脉的正常管径。

支架选择

目前没有为椎动脉起始部专门设计的支架。椎动脉起始部发育良好的肌层需要径向支撑力高的支架。在许多情况下，冠状动脉球囊扩张支架由于径向支撑力高、穿越剖面低和扭曲血管的跟踪性好而成为合适的选择。最重要的是，此类支架定位精准。当椎动脉直径超出冠状动脉支架的规格时（一般 > 4 mm），可选用外周支架。快速交换和非快速交换支架都适用于椎动脉起始部狭窄的血管内治疗。单独一位医师手术时，采用标准长度导丝的快速交换支架操作相对更简洁易行。球囊扩张支架的直径应与紧邻狭窄的远端椎动脉直径相同。

SSYLVIA 研究和其他回顾性病例系列研究结果表明，VAOS 球囊扩张支架置入治疗后再狭窄率较高。因此，采用具有抑制内膜增生作用的药物洗脱冠状动脉支架，可以降低 VAOS 支架置入术后支架内再狭窄的风险[17-19]。他克莫司、紫杉醇和西罗莫司涂层支架已成功应用于 VAOS 的血管内治疗[17-21]。Akins

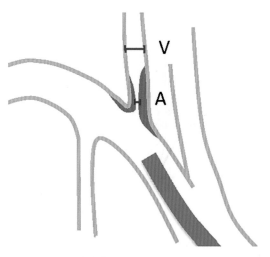

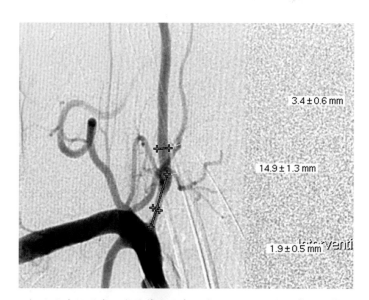

$$狭窄率 = 100（1 - A/V）$$

图 33.3 颈动脉和椎动脉腔内血管成形术研究（CAVATAS）试验采用图中公式计算出狭窄程度。此处，V 为狭窄远端椎动脉的正常参考直径，A 为最狭窄处的管径。球囊扩张支架的直径不超过正常参考直径的 10%。相反，自膨式支架的直径应比参考直径大 1 ~ 2 mm，以防止支架释放后在血管中发生迁移。支架应足够长，应覆盖整个病变部位，并突出 2 ~ 3 mm 至锁骨下动脉以覆盖血管起始部的斑块。

等[21] 对 12 名支架置入治疗的 VAOS 患者随访观察的结果显示，金属裸支架的支架内再狭窄的发生率为 43%（3/7），而他克莫司涂层支架的再狭窄发生率为 0（0/5）。但目前尚缺乏 VAOS 金属裸支架和药物涂层支架置入治疗后支架内再狭窄发生率的随机对照研究。此外，药物涂层冠脉支架最大直径仅为 4.5 mm，直径 > 4.5 mm 的血管不适合使用这类支架。

自膨胀支架可成功用于 VAOS 的治疗，尤其是与支架置入后血管成形术联合应用。自膨胀支架由记忆金属合金制成，比球囊扩张支架更耐受永久性机械变形。当球囊扩张支架置入治疗后支架被弯折或压缩时，重新置入自膨胀支架可帮助恢复血管腔以达到耐久性修复。

自膨胀支架的直径应较正常椎动脉管径大 0.5 ～ 1 mm，保证其适度抵贴血管壁而不发生移位。支架长度应比狭窄病变长 7 ～ 9 mm，以确保完全覆盖病变区域。理想状态下，支架应少许突入锁骨下动脉以覆盖椎动脉开口的斑块。应该小心，不要让支架突入锁骨下动脉超过 2 ～ 3 mm，否则以后需要再次置入支架或经支架处理椎动脉远端病变将会非常困难。自膨胀支架很难像球囊扩张支架那样精确定位，所以应适当放宽自膨胀支架长度以应对潜在不准确性。若自膨胀支架突入锁骨下动脉过多，将增加远端保护装置回收的难度（图 33.4）。

球囊选择

通常情况下，VAOS 球囊血管成形采用适当大小的半顺应性快速交换球囊即可。球囊的直径应为紧邻狭窄的远端正常椎动脉管径的 80% ～ 100%。球囊直径过大可导致灾难性的血管损伤，应该避免。球囊的长度应与将置入的支架相同，球囊扩张时应尽可能避免球囊从病变部位滑脱，即所谓"西瓜籽效应"（watermelon seeding）。不推荐使用顺应性球囊，因为其产生的径向扩张力不足。

与动脉粥样硬化病变不同，血管成形术和支架置入术后再狭窄系内膜增生所致。这些病变通常能抵抗传统球囊的血管成形，因为一旦球囊回抽，内膜增厚层就会引起血管回缩，切割球囊可减少回缩。切割球囊是一种半顺应性球囊，其外表面轴向装有 3 ～ 4 个永久性小型刀片，球囊扩张时刀片以可控方式切割内膜或斑块，防止球囊抽气后血管回缩。刀片切割减少血管成形所需的球囊压力，可减少血管深层损伤和减轻血管成形术后导致内膜增生和再狭窄的炎症反应。切割球囊血管成形术也可谨慎用于球囊抵抗的原发病变，尤其是具有支架置入治疗药物或解剖禁忌的患者。

支架置入步骤

通过病变

若解剖结构允许，远端保护装置通常可直接通过 VAOS（图 33.5）。根据解剖形态对导丝头端进行精心塑形将有助于导丝通过病变进入椎动脉。对于解剖结构扭曲或严重狭窄的患者，可考虑先采用微导管

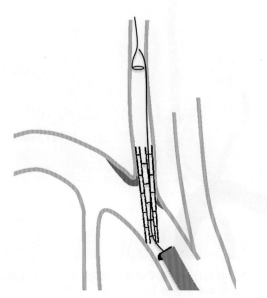

图 33.4 支架突入锁骨下动脉过长将导致远端保护装置回收困难。

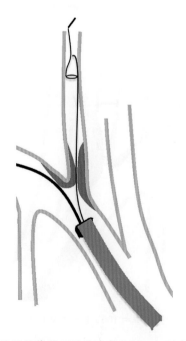

图 33.5 远端保护装置可用于直径 2.25 mm 以上的血管。经微导丝远端血栓保护装置，如 SpideRx，经 0.014 in 微导丝导入，大大降低了病变通过的难度，尤其是重度狭窄或次全闭塞的病变。

和 300 cm 微导丝通过病变，确定远端保护装置导丝通过病变的路径。然后沿微导丝走行，滤器导丝审慎穿越病变。若远端保护装置造成血管夹层或破裂，留置的微导丝可确保进入椎动脉真腔的通路［译者注：若采用 SpideRx（ev3 Endovascular, Plymouth, MN）作为远端保护装置，则可通过 300 cm 微导丝直接将 SpideRx 导入椎动脉 V2 段，然后撤出微导丝，释放保护伞］。

球囊预扩（如有必要）

如果狭窄处管腔 < 1.5 mm，采取小球囊预扩有利于球囊扩张支架或自膨胀支架通过病变。球囊预扩使得狭窄部位管腔内壁变得平滑，有利于支架的精确定位和释放。通常情况下，预扩采用长度足以覆盖病变、直径 2.0 ～ 2.5 mm 的球囊（图 33.6）。

支架释放

药物洗脱球囊扩张冠状动脉支架可预防支架内再狭窄。支架长度应足以超越病变远端 4 ～ 5 mm、突入锁骨下动脉 2 ～ 3 mm（图 33.7）。球囊扩张支架释放后，部分撤退球囊，然后以较大的压力再次扩张，这样可以使突出至锁骨下动脉内的支架近端变得更为开放，这样将来必要时有助于椎动脉病变的再处理（图 33.8）。

球囊后扩（如有必要）

球囊直径应与病变远端紧邻的正常椎动脉内径相同。球囊应避免超出椎动脉支架的远端，否则可能导致血管损伤，冠状动脉支架置入治疗的文献认为超出支架的球囊扩张导致的血管损伤与支架术后再狭窄有关。除恢复动脉管腔外，支架往往可矫直扭曲血管，有助于减少血管扭曲导致的湍流，降低再狭窄风险（图 33.9）。

远端保护装置回收

远端保护装置回收时务必小心，切勿将支架带出。若回收导管无法越过支架近端进入椎动脉，往往可谨慎地将导引导管推送至支架内，然后导入回收导管收回滤器。若导引导管无法越过支架近端进入支架内，则可使用更为灵活柔软的 3.5F 或 4F 诊断导管回收滤器。

血管成形术和支架置入术后再狭窄

VAOS 血管内治疗后再狭窄较为常见。Albuquerque[22] 等报道，33 名 VAOS 患者行球囊血管成形和支架置入治疗，平均随访 16 个月后，支架内再狭窄的发生率高达 43%。切割球囊血管成形术可有效治疗支架内再狭窄，但导丝和切割球囊通过原先置入的支架相对比较困难。为了便于再次血管内治疗，应尽可能避免支架末端弯曲或支架近端过度突入锁骨下动脉。这一点闭环支架尤为重要，因为此时导丝很难或几乎无法通过支架尖端进入椎动脉内。

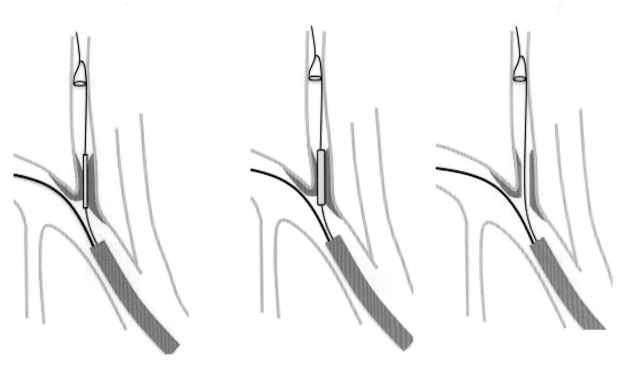

图 33.6 球囊预扩使得狭窄部位管腔更为通畅、内壁更为平坦，有助于支架通过病变及支架释放的精确定位。

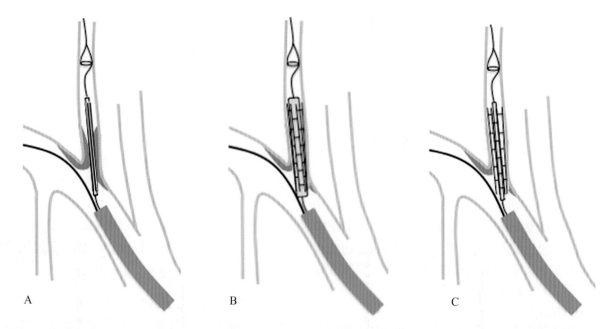

图 33.7　球囊扩张支架的释放步骤：（A）支架导入及定位。（B）球囊加压扩张以释放支架。（C）球囊撤压回缩，支架留在原位。

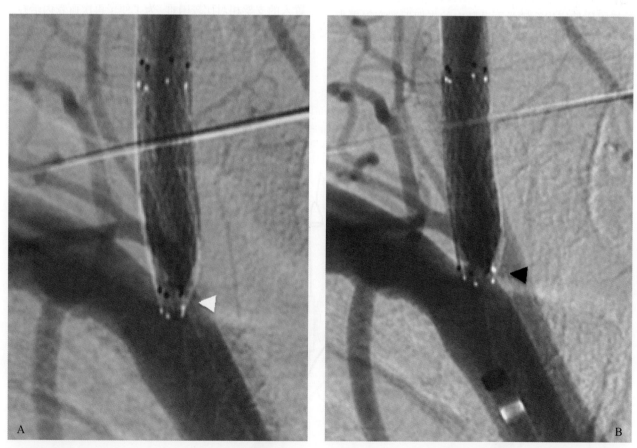

图 33.8　（A）部分病例支架释放后，支架近端未充分扩张（白色箭头）。（B）部分回撤球囊后以更高的压力再次扩张球囊，支架近端成形明显改善，以便将来必要时再处理（黑色箭头）。应注意的是，自膨胀支架释放时在锁骨下动脉内预留应相对多些，因为自膨胀支架在展开的最后阶段有向前推进的倾向，这是自膨胀支架的通病。

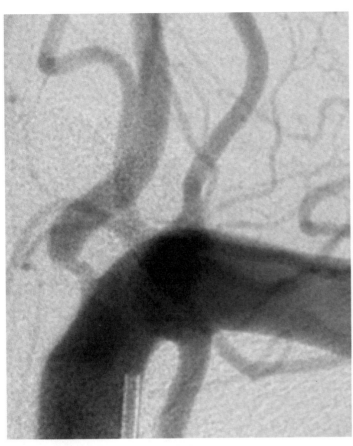
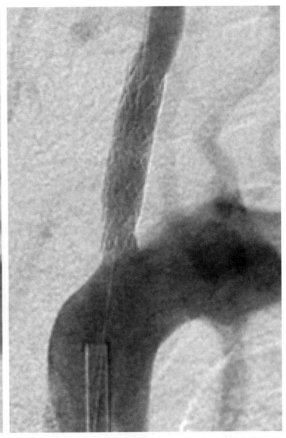

治疗前　　　　　　　　　　　　　　　　　治疗后

图33.9 除解除狭窄、恢复正常血管腔之外，支架往往可以矫直血管，有助于减少血管扭曲导致的湍流，并降低再狭窄风险。

避免并发症

VAOS患者常伴发心血管和外周血管疾病。介入治疗前应考虑全面的医学筛检，避免发生围手术期心肌梗死（MI）、CHF或肾衰竭。

术前抗血小板治疗、术中抗凝治疗、选择合适的远端保护装置，以及良好的导管技术是防止缺血事件的关键。

选择直径相当于正常血管内径80%～100%的球囊，可避免血管夹层或破裂。

除远端保护装置之外，必要时"伙伴导丝"可越过病变，留置在椎动脉。除提供额外的支撑，如果插入或回收远端保护装置的过程中造成血管损伤，"伙伴导丝"可确保进入血管真腔的通路（见病例3）。

准备好鱼精蛋白和合适的顺应性球囊，血管破裂发生时，可挽救患者生命。

病例解析

病例1

患者，男性，55岁，右利手；既往有药物控制的高血压病史。因突发眩晕伴恶心、呕吐，以及左手轻度共济失调2天来院急诊。CT平扫显示左侧小脑后下动脉（PICA）供血区亚急性梗死。CTA提示左椎动脉可能终止于PICA，且远端闭塞。DSA显示右椎动脉起始部重度狭窄，邻近PICA开口V4段近端狭窄。左椎动脉源于主动脉弓，且发育不全（图33.10）。

因左椎动脉为孤立型，远端闭塞，梗死仅见于左侧PICA分布区，右椎动脉病变貌似无症状。因此决定采取阿司匹林、氯吡格雷和辛伐他汀治疗。72小时后，患者症状缓解并出院回家。6周后随访，患者诉其间歇性眩晕及短暂复视1次。鉴于强化药物治疗后症状仍反复发作，且起始部病变较V4段狭窄更严重，建议患者行右椎动脉起始部病变血管内治疗。

清醒、镇静状态下，右股总动脉穿刺成功后置入长10 cm的6F血管鞘（Glidesheath, Terumo Medical, Somerset, NJ）。内衬3.5F JB2导引导管（MicroVention）的6F Chaperon导引导管（Micro Vention, Tustin, CA）在肝素生理盐水持续灌洗下插入至右锁骨下动脉临近椎动脉开口处，撤出JB2导引导管，根据诊断性血管造影选择合适的工作角。静脉给予 6 000 U 肝素，保证 ACT > 250 秒。高清晰度路图下，塑形后的 EPI Filterwire EX 保护伞（Boston Scientific, Natick, MA）审慎通过狭窄推送至相对平直的椎动脉 V2 段中部，打开保护伞。导丝将 4 mm×20 mm 的 Xpert 支架（Abbott Laboratories, Abbott Park, IL）推送至狭窄处，

经造影证实定位准确后释放支架；复查造影显示支架中部呈明显的细腰（残余狭窄）。继以 4 mm×20 mm Maverick 球囊（Boston Scientific）后扩，造影证实残余狭窄 < 10%（图 33.11），最后收回保护伞。远端病变未处理。术后继续维持阿司匹林、氯吡格雷和阿托伐他汀治疗，患者无新发后循环缺血事件。

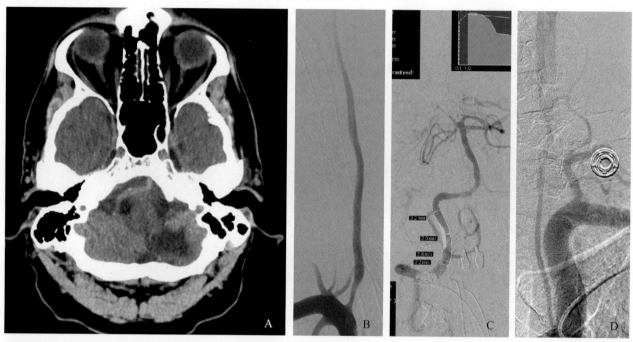

图 33.10　（A）CT 平扫显示左侧小脑后下动脉（PICA）供血区小脑梗死。（B）右锁骨下动脉造影显示右椎动脉起始部重度狭窄（70%）。（C）右锁骨下动脉造影显示 PICA 发出前，邻近其开口的 V4 段中度狭窄。（D）左椎动脉直接源于主动脉弓，为非优势血管。左椎动脉造影剂排空延迟，远端未显影，提示远端闭塞。

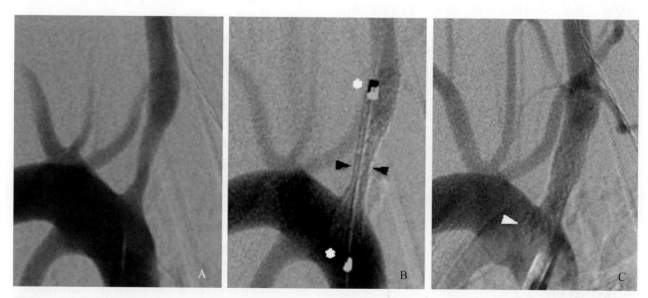

图 33.11　（A）介入治疗前血管造影显示右椎动脉起始部重度狭窄（70%）。（B）置入自膨胀 Xpert 支架，（Abbott Laboratories, Abbott Park, IL），支架中部遗留明显的细腰（黑色箭镞），也即存在明显的残余狭窄。Maverick 球囊（Boston Scientific, Natick, MA）导入并横跨支架细腰（白色星号），准备后扩。（C）球囊后扩后复查造影，残余狭窄基本消失。应注意，支架应突入锁骨下动脉少许，确保覆盖椎动脉开口病变（白箭镞）。

病例 2

患者，男性，51 岁，右利手；既往有药物控制的高血压病史。进行性视物模糊、眩晕和步态不稳 6 个月。上个月患者症状进一步加重，使其无法工作；CTA 显示双侧 VAOS（图 33.12）；开始服用阿司匹林、氯吡格雷和阿托伐他汀。1 周内患者因症状复发再次就诊。DSA 证实左椎动脉起始部重度狭窄（70%），

右椎动脉起始部狭窄 60%（图 33.13）。因左侧椎动脉为优势血管，决定左侧 VAOS 行球囊血管成形和支架置入治疗。

诊断性造影导管插入左锁骨下动脉，0.035 in 超硬交换导丝送入左肱动脉。固定超硬交换导丝，撤出造影导管及导引器。肝素生理盐水持续灌洗下，经超硬交换导丝插入 6F Raabe 导引鞘管（Cook Medical，

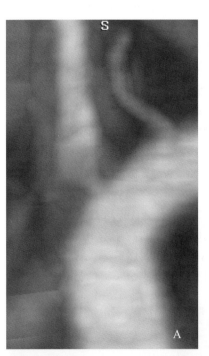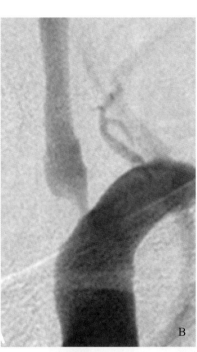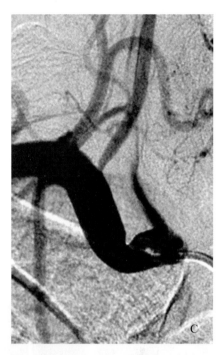

图 33.12 （A）CTA 显示左椎动脉起始部重度狭窄，左侧椎动脉优势。（B）DSA 证实左侧椎动脉起始部严重狭窄。（C）右椎动脉起始部中度狭窄。

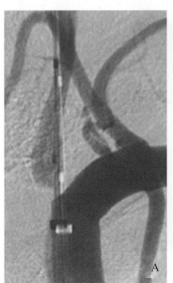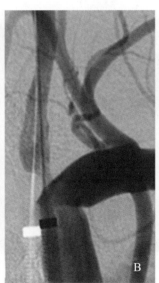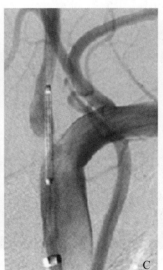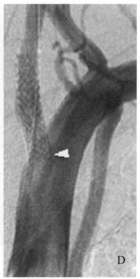

图 33.13 （A）2.5 mm Maverick 球囊（Boston Scientific）位于病变远端椎动脉内（虚线矩形）。球囊扩张前将回撤并横跨狭窄病变。（B）球囊预扩后，狭窄改善。（C）球囊扩张 Promus 支架（Boston Scientific）插入至狭窄部位。（D）支架置入后，狭窄完全消失。注意支架突入锁骨下动脉少许（白色箭头）。

Bloomington, IN）至左锁骨下动脉。撤出超硬交换导丝，静脉给予肝素（100 U/kg）。300 cm Filterwire EZ 保护伞（Boston Scientific）审慎越过病变送入左椎动脉 V2 段中部，释放保护伞。用 2.5×40 mm Maverick 球囊（Boston Scientific）预扩，然后送入 3.5 mm×18 mm Promus 球囊扩张支架（Boston Scientific），精确定位后释放（图 33.14）。最后收回远端血管保护装置。

术后患者眩晕和共济失调缓解，但是视物模糊无明显改善。神经眼科医师检查未发现视网膜和颅神经缺血性损伤证据。光学矫正后患者视力 20/20。2 个月后 DSA 和颅脑 MRI 复查未发现梗死、支架内狭窄及前循环病变的证据。患者仍诉视物模糊，但是眩晕和共济失调缓解后患者已可继续工作。

病例 3

患者，男性，78 岁，右利手；既往有周围性血管疾病和渐进性平衡障碍病史。因突发口齿不清来院急诊。磁共振弥散加权成像显示后循环供血区有 2 个小的梗死灶。MRA 显示后循环血管信号明显衰减，提示包括基底动脉在内的后循环血流量下降。经阿司匹林和氯吡格雷治疗后好转出院。2 周后患者因间歇性步态共济失调、口齿不清和视力改变再次入院治疗。CTA 和 CT 灌注扫描显示，左椎动脉起始部严重钙化，后循环灌注相对不足（图 33.14）。右侧椎动脉起始部闭塞，颈部肌肉血管侧支代偿，远端血管部分显影（未插图）。

清醒镇静下经导引鞘管造影确认左侧椎动脉起始部重度狭窄。由于 V1 段扭曲，且粥样硬化斑块内高度钙化，计划仅行球囊血管成形术。为确保并发动脉夹层时进入真腔的径路，300 cm 的 0.014 in Asahi Prowater 导丝（Abbott Laboratories）先行越过狭窄送至椎动脉 V2 段远端。然后，沿 Asahi Prowater 导丝行程，300 cm 的 Filterwire EZ 保护伞（Boston Scientific）越过狭窄送至椎动脉 V2 段中部。3.5 mm×20 mm 的 Maverick 球囊（Boston Scientific）行球囊血管成形。由于血管痉挛，Filterwire 自身的回收导管回收保护伞失败。改用 4F 诊断性造影导管收回保护伞。保护伞收回后造影发现椎动脉起始部球囊血管成形处造影剂外渗，经"伙伴导丝"在椎动脉起始段置入 Jostent 覆膜支架（Abbott Laboratories）后出血终止。最后动脉内给予维拉帕米 10 mg 以解除椎动脉痉挛，恢复血流（图 33.15）。术后胸部影像证实少量血胸，但对患者没有造成长期的影响。

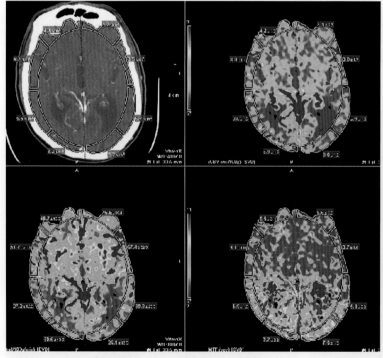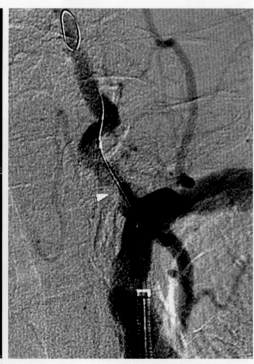

图 33.14　（A）患者有后循环多发性梗死病史。支架治疗前 CT 灌注扫描表明后循环的脑血流量降低、平均通过时间延长。（B）血管内治疗前，锁骨下动脉造影显示左侧椎动脉起始部重度狭窄（白色箭镞）。在送入 Filterwire 保护伞之前，长 300 cm 的 0.014 in "伙伴导丝"先行通过狭窄至椎动脉 V2 段远端。"伙伴导丝"除给导引鞘管提供更强支撑外，可将椎动脉起始段拉直，协助 Filterwire 保护伞通过狭窄；此外，在远端血管保护装置导致血管损伤时，"伙伴导丝"可为补救性治疗提供进入椎动脉真腔的通路。

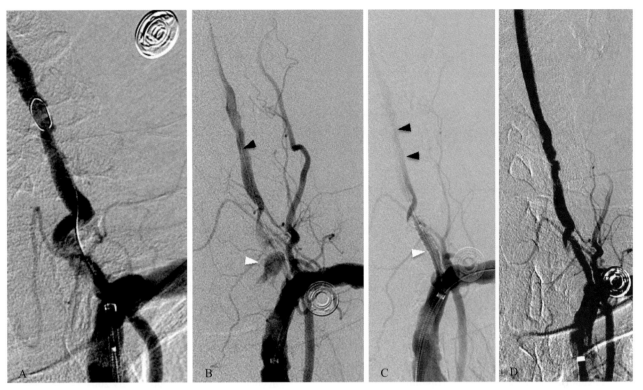

图 33.15 （A）球囊血管成形后椎动脉起始部变通畅，狭窄明显改善，未见造影剂外渗。考虑到 V1 段扭曲，未置入支架。（B）因血管痉挛，回收导管无法通过血管痉挛，改用 4F 造影导管收回保护伞后造影发现球囊血管成形处造影剂外渗（白色箭镞）。0.014 in "伙伴导丝"（黑色箭镞）依稀可见。（C）置入 Jostent 覆膜支架（白色箭镞），造影外渗停止，但支架以远椎动脉前向血流少而缓慢（黑色箭镞）。（D）动脉内给予维拉帕米 10 mg 后，复查造影，椎动脉前向血流恢复正常。

结论

外周血管疾病患者常伴 VAOS。VAOS 的一线治疗是联合抗血小板治疗、他汀类药物治疗，以及危险因素的控制。药物治疗失败且狭窄＞50% 的患者应考虑球囊血管成形和支架置入治疗。球囊扩张药物涂层支架可降低 VAOS 支架置入治疗后支架内再狭窄的风险。远端血栓保护装置适用于 VAOS 的血管内治疗，可降低远端血管栓塞的风险。

参考文献

[1] Hennerici M, Aulich A, Sandmann W, Freund HJ. Incidence of asymptomatic extracranial arterial disease. Stroke 1981;12:750-758

[2] Wityk RJ, Chang HM, Rosengart A, et al. Proximal extracranial vertebral artery disease in the New England Medical Center Posterior Circulation Registry. Arch Neurol 1998;55:470-478

[3] Moufarrij NA, Little JR, Furlan AJ, Williams G, Marzewski DJ. Vertebral artery stenosis: long-term follow-up. Stroke 1984;15:260-263

[4] Caplan LR, Wityk RJ, Glass TA, et al. New England Medical Center Posterior Circulation registry. Ann Neurol 2004;56:389-398

[5] Wehman JC, Hanel RA, Guidot CA, Guterman LR, Hopkins LN. Atherosclerotic occlusive extracranial vertebral artery disease: indications for intervention, endovascular techniques, short-term and long-term results. J Interv Cardiol 2004;17:219-232

[6] Coward LJ, McCabe DJH, Ederle J, Featherstone RL, Clifton AC, Brown MM; CAVATAS Investigators. Long-term outcome after angioplasty and stenting for symptomatic vertebral artery stenosis compared with medical treatment in the Carotid And Vertebral Artery Transluminal Angioplasty Study (CAVATAS): a randomized trial. Stroke 2007;38:1526-1530

[7] PROGRESS Collaborative Group. Randomised trial of a perindoprilbased blood-pressure-lowering regimen among 6,105 individuals with previous stroke or transient ischaemic attack. Lancet 2001;358:1033-1041

[8] Castillo J, Leira R, García MM, Serena J, Blanco M, Dávalos A. Blood pressure decrease during the acute phase of ischemic stroke is associated with brain injury and poor

stroke outcome. Stroke 2004;35:520-526

［9］Adams HP Jr, del Zoppo G, Alberts MJ, et al; American Heart Association; American Stroke Association Stroke Council; Clinical Cardiology Council; Cardiovascular Radiology and Intervention Council; Atherosclerotic Peripheral Vascular Disease and Quality of Care Outcomes in Research Interdisciplinary Working Groups. Guidelines for the early management of adults with ischemic stroke: a guideline from the American Heart Association/American Stroke Association Stroke Council, Clinical Cardiology Council, Cardiovascular Radiology and Intervention Council, and the Atherosclerotic Peripheral Vascular Disease and Quality of Care Outcomes in Research Interdisciplinary Working Groups: the American Academy of Neurology affirms the value of this guideline as an educational tool for neurologists. Stroke 2007;38:1655-1711

［10］Amarenco P, Bogousslavsky J, Callahan A Ⅲ , et al; Stroke Prevention by Aggressive Reduction in Cholesterol Levels (SPARCL) Investigators. High-dose atorvastatin after stroke or transient ischemic attack. N Engl J Med 2006;355:549-559

［11］Berguer R, Flynn LM, Kline RA, Caplan L. Surgical reconstruction of the extracranial vertebral artery: management and outcome. J Vasc Surg 2000;31(1 Pt 1):9-18

［12］Hanel RA, Brasiliense LB, Spetzler RF. Microsurgical revascularization of proximal vertebral artery: a single-center, single-operator analysis. Neurosurgery 2009;64:1043-1050, discussion 1051

［13］Hua Y, Meng XF, Jia LY, et al. Color Doppler imaging evaluation of proximal vertebral artery stenosis. AJR Am J Roentgenol 2009;193:1434-1438

［14］Khan S, Rich P, Clifton A, Markus HS. Noninvasive detection of vertebral artery stenosis: a comparison of contrast-enhanced MR angiography, CT angiography, and ultrasound. Stroke 2009;40:3499-3503

［15］Park SJ, Lee SW. Optimal management of platelet function after coronary stenting. Curr Treat Options Cardiovasc Med 2007;9:37-45

［16］Saw J, Bajzer C, Casserly IP, et al. Evaluating the optimal activated clotting time during carotid artery stenting. Am J Cardiol 2006;97:1657-1660

［17］Edgell RC, Yavagal DR, Drazin D, Olivera R, Boulos AS. Treatment of vertebral artery origin stenosis with anti-proliferative drug-eluting stents. J Neuroimaging 2010;20:175-179

［18］Boulos AS, Agner C, Deshaies EM. Preliminary evidence supporting the safety of drug-eluting stents in neurovascular disease. Neurol Res 2005;27(Suppl 1):S95-S102

［19］Boulos AS, Levy EI, Bendok BR, et al. Evolution of neuroendovascular intervention: are view of advancement in device technology. Neurosurgery 2004;54:238-252

［20］Lin YH, Hung CS, Tseng WY, et al; National Taiwan University Carotid Artery and Vertebral Artery Stenosis (NTU CAVAS) Study Group. Safety and feasibility of drug-eluting stent implantation at vertebral artery origin: the first case series in Asians. J Formos Med Assoc 2008;107:253-258

［21］Akins PT, Kerber CW, Pakbaz RS. Stenting of vertebral artery origin atherosclerosis in high-risk patients: bare or coated? A single-center consecutive case series. J Invasive Cardiol 2008;20:14-20

［22］Albuquerque FC, Fiorella D, Han P, Spetzler RF, McDougall CG. A reappraisal of angioplasty and stenting for the treatment of vertebral origin stenosis. Neurosurgery 2003;53:607-614, discussion 614-616

第 34 章

脑血管痉挛的治疗
——血管舒张药和血管成形术

Aditya S. Pandey, Neeraj Chaudhary, W. Christopher Fox, Byron Gregory Thompson, and Joseph J. Gemmete

■韩云飞 译 ■张仁良 校

要点

◆ 通过增加血容量、升高平均动脉压和降低颅内压以最大限度改善脑灌注压。

◆ 头颅 CT 扫描明确脑梗死或出血诊断，以诠释临床症状。

◆ 对于难治性持续性血管痉挛，脑血管造影术后可局部给予血管扩张药或采取机械血管成形以解除血管痉挛；时间是关键。

动脉瘤性蛛网膜下腔出血（SAH）后脑血管痉挛最常发生于 SAH 后 4～14 天，是迟发的可逆性颅内动脉狭窄，可致永久性的缺血性脑损伤。尽管多年来 SAH 后脑血管痉挛是许多研究和临床工作的重点，脑血管痉挛仍然难以治疗，是脑动脉瘤破裂患者死亡和致残的主要原因。血管造影证实多达 70% 的 SAH 患者继发脑血管痉挛，其中一半继发症状性脑缺血改变。既往文献报道，脑血管痉挛的病死率 30%～70%，继发严重神经功能缺损者 10%～20%[1, 2]。

随着诊断和介入技术的进步，估计动脉瘤性 SAH 患者的严重残疾和死亡率 5%～9%，其中 12%～17% 由继发性脑血管痉挛导致[3, 4]。脑血管痉挛的病理生理机制尚不明确，很难预测哪些患者 SAH 后会发生血管痉挛。研究表明，Hunt & Hess 分级、Fisher 评分、高血压、吸烟、吸食可卡因、年龄（40～59 岁）以及 TCD 示 MCA 血流速度早期升高

是血管痉挛的独立危险因素[4]。脑性盐耗也与血管痉挛有关。本章将讨论脑血管痉挛药物和血管内的预防和治疗。

血管痉挛的预防和药物治疗

动脉瘤性 SAH 后脑血管痉挛是否需要预防性治疗目前仍存在争议，不同医疗机构间的差异很大。钙通道阻滞剂、静脉注射镁剂、羟甲基戊二酰辅酶 A（HMG CoA）还原酶抑制剂（他汀类）都被用于预防和治疗血管痉挛。此外，3H（高血容量、高血压和血液稀释）治疗多年来一直是脑血管痉挛治疗的中流砥柱。在作者所在中心，只要患者没有充血性心力衰竭和严重的肺部疾病等明显禁忌证，脑动脉瘤处理后即启动 3H 治疗。作者预防性使用尼莫地平和硫酸镁，随着新数据的出现，正在考虑他汀类药物的使用。

钙通道阻滞剂

研究显示，钙通道阻滞剂能够使 SAH 后脑梗死的发生率降低 34%，不良预后率下降 40%[5]。钙通道阻滞剂使用的生理基础：血管平滑肌收缩的核心事件是钙离子大量内流入细胞内，研究证实 SAH 后血管平滑肌痉挛由钙离子内流所致[6]。钙离子内流继而激发一系列下游事件，包括自由基形成，致血管收缩的前列腺素类产生，肌球蛋白轻链激酶的活化，最终引起平滑肌收缩。SAH 后最常用的钙通道阻滞剂尼莫地平对脑血管有一定的特异性。多个试验表明，尽管尼莫地平可能不会改善脑血管造影结果，但可显著改善 SAH 后脑血管痉挛的预后。

镁剂

产科医师使用镁剂治疗子痫，认为镁可改变钙生理功能，从而改变子宫的血管张力。镁离子与钙离子竞争钙通道的钙结合位点，抑制钙离子内流，从而防止血管平滑肌收缩，保持血管舒张。硫酸镁预防脑血管痉挛已经作为 I 类证据推荐。Westermaier 等研究证实硫酸镁能够显著减少 SAH 后脑缺血事件的发生率[7]。

3H 治疗

扩容、升压、血液稀释治疗（3H 治疗）长期以来一直是动脉瘤性 SAH 药物治疗的基石。3H 治疗的基本原理在于维持高循环血容量、高灌注压和低血黏度，增加脑血管收缩时的脑血流量。虽然健康成年人的心排血量变化不改变局部脑血流，但确实影响脑血管痉挛患者的脑血流量。尽管在正常健康成人改变心脏排血量，并不改变局部脑血流，但它们的确会影响脑血管痉挛患者的脑血流量。作者的目标是根据中心静脉压/肺动脉楔压这一比值维持等容量的同时保持高心排血量输出量。

绝大多数 SAH 患者采取中心静脉置管，这样可以密切监测中心静脉压，保证优化扩容的同时避免肺水肿。作者倾向于中心静脉压维持在 8 ~ 12 mmHg，但中心静脉压是高度个体化的，必须与每名患者的临床发现相结合。伴有心肺疾病的患者可能需要采用 Swan Ganz 导管进行评估，这些患者理想的静脉压需要和理想的心排血量相适应。一项包含 184 名患者的病例系列研究显示，使用肺动脉导管的患者中，导管相关性败血症的发生率 13%，充血性心力衰竭的发生率 2%，锁骨下静脉血栓的发生率 1.3%，气胸的发生率 1%[8]。大部分 SAH 患者需要有创血压监测。动脉瘤夹闭后或弹簧圈填塞后脑血管痉挛期，只要患者的收缩压不超过 200 mmHg，作者常常不干预患者的血压。红细胞输注的作用尚不明确，但是输注红细胞确实可以提高携氧能力。

血管内治疗

血管内治疗采用选择性动脉内注入血管舒张剂或球囊血管成形术以解除内科治疗无法缓解的症状性血管痉挛，以防止经脑血管造影证实的与痉挛血管相符的神经功能缺损。因脑血管痉挛拟采取脑血管成形术的患者均必须首先行头颅 CT 扫描，评估出血和可能痉挛血管供血区低密度灶的情况。血管直径缩小 25% ~ 50% 的血管痉挛可采取选择性动脉内注入血管舒张药以缓解痉挛。血管直径减少 50% 以上者可采取球囊血管成形术和选择性动脉内注入血管舒张药联合治疗。脑血管痉挛血管内治疗的时间窗非常苛刻，在因脑血管痉挛而出现症状的 2 小时内必须采取相应措施以解除痉挛，恢复血流[9]。

选择性动脉内血管舒张药（表 34.1）

罂粟碱

罂粟碱是目前药理学研究最多的动脉内制剂。罂粟碱是一种阿片生物碱，它可以调节血管平滑肌细胞内环磷酸腺苷的水平[10]。半衰期约 2 小时。Hoh 和 Ogilvy 在回顾脑血管痉挛动脉内药物治疗时报道，罂粟碱仅使 43% 的患者临床症状改善。由于半衰期短，其治疗效应极其短暂，因此需要多次给药，这可导致并发症的风险增高。Platz 等最近报道 1 例动脉内使用罂粟碱后自发性脑出血的病例[12]；他们猜测，局部高浓度罂粟碱导致血脑屏障被破坏，从而继发颅内出血。此外，最近 Pennings 等[13] 报道了动脉瘤手术过程中局部使用罂粟碱后大脑皮质微血管的反常反应，14 名患者中的 2 名在使用罂粟碱后出现反弹式血管收缩。

表 34.1 动脉内治疗血管痉挛的药物

药物名称	每个血管区域动脉内给药标准剂量	半衰期（小时）	副作用
罂粟碱	300 mg，浓度 0.3% 给药时间 > 20 分钟	2 小时	皮质坏死、永久性神经功能缺损、颅内压升高、低血压
维拉帕米	10 mg，1 ~ 2 mg 团注 团注时间 > 2 分钟	7 小时	颅内压升高
尼莫地平	1 ~ 3 mg，浓度 25% 注射时间 > 10 ~ 30 分钟 多个血管的累计剂量 ≤ 5 mg	9 小时	颅内压升高
尼卡地平	20 mg，浓度 0.2 ~ 0.5 mg/mL	16 小时	颅内压升高

经动脉内使用罂粟碱的剂量和持续时间变化范围较大[13]。Firlik 等研究表明选择性动脉内使用罂粟碱治疗动脉瘤性 SAH 后血管痉挛时，患者的临床反应和血管造影图像之间没有相关性[14]；研究共纳入 15 名动脉瘤性 SAH 后血管痉挛患者，23 处血管痉挛采取选择性动脉内罂粟碱治疗，18 处获得血管造影影像的部分改善；但仅 6 处痉挛缓解后相应的临床症状显著改善，另外 17 处罂粟碱治疗后临床症状没有或仅轻微改善。

盐酸罂粟碱注射液的浓度 3%（30 mg/mL, pH 3.3）。3% 的罂粟碱与 3% 或 0.3% 的人类血清混合时，罂粟碱可能形成晶体沉淀，晶粒大小 100 μm；罂粟碱与每升 2 000～10 000 U 的肝素化盐水混合时也可以看到沉淀。标准的罂粟碱灌注浓度为 0.3%，将 300 mg 的罂粟碱溶于 100 mL 的生理盐水中。单个血管区域灌注全部剂量 300 mg 的罂粟碱所需时间应超过 20～30 分钟。如果不止一个血管区域，可以额外再输注 300 mg。前循环输注罂粟碱时给药导管需放置在眼动脉以远，防止可能的罂粟碱结晶进入视网膜血管。后循环给药时导管需越过小脑前下动脉起始部，以防止延髓下段负责呼吸循环调节的神经核受影响而引起呼吸抑制或潜在的心功能障碍。输注罂粟碱可引起低血压和颅内压的升高，因此需密切监测相关参数。

动脉注射罂粟碱的副作用还包括短暂性神经功能缺损，如瞳孔散大、短暂性偏瘫和呼吸抑制。鉴于罂粟碱的半衰期较短，对局部脑血管的作用极短暂，且有明显的副作用，作者所在中心已不再使用罂粟碱化学血管成形术。

钙通道阻滞剂

由于罂粟碱相关的并发症较多，应用钙通道阻滞剂（维拉帕米、尼莫地平和尼卡地平）治疗脑血管痉挛变得更为普遍。但 FDA 尚未批准上述药物动脉内直接应用于脑血管。

维拉帕米

维拉帕米是一种苯烷基胺类钙通道阻滞剂，抑制动脉血管壁平滑肌细胞的电压依赖性钙通道，引起血管舒张；其半衰期大约 7 小时。Feng 等[15] 报道了 29 名 SAH 后脑血管痉挛患者选择性动脉使用维拉帕米的经验，52% 的患者单独应用维拉帕米，其中 44% 的患者出现血管直径增大，33% 表现出神经功能改善，未出现并发症或颅内压力增高问题。维拉帕米的血管舒张效应短暂，目前尚无研究证实患者能够显著受益。

维拉帕米一般采用 1～2 mg 团注的给药方式，

推注时间应大于 2 分钟，每个血管区域最大剂量不超过 10 mg。Keuskamp 等[16] 纳入 10 名患者进行病例系列研究，结果显示，大剂量维拉帕米［每个血管区域总量（41±29）mg］对颅内压、脑灌注压力无明显影响，也无其他副作用；12 个血管区域中的 8 个血管区域脑血管痉挛所致神经功能缺损明显改善。Albanese 等[17] 最近报道了一项同样的纳入 12 名患者的病例系列研究，其结果进一步证实了超大剂量维拉帕米治疗脑血管痉挛的有效性及安全性；他们经留置微导管在每个血管区域平均输注维拉帕米 164.6 mg，12 名患者中 9 名症状改善，仅 1 名患者因颅内压增高超过 20 cm H₂O 而终止输注。

静脉输注维拉帕米的主要副作用是血压升高和心动过缓，然而动脉内注射维拉帕米并未出现血压和心率的显著变化。如上所述，没有文献报道动脉内使用维拉帕米可导致持续很久的或急剧的颅内压增高。从有限的病例研究的结果来看，动脉内使用维拉帕米似乎是安全的，很少有全身不良反应。

尼莫地平

尼莫地平是二氢吡啶类钙通道阻滞剂，药理机制与维拉帕米类似，但半衰期较长，达到 9 小时。数个临床试验的结果已经证实全身应用尼莫地平可改善 SAH 的预后[18]。Hänggi 等[19] 最近分析了尼莫地平选择性动脉内给药对动脉瘤性 SAH 后严重脑血管痉挛的作用；研究共纳入 26 名患者，8 名（30.8%）对选择性动脉内给药没有反应；其余 18 名经血管造影证实对选择性动脉内给药有反应的患者中，7 名发生与痉挛血管相关的新梗死。虽然结果不认为选择性动脉内给予尼莫地平能持续改善患者预后，但他们确实证明动脉内给药有改进脑灌注参数的趋势，且作用可持续 24 小时。他们推断尽管动脉内给予尼莫地平能够产生较罂粟碱长的血管舒张效应，但作用仍然短暂。按照病例数，Hänggi 等证实，11 名临床可评估的患者中，7 例动脉内应用尼莫地平后神经功能状态没有发生改变，神经功能改善的仅 2 例，而另外 2 例格拉斯哥昏迷量表（GCS）评分恶化。这些研究结果与 Biondi 等的研究相反，Biondi 等报道选择性动脉内给予尼莫地平治疗可使 76% 的动脉瘤性 SAH 后脑血管痉挛患者临床症状改善。

尼莫地平 1～3 mg 配以生理盐水 15～45 mL，按每分钟 0.1 mg 的速度缓慢推注。文献报道每个血管区域尼莫地平的总量不超过 5 mg[21]。Kim 等[21] 最近报道了 19 名选择性动脉内给予尼莫地平治疗的患者，结果显示 53 次输注后 42 次出现脑血流改善；

他们使用的尼莫地平浓度为10%，推注速度为每分钟0.1 mg；其主要的系统性副作用包括低血压、皮疹、腹泻和心动过缓。目前尚无报道显示选择性动脉内给予尼莫地平会显著影响心率、血压和颅内压。

尼卡地平

尼卡地平同样是二氢吡啶类钙通道阻滞剂，但半衰期更长，将近16小时。尼卡地平对血管平滑肌具有更高的选择性。数项研究已经表明，静脉持续滴注尼卡地平可显著减少症状性、血管造影的和TCD上的脑血管痉挛的发生率，但其疗效受限于持续的低血压、肺水肿以及肾功能不全等不良反应。Badjatia等[22]研究认为选择性动脉内输注尼卡地平较罂粟碱产生更持久的解痉作用；选择性动脉内尼卡地平治疗能够使42.1%患者的神经功能改善。尽管结果令人鼓舞，但作者强调有6名患者使用尼卡地平后出现颅内压增高。Tejada等[23]最近报道动脉内给予高剂量尼卡地平疗效更佳；他们的每名患者使用尼卡地平总量为10～40 mg，11例中10名患者的GCS评分和格拉斯哥预后量表（GOS）评分得到改善；2个月以上的随访结果表明，动脉内高剂量尼卡地平治疗的并发症较低，10名患者中GOS评分1～2分的有9例。

尼卡地平动脉内给药一般采用生理盐水稀释，浓度0.2 mg/mL，每个血管最大剂量2.5～20 mg[23]。作者推荐尼卡地平浓度0.5 mg/mL，每个血管最大剂量20 mg。

据报道，尼卡地平静脉给药可引起持续性低血压、肺水肿、肾功能不全等不良反应；然而，动脉给药时这些副作用尚未见报道[23]。文献中报道的主要不良反应是颅内压增高，它可通过脑室引流加以控制。Tejada等[23]研究认为选择性动脉内给予高剂量尼卡地平对缓解血管痉挛安全有效。然而他们治疗的11名患者中仅2例进行持续颅内压监测。

其他药物

其他血管舒张药物包括硫酸镁、HMG CoA还原酶抑制剂（他汀类）、NO供体和内皮素1拮抗剂。硫酸镁的神经保护和血管保护作用文献中已大量报道。Shah等[24]最近评估了选择性动脉内联合应用硫酸镁和尼卡地平治疗动脉瘤性SAH后的血管痉挛。他们发现患者对联合应用的耐受性非常好，没有颅内压增高的不良反应。但联合用药的疗效与单独使用尼卡地平的既往类似研究的结果没有明显区别。

腔内球囊血管成形术（表34.2）

动脉瘤性SAH导致脑血管腔狭窄的机制目前尚未明确。炎症反应介导的平滑肌收缩、蛋白质基质链接的改变，以及血管壁胶原蛋白沉积，都可能是导致动脉瘤性SAH后血管狭窄的原因。

1984年Zubkov等首先采取机械扩张的方法治疗SAH后的颅内血管狭窄[25]。他们报道了机械扩张治疗选择性的大血管痉挛患者的结果。自此，颅内血管成形球囊有了极大的发展。球囊血管成形术最主要的限制是无法用于远端脑血管痉挛的治疗。目前认为腔内球囊血管成形术（transluminal balloon angioplasty，TBA）通过扩张血管壁，导致平滑肌纤维形态和功能的改变，从而破坏其收缩功能。细胞水平研究表明TBA后血管壁胶原蛋白基质断裂、内皮细胞压扁，导致血管直径永久性修复。犬和灵长类动物研究证实TBA的这些作用是持久性的。

Eskridge等[26]报道了50名SAH后继发血管痉挛的患者，共处理了170个痉挛动脉节段；结果表明TBA后72小时内仅61%的患者神经功能持续改善。Rosenwasser等[9]试图确定动脉瘤性SAH后血管痉挛治疗的最佳时间窗。他们发现，61%的患者在血管痉挛发生后2小时内接受治疗并获得血管造影的改善，改善者中70%获得持续的临床好转；而在剩下

表34.2 腔内球囊血管成形术常用球囊

球囊导管	技术特点	球囊规格（mm）	制造商	特性
HyperForm	单腔球囊导管	直径：4，7 长度：7	eV3	顺应性较好
HyperGlide	单腔球囊导管	直径：4，5 长度（按直径）： 4/10，4/15，4/20，4/30 5/15，5/20	eV3	相对较硬较长
Gateway	双腔球囊导管	直径：1.5，2.0，2.25，3.0，3.5，4 长度（按直径）：1.5/10，2.0/10 其他直径15，20	波科	相对较硬 但直径较小

39%患者超过2小时后接受治疗,则有88%获得影像学改善,而获得持续的临床改善的仅40%[27]。最近一项Ⅱ期临床试验探讨预防性TBA对于Fisher分级Ⅲ级的SAH患者的作用,结果表明预防性TBA并没显著改善终点事件GOS评分;但是确实存在减少血管痉挛形成或需要治疗性TBA患者的趋势[28]。总之,TBA有益于痉挛血管前向血流的恢复,并可一定程度上改善患者预后。但目前文献仍缺少血管痉挛TBA治疗的Ⅰ级证据。

适合TBA治疗的典型部位包括椎动脉、基底动脉、颈内动脉床突段、大脑中动脉M1段;其他因血管直径较小而不常使用的部位包括后交通动脉、大脑前动脉A1段、大脑中动脉M2,以及大脑后动脉P1段。一般而言,直径<2 mm的血管,TBA治疗存在血管破裂的风险。因此,小脑后下动脉、小脑前下动脉、大脑前动脉A2段、大脑中动脉M3以及大脑后动脉P2段通常应避免采取TBA治疗。

血管痉挛TBA治疗所使用的球囊包括冠脉球囊和顺应性更佳的颅内球囊。冠状动脉球囊导管由较硬的聚乙烯或尼龙球囊隔膜和双腔的输送杆(一个腔用于球囊扩张,另一个腔通过0.014 in导丝)构成。短的Maverick冠脉球囊(Boston Scientific, Natick, MA)具有良好的操控性,且很少引起血管拉直或扭曲。这些球囊的直径和膨胀压力严格对应。通常2 mm球囊用于大脑中动脉M1段,1.5 mm球囊用于大脑前动脉A1和大脑中动脉M2。专用于颅内动脉的Gateway™球囊系统(Boston Scientific)采取类似的制造技术,直径1.5~4 mm,长度有10、15和20 mm三种规格,该球囊系统专为颅内动脉狭窄球囊扩张成形术而设计。

其他球囊系统使用更软的半渗透性硅树脂/弹性纤维球囊隔膜和更柔韧的单腔输送杆。这种球囊导管通过0.010 in X-Pedion导丝(ev3, Irvine, CA)输送。目前这种设计的球囊有2类:HyperForm(ev3)和HyperGlide(ev3)。HyperForm球囊(4/7×7 mm)比HyperGlide更柔软,后者有4 mm×10/15/20/30 mm和5×15/20 mm多种规格。HyperForm和HyperGlide球囊均为OTW球囊,导管的远端尖顶处有一小阀门,0.010 in导丝穿越球囊导管头端10 cm后阀门封闭。OTW设计球囊截面小、远端到达能力强、导管兼容性卓越。此外,利用机械方式密封球囊,空气管理可更自信和更有效。有些术者选用0.008 in的Mirage(EV3, Irvine, CA)导丝,认为当球囊过度膨胀时,略细的导丝有利于自动泄压,在一定程度上

发挥保护作用。球囊经微导丝进入血管以后,微导丝远端不允许回撤至球囊导管壁内,否则血液可能进入球囊腔内,可导致球囊抽空困难或抽空不足,也可因球囊过度膨胀而导致血管破裂。球囊扩张时由注入液体的容积标化球囊直径,采用高度校准螺纹的1 mL Cadence(eV3)注射器进行球囊扩张,其精度为0.01 mL。操作者在扩张球囊时需非常小心,因为它们可扩张的最大直径较大,所以当球囊扩至血管正常管径时,应该停止进一步扩张。前述所有类型的球囊扩张都应采用按1:1稀释的300 mg/mL碘造影剂生理盐水溶液,既保证球囊扩张全程的可视化,又有利于扩张后球囊的抽空。高浓度造影剂会导致球囊抽空不完全,从而导致血管损伤。

TBA本身有一些潜在的重大风险,包括因球囊直径超过血管直径而导致的血管破裂。严重血管痉挛的患者,因前向血流严重下降,路径常常不清晰,容易导致球囊定位错误;例如,偶尔球囊误入后交通动脉而非颈内动脉床突段,或误入豆纹动脉而非大脑中动脉M1段,这无疑将导致这些血管破裂。TBA还可能导致血管夹层、血栓形成或假性动脉瘤。此外,由于SAH患者多为高凝状态,球囊周围或导管内也容易形成血栓或血小板聚合物。为避免此类并发症,若无禁忌证,TBA治疗过程中应全身肝素化(ACT维持在250秒)。最后,痉挛所致缺血时间过长时,解除血管痉挛后存在出血和再灌注损伤的潜在风险。

当前联合治疗的概念

大血管痉挛的解除与临床预后的改善并不相符,提示解决小血管痉挛可能改善临床预后的关键。然而,血管痉挛导致的大血管狭窄使远端血管血流受限,最终造成选择性动脉内给予的血管舒张药在远端微血管系统中的药物浓度降低,限制血管舒张药物的疗效。理论而言,TBA治疗解除近端大血管痉挛、改善远端脑血流灌注,可提高远端微血管系统血管舒张药物的浓度。目前先采取TBA还是选择性动脉内血管舒张药物尚存争议。一种观点认为先给血管舒张药物有利增加靶血管的近端管径,从而有利于TBA球囊导管的通过和定位。化学血管成形的作用的耐久性尚不得知,目前认为TBA的作用较血管舒张药物更持久。新型球囊TBA和动脉内长效血管舒张药物联合治疗的作用尚需更大的多中心前瞻性随机试验提供Ⅰ级证据资料。

未来的血管内治疗

对动脉瘤性 SAH 后血管痉挛的现象的理解仍在不断发展。更好地理解血管痉挛对大脑的病理生理损伤将有助于了解血管痉挛的现象，从而设计更好的治疗措施以改善患者的预后。采用理想的血管痉挛动物模型以评估各种动脉内血管舒张药物或 TAB 治疗对最终改善患者的预后是非常必要的。动物模型在评估不同治疗方案对于血管痉挛的疗效中扮演重要的作用。

典型病历

患者，女性，25 岁；因前交通动脉动脉瘤破裂、SAH（Hunt & Hess 分级 I 级）转入作者所在中心。采用显微外科动脉瘤夹闭治疗，术后无并发症。SAH 后的第 9 天，患者出现左侧轻偏瘫，头颅 CT 排除急性出血和大面积脑梗死，临床考虑脑血管痉挛。改善脑灌注压和循环血容量后，患者被送至介入中心行诊断性脑血管造影和血管成形术。脑血管造影证实右侧大脑中动脉、大脑前动脉及颈内动脉颅内段严重的血管痉挛（图 34.1），与动脉夹闭术后脑血管造影（图 34.2）相比有血管明显狭窄。立即动脉内给予尼卡地平 10 mg 以使痉挛血管舒张。分别采用 HyperForm 球囊和 Gateway 球囊对右侧大脑中动脉 M1（图 34.3）

和大脑前动脉 A1 段（图 34.4）进行球囊血管成形。通过机械和化学血管成行治疗后颈内动脉颅内段、大脑中动脉 M1 段和大脑前动脉 A1 段痉挛解除（图 34.5）。患者左侧轻偏瘫缓解，出院时无神经功能缺损。

结论

单纯采用药物或联合 TBA 来治疗脑血管痉挛尚无定论。目前倾向于采用长效钙通道阻滞剂联合 TBA 治疗脑血管痉挛。选择性作用于血管内皮且没有显著副作用的新药物仍需更大的前瞻性随机对照试验来证实。改善的血管痉挛动物模型仍需进一步研究证实。这些动物模型帮助作者深入理解 SAH 后脑血管痉挛的发生机制，是优化 SAH 后血管痉挛治疗的基石。

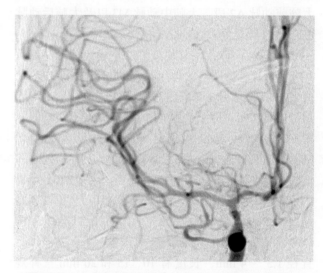

图 34.2 动脉瘤夹闭术后即刻右侧 ICA 前后位造影。

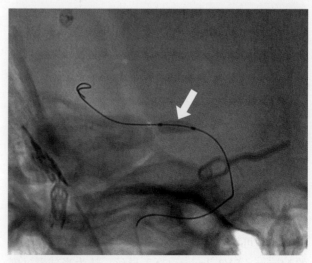

图 34.3 采用 4 mm×7 mm HyperForm 球囊行右侧 MCA M1 段球囊血管成形（白箭头）。

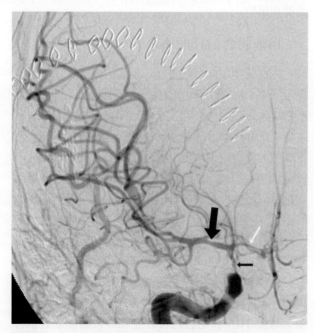

图 34.1 右侧颈内动脉（ICA）前后位造影显示：ICA 床突上段（细的黑箭头）、大脑中动脉（MCA）M1 段（粗的黑箭头）、大脑前动脉（ACA）A1 段（白箭头）血管严重痉挛。

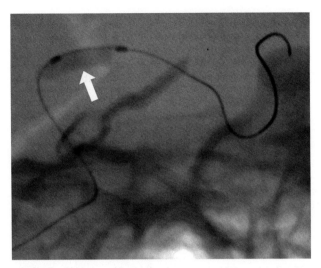

图 34.4 采用 2.5 mm×9 mm Gateway 球囊（白箭头）行右侧 ACA A1 段球囊血管成形。

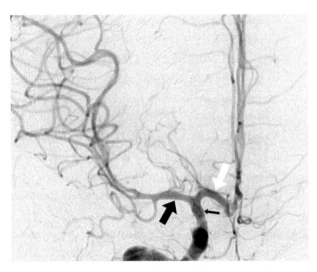

图 34.5 右侧 ICA 前后位造影显示 ICA（细的黑箭头）、MCA（粗的黑箭头）和 ACA（白箭头）血管痉挛解除。

参考文献

［1］Hop JW, Rinkel GJ, Algra A, van Gijn J. Case-fatality rates and functional outcome after subarachnoid hemorrhage: a systematic review. Stroke 1997;28:660-664

［2］Komotar RJ, Zacharia BE, Valhora R, Mocco J, Connolly ES Jr. Advances in vasospasm treatment and prevention. J Neurol Sci 2007;261:134-142

［3］Roos YB, de Haan RJ, Beenen LF, Groen RJ, Albrecht KW, Vermeulen M. Complications and outcome in patients with aneurysmal subarachnoid haemorrhage: a prospective hospital based cohort study in the Netherlands. J Neurol Neurosurg Psychiatry 2000;68:337-341

［4］Zwienenberg-Lee M, Hart5man J, Rudisill N, Muizelaar JP. Endovascular management of cerebral vasospasm. Neurosurgery 2006;59(5 Suppl 3):S139-147; discussion S3-13

［5］Pickard JD, Murray GD, Illingworth R, et al. Effect of oral nimodipine on cerebral infarction and outcome after subarachnoid haemorrhage: British aneurysm nimodipine trial. BMJ 1989;298:636-642

［6］Rothoerl RD, Ringel F. Molecular mechanisms of cerebral vasospasm following aneurysmal SAH. Neurol Res 2007;29:636-642

［7］Westermaier T, et al. Prophylactic intravenous magnesium sulfate for treatment of aneurysmal subarachnoid hemorrhage: a randomized, placebo-controlled, clinical study. Crit Care Med 2010;38:1382-1384

［8］Rosenwasser RH, Jallo JI, Getch CC, Liebman KE. Complications of Swan-Ganz catheterization for hemodynamic monitoring in patients with subarachnoid hemorrhage. Neurosurgery 1995;37:872-875, discussion 875-876

［9］Rosenwasser RH, Armonda RA, Thomas JE, Benitez RP, Gannon PM, Harrop J. Therapeutic modalities for the management of cerebral vasospasm: timing of endovascular options. Neurosurgery 1999;44:975-979, discussion 979-980

［10］Macdonald RL, Weir BK, Young JD, Grace MG. Cytoskeletal and extracellular matrix proteins in cerebral arteries following subarachnoid hemorrhage in monkeys. J Neurosurg 1992;76:81-90

［11］Hoh BL, Ogilvy CS. Endovascular treatment of cerebral vasospasm: transluminal balloon angioplasty, intra-arterial papaverine, and intraarterial nicardipine. Neurosurg Clin N Am 2005;16:501-516, vi vi

［12］Platz J, Baráth K, Keller E, Valavanis A. Disruption of the blood-brain barrier by intra-arterial administration of papaverine: a technical note. Neuroradiology 2008;50:1035-1039

［13］Pennings FA, Albrecht KW, Muizelaar JP, Schuurman PR, Bouma GJ. Abnormal responses of the human cerebral microcirculation to papaverin during aneurysm surgery. Stroke 2009;40:317-320

［14］Firlik KS, Kaufmann AM, Firlik AD, Jungreis CA, Yonas H. Intra-arterial papaverine for the treatment of cerebral vasospasm following aneurysmal subarachnoid hemorrhage. Surg Neurol 1999;51:66-74

［15］Feng L, Fitzsimmons BF, Young WL, et al. Intraarterially administered verapamil as adjunct therapy for cerebral vasospasm: safety and 2-year experience. AJNR Am J Neuroradiol 2002;23:1284-1290

[16] Keuskamp J, Murali R, Chao KH. High-dose intraarterial verapamil in the treatment of cerebral vasospasm after aneurysmal subarachnoid hemorrhage. J Neurosurg 2008;108:458-463

[17] Albanese E, Russo A, Quiroga M, Willis RN Jr, Mericle RA, Ulm AJ. Ultrahigh-dose intraarterial infusion of verapamil through an indwelling microcatheter for medically refractory severe vasospasm: initial experience. J Neurosurg 2010;113:913-922

[18] Barker FG II, Ogilvy CS. Efficacy of prophylactic nimodipine for delayed ischemic deficit after subarachnoid hemorrhage: a metaanalysis. J Neurosurg 1996;84:405-414

[19] Hänggi D, Beseoglu K, Turowski B, Steiger HJ. Feasibility and safety of intrathecal nimodipine on posthaemorrhagic cerebral vasospasm refractory to medical and endovascular therapy. Clin Neurol Neurosurg 2008;110:784-790

[20] Biondi A, Ricciardi GK, Puybasset L, et al. Intra-arterial nimodipine for the treatment of symptomatic cerebral vasospasm after aneurysmal subarachnoid hemorrhage: preliminary results. AJNR Am J Neuroradiol 2004;25:1067-1076

[21] Kim JH, Park IS, Park KB, Kang DH, Hwang SH. Intraarterial nimodipine infusion to treat symptomatic cerebral vasospasm after aneurysmal subarachnoid hemorrhage. J Korean Neurosurg Soc 2009;46:239-244

[22] Badjatia N, Topcuoglu MA, Pryor JC, et al. Preliminary experience with intra-arterial nicardipine as a treatment

for cerebral vasospasm. AJNR Am J Neuroradiol 2004;25:819-826

[23] Tejada JG, Taylor RA, Ugurel MS, Hayakawa M, Lee SK, Chaloupka JC. Safety and feasibility of intra-arterial nicardipine for the treatment of subarachnoid hemorrhage-associated vasospasm: initial clinical experience with high-dose infusions. AJNR Am J Neuroradiol 2007;28:844-848

[24] Shah QA, Memon MZ, Suri MF, et al. Super-selective intra-arterial magnesium sulfate in combination with nicardipine for the treatment of cerebral vasospasm in patients with subarachnoid hemorrhage. Neurocrit Care 2009;11:190-198

[25] Zubkov YN, Nikiforov BM, Shustin VA. Balloon catheter technique for dilatation of constricted cerebral arteries after aneurysmal SAH. Acta Neurochir (Wien) 1984;70:65-79

[26] Eskridge JM, McAuliffe W, Song JK, et al. Balloon angioplasty for the treatment of vasospasm: results of first 50 cases. Neurosurgery 1998;42:510-516, discussion 516-517

[27] Rothoerl RD, Ringel F. Molecular mechanisms of cerebral vasospasm following aneurysmal SAH. Neurol Res 2007;29:636-642

[28] Zwienenberg-Lee M, Hartman J, Rudisill N, et al; Balloon Prophylaxis for Aneurysmal Vasospasm (BPAV) Study Group. Effect of prophylactic transluminal balloon angioplasty on cerebral vasospasm and outcome in patients with Fisher grade III subarachnoid hemorrhage: results of a phase II multicenter, randomized, clinical trial. Stroke 2008;39:1759-1765

第4部分 神经介入治疗

第 35 章

动脉瘤栓塞治疗

Erol Veznedaroglu and Rashid M. Janjua

■ 练学淦 译 ■ 张仁良 校

要点

◆ 掌握"推拉"技术（"push-pull"）很关键。
◆ 栓塞治疗患者的选择必须符合当前的文献和临床观察结果。
◆ 在治疗开始前准备好处理血管内治疗并发症的工具。
◆ 并非每一例动脉瘤的最好治疗方案都是栓塞治疗，推荐降低夹闭治疗的准入门槛。

随着血管内治疗技术的出现，过去 20 年颅内动脉瘤的治疗发生了翻天覆地的改变。尽管开颅动脉瘤夹闭或搭桥手术对某些动脉瘤的治疗仍不可或缺，但血管内治疗技术的进步大大减少了侵入性治疗的必要性。根据不同研究、研究人群及研究中心的数据，颅内动脉瘤的发病率介于 0.2% ～ 9%。基于数据分析，青壮年颅内动脉瘤发病率约为 1%，而老年人的发病率约为 4%[1]。

颅内动脉瘤的自然病史仍然存在争议。ISUIA 的回顾性数据表明直径 ≤ 10 mm 的动脉瘤破裂的风险远低于既往的研究或大多数大型中心的经验（10 ～ 20 倍）[2]。ISUIA 的前瞻性数据显示不同直径动脉瘤的年破裂发生率不同，分别为 1.2%（7 ～ 12 mm）、3.1%（13 ～ 24 mm）和 8.6%（≥ 25 mm）[3]。该研究也存在明显的选择偏倚，且缺少直径 < 7 mm 的动脉瘤的相关数据。在全部 1 692 例动脉瘤患者中，534 例最终接受治疗（手术夹闭 410 例，弹簧圈栓塞 124 例）；193 例死亡，其中 52 例死于脑出血，其他死于动脉瘤性蛛网膜下腔出血（aneurysmal subarachnoid hemorrhage, aSAH）。

Rinkel 等回顾分析了 1955—1996 年 9 个研究共计 3 907 例颅内动脉瘤患者的相关资料[4]。结果显示，直径 ≤ 10 mm 的动脉瘤破裂的整体风险仅 0.7%；直径 > 10 mm 的破裂的整体风险 4%。在一项具有里程碑意义的研究中，Juvela 等[5] 研究了他们芬兰中心 1979 年前的所有未破裂动脉瘤病例，142 例患者共计 181 个动脉瘤。随访率 100%；aSAH 的 10 年累积发生率 10.5%，20 年 23%，30 年 30.3%。aSAH 的重要预测因素包括动脉瘤大小、年龄（负相关）和吸烟。

随着相关数据和经验的积累，作者现在知道某些特定部位的动脉瘤（后交通动脉动脉瘤和后循环的动脉瘤）破裂的风险更高。形态不规则、进行性增大、动脉瘤家族史以及吸烟也在动脉瘤破裂过程中扮演重要的角色。基于此，目前普遍认为应当针对每位动脉瘤患者制订个体化治疗方案。

治疗

1995 年可脱性弹簧圈（Guglielmi detachable coil, GDC）的开发并获 FDA 批准为颅内动脉瘤的治疗提供了潜在的替代治疗方案[6, 7]。主要基于技术的持续进步，过去 15 年里颅内动脉瘤的 GDC 栓塞治疗取得了令人惊讶的巨大进步。破裂和未破裂的颅内动脉瘤的治疗模式因机构和决策者不同而大不相同；在大多数中心，动脉瘤夹闭与栓塞治疗的比例主要取决于决策者的治疗专长。最初，选择血管内治疗的颅内动脉瘤病例多为高龄、高分级 aSAH 或存在严重的内科或外科并存病的患者。颅内动脉瘤血管内治疗的主要障碍包括宽颈动脉瘤（图 35.1）、高复发率以及远期疗效数据缺乏。ISAT 结果的发表戏剧性地改变了全世界破裂动脉瘤的治疗实践[8, 9]。ISAT 是前瞻性国际多中心随机对照研究，比较破裂动脉瘤手术夹闭和栓塞治疗一年的预后；结果表明栓塞治疗组的一年独立生存率显著高于手术夹闭组，而且生存收益优势持续至少 7 年。血管内治疗组再出血率很低，但仍高于手术夹闭组；而长期的癫痫发生率低于手术夹闭组。最近完成的 BRAT（Barrow Ruptured Aneurysm Trial）试验消除了经验的偏倚，由经验丰富的外科医师和血管内神经外科医师在同一中心复制 ISAT 研究。BRAT 试验得到与 ISAT 相似的结果，但有趣的是，栓塞治疗后再出血的发生率反而低于手术夹闭组。

要着重指出的是，无论是术者经验还是技术血管内治疗尚处于起步阶段。传统的报道中动脉瘤 GDC 栓塞治疗后动脉瘤复发或弹簧圈压缩（coil compaction）的发生率高达 14% ~ 34%[11, 12]。这些数据经常被引用，但往往断章取义；因轻度的弹簧圈压缩往往无临床意义，而且这些数据多在支架应用之前获得。支架辅助使得宽颈动脉瘤的 GDC 栓塞更充分、栓塞的致密度更高，有效降低了弹簧圈压缩的发生率。关键问题在于多大程度的压缩需考虑再次治疗？绝大多数经验丰富的外科医师手术夹闭或血管内治疗的许多颅内动脉瘤的瘤颈处有少量残余，但均保持稳定，且没有临床症状；应从那些瘤颈逐渐增长以及瘤体或瘤顶填塞不足的患者中区分出这些患者。生物活性弹簧圈的运用降低了动脉瘤的早期复发率[13, 14]。随着血管内输送和栓塞技术的提高，

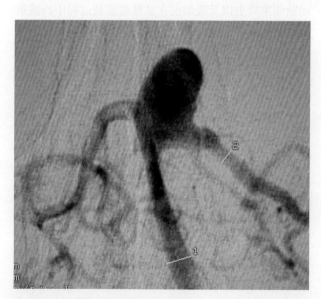

图 35.1　基底动脉顶端宽颈动脉瘤。由于瘤颈宽，直接 GDC 栓塞易发生弹簧圈脱落。故首先置入支架（支架自基底动脉上段延伸至大脑后动脉近端），再进行 GDC 填塞。支架支持可防止弹簧圈脱落。

以及大多数中心血管内技术应用的增加，动脉瘤栓塞治疗的预后和复发可能会逐步改善。长期随访的结果表明，吸烟者颅内动脉瘤术后复发的风险显著增高。这很重要，因为这是唯一真正可以改变的危险因素，医师和主要照顾者在对患者的健康宣教中应该发挥重要作用。

患者选择

ISAT 试验（Ⅰ级证据）之前，栓塞治疗在颅内动脉瘤患者的选择上几乎没有可变性。随着血管内介入治疗技术和疗效的提高，以及神经外科界的广泛接受，选择患者的空间增大，所需考虑的因素也显著增加。由此，不同中心在血管内介入治疗和开颅手术之间的患者选择上存在很大的差异。目前普遍的共识是：老年患者、存在伴发疾病的患者，以及绝大部分高分级的 SAH 患者，更适合栓塞治疗。对于受过双重培训的神经外科医师，过去选择原则是，如果不能夹闭，则选择弹簧圈栓塞；现在许多中心的选择完全相反。需要长期抗凝的患者也是栓塞治疗极好的适应证，因患者无须停止抗凝治疗，当然需告知抗凝治疗可能增加动脉瘤复发的风险。

患者在和既能栓塞又能手术夹闭的医师，或与神经外科医师和介入治疗专家共同讨论后，做出治疗选择并签署知情同意书。事实上，患者经常被医师的偏好所迷惑受影响。在作者的工作中，由专门配备的受过双重培训的神经外科医师与患者本人或家属（SAH 患者）沟通，明确告知作者常规开展的可供选择的两种治疗方案；同时必须明确告知两种治疗方案各自的利弊，由风险 - 收益比率最终决定手术方式的选择。不同治疗中心和手术者的经验不同，沟通水平也不同，这应该是影响最终建议的一个重要因素。

作者的治疗原则基于作者开颅手术和血管内介入治疗的经验。在作者所在中心，绝大部分后循环动脉瘤采取弹簧圈栓塞治疗，小脑后下动脉（PICA）动脉瘤位置较远的或者宽颈的通常适合手术夹闭（图 35.2）。采取支架或球囊辅助技术，基底动脉动脉瘤罕有需采取手术夹闭的。绝大部分前交通动脉宽颈动脉瘤和大脑中动脉动脉瘤采取开颅手术，因为夹闭手术相对容易且安全；其余前循环动脉瘤一般采用血管内介入治疗。

作者告知患者开颅手术的优点是动脉瘤可立即治愈，5 年随访期内只需 1 次脑血管造影复查。当然必须同时告知患者夹闭手术的成功率并非百分之百，术中脑血管造影可减少残余动脉瘤的风险[17]。开颅手

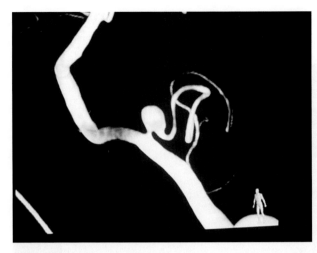

图 35.2 小脑后下动脉宽颈动脉瘤。由于瘤颈宽、载瘤动脉细小，最好采取手术夹闭治疗。如果采取弹簧圈栓塞治疗，弹簧圈团块的较大表面将暴露在载瘤动脉内，容易血栓形成而导致载瘤动脉的继发闭塞。

术的风险包括回纳损伤、伤口感染、较长的住院和门诊康复时间、术后需抗癫痫病治疗。血管内治疗创伤小，通常术后只需一个晚上的住院观察和几天的居家恢复。然而，较之手术夹闭治疗，血管内治疗发生血栓栓塞事件的风险更大，而且动脉瘤复发的风险也较高；但通过适当的监测，SAH 的发生风险也很低[17]。动脉瘤血管内治疗后 6 个月需复查脑血管造影，此后需要定期复查 MRA。

巨大动脉瘤仍是血管内治疗的挑战，据报道，巨大动脉瘤血管内治疗后复发率高达 50%。巨大动脉瘤手术夹闭的复发率也远高于小动脉瘤。巨大动脉瘤复发及再栓塞的风险对部分患者而言应该是可接受的；Onyx（ev3, Irvine, CA）及密网闭环支架或许将给此型动脉瘤的治疗带来新的希望。

技术细节

随着血管内治疗的出现，推动了新的技术和理念的发展以及对弹簧圈栓塞治疗更深入的理解。人们很难找到两个技术和理念完全相同或特别相似的外科医师；以下讨论反映的是一个外科医师的经验。但患者至上这一核心原则是必须遵循的，医师应当自问："我该不该做这项手术？"，而不是"我能不能做这项手术？"当一切准备就绪，决策分析将是最困难也是最重要的。

如前所述，随着支架技术、复杂弹簧圈及液体栓塞剂的出现，动脉瘤血管内治疗的预后不断改善。绝大部分宽颈动脉瘤可以采用这些材料进行治疗（图 35.3）。除运用新的创新技术外，支架输送能力的提高使得远端动脉瘤的血管内治疗成为可能。尽管支架的设计和安全性已取得长足的进步，但需警惕的是目前仍缺乏支架内狭窄以及支架耐久性和安全性的长期数据，因此支架的应用必须谨慎。实际上，人们对使

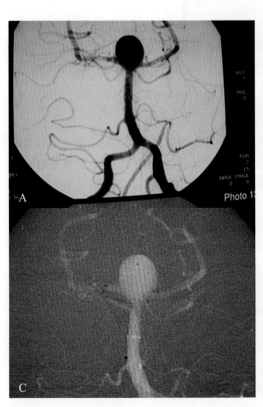

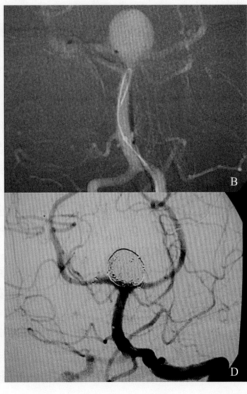

图 35.3 （A）基底动脉尖的巨大宽颈动脉瘤，支架置入以确保弹簧圈封闭在动脉瘤内。（B）输送微导管的远端置于右侧大脑后动脉内，送入支架并跨越瘤颈释放。采用相同的方式在左侧大脑后动脉和基底动脉内置入另一枚支架，最终形成所谓的 Y 形支架。（C）然后插入微导管至动脉瘤的圆顶部。（D）依次填入弹簧圈直至满意填充，造影时动脉瘤消失。

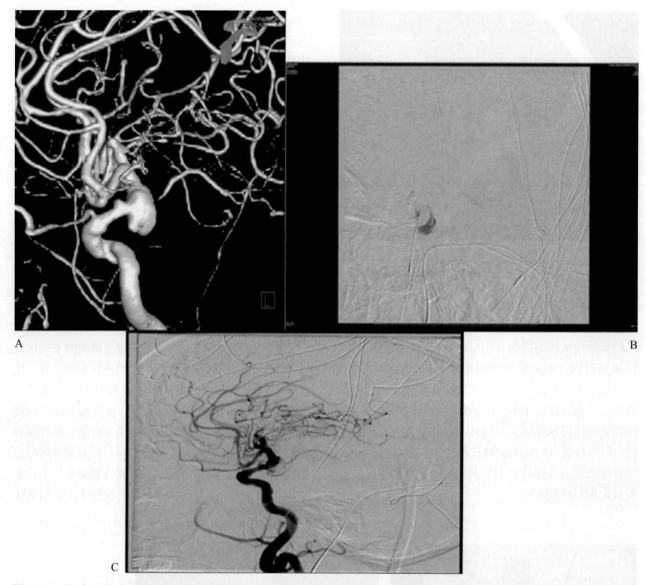

图 35.4 （A）颈动脉造影三维成像显示后交通动脉宽颈动脉瘤。（B）颈内动脉内球囊暂时封堵瘤颈后，向动脉瘤内注射液体聚合物 Onyx 以填塞动脉瘤。（C）术后造影显示动脉瘤完全填塞，载瘤动脉畅通。

用液体聚合物、复杂弹簧圈和生物弹簧圈以避免支架置入的兴趣正在增加（图 35.4）。

动脉瘤血管内治疗的第一步是了解血管造影解剖。与其他设备旋风般发展势头一样，双向平板血管造影技术也在迅猛发展。新的双向平板血管造影单元均具备三维重建功能，而神经介入过程所需的设备的最低限度是双向平板二维成像系统（图 35.5）。一旦动脉瘤的血管造影解剖结构明确，微导丝和微导管就可进入动脉瘤内。和血管造影一样，微导丝主要用来引导微导管。较硬的微导丝易于塑形和通过急拐弯，但不利于引导微导管通过急拐弯。相反，太软的微导丝则较难通过类似大脑前动脉 A1 段起始部这样的急拐弯。不同微导管的尺寸、硬度以及尖端形态不同，

许多外科医师选择直头微导管，并根据特定动脉瘤的解剖形态对微导管头端进行蒸汽塑形。一般而言，微导丝能够达到的部位微导管就应该可以达到。一旦微导丝进入动脉瘤，微导管的输送就应特别小心谨慎；微导丝进入动脉瘤后微导管跟随进入动脉瘤的过程是动脉瘤栓塞治疗的技术难点，也是最容易发生并发症的地方。微导管推进时，会立即将拉力传导至微导丝；微导丝回撤时，微导管则会自动跟进。这种"推拉"现象是安全而成功地将导管插入动脉瘤的标志。一旦掌握这一技术，不管动脉瘤在什么位置，绝大多数动脉瘤都可以进入。

微导管进入动脉瘤后，作者倾向于将微导管尖端置于动脉瘤的中间位置（图 35.6A 的 B 点）。如果导

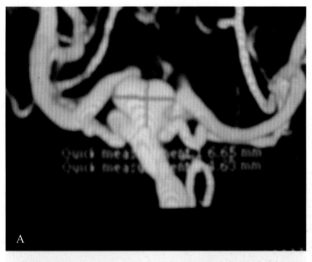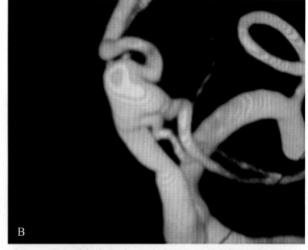
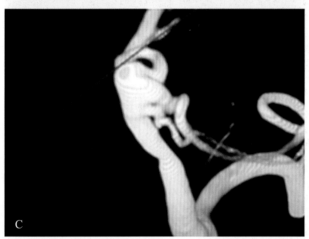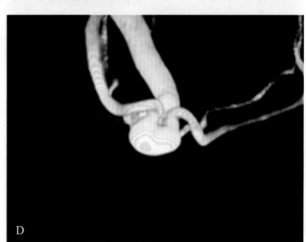

图 35.5 双向平板血管造影三维成像对于动脉瘤的大小、瘤颈形态及其与邻近血管分支的解剖关系的评估是必不可少的。无论是弹簧圈栓塞还是手术夹闭，了解动脉瘤的这些解剖特征是至关重要的。（A～D）从不同的视角展示动脉瘤的形态。

管头端贴壁，会增加弹簧圈穿透动脉瘤壁的风险，因为所有的动能将作用于动脉瘤壁。此外，很难分辨推送弹簧圈所遇的阻力来自于瘤壁阻力还是路径迂曲导致的微导管张力（图 35.6B）。

同样，如果微导管尖端靠瘤颈太近，微导管容易脱出至载瘤动脉内。每个动脉瘤都有不同的解剖特点，微导管尖端的位置也应做相应的调整。显然较小的动脉瘤微导管尖端更贴近瘤顶，术中动脉瘤破裂的危险也更高。不规则动脉瘤需要特别谨慎，微导管尖端应尽可能远离动脉瘤的赘疣，因为这是动脉瘤最薄弱的地方。微导管到位后根据动脉瘤的形态和大小选择相应尺寸、形态和类型的弹簧圈。弹簧圈规格为 X mm×Y mm。X 代表直径，Y 代表长度（图 35.7）。弹簧圈直径应与动脉瘤最大直径一致，长度与动脉瘤体积相关。例如，一个长 7 mm 的瘦长型动脉瘤体积小于直径 7 mm 的球形动脉瘤。这很重要，无论弹簧圈最初的环形态多好，若弹簧圈太长，多余的部分将

无法填入；遇到这种情况，无论是强行将多余部分填入，还是将整个弹簧圈取出，都是非常糟糕的选择。经造影或路图确认弹簧圈位置理想并排除弹簧圈溢出后解脱弹簧圈。专为巨大动脉瘤设计的更长的新型弹簧圈也已上市。

就像飞机起飞和着陆一样，动脉瘤弹簧圈栓塞治疗过程中第一个和最后一个弹簧圈的填塞是最危险的。动脉瘤栓塞按顺序所填入的弹簧圈越来越小，而且原则上越来越柔软。按动脉瘤的圆顶向瘤颈部的顺序填塞，瘤颈的填塞是整个治疗过程的关键，瘤颈填塞不良易导致弹簧圈压缩和动脉瘤复发；过度填塞则增加动脉瘤破裂以及弹簧圈脱落所致载瘤动脉远端栓塞的风险。与外科手术中动脉瘤破裂一样，最可怕的是瘤颈处破裂，因为此处破裂很难控制和修复，而且对载瘤动脉的风险巨大。微导管"回跳"是瘤颈填塞阶段非常有用的征象。弹簧圈部署时，恰当地向前推送弹簧圈，微导管因反推力而回退（图 35.8 箭头 B

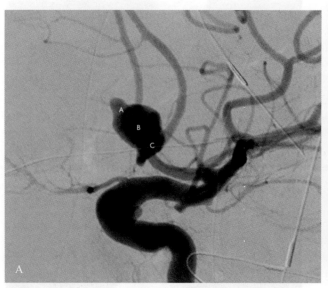

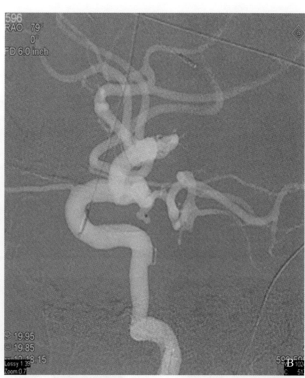

图35.6 （A）微导管尖端的三个潜在位置。A位于瘤顶，此处填塞的弹簧圈因远离瘤颈而不易逃逸，代价是动脉瘤弹簧圈穿孔的风险较高；C位于瘤颈，与A的利弊相反；B位于动脉瘤中部，距瘤颈和瘤顶均有相对足够的空间。（B）由于血管迂曲，微导管积聚的张力极易传导至微导管尖端。若微导管头端太靠近瘤顶，很容易导致动脉瘤穿孔。

所示），而不应让弹簧圈的张力传导至瘤颈（图35.8箭头A所示）。填塞完成后应多角度造影，必要时可三维成像，以确认动脉瘤是否完全闭塞。最后采用蒙片技术在透视下将微导管缓慢退出瘤颈，以确保弹簧圈没有移动。一旦微导管退出瘤颈，立即停止后撤，尖端保持在瘤颈附近，并进行最后的造影确认。一旦需要进一步填塞或出现弹簧圈脱落，微导管可迅速送入动脉瘤或需要时用来进行溶栓治疗。

并发症

正如任何外科手术，最好的并发症管理策略是尽可能避免并发症的已知危险因素，同时做好准备随时处理可能的并发症（表35.1）。血栓栓塞是动脉瘤血管内治疗最常见的并发症之一。对于血栓栓塞高风险患者以及需支架辅助的患者，作者倾向于术前3天开始预防性抗血小板治疗。一般而言，择期手术的患者应避免给予负荷剂量后仓促手术，因为这种情况下药物很难达到全效。

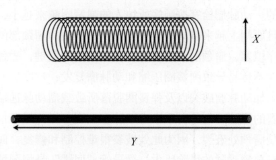

图35.7 弹簧圈的规格以2个数字表示；X代表弹簧圈的直径，Y代表弹簧圈拉成直线时的长度；Y越大，弹簧圈圈数越多。

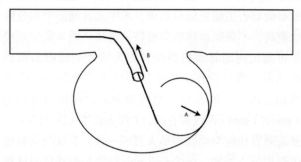

图35.8 在部署时，弹簧圈遭遇动脉瘤壁的回推力，回推力传导至微导管，可使其反弹出动脉瘤。这一潜在有用的反馈警示术者动脉瘤可能已充分填塞。

表35.1 动脉瘤栓塞治疗中常见并发症及预防

并发症	预防措施
血栓栓塞	• 肝素化和抗血小板治疗 • 注意冲洗，防止气体栓塞等 • 限制手术时间 • 必要时分期手术
动脉瘤破裂	• 避免超紧密填塞 • 监控微导管张力 • 微导管和弹簧圈的操作始终在透视下进行 • 准确定位微导管
腹股沟 • 出血 • 动脉闭塞	• 单壁或双壁动脉穿刺 • 充分局部加压 • 适当使用闭合装置
肾脏	• 充分水化处理 • 适度稀释非离子对比剂 • 使用自由基清除剂（乙酰半胱氨酸）
导丝 • 夹层或穿孔	• 选择合适硬度及规格的导丝 • 遇到阻力时应停止前进 • 避免导丝因顶壁而屈曲 • 避免过长的导丝交换
导管 • 夹层或穿孔	• 始终在导丝引导下插入导管 • 避免导管张力积累

血栓栓塞事件的另一个潜在原因是手术时间过长。对于需要支架辅助的患者，如果插管时间较长，或者因支架部署困难而费时较多，支架置入和弹簧圈填塞分期进行不失为明智之举。因解剖因素多次尝试弹簧圈布局失败时，术者应改变思路，考虑支架辅助或手术夹闭治疗。在新泽西州脑血管病中心，所有动脉瘤的弹簧圈栓塞治疗均在全身麻醉下进行以减少手术风险。全身麻醉减少患者的活动，从而缩短手术过程，避免手术关键时刻因患者活动而出现意外。作者倾向大多数患者术中应进行神经电生理监测。作者拥有专注于脑血管病外科治疗的经验丰富的团队，除生命体征外，他们监控术中患者的其他一切变化。优化导管室内手术者、麻醉师、护士以及神经功能监测团队之间的通讯。例如，麻醉师监控透视图像，手术者可实时掌控生命体征和神经生理学数据。

介入治疗前所有患者应常规检测基础活化凝血时间（ACT），术中肝素化，使ACT延长一倍。充分抗凝不妨碍股动脉置鞘；华法林、肝素或抗血小板治疗也不影响充分抗凝的安全性。是否需持续抗凝治疗应视具体情况而定。平静无事的患者术后无须连续注

入肝素，然而手术时间长或支架辅助弹簧圈栓塞治疗的患者术后需继续肝素抗凝24小时。除抗凝外，严格的血压管理也很重要，这需要麻醉师的良好合作。麻醉诱导期以及动脉瘤治疗前，低血压和高血压都应当避免。

术中动脉瘤破裂是任何动脉瘤治疗过程中最担心和危及生命的并发症之一（图35.9）。血管内治疗更是如此，因为很多时候患者是充分抗凝的，而且不同于开颅手术，没有直接暴露和操作的可能。动脉瘤一旦破裂出血，应立即采取措施降低增高的颅内压（ICP），同时立即评估动脉瘤破裂的部位并且迅速制定治疗计划。所有导管室都应配备脑室切开术所需物品，护理人员应定期检查清点。对于充分抗凝的患者，麻醉师应立即采取措施中和抗凝，神经生理学专家给予戊巴比妥使患者快速镇静。

一旦明确破裂部位（瘤颈或瘤顶部），应快速填充合适的最小规格的弹簧圈直至动脉瘤完全闭塞。护士或技师应常规准备多个不同大小的弹簧圈以备不时之需。对于大量持续出血的，作者发现 Onyx（ev3, Irvine, CA）栓塞非常有效并且安全，关键是有效控制 Onyx 的用量并通过造影确定出血是否停止（图35.10）。一旦动脉瘤出血终止，术者注射造影剂以确认动脉瘤完整的同时，助手应缓慢回撤微导管。一旦导管移离，通常很难再次安全到达出血点。动脉瘤颈部暂时性球囊封堵也是非常有用的技术。如果微导管已经穿通动脉瘤圆顶，可以置入第二根微导管继续

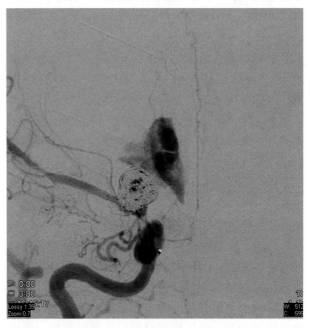

图35.9 颈内动脉动脉瘤填塞过程中发现弹簧圈团块的上方造影剂外渗，表明动脉瘤壁破裂。

463

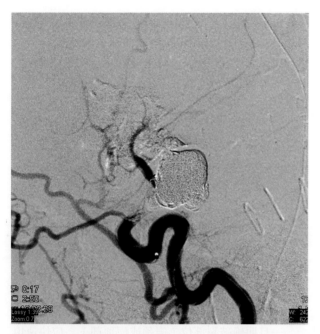

图 35.10 通过细心地向动脉瘤内注入 Onyx 胶，成功封闭了破口，控制了出血。

完成动脉瘤的弹簧圈填塞；在此过程中需密切监测及控制颅内压。现代双向平板血管造影机常可行 CT 扫描，以评估出血的程度。大的血肿可能需要手术清除。

随访

动脉瘤血管内治疗的不足是需要脑血管造影这样的侵入性检查进行长期随访。随着神经影像技术的进步，无创性神经放射摄影监测已经证明是安全可靠的。作者建议术后 6 个月脑血管造影随访，与此同时完成 MRA 评估，并以此作为以后 MRA 随访的基线对照。血管内神经外科研究小组最近公布了 2 243 例血管内治疗的动脉瘤患者脑血管造影随访的多中心研究经验[18]；动脉瘤血管内治疗并发症的发生率 0.43%，其中 0.32% 为暂时而轻微的，只有 0.04% 患者出现严重并发症[19]。如果血管造影表明动脉瘤 100% 闭塞，并且也得到 MRA 证实，此后患者每 6 个月进行 MRA 随访一次，18 个月以后每年 MRA 随访一次。

发展趋势

随着材料科学、制造工艺和操作技术的进步，以及可选择治疗方案的多样化，动脉瘤的预后有望进一步改善。在过去数年中，相对于开颅手术，动脉瘤血管内治疗这项看似简单但具有革命性转变的治疗方法已经走过了漫长的道路。先进技术的发展，如生物活性弹簧圈、液体栓塞材料以及覆膜支架，使得数年前许多仍不适合血管内治疗动脉瘤的治疗方法成

为现实。

随着对血流动力学理解的深入，大家对通过载瘤动脉的腔内重建以阻断血流对动脉瘤影响或者动脉瘤填塞与血流干扰相结合而达到治愈目标的兴趣越来越浓厚。Pipeline（Chestnut Medical, Menlo Park, CA）是一种闭环支架，它既可以阻塞进入动脉瘤的血流，其多孔设计又足以保证穿支动脉的供血。最初的病例系列研究发现，63 例 Pipeline 治疗的动脉瘤患者治疗后 3 个月（$n = 42$）、6 个月（$n = 28$）及 12 个月（$n = 18$）经造影证实动脉瘤完全闭塞的比例分别为 56%、93% 和 95%[20]。尽管初步结果令人鼓舞，但必须考虑到一旦置入 Pipeline，微导管就不能进入动脉瘤，也就排除了栓塞治疗的可能性。正如数据所指出的，动脉瘤闭塞可能需要数月，因此 Pipeline 不适合破裂动脉瘤的处理。

随着技术和材料革新的潮流，新技术和新材料将不断应用到动脉瘤治疗中，动脉瘤的预后将进一步提高，但脑动脉瘤的最终"治愈"方法似乎尚未被开发出来。

结论

过去 10 年，颅内动脉瘤的诊断和治疗产生了重大的模式转变。随着这些变化，学术医师和私人医师的培训和实践模式也出现了重大变化。常规在社区医院治疗的动脉瘤转向大型学术中心，因为这些中心具备血管内治疗的条件。这种转变主要由于适应证及干预措施选择存在困惑（如是否需要球囊成形术治疗血管痉挛），当然还有诉讼的困扰。随着社区医院医师培训的增加以及血管内治疗的需求增加，即使最复杂的病例在非学术性中心治疗的数量越来越多，使更多患者可获得这种治疗。随着这些进步，治疗决策不再是手术夹闭与弹簧圈填塞间的简单选择，而是基于预后及专业知识，根据特定病理类型选择最佳治疗方案。

参考文献

[1] Komotar RJ, Mocco J, Solomon RA. Guidelines for the surgical treatment of unruptured intracranial aneurysms: the first annual J. Lawrence Pool Memorial Research Symposium-Controversies in the Management of Cerebral Aneurysms. Neurosurgery 2008;62:183-193, discussion 193-194

[2] International Study of Unruptured Intracranial Aneurysms Investigators. Unruptured intracranial aneurysms-risk of rupture and risks of surgical intervention. N Engl J Med

1998;339:1725-1733

[3] Wiebers DO, Whisnant JP, Huston JP III, et al; International Study of Unruptured Intracranial Aneurysms Investigators. Unruptured intracranial aneurysms: natural history, clinical outcome, and risks of surgical and endovascular treatment. Lancet 2003;362:103-110

[4] Rinkel GJ, Djibuti M, Algra A, van Gijn J. Prevalence and risk of rupture of intracranial aneurysms: a systematic review. Stroke 1998;29:251-256

[5] Juvela S, Porras M, Heiskanen O. Natural history of unruptured intracranial aneurysms: a long-term follow-up study. J Neurosurg 1993;79:174-182

[6] Guglielmi G, Viñuela F, Sepetka I, Macellari V. Electrothrombosis of saccular aneurysms via endovascular approach. Part 1: Electrochemical basis, technique, and experimental results. J Neurosurg 1991;75:1-7

[7] Guglielmi G, Viñuela F, Duckwiler G, et al. Endovascular treatment of posterior circulation aneurysms by electrothrombosis using electrically detachable coils. J Neurosurg 1992;77:515-524

[8] Molyneux AJ, Kerr RS, Yu LM, et al; International Subarachnoid Aneurysm Trial (ISAT) Collaborative Group. International subarachnoid aneurysm trial (ISAT) of neurosurgical clipping versus endovascular coiling in 2143 patients with ruptured intracranial aneurysms: a randomized comparison of effects on survival, dependency, seizures, rebleeding, subgroups, and aneurysm occlusion. Lancet 2005; 366: 809-817

[9] Molyneux AJ, Kerr RS, Stratton I, et al; International Subarachnoid Aneurysm Trial (ISAT) Collaborative Group. International Subarachnoid Aneurysm Trial (ISAT) of neurosurgical clipping versus endovascular coiling in 2143 patients with ruptured intracranial aneurysms: a randomized trial. Lancet 2002;360:1267-1274

[10] BRAT Trail Investigators. Personal communication

[11] Cognard C, Weill A, Spelle L, et al. Long-term angiographic follow-up of 169 intracranial berry aneurysms occluded with detachable coils. Radiology 1999;212:348-356

[12] Raymond J, Guilbert F, Weill A, et al. Long-term angiographic recurrences after selective endovascular treatment of aneurysms with detachable coils. Stroke 2003;34:1398-1403

[13] Veznedaroglu E, Koebbe CJ, Siddiqui A, Rosenwasser RH. Initial experience with bioactive cerecyte detachable coils: impact on reducing recurrence rates. Neurosurgery 2008;62:799-805, discussion 805-806

[14] Deshaies EM, Adamo MA, Boulos AS. A prospective single-center analysis of the safety and efficacy of the hydrocoil embolization system for the treatment of intracranial aneurysms. J Neurosurg 2007;106:226-233

[15] Juvela S, Porras M, Poussa K. Natural history of unruptured intracranial aneurysms: probability of and risk factors for aneurysm rupture. J Neurosurg 2000;93:379-387

[16] Ortiz R, Stefanski M, Rosenwasser R, Veznedaroglu E. Cigarette smoking as a risk factor for recurrence of aneurysms treated by endosaccular occlusion. J Neurosurg 2008;108:672-675

[17] Schaafsma JD, Sprengers ME, van Rooij WJ, et al. Long-term recurrent subarachnoid hemorrhage after adequate coiling versus clipping of ruptured intracranial aneurysms. Stroke 2009;40:1758-1763

[18] Ringer AJ, Lanzino G, Veznedaroglu E, et al. Does angiographic surveillance pose a risk in the management of coiled intracranial aneurysms? A multicenter study of 2243 patients. Neurosurgery 2008;63:845-849, discussion 849

[19] Ringer AJ, Lanzino G, Veznedaroglu E, et al. Does angiographic surveillance pose a risk in the management of coiled intracranial aneurysms？ A multicenter study of 2243 patients. Neurosurgery 2008;63:845-849, discussion 849

[20] Lylyk P, Miranda C, Ceratto R, et al. Curative endovascular reconstruction of cerebral aneurysms with the pipeline embolization device: the Buenos Aires experience. Neurosurgery 2009;64:632-642, discussion 642-643, quiz N6

第 36 章
颅内外动脉夹层的处理

Peter S. Amenta, Pascal M. Jabbour, and Robert H. Rosenwasser

■范进 译 ■张仁良 校

要点

◆ 如果没有明确的外伤史，则考虑为自发性颅内外动脉夹层。
◆ 颅外颈动脉夹层导致的卒中占所有卒中的比例不到 1%[1, 2]。
◆ 不管损伤的机制如何，大部分动脉夹层在 3～6 个月的药物治疗后痊愈。90% 的患者管腔狭窄完全恢复[3]。
◆ 颅内椎基底动脉系统假性动脉瘤破裂后，急性期再破裂的风险较高。
◆ 颅内椎动脉假性夹层动脉瘤约占后循环动脉瘤的 28%，在所有颅内动脉瘤中占 3.3%。

颅外颈动脉夹层导致的脑梗死相对罕见，占所有梗死的比例不到 1%。然而，夹层是年轻患者卒中的重要原因，25～45 岁的卒中患者中 10%～25% 由夹层所致[1]。自发性颈动脉夹层的年发病率约 2.6/10 万，椎动脉夹层的年发病率（1～1.5）/10 万[4, 5]。未治疗颈动脉夹层的死亡率 20%～40%，致残率 40%～80%[6]。如果发病前无创伤史，通常考虑为自发性夹层，约 15% 的自发性夹层患者存在肌纤维发育不良[7]。1%～5% 的颈动脉或椎动脉自发性夹层患者存在其他的结缔组织病，如 Ehlers-Danlos 综合征 IV 型、马方综合征、成人常染色体显性遗传多囊肾疾病及成骨不全症 I 型[8, 9]。不明原因的自发性夹层通常由多种血管危险因素共同作用所致，包括高血压、糖尿病、吸烟、高脂血症，以及口服避孕药等[10-12]。

多系统创伤的情况下，由于多种因素可导致神经功能损伤，夹层很容易被忽视[13]。创伤性夹层可继发于头颈部的钝挫伤或穿透伤。钝挫伤是颈动脉夹层和椎动脉夹层更常见的机制。突然的撞击可导致快速减速和颈椎过度伸展，多见于机动车事故，可以在颈椎椎体侧面上拉伸颈内动脉，从而导致颈动脉夹层。颈椎过度屈曲也与颈动脉夹层有关，这种情形下颈动脉被压缩在下颌骨和脊柱之间[14]。椎动脉夹层与颈椎的过度旋转、拉伸或屈伸有关。当创伤导致颈椎横突孔骨质或小关节脱位时容易造成椎动脉夹层。动脉夹层也可继发于相对较小的钝性暴力，如颈部推拿[15, 16]。

穿透伤导致创伤性颈动脉和椎动脉夹层不太常见，这种情形下发生的夹层可能是由刺伤或枪伤对头颈部造成的物理性暴力所致。此外，医源性夹层是有名的外科手术并发症。脑血管造影术可能导致颈部或颅内动脉夹层，导管和导丝可破坏血管内膜而形成内膜瓣。多种脊柱手术，包括颈椎侧块螺钉固定术和枕颈融合术，也将增加椎动脉损伤及夹层形成的风险。

病理生理和自然病史

动脉夹层是血液进入中膜导致的血管壁纵向分离的结果。夹层的始动事件尚存争议，要么是内膜撕裂、管腔内血液进入内膜下管壁所致，要么是滋养血管破裂、血液直接进入血管壁所致。无论动脉夹层的始动事件是什么，血管壁的膨胀导致真正的血管腔部分或完全阻塞。假腔可以保持完整，也可能成为血流通道[17]。内皮下层暴露导致管壁促凝血成分与管腔内的血液接触，导致血栓形成而成为潜在栓塞的来源[18]（图 36.1 和图 36.2）。

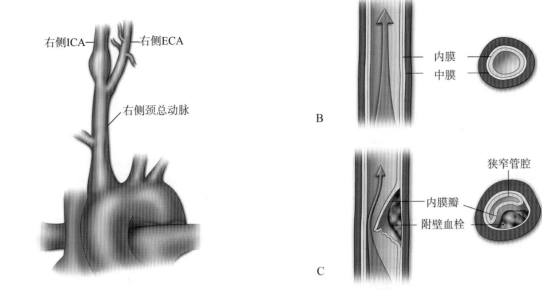

图 36.1 颈动脉夹层示意图。（A）右侧颈总动脉、颈内动脉和颈外动脉的正常解剖。（B）正常颈动脉横截面。（C）颈动脉夹层图解。内膜瓣和附壁血栓影响血管腔，从而导致血流下降。ECA，颈外动脉；ICA，颈内动脉；CCA，颈总动脉。

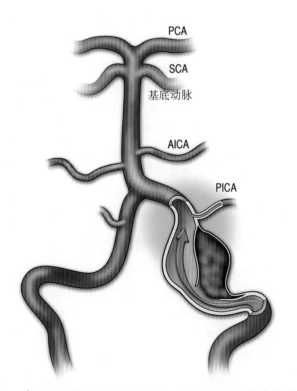

图 36.2 颅内椎动脉夹层示意图 注意 PICA 和进展的附壁血栓之间的关系。椎动脉夹层扩展至 PICA 可导致蛛网膜下腔出血或脑干梗死的临床表现。PICA，小脑后下动脉；AICA，小脑前下动脉；PCA，大脑后动脉；SCA，小脑上动脉；BA，基底动脉。

Sandmann 等[19]回顾分析 200 例自发性颈动脉夹层患者的临床资料后发现，76% 的患者累及 ICA，其中 62% 单侧累及，14% 双侧受累。6% 的患者 ICA 和 VA 同时受累。自发性颈内动脉夹层最常发生在颈动脉球远端 2 cm 处。颈内动脉夹层的长度可变，但远端通常不超越 ICA 岩骨段的起始部。椎动脉夹层最常发生在 C_1 和 C_2 水平。

夹层发生的同时可发生脑梗死；然而，约 2/3 的卒中发生在 24 小时以后。继发于夹层的卒中在夹层发生后长达 1 个月的时间内都可能发生。大多数动脉夹层 3～6 个月内愈合，期间 90% 的患者管腔狭窄完全缓解。50% 的完全闭塞的动脉夹层在最初 2～3 个月内再通，血流也得以恢复[3]。

连续成像随访发现，5%～40% 的夹层动脉瘤可自愈，15%～30% 的夹层动脉瘤缩小，50%～65% 的维持不变，极少情况下增大[20, 21]。椎动脉夹层动脉瘤比颈动脉更容易自行缓解。影像学随访的持续性夹层动脉瘤发生延迟栓塞事件的风险较低[22]。

颈动脉和椎动脉夹层影像检查

脑血管造影仍然是动脉夹层诊断的金标准；然而，磁共振成像（MRI）和磁共振血管造影（MRA）已经成为颈动脉和颅内动脉夹层敏感可靠的非侵入性检查方法。T1 加权脂肪抑制序列显示血管直径扩大、管腔缩小并被高信号包围，高信号代表假腔和壁内血肿。MRA 可显示动脉夹层处锥形或狭窄的血管腔。MRI 和 MRA 也是动脉夹层长期随访最常用的成像方法 [16, 23]。

虽然 MRI 和 MRA 是首选的非侵入性检查，因缺乏广泛的社区可用性，且成像时间冗长，大大限制了它们在急诊动脉夹层中的应用。CT 和 CTA 对于大多数中心而言是现成的，对以蛛网膜下腔出血或以灌注不足脑缺血为表现的动脉夹层具有重要的诊断价值。在大多数情况下 CT 可以确诊蛛网膜下腔出血，也足够灵敏检测相当多病例的早期缺血征象。CTA 能够可靠地分辨动脉夹层导致的血管管径的变化、假腔、血管闭塞，以及假性动脉瘤 [14, 16]。

在现代的成像技术出现之前，脑血管造影是确诊动脉夹层唯一的成像方法。如今，它作为诊断工具的角色很大程度上是被上面讨论的非侵入性检查所取代。然而，血管造影术在动脉夹层的治疗中仍然发挥关键作用，动脉夹层的血管造影表现当然也就值得一提。颈动脉和颅内动脉夹层，可能会显示以下一个或多个特征：节段性动脉狭窄（string sign，线样征）、节段性扩张（pearl sign，串珠征）、动脉瘤样扩张、双腔征（内膜瓣形成的典型表现）、自由漂浮的血栓，以及锥形闭塞（鼠尾征）[23]。

缺血性卒中患者颈部动脉夹层（CADISP）研究小组：动脉夹层的药物治疗

2007 年，CADISP（Cervical Artery Dissection in Ischemic Stroke Patients）研究小组对既有的颈动脉夹层抗栓治疗的临床资料进行系统分析 [18]，就抗血小板治疗和抗凝治疗临床注意事项及动脉夹层的病理生理进行了最全面的回顾。当前动脉夹层的药物治疗很大程度上来源于 CADISP 研究小组提出的实践指南，了解这些资料对临床决策有指导意义。

颈动脉夹层相关的主要风险是卒中，由血栓栓塞或血流动力学不足所致。绝大多数研究认为血栓栓塞是主要病因。TCD 栓子监测的结果表明颈动脉或椎动脉夹层以远颅内血管的微栓子发生率很高 [18, 24]。CT 和 MRI 弥散加权成像的结果表明动脉夹层相关的脑梗死病灶主要分布于皮质、皮质下或多血管区域梗死，符合血栓栓塞的特点。多项研究表明仅 3%～16% 的患者表现为低灌注所致的分水岭梗死。血管造影的结果也支持血栓栓塞是夹层后卒中的主要原因，表现为夹层动脉供血的颅内血管分支闭塞 [18]。

虽然诸多证据支持血栓栓塞是夹层所致卒中的主要原因，抗凝治疗应是最直观的选择；但目前缺乏支

持常规抗凝治疗的前瞻性随机对照研究的证据 [18]。越来越多的证据表明抗凝治疗增加出血风险，这使得治疗决策的制定进一步复杂化。无论是内膜撕裂还是滋养血管破裂出血导致的动脉夹层，血管壁内积血是共同的终点。有鉴于此，抗凝治疗可能导致持续出血或再出血，从而使夹层进一步扩大。此外，附壁血栓的扩大可进一步压缩真腔，从而增加血流动力学不足或迟发性血管闭塞的风险，最终导致低灌注性梗死。事实上，附壁血栓再出血虽尚未被证实，但多个研究显示抗凝治疗的患者出现迟发性血管闭塞 [18]。

现有的临床病例系列研究的结果是不确定的，不同的研究结果常互相矛盾 [18]。蛛网膜下腔出血被认为是与夹层扩展至颅内动脉相关的罕见但灾难性的并发症。研究并未发现抗血小板治疗与抗凝治疗之间夹层相关的蛛网膜下腔出血的发生率存在明显差异，抗血栓治疗相关的蛛网膜下腔出血的绝对风险也从未明确。同样，脑梗死出血转化的发生率目前仍未知，这可能是反对抗凝治疗的重要因素。抗血小板治疗和抗凝治疗的患者均存在卒中复发的风险，文献未能显示哪种干预更获益，也未定义卒中复发的确切发生率 [18]。在具体的临床工作中，如抗血小板治疗时出现复发的血栓栓塞事件、存在自由漂浮的血栓或夹层动脉闭塞，可能需要进一步考虑抗凝治疗 [18]。

CADISP 研究小组荟萃分析的结果强调需要大规模随机对照临床试验，进一步比较抗凝治疗和抗血小板治疗 [18]。然而，在此期间，根据谨慎的风险－效益分析在现有数据基础上建立起来的一整套的治疗建议，可用于制定个体化的治疗方案 [18]。在任何情况下，长期抗栓治疗的获益必须与抗凝带来的出血风险增加相权衡。

夹层的手术治疗和管理

虽然绝大多数的动脉夹层药物治疗即可，但许多情况下，包括缺血和出血，需要手术治疗。最常见的需要开放性或血管内手术的病理情况包括管腔直径的下降导致的脑灌注不足、假性动脉瘤和蛛网膜下腔出血。传统的手术治疗包括开颅手术、夹层血管近端结扎、夹层相关假性动脉瘤的夹闭或包裹以及颅外颅内搭桥。虽然可以有效地恢复血流和维持脑灌注，但开放性手术需要较长的手术时间和精细的显微外科技术，限制了其在急性缺血中的应用。此外，多项研究表明这些手术常伴较高的致残率和死亡率，脑神经损伤的发生率高达 58%，围手术期卒中发生率 10% [25-27]。

鉴于开放性手术的局限性以及血管内治疗的进

步，支架置入术和支架辅助的弹簧圈栓塞逐渐成为首选的治疗方式。血管内治疗相对快速，大大缩短了手术时间，而且无须准备受体和供体血管。与开放式旁路手术需要临时中断血流形成对照，支架置入术在不中断脑血流的情况下完成夹层动脉血管壁的重构。对于多系统创伤的患者，血管内治疗可以在远离其他创伤部位，以最少的患者操作或体位调整为前提完成动脉夹层的治疗，如采取股动脉穿刺。血管造影不仅可准确评估侧支循环状态，并可同时评估可能存在的其他部位的血管病变。微创的血管内治疗大大降低了开放性手术常见的脑神经损伤和缺血性脑损伤的风险。

动脉夹层的缺血症状和手术治疗

动脉夹层导致血管急性严重狭窄或闭塞时，血流动力学改变引起的脑灌注不足，而非血栓栓塞，是脑梗死的主要原因。治疗的关键是迅速判断低灌注导致的神经功能缺损并立即给予药物治疗以稳定病情和改善脑灌注（图 36.3）。如果患者出现精神状态下降或呼吸困难，气道管理是第一要务。呼吸稳定的同时，必须采取措施最大限度地提高脑灌注。大量补充体液，输血纠正贫血，至少保持血压在正常的状态，大多数情况下中度高血压证明是有益的。动脉置管对于平均动脉压的连续监测非常有用。同样地，常规留置导尿以严格监控尿量，目标是实现等容或略高容量控制。病情稳定后，应考虑外科干预，无论开放性手术或血管内治疗，以恢复正常血管腔和脑血流量。

在作者所在医院，急性血流动力学障碍的颈部动脉和颅内动脉夹层常规进行球囊血管成形和支架置入治疗的可行性评估。目前的支架技术可以在不影响脑血流灌注的同时完成血管壁的重建。支架置入可以恢复正常的血管腔，使掀起的内膜瓣贴壁，固定血管壁内血肿和附壁血栓，从而恢复正常的解剖结构和降低血栓栓塞的风险。随着夹层的愈合，置入的支架内皮化后成为血管壁的一部分，管壁内的血肿吸收（图36.4）。

支架置入术还用于药物治疗无效的或抗凝治疗禁忌的亚急性或慢性症状性动脉夹层的治疗。此外，伴持续严重狭窄的无症状性动脉夹层患者，因其血栓栓塞的发病率增加一倍以上（0.7% 对 0.3%），也应考虑外科干预。对于此类患者，通常优先选择支架置入治疗，但开始治疗的具体时间间隔目前指南没有明确规定。多项研究引用 NASCET 试验标准，对于症状性动脉粥样硬化性狭窄 50% ~ 70% 的患者，手术治疗优于药物治疗[27]。显然，对于动脉夹层相关的严重狭窄患者，尚需前瞻性随机研究以更好地确定手术治疗的作用。

颅外或颅内血管支架置入后，作为异物的支架置入血管腔后进一步破坏了血管内皮的抗凝血功能。因此，在急性期，血管内置入支架后形成促凝血环境，引起局部血小板聚集，并促进血栓栓塞。故支架置入同时应常规启动抗血小板治疗，直至置入支架的血管壁完成再内皮化。具体方案在各机构之间有所不同，但大部分机构术前给予 600 mg 负荷量的氯吡格雷，联合或不联合阿司匹林；继以氯吡格雷和阿司匹林联

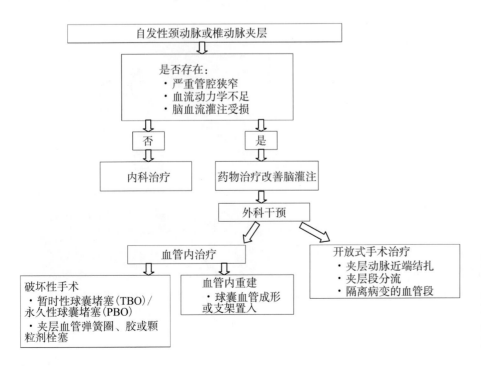

图36.3 自发性颈动脉或椎动脉夹层相关的缺血性卒中的外科处理流程（资料引自 Redekop GJ. Extracranial carotid and vertebral artery dissection: a review. Can J Neurol Sci 2008; 35: 146–152.）。

469

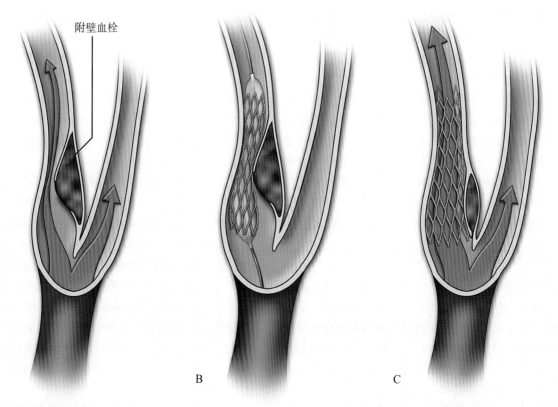

附壁血栓

A B C

图 36.4 颈内动脉夹层支架置入治疗。（A）内膜瓣下附壁血栓造成血流动力学性严重狭窄。（B）经导丝插入球囊扩张支架至病变部位，定位准确后扩张球囊释放支架。（C）支架跨越夹层，管腔和血流恢复正常。掀起的内膜瓣和附壁血栓被固定于管壁，降低了血栓栓塞风险。

合抗血小板治疗。由于需要抗血小板治疗，支架置入治疗前应行头颅 CT 检查以排除颈部动脉夹层向颅内延伸导致的颅内出血，主要是蛛网膜下腔出血。蛛网膜下腔出血的存在将改变治疗方案，或完全排除支架置入治疗的可能。在这些情况下，临时球囊闭塞、旁路后或直接牺牲病变段血管可能作为首选的治疗方案。

颈部或颅内动脉夹层支架置入治疗后脑血管造影或无创血管成像随访至关重要。肌内膜增生是血管壁对异物的慢性反应，可导致血管壁的逐渐增厚。随着时间的推移，可能会发生支架内狭窄或闭塞，导致远离原发事件的迟发性梗死。当出现不同于先前的其他神经功能缺损，严重狭窄或闭塞可能需要进一步的血管成形、支架置入或开放性旁路手术治疗。

临床案例

病例 1 为支架置入治疗的以血流动力学不足为主要表现的颈动脉夹层（图 36.5 和图 36.6）。病例 2 为颈动脉海绵窦段夹层，血管完全闭塞导致急性缺血性卒中（图 36.7 和图 36.8）。

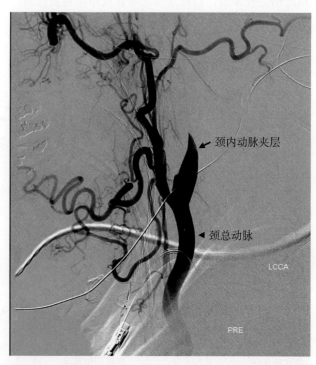

颈内动脉夹层

颈总动脉

LCCA

PRE

图 36.5 病例 1：60 岁女性患者，既往有高血压和糖尿病病史。因突发右侧偏瘫和失语 2 小时入院。头颅 CT 无明显异常。脑血管造影示左侧 ICA 夹层，分叉以上 ICA 完全闭塞。

支架后血流立即恢复，4 天后
患者出院，神经功能完全恢复

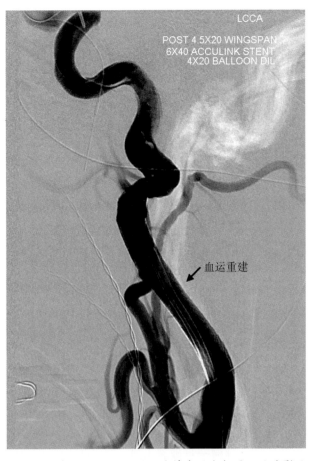

图 36.6　病例 1：ICA 颈段及海绵窦段支架置入后造影显示左侧 ICA 管腔恢复通畅。

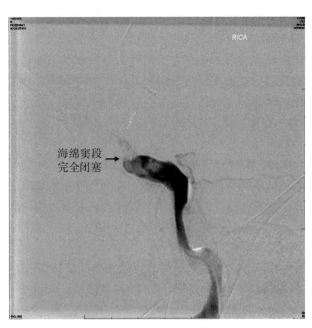

图 36.7　病例 2：70 岁患者，突发左侧偏瘫入院。造影显示 ICA 海绵窦段夹层、完全闭塞。

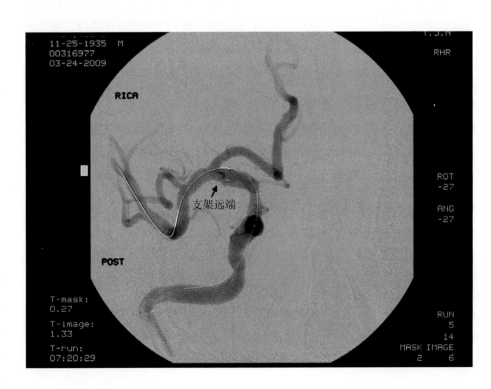

图 36.8　病例 2：右侧 ICA 海绵窦段跨越夹层置入 Wingspan 支架后血流立即恢复，4 天后患者出院，神经功能完全恢复正常。

后循环夹层和外科治疗选择

尽管血管内治疗在动脉夹层的治疗中扮演越来越重要的角色，但开放性手术在某些复杂的情况下仍然是最佳的治疗选择。通常这些复杂的情况出现在颅内后循环夹层。颅内椎动脉夹层可以发生在任何一段，从椎动脉穿越颅底硬脑膜起至其末端（基底动脉起始部）。椎动脉距融合处 14～16 mm 发出许多供应脑干的小的穿支血管，此段椎动脉夹层若采取血管内封堵治疗将导致这些穿支的闭塞，易造成脑干梗死，夹层越接近椎基底动脉融合处，穿支闭塞导致脑干梗死的风险越大。不同于血管内治疗，开放性手术在直视下完成，有利于保护这些穿支血管，从而避免脑干梗死。

PICA 夹层，无论是孤立的还是合并椎动脉夹层，对治疗而言都非常具有挑战性，开放性手术可能是最佳的治疗选项。PICA 夹层通常表现脑干缺血症状或蛛网膜下腔出血；若表现为缺血性事件，应考虑手术结扎或血管内封堵治疗，当然大多数情况下亦可在抗血小板治疗同时密切随访；倘若出现蛛网膜下腔出血，则必须结扎或封堵夹层血管。对于血流动力学和神经系统方面稳定的患者，暂时性球囊封堵对于判断夹层血管栓塞是否造成进一步的神经功能损害非常重要。如果患者无法通过封堵试验，开放性手术结扎夹层段血管的同时行旁路手术是首选的治疗方案。开放性手术允许夹层血管细致的外科分离、精确定位血管夹和关键的穿支血管的保留，并可采用术中多普勒监测远端血管的血流状态。PICA 夹层最常采用的旁路手术有两种：PICA-PICA 或枕动脉 -PICA 吻合。

假性动脉瘤和蛛网膜下腔出血

颅内动脉夹层可延伸至外膜下，导致蛛网膜下腔出血或形成假性动脉瘤。蛛网膜下腔出血经典表现为急性发作的"一生中最严重的头痛"、畏光、颈部疼痛，以及难以控制的恶心和呕吐。头颅 CT 通常足以诊断蛛网膜下腔出血；然而对于头颅 CT 正常而临床高度怀疑的情况下，应进行腰椎穿刺以明确诊断。未破裂假性动脉瘤通常表现为头痛、颈部疼痛以及压迫导致的脑神经损伤，特别是后循环夹层动脉瘤。

如果发生蛛网膜下腔出血，手术治疗的目标是从循环中完全清除夹层及假性动脉瘤；否则再出血的风险显著增加，且后果通常是灾难性的。大多数医疗机构在外科手术之前首先行诊断性脑血管造影，以评估侧支代偿程度、动脉夹层的长度和假性动脉瘤存在与否，若为后循环夹层，尚需评估哪侧为优势椎动脉。

对于前循环，颅内颈动脉夹层导致的蛛网膜下腔出血非常罕见，常见于夹层导致的穿支血管破裂或医源性损伤。这种情况通常需要急诊手术治疗，而传统的治疗选择常常受限。经暂时性球囊封堵证实侧支代偿充分的患者，可用弹簧圈直接栓闭夹层的颈内动脉。术后若出现低灌注症状和体征可通过升压和高容量治疗，极少数情况下可能需要行紧急旁路手术；若缺乏侧支循环，只能采取开放性手术在结扎夹层颈内动脉同时行旁路手术。新支架技术的出现，为上述复杂的临床情况的处理提供了更多的选择。多位作者报道了采取"动脉拯救程序"（artery-saving procedures）成功治疗前后循环复杂夹层的病例。采取支架内支架技术，多个支架分层堆积，降低支架空隙，在重建血管壁的同时，使得血流转流从而减少对脆弱的夹层血管壁的影响[28]。

合并蛛网膜下腔出血的后循环颅内动脉夹层是动脉夹层中发病率和死亡率最高的。颅内椎动脉夹层动脉瘤约占后循环动脉瘤的 28%，占所有颅内动脉瘤的 3.3%。虽然这些动脉瘤破裂导致的蛛网膜下腔出血占所有非外伤性蛛网膜下腔出血的不足 10%，但文献报道的死亡率高达 83%。颅内椎基底动脉夹层和夹层相关的假性动脉瘤一旦破裂出血，24 小时内再破裂的发生率高达 70%，使得及时诊断和急诊手术治疗尤为重要[23]。

阻塞全部夹层段椎动脉可使蛛网膜下腔出血后再出血的风险降至最低。在许多情况下，堵塞椎动脉夹层的近端即可达到同样的效果；但当存在对侧椎动脉逆流供血时，夹层并没有完全从循环中消除，再出血的危险依然存在。这种情况下，无论是否同时行旁路手术，完全夹闭夹层段椎动脉可能是最佳的选择。血管内方法完成夹层段椎动脉的完全堵塞是可行的，在某些情况下使用确实有效；然而，开放性夹闭手术的优势在于直视下手术有助于识别和保留 PICA 和供应脑干的穿支血管[23, 29]。

在所有动脉夹层中，延伸到基底动脉的破裂的椎动脉夹层治疗仍然是最困难的。椎动脉近端堵塞不足以从血液循环中消除基底动脉夹层。暂时性球囊封堵试验判断后交通动脉代偿是否充分、患者能否耐受基底动脉近端闭塞。如果患者可以耐受基底动脉近端球囊封堵试验，可采取双侧椎动脉堵塞或近端基底动脉永久性堵塞治疗。双侧椎动脉堵塞，血管内弹簧圈栓塞优于开放式手术；基底动脉近端闭塞可采取开放手术或血管内栓塞。在侧支代偿不足的情况下，基底动脉夹层破裂出血仅可采取开放性血管包裹手术以提供额外的结构性支撑。目前，支架内支架技术为这类罕见的临床病例提供了新的治疗选择。梭形和囊状假性动脉瘤可以采取支架辅助弹簧圈栓塞治疗[23, 29]。

然而，支架辅助弹簧圈栓塞治疗后再出血的风险仍然存在。多种因素与再出血有关，包括栓塞血管的再通、假性动脉瘤弹簧圈填塞不充分，以及术后抗血小板治疗。此外，也有鞘内或脑室内溶栓药物使用（清除脑室内血肿或蛛网膜下腔积血）导致再出血的报道[23, 29]。

临床病例

病例3展示支架内支架系统治疗以蛛网膜下腔出血为临床表现的颅内颈动脉夹层（图36.9和图36.10）。

支架置入治疗和支架辅助弹簧圈栓塞治疗技术上的细微差别

与所有外科手术一样，术前准备是在确定血管内治疗成功或失败的关键。在进入导管室之前，应复习患者所有的无创影像检查资料，重点关注夹层的部位

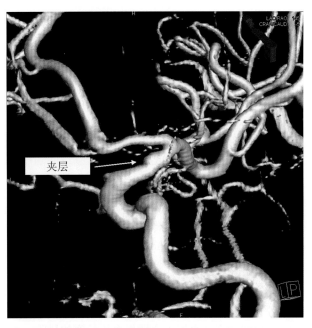

图36.9　病例3：52岁男性高血压患者，因急性发作的"一生中最严重的头痛"伴恶心和呕吐就诊。体格检查：意识模糊，无局灶性神经系统阳性体征。头颅CT确诊"蛛网膜下腔出血"。脑血管造影示右侧颅内颈动脉接近分叉处的前壁夹层动脉瘤。

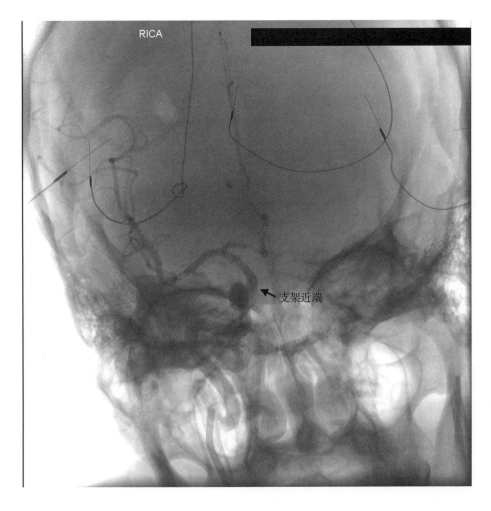

图36.10　病例3：采用支架内支架技术，跨越夹层动脉瘤置入3枚Enterprise支架（Cordis, Miami Lakes, FL）后，夹层动脉瘤消失，出血停止。术后予抗血小板治疗以降低支架诱发的血栓栓塞事件的风险。患者出院时神经功能正常。

和长度、起源于夹层段的穿支血管以及假性动脉瘤的存在与否。CT 和 MRI 检查是必不可少的，目的是评估脑缺血或颅内出血的情况，这将影响术后抗血小板药物的使用。在作者所在中心，所有的血管内介入手术均进行脑干听觉诱发反应（brainstem auditory evoked responses, BAER）、体感诱发电位（SSEP）和运动诱发电位的连续神经电生理监测。最好应配备神经麻醉学专家，因为术中外科医师、神经监测队伍和麻醉师之间的不间断沟通是必需的。

医源性血栓栓塞事件仍然是血管内治疗最常见的严重并发症。合并动脉粥样硬化性疾病、过度的血管内操作、导管导丝的长时间暴露于血液中都可能增加血栓栓塞事件的风险。先前存在的血管病变显然是外科医师无法选择的，但采取一些相应的措施确实可以降低医源性缺血事件的发生。导管导丝可促使血栓形成，长时间暴露在血流中会增加血栓栓塞的风险；因此快速高效完成血管内治疗可显著获益。此外，除推注造影剂时，导管系统应保持持续肝素化。血管内治疗开始前，所有的管道或导管应充分冲洗排气，排除空气栓塞的风险。最后，外科医师选择导管、导丝、支架和弹簧圈的经验也不容小觑，合适器材可以大大缩短手术时间，减少血管内操作。

全面评述现有的可供临床选择的支架显然超出了本章的范围，然而，了解治疗动脉夹层常用支架的基本特性是非常重要的。球囊扩张支架和自膨胀支架为血管腔重建提供更多的选择，两者各有自己的优点和局限性。颅外颈动脉和椎动脉管径较大，而且在整个颈部的走行相对规则和线性。在这些动脉的颈段夹层的处理中球囊扩张冠状动脉具有明显的优势。球囊扩张支架贴壁完全，对夹层血管壁的径向力较大，从而可以理想地重建夹层血管壁和维持真腔通畅[30]。良好的贴壁性和较强的径向支撑激发内膜反应，促进支架内皮化以及支架与血管壁融为一体。对于伴发活动性附壁血栓的夹层，球囊扩张支架可以很好地将附壁

血栓固定于血管壁，从而防止血栓栓塞事件。颈部的颈动脉和椎动脉夹层动脉瘤也可采取"支架内支架"技术治疗[28, 30]。支架内支架置入使得支架网孔的自由间隙缩小从而降低动脉瘤的血液内流，加之支架重叠后对夹层血管壁径向支撑的增加，促进动脉瘤内血栓形成。

虽然球囊扩张支架能有效治疗颈动脉和椎动脉颅外段夹层，但在远端颈动脉和椎动脉以及颅内动脉夹层的处理中存在诸多限制。由于柔韧性较差，球囊扩张支架难以通过迂曲的血管到达夹层部位。球囊扩张支架相对刚性设计也限制其在颅底血管中的应用，颈部的屈伸运动可能会导致支架的扭曲和闭塞[30]。此外，远端血管的管径较小，不能耐受球囊扩张冠状动脉支架较大的径向支撑力。强行输送柔韧性较差的球囊扩张支架至颈动脉和椎动脉的远端或颅内动脉可能促进夹层扩展或导致夹层破裂。

自膨胀支架的径向支撑力较小、柔韧性高；可较为容易地通过扭曲血管而到达远端血管，自膨胀支架释放后在扩张血管的同时对血管壁的损伤非常小[27, 30]。目前市场上存在多种自膨胀支架，每种都有自己的规格、优点和缺点（表 36.1）。

结论

颈部和颅内夹层虽为脑梗死的不常见病因，却是年轻卒中患者的主要病因。血栓栓塞事件是夹层相关卒中和死亡的最常见原因，而急性血流动力学不足和低灌注仅占很小一部分。自发性颅外和颅内动脉夹层发病前无外伤病史，1%～5%的自发性动脉夹层伴发于结缔组织病。对于创伤性动脉夹层，钝性损伤是主要的潜在原因，穿透伤基本上是医源性损伤或人际暴力的结果。

动脉夹层一般 3～6 个月愈合，绝大多数患者夹层导致的管腔狭窄可完全消失。连续的影像学随访显示，大多数情况下夹层动脉瘤通常保持不变。虽然现

表 36.1 球囊扩张支架和自膨胀支架的比较		
	球囊扩张支架	**自膨胀支架**
首选目标血管	较大直径的颈部动脉	颈部动脉远端或颅内动脉
径向支撑	径向支撑力大 支架与血管壁贴壁好	径向支撑力较小，适合柔弱的颅内动脉
术后抗血小板治疗	需要	需要
特殊使用	1. 固定活动性附壁血栓于管壁 2. "支架内支架"技术用于颈部夹层动脉瘤血管壁重建 3. 支架辅助弹簧圈栓塞治疗颈部夹层动脉瘤	1. "支架内支架"技术用于颅内动脉夹层梭形动脉瘤的血管壁重建 2. 支架辅助弹簧圈栓塞治疗颅内动脉假性动脉瘤

有的证据有限，文献建议抗血小板药物或抗凝治疗作为大多数夹层的主要治疗方式。不同的临床情况，如急性低灌注、抗栓治疗禁忌、药物治疗失败以及夹层导致蛛网膜下腔出血或假性动脉瘤形成，则必须评估手术干预的可行性。传统上，这些患者适合开放性手术治疗，然而，血管内治疗技术的进步使此类患者的治疗发生了革命性的改变。

参考文献

[1] Ducrocq XLJ, Lacour JC, Debouverie M, Bracard S, Girard F, Weber M. Cerebral ischemic accidents in young subjects. A prospective study of 296 patients aged 16 to 45 years. Rev Neurol (Paris) 1999;155:575-582

[2] Hart RGEJ, Easton JD. Dissections. Stroke 1985;16:925-927

[3] Kremer CMM, Mosso M, Georgiadis D, et al. Carotid dissection with permanent and transient occlusion or severe stenosis: Long-term outcome. Neurology 2003;60:271-275

[4] Bogousslavsky J, Regli F. Ischemic stroke in adults younger than 30 years of age. Cause and prognosis. Arch Neurol 1987;44:479-482

[5] Davis JWHT, Holbrook TL, Hoyt DB, Mackersie RC, Field TO Jr, Shackford SR. Blunt carotid artery dissection: incidence, associated injuries, screening, and treatment. J Trauma 1990;30:1514-1517

[6] Krajewski LPHN, Hertzer NR. Blunt carotid artery trauma: report of two cases and review of the literature. Ann Surg 1980;191:341-346

[7] Mas JLBM, Bousser MG, Hasboun D, Laplane D. Extracranial vertebral artery dissections: a review of 13 cases. Stroke 1987;18:1037-1047

[8] Schievink WIMV, Michels VV, Piepgras DG. Neurovascular manifestations of heritable connective tissue disorders. A review. Stroke 1994;25:889-903

[9] Schievink WIBJ, Björnsson J, Piepgras DG. Coexistence of fibromuscular dysplasia and cystic medial necrosis in a patient with Marfan's syndrome and bilateral carotid artery dissections. Stroke 1994;25:2492-2496

[10] Ast GWF, Woimant F, Georges B, Laurian C, Haguenau M. Spontaneous dissection of the internal carotid artery in 68 patients. Eur J Med 1993;2:466-472

[11] Mokri B, Schievink WI, Olsen KD, Piepgras DG. Spontaneous dissection of the cervical internal carotid artery. Presentation with lower cranial nerve palsies. Arch Otolaryngol Head Neck Surg 1992;118:431-435

[12] Provenzale JM, Morgenlander JC, Gress D. Spontaneous vertebral dissection: clinical, conventional angiographic, CT, and MR findings. J Comput Assist Tomogr 1996;20:185-193

[13] Cohen JEB-HT, Ben-Hur T, Rajz G, Umansky F, Gomori JM. Endovascular stent-assisted angioplasty in the management of traumatic internal carotid artery dissections. Stroke 2005;36:e45-e47

[14] Kraus RRBJ, Bergstein JM, DeBord JR. Diagnosis, treatment, and outcome of blunt carotid arterial injuries. Am J Surg 1999;178:190-193

[15] Mokri B. Traumatic and spontaneous extracranial internal carotid artery dissections. J Neurol 1990;237:356-361

[16] Provenzale JMBD, Barboriak DP, Taveras JM. Exercise-related dissection of craniocervical arteries: CT, MR, and angiographic findings. J Comput Assist Tomogr 1995;19:268-276

[17] Anson JCR, Crowell RM. Cervicocranial arterial dissection. Neurosurgery 1991;29:89-96

[18] Engelter STBT, Brandt T, Debette S, et al; for the Cervical Artery Dissection in Ischemic Stroke Patients (CADISP) Study Group. Antiplatelets versus anticoagulation in cervical artery dissection. Stroke 2007;38:2605-2611

[19] Sandmann WHM, Hennerici M, Aulich A, Kniemeyer H, Kremer KW. Progress in carotid artery surgery at the base of the skull. J Vasc Surg 1984;1:734-743

[20] Benninger DHGJ, Gandjour J, Georgiadis D, Stöckli E, Arnold M, Baumgartner RW. Benign long-term outcome of conservatively treated cervical aneurysms due to carotid dissection. Neurology 2007;69:486-487

[21] Guillon BBL, Brunereau L, Biousse V, Djouhri H, Lévy C, Bousser MG. Long-term follow-up of aneurysms developed during extracranial internal carotid artery dissection. Neurology 1999;53:117-122

[22] Redekop GJ. Extracranial carotid and vertebral artery dissection: a review. Can J Neurol Sci 2008;35:146-152.

[23] Boet RWH, Wong HT, Yu SC, Poon WS. Vertebrobasilar artery dissections: current practice. Hong Kong Med J 2002;8:33-38

[24] Srinivasan JND, Newell DW, Sturzenegger M, Mayberg MR, Winn HR. Transcranial Doppler in the evaluation of internal carotid artery dissection. Stroke 1996;27:1226-1230

[25] Müller BTLB, Luther B, Hort W, Neumann-Haefelin T, Aulich A, Sandmann W. Surgical treatment of 50 carotid dissections: indications and results. J Vasc Surg 2000;31:980-988

[26] Schievink WIPD, Piepgras DG, McCaffrey TV, Mokri B.

Surgical treatment of extracranial internal carotid artery dissecting aneurysms. Neurosurgery 1994;35:809-815, discussion 815-816

［27］Surdell DLBR, Bernstein RA, Hage ZA, Batjer HH, Bendok BR. Symptomatic spontaneous intracranial carotid artery dissection treated with a self-expanding intracranial nitinol stent: a case report. Surg Neurol 2009;71:604-609

［28］Benndorf GHU, Herbon U, Sollmann WP, Campi A. Treatment of a ruptured dissecting vertebral artery aneurysm with double stent placement: case report. AJNR Am J Neuroradiol 2001;22:1844-1848

［29］Taha MMSH, Sakaida H, Asakura F, et al. Endovascular management of vertebral artery dissecting aneurysms: review of 25 patients. Turk Neurosurg 2010;20:126-135

［30］Ansari SATB, Thompson BG, Gemmete JJ, Gandhi D. Endovascular treatment of distal cervical and intracranial dissections with the neuroform stent. Neurosurgery 2008;62:636-646, discussion 636-646

第 37 章

颅内动静脉畸形的栓塞治疗

Yin C. Hu, C. Benjamin Newman, Cameron G. McDougall, and Felipe C. Albuquerque

■刘文华　译　■张仁良　校

要点

◆ 颅内动静脉畸形（AVM）是一组异质的颅内血管病变。需要包括神经外科、放射外科和血管内治疗专家组成的多学科小组来优化治疗的风险 - 效益比。

◆ 血管内治疗在 AVM 治疗中的作用分为以下几类：外科手术前栓塞治疗，放射外科治疗前栓塞术，针对性的栓塞治疗（如为稳定 AVM 相关动脉瘤而进行的栓塞治疗），治愈性栓塞治疗，姑息性栓塞治疗。

◆ 进行全面而细致的超选择性血管造影，以明确 AVM 血管构造的以下特点：①动脉蒂发出的供应正常神经组织的血管分支。②首先显影的引流静脉。③潜在可能被栓塞剂反流累及的近端血管。④造影剂通过病灶的速度。

◆ 较之 α- 氰基丙烯酸丁酯（n-butyl cyanoacrylate, nBCA），Onyx 优点在于可定期地停止注射以造影评估栓塞进程、引流静脉的通畅性，以及残留畸形血管团的血管构造。

◆ 采用 "阻断和前推"（"plug-and-push"）技术，可使 Onyx 胶弥散至畸形血管团的新的区域。通常情况下每个动脉蒂可推注数毫升 Onyx 胶，但当 Onyx 胶铸型完成或逆流威胁近端供应正常神经组织的血管分支时，应停止注射。

脑 AVM 是非常复杂的血管病变，约 2% 的出血性卒中由 AVM 所致[1]。虽然 AVM 发病率相对低，但因大多数患者为健康的年轻人，其长期的患病率和死亡率值得重视。AVM 血管构造特点是供血动脉与静脉系统直接连接，无介于中间的毛细血管床，从而形成高血流量的动静脉分流（图 37.1）。AVM 被认为是偶发的先天性疾病，但也可与一些遗传综合征相关，如 Rendu-Osler-Weber 综合征（遗传性出血性毛细血管扩张症）、Wyburn-Mason 综合征（神经视网膜血管瘤综合征）、Sturge-Weber 病（脑 - 面血管瘤病）。家族性病例的报道非常罕见[2]。

大多数 AVM 患者在发生颅内出血后被诊断。AVM 的其他临床表现包括头痛、癫痫发作或局灶性神经功能缺损。目前 AVM 自然病史知之甚少，因为大多数研究是回顾性的和偏倚性的（如纳入了相对罕见和异质性的病变以及研究对象选择偏向于难治性的 AVM）。许多调查人员估计 AVM 脑出血的年发生率 2% ～ 4%，在脑出血后的最初几年内再出血的风险增加至 6% ～ 8%[3, 4]，此后出血风险逐渐回归基线水平。

脑 AVM 的治疗已经发展成为多学科模式，通过彻底评估病变的血管构造，以优化治疗的风险受益比。目前的治疗方法包括微血管神经外科、放射外科和血管内栓塞术。基于前瞻性研究的结果，Spetzler-Martin 分级标准（表 37.1）可以合理地预测脑 AVM 的手术发病率和死亡率[5]。许多研究者报道，Ⅰ～Ⅲ级 AVM 的手术发病率和死亡率较低。Ⅰ级和Ⅱ级 AVM 本身的出血风险明显高于显微外科切除术并发出血的风险。与较大的 AVM 比，较小的更易发生破裂出血。AVM 大小和供血动脉压力之间的反比关系

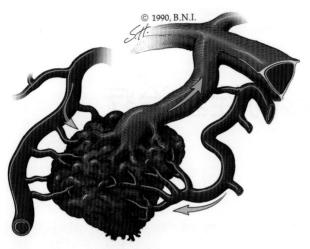

图37.1 绿箭头标注的是两个主要的供血动脉蒂，由此发出多个分支参与形成 AVM 血管巢；蓝色箭头标注的粗大的引流静脉汇入硬脑膜窦（Courtesy of the Barrow Neurological Institute）。

表37.1 AVM 的 Spetzler-Martin 分级	
病变类型	评分
AVM 大小（cm）	
小型（< 3）	1
中型（3 ~ 6）	2
大型（> 6）	3
毗邻区脑功能	
非功能区	0
功能区	1
引流静脉†	
仅浅静脉	0
深静脉	1

注：功能皮质包括运动或感觉皮质、视觉皮质、语言皮质、内囊、下丘脑、丘脑、小脑脚、脑干及小脑深部核团。
† 深静脉包括大脑内静脉、Rosenthal 基底静脉、小脑中央前静脉。（资料引自 Spetzler RF, Martin NA. A proposed grading system for arteriovenous malformations. J Neurosurg 1986; 65: 476–483. Reprinted by permission from the Journal of Neurosurgery.）

也提示小的 AVM 出血率显著提高。通常 Ⅰ 级 AVM 术前栓塞的风险可超过外科切除术本身的风险。重要功能区的 Ⅱ 级 AVM 应优先选择立体定向放射治疗，而非外科切除治疗。

Ⅲ 级 AVM 是表现最为复杂和异质性的一组病变。Lawton 根据病灶大小（S）、引流静脉（V）和功能区定位（E）将其分为 4 个亚型，以评估手术发病率和死亡率的相对风险[6]。小型 AVM（S1、V1、E1）、中型深部 AVM（S2、V1、E0）和中型功能区 AVM（S2、V0、E1）的手术风险分别为 2.9%、7.1% 和 14.8%。因显微外科手术时 AVM 的深部供血动脉难以暴露，通常需采取手术前栓塞治疗以减少术中出血。此外，栓塞的动脉还可用作手术标记。

Ⅳ 级和 Ⅴ 级 AVM 手术切除治疗并发的主要和次要围手术期神经功能缺损的发生率很高，高达 31% 和 50%。Han 等对连续的 73 例 Ⅳ 级和 Ⅴ 级 AVM 患者预后的研究发现，他们并发出血（年发生率 1%）的风险低于手术并发症的风险[7]。他们建议对于 Ⅳ 级和 Ⅴ 级 AVM 患者应采取随访观察而不是贸然的手术干预。其他文献报道，部分治疗可能会增加未来出血的风险[7, 8]。对于进展性或致残性的，如反复出血、难治性癫痫、静脉高压或盗血综合征，高级别 AVM，目前推荐姑息治疗（图 37.2）。这些数据表明，明智地筛选患者、选择合适的治疗模式以最大化风险收益比是 AVM 治疗的关键。

血管内治疗

脑 AVM 治疗目标决定了血管内介入在其治疗中的作用。血管内介入在 AVM 治疗中的功能可分为以下类别：外科手术前栓塞、放射外科治疗前栓塞、治愈性栓塞、针对性栓塞（如 AVM 相关动脉瘤的栓塞）以及姑息性栓塞（以减轻症状为目的）。下面讨论前两个类别的血管内治疗。

外科手术前栓塞

在许多医学中心，显微血管外科依然是脑 AVM 治疗的主要选择。对于浅表的 Ⅰ 级或 Ⅱ 级脑 AVM，术前栓塞治疗通常很少或没有作用，反而徒增栓塞相关的风险。但当 AVM 存在深部供血动脉时例外，因为显微血管外科手术通常难以达到深部供血动脉。Ⅲ 级或以上级别的 AVM 在显微外科切除前通常实施血管内栓塞治疗（图 37.3 和图 37.4）。通过栓塞深部或外科手术难以达到的供血动脉，可以改善外科手术患者的预后。既往认为伴有深部或手术难以达到的供血动脉的 AVM 外科手术治疗具有很高的风险，术前栓塞这些供血动脉使得外科手术变得更加安全。此外，术前栓塞可使 AVM 病灶缩小、血流量降低，从而减少术中出血、缩短手术时间。外科手术过程中栓塞血管很容易辨识，有助于确定切除范围，避免临近的功能区皮质供血血管的误切。对

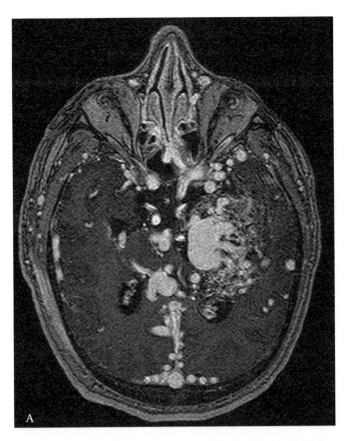

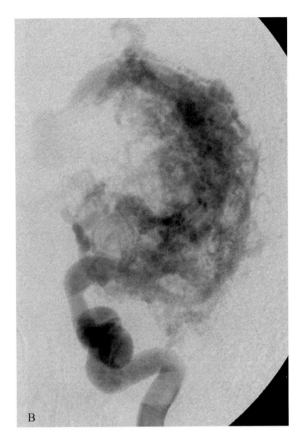

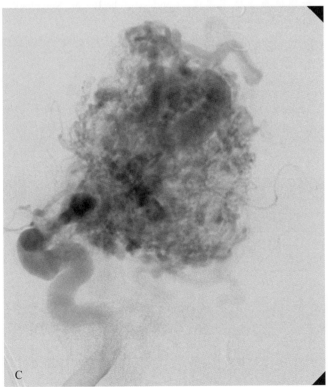

图 37.2 V 级 AVM 患者，表现进展性神经功能缺失，予姑息性的血管内治疗以缓解症状。（A）钆增强 T1 加权磁共振成像显示左内侧颞叶复杂 AVM；栓塞治疗前，后前位（B）和侧位（C）血管造影显示，左侧大脑中动脉发出多支供血动脉。

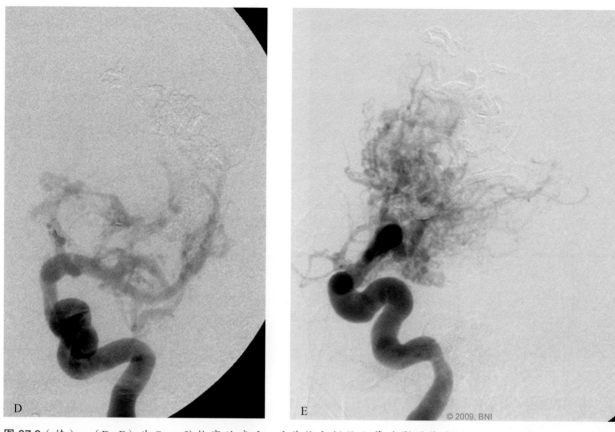

图 37.2（续） （D、E）为 Onyx 胶栓塞治疗后，后前位和侧位血管造影图像（Courtesy of the Barrow Neurological Institute）。

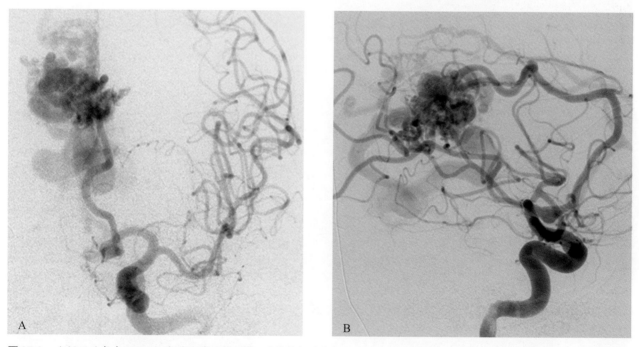

图 37.3 右侧顶叶复杂 AVM 栓塞前血管造影图像。后前位（A）和侧位（B）左侧颈内动脉造影显示源于左侧 ACA 的供血动脉。

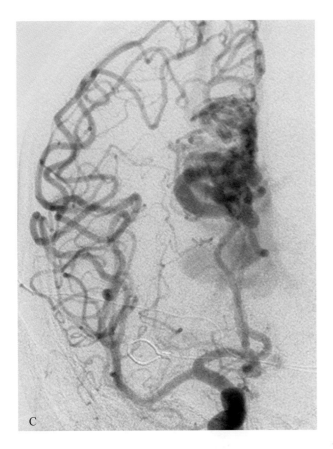

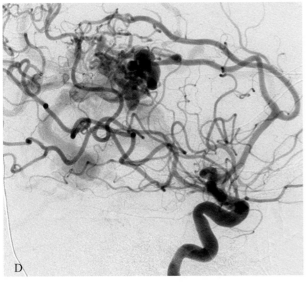

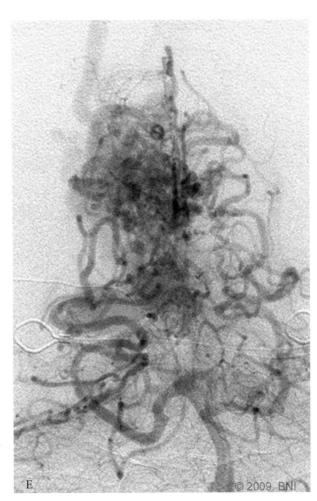

图 37.3（续）　后前位（C）和侧位（D）右侧颈内动脉造影显示源于右侧 ACA 和 MCA 的供血动脉，后前位（E）椎动脉造影显示源于双侧 PCA 的供血动脉（Courtesy of the Barrow Neurological Institute）。

于Ⅳ级和Ⅴ级 AVM，如果考虑采取外科切除治疗，术前通常需要进行分次栓塞治疗。因为它们的大小和病灶内血流动力学改变容易引发正常灌注压突破（NPPB）从而导致额外的风险。对于具有高风险血管结构特征的 AVM，供血动脉或病灶内动脉瘤的术前栓塞治疗有利于稳定病灶和减少术中并发出血的风险[9]。

放射治疗前栓塞

对于不适合手术切除的 AVM，如位于功能区的或脑深部的 AVM，立体定向放射治疗是一种常见的治疗选择。放射治疗 AVM 的闭塞效应高度依赖于放射剂量和病灶体积。直径 3 cm 以内的脑 AVM 经过一个阶段的放射治疗，3 年内的治愈率 70%～95%[10, 11]。血管内栓塞治疗的作用之一是使大型 AVM 缩小成适

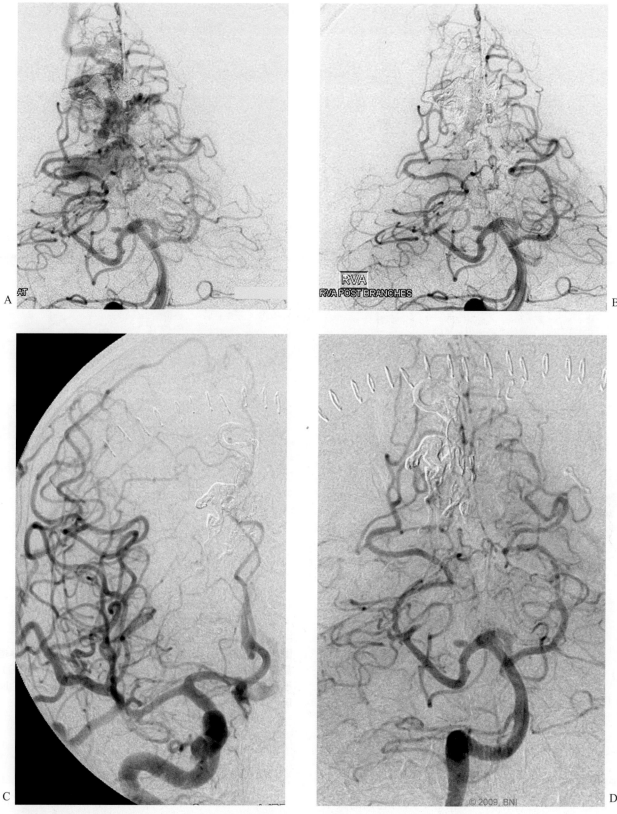

图 37.4 （A）弹簧圈、α-氰基丙烯酸丁酯（nBCA）和 Onyx 胶 3 个阶段血管内栓塞治疗前椎动脉血管造影（后前位）。（B）3 个阶段栓塞治疗后椎动脉血管造影（后前位）。术前栓塞后外科手术切除右侧顶叶 AVM，后前位右侧颈内动脉造影（C）和后前位椎动脉造影（D）显示 AVM 完全切除（Courtesy of the Barrow Neurological Institute）。

合立体定向放射治疗的小型单一病灶；这样可允许高剂量的放射治疗，最大限度地减少辐射对周围组织的副作用，提高放射外科治疗的治愈率。对于一些血管内栓塞治疗后残留 2 个或 2 个以上独立病灶的患者，单一阶段高剂量放射治疗受到限制，可针对不同区域采取分期放射治疗[12]。其他如病灶内或供血动

脉存在动脉瘤的高风险 AVM，也应在放射外科治疗前行血管内栓塞治疗（图 37.5）。高血流量 AVF 放射治疗的效果通常不理想，应选择血管内栓塞治疗。AVM 经放射治疗后永久残存的潜在的病灶，依据它们血管构造特点，可选择栓塞治疗或外科手术切除[13, 14]。

技术细节

AVM 血管内栓塞治疗是否需在全身麻醉下进行目前仍存在广泛争议。一些学者认为，持续神经功能监测的同时，短效巴比妥酸盐（异戊巴比妥）激发试验有利于避免缺血并发症[15]。支持全身麻醉者认为，栓塞治疗过程中完全抑制患者活动是更安全的选

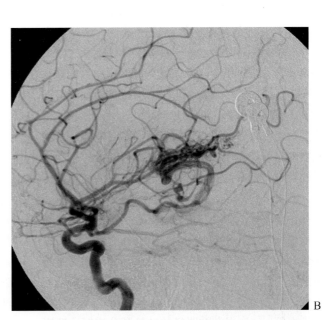

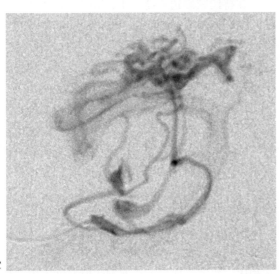

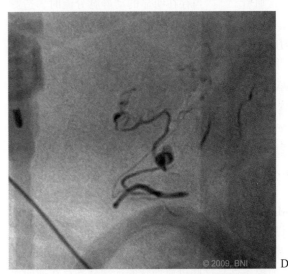

图 37.5 放射外科栓塞治疗前，左侧颈内动脉后前位（A）和侧位（B）造影示左侧基底节 AVM。（C）经微导管超选择性造影显示病灶内动脉瘤，AVM 的高风险特征。（D）nBCA 栓塞治疗后造影复查证实病灶内动脉瘤已消除（Courtesy of the Barrow Neurological Institute）。

483

择[16]，且不需要连续的神经功能评估；他们认为，就避免栓塞相关的缺血并发症而言，对 AVM 血管构造和微导管位置的选鉴比激发试验更可靠。

在作者的实践中，所有患者在神经生理监测下（包括体感诱发电位和脑电图）接受全身麻醉。股总动脉置 6F 血管鞘。测定基线激活凝血时间（ACT），静脉给予肝素，整个手术过程中 ACT 维持在 200 ～ 250 秒。作者认为，抗凝治疗导致的围手术期再出血风险远较栓塞并发症的风险低。指引导管的选择，如 Envoy（Codman, Miami Lakes, FL）或 Neuron（Penumbra, Alameda, CA），取决于血管扭曲程度；通常情况下，指引导管应置于主要目标血管的远端。

造影明确供血动脉的解剖分布。通常选用血流导向微导管，他们优先选择高流速血管，而这通常是 AVM 的供血血管。微导丝通常保留在微导管内以便为微导管近端提供支撑。偶然情况下，如微导管反复流向非目标血管，或微导管需要通过扭曲的供血动脉，需要微导丝重新定向微导管或引导微导管到达目标部位。当微导管接近病灶或动脉瘤时，需在空白路图上经微导管温和注入适量造影剂以确认微导管的位置。如果微导管所处的血管正是需要栓塞的潜在目标血管，经微导管行超选择性造影。

存在高流量动静脉分流时，邻近神经组织的血管发生适应性改变。供应 AVM 的动脉分支变得越来越专一地为病灶供血，而侧支血管开放为病灶周围的脑实质供血。经过较长的一段时间，这些侧支血管呈现"血管瘤样改变"，这样贴近 AVM 处呈现极度扩张的异常血管[17]。当存在明显的动静脉分流时，造影时选择高帧率（5 ～ 6 帧 / 秒）成像可提高 AVM 血管构造的解析。

超选择性血管造影成像必须仔细分析并努力确定 AVM 血管构造的下列特点：①发自 AVM 供血动脉的供应正常神经组织的血管分支（en passage feeders）。②最先显影的引流静脉。③栓塞过程中栓塞剂反流可能累及的近端血管分支。④造影剂通过病灶的速度。

通常情况下，存在供应正常脑组织血管分支的 AVM 供血动脉不可栓塞。为保证正常脑实质的供血，可采用弹簧圈自远端逐步填塞供应病灶的血管分支。采用液体栓塞剂封堵这些供血动脉的近端并非绝对禁忌，前提条件是这些供血动脉的远端分支存在逆向血流，如通过软脑膜血管，供应正常神经组织。

微导管与 AVM 病灶的位置关系是决定成功的关键因素。至少有一个工作角度微导管与病灶或引流静脉不重叠。在这个工作角度操作可以及早发现液体胶反流，从而最大限度降低 nBCA 黏结微导管的风险，以及减少供应正常神经组织的近端血管分支误栓塞的风险。

造影剂通过病灶的时间是评估动静脉分流的血流速度的依据，由此决定 nBCA 与乙碘油混合物的配制比例和最初的注射速率。同样，造影剂通过时间决定 Onyx 胶（ev3, Plymouth, MN）的浓度选择；通常情况下，大部分的栓塞治疗选择 Onyx-18（6%），而 AVM 中的高流量瘘部分则最好选择 Onyx-34（8%）。

注入液体栓塞剂之前，介入医师必须十分清楚地知道引流静脉位置。静脉结构应该清晰地显示在两台图像增强器上，以第一时间辨识液体栓塞剂通过病灶和接近引流静脉的征象。使用展示供血动脉和最早显像的引流静脉的血管造影图像作为监控参考图像有助于指导液体栓塞剂的周期性注射。此外，在注射过程中此图还有助于描绘复杂血管构造中病灶和引流静脉的轮廓。

nBCA 的注入需要两位有经验的操作者协同完成。nBCA 注射前，麻醉医师最好将平均动脉压降低 20% ～ 30% 以减慢动静脉分流的血流速度，并根据需要适量追加麻醉剂以调整患者的麻醉深度。以 5% 葡萄糖溶液彻底冲洗微导管以消除离子催化剂。微导管楔入并阻断待栓塞血管的动脉血流，液体栓塞剂向前流动的速度完全由注射速率控制；这样稀释的 nBCA 和乙碘油混合物就可以在严格控制下缓慢注入。

在持续减影透视路图下，nBCA 混合物缓慢注入病灶并获得坚固的铸型。即使仅一滴 nBCA 进入引流静脉，也应立即停止注射操作数秒钟，然后再次尝试注射。如 nBCA 铸型在病灶内逐步扩展，则继续注入 nBCA。

出现下列 3 项之一时则终止注射：①病灶完全被填充。② nBCA 出现反流。③ nBCA 渗透至引流静脉。轻轻地抽吸后，迅速撤出微导管。栓塞结束后复查血管造影，评估病灶状态和残余的动脉供血、引流静脉通畅程度，以及是否存在并发症（如"父"血管损伤、血栓栓塞事件和造影剂外渗等）。

若微导管处于非楔入的部位，应采用流速较快的低浓度 nBCA 和乙碘油混合物。与微导管处于楔入状态相比，非楔入情形下栓塞剂注射速度更快，整个注射过程更短。对于血流速度极高的瘘管，应先策略性填塞弹簧圈；既可显著降低血流速度，又可为 nBCA

黏附提供结构性格栅。也可采用较高浓度 nBCA 和乙碘油混合物以实现快速的聚合反应和瘘管内铸型。

Onyx 胶的注射方法完全不同于 nBCA 的注射。使用前 Onyx 溶液必须剧烈摇动 20 分钟以使沉淀的钽粉充分混悬；否则钽粉沉积，使得注入的 Onyx 胶显影不佳。一旦微导管定位于如上所述的理想位置，用二甲亚砜（DMSO, 0.25 mL/90 s）缓慢充填微导管。用兼容 DMSO 的 1 mL 注射器抽取 Onyx 胶后与微导管连接；然后用 120 秒缓慢注入 Onyx 胶以排空微导管中的 DMSO。最后在持续减影透视路图下完成 Onyx 胶的注射。Onyx 胶的注入必须缓慢而均匀，大约 0.1 mL/min，一般不超过 0.25 mL/min，以避免 DMSO 的血管毒性。

与 nBCA 相比，Onyx 胶的优势在于可周期性停止注射，以评估栓塞的进程、引流静脉通畅程度以及残余病灶的血管构造。出现近端反流时，可停止注射 2 分钟以待微导管尖端周围反流的 Onyx 胶固化；这样可在微导管尖端形成塞子以阻断进一步反流，同时增加 Onyx 胶顺向输送的能力。每次暂停后重新开始注入 Onyx 胶都必须在新的持续减影透视路图下进行，以避免混淆 Onyx 胶的注射进程。注胶—反流—暂停—再注胶这一过程可能需要重复多次，以确保 Onyx 胶流向 AVM 病灶。

如果出现 Onyx 胶顺向流入引流静脉，暂停注射以待 Onyx 胶固化，以阻止其进一步流入引流静脉而导致引流静脉的栓塞。采用"阻断和前推"技术可提高 Onyx 病灶栓塞的程度。通常情况下每个供血支栓塞需要几毫升 Onyx 胶，当 Onyx 胶充分铸型或逆流威胁近端供应正常脑组织的动脉分支时，此供血支的栓塞完成。

Oynx 胶注射完毕后，微导管回撤需要耐心、轻轻抽吸和维持恒定张力。微导管回撤时的张力导致 Onyx 胶铸型的变形非常常见，应轻轻维持牵引，在数分钟内缓慢而平稳地逐渐提高回撤张力。如微导管无法撤出，可于腹股沟管鞘处切断微导管。尖端可脱式微导管正处于研究和开发阶段，目前在美国以外已经开始使用。在将来，尖端可脱式微导管的广泛应用将极大地简化微导管撤出操作，从而避免微导管相关的潜在并发症发生。

栓塞剂

血管内栓塞剂可以大致归类为固体栓塞装置、颗粒或液体栓塞剂。固体栓塞装置，如弹簧圈和可解脱球囊，主要用于动静脉瘘管的直接封堵。更成熟的颗粒栓塞剂，如聚乙烯醇（polyvinyl alcohol, PVA）和微球，已经替代早期的丝线和微纤维胶原材料颗粒物。目前，大多数中心使用液体栓塞剂取代颗粒栓塞剂，因为证据表明液体栓塞剂如乙醇、氰基丙烯酸酯或 Onyx 胶等的栓塞效果更佳。

固体闭塞装置

球囊

可解脱球囊可以很好地封堵 AVM 的供血动脉，但对 AVM 病灶处理的效果不佳。球囊可顺向漂移至引流静脉或逆向迁移至"父"动脉，从而分别引起出血或缺血并发症。随着液体栓塞剂的出现，可解脱球囊已经被废弃。

弹簧圈

对于 AVM 病灶内动静脉瘘的栓塞而言，可解脱弹簧圈和注入式弹簧圈作用非常显著且互补。当使用可解脱弹簧圈时，微导管通过导丝输送至理想部位；在微导管插入 AVM 供血支前，应配制好 nBCA 乙碘油混合物以备不时之需。因为经导丝导管插入时，存在导丝刺穿脆弱的异常动脉供血支的潜在风险；若出现此并发症，则可节省 nBCA 乙碘油混合物的配制时间。选择适当规格的弹簧圈至关重要，因尺寸过小的弹簧圈可通过瘘管漂移至静脉系统。根据血管大小，作者通常采用复杂三维几何结构的或纤维状的 0.018 in 的可解脱弹簧圈，首个弹簧圈的规格应比实际测定的大 1 ~ 2 mm。

荧光透视下，弹簧圈在所需栓塞的动脉内成形，在确保实现最优构形和定位后释放；紧接着填塞与血管直径相似规格的第二枚弹簧圈。填塞数枚弹簧圈并在目标血管内形成稳定的排列后，可采用注入式弹簧圈继续填塞。一旦通过瘘管的顺向血流大幅降低，即可注入 nBCA 以至完全栓塞。对于小的动静脉瘘，可采用血流导向微导管（漂浮微导管），直接采用注入式弹簧圈填塞；这样可避免经导丝导管插入时导丝刺穿血管的风险。一旦血流速度显著下降，即可采用 nBCA 栓塞。药物诱发低血压对 AVM 的血管内栓塞治疗是有帮助的，对防止 nBCA 通过动静脉瘘迁移至引流静脉来说甚至是必需的。

颗粒栓塞剂

血管内栓塞最初使用的颗粒栓塞剂由丝线和微纤维胶原材料组成。随着技术的进步这些材料已被淘汰。在液体栓塞剂出现之前，直径 50 ~ 1 000 μm PVA 颗粒是脑 AVM 栓塞治疗最常使用的栓塞剂。因 PVA 是透 X 线的，需与含碘对比剂一起使用。

PVA 颗粒和液体栓塞剂的使用方法之间存在根本性差异。对于 PVA 而言，其输送微导管的内径必须大于 PVA 颗粒以防止颗粒物凝集而堵塞微导管。与血流导向微导管相比，PVA 栓塞使用经微导丝输送的微导管，显著的缺点是直径较粗和柔软性较差，进行 AVM 供血支超选择性插管时发生血管穿孔的风险较高，注意力需高度集中。进入 AVM 病灶的供血支在分流方式和直径大小上不尽相同，使得选择合适大小的 PVA 颗粒非常困难。与液体栓塞剂相比，虽然 PVA 颗粒与碘化对比剂混合后使用，但依然难以精确判断 PVA 颗粒的沉积位置。PVA 颗粒常常沉积于 AVM 病灶供血支的近端，而非病灶内部，这可能导致栓塞后再通率增高。血管造影随访的结果表明，脑 AVM PVA 栓塞治疗后血管再通率极高[18]。

PVA 栓塞缺乏耐久性，因此不适合用于放射治疗前栓塞，因为栓塞区域被排除在放射治疗区域之外。PVA 栓塞作为外科手术前辅助治疗时，这种缺乏耐久性就不是很重要了。一项大型前瞻性试验的结果表明，作为外科手术前辅助治疗，PVA 栓塞与 nBCA 栓塞在治疗有效性、手术切除术时间、病灶缩小程度，以及 Glasgow 预后评分等几方面均无显著差异[9]。

液体栓塞剂

酒精

乙醇脱水并剥离血管壁内皮细胞，使血管壁内膜破裂至内弹力层，从而导致急性血栓形成。虽然乙醇栓塞可以治愈脑 AVM，但乙醇栓塞相关的并发症非常多[19]。乙醇栓塞易引发脑水肿，栓塞前后必须使用大剂量糖皮质激素。颅内压增高的患者尚需使用甘露醇，由于患者处于全身麻醉状态，颅内压增高常不易被察觉，Cushing 三联征可能是危及生命的颅内压增高的唯一征象。高浓度乙醇用于外周 AVM 的栓塞治疗时，可诱发肺毛细血管前动脉痉挛，从而导致急性心肺功能衰竭[20]。由于脑 AVM 乙醇栓塞治疗的经验相对匮乏，以及 nBCA 栓塞治疗的广泛应用，使得乙醇不再作为常规栓塞剂。

nBCA

2000 年，FDA 批准 nBCA（Trufill, Johnson and Johnson, Miami Lakes, FL）用于脑 AVM 的栓塞治疗。较之颗粒栓塞剂，液体栓塞剂具有许多优点。nBCA 可通过纤细的定位于病灶近端的血流导向微导管注射，注入的 nBCA 深入病灶内部，从而实现最大程度的永久性栓塞。

nBCA 栓塞剂是由 nBCA、乙碘油和钽粉组成的混合物。聚合后形成黏性的不能生物降解的固体。钽粉则进一步提高 nBCA- 乙碘油混合物的不透 X 线性。nBCA 栓塞剂中各成分的比例取决于 AVM 的血管构造和血流动力学特点。超选择性动脉造影对比剂染色的速率为 nBCA 栓塞剂中各成分的组成提供了粗略的评估。通常情况下，乙碘油和 nBCA 的比例介于（1.5:1）～（3:1）。通过乙碘油的比例控制 nBCA 的聚合速度以确保 nBCA 更好地渗入病灶内部。加入少量冰醋酸能在不增加混合物黏滞度的前提下增加聚合时间[21]。栓塞充分的 AVM 在 nBCA 聚合固化后出现再通的风险极低。

乙烯 - 乙烯醇共聚物 - 二甲亚砜溶剂 （Onyx）

2005 年，FDA 批准乙烯 - 乙烯醇（ethylene-vinyl alcohol, EVOH）共聚物 -DMSO 溶剂用于脑 AVM 的外科手术前栓塞治疗，它是由 EVOH、钽粉和 DMSO 组成的混合物，Onyx 是其在美国销售的商品名。Onyx 像 nBCA 一样有效，外科手术前栓塞可使脑 AVM 病灶体积减小 50%[22]。

尽管 Onyx 不黏附血管内皮，但它可黏附微导管，从而增加微导管回撤的风险。溶剂 DMSO 阻止 Onyx 的聚合，Onyx 注入血管与血液接触后，溶剂 DMSO 迅速弥散，最终 Onyx 聚合析出形成柔软的海绵状固体。DMSO 对人类血管的毒性作用已非常明确[23]。其血管毒性作用取决于 DMSO 的注射量及其与血管内皮接触的时间。DMSO 的注射速度控制在 0.25 mL/90 s 以内，可以避免其血管毒性作用。Onyx 使用前需充分震荡混匀，否则易出现钽粉沉淀，影响栓塞时图像的可视性。

关于 Onyx 栓塞效果和耐久性的远期调查结果尚不清楚，作为治愈治疗抑或作为放射治疗前的辅助治疗目前仍然尚未明确。一些短期的血管造影随访研究表明 Onyx 栓塞治疗后未发现病灶再通[22]，但 Onyx 栓塞在神经介入治疗领域扮演的角色仍需进一步的评估。

AVM 血管内治疗的预后及并发症预防

以根治为目标（图 37.6）或作为显微外科手术或放射治疗的辅助治疗，脑 AVM 的栓塞治疗已是公认的治疗模式。依据栓塞材料的不同，AVM 栓塞治疗的治愈率变化非常大（0 ～ 80%）。最近的一些病例系列研究显示，对于所有类型的脑 AVM 单纯栓塞治疗的治愈率在 20% ～ 50%[24]。对于较高级别 AVM（如 Spetzler-Martin 分级 II 级以上的）患者，较之单纯手术切除，术前栓塞治疗显著改善外科手术切除治疗的预后[25, 26]。

目前仍缺乏以比较 nBCA 和 Onyx 术前栓塞治疗疗效为目标的随机对照研究。然而，已有研究表明 Onyx 的疗效不劣于 nBCA[25]。较之 nBCA，许多神经介入医师认为，Onyx 栓塞治疗的操作更安全和可控，适合更多种类的 AVM 的处理。坊间证据显示，Onyx 栓塞治疗后的 AVM 病灶外科手术时处理较为容易，这些病例的血管脆性较低，AVM 和正常脑组织之间的界限更清晰。

放射治疗常用于处理栓塞治疗后残留的小的或再通的 AVM。AVM 放射治疗前栓塞的作用仍不清楚。放射治疗通过数年时间逐渐消除病灶，其主要好处是减少 AVM 患者自发性颅内出血的风险。栓塞治疗和放射治疗之间的最佳间隔时间还不清楚，需要进一步的研究。放射治疗前栓塞的主要原理是，术前栓塞减少 AVM 病灶体积，理论上应该可以提高放射治疗的疗效。目前，AVM 放射治疗前栓塞的作用尚缺乏权威指南。

并发症

再怎么细致和谨慎操作，脑 AVM 栓塞治疗的并发症永远无法完全避免。随着 X 线透视技术和超选择性微导管技术的进步，大大拓宽了可以采取血管内治疗的 AVM 种类。出血、顺行或逆行栓塞事件、栓塞材料迁移导致供应正常脑组织的血管堵塞依旧是 AVM 栓塞治疗的主要并发症。

脑 AVM 血管内栓塞治疗并发症的总体发生率：暂时性致残约 10%，永久性致残约 8%，死亡率

1%[16, 25]。死亡或严重残疾通常与静脉或动脉系统发生出血和梗死相关。AVM 并发出血的预测存在相当大的变异，因为这些病例很少，并没有随机试验比较不同治疗策略并发出血的风险。

术中或术后并发出血仍然是关注的焦点，但是尽管微导管技术和液体栓塞剂取得了很大的进展，其他并发症，如脑功能区供血动脉的闭塞、静脉引流障碍、静脉性梗死、脑水肿、惊厥、盗血现象以及占位效应，都是导致患者严重残疾的潜在因素。导致手术并发症的因素尚不完全了解，有待深入的针对性研究。据推测，患者的年龄、AVM 的解剖特点（大小、位置、相关的动脉瘤以及血管构造等）、血流动力学破坏，以及其他因素都可能与 AVM 破裂出血相关。

Haw 等观察发现[17]，术中并发症倾向于与动脉闭塞相关，而术后并发症则更多见于静脉闭塞。他们还发现了与栓塞相关并发症有关的三个危险因素：病灶位于功能区，纯动静脉瘘和合并动静脉瘘的 AVM，以及栓塞剂渗透进入引流静脉。高龄、治疗前无神经功能缺损、需要多支血管栓塞、nBCA 注入量＞1 mL、静脉栓塞、栓塞后病灶周围或病灶内静脉瘀血似乎也与栓塞后新的神经功能缺损有关[27]。栓塞剂顺行或逆行反流可导致缺血并发症。微导管撤出过程中，如 nBCA 液滴从微导管尖端大量脱落进入远端血管也可引发栓塞事件。许多神经介入专家认为，即使在最佳的血管内栓塞治疗的情形下，那些不能通过造影观察到的供血正常脑组织的穿支动脉也可发生栓塞，从而引发另一种可能来源的并发症。

AVM 病灶体积的过度高估可能导致过度栓塞和

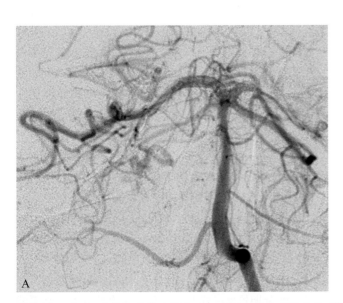
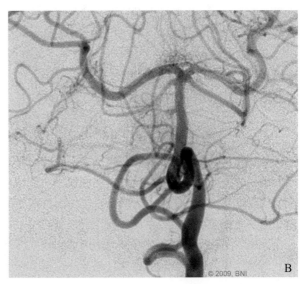

图 37.6 （A）后前位血管造影显示，右侧小脑上动脉小的 AVM；（B）nBCA 栓塞治疗后，后前位血管造影显示右侧小脑上动脉 AVM 病灶完全消失（Courtesy of the Barrow Neurological Institute）。

手术处置失当，或者可能导致放射治疗的目标错误扩大。此外，还可以导致正常灌注压突破（NPPB）性脑出血。通常认为 NPPB 脑出血由病灶毗邻的低灌注的脑实质在 AVM 栓塞后灌注压恢复导致，因为这些区域的脑血管自动调节功能受损，无法耐受动静脉瘘或 AVM 分流突然栓塞后正常脑灌注压重建，可导致脑瘀血、水肿、出血甚至死亡。任何类型 AVM 的血管内栓塞治疗都应重视 NPPB 脑出血的预防。

并发症预防

遵循外科手术的基本原则可减少并发症的发生。围栓塞期作者采用近乎苛刻的体外技术。新鲜的无菌巾单覆盖患者整个腿部，以创建隔离体外血液和对比剂的手术操作区。执行液体栓塞剂注射的医师需佩戴无菌手套。仔细配置和处理栓塞剂可防止栓塞剂意外或过早的沉积。血管穿孔是血管内栓塞治疗常见的并发症，因为供应 AVM 的动脉分支通常比较脆弱。但很多作者认为，血管穿孔的发生主要还是技术错误，与操作者的经验和耐心直接相关。

X 线透视探测设备和软件进步已经大幅度地提高了 AVM 血管构造的可视性。AVM 病灶周围血管的血管瘤样改变有时很难与病灶区分。提高造影图像的采集速度，由标准的 3 帧 / 秒提高至 4～6 帧 / 秒，有助于鉴别真正的 AVM 病灶和病灶周围血管的适应性改变。

通过微导管超选择性造影以清楚了解 AVM 的血管构造怎么强调都不为过；特别是引流静脉的位置和供应正常脑实质的血管分支必须明确标记。缺乏早期静脉显影意味着选择的血管只是通过病灶区域的过境血管，而非 AVM 的真正供血分支。偶尔，经病灶周围自适应改变的血管造影时出现 AVM 病灶的逆行显影，这使得 AVM 病灶及其供血血管的辨别更为复杂。这种情况下，AVM 病灶及其引流静脉相对于其周围自适应改变血管的显影时间可为 AVM 血流模式（顺行性或逆行性）的判断提供线索。

在 AVM 的动脉供血阻断之前，切不可损害病灶的静脉引流；否则动脉供血可引发残留病灶或引流静脉破裂导致灾难性的出血并发症。无论使用何种栓塞剂，栓塞治疗过程中必须万分小心以确保引流静脉的通畅。静脉性梗死与延迟性静脉血栓形成密切相关；任何证据显示栓塞剂迁移致静脉流出道都必须立即终止从当前微导管位置进行的栓塞，甚至终止整个栓塞治疗。

若怀疑栓塞剂顺行或逆行迁移至动脉树，必须立即造影以明确动脉远端分支的情况。微导管回撤时 nBCA 外溢造成的栓子雨也会产生缺血性事件。微导管回撤引起的血管撕裂则可导致致命性出血，特别是当患者接受抗凝治疗时。如果怀疑颅内出血，抗凝必须立刻逆转。超选择性血管造影和栓塞治疗过程中，谨慎小心可减少缺血性和出血性并发症。

肺栓塞与使用 PVA 和液体栓塞剂有关[28, 29]；大部分患者无临床症状，但一些患者可以出现呼吸窘迫和死亡。肺栓塞好发于存在高流量瘘的 AVM 患者。非血流阻断栓塞、过度乙碘油稀释或添加冰醋酸导致 nBCA 聚合过缓使得肺栓塞风险增加。

间或微导管撤出遇到问题，如果有可能撤出的话，按前述的方法处理。如果确实难以撤出，建议从腹股沟置鞘处切断微导管；患者若无明确的禁忌证，术后应予阿司匹林和糖蛋白 IIa/ IIIb 受体抑制剂治疗以减少栓塞事件。滞留在血管内的微导管可于外科手术时取出。

术后护理同样重要。作者通常于外科手术前一天进行 AVM 的栓塞治疗。对于较大的 AVM，则于手术切除前几天分多次进行栓塞，以最大限度降低 NPPB 脑出血的风险。除非担心外科切除术中出血，一般情况下栓塞术后作者不中和肝素。若有证据表明静脉回流迟滞或引流静脉闭塞，则需持续肝素化治疗。

NPPB 脑出血是致死性并发症的潜在来源，好发于高血流量动静脉分流或大的 AVM 栓塞治疗后。对于此类 AVM，分期多次栓塞以逐步减少分流，可避免 NPPB 脑出血的发生。作者倾向于栓塞治疗后积极控制收缩压在较低水平。对每位患者应采取高度个体化的治疗方案，具体取决于患者的基础血压以及是否合并其他异常（譬如血管狭窄）。如果发现新的神经功能缺损，应立即行头颅 CT 检查。脑出血的患者可能需行急诊血肿清除术，血肿清除后患者的神经功能常常迅速改善；如果可能，可同时行 AVM 手术切除治疗。

策略

每位脑 AVM 患者需进行全面的个体化评估。选择治疗方式前必须彻底评估和认真考虑下列要素：AVM 的破裂状态、血管构造的高风险特点、与皮质功能区的关系、病灶的大小，以及静脉回流（图 37.7）。

没有权威指南规定获得最佳血管内治疗效果所需进行的分期栓塞的次数。此外，每次栓塞所需间隔的时间以及最后一次栓塞与外科切除术之间的间隔时间

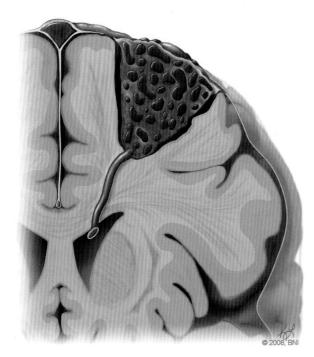

图 37.7 插图显示同时存在浅表和深部引流静脉的左侧额叶 AVM。注意：AVM 病灶内没有神经组织（© 2008, Courtesy of the Barrow Neurological Institute）。

目前均无共识。就实际工作而言，单次血管内栓塞手术过程中所能安全栓闭的 AVM 供血分支数主要取决于病灶的解剖特点和神经介入专家的治疗选择。

由于 AVM 高度可变，单次血管内栓塞手术究竟栓塞多少体积的病灶是安全的目前仍缺乏明确的临床指南。Mounayer 等建议病灶直径＞ 2 cm 的 AVM 应实施分期栓塞治疗，以最大限度降低 NPPB 脑出血的风险[30]。Katsaridis 等报道，在他们的临床实践中，遵守上述策略可以预防 NPPB 脑出血发生；而数例没遵循上述治疗原则的患者出现神经功能缺失并发症[24]。作者发现，病灶直径 3 cm 以下的 AVM，单次栓塞完成治疗是安全的；若病灶由多支血管供血，采取多次分期栓塞是可取的，作者倾向于每次手术完成一支血管分布区域的栓塞。

结论

脑 AVM 是罕见的异质的颅内血管病变，具有较高的致残率和致死率。AVM 的治疗需要一个包括脑血管神经外科医师、神经介入治疗专家以及放射外科医师组成的多学科团队的合作。血管内技术进展和创新大大提高了对复杂 AVM 血管构造的认识，同时，扩展了血管内栓塞治愈 AVM 的潜在能力。尽管取得了这些革命性的发展，脑 AVM 的治疗需要精心设计

的合理计划以最大化效益 - 风险比。

参考文献

[1] Choi JH, Mohr JP. Brain arteriovenous malformations in adults. Lancet Neurol 2005;4:299-308

[2] Amin-Hanjani S, Robertson R, Arginteanu MS, Scott RM. Familial intracranial arteriovenous malformations. Case report and review of the literature. Pediatr Neurosurg 1998;29:208-213

[3] Hernesniemi JA, Dashti R, Juvela S, Väärt K, Niemelä M, Laakso A. Natural history of brain arteriovenous malformations: a long-term follow-up study of risk of hemorrhage in 238 patients. Neurosurgery 2008;63:823-829, discussion 829-831

[4] Fults D, Kelly DL Jr. Natural history of arteriovenous malformations of the brain: a clinical study. Neurosurgery 1984;15:658-662

[5] Spetzler RF, Martin NA. A proposed grading system for arteriovenous malformations. J Neurosurg 1986;65:476-483

[6] Lawton MT; UCSF Brain Arteriovenous Malformation Study Project. Spetzler-Martin Grade III arteriovenous malformations: surgical results and a modification of the grading scale. Neurosurgery 2003;52:740-748, discussion 748-749

[7] Han PP, Ponce FA, Spetzler RF. Intention-to-treat analysis of Spetzler-Martin grades IV and V arteriovenous malformations: natural history and treatment paradigm. J Neurosurg 2003;98:3-7

[8] Wikholm G, Lundqvist C, Svendsen P. The Göteborg cohort of embolized cerebral arteriovenous malformations: a 6-year follow-up. Neurosurgery 2001;49:799-805, discussion 805-806

[9] n-BCA Trail Investigators. N-butyl cyanoacrylate embolization of cerebral arteriovenous malformations: results of a prospective, randomized, multi-center trial. AJNR Am J Neuroradiol 2002;23:748-755

[10] Chang TC, Shirato H, Aoyama H, et al. Stereotactic irradiation for intracranial arteriovenous malformation using stereotactic radiosurgery or hypofractionated stereotactic radiotherapy. Int J Radiat Oncol Biol Phys 2004;60:861-870

[11] Lunsford LD, Kondziolka D, Flickinger JC, et al. Stereotactic radiosurgery for arteriovenous malformations of the brain. J Neurosurg 1991;75:512-524

[12] Sirin S, Kondziolka D, Niranjan A, Flickinger JC, Maitz

AH, Lunsford LD. Prospective staged volume radiosurgery for large arteriovenous malformations:indications and outcomes in otherwise untreatable patients. Neurosurgery 2006;58:17-27, discussion 17-27

[13] Marks MP, Lane B, Steinberg GK, et al. Endovascular treatment of cerebral arteriovenous malformations following radiosurgery. AJNR Am J Neuroradiol 1993;14:297-303, discussion 304-305

[14] Steinberg GK, Chang SD, Levy RP, Marks MP, Frankel K, Marcellus M. Surgical resection of large incompletely treated intracranial arteriovenous malformations following stereotactic radiosurgery. J Neurosurg 1996;84:920-928

[15] Moo LR, Murphy KJ, Gailloud P, Tesoro M, Hart J. Tailored cognitive testing with provocative amobarbital injection preceding AVM embolization. AJNR Am J Neuroradiol 2002;23:416-421

[16] Fiorella D, Albuquerque FC, Woo HH, McDougall CG, Rasmussen PA. The role of neuroendovascular therapy for the treatment of brain arteriovenous malformations. Neurosurgery 2006;59 (5, Suppl 3) S163-S177, discussion S3-S13

[17] Haw CS, terBrugge K, Willinsky R, Tomlinson G. Complications of embolization of arteriovenous malformations of the brain. J Neurosurg 2006;104:226-232

[18] Sorimachi T, Koike T, Takeuchi S, et al. Embolization of cerebral arteriovenous malformations achieved with polyvinyl alcohol particles: angiographic reappearance and complications. AJNR Am J Neuroradiol 1999;20:1323-1328

[19] Yakes WF, Rossi P, Odink H. How I do it. Arteriovenous malformation management. Cardiovasc Intervent Radiol 1996;19:65-71

[20] Hiraki T, Mimura H, Gobara H, et al. Pulmonary edema as a complication of transcatheter embolization of renal angiomyolipoma in a patient with pulmonary lymphangioleiomyomatosis due to tuberous sclerosis complex. J Vasc Interv Radiol 2009;20:819-823

[21] Gounis MJ, Lieber BB, Wakhloo AK, Siekmann R, Hopkins LN. Effect of glacial acetic acid and ethiodized oil concentration on embolization with N-butyl

2-cyanoacrylate: an in vivo investigation. AJNR Am J Neuroradiol 2002;23:938-944

[22] Jahan R, Murayama Y, Gobin YP, Duckwiler GR, Vinters HV, Viñuela F. Embolization of arteriovenous malformations with Onyx: clinicopathological experience in 23 patients. Neurosurgery 2001;48:984-995, discussion 995-997

[23] Chaloupka JC, Viñuela F, Vinters HV, Robert J. Technical feasibility and histopathologic studies of ethylene vinyl copolymer (EVAL) using a swine endovascular embolization model. AJNR Am J Neuroradiol 1994;15:1107-1115

[24] Katsaridis V, Papagiannaki C, Aimar E. Curative embolization of cerebral arteriovenous malformations (AVMs) with Onyx in 101 patients. Neuroradiology 2008;50:589-597

[25] Hartmann A, Mast H, Mohr JP, et al. Determinants of staged endovascular and surgical treatment outcome of brain arteriovenous malformations. Stroke 2005;36:2431-2435

[26] DeMeritt JS, Pile-Spellman J, Mast H, et al. Outcome analysis of preoperative embolization with N-butyl cyanoacrylate in cerebral arteriovenous malformations. AJNR Am J Neuroradiol 1995;16:1801-1807

[27] Hartmann A, Pile-Spellman J, Stapf C, et al. Risk of endovascular treatment of brain arteriovenous malformations. Stroke 2002;33:1816-1820

[28] Kjellin IB, Boechat MI, Vinuela F, Westra SJ, Duckwiler GR. Pulmonary emboli following therapeutic embolization of cerebral arteriovenous malformations in children. Pediatr Radiol 2000;30:279-283

[29] Pelz DM, Lownie SP, Fox AJ, Hutton LC. Symptomatic pulmonary complications from liquid acrylate embolization of brain arteriovenous malformations. AJNR Am J Neuroradiol 1995;16:19-26

[30] Mounayer C, Hammami N, Piotin M, et al. Nidal embolization of brain arteriovenous malformations using Onyx in 94 patients. AJNR Am J Neuroradiol 2007;28:518-523

第 38 章
颅内硬脑膜动静脉瘘的血管内治疗

Michael C. Hurley, Guilherme Dabus, Ali Shaibani, Eric J. Russell, and Bernard R. Bendok
■ 张仁良　译

要点

◆ 硬脑膜动静脉瘘（DAVF）和硬脑膜静脉窦血栓形成互为因果。

◆ 静脉回流的模式决定 DAVF 的分级，皮质引流静脉预示病变极具侵略性。

◆ 经静脉栓塞总引流静脉需仔细评估其对脑静脉回流的影响，以避免静脉性梗死和出血。

◆ 因液体栓塞剂 Onyx 的使用，现在经动脉栓塞更加可行。关键是应全面评估硬脑膜动脉的解剖分布，避免影响重要的侧支循环和损伤脑神经。

DAVF 约占颅内高血流量血管病变的 15%[1]。病变的预后及其潜在治疗方法的评估需详细的血管造影检查与良好的硬脑膜动脉和静脉的解剖学知识相结合。复习这些至关重要的基础知识后，作者将主要讨论 DAVF 的经静脉和经动脉血管内治疗方法以及相关的技术改良和技术组合。

硬脑膜动脉的应用解剖

DAVF 往往从邻近区域的供血动脉分支募集血流，但分流量大的硬脑膜瘘最终可从对侧的动脉获取血流供应（图 38.1）。自 2005 年乙烯 - 乙烯醇共聚物（Onyx, ev3, Irvine, CA）临床应用以来，经动脉液体栓塞治疗硬脑膜瘘的应用不断增加，全面了解硬脑膜动脉的解剖分布、直接供应脑神经的血管或潜在的供应大脑和眼眶血管吻合变得尤为重要[2]。

硬脑膜的血液供应几乎完全来自颈外动脉（ECA）、颈内动脉（ICA）和椎动脉（VA）的硬膜外分支。Davidoff-Schechter 动脉是明显的例外，它源自大脑后动脉（PCA），供应小脑幕[3]（图 38.2）。正常情况下，大脑以及后颅窝的脑干和小脑的动脉供血的外围限于软脑膜，并受制于血脑屏障（BBB）。但是，当存在大的慢性分流时，这些血管可能因"水坑效应"（sump effect）而给硬膜瘘供血（图 38.3）。

以下是相关硬脑膜动脉的解剖概况。图 38.4 和图 38.5 概括了 ECA、ICA 和 VA 之间存在潜在风险的侧支吻合的解剖部位。

脑膜中动脉（MMA）源自上颌内动脉（IMaxA）的近端，当它穿过棘孔时呈特征性的发夹弯。MMA 入颅后立即发出分支供应海绵窦和岩骨嵴硬脑膜（后者与耳后动脉的茎乳突动脉是面神经膝状体部分血供的重要来源）；然后 MMA 分为鳞状骨动脉和额顶动脉。额顶动脉经颅顶向后延伸呈平滑前突的弧形；侧位血管造影，额顶动脉有别于重叠的颞浅动脉（STA），迂曲的皮下分支是 STA 的显著标志。

副脑膜中动脉（aMMA）与 MMA 由共干发出或由上颌内动脉（IMaxA）更远端单独发出。aMMA 与下颌神经通过卵圆孔或相邻的 Vesalius 孔穿越颅底后发出分支供应海绵窦硬脑膜，此处可与同侧 ICA 的海绵窦下侧干（ILT）相应的分支形成侧支吻合。

圆孔动脉起源于 IMaxA 的最远端，侧位 ECA 血管造影呈特征性的锯齿形，走行于上颌神经的后上方，供应海绵窦硬脑膜（图 38.6）。终端 IMaxA 可通过蝶腭骨至筛骨的血管网与眼动脉之间形成吻合，也可通过翼状肌鞘动脉与副脑膜动脉形成吻合。IMaxA

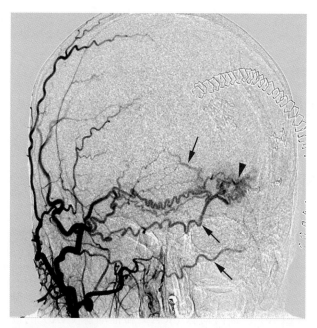

图 38.1 左横窦瘘（箭镞）从对侧枕区募集血供（箭头）。

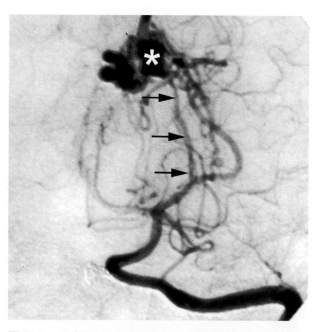

图 38.2 源自 PCA 的硬脑膜支——Davidoff- Schechter 动脉——沿小脑幕边缘走行（箭头），供应松果体区的动静脉畸形（AVM）。

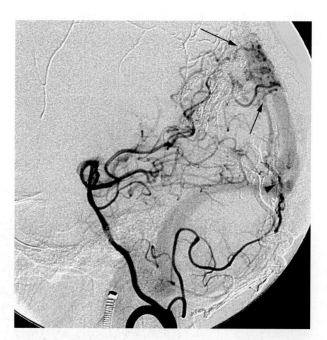

图 38.3 后部大脑镰 / 上矢状窦 DAVF 经动脉栓塞硬脑膜供血血管后，保留 PCA 顶枕分支供血的软脑膜侧支循环（箭头）。由距状皮质支供血的卫星 DAVF 向上引流至镰状窦（箭镞）。

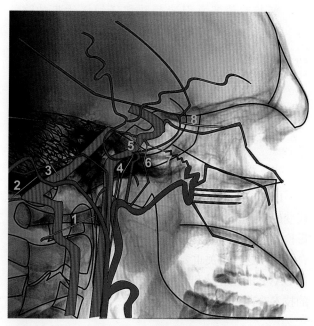

图 38.4 ECA 与 ICA 及 VA 之间潜在的吻合。1. 咽升动脉（APA）与 VA C2 段肌支；2. 枕动脉与 VA C1 段；3. APA 后脑膜支与 VA；4. APA 颈部分支与 ICA 外侧段；5. 脑膜中动脉（MMA）与 ICA 海绵窦段的脑膜垂体干（MHT）；6. aMMA 与 ICA 海绵窦段下侧干（ILT）；7. 圆孔动脉与 ILT；8. MMA 与眼动脉。

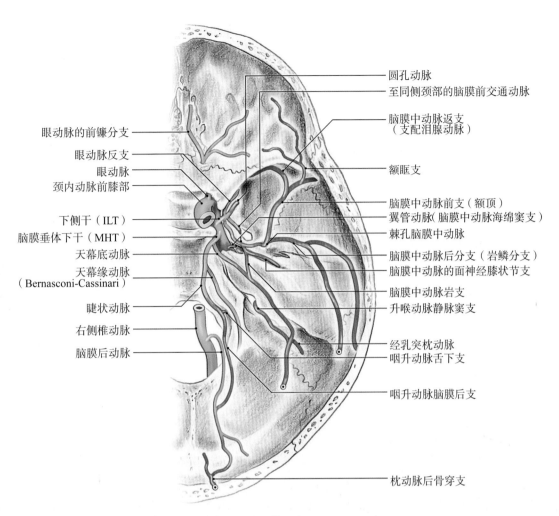

眼动脉的前镰分支 —
眼动脉反支 —
眼动脉 —
颈内动脉前膝部 —
下侧干（ILT）—
脑膜垂体下干（MHT）—
天幕底动脉 —
天幕缘动脉 —
（Bernasconi-Cassinari）
睫状动脉 —
右侧椎动脉 —
脑膜后动脉 —

— 圆孔动脉
— 至同侧颈部的脑膜前交通动脉
— 脑膜中动脉返支
　（支配泪腺动脉）
— 额眶支
— 脑膜中动脉前支（额顶）
— 翼管动脉（脑膜中动脉海绵窦支）
— 棘孔脑膜中动脉
— 脑膜中动脉后分支（岩鳞分支）
— 脑膜中动脉的面神经膝状节
— 脑膜中动脉岩支
— 升喉动脉静脉窦支
— 经乳突枕动脉
— 咽升动脉舌下支
— 咽升动脉脑膜后支
— 枕动脉后骨穿支

图 38.5 颅底的重要血管吻合。

的终末支为咽顶壁和咽鼓管咽口供血。翼管动脉为 IMaxA 和 ICA 外侧段之间提供了一个非常纤细的侧支连接，但在慢性侧支代偿过程中可以逐渐扩大（图 38.6）。

　　颞浅动脉（STA）发出纤细的经骨支供应颅顶上矢状窦附近的硬脑膜，通过眼睑支在眼眶外侧与眼动脉吻合。

　　枕动脉（OccA）发出经乳突的和经枕骨的经骨分支。与 STA 类似，这些经骨的分支代偿能力极为有限，如果 OccA 或 STA 被液体栓塞剂栓塞，可导致其供血区头皮的坏死。

　　咽升动脉（APA）发出的神经脑膜分支穿过舌下神经孔和颈静脉孔供应颅底脑膜，其供应范围多变，取决于起源于 VA 的脑膜后动脉供血范围。此外，咽升动脉是脑神经Ⅸ、Ⅹ、Ⅺ和Ⅻ的供血血管。APA 发出至齿状突周的分支与 VA 的 C3 椎体节段动脉形成吻合，起源于咽上动脉（APA 的分支）的颈动脉支穿过破裂孔与 ICA 吻合。

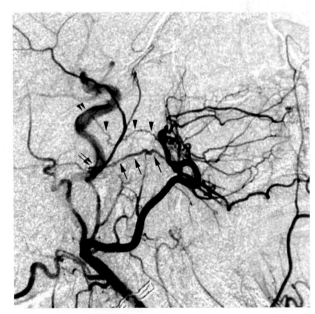

图 38.6 患者 ICA 起始部严重狭窄，侧位 ECA 血管造影显示明显扩张的翼管动脉（箭头）和圆孔动脉（箭镞），它们分别与 ICA 的外侧段（双箭头）和海绵窦段（双箭镞）形成侧支供血。

脑膜垂体干（MHT）起源于 ICA 海绵窦段的后曲段，MHT 发出小脑幕边缘支（Bernasconi-Cassinari 动脉）（图 38.5），此外 MHT 与起源于 ICA 海绵窦前曲段的 ILT 发出一些细小分支共同供应海绵窦附近硬膜（鞍背以及斜坡上部硬膜）。ILT 通过回旋支与圆孔动脉和眼动脉形成侧支吻合。分别从 MHT 和 ILT 发出的内侧和外侧斜坡支向下走行并相应地与 APA 发出的舌下神经和神经脑膜支形成侧支吻合。正常情况下硬膜内的 ICA 不发出硬膜支，少量高血流量分流患者，局部硬膜可从脑动脉供血区的柔脑膜募集血流（图 38.7）。

眼动脉（OA）的筛骨支经盲孔穿越前颅窝底发出大脑镰前动脉，它们几乎总是这个区域硬膜瘘的主要供血动脉，而且常常双侧 OA 均受累[4]。MMA 也常常参与供血，但通常是次要的。

硬脑膜和皮质静脉的应用解剖

DAVF 的定义和分级主要依据它们的硬脑膜或皮质静脉引流（见下文）。硬脑膜窦是其自身内部的静脉通道，其截面轮廓呈侧壁略塌陷的三角形。皮质静脉和围绕脑干的髓周静脉穿过蛛网膜下腔汇入硬脑膜窦，其横截面呈圆形，迂曲地经过相邻解剖结构如皮质脑回。图 38.8 和图 38.9 分别展示了叠加在同一患者的矢状位 MRI 影像上颈内动脉造影和椎动脉造影静脉阶段的侧位投影。

硬脑膜静脉的解剖

上矢状窦（SSS）的前部大小多变，向后走行过程中逐步扩大，汇集矢状窦旁大脑半球内侧和外侧（额叶、顶叶和枕叶）皮质静脉的血流。由于 SSS 前部狭小，前颅窝底的 DAVF 往往首先回流至皮质静脉，最后再汇集到 SSS（图 38.10）[5]。窦汇的解剖变异比较大，但窦汇通常汇集 SSS、直窦和枕窦的血流并分为左右横窦（TS），多数右侧 TS 优势。除深静脉通过 Galen 静脉引流外，直窦接受下矢状窦的血液回流；下矢状窦位于大脑镰的下缘内，一般非常纤细。在病理状态下，胚胎后退化的后镰窦可以重新开放，后镰窦位于窦汇上方数厘米，自 Galen 静脉延伸至 SSS（图 38.11）[5]。TS 直接或通过易变的小脑幕窦汇集毗邻的枕叶和颞叶的皮质静脉的血流。中线的枕窦通常引流至窦汇，但也可往下经枕骨大孔处的边缘窦回流至颈静脉或髁突-枕骨下静脉。乙状窦紧贴岩骨的内侧面，起于 TS 终于颈静脉窝，此处病变（即使不是 AVM）若出现湍流，则可闻及杂音，这也是

血管性耳鸣常见原因[6]。此外，乙状窦易受中耳和乳突炎性疾病波及。

海绵窦位于眶上裂的后方，担负大脑浅中静脉、蝶顶窦和上、下眼静脉的血液回流，上、下眼静脉通常在汇入海绵窦前即已融合。海绵窦的血流一般主要经上、下岩窦分别回流至 TS 和颈静脉球；也可经脑底静脉丛、经孔导静脉回流，后者主要是经卵圆孔静脉回流至翼丛静脉。与其他大的硬脑膜窦一样，海绵窦可被纤维小梁（Willis cords）分隔成许多小腔，使得经静脉血管内治疗复杂化；若存在多变的旁海绵窦（laterocavernous sinus），情况将变得更为复杂。旁海绵窦是位于海绵窦侧壁的单独实体，通常引流大脑浅中静脉的血流至翼丛静脉或岩窦，大约 1/3 的病例旁海绵窦与海绵窦之间存在交通[7]。海绵间窦位于鞍隔下，连接双侧海绵窦，与海绵窦一起形成围绕垂体漏斗柄的"环形窦"（"circular sinus"）。双侧海绵窦还可经位于鞍背后面的斜坡静脉丛形成交通。

浅表硬膜内静脉

侧裂静脉（大脑浅中静脉）担负外侧裂周围浅表皮质静脉的血液回流，向前、中间走行，最后汇入海绵窦或旁海绵窦，也可直接经导静脉通过卵圆孔汇入翼丛静脉，或者向后延伸通过颅中窝汇入横窦。既往一度把蝶顶窦作为侧裂静脉的异名，但解剖研究证明蝶顶窦是一个完全独立的结构，平行于侧裂静脉，仅引流硬脑膜静脉[8]。外侧裂周围区的静脉回流也可以通过吻合静脉 Labbé 和 Trolard 分别汇入横窦的后部和上矢状窦。上述外侧裂周围区静脉引流的 3 条路径无优劣先后之分。虽然其余表面的皮质静脉相对直接引流至最近的静脉窦，它们可按平行或逐渐接近的形式走行不定的距离后按任意角度汇入（图 38.8）。由于皮质静脉与静脉窦的连接处相对缺乏弹性，若皮质静脉病理性扩张，那么两者的连接处可呈现局限性狭窄（假性狭窄）。

小脑半球的后外侧皮质静脉可直接或经小脑幕静脉窦汇入窦汇和横窦。小脑蚓部以及小脑半球的前部静脉引流至 Galen 静脉或岩窦。

深部的硬膜内静脉

脑深部静脉系统通过成对的大脑内静脉、大脑大静脉（盖伦静脉）和直窦引流室周髓静脉 / 经室管膜静脉、隔静脉、尾状核静脉、丘脑纹状体静脉和丘脑静脉的血流。双侧 BVR（Rosenthal 基底静脉）在大脑后动脉（PCA）上方穿过环池，汇集大脑深中静脉、

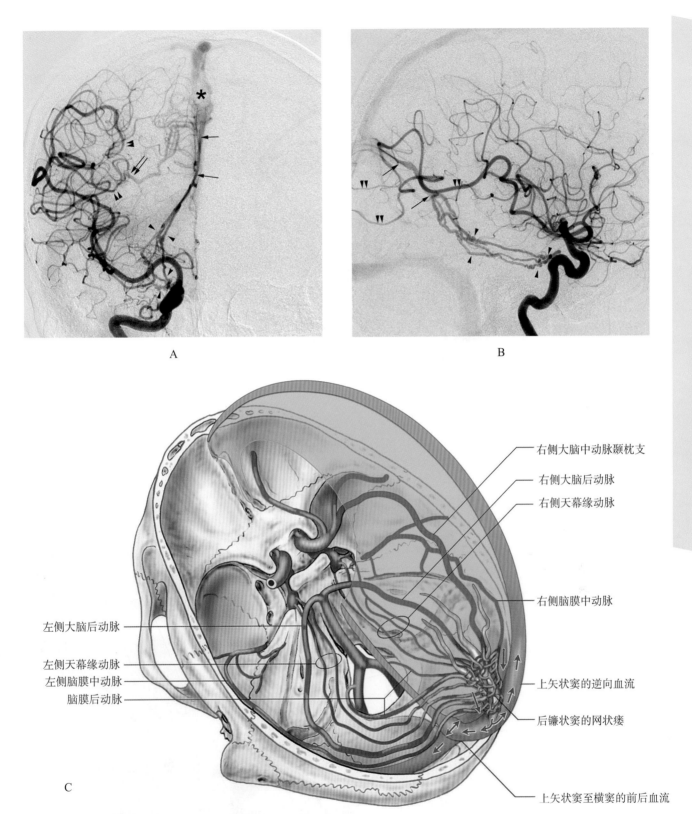

A

B

C

右侧大脑中动脉颞枕支

右侧大脑后动脉

右侧天幕缘动脉

右侧脑膜中动脉

上矢状窦的逆向血流

后镰状窦的网状瘘

上矢状窦至横窦的前后血流

左侧大脑后动脉

左侧天幕缘动脉

左侧脑膜中动脉

脑膜后动脉

图 38.7　右侧 ICA 造影：（A）前后位，（B）侧位。可见显著扩张的小脑幕边缘支（箭镞），借此可标定右侧小脑幕边缘，集中走行于后镰内的共同通道（箭头），供应 2a 级后镰状窦瘘（星号），并可见上矢状窦血液逆流。如图 38.3（同一患者）所示，可见软脑膜向硬膜窦瘘供血。此外此患者右侧 MCA 末梢角支（双箭镞）血流汇聚至右侧小脑膜血管（双箭头）并最终供应镰状窦瘘。（C）模拟 VA、ECA 和 ICA 的多支硬膜和软膜血管供应慢性后镰状窦瘘。

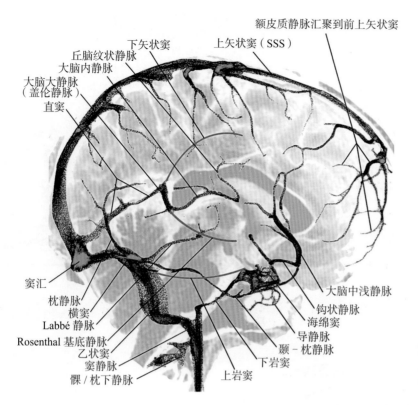

额皮质静脉汇聚到前上矢状窦
上矢状窦（SSS）
下矢状窦
丘脑纹状静脉
大脑内静脉
大脑大静脉（盖伦静脉）
直窦
大脑中浅静脉
钩状静脉
海绵窦
导静脉
颞-枕静脉
窦汇
枕静脉
横窦
Labbé 静脉
Rosenthal 基底静脉
乙状窦
窦静脉
髁/枕下静脉
下岩窦
上岩窦

图 38.8 侧位颈内动脉造影的静脉期血管造影图，叠加正中矢状位 MRI 影像以为参照。SMCV，大脑中浅静脉。

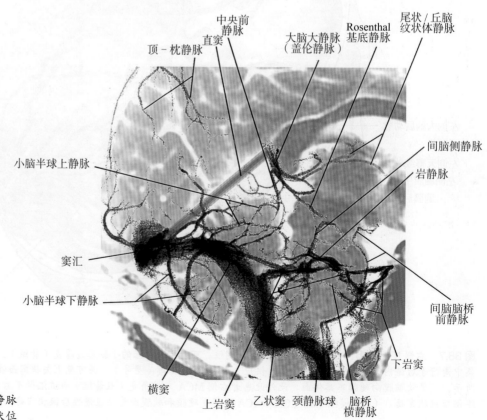

顶-枕静脉
中央前静脉
直窦
大脑大静脉（盖伦静脉）
Rosenthal 基底静脉
尾状/丘脑纹状体静脉
间脑侧静脉
岩静脉
小脑半球上静脉
窦汇
小脑半球下静脉
间脑脑桥前静脉
横窦
上岩窦
乙状窦
颈静脉球
脑桥横静脉
下岩窦

图 38.9 侧位椎动脉造影的静脉期血管造影图，叠加正中矢状位 MRI 影像以为参照。

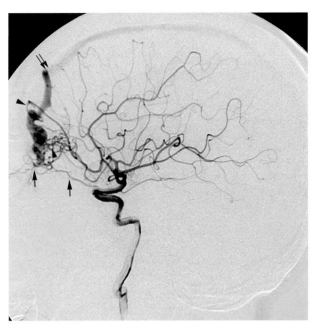

图38.10 前颅窝DAVF，由眼动脉筛骨支（箭头）和ACA的眶额支、额极支（箭镞）来源的软脑膜血管供血；经扩张的额叶皮质静脉回流至SSS（双箭头）。

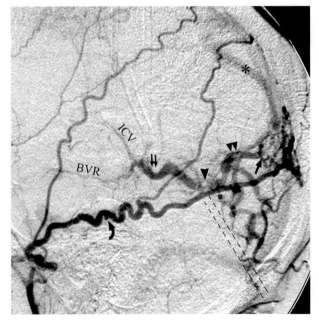

图38.11 由扩张的MMA（弯箭头）供血的以SSS后部（箭头）为中心的复杂DAVF，经局部狭窄（箭镞）的后镰窦（双箭镞）、SSS、大脑大静脉（双箭头）、大脑内静脉（ICV）、Rosenthal基底静脉（BVR）回流；此外还通过顶枕叶皮质静脉回流至SSS（星号）。直窦的下段闭塞（虚线）。

眶额静脉、丘脑下静脉和中脑外侧静脉的血流。

脑干髓周静脉根据走行分为两类：①纵向走行，如脑桥中脑前静脉、前髓静脉、中脑外侧静脉、脑桥中脑外侧静脉。②横向走行，如中脑后静脉、脑桥中脑沟静脉、脑桥横静脉、脑桥延髓沟静脉。它们紧贴

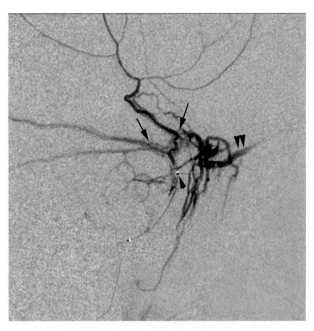

图38.12 外伤性DAVF：35岁男性患者，工作时跌倒，头部撞击复印机。CT显示：多发脑挫裂伤，髓外、蛛网膜下腔出血，无颅骨骨折。临床发现似乎与创伤程度不符，所以他接受了DSA检查。DSA显示：紧邻翼点，MMA与相邻的硬脑膜静脉形成DAVF。微导管尖端（箭镞）；与MMA平行的硬脑膜静脉（箭头）；蝶顶窦（双箭镞）。

脑干表面走行（图38.9），向上主要通过RBV以及中央前静脉和大脑大静脉、侧向通过岩静脉和岩上窦、向下经脊髓静脉系统引流[9, 10]。

发病机制

虽然在严重的头部外伤或开颅手术后不久脑血管造影偶然会发现简单、直接的动静脉瘘，这些通常小且有自限性，临床意义不大。

对于外伤和颅内出血并存的患者，有时很难确定颅脑外伤是否因原发颅内出血继发跌倒所致，外伤性动静脉瘘通常临近颅骨骨折或硬膜外血肿；简单表现为单个不规则的动脉和并行的硬脑膜引流静脉，缺乏募集和扩张的供血血管（图38.12）。与此相反，自发的获得性DAVF，即本章的主题，通常以瘘为中心由多支供血血管形成血管网或"束带"（"leash"）（图38.13）。

因许多DAVF募集血流而形成明显的硬脑膜血管"束带"，所以直至30年前人们依然错误地认为DAVF类似软膜AVM，是先天性的以硬脑膜为基础的AVM也就不足为奇了。在数个有静脉窦血栓[11]或外伤[12]病史的病例经新创的脑血管造影检查证实为复杂动静脉瘘后，对DAVF后天获得性本质的认识

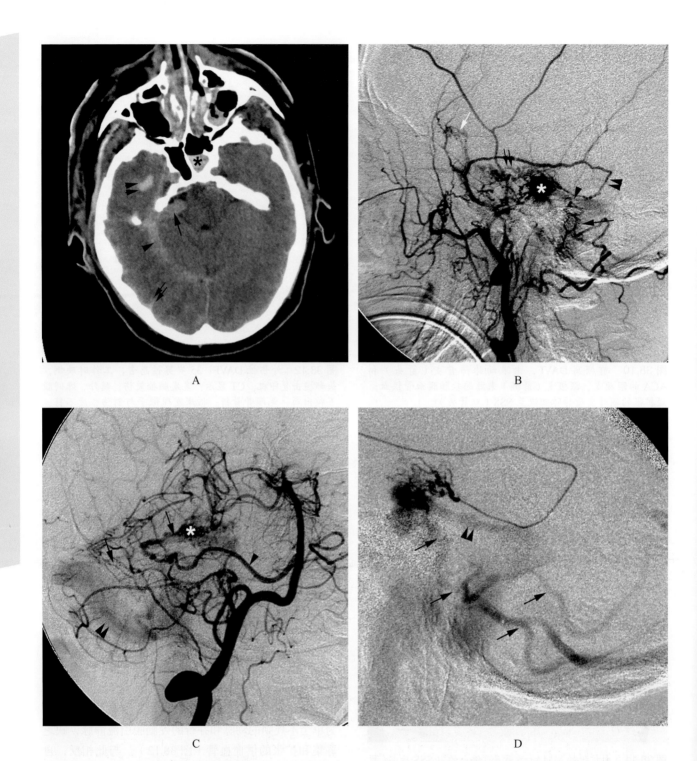

图 38.13 "鸡和蛋"的困惑——辨别瘘和外伤的因果关系。40 岁男性工人从屋顶坠落后多发性脑损伤、昏迷。（A）头颅 CT 示：脑挫伤（双箭镞）、小脑幕上硬膜下血肿（箭镞）、蛛网膜下腔出血（双箭头）、蝶窦液平（星号）表明颅骨骨折、少见的右侧小脑脑桥角半球形病灶（箭头）（刚开始认为蛛网膜下腔血肿）。（B）右侧 ECA 造影示：集中在右侧岩上窦（箭镞）前方的高密度瘘管带（星号）和曲张的静脉；病灶由起源于右侧 MMA 的鳞状骨动脉的分支（双箭镞）和枕动脉的经乳突支供血（箭头）；这一高级的 DAVF 由迂曲的中脑周围静脉引流（双箭头）。白箭头所指为外伤性硬膜瘘，是急性的、低级的、独立的、与上述的星号所示的高级的岩上窦（SPS）病变无关联。（C）右侧 VA 造影显示：右侧前下交通动脉（AICA）（箭镞）也供应瘘管带（星号）（箭头），血液回流至横窦（双箭镞）。（D）经 MMA 微导管造影（放大的侧位像）显示：此病变不完全经 SPS（双箭镞）引流，还经蛛网膜下腔的岩静脉、下小脑半球静脉（箭头）回流至横窦。

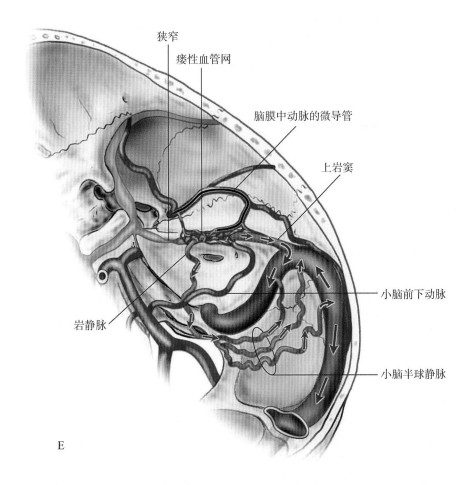

狭窄

瘘性血管网

脑膜中动脉的微导管

上岩窦

岩静脉

小脑前下动脉

小脑半球静脉

E

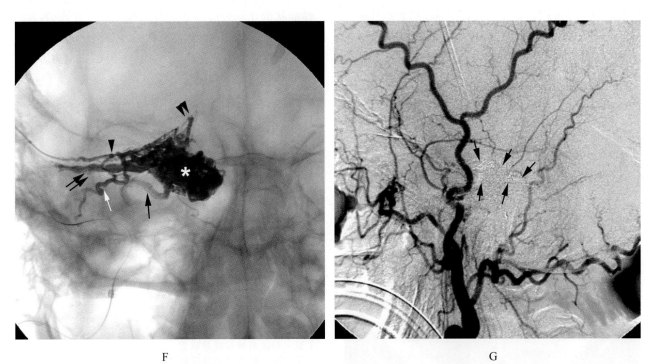

F

G

图 38.13（续）（E）瘘的解剖模拟图。位于岩静脉和岩上窦结合处的曲张静脉此图没有显示。（F）前后位投射。经微导管注入 Onyx 栓塞滋养血管 MMA，Onyx 铸型从微导管尖端（箭镞）经小脑幕切迹内的血管带（双箭镞）逐渐扩展并充满曲张血管（星号）和 SPS 的部分节段（双箭头）。需要指出的是部分 Onyx 逆流至 AICA（箭头）和枕动脉（白箭头）。（G）血管内 Onyx 栓塞后右侧 ECA 复查造影显示：DAVF 病灶完全栓塞，可见 Onyx 铸型的轮廓（箭头所指）。

得以快速发展。不久 Terada 等[13] 通过诱导静脉高压成功制作大鼠 DAVF 模型。临床血管造影未得到正确评价的硬脑膜内正常的动脉和静脉血管的细节，通过组织学检查得以阐明和区分[14]。静脉窦血栓形成时，对比增强 CT 或 MRI 所见周边强化的"空三角征"同样是由硬脑膜动脉和静脉血管网所致（图 38.14）[15]。硬脑膜小动脉（< 200 µm）和小静脉在硬脑膜内膜下层紧密伴行，在静脉窦与皮质静脉连接处和静脉窦边缘硬脑膜膜融合处聚集，这一分布特点正是高级 DAVF 盛行引流至皮质静脉的解剖基础（见下文）。这些血管间直接的病理性交通也已被 DAVF 患者的组织病理学检查所证实。这些动脉化的静脉穿过窦壁内膜直接注入静脉窦。静脉窦血栓形成、闭塞被认为是绝大多数患者 DAVF 形成的始动因素。静脉窦闭塞导致 DAVF 是由于在静脉窦闭塞期，回流压升高引起先前存在的显微吻合扩张（这也是 DAVF 常常伴有"卫星"DAVF 灶的主要原因），局部缺血导致病理血管形成新生血管，以及血栓形成时导致的毛细管网的炎性损伤与随后的纤维蛋白溶解。令人迷惑的是，窦血栓形成本身也可由先存的 DAVF 所致，DAVF 引起的湍流和血管网扩张及其继发的内膜增生和内膜肿胀是导致闭塞性静脉病的主要机制。静脉引流继发闭塞和再通的潜能进一步解释了 DAVF 自发演化的可能，它可由于先前的良性引流途径血栓形成而升级；然而，正如以下部分所述，低级的瘘管存在自愈的倾向。静脉血栓可导致 DAVF 的自发改善甚至完全

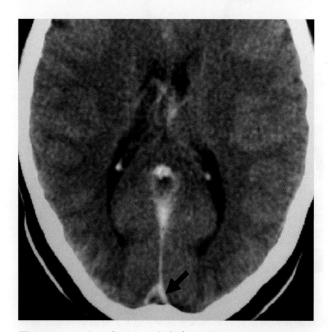

图 38.14 上矢状窦血栓形成患者，增强 CT 扫描显示"空三角征"（箭头）。由于窦壁的血管网充血，窦壁出现明显的增强征象。

闭塞[16, 17]。

DAVF 的分级

1995 年，Borden 等[18] 和 Cognard 等[19] 紧接着各自发表了 DAVF 分级方法。图 38.15 详细阐述了 Cognard 分级。两种分级方法均着重于 DAVF 静脉回流模式与预后之间的关系，如静脉高压导致的颅内出血或非出血性神经功能缺损（NHND）。

Cognard 分级基于单中心 18 年间 205 例患者资料的回顾分析。由于某些类型的极为罕见，很难进一步进行亚组分析，如 CG2b 型患者仅 10 例；此外，205 例中仅 120 例随访时间达 6 个月至 23 年（平均 52 个月），而且除 CG1 型病变外，也没有对起病症状和随访期间的症状进行比较和区分。但是，Cognard 分级依然是评估不同类型病变不良预后评估的基准。简言之，CG1 和 G2a 型患者（没有皮质静脉引流的患者），无颅内出血；CG2b、CG2a＋b、CG3 和 CG4 型患者颅内出血的比例分别为 10%、6%、40% 和 65%；CG1、CG2a、CG2b、CG2a＋b、CG3 和 CG4 型患者 NHND 的比例分别为 < 2%、37%、10%、61%、36% 和 31%。颅内出血通常为受累皮质静脉区的脑内出血，有可能破入蛛网膜下腔或硬膜下血肿。Cognard 发现前颅窝、小脑幕以及窦汇处的瘘管侵害性症状的比例较高（分别为 88%、92% 和 100%），但这有可能与皮质引流静脉相关，而病灶位置本身不是一个独立的决定性危险因素。12 例 CG5 型患者（颅内 DAVF 引流至脊髓髓周静脉）中 6 例表现为进行性脊髓病，5 例发生蛛网膜下腔出血，1 例出现局灶性神经功能缺损。

Borden 分型如下：① BG1，仅回流至静脉窦（顺行或逆行）。② BG2，从静脉窦逆流至皮质静脉。③ BG3，仅回流至皮质 / 蛛网膜下腔静脉。Borden 等仅举例阐明他们的分级方法，并未像 Cognard 那样发表具体的数据资料定量说明不同分级与预后的关系。相反，Borden 分级有两个子分类：a 型，单瘘管；b 型，

译者注：Cognard（1995 年）分级方法如下：

1 型 引流到硬脑膜静脉窦，血液为顺流，无明显症状
2 型 2a 引流到硬脑膜静脉窦，血液为逆流
2b 引流到皮质静脉，血液为逆流
2a ＋ b 引流到硬脑膜静脉窦和皮质静脉，血液为逆流
3 型 直接引流到皮质静脉，无静脉扩张
4 型 直接引流到皮质静脉，伴有静脉瘤样扩张
5 型 引流入脊髓的髓周静脉

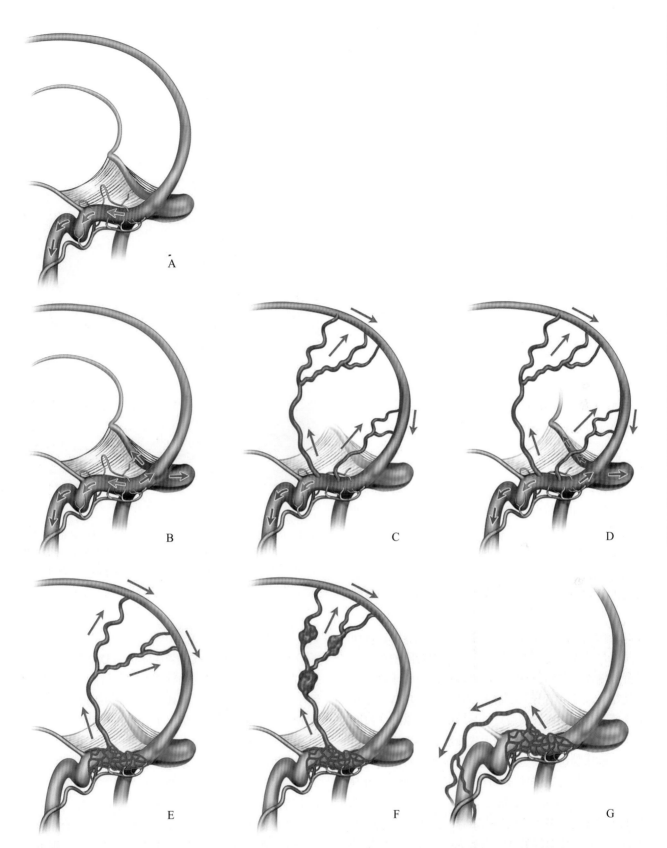

图 38.15 DAVF 的 Cognard 分类（CG）和 Borden 分类（BG），图中所示 DAVF 位于横窦壁。（A）CG1、BG1：仅窦内顺行血流。（B）CG2a、BG1：仅窦内逆行血流。（C）CG2b、BG2：仅皮质静脉逆行血流。（D）CG2a＋b、BG2：静脉窦和皮质静脉均出现逆行血流。（E）CG3、BG3：仅经皮质静脉引流。（F）CG4、BG3：仅经皮质静脉引流，伴引流静脉扩张。（G）CG5：经脊髓髓周静脉引流。

多个瘘管。他们认为硬脊膜静脉相当于颅内静脉窦，因此把大部分脊髓 DAVF 归于 BG3 型（硬膜病变直接回流至蛛网膜下腔冠状静脉丛）。

如前所述，除 CG1 型病变外，没有 DAVF 分级与未来不良事件之间相关性的量化研究；绝大部分高分级 DAVF 患者明确诊断后随即采取了相应的治疗。Toronto 研究组对 20 例治疗失败或拒绝治疗的 DAVF 伴皮质静脉反流（CVD）的患者平均 4.3 年的随访结果显示，这些患者年度事件发生率 15%（8.1% 颅内出血；6.9%NHND），年死亡率 10.4%[20]。然而，并非所有伴皮质静脉反流的患者存在如此高的风险；Strom 等[21]对 17 例表现侵害性症状的和 11 例无侵害性症状的 DAVF 伴 CVD 的患者的随访观察发现两组患者出血和 NHND 的年发生率分别为 19% 和 1.4%。

1985 年 Barrow 等[22]提出新的分类。A 型：直接的颈内动脉海绵窦瘘，常由 ICA 海绵窦段外伤性撕裂或动脉瘤破裂所致。B 型：仅由 ICA 海绵窦分支（ILT 和 MHT）供血的硬脑膜动静脉瘘。C 型：仅由 ECA 硬脑膜分支供血的硬脑膜动静脉瘘。D 型：由 ICA 和 ECA 共同供血的硬脑膜动静脉瘘。

临床表现

DAVF 的临床症状可以分为非侵袭性和侵袭性两类，侵袭性症状与出血或脑静脉淤血相关。非侵袭性症状包括耳鸣，孤立性头痛和眼部症状（复视、视敏度下降、球结膜水肿等），眼部症状与海绵窦瘘的局部效应有关，而非颅内压（ICP）升高所致。耳鸣是普通人群常见的症状，最常见的耳鸣与各种原因导致的听力丧失相关联[23]。搏动性耳鸣提示血管性病因，尤其是当它客观存在时（听诊可闻及）。然而，搏动性耳鸣最常见的血管性病因仅仅是正常岩段颈动脉或颈静脉湍流，偶尔与解剖变异如高位颈静脉球或颈静脉狭窄有关（后者导致"静脉哼鸣"）。DAVF 和其他高流量病变如血管球瘤只是耳鸣的罕见原因。如果非侵袭性症状可以耐受且为无皮质静脉反流的低级别病变，临床随访观察是最佳选择。正如上面提到的，无侵袭性症状的比表现侵袭性症状的高级别病变的不良后果的年发生率要低得多（1.4% 对 19%）[21]，对于此类病变可考虑采取放射治疗，经 1 ～ 3 年可达治愈，而对于侵袭性的高级别病变，因放射治疗起效迟缓则不宜采取[24]。

侵袭性症状与 CVR 有关，病因学上可以是出血性或静脉淤血引起的非出血性损伤，可以是急性卒中的形式，也可以是缓慢进展的痴呆式的起病。尽管后

者症状是非特异性的，但若由 DAVF 所致则通常伴有头痛[25]。NHND 可由颅内压增高（恶心、呕吐、头痛、视盘水肿和视力减退）或脑静脉淤血（非出血性梗死或脑水肿）所致（图 38.16）。值得注意的是仅静脉窦反流而无 CVR 的 CG2a 的患者中有 1/3 可出现 NHND[19]。

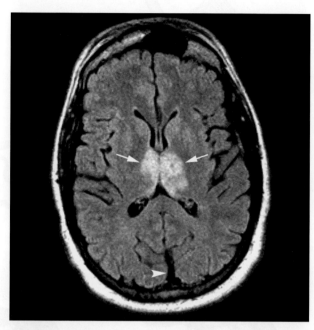

图 38.16　亚急性起病的严重短期记忆丧失的患者（临床表现类似 Korsakoff 综合征），轴位液体衰减反转恢复序列 MRI（FLAIR MRI）显示很大程度上局限于双侧丘脑的融合性水肿（箭头）。双侧枕叶可见显著的流空，由 DAVF 分流进后镰窦所致（箭镞）（与图 38.11 为同一患者）。经动脉 Onyx 栓塞瘘管后患者完全恢复。

患者选择与治疗策略

无皮质静脉反流或侵袭性症状的 DAVF 患者，如果良性的症状是可忍受的，那么他们可能不需要特殊治疗。继发眼部症状、致残性耳鸣及头痛的海绵窦瘘通常需要处理，在这些情况下放射治疗可能是一个选项。鉴于放射治疗起效太慢，血管内治疗即使不能根治，也可减少血流以充分缓解症状。

存在皮质静脉反流的 DAVF 一般需要早期治疗，若患者存在侵袭性症状则往往需要急诊处理。如果存在安全可行的经静脉或经动脉路径，血管内治疗是第一选择。血管内治疗失败或无法到达的病变，则可采取开放手术治疗。放射治疗可以治愈小病变，但常需几年时间方见效，所以对这类患者不是好的独立治疗[24]。

影像检查

计算机层析成像（CT）

对于没有颅内出血的DAVF患者，非增强颅脑CT通常正常，但也可能发现细微的征象，包括经颅骨的硬脑膜动脉或导静脉扩张导致的颅骨孔扩大，如棘孔扩大[26]。此外，如果DAVF相关的颅内静脉和静脉曲张显著扩大，不使用对比剂即可显现；高级别DAVF的侵袭性征象脑水肿和脑积水也可明显显现。增强CT可以显示扩张的皮质静脉，但正式的CTA对明确异常血管分布的诊断通常是必需的（图38.17）。对于无明显血管扩张的DAVF，即使CTA，除瘘周围与硬脑膜动脉网相关的细微的局灶硬脑膜增强外，也可无其他异常征象。CTA对已知DAVF解剖位置的精确定位非常重要，尤其是结合CT静脉造影术和三维重建，可全面评估病变及其周边组织的解剖分布[27]。

磁共振成像（MRI）

标准的T1W、T2W和钆增强的T1自旋回波成像可以显现DAVF的许多征象，包括扩张的皮质静脉和眼静脉、脑内出血或脑积水[28]。虽然一些报道认为MRI对动脉巢有一定的检出率，但这些均为回顾性研究，且检查发现也都非常少[29]。不使用静脉对比剂的TOF MRA依靠动脉高流量率生成"输入层现象"（"slice entry phenomenon"）血管信号，而相对缓慢的正常静脉血流因受周围组织"射频饱和度"的影响而湮没。因此，虽然空间分辨率较低，且动脉巢和静脉窦狭窄、闭塞等重要特征不一定能显现，DAVF的动脉化静脉回流所呈现的明亮信号非常突出而足以明确诊断（图38.18）[29, 30]。时间分辨率MRA（TRMRA）利用快捷方式进行图像采集，包括K空间部分填充、K空间滑动窗口抽样和并行采集技术，市售的时间分辨动态增强血管成像技术（TRICKS）超高速成像速度达2帧/秒[31, 32]，而据报道实验序列的成像速度则高达6帧/秒[33]。这些技术使得在权衡空间分辨率降低的基础上完成造影剂快速通过血管区域图像的采集。一些报告显示，与DSA相比，TRMRA对DAVF分级的诊断准确率至少达90%[31, 34]。然而，当前DAVF诊断检查的标准实践仍然是DSA。磁敏感加权成像（SWI）结合相位差蒙片的三维梯度回波技术可形成对血液成分的精致敏感性，包括出血、血栓和正常静脉血中的去氧血红蛋白被描绘成无信号区[35]。动脉化的静脉显示为流空或高信号，而因静脉高压扩张的静脉呈现低信号。

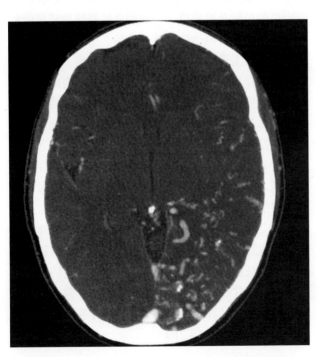

图38.17 轴位CT血管造影，左半球皮质静脉淤血。

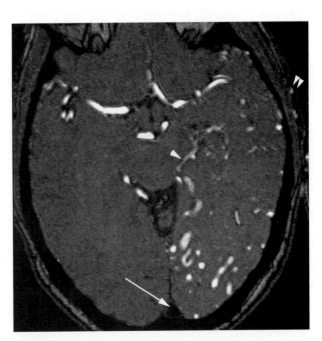

图38.18 未使用对比剂的时间飞跃法磁共振血管成像（TOF MRA）显示皮质静脉充血；SSS内无信号（箭头），表明矢状窦内静脉血流速度正常（图38.17为同一患者的头颅CTA，无论其血流速度快慢，SSS均呈现高密度）。还要注意动脉化的BVR（箭镞）和头皮内扩张的颞浅动脉（STA）分支均呈现高信号，表明它们参与DAVF的供血。

数字减影血管造影（DSA）

传统的 DSA 仍然是 DAVF 诊断、分级和治疗选择的金标准。诊断性血管造影在本书的其他章节已详细描述。因 DAVF 倾向于多源供血，造影必须涵盖硬脑膜和脑的所有区域。多支来自同侧的快速增强的扩张血管不可抵挡地使图像模糊，往往来自对侧或邻近区域的非主要供血血管可更好地定位瘘管。除了根据早期静脉引流对病变进行分级，密切检视脑实质的正常静脉期显像也非常重要，皮质静脉经静脉窦的正常静脉回流可排除其受累（图 38.19）。由于详细的血管造影需要耗费一定的时间和相当的造影剂，在非急诊的情况下，作者推荐介入治疗前进行独立的诊断性血管造影。6 帧 / 秒的放射照相帧率通常足以显示分流。如果需要进一步澄清，置于颈外动脉的 4F 或 5F 诊断性造影导管足以通过微导管进行超选择性诊断性血管造影。虽然知之甚少，有报道称诊断性血管造影后一段时间内 DAVF 可出现意想不到的自发血栓形成而治愈[36]。

治疗策略

首先是决定 DAVF 是否需要治疗。没有皮质静脉反流的低级别 DAVF，如果患者能耐受症状，可随访观察而无须特殊治疗。对于低级别的病变，可指导患者规律性手工按压同侧颈动脉；对一些海绵 DAVF，据报道，同侧颈动脉压迫可导致 30% 的患者海绵窦血栓形成，当然也有报道认为它并非那么有效[37, 38]。如果没有迫在眉睫的侵袭性症状，放射治疗也是一种可行的选择，但需要 2 ～ 3 年逐渐达到治疗目标。如果血管内治疗可行，大多数存在皮质静脉反流的病变应进行血管内治疗。如果血管内治疗缺乏安全的静脉或动脉路径，那么直接的外科手术治疗可能是必要的。如果 DAVF 仅通过皮质静脉引流，阻断共同的引流静脉即可治愈；反之，若 DAVF 的供血来源复杂，可能需要采取硬膜窦的直接手术填塞（弹簧圈、脂肪或肌肉）或窦壁剥离（窦的骨架化）方可治愈[39]。外科手术治疗的主要风险是手术出血[40]或诸如海绵窦等局部脑神经损伤[38]。

血管内治疗方案

血管内方法取决于病变经静脉或经动脉路径的可达性。大多数情况下，治疗的目标是完成消除分流，部分治疗的病变可迅速招募新的血供；并且不完全的静脉栓塞存在静脉回流改道皮质静脉导致严重后果的

风险。然而，对于极端病例，次要目标可以是下调病变等级以缓解症状或为放射治疗争取时间。栓塞可能并不是病变降级的唯一手段，一些作者报道支架置入解除静脉窦狭窄可减轻颅内高压或皮质静脉反流[41]。最后，采取多种创新的外科手术和血管内治疗相结合的方法治疗复杂病变。

经静脉与经动脉途径的比较

DAVF 血管内介入治疗考虑的重点是病灶可达性、治疗安全性和治愈的可能性。许多高级别的瘘管涉及静脉窦闭塞和血液逆流，因此可能需要如下所述的更复杂的经静脉路径，甚至部分病例无经静脉路径。经动脉血管内治疗的安全性取决于需要栓塞的区域以及栓塞微导管能否抵近潜在的吻合口（硬脑膜动脉的应用解剖，见前述）。如果这两种方法的选择之间有什么平衡的话，在很大程度上取决于操作者的经验。如果静脉路径简单，单个引流静脉通道弹簧圈填塞是相对可控和不太复杂的过程。经动脉血管内介入治疗有较长的学习曲线，每个解剖区域都有其特定的危险（见下文）。

经静脉栓塞

注意事项

对于单支血管供血的 DAVF，如果经静脉路径可以到达瘘口，应该完全栓塞瘘管[42]。相较于软膜的 AVM，硬脑膜瘘因引流静脉突然闭塞导致血管巢破裂出血的风险几可忽略。一般而言经静脉途径风险较低，通常是血管内治疗的首选途径。沿窦段多支供血的 DAVF 可采取弹簧圈填塞整个受累窦段。由于弹簧圈栓塞治疗后的静脉将永久闭塞，至关重要的是术者必须确保栓塞治疗除闭塞瘘管外不影响脑实质的静脉回流（图 38.19）。否则，可能的严重后果是脑水肿、静脉性梗死和脑出血并发症。硬脑膜瘘可首先通过静脉窦壁的通道引流，由于造影时和静脉窦重叠往往难以辨别，如得以识别，则可以保留静脉窦，通过填塞窦壁的引流通道达到治愈目标[43]。如果瘘引流至与静脉窦交通的皮质静脉，多见于前颅窝硬脑膜瘘，标准的经股静脉路径或经颈静脉路径到达目标静脉通常是可以实现的[44]。仅经皮质静脉逆行引流的高级别硬脑膜瘘通常经静脉入路是难以到达的，除非存在粗大的皮质侧支（图 38.20）或采取外科手术和经静脉入路联合治疗（图 38.21）。

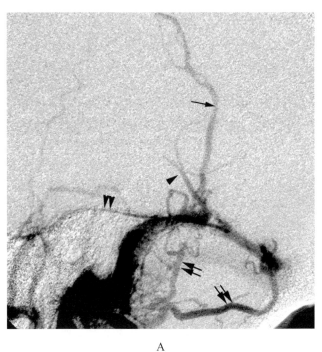

A

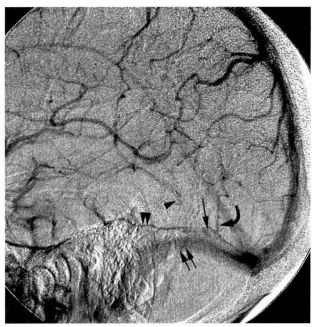

B

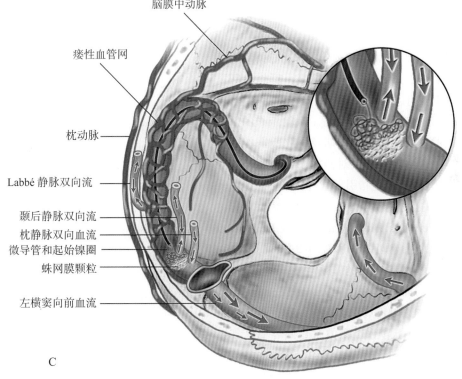

脑膜中动脉

瘘性血管网

枕动脉

Labbé 静脉双向流

颞后静脉双向流

枕静脉双向血流

微导管和起始镍圈

蛛网膜颗粒

左横窦向前血流

C

图 38.19　正常脑静脉相的重要性在于其代表皮质静脉正常，不受 DAVF 影响。（A）枕动脉分支（双箭头）以及 MMA 供血的，伴 Labbé 静脉（箭镞）、后颞静脉（双箭镞）和顶骨板障静脉（箭头）反流的左侧横窦 CG2a＋b 型 DAVF。（B）同侧颈内动脉造影的静脉相显示 Labbé 静脉（箭镞）血流迟缓、往复，后颞静脉（双箭镞）以及枕静脉（弯箭头）回流至右侧横窦的后段（箭头）。动脉化的横窦前部未显影，其正常的静脉回流逆流至窦汇和左侧横窦（双箭头）。（C）解剖示意图阐明左侧横窦 DAVF 的解剖以及血流变化。

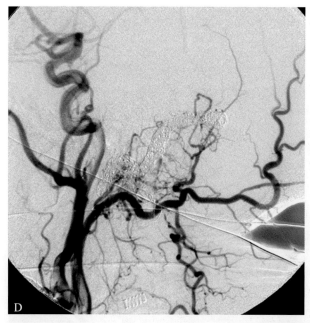

图 38.19（续）　此例患者，作者以位于枕静脉前的蛛网膜颗粒作为横窦弹簧圈栓塞治疗的后极限分界点，后平安治愈（D）。

导管技术

股静脉穿刺很容易。微创穿刺针向股动脉搏动的内侧方向推进 1～2 cm，同时轻轻抽吸。鲜红色回血和波动性血流表明误穿刺股动脉，当然使用 21 号微创穿刺针时波动性喷血可能不明显。鞘管组合的选择取决于病变的复杂度、操作预期及因此所需的近端支持。若需到达上矢状窦或对侧横窦，导管长度不足可能是个问题，因避免指引导管过长或尽可能缩短超出穿刺点外的指引导管。80 cm 的静脉鞘管（如 6F 或 7F 的 Shuttle, Cook, Bloomington, IN 或 Brite-tip, Cordis, Miami, FL）通常可以到达右侧颈内静脉的中部，而左侧则最好选择 90 cm 的静脉鞘管；这足以提供极好的支撑，保证最近开发的如 Neuron（Penumbra, Alameda, CA）类的柔韧性高的微导管到达远端颅内位置[45]。作者倾向于静脉长鞘内置诊断导管，如 125 cm 的椎动脉导管，同轴输送至所需位置。短的静脉鞘管可内置指引导管，如 Envoy 指引导管（Codman Neurovascular, Raynham, MA）或 Neuropath 指引导管（Micrus Endovascular, San Jose, CA），它们有 20° 角的多用途头端，可经导丝直接输送。

导丝在通过头臂静脉、锁骨下静脉和颈静脉的过程中至少会遭遇 1 个静脉瓣，即使采用亲水导丝有时也很难通过，过度的暴力可以损坏静脉瓣。有时没有导丝引导的导管反而更容易通过。静脉瓣在患者吸气时更有可能开放。

颈内静脉通常是容易选择和通过的。如果选择正确的静脉有困难，可以通过 DAVF 的供血动脉注入造影剂而获得 DAVF 回流静脉的路图，因为栓塞的目标血管——动脉化的静脉先于其他静脉最先显影。直至动脉注入造影剂后即刻透视蒙片可以避免颈部动脉影像对路图的影响；这对极具挑战性的颈外静脉、面静脉、眼静脉和翼状静脉的选择性插管尤为重要。经静脉 DAVF 栓塞治疗时，动脉插管是必不可少的，通过 DAVF 供血动脉造影对瘘管定位并对静脉栓塞的进程进行监控。

如果股静脉路径由于解剖原因或导管长度不足而不能采用，那么也可采取相对容易的直接经皮颈内静脉穿刺。其他颈部静脉穿刺则需在超声引导下完成。直接经眶海绵窦穿刺也有报道[46]，X 线透视下根据骨性标志穿刺针越过眶底向眶上裂进针。或者，通过手术切开直视下行眼上静脉穿刺，因为无控制的动脉化静脉插管失败可能导致灾难性的眼眶出血[47]。

采取经静脉血管内栓塞治疗的患者术中必须完全肝素化，即活化凝血时间（ACT）> 250 秒，以减少导管血栓栓塞的风险。如果最近有出血病史，可以不使用或减少肝素剂量。

栓塞前，经静脉窦栓塞段回流的静脉必须仔细检查以免影响脑的正常静脉回流。图 38.19 中的示例，颞枕静脉和枕静脉回流至 CG2a + b 型 DAVF（Labbé 静脉的血流方向往复不定）后方的横窦，治疗时必须栓塞横窦、瘘管以及 Labbé 静脉，而保留枕静脉和颞枕静脉的正常回流。此外，必须重视静脉窦内区室化的可能性。在这种情况下，瘘可在窦壁形成可见的通道。血栓形成后的分割作用形成管腔内动脉化血流的独立通道，而其真腔承担正常的静脉回流；或有一与主窦并行的副窦[43]。言下之意是，如果选择性地将导管插入瘘的回流通道，瘘回流通道闭塞的同时，仍能保留真腔的正常静脉引流。相反，单独栓塞真腔不仅瘘的治疗失败，而且会损害患者。

此外，如果瘘管闭塞不完全，静脉栓塞治疗存在导致 DAVF 分级升高的风险。这通常由相对良性引流通道闭塞、瘘分流至退化的静脉窦或皮质静脉而造成。因此如果可能的话，谨慎的做法是，在栓塞主要回流结构前谨慎地选择和封闭主要的瘘管。Lee 等[48]举例说明了 DAVF 部分栓塞的潜在风险，患者由于瘘回流通道闭塞，而瘘管未能完全闭塞，DAVF 血流分流至岩上窦（SPS），最终导致小脑脑桥出血和梗死。

常用的栓塞材料包括弹簧圈或液体栓塞剂（如

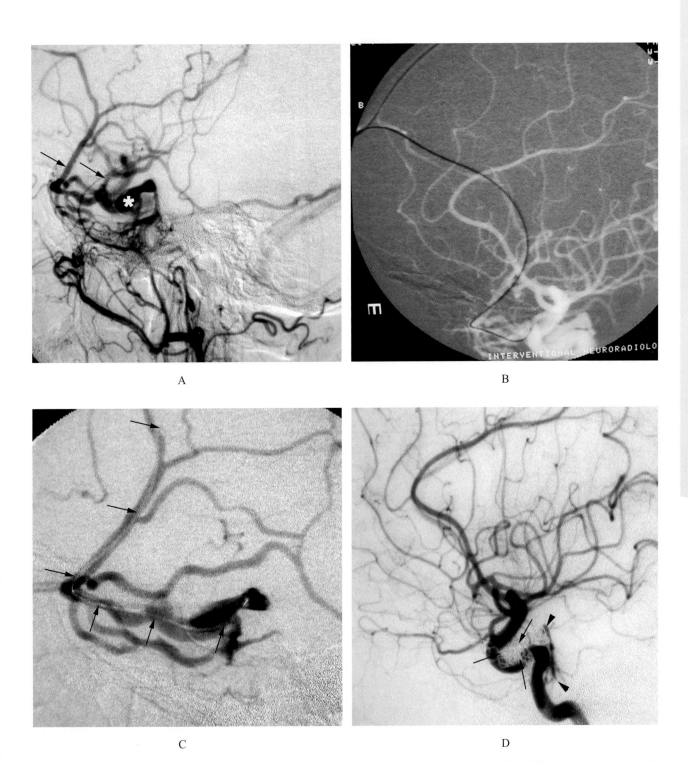

A

B

C

D

图38.20 （A）此高级别海绵窦硬脑膜瘘（星号）仅通过皮质静脉引流，主要是大脑浅中静脉（箭头）。（B）经股静脉路径将微导管通过SSS、SMCV扩张的额叶皮质分支输送至海绵窦（CS）。（C）经微导管在CS内注入造影剂，造影显示静脉解剖分布；箭头所指为微导管的轮廓。（D）治疗结束后经右侧ICA造影证实海绵窦被弹簧圈完全填塞（箭头），并可见ICA海绵窦瘘供血支的残端（箭镞）。

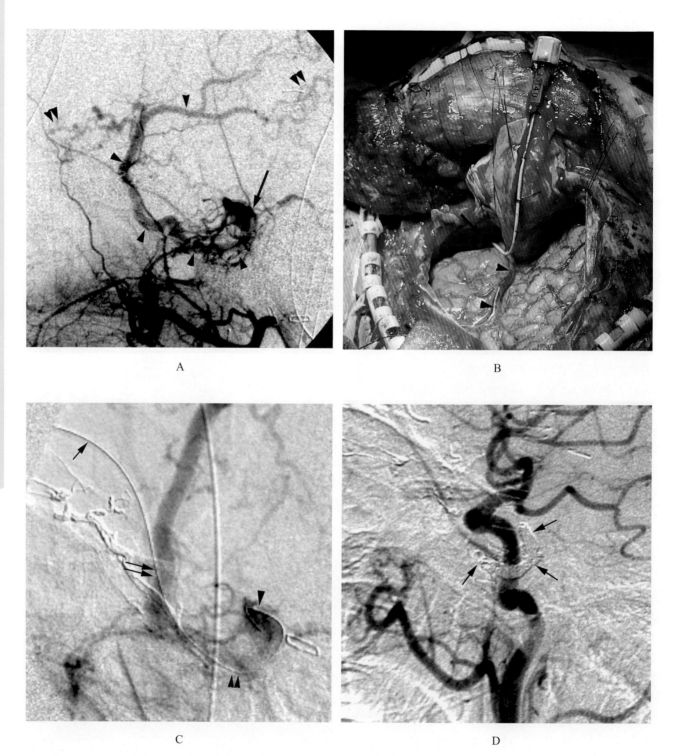

图 38.21 （A）外科手术－血管内联合途径治疗高级别海绵窦硬脑膜瘘（箭头）；海绵窦硬脑膜瘘经 SMCV（箭镞）、扩张的皮质静脉（双箭镞）引流。与图 38.18 的病例不同，引流静脉与其他主要静脉窦之间缺乏交通。因可能影响眼球部位的侧支循环（图 38.25）放弃经动脉路径的栓塞治疗。（B）经翼点颅骨切开术后，经蝶骨硬脑膜静脉（箭头）与动脉化 SMCV（箭镞）融合处置管，避免颞叶后移。（C）微导管（箭头）经 SMCV（双箭头）越过大蝶翼（双箭镞）进入海绵窦（箭镞），并经微导管行术中静脉造影。（D）治疗结束，颈动脉造影证实海绵窦以及瘘管被弹簧圈完全填塞（箭头）。

nBCA 和 Onyx）。早期也曾使用过可解脱球囊，但现已不再生产。最常用的栓塞材料是弹簧圈，为了避免弹簧圈团迁移并导致肺栓塞，建议先以可解脱弹簧圈构建最初的弹簧圈团，继而改为相对廉价的可注射的弹簧圈（注意，静脉窦栓塞可能需要超过 50 个弹簧圈，而每个解脱弹簧圈花费至少 1 000 美元）。液体栓塞剂（nBCA 和 Onyx）也用于经静脉 DAVF 栓塞治疗，尤其是海绵窦 DAVF，但通常在弹簧圈栓塞、血流减缓之后使用（图 38.22）。液体栓塞剂不太可能引起导管移位，但它们造成肺栓塞的风险较高。

引流静脉是否完全栓塞需经供血动脉造影证实，少量经弹簧圈填塞的静脉窦的残余引流在术中肝素化消失后随着血栓形成而完全闭塞。但是，如果瘘确实残存，它很可能募集更多的动脉供血而迅速或逐渐扩大。如上所述，经静脉部分栓塞治疗可能使静脉回流转移到另外的通道而导致潜在的不良后果。

静脉血管再通

正如 TS 闭塞伴发 DAVF 病例中所描述的[41]，静脉血管再通治疗 DAVF 的基本原理是通过打通更为良性的静脉回流通道、降低动脉化静脉的静脉高压而迅速使硬脑膜瘘降级。这些病例中有 1 例，通过在瘘的静脉窦中置入金属裸支架也导致瘘的完全闭塞，想必是支架压迫窦壁的瘘管通道所致。

经动脉栓塞治疗

对经动脉治疗的热衷让人们从早期乙醇[49]和聚乙烯醇颗粒[50]栓塞治疗所取得有限的成功兜了个圈又重回起点。经静脉栓塞确立为一种安全、有效的治疗，现在对经动脉栓塞重燃热情，主要对经静脉治疗困难的病例，采用聚合丙烯酸、nBCA（Trufill, Codman, Miami, FL）[51]经动脉栓塞取得很好的成功，而且如今有更便于使用的非聚合液体栓塞剂乙烯-乙烯醇（Onyx, ev3, Irvine, CA）[52]。

如前所述，大多数 DAVF 从周围数支动脉募集血流，且这些动脉围绕动脉化的静脉窦壁形成蔓状的血管网。要达到治愈，理想情况下液体栓塞需填塞整个病理血管网络，至少应渗透至 DAVF 的静脉侧，并使之铸型。

N- 正丁基 2- 氰基丙烯酸酯（nBCA, Trufill）是一种聚合胶，属氰基丙烯酸盐黏合剂（与商业强力胶同一家族）。氰基丙烯酸盐黏合剂遇水激活，与血液接触后 nBCA 迅速形成一种带黏性的脆的团块，阴离子的存在可加速其聚合过程[53]。由于大部分注射制剂含生理盐水，造影剂也多为水溶性的，为了使 nBCA 透视时更好地显影，nBCA 通常与油基碘化造影剂——碘油混合使用。聚合时间可通过 nBCA 与碘油的比例或者通过添加几小滴冰醋酸进行调整[54]。

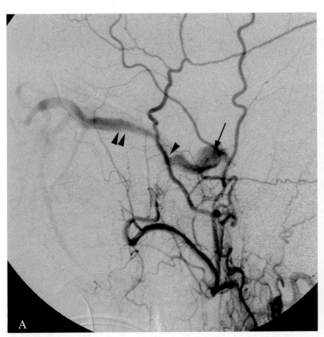
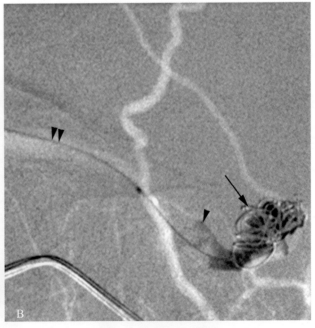

图 38.22　52 岁女性患者，因双眼球结膜水肿以及眼球突出就诊。（A）DSA 证实海绵窦瘘（箭头，Barrow D 型），仅经扩张的眼上静脉引流（双箭镞），并可见眼上静脉局部狭窄（箭镞）；同时存在对侧海绵窦瘘，因镜像关系此处未显示。（B）经股静脉途径行海绵窦瘘栓塞治疗。微导管经颈外静脉、角静脉、眼上静脉进入海绵窦，填塞数个弹簧圈后血流明显减缓，注入 3 mL Onyx-34 充填海绵窦直至后眼静脉。

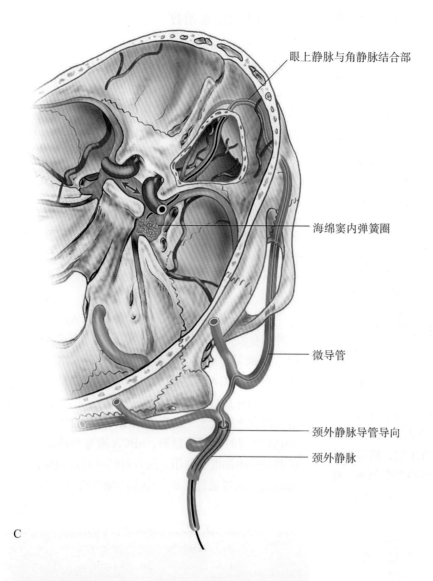

眼上静脉与角静脉结合部

海绵窦内弹簧圈

微导管

颈外静脉导管导向

颈外静脉

C

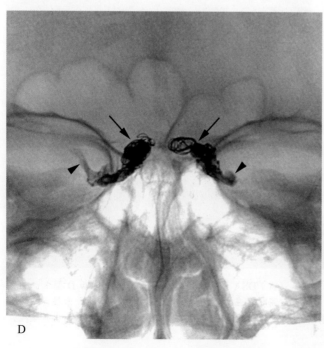

D

图 38.22（续）　（C）图示治疗的技术路线。CS，海绵窦；EJV，颈外静脉；SOV，眼上静脉。双侧海绵窦瘘均以相同的方法处理。（D）经弹簧圈和 Onyx 填塞后双侧海绵窦最后的外观。双侧海绵窦内弹簧圈（箭头），Onyx 从海绵窦溢出至眼上静脉（箭镞）。治疗后患者临床症状完全缓解。

nBCA 可以通过任何标准的微导管注入，为了较少微导管堵塞的风险，推注 nBCA 前微导管需采用 5% 的葡萄糖溶液彻底冲洗。由于 nBCA 注入后滋养血管迅速铸型，nBCA 的推注时间非常短，通常只有数秒至数分钟。为了延长推注时间以及 nBCA 深层渗透，可降低 nBCA 浓度至 20% 或更低、nBCA 中滴入乙酸，或者推注 nBCA 的同时通过指引导管持续葡萄糖溶液灌洗。一旦 nBCA 回流至导管尖端，术者应立即停止推注并迅速回抽 nBCA，同时回撤微导管，防止其被永久黏着。高浓度 nBCA 可用于栓闭较粗的血管，但透光太高不易观察，这种情况下可在 nBCA 加入钽粉以增强显影。如果担心 nBCA 混合物缺乏放射不透性，明智的选择是推注前透视下检查注射器中 nBCA 混合物的放射不透性。较之 Onyx，nBCA 的优势包括降低透视时间[55]、自由选择不同类型的微导管、回流前更好的远端渗透以及高浓度 nBCA 可用于栓闭粗的分流。其主要缺点包括：注射时间短，可控性差；聚合形成的团块脆性高，在血流完全阻断前容易破碎造成远端栓塞；导管黏着的风险较高，出现回流时若未能迅速回撤微导管，极易发生导管黏着。

当二甲亚砜（DMSO）迅速扩散到血液中时，Onyx 从溶液中析出凝固，Onyx 凝块中的 DMSO 需较长时间缓慢弥散，结果是 Onyx 注入血管后表层凝固形成弹性包膜，而中心仍维持液态。这一特性延长 Onyx 推注时间，并保证其前缘逐渐向远端推进。推荐用于 AVM 栓塞治疗的 Onyx 有 18 cP 和 34 cP 两种规格。由于 Onyx 无黏着力，Onyx 回流至导管尖端一定程度上是可接受的，主要取决于血管迂曲程度。因为延迟回撤导管的牵拉作用可导致硬脑膜血管和颈外动脉分支的痉挛，但其发生率较大脑血管要低得多。当出现逆流时，可暂停推注 30 秒，然后继续推注；尽管可能需要 10 ~ 15 分钟，Onyx 通常可更深地顺行渗透最终形成理想的铸型。当然，如果持续逆流，那么不得不终止栓塞，撤回微导管，考虑另外的供血血管。尽管良好的动脉穿透性是 Onyx 的一个主要优势，但必须保持警惕，栓塞时密切观察以免渗透至重要的侧支导致不必要的并发症（见硬脑膜动脉应用解剖），建议间歇性造影监测瘘供血动脉以及相邻区域组织供血血管的状况。Onyx 的主要优点是良好的穿透性和注射的可控性。术中可暂停推注，评价栓塞进度后继续推注。临床使用的 Onyx 为已添加钽粉的瓶装制剂，较 nBCA 具有更可靠的 X 线可视性；使用前必须摇晃 20 分钟以使钽粉充分混匀，而且摇匀后尽可能立即使用，以免钽粉的沉积。推荐的 Onyx 注入速度不高于 0.3 mL/min 以避免 DMSO 引起的血管痉挛和血管壁坏死。

策略

与经静脉栓塞相同，细致的血管造影评估对经动脉栓塞治疗的成功和安全是至关重要的。选择栓塞的动脉应尽可能不承担正常组织机构的供血，并尽量远离存在潜在危险的吻合（图 38.4 和图 38.5）。在某些部位，如海绵地区和枕骨大孔周围，邻近有潜在风险的侧支吻合往往是不可避免的。在这种情况下，稍有差池可能导致严重后果，应牢记血管影像标志，或将其映射到监视器上，并用记号笔直接在监视器上绘制重要的边界。颈外动脉区域的栓塞，一般经位于颈总动脉的指引导管进行造影监控即可，但经枕动脉、耳后动脉和咽升动脉栓塞例外，需在同侧椎动脉放置监控造影导管。一般来说，为保证栓塞的成功和安全，微导管应尽可能接近瘘管，牢记栓塞结束时微导管可能不得不从 Onyx 或 nBCA 胶中撤出。

选定好理想的工作角度，应尽可能展示瘘的解剖结构，当然最好能将其与潜在风险的侧支吻合和重要的分支血管分开；确定相应的放射标志并行空白路图。以 < 0.3 mL/min 的速度缓慢注入 Onyx，在注入动脉前在微导管中应当可见。如果瘘管太大，Onyx 或 nBCA 有可能断裂并通过瘘管造成下游正常引流静脉的闭塞或肺动脉栓塞（肺动脉栓塞一般较小，可以很好地耐受）。将微导管尖端紧对血管壁可以促进 Onyx 固化和沉淀，但在极端情况下，在液体栓塞前可能需要先填塞一些弹簧圈以减慢血流。采用 HyperForm 球囊（ev3, Irvine, CA）辅助的 DAVF 栓塞也有报道，球囊可以通过封堵供血动脉的近端以降低远端血流速度，也置于回流静脉窦内以防静脉窦被 Onyx 填塞[56]。Onyx 注入时可出现逆流，由于 Onyx 没有黏着力，即使逆流并包绕微导管数厘米也不会使微导管固定而影响其回撤。出现逆流则暂停推注 30 秒，然后再推注少许，如果 Onyx 向希望的方向突破则继续推注，否则再暂停 30 秒等等，即所谓的逆流控制回注技术。最坏的情况是每次暂停后再注入 Onyx 仍逆流，此时术者必须决定是否放弃，再选择另一供血支。值得注意的是，MMA 栓塞时，栓塞剂回流至棘孔存在引起面神经缺血的风险。部分术者试图得到一些早期的回流，这样在导管尖端形成一个塞子，将迫使随后注入的栓塞剂向远端渗透。CG3 和 CG4 型病变常常汇聚回流至共同的软脑膜静脉，液体栓塞剂穿透瘘管后应尽可能扩散至此静脉邻近瘘的

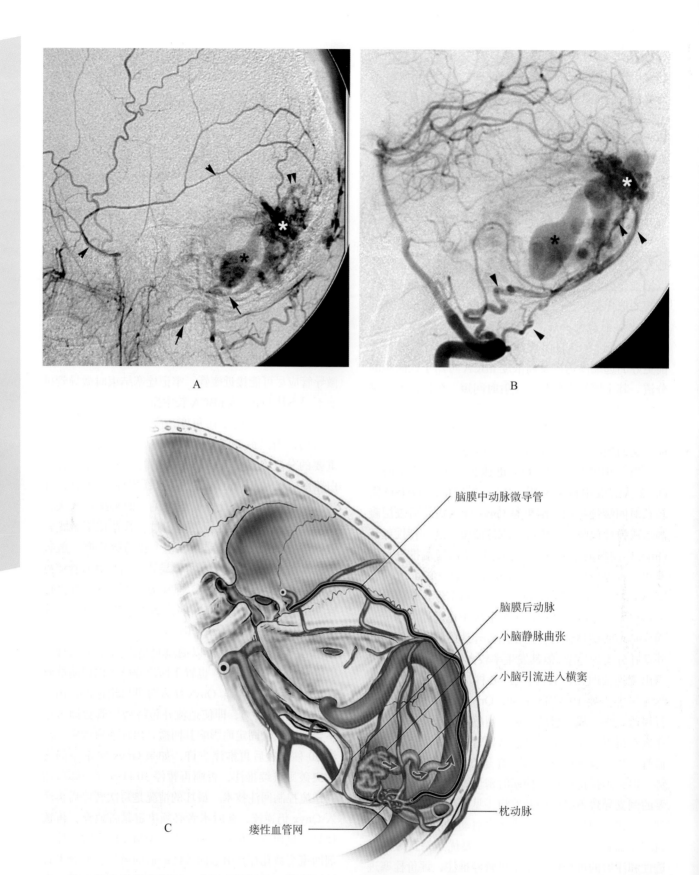

脑膜中动脉微导管

脑膜后动脉

小脑静脉曲张

小脑引流进入横窦

枕动脉

瘘性血管网

图 38.23 32 岁男性患者，因头痛就诊，CT 检查显示大量后颅窝静脉曲张。（A）右侧颈外动脉造影显示 MMA（箭镞）和枕动脉（箭头）为以窦汇（白星号）为中心的 CG4 型 DAVF 供血，主要引流至小脑皮质静脉，并于两半球间形成大量曲张静脉（黑色星号），少量血流引流至枕叶皮质静脉（双箭镞）。（B）后脑膜支也为 DAVF 供血（箭镞）。（C）选择 MMA 行经动脉栓塞治疗。PMA，脑膜后动脉；TS，横窦。

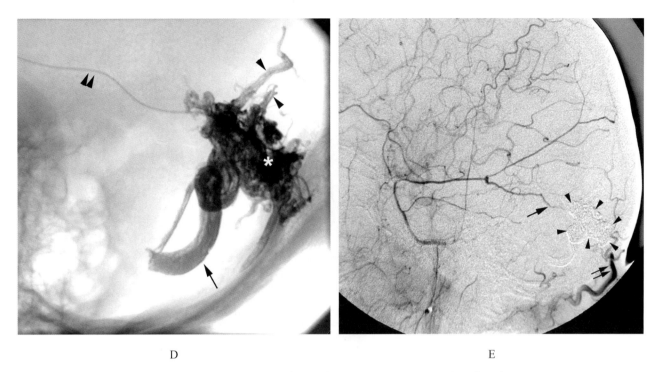

D   E

图 38.23（续）（D）注入 6 mL Onyx-18 后，微导管（双箭镞）撤回前侧位相显示瘘血管网（星号）以及导致静脉曲张的扩张的静脉（箭头）和枕静脉（箭镞）完全铸型。（E）治疗后 ECA 造影显示 MMA（箭头）和枕动脉（双箭头）闭塞。箭镞勾画出 Onyx 铸型的轮廓。

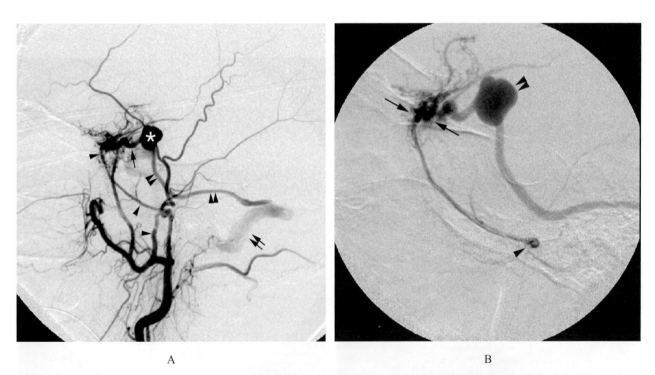

A   B

图 38.24 27 岁男性患者，主诉头痛伴视物重影，后视物重影缓解，但头痛持续。MRI 显示邻近小蝶骨嵴的脑组织显著的血管流空现象，临床进行进一步检查。（A）右侧 ECA 造影显示 MMA（箭镞）增粗，为以小蝶骨嵴外侧部为中心的 DAVF 血管网供血，DAVF 仅经 SMCV（箭头，大脑中浅静脉）引流，在经动脉化的 Labbé 静脉（双箭镞）排空至横窦（双箭头）前形成曲张静脉（星号）。（B）经 MMA 行 DAVF 栓塞治疗，微导管尖端位于棘孔（箭镞）处。经微导管造影，复杂瘘血管网（箭头）和曲张静脉（双箭镞）清晰显影。

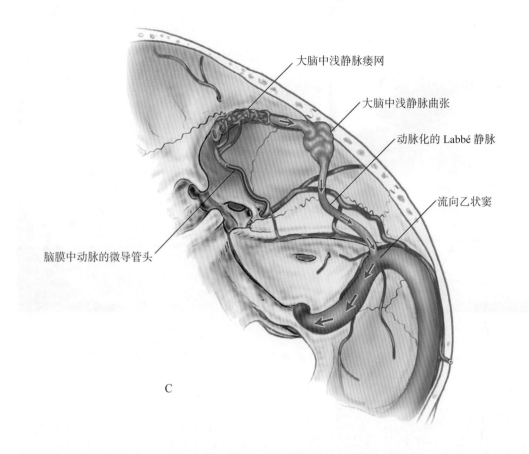

大脑中浅静脉瘘网

大脑中浅静脉曲张

动脉化的 Labbé 静脉

流向乙状窦

脑膜中动脉的微导管头

C

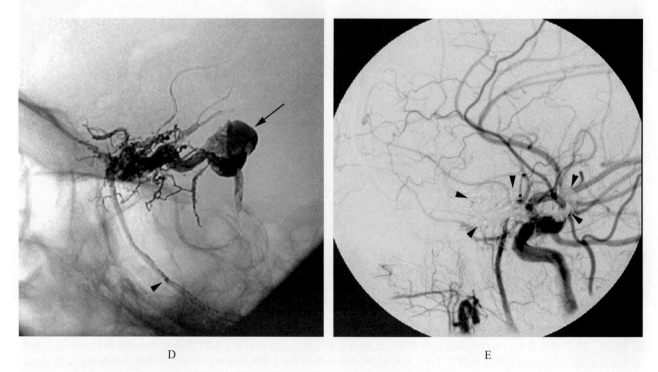

D

E

图 38.24（续）　（C）DAVF 构成的解剖示意图。（D）Onyx 栓塞治疗后，瘘、SMCV 和曲张静脉（箭头）铸型良好。微导管尖端（箭镞）的位置较 B 图接近瘘管。Onyx 未逆流至棘孔。患者头痛缓解，未出现新的临床症状。（E）右侧 CCA 造影 DAVF 闭塞，未见残余。箭镞标示 Onyx 铸型的轮廓。

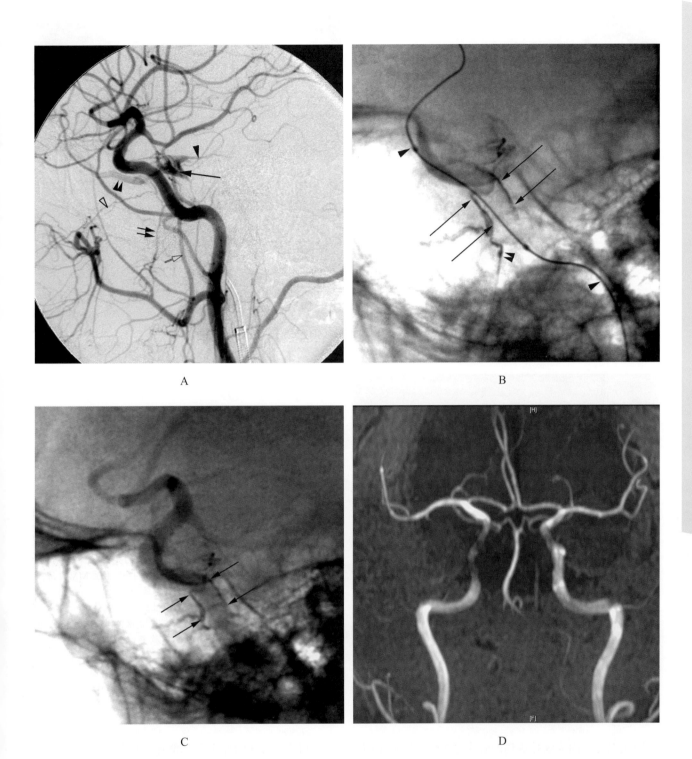

A

B

C

D

图 38.25 62 岁女性患者，因进行性眼球突出及球结膜水肿就诊。因其既往有格雷夫斯病（Graves' disease），最初归因于甲状腺功能亢进。（A）右侧 CCA 造影证实海绵窦瘘（箭头），经眼上静脉（双箭镞）和钩静脉（箭镞）回流。供血动脉包括 MMA（空心箭头）、副 MMA（双箭头）、圆孔动脉（空心箭镞）、ICA 海绵窦段的短滋养血管。经副脑膜中动脉行 Onyx 栓塞治疗时，Onyx-18 通过 ICA 海绵窦段的短滋养血管渗透至保护性 HyperGlide 球囊和 ICA 管壁之间的间隙。（B）Onyx 栓塞治疗后侧位透视可见微导管尖端（双箭镞）、抽气后的球囊微导管（箭镞）以及线形 Onyx 铸型勾画出的 ICA 海绵窦段的管壁（箭头）。（C）ICA 注射造影剂证实 Onyx 沿 ICA 管壁铸型（箭头）。ICA 海绵窦段置入 Enterprise 支架以防 Onyx 脱落。患者眼球突出逐渐缓解，没有出现新的症状。（D）6 个月后 MRA 随访没有证据表明残余瘘。ICA 海绵窦段的信号衰减是由于镍钛合金支架所致。

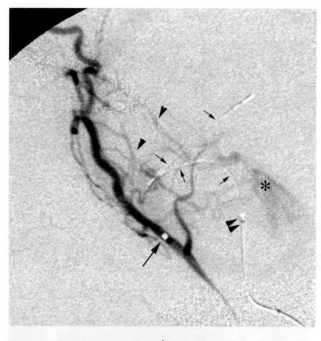

A

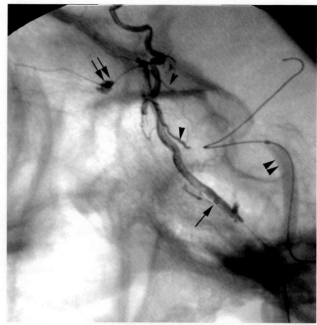

B

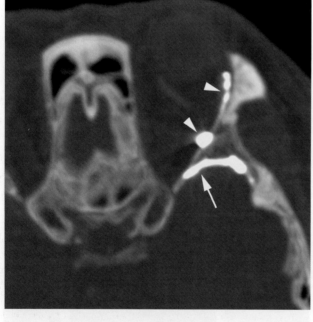

C

图 38.26　经动脉 Onyx 栓塞 MMA 的海绵窦供血治疗左侧 Barrow D 型、CG3 型海绵窦瘘失败。（A）经尖端（箭头）位于颅中窝底部 MMA 内的微导管造影证实 MMA 的海绵窦分支（箭镞）为海绵窦瘘（星号）供血。保护球囊导管（双箭镞）和微导丝（小箭头）展现 ICA 的走形。（B）侧位透视可见 Onyx 从微导管尖端（箭头）延伸至 MMA 海绵窦分支的起始部（箭镞），距海绵窦尚有一定的距离。并可见 ICA 海绵窦段内充盈的保护性球囊（双箭镞）。由于 Onyx 穿透 MMA 的细小泪腺分支并使源自眼动脉的泪腺动脉（双箭头）显影，最终不得不放弃。穿透的 Onyx 并未影响眼动脉主干，患者的视力也未受影响。（C）头颅 CT 可见大蝶骨嵴处 MMA 内的 Onyx（箭头）以及泪腺动脉内的 Onyx（箭镞）。MMA 的泪腺分支穿过 Hyrtl 孔至泪腺。

动脉化部分，因为这是达到彻底治愈的最好机会（图 38.23 和图 38.24）。

　　Onyx 推注结束后最好等 1 分钟，待最后注射的 Onyx 部分固化后，负压吸引下缓慢撤出微导管。如果微导管立即回撤存在阻力，可以先撤出约 3 cm，并用 Tuohy 阀锁定微导管 1 分钟左右，张力将使导管尖端逐渐回撤。即使 Onyx 逆流相当多，这种渐进的过程通常可使导管顺利撤出。过度牵拉可导致微导管断裂而部分留滞在血管内，当然小段的微导管留滞

在如 ECA 那样的非主要功能血管内不是一个重要的问题。网罗导管可以用来帮助收回微导管[57]或取回断裂的微导管片段。因为硬脑膜动脉闭塞相对安全，若无法取出，断裂的微导管可以旷置。很少有整个微导管被黏滞而难以撤回，如果发生（多见于 nBCA 胶），可以将微导管撤出几厘米，然后紧贴皮肤切断微导管，微导管近端缩回股动脉，最好是缩回至无活动的髂动脉以减少慢性刺激，部分微导管最终可纳入动脉内皮[58]。在服用阿司匹林的情况下，因残留微导管而

导致血栓栓塞并发症的风险非常小。一种新型微导管，Sonic 微导管（Balt, Montmerci, France），具备血流导向性和 Onyx 兼容性，在距尖端 1.5 ～ 2.5 cm 处有一专门设计的薄弱区，在适度的牵引下可解脱（目前美国尚未上市）[59]。

Barrow D 型颈动脉海绵窦瘘（CCF）、副海绵窦瘘和斜坡 DAVF，由于源自海绵窦下侧干（ILT）和脑膜垂体干（MHT）的瘘的供血动脉非常短（图 38.5），其经动脉栓塞治疗极具挑战性。在 Onyx 栓塞 ECA 来源的供血动脉的过程中，作者采用 HyperGlide（ev3）球囊暂时封堵 ICA 海绵窦段，透视下 ICA 的轮廓清晰可见，逆流至 ICA 的 Onyx 在球囊和 ICA 管壁间呈线形不透光条带，球囊可阻止逆流至 ICA 的 Onyx 向远端迁移（图 38.25）。Onyx 推注结束后等待数分钟，待 Onyx 固定后撤出球囊，然后在 ICA 海绵窦段置入支架以完全覆盖溢出后固化的 Onyx 以免脱落造成远端血管的栓塞。另 1 例 CCF 患者再采取类似治疗时，由于经 MMA 蝶骨支推注的 Onyx 在进入海绵窦瘘之前意外渗透泪腺动脉而不得不放弃（图 38.26）。采取覆膜支架置入阻断源自海绵窦段 ICA 的供血支，继而采用 Onyx 栓塞源自 ECA 的供血支的联合治疗也有报道[60]。

结论

现在有大量的血管内干预方法可用于 DAVF 的治疗。全面深入地掌握复杂的硬脑膜动脉和静脉的解剖结构对选择最合适的治疗方式以及安全完成治疗至关重要。由于 DAVF 的发病率低、病例数少，对其自然病史的了解虽有进步，但进展缓慢；深入的亚组分析也难以完成。

参考文献

[1] Newton TH, Cronqvist S. Involvement of dural arteries in intracranial arteriovenous malformations. Radiology 1969;93:1071-1078

[2] Geibprasert S, Pongpech S, Armstrong D, Krings T. Dangerous extracranialintracranial anastomoses and supply to the cranial nerves: vessels the neurointerventionalist needs to know. AJNR Am J Neuroradiol 2009;30:1459-1468

[3] Wollschlaeger PB, Wollschlaeger G. An infratentorial meningeal artery. Radiologe 1965;5:451-452

[4] Agid R, Terbrugge K, Rodesch G, Andersson T, Söderman M. Management strategies for anterior cranial fossa (ethmoidal) dural arteriovenous fistulas with an emphasis on endovascular treatment. J Neurosurg 2009;110:79-84

[5] Kesava PP. Recanalization of the falcine sinus after venous sinus thrombosis. AJNR Am J Neuroradiol 1996;17:1646-1648

[6] Russell EJ, Wiet R, Meyer J. Objective pulse-synchronous "essential" tinnitus due to narrowing of the transverse dural venous sinus. Int Tinnitus J 1995;1:127-137

[7] Gailloud P, San Millán Ruíz D, Muster M, Murphy KJ, Fasel JH, Rüfenacht DA. Angiographic anatomy of the laterocavernous sinus. AJNR Am J Neuroradiol 2000;21:1923-1929

[8] San Millán Ruíz D, Fasel JH, Rüfenacht DA, Gailloud P. The sphenoparietal sinus of Breschet: does it exist? An anatomic study. AJNR Am J Neuroradiol 2004;25:112-120

[9] Huang YP, Wolf BS. The veins of the posterior fossa-superior or galenic draining group. Am J Roentgenol Radium Ther Nucl Med 1965;95:808-821

[10] Huang YP, Wolf BS, Antin SP, Okudera T. The veins of the posterior fossa-anterior or petrosal draining group. Am J Roentgenol Radium Ther Nucl Med 1968;104:36-56

[11] Houser OW, Campbell JK, Campbell RJ, Sundt TM Jr. Arteriovenous malformation affecting the transverse dural venous sinus-an acquired lesion. Mayo Clin Proc 1979;54:651-661

[12] Chaudhary MY, Sachdev VP, Cho SH, Weitzner I Jr, Puljic S, Huang YP. Dural arteriovenous malformation of the major venous sinuses: an acquired lesion. AJNR Am J Neuroradiol 1982;3:13-19

[13] Terada T, Higashida RT, Halbach VV, et al. Development of acquired arteriovenous fistulas in rats due to venous hypertension. J Neurosurg 1994;80:884-889

[14] Nishijima M, Takaku A, Endo S, et al. Etiological evaluation of dural arteriovenous malformations of the lateral and sigmoid sinuses based on histopathological examinations. J Neurosurg 1992;76:600-606

[15] Buonanno FS, Moody DM, Ball MR, Laster DW. Computed cranial tomographic findings in cerebral sinovenous occlusion. J Comput Assist Tomogr 1978;2:281-290

[16] Luciani A, Houdart E, Mounayer C, Saint Maurice JP, Merland JJ. Spontaneous closure of dural arteriovenous fistulas: report of three cases and review of the literature. AJNR Am J Neuroradiol 2001;22:992-996

[17] Magidson MA, Weinberg PE. Spontaneous closure

of a dural arteriovenous malformation. Surg Neurol 1976;6:107-110

[18] Borden JA, Wu JK, Shucart WA. A proposed classification for spinal and cranial dural arteriovenous fistulous malformations and implications for treatment. J Neurosurg 1995;82:166-179

[19] Cognard C, Gobin YP, Pierot L, et al. Cerebral dural arteriovenous fistulas: clinical and angiographic correlation with a revised classification of venous drainage. Radiology 1995;194:671-680

[20] van Dijk JM, terBrugge KG, Willinsky RA, Wallace MC. Clinical course of cranial dural arteriovenous fistulas with long-term persistent cortical venous reflux. Stroke 2002;33:1233-1236

[21] Strom RG, Botros JA, Refai D, et al. Cranial dural arteriovenous fistulae: asymptomatic cortical venous drainage portends less aggressive clinical course. Neurosurgery 2009;64:241-247, discussion 247-248

[22] Barrow DL, Spector RH, Braun IF, Landman JA, Tindall SC, Tindall GT. Classification and treatment of spontaneous carotid-cavernous sinus fistulas. J Neurosurg 1985;62:248-256

[23] Crummer RW, Hassan GA. Diagnostic approach to tinnitus. Am Fam Physician 2004;69:120-126

[24] Wu HM, Pan DH, Chung WY, et al. Gamma knife surgery for the management of intracranial dural arteriovenous fistulas. J Neurosurg 2006;105 (Suppl):43-51

[25] Hurst RW, Bagley LJ, Galetta S, et al. Dementia resulting from dural arteriovenous fistulas: the pathologic findings of venous hypertensive encephalopathy. AJNR Am J Neuroradiol 1998;19:1267-1273

[26] Alatakis S, Koulouris G, Stuckey S. CT-demonstrated transcalvarial channels diagnostic of dural arteriovenous fistula. AJNR Am J Neuroradiol 2005;26:2393-2396

[27] Nakagawa M, Sugiu K, Tokunaga K, et al. Usefulness of 3-dimensional CT angiograms obtained by 64-section multidetector row CT scanner for dural arteriovenous fistula. J Neuroimaging 2009;19:179-182

[28] De Marco JK, Dillon WP, Halback VV, Tsuruda JS. Dural arteriovenous fistulas: evaluation with MR imaging. Radiology 1990;175:193-199

[29] Kwon BJ, Han MH, Kang HS, Chang KH. MR imaging findings of intracranial dural arteriovenous fistulas: relations with venous drainage patterns. AJNR Am J Neuroradiol 2005;26:2500-2507

[30] Chen JC, Tsuruda JS, Halbach VV. Suspected dural arteriovenous fistula: results with screening MR angiography in seven patients. Radiology 1992;183:265-271

[31] Farb RI, Agid R, Willinsky RA, Johnstone DM, Terbrugge KG. Cranial dural arteriovenous fistula: diagnosis and classification with time-resolved MR angiography at 3T. AJNR Am J Neuroradiol 2009;30:1546-1551

[32] Meckel S, Maier M, Ruiz DS, et al. MR angiography of dural arteriovenous fistulas: diagnosis and follow-up after treatment using a timeresolved 3D contrast-enhanced technique. AJNR Am J Neuroradiol 2007;28:877-884

[33] Eddleman CS, Jeong HJ, Hurley MC, et al. 4D radial acquisition contrastenhanced MR angiography and intracranial arteriovenous malformations: quickly approaching digital subtraction angiography. Stroke 2009;40:2749-2753

[34] Nishimura S, Hirai T, Sasao A, et al. Evaluation of dural arteriovenous fistulas with 4D contrast-enhanced MR angiography at 3T. AJNR Am J Neuroradiol 2010;31:80-85

[35] Tsui YK, Tsai FY, Hasso AN, Greensite F, Nguyen BV. Susceptibilityweighted imaging for differential diagnosis of cerebral vascular pathology: a pictorial review. J Neurol Sci 2009;287:7-16

[36] Moriya M, Itokawa H, Fujimoto M, et al. Spontaneous closure of dural arteriovenous fistula after performing diagnostic angiography. No Shinkei Geka 2007;35:65-70

[37] Higashida RT, Hieshima GB, Halbach VV, Bentson JR, Goto K. Closure of carotid cavernous sinus fistulae by external compression of the carotid artery and jugular vein. Acta Radiol Suppl 1986;369:580-583

[38] Tu YK, Liu HM, Hu SC. Direct surgery of carotid cavernous fistulae and dural arteriovenous malformations of the cavernous sinus. Neurosurgery 1997;41:798-805, discussion 805-806

[39] Ushikoshi S, Houkin K, Kuroda S, et al. Surgical treatment of intracranial dural arteriovenous fistulas. Surg Neurol 2002;57:253-261

[40] Sundt TM Jr, Piepgras DG. The surgical approach to arteriovenous malformations of the lateral and sigmoid dural sinuses. J Neurosurg 1983;59:32-39

[41] Murphy KJ, Gailloud P, Venbrux A, Deramond H, Hanley D, Rigamonti D. Endovascular treatment of a grade IV transverse sinus dural arteriovenous fistula by sinus recanalization, angioplasty, and stent placement: technical case report. Neurosurgery 2000;46:497-500, discussion 500-501

[42] Dawson RC III, Joseph GJ, Owens DS, Barrow DL.

Transvenous embolization as the primary therapy for arteriovenous fistulas of the lateral and sigmoid sinuses. AJNR Am J Neuroradiol 1998;19:571-576

[43] Piske RL, Campos CM, Chaves JB, et al. Dural sinus compartment in dural arteriovenous shunts: a new angioarchitectural feature allowing superselective transvenous dural sinus occlusion treatment. AJNR Am J Neuroradiol 2005;26:1715-1722

[44] Defreyne L, Vanlangenhove P, Vandekerckhove T, et al. Transvenous embolization of a dural arteriovenous fistula of the anterior cranial fossa: preliminary results. AJNR Am J Neuroradiol 2000;21:761-765

[45] Hurley MC, Sherma AK, Surdell D, Shaibani A, Bendok BR. A novel guide catheter enabling intracranial placement. Catheter Cardiovasc Interv 2009;74:920-924

[46] Narayanan S, Murchison AP, Wojno TH, Dion JE. Percutaneous transsuperior orbital fissure embolization of carotid-cavernous fistulas: technique and preliminary results. Ophthal Plast Reconstr Surg 2009;25:309-313

[47] Tress BM, Thomson KR, Klug GL, Mee RR, Crawford B. Management of carotid-cavernous fistulas by surgery combined with interventional radiology. Report of two cases. J Neurosurg 1983;59:1076-1081

[48] Lee RJ, Chen CF, Hsu SW, Lui CC, Kuo YL. Cerebellar hemorrhage and subsequent venous infarction followed by incomplete transvenous embolization of dural carotid cavernous fistulas: a rare complication: case report. J Neurosurg 2008;108:1245-1248

[49] Barbier C, Legeais M, Cottier JP, Bibi R, Herbreteau D. Failure of transverse sinus dural fistula embolization using ethanol injection. J Neuroradiol 2008;35:230-235

[50] Nichols DA, Rufenacht DA, Jack CR Jr, Forbes GS. Embolization of spinal dural arteriovenous fistula with polyvinyl alcohol particles: experience in 14 patients. AJNR Am J Neuroradiol 1992;13:933-940

[51] Nelson PK, Russell SM, Woo HH, Alastra AJ, Vidovich DV. Use of a wedged microcatheter for curative transarterial embolization of complex intracranial dural arteriovenous fistulas: indications, endovascular technique, and outcome in 21 patients. J Neurosurg 2003;98:498-506

[52] Nogueira RG, Dabus G, Rabinov JD, et al. Preliminary experience with onyx embolization for the treatment of intracranial dural arteriovenous fistulas. AJNR Am J Neuroradiol 2008;29:91-97

[53] Coover HW, McIntire JM. Cyanoacrylate adhesives. In: Skeist I, ed. Handbook of Adhesives. New York: Van Nostrand Reinhold, 1977:569-591

[54] Gounis MJ, Lieber BB, Wakhloo AK, Siekmann R, Hopkins LN. Effect of glacial acetic acid and ethiodized oil concentration on embolization with N-butyl 2-cyanoacrylate: an in vivo investigation. AJNR Am J Neuroradiol 2002;23:938-944

[55] Velat GJ, Reavey-Cantwell JF, Sistrom C, et al. Comparison of N-butyl cyanoacrylate and onyx for the embolization of intracranial arteriovenous malformations: analysis of fluoroscopy and procedure times. Neurosurgery 2008;63 (1, Suppl 1) ONS73-ONS78, discussion ONS78-ONS80

[56] Shi ZS, Loh Y, Duckwiler GR, Jahan R, Viñuela F. Balloon-assisted transarterial embolization of intracranial dural arteriovenous fistulas. J Neurosurg 2009;110:921-928

[57] Kelly ME, Turner R IV, Gonugunta V, Rasmussen PA, Woo HH, Fiorella D. Monorail snare technique for the retrieval of an adherent microcatheter from an onyx cast: technical case report. Neurosurgery 2008;63 (1, Suppl 1) E89, discussion E89

[58] Zoarski GH, Lilly MP, Sperling JS, Mathis JM. Surgically confirmed incorporation of a chronically retained neurointerventional microcatheter in the carotid artery. AJNR Am J Neuroradiol 1999;20:177-178

[59] Tahon F, Salkine F, Amsalem Y, Aguettaz P, Lamy B, Turjman F. Dural arteriovenous fistula of the anterior fossa treated with the Onyx liquid embolic system and the Sonic microcatheter. Neuroradiology 2008;50:429-432

[60] Shi ZS, Qi TW, Gonzalez NR, Ziegler J, Huang ZS. Combined covered stent and onyx treatment for complex dural arteriovenous fistula involving the clivus and cavernous sinus. Surg Neurol 2009;72:169-174

第 39 章

脊髓动静脉畸形以及硬膜瘘的栓塞

Timothy Uschold, Richard Lochhead, Felipe C. Albuquerque, and Cameron G. McDougall
■张仁良 译 ■王亮 校

要点

- 最佳可视化以及避免并发症的总体策略：
  (1) 采用多种技术确认病变水平（index levels）。
  (2) 血管造影明确病变及其周边正常血管的解剖结构。
  (3) 最大限度提高图像质量和延长静脉成像阶段。
  (4) 通过术中监测或必要时采用刺激物注入试验最大限度降低神经功能损害。
- 聚乙烯醇（PVA）在脊髓动静脉瘘（AVF）和动静脉畸形（AVM）栓塞中的地位不再，氰基丙烯酸酯胶适合于大多数 AVF 和部分 AVM，而 Onyx 胶借其技术优势成为 AVF 和 AVM 栓塞治疗的主角。
- 基于解剖定位及病理生理的 Spetzler 命名法不仅使脊髓 AVF 和 AVM 分类简便易行，而且是明确血管分流模式和制定栓塞策略的基础。
- 对于各型脊髓 AVF，栓塞导管尽可能贴近瘘口是成功栓塞、减少复发和保障安全的基础。
- 术前血管造影是脊髓 AVM 诊断和治疗的基础，栓塞是大部分多模式脊髓 AVM 治疗的主要依靠。根据风险特征的甄别（如巢内动脉瘤、脊髓前动脉供血 AVM）和刺激物注入试验决定栓塞治疗或手术治疗。

凭借其复杂多变的病理生理和血管构造特点，脊髓动静脉病变的诊断和治疗成为神经外科严峻的挑战。随着对脊髓 AVF 和 AVM 逐步而细致入微的了解，其分类方案和治疗策略已变得更加连贯。在这种新兴多模式治疗策略中，经皮导管技术扮演越来越重要的角色，在相当的病例中成为首选的治疗手段。本章集中介绍脊髓 AVM 和 AVF 血管内栓塞治疗的现状，重点关注血管内栓塞治疗的潜能、治疗决策、预后以及发展创新的方向。

脊髓血管解剖

对正常脊髓血管解剖以及常见变异的全面了解是脊髓动静脉病变血管内诊断及治疗的基础。脊髓的血液供应主要来源于脊髓前动脉（ASA，起源于两侧椎动脉颅内段，行于脊髓前正中裂）和成对的脊髓后动脉（PSA，起源于同侧椎动脉颅内段，行于脊髓后外侧沟）（图 39.1）。脊髓内向心或离心的穿支血管血管造影时罕见显影。

ASA 起源于双侧椎动脉，沿着脊髓前正中裂下行，在整个行程中得到 6～8 支根髓动脉的补充和加强[1]。在颈段，侧支吻合可来源于椎动脉、肋颈干、甲状颈干以及咽升动脉。相对恒定的根髓动脉有位于颈膨大的 C_5～C_6 前根动脉和 T_9～T_{12} 的根大动脉（Adamkiewicz 动脉），介于两者中间的脊髓前部为分水岭区。理论上讲，栓塞治疗过程中或血压过低时上中胸段脊髓容易发生缺血性损伤。PSA 起源于同侧椎动脉，在行程中得到 10～20 支起源于节段性脊髓动脉的根软脊膜分支的补充[1]。双侧 PSA 和 ASA 间仅于脊髓圆锥处存在直接吻合，这一区域好发 AVM 和瘘。在脊髓以及脊髓动脉终末端以下，血

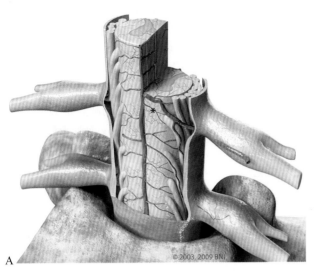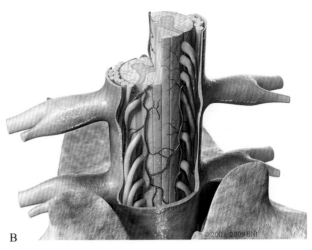

图 39.1 胸段正常脊髓血管解剖。（A）腹面观可见行走于前正中裂的 ASA，可见根动脉沿着神经根硬膜套进入椎管，在中线处汇入 ASA。图中星号所指的发夹环（hairpin loop）是非常重要的脊髓血管造影征象。（B）背面观可见成对的 PSA 及不规律汇入的根动脉后支（Used with the permission from Barrow Neurological Institute）。

液供应主要来自起源于腹主动脉的下腰动脉和骶正中动脉，以及由髂内动脉发出的髂腰动脉和骶外侧动脉。

与脊髓不固定的节段性脊髓动脉供血不同，脊神经根主要由起源于胸主动脉和腹主动脉的脊髓节段动脉供血。根动脉起源于节段性脊髓动脉的脊髓背干，其分支解剖上为脊神经的前根和后根供血。彻底的脊髓血管检查应包括毗邻的脊髓节段动脉以及非节段动脉造影，这对避免脊髓血管畸形治疗并发症尤为重要[1, 2]。

脊髓血管造影和栓塞：技术考量

脊髓血管管径细、解剖变异大、构造复杂、管壁周围组织包绕薄弱，以及脊髓血管病变相对少见等主要因素，决定脊髓血管造影和栓塞治疗的技术要求相当苛刻。但对绝大部分患者而言，脊髓血管造影检查是安全的，提高图像质量和避免并发症通用的技术策略包括如下[2]。

脊髓节段的准确定位：数肋骨、数椎体和不透 X 线标尺联合应用对准确定位非常有帮助。双平台数字成像系统可以最大限度减少由于脊柱畸形、驼背和脊柱前弯症所致视差导致的定位错误。

病变血管和邻近正常血管整体成像：根据无创检查（如 MRI 和 MRA）结果和临床症状体征制定血管造影和栓塞方案，有利于减少造影剂用量和降低 X 线负荷。鉴于主动脉造影对脊髓血管畸形的诊断价值有限，应该考虑分节段的造影和治疗。在作者所在中心，作者通常使用专为脊髓血管造影设计的 Cobra 或

Michelson 导管，以病变为中心，进行数个节段、双侧的 ASA 和 PSA 主要供血动脉（如 Adamkiewicz 动脉）的选择性造影；必要时需行颈部和腰骶部的非节段性供血动脉造影。作者倾向于手动注射相对较少量造影剂（大约 3 mL）。

最优图像质量：全身麻醉并于造影剂注射过程中暂停呼吸可以消除运动伪影、提高图像质量，对于介入治疗的患者应常规使用。对于诊断的患者，对于存在疑问的节段，也应采取此措施以提高诊断的准确性。为全面观察病变谱相，高采样速率和延长静脉期成像时间通常是必需的，有时需长达 20 ～ 30 秒以显示某些静脉血流十分缓慢的瘘。此外，据报道静脉给予 0.5 ～ 1.0 mg 胰高血糖素可通过抑制胃肠道蠕动而减少伪影[3]。

最小化血管损害风险：栓塞治疗过程中，微导管尽可能接近靶血管、防止栓塞剂回流、减少顺行性栓子是提高手术安全性最重要的决定因素。戊巴比妥和利多卡因刺激物注入试验或 Wada 试验可预判栓塞治疗可能的脊髓损害并发症。尽管上述实验相对缺乏特异性，且有一定的技术要求，但较高的敏感性使其不失为 AVF 栓塞治疗前脊髓损伤风险评估的行之有效的方法，刺激物注射试验对 AVM 栓塞治疗的预警价值优于 AVF。对于 AVF，单一瘘口是栓塞治疗成功的解剖预测特点。所有脊髓血管病变栓塞治疗过程中术中监测（IOM）必不可少，包括体感诱发电位（SSEP）和运动诱发电位（MEP）监测。绝大部分栓塞术需在肝素系统性抗凝下进行，如果存在脊髓水肿和缺血的

潜在风险，围手术期糖皮质激素治疗是明智的[4]。

栓塞剂

聚乙烯醇（PVA）泡沫颗粒：根据远端穿支血管的直径选择合适的 PVA 泡沫颗粒。如脊髓 AVM 的栓塞，PVA 泡沫颗粒的直径必须小于 ASA 的直径（340～1 100 μm），大于 ASA 发出的沟联合动脉（60～72 μm）。释放后 PVA 泡沫颗粒膨胀堵塞目标血管，并引起一过性的炎症反应。继发性成纤维细胞内向性增生可维持目标血管远期稳定闭塞，但各种脊髓栓塞治疗的临床研究一致认为，相较于其他栓塞剂，PVA 泡沫颗粒栓塞后的再通率较高。鉴于此，PVA 泡沫颗粒不作为脊髓 AVM 和 AVF 栓塞治疗的一线选择。

氰基丙烯酸胶：由异丁基 -2- 氰丙烯酸酯（IBCA）或 nBCA 构成，nBCA 是 IBCA 新的更为柔和的异构体。由于氰基丙烯酸胶注射后遇离子化的血或血管内膜迅速聚合，因此特别适用于高流量的瘘和较粗管径的血管。氰基丙烯酸是不可吸收的，理论上讲不发生栓塞后血管再通。通过调整胶和稀释用的造影剂或葡萄糖溶液的比例，可一定范围内调节氰基丙烯酸胶的硬化时间。氰基丙烯酸胶的使用需要非常熟练的技术，缓慢注射过程中稍不留意微导管就可能被凝结在胶内，而注射过快则可导致意外的近端逆流。氰基丙烯酸胶如果稀释过度，可因黏度不足、聚合缓慢而向下游迁移，导致静脉栓塞和出血。

Onyx：Onyx 是乙烯 - 乙烯醇共聚物的二甲亚砜（DMSO）溶液，Onyx 注射后 DMSO 迅速弥散，而乙烯-乙烯醇共聚物沉淀形成柔软的非黏附性的海绵状栓子。Onyx 应用于脊髓血管病的时间相对较短，据报道，Onyx 有许多理论上的优点。首先，与氰基丙烯酸胶相比，Onyx 具有极佳的可操控性，可缓慢注射持续数分钟，而导管黏着的风险极低，有利于 Onyx 充分深入病变血管而不致发生近端逆流。Onyx 具有

稳定的黏着力，不易通过远端血管进入静脉系统而形成静脉栓塞和出血。脊髓血管畸形栓塞治疗时，尽管不是必需，许多专家建议在靶血管接近病变处注入少量 Onyx，形成"瓶塞"以阻断血流，再将微导管插入"瓶塞"至远端，这样可以保证 Onyx 完全充盈血管巢而不发生逆流。Onyx 最主要的缺点是 DMSO 的血管毒性，动物实验结果证实 Onyx 血管毒性与其注射速度直接相关。Onyx 栓塞后血管再通及静脉栓塞非常少见[5]。

脊髓血管病的分类

理想的命名法应将所有类型脊髓血管病变包括在内，根据解剖部位和病理生理学特征进行分类。按此原则，每一类型疾病在神经影像、动静脉分流、手术发现、自然病史以及相关的治疗策略等方面应该具备共同的特点[6]。2002 年 Spetzler 等提出的脊髓血管病变分类是目前公认最符合上述原则的。根据病灶、特定的解剖结构，以及具体的病理改变，AVM 和 AVF 得以准确鉴别；在后续的讨论中，对此两类病变的病理生理、血管造影诊断和血管内治疗策略进行详细的讨论（表 39.1 和表 39.2，图 39.2 和图 39.3）。无动静脉分流的脊髓血管病变（如海绵状血管畸形、脊髓动脉瘤）不在此处讨论。

脊髓动静脉瘘

硬膜内背侧脊髓动静脉瘘

在比较早的文献中，硬膜内背侧脊髓动静脉瘘也叫脊髓硬膜动静脉瘘、长背侧动静脉畸形、蔓状血管瘤、背侧髓外动静脉畸形和蔓状静脉瘤，如此命名主要来源于病变的典型病理表现（和后来的血管造影）。所观察到的硬膜内脊髓背侧冠状静脉丛扩张和动脉化表现只能在硬膜内脊髓血管病变的情况下出现。通常硬膜外静脉无扩张。AV 分流广泛见于硬膜内根动脉和神经根硬膜套交界处，而且可见邻近节段额外的动

表 39.1　脊髓动静脉瘘的分类			
	硬膜外	**硬膜内背侧**	**硬膜内腹侧**
病理生理	压迫、脊髓病、盗血、充血	充血	占位效应、盗血、随分级而增加出血
血流特点	高血流	低血流	随分级而增高
症状	进行性脊髓脊神经根病	进行性脊髓病	进行性脊髓病
治疗选择	首选血管内治疗	外科手术或血管内治疗	高分级的血管内治疗优先

注：脊髓动静脉瘘主要根据病变的解剖部位分类。不同解剖部位 AVF 的病理生理改变、血流动力学特点以及症状有所不同；此分类对于治疗方式的选择并无决定性价值，但有一定指导意义。（资料引自 Spetzler RF, Detwiler PW, Riina HA, Poter RW. Modified classification of spinal cord vascular lesions. J Neurosurg 2002; 96: 145−156）

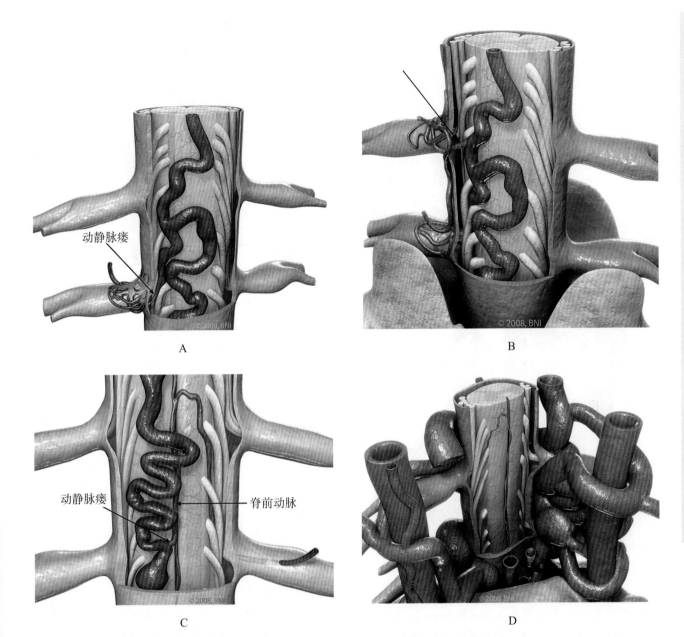

图 39.2　脊髓动静脉瘘。（A）硬膜内背侧脊髓 AVF（A 型脊髓 AVF）背面观，箭头所指为根动脉和扩张的冠状静脉丛间的位于硬膜内的瘘口，神经根硬膜套处的迂曲的血管丛并非病变血管。（B）B 型脊髓 AVF 背面观，多支根动脉供血，但瘘口只有一个。（C）硬膜内腹侧 AVF 的腹侧观，可见扩张的静脉丛、与 ASA 交通的瘘口以及紧邻瘘口即扩张的静脉。（D）颈部硬膜外 AVF 的腹侧观，硬膜外静脉充血扩张，硬膜内静脉正常（Used with the permission from Barrow Neurological Institute）。

表 39.2　脊髓动静脉畸形的分类

	硬膜外 – 硬膜内	髓内	脊髓圆锥
病理生理	压迫、脊髓病、盗血、出血	出血、压迫和盗血	静脉高压、压迫、出血
血流特点	高血流	高血流	高血流
症状	疼痛、进行性脊髓病	急性或进行性脊髓病、疼痛	进行性脊髓病或神经根病
治疗选择	姑息性栓塞或外科手术以缓解占位压迫、盗血和静脉高压	由背侧血管供血的浅表的或中线的病变可外科手术；血管内治疗适用于脊髓深部病变、复杂病变的手术前栓塞以及腹侧血管供血的病变	术前栓塞后手术解除粗大静脉对神经根和脊髓圆锥的压迫

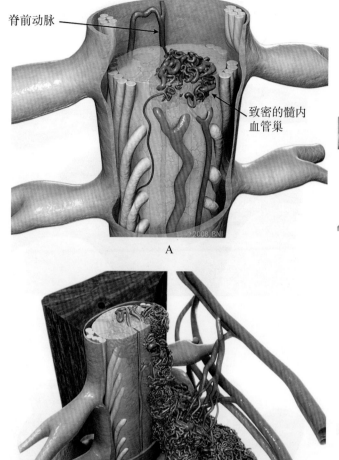

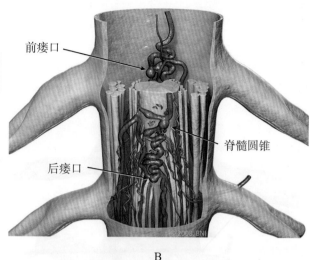

脊前动脉

致密的髓内血管巢

A

前瘘口

脊髓圆锥

后瘘口

B

C

图 39.3 脊髓动静脉畸形。（A）髓内 AVM 的背侧观：可见致密的髓内血管巢和数支供血动脉，至少有一支来源于 ASA。（B）脊髓圆锥型 AVM：正常情况下，ASA 和 PSA 在圆锥处汇合。这型 AVM 常被描述为"血管球"，多瘘口以及高度复杂的血管结构是其特点。（C）硬膜外 – 硬膜内 AVM，正如其名，这型血管巢大且硬膜内、外均累及，症状可由脊髓实质受损、盗血、出血或占位压迫所致。

脉补充供血。这类病变在 Anson 和 Spetzler 于 1992 年提出的分类系统中定义为 B 型病变[7]。最重要的是，尽管可以有多支供血动脉，所有此类患者仅有一个瘘口（图 39.2A、B）。造影中所观察到的扭曲的动脉侧支应避免误认为是病灶或许多瘘口（a multiplicity of feeding pedicles）。

由于静脉动脉化，低血流、高压力导致脊髓静脉回流障碍，造成脊髓静脉充血或高压，从而引起脊髓功能损害。进行性脊髓病引起下肢无力、步态异常、感觉异常，以及接踵而至的括约肌功能障碍。典型病例的症状进展缓慢，但进行性加重，但病程中出现症状急性加重或不连续间断性加重的现象并不少见[8]。硬膜内脊髓 AVF 千变万化的自然病史常常导致诊断严重延误，Gibertson 等[9] 报道，症状出现至造影明确诊断，最长的达 27 个月。硬膜内背侧 AVF 约占脊髓血管异常的 60% ～ 80%，40 ～ 60 岁男性多见，

好发于胸腰段脊髓。目前认为硬膜内背侧 AVF 为后天获得性疾病，可能由远端静脉回流障碍导致的继发性损伤。对于硬膜内背侧脊髓 AVF 的诊断，MRI 这样的无创影像检查越来越受到临床的关注。若无原发的压迫性病理改变，脊髓 T2W 高信号联合显著的背侧椎管内的血管流空现象对临床疑是 AVF 的患者具有确诊价值；这一点已得到大量的文献证实，若辅以 MRA 成像则诊断价值更高。研究表明，MRI/MRA 对 AVF 的解剖结构、供血动脉的定位、治疗复发的甄别以至于栓塞治疗是否充分均有极高的价值[9, 10]。当然，DSA 依然是 AVF 诊断和随访金标准，所有疑是硬膜内背侧 AVF 的患者行 DSA 检查。作者的经验认为，术后定期 MRI/MRA 检查，可以帮助作者确认 AVF 治疗后随着静脉高压的解决，脊髓水肿也逐渐消除。

硬膜内背侧脊髓 AVF 血管内栓塞治疗的绝对禁

忌取决于其解剖结构。由于顺行栓子和栓塞剂逆流将对脊髓造成灾难性损害，因此显微手术夹闭是所有ASA直接供血的硬膜内背侧AVF的最佳治疗方法。此外，有一小部分无创影像检查和临床症状体征诊断为AVF的患者，由于解剖结构的异常、动脉粥样硬化阻碍血管内检查路径或静脉充盈迟缓，导致血管造影检查难以获得明确的结果[11]；这些患者无疑需要开放性手术探查。Niimi等[12]报道，对于按解剖标准无明确禁忌的，94%的患者首选血管内栓塞治疗。对可采取血管内治疗的患者，在栓塞治疗前另一需要重点考量的是与手术夹闭比较栓塞治疗后复发的风险如何。

Stenmetz等[13]对四十多年文献的荟萃分析结果显示，外科手术治疗的硬膜内背侧脊髓AVF患者98%预后良好，而仅48%的血管内治疗患者获得良好预后。然而近年来随着材料工艺和手术技巧的进步，血管内治疗的预后已得到显著的提高。由于难以接受的高复发率（常常高于80%），PVA颗粒栓塞疗法已完全废弃[14]。nBCA胶的应用使得血管内治疗的疗效得到显著提高。Song等[15]报道单纯nBCA栓塞的成功率高达75%，Eskandar等[16]研究显示，仅39%的nBCA栓塞治疗患者需进一步手术治疗。同样地，灵活柔软的微导管技术也显著提高了血管内治疗的成功率。基于Onyx显而易见的不传导、黏度高、可缓慢注射，以及微导管兼容性等优点，栓塞的精确度显著提高，随着Onyx的应用，血管内治疗的疗效必将得到进一步的提高。

在预后方面，文献报道显示，就Aminoff-Logue评分而言（衡量脊髓神经功能改善程度）血管内治疗与外科手术疗效具有可比性[17]。Narvid等[18]研究认为，血管内治疗的住院时间显著缩短，其并发症也相对较低。作者所在中心的经验与最近的一系列研究结果一致，对于没有解剖禁忌证的患者，倾向于首选血管内栓塞治疗。

治疗前制定明确的治疗目标、策略和终点对"充分栓塞"（adequate embolization）获得理想疗效和避免并发症尤为重要。Niimi等[12]将"充分栓塞"定义为：①使用液体栓塞剂。②血栓性闭塞瘘口及邻近的静脉。③保存正常的静脉引流和血管结构。④病变上、下各2个节段双侧根动脉造影证实AVF消失。微导管选择性进入供血动脉并尽可能接近瘘口是"充分栓塞"的关键（图39.4）。供血动脉近端栓塞可导致瘘口的造影成像模糊，而侧支循环将导致AVF复发；姑息性不完全栓塞以降低血流的治疗同样将面临复发风险。

由于扩张的冠状静脉担负着脊髓正常的静脉回流，过度的远端静脉栓塞则阻碍脊髓的静脉引流而加重症状性水肿。

硬膜内腹侧脊髓动静脉瘘

硬膜内腹侧脊髓AVF既往也称为髓周AVF、硬膜内髓外AVF和Anson-Spetzler 4型病变。较之硬膜内背侧脊髓AVF，由于直接与ASA相连，腹侧AVF瘘口的血流速度更快。硬膜内腹侧AVF血管造影的影像特征为，异常血管丛位于腹侧近中线处，与ASA相关联，瘘口后静脉立即出现不同程度的扩张和曲张（图39.2C）[2]。ASA左向右移位、瘘管位于中线可见于相当一部分硬膜内腹侧AVF患者，推测与动静脉病变有关，切勿因此混淆诊断[19]。MRI/MRA检查应避免将静脉曲张形成误认为占位性病变或AVM。硬膜内腹侧脊髓AVF根据静脉曲张程度、供血动脉的多少、相关血管结构的复杂性和血流速度可进一步分为A型、B型和C型。临床症状更大程度上是由于脊髓受压、盗血及蛛网膜下腔出血所致，而非静脉充血引起[6, 7]。较之背侧脊髓AVF，患者更为年轻，病变多位于圆锥附近（图39.5）。

由于硬膜内腹侧AVF相对罕见，因此相关的文献和经验非常有限。尽管如此，除了术前诊断性血管造影外，已有的文献显示血管内专家将在硬膜内腹侧AVF的治疗中扮演越来越重要的角色。

既往文献报道的腹侧AVF血管内治疗所采用的清醒麻醉、可解脱球囊、PVA颗粒并不能代表现代血管内治疗的能力、预后和技术。全身麻醉、术中电生理监测和液体栓塞剂是现代血管内治疗的优势。

血管内治疗患者的选择主要根据病变的解剖和分级。鉴于其相对笔直的解剖路径和单一供血的血管蒂，A型硬膜内腹侧AVF具有血管内栓塞治疗理想的解剖条件。然而，如果供血动脉的管径过细，则将限制微导管到达瘘口。这种情形对于有多个细小供血动脉的B型病变更是一种挑战。鉴于C型病变复杂的血管结构、粗大的供血血管和高血流量，普遍认为其最适合采取血管内栓塞治疗。前方或者侧前方路径外科手术治疗位于圆锥上方相对较高的C型病变是非常困难的。文献报道的A、B和C型栓塞治疗的成功率是不同的。

部分栓塞以降低AVF血流量无法达到最终治愈和症状改善的目的。栓塞治疗的目标仍然是微导管送至瘘口、完全闭塞瘘口和紧邻的引流静脉、防止栓塞剂逆流。

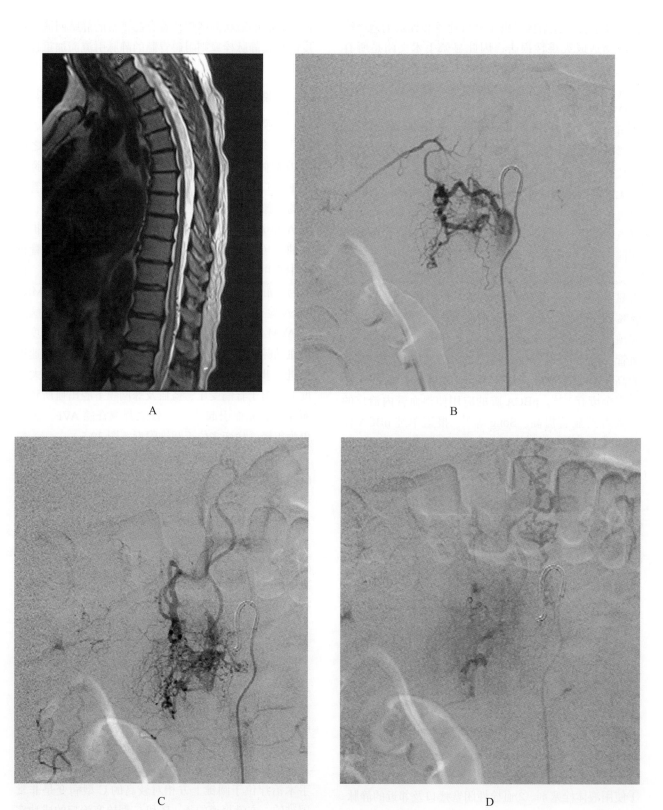

A

B

C

D

图 39.4 62 岁男性患者，进行性双下肢无力 10 月余。此次加重前患者每天可步行 4 mi（1 mi ＝ 1.609 km），住院前 1 天出现双下肢麻木加重，并于 24 小时内逐步加重至双下肢瘫痪、小便失禁。（A）MRI 矢状位 T2W 成像显示脊髓近圆锥处高信号和背侧椎管内血管流空现象。急诊脊髓血管造影明确诊断后行血管内治疗（B～D）。（B）前后位右侧 L1 肋间动脉造影，动脉相早期可见神经根硬膜套处迂曲的侧支血管丛。（C）动脉相中期显示扩张的冠状静脉丛。（D）动脉相后期显示动脉化冠状静脉丛和静脉回流迟滞。

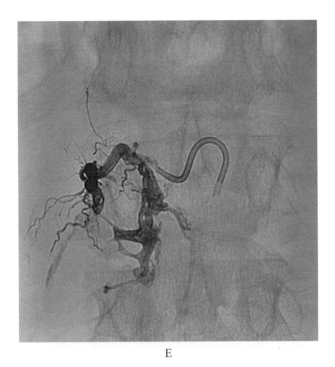

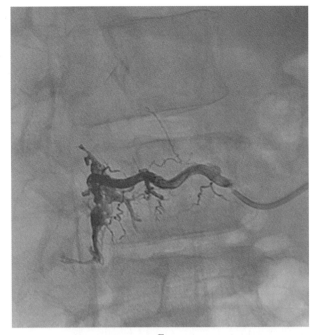

E   F

图 39.4（续）（E）Onyx 栓塞后前后位造影显示瘘口闭塞，可见瘘口铸形。（F）Onyx 栓塞后侧位造影。术后 3 天患者临床症状完全缓解出院。尽管并非所有此类患者都能取得类似疗效，但至少提示急诊诊断和治疗的必要性。

术前和术中血管造影对术前病变的诊断和分型、治疗方案的确认及手术定位具有重要意义。鉴于外科手术完全切除率高达 92%、总体预后良好、直视手术有利于 ASA 的保护，部分文献推荐外科手术[6]。

总之，血管内治疗患者的选择须遵循个体化原则，综合考量前面列举的各项因素，采取多模式综合疗法[20, 21]。

硬膜外脊髓动静脉瘘

硬膜外脊髓动静脉瘘以高血流量为特征，其本质是大血管、节段性脊髓动脉、硬膜动脉或根动脉与硬膜外静脉丛之间形成分流（图 39.2D）。虽然正如其名，硬膜外脊髓 AVF 定义为硬膜外静脉单独受累，事实上同时伴有硬膜内静脉受累的病例并不少见。在目前的分类方案提出之前，由于命名不统一，文献报道比较混乱。目前推测硬膜外脊髓 AVF 由静脉瓣功能障碍引起。硬膜外脊髓 AVF 可有多支血管供血，尤其是外伤导致者。绝大部分患者病因不明，除外伤外，报道的其他原因还有先天性和综合征相关性 AVF（如 I 型神经纤维瘤病）。Zhang 等[22]对大量文献数据回顾分析发现，硬膜外脊髓 AVF 女性好发，且发病年龄呈独立双峰分布。临床症状主要由硬膜受压和蛛网膜下腔出血所致，盗血表现和血管杂音相对少见。因外科手术易导致大量静脉出血、高血流量和较粗的供血血管等特点，血管内治疗是硬膜外瘘治疗的最佳

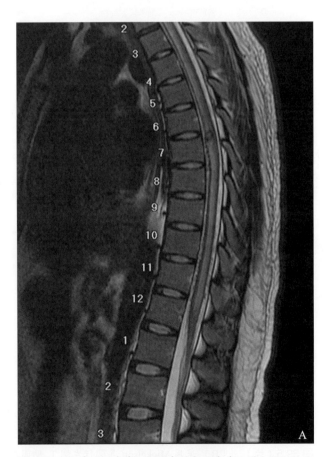

图 39.5　20 岁男性患者。因腹部放射性疼痛 2 周入院。入院 5 天出现双下肢无力，左下肢无力进行性加重并伴感觉缺失。（A）MRI 矢状位 T2W 成像显示 T_6/T_7 节段髓内病变伴出血，以及少量腹侧椎管内血管流空现象，考虑脊髓 AVM。

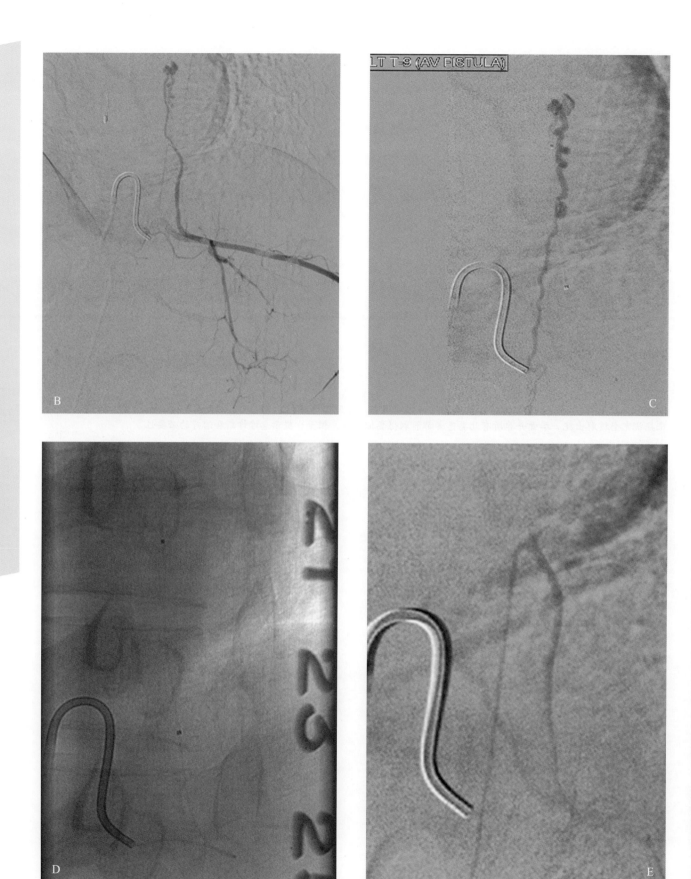

图 39.5（续） （B）采用 Mickelson 导管行左侧 T₉ 肋间动脉选择性造影，明确诊断为 A 型硬膜内腹侧 AVF，动脉相早期可见少量的曲张静脉、血流量中等、与 ASA 直接相关。（C）动脉相晚期可见腹侧动脉化的静脉丛。（D）栓塞前未减影前后位观，微导管紧贴瘘口。（E）尽管有少量 nBCA 胶逆流，栓塞后造影 ASA 显影良好。术后患者症状一过性加重，但左下肢肌力迅速恢复至正常的九成，术后 1 个月患者基本恢复正常行走。

选择（图 39.6）。因血流量高、供血动脉粗，一般不采用颗粒性栓塞剂；血流量特别高者，可选择可解脱弹簧圈，必要时辅以液体栓塞剂，但弹簧圈栓塞所使用的导管相对较粗，不利于超选择性插入[2]；经静脉栓塞治疗也有报道。治疗目标依然是瘘点和紧邻瘘点动脉化静脉的完全闭塞，硬膜外瘘有时尚需要将邻近瘘点的供血动脉远端一起栓闭。外科干预仅适用于引流静脉过度扩张等原因导致脊髓明显压迫而神经功能严重受损的患者。

脊髓动静脉畸形

硬膜外 - 硬膜内 AVM

硬膜外 - 硬膜内 AVM 一度被称为青少年 AVM、位变异构 AVM 或 Ⅲ 型 AVM；指一大类儿童或青少年罹患的、临床表现为疼痛和进行性脊髓病的、相对罕见的、病灶大的血管病变。硬膜外 - 硬膜内 AVM 血流量大，有多支供血动脉，且病变不受组织类型限制，常常累及邻近的椎骨、肌肉、皮肤、皮下组织、椎管、脊髓以及神经根（图 39.3C）。神经功能损害常由脊髓压迫、静脉充血、血管盗血和出血所致。

早前的血管内治疗采用 PVA 颗粒，远不能反映当前血管内治疗的现状[23, 24]。Bondi 等[23]报道的较大的脊髓 AVM 患者中有 15 例为位变异构 AVM，由于栓塞后复发，15 例患者共经历了 158 次栓塞治疗，8% 的患者术后症状仍然进展。他们认为微粒栓塞对减少出血、改善临床症状、缓解进展有效，且并发症相对较少。但 PVA 栓塞后的再通率高，往往需要 DSA 随访和再次栓塞治疗，目前已不再作为硬膜外 - 硬膜内 AVM 的一线治疗。

Corkill 等[25]采用 Onyx 栓塞治疗 6 例硬膜外 - 硬膜内 AVM。完全栓塞的 1 例，但后期出现再通复发；3 例患者临床症状改善，2 例稳定，1 例出现永久性神经功能下降。一般经验认为 Onyx 血管内治疗可取，对其短期和长期疗效的大样本临床研究值得期待。

硬膜外 - 硬膜内 AVM 预后差，对于外科手术和血管内栓塞治疗都是巨大的挑战（图 39.7）。复杂的血管构造、高血流量、大病灶以及邻近组织的累及使得外科手术过程中和血管造影时难以分辨脊髓血管正常的解剖结构。完全闭塞异常血管而不发生严重神经功能损伤常常难以完成。Spetzler 等[26]采取术前和术中栓塞联合分期手术切除的方法，最后为 1 例硬膜外 - 硬膜内 AVM 患者彻底切除病灶且取得临床症状改善。但这仅仅是个案，对于硬膜外 - 硬膜内 AVM 较为现实的目标是姑息性治疗。对于巨大的无法切除的病变，栓塞治疗的目的是改善占位、盗血或静脉高压导致的神经功能损伤。外科手术主要是解除占位导致的神经根和脊髓压迫。对于潜在可切除的病变，应

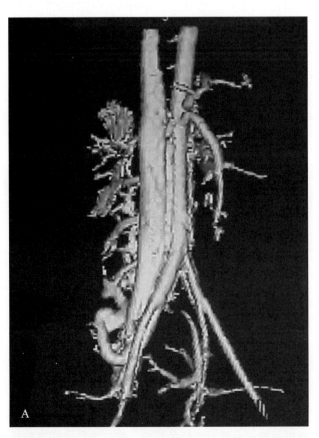

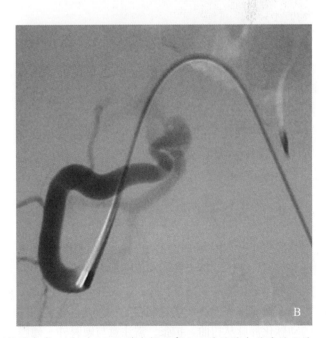

图 39.6　2 岁患儿，因双下肢发育不达标就诊；右侧腹股沟可闻及杂音。（A）MRA 筛查提示高血流量的髂内动脉供血的硬膜外 AVF。DSA 进一步证实硬膜内静脉丛未累及。（B）动脉相早期。

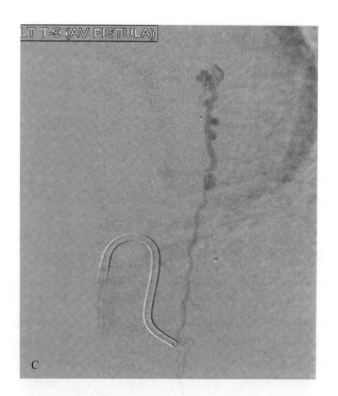

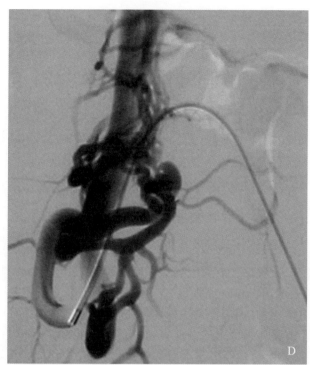

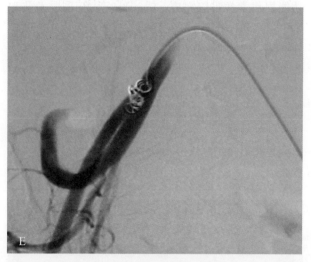

图 39.6（续）（C）动脉相中期。（D）动脉相晚期。（E）弹簧圈栓塞后造影（前后位成像时因重叠弹簧圈团远端的实际位置被掩盖），患儿双下肢肌力恢复良好，后期随访患儿行走恢复正常（Used with the permission from Barrow Neurological Institute）。

采取术前血管造影和栓塞继而手术切除的多模式治疗方案。

髓内 AVM

髓内 AVM 也称作血管球型 AVM 或 II 型 AVM，多早年发病，与颅内 AVM 相同，病灶可以是团块状或弥散状。通常因继发出血而急性起病，当然也可表现为进行性或波动性脊髓病和疼痛。血管造影特征性地表现为高压力、高血流损害，早期静脉相即迅速充盈，通常双向引流至环绕脊髓的冠状静脉。邻近病灶的动脉化静脉丛扭曲、扩张，需注意与硬膜外-硬膜内 AVM 或 AVF 鉴别（图 39.3A）。髓内 AVM 的高

危特征的甄别，如动脉瘤，是血管内治疗前 DSA 检查的重点。

治疗策略包括外科手术、血管内治疗或多模式治疗。虽然完全治愈一贯是最理想的目标，关键是判断哪些患者完全治愈可能会出现神经功能缺损，治疗前需明确病灶的解剖边缘和病灶部位，并进行刺激物注射试验。在作者所在中心，所有的脊髓 AVM 治疗前必须进行 DSA 评估，以明确供血动脉和引流静脉的特点，判断其高危特征，确立其和脊髓正常血管的关系。为明确髓周和髓内的侧支吻合和侧支循环、避免造影时附近血管对病灶的影响，超选择性血管造影是必不可少的（图 39.8）。对每一位患者，必须根据病

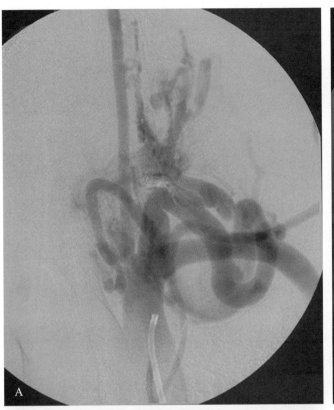

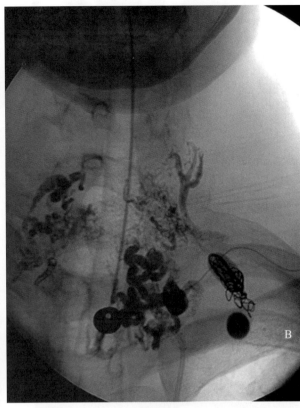

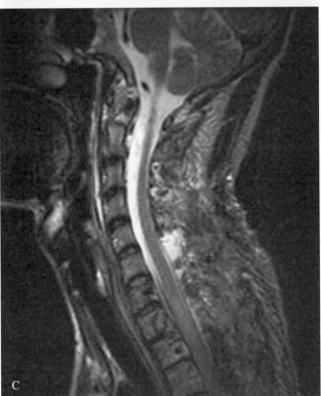

图 39.7 29 岁男性患者，因双下肢无力就诊。左下肢（4-/5）重于右下肢（4/5），并伴 T₄ 以下一般感觉减退。（A）左侧锁骨下动脉造影呈典型的硬膜外-硬膜内 AVM 表现，静脉引流于动脉相早期显影，未发现高风险特征。（B）采取多模式治疗方案，次全切除前、部分栓塞后左锁骨下动脉未减影造影显示血流明显减少。（C）多模式治疗后，MRI 正中矢状位 T2W 成像显示经广泛切除硬膜外静脉减压效果显著，脊髓 T2 相高信号依然存在。术后患者双下肢无力明显改善（Used with the permission from Barrow Neurological Institute）。

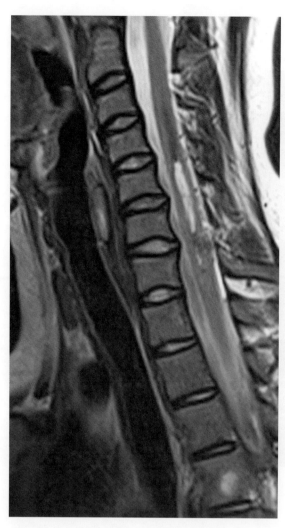

A

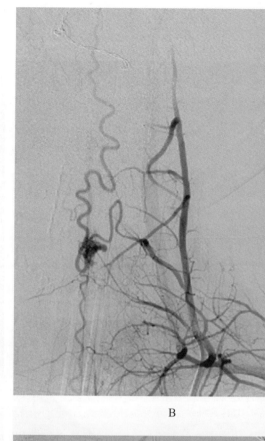

B

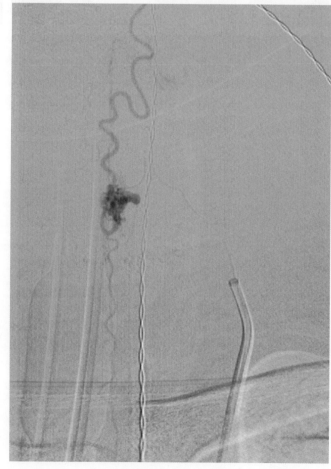

C

图 39.8 15 岁女性患者，既往曾因突发左侧肢体无力怀疑肿瘤而行手术探查。在此期间，患者左侧肢体肌力恢复至突发加重前水平。（A）MRI 正中矢状位 T2W 成像可见血管流空现象、脊髓软化和陈旧性出血。（B）前后位左侧甲状颈干造影显示髓内 AVM 和髓周静脉引流。由于优先分流，ASA 显影不清。（C）前后位观，超选择性插入微导管至 AVM 病灶处。

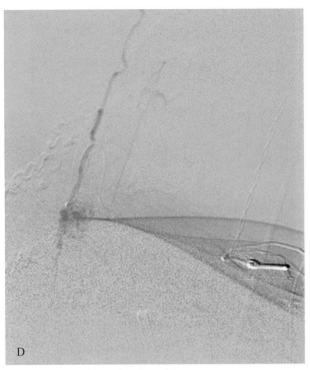
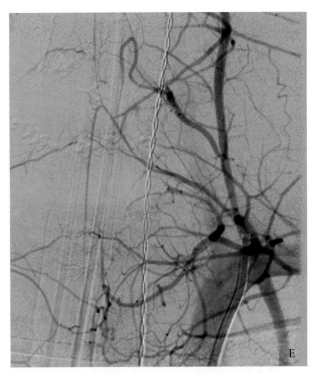

图 39.8（续） （D）侧位观。（E）栓塞前行 Wada 试验，IOM（术中监测）未发现异常。nBCA 胶栓塞治疗后血管造影证实 AVM 完全消失，甲状颈干的分支给 ASA 供血，ASA 显影良好。随后患者接受外科手术切除，出院时患者神经功能维持在入院时状态（Used with the permission from Barrow Neurological Institute）。

变特点、血管构筑、病灶部位、患者年龄、出血风险，以及最近是否发生出血和出血后恢复的病史，制定个体化的治疗方案。

关于髓内 AVM 是采取栓塞治疗还是术前栓塞联合手术切除治疗，目前已有足够的文献支持。总体而言，弥散状病灶的或者脊髓前外侧的髓内 AVM 的手术切除比较困难。单纯部分栓塞以降低出血风险的疗效尚不确定，但如果存在出血高危特征，如巢内动脉瘤，理论上讲部分栓塞是获益的。但栓塞后血流下降、占位效应缓解和盗血的减轻所带来的临床症状和神经功能改善的持久性，还有待进一步观察。鉴于血管内治疗的安全性和相对较低的并发症，对于手术风险高的患者，反复栓塞是可选择的治疗策略。

血管内治疗特别适合于脊髓深部、脊髓腹侧以及手术禁忌的髓内 AVM。脊髓血管造影时，关键的第一步是明确 ASA，几乎所有的髓内 AVM 拥有 ASA 来源的主要供血动脉。具有 PSA 供血血管的髓内 AVM 也很常见，但变异非常大。部分病例由于 ASA 优先分流至 AVM，血管造影时 ASA 正常显影被遮蔽；栓塞治疗时随着分流血管的闭塞，正常的脊髓动脉则随后正常显影。就血管内治疗连续和频繁操作而言，栓塞前 Wada 试验和审慎的栓塞首步是避免并发症的关键。

髓内 AVM 栓塞治疗继发神经功能损害的发生率高达 10%，如果治疗过程中 ASA 需要导管插入，并发症的发生率则更高。如前所述，并发症的发生通常是无意中造成脊髓正常滋养血管的闭塞所致。常见的原因包括栓塞剂的逆流、未能分辨正常血管系统、栓塞过程中导管位置不正确，以及栓塞剂选择失误。避免并发症的主要原则是尽可能贴近病灶以确保最安全有效地释放栓塞剂；这可最大限度防止栓塞剂逆流和避免正常动脉的意外栓塞，保证最大限度地栓塞病变血管。

如前所述，早期的栓塞治疗采用 PVA 颗粒，虽近期疗效确切，但高血管再通率和再处理率往往令人难以接受[23, 24]。由于亚克力胶（氰基丙烯酸酯胶）使用的技术要求苛刻，即使最熟练的介入治疗专家使用时也存在一定的不可预见性，因此亚克力胶不适用于髓内 AVM。亚克力胶的并发症包括意外的栓塞剂逆流、远端穿透导致引流静脉闭塞和注射过慢导致微导管粘连。Onyx 在这方面很有前途，允许持续数分钟的注射以保证理想可控的病灶栓塞，且其注射间歇期可通过指引导管行血管造影或 Wada 试验。这一特点特别有利于脊髓前动脉来源的细小供血动脉精确定

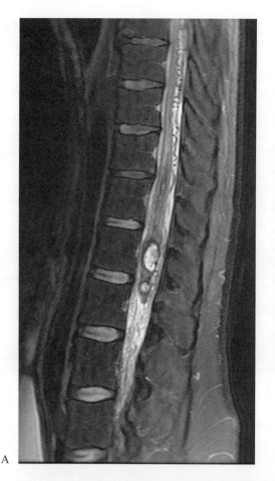

A

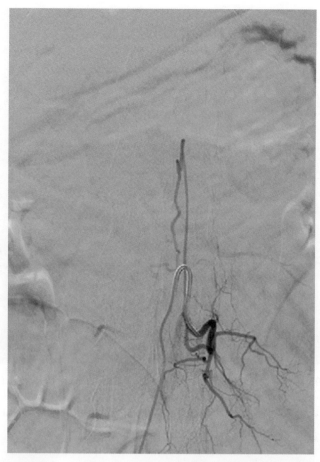

B

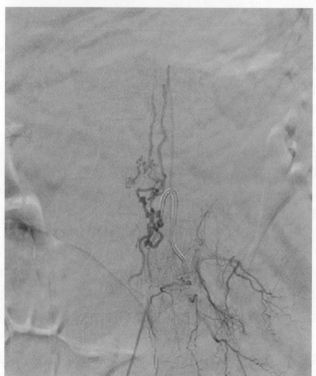

C

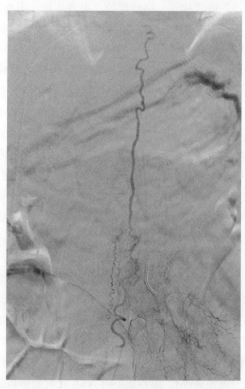

D

图 39.9 40 岁男性患者，既往有脊髓出血、下肢功能障碍，以及 3 次未成功的血管内治疗病史。（A）MRI 正中矢状位 T2W 成像显示陈旧性出血、广泛的流空现象，以及圆锥部位脊髓软化灶。影像诊断考虑部分治疗的圆锥 AVM。（B）左侧 L₂ 根动脉造影动脉相早期。（C）中期。（D）晚期。造影显示引流静脉早现、弥散的分流模式、脊髓前后循环间复杂的侧支吻合。

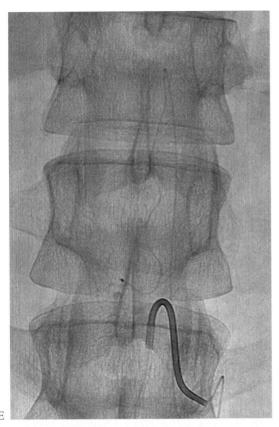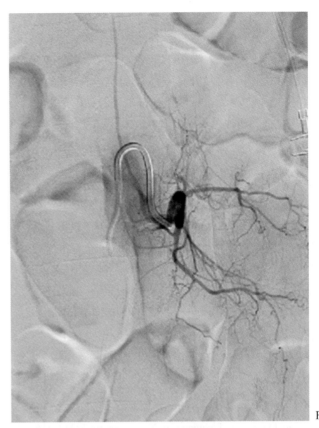

E   F

图 39.9（续）（E）未减影前后位成像显示微导管超选择性插入至圆锥 AVM 病灶处，Onyx 栓塞后 AVM 血流显著下降，以利于手术进一步切除。（F）手术切除后左侧 L_2 造影 AV 分流完全消失（Used with the permission from Barrow Neurological Institute）。

量栓塞[25]。正如前面强调的，DMSO 的血管毒性取决于 Onyx 的注射速度，栓塞过程中往往需要 1～2 分钟的停顿以减少 DMSO 的血管损害。因此当出现逆流迹象或其他情况时可利用 Onyx 注射间歇通过指引导管行血管造影，便于及时发现问题。而数分钟后继续栓塞以利于病灶深部 Onyx 的渗透和病灶的彻底闭塞[25]。Corkill 等[25]采用 Onyx 栓塞治疗 17 例脊髓 AVM，其中硬膜外 - 硬膜内 AVM 6 例，髓内 AVM 11 例，完全栓塞率达 37.5%。如今，Onyx 几乎完全取代氰基丙烯酸酯胶和 PVA 颗粒，广泛应用于髓内 AVM 的血管内治疗。随着导管技术的进步、理想栓塞剂的研制开发以及文献的积累，血管内治疗在髓内 AVM 治疗中的地位变得越来越重要。

尽管如此，手术切除依然是脊髓髓内 AVM 治疗的金标准，也是证据最充分的治疗方法。手术切除尤其适用于解剖结构简单、中线部位和脊髓浅表的、供血血管位于背侧的髓内 AVM。Spetzler[6]等报道 27 例手术治疗的髓内 AVM，92% 的患者病灶基本完全切除，67% 的患者术后临床症状明显改善，仅 8% 的患者出现神经功能下降；但此研究中采取术前栓塞治疗患者的所占比例未具体描述。作者建议对于复杂的、多支供血血管的髓内 AVM 最好采取术前栓塞联合手术切除的多模式治疗方案。Yasargil[27]、Rosenblum[28]和 Connolly[29]等研究取得类似的结论，术后 3～8.5 年的随访结果显示 33%～48% 的患者临床症状改善。

脊髓圆锥 AVM

脊髓圆锥 AVM 是脊髓 AVM 中相对较新的分类[6]，鉴于其独特的特点值得特别的关注。顾名思义，圆锥 AVM 累及脊髓圆锥和马尾，但可以扩展至终丝的全程。圆锥 AVM 具有血管球样病灶，累及髓内的同时也常常累及软脑膜和髓外其他结构。它们通常具有多支供血动脉、多个病灶和复杂的静脉回流。圆锥 AVM 复杂的血管构筑通常由多支有直接动静脉分流的供血动脉和显著扩张的引流静脉组成（图 39.3C），脊髓前后循环于圆锥处的直接吻合使得血管结构更加复杂化。

圆锥 AVM 患者临床可表现为脊髓病、脊神经根病或者脊髓神经根病。症状多继发于出血、静脉高压、缺血，以及严重扩张静脉的占位效应。成功治疗后脊

535

神经根病通常可以得到显著改善。

圆锥 AVM 通常需采取血管内和显微外科联合治疗（图 39.9），血管造影明确 ASA、PSA 及两者间的吻合部位是治疗成功的关键。圆锥 AVM 应积极采取多模式治疗[6]，血管内栓塞继以外科切除解除扩张静脉对脊髓和神经根的压迫可极大缓解患者的神经功能障碍。

结论

脊髓动静脉病变病理学上代表一个非常复杂的疾病谱，多根据解剖部位、分流模式和临床症状进行分类。脊髓血管造影是 AVF 和 AVM 诊断的金标准，血管内介入，无论作为外科术前治疗还是独立治疗，在脊髓动静脉病变的治疗中扮演重要的角色，血管内材料和技术的发展将进一步加速血管内介入治疗的临床应用。

参考文献

［1］Wells-Roth D, Zonenshayn M. Vascular anatomy of the spine. Operatives Techniques in Neurosurgery. 2003;6:116-121

［2］McDougall CG, Deshmukh VR, Fiorella DJ, Albuquerque FC, Spetzler RF. Endovascular techniques for vascular malformations of the spinal axis. Neurosurg Clin N Am 2005;16:395-410, x-xi

［3］Rabe FE, Yune HY, Klatte EC, Miller RE. Efficacy of glucagon for abdominal digital angiography. AJR Am J Roentgenol 1982;139:618-619

［4］Britz GW, Eskridge J. Endovascular treatment of spinal cord arteriovenous malformations. In: Winn HR, Youmans JR, eds. Youmans'Neurological Surgery, 5th ed. Philadelphia: WB Saunders, 2004:2363-2373

［5］Chaloupka JC, Huddle DC, Alderman J, Fink S, Hammond R, Vinters HV. A reexamination of the angiotoxicity of superselective injection of DMSO in the swine rete embolization model. AJNR Am J Neuroradiol 1999;20:401-410

［6］Spetzler RF, Detwiler PW, Riina HA, Porter RW. Modified classification of spinal cord vascular lesions. J Neurosurg 2002;96(2, Suppl) 145-156

［7］Anson JA, Spetzler RF. Classification of spinal arteriovenous malformations and implications for treatment. BNI Q 1992;8:2-8

［8］Niimi Y, Berenstein A. Endovascular treatment of spinal vascular malformations. Neurosurg Clin N Am 1999;10:47-71

［9］Gilbertson JR, Miller GM, Goldman MS, Marsh WR. Spinal dural arteriovenous fistulas: MR and myelographic findings. AJNR Am J Neuroradiol 1995;16:2049-2057

［10］Eddleman CS, Jeong H, Cashen TA, et al. Advanced noninvasive imaging of spinal vascular malformations. Neurosurg Focus 2009;26:E9

［11］Oldfield EH, Bennett A III, Chen MY, Doppman JL. Successful management of spinal dural arteriovenous fistulas undetected by arteriography. Report of three cases. J Neurosurg 2002;96(2, Suppl) 220-229

［12］Niimi Y, Berenstein A, Setton A, Neophytides A. Embolization of spinal dural arteriovenous fistulae: results and follow-up. Neurosurgery 1997;40:675-682, discussion 682-683

［13］Steinmetz MP, Chow MM, Krishnaney AA, et al. Outcome after the treatment of spinal dural arteriovenous fistulae: a contemporary single-institution series and meta-analysis. Neurosurgery 2004;55:77-87, discussion 87-88

［14］Morgan MK, Marsh WR. Management of spinal dural arteriovenous malformations. J Neurosurg 1989;70:832-836

［15］Song JK, Gobin YP, Duckwiler GR, et al. N-butyl 2-cyanoacrylate embolization of spinal dural arteriovenous fistulae. AJNR Am J Neuroradiol 2001;22:40-47

［16］Eskandar EN, Borges LF, Budzik RF Jr, Putman CM, Ogilvy CS. Spinal dural arteriovenous fistulas: experience with endovascular and surgical therapy. J Neurosurg 2002;96(2, Suppl)162-167

［17］Cenzato M, Versari P, Righi C, Simionato F, Casali C, Giovanelli M. Spinal dural arteriovenous fistulae: analysis of outcome in relation to pretreatment indicators. Neurosurgery 2004;55:815-822, discussion 822-823

［18］Narvid J, Hetts SW, Larsen D, et al. Spinal dural arteriovenous fistulae: clinical features and long-term results. Neurosurgery 2008;62:159-166, discussion 166-167

［19］Hida K, Iwasaki Y, Goto K, Miyasaka K, Abe H. Results of the surgical treatment of perimedullary arteriovenous fistulas with special reference to embolization. J Neurosurg 1999;90(2, Suppl)198-205

［20］Barrow DL, Colohan ART, Dawson R. Intradural perimedullary arteriovenous fistulas (type IV spinal cord arteriovenous malformations). J Neurosurg 1994;81:221-229

［21］Cho KT, Lee DY, Chung CK, Han MH, Kim HJ. Treatment of spinal cord perimedullary arteriovenous fistula: embolization versus surgery. Neurosurgery 2005;56:232-241, discussion 232-241

［22］Zhang H, He M, Mao B. Thoracic spine extradural arteriovenous fistula: case report and review of the literature. Surg Neurol 2006;66(Suppl 1):S18-S23, discussion S23-S24

［23］Biondi A, Merland JJ, Reizine D, et al. Embolization with particles in thoracic intramedullary arteriovenous malformations: long-term angiographic and clinical results. Radiology 1990;177:651-658

［24］Touho H, Karasawa J, Ohnishi H, Yamada K, Ito M, Kinoshita A. Intravascular treatment of spinal arteriovenous malformations using a microcatheter-with special reference to serial xylocaine tests and intravascular pressure monitoring. Surg Neurol 1994;42:148-156

［25］Corkill RA, Mitsos AP, Molyneux AJ. Embolization of spinal intramedullary arteriovenous malformations using the liquid embolic agent, Onyx: a single-center experience in a series of 17 patients. J Neurosurg Spine 2007;7:478-485

［26］Spetzler RF, Zabramski JM, Flom RA. Management of juvenile spinal AVM's by embolization and operative excision. Case report. J Neurosurg 1989;70:628-632

［27］Yasargil MG, Symon L, Teddy PJ. Arteriovenous malformations of the spinal cord. Adv Tech Stand Neurosurg 1984;11:61-102

［28］Rosenblum B, Oldfield EH, Doppman JL, Di Chiro G. Spinal arteriovenous malformations: a comparison of dural arteriovenous fistulas and intradural AVM's in 81 patients. J Neurosurg 1987;67:795-802

［29］Connolly ES Jr, Zubay GP, McCormick PC, Stein BM. The posterior approach to a series of glomus (type II) intramedullary spinal cord arteriovenous malformations. Neurosurgery 1998;42:774-785, discussion 785-786

第 40 章
神经介入术的进展与创新

Omar M. Arnaout, Rudy J. Rahme, Salah G. Aoun, Christopher S. Eddleman, Anitha Nimmagadda, Michael C. Hurley, Guilherme Dabus, Jeffery Miller, Sameer A. Ansari, Ali Shaibani, and Bernard R. Bendok

■ 张仁良　译

要点

◆ 神经介入新进展包括卒中治疗的新型机械装置、改良的液体栓塞剂和增强的接入装置。

◆ 未来的发展可能包括纳米技术和介入MRI。

◆ 干细胞和药物的局部给药治疗或许即将来临。

过去 20 年里脑血管病介入治疗的巨大进步有目共睹，这些进步包括脑出血性疾病和缺血性疾病新的处理策略。众所周知，20 世纪 90 年代初期可解脱铂金弹簧圈的诞生为颅内动脉瘤的治疗提供了新方法；而最近装置辅助弹簧圈技术、复杂形态弹簧圈、凝胶涂层和生物活性弹簧圈技术的开发和完善进一步推动了介入治疗的快速发展[1]。同样颅内动脉狭窄的血管成形和支架治疗也由既往借用冠脉装置转而使用专为脑血管设计的柔性更佳的颅内支架系统[2]。此外，21 世纪初第一个用于急性缺血性脑血管病血管再通治疗的机械取栓装置诞生，随着这一领域经验的积累，为了取得更为理想的疗效，这类装置将根据神经介入专家的需求不断改进和完善。从成像角度来看，介入工作已经从双向血管造影、CT 和 MRI 多模成像技术的发展中获益匪浅[3]。最后，就基础科学角度而言，脑血管病潜在分子和基因机制的研究进展迅速且成果斐然[4]，细胞治疗的前景喜人[5]。此外，复杂的基因流行病学研究为将来患者的合理筛选奠定基础。本章讨论脑血管病和肿瘤血管内治疗的进展和未来发展方向。

缺血性卒中

时间就是大脑

美国每年有 60 万新发卒中患者，此外复发卒中的患者 18 万[6]；在所有卒中患者中，缺血性卒中约占 87%，出血性卒中占 13%[6]。急性缺血性卒中的治疗和预后具有时间依赖性，发病后缺血脑组织仅在一个非常短暂的可救治时间。急性缺血性卒中发病 3 小时内 rtPA 静脉溶栓治疗可显著改善患者的预后[7]，对部分选择性患者静脉溶栓的时间窗可延长至 4.5 小时[8]。毫无疑问，时间窗内早期血管再通和血流重建与良好预后直接相关[9]。尽管人们都知道急性缺血性卒中的预后具有时间依赖性，脑缺血性损伤在一定时间内是可逆的，据估计不超过 5% 的急性脑梗死患者有机会接受 FDA 批准的静脉溶栓治疗[10]。导致这一不尽如人意现状的原因是多样的，多半与狭窄的时间窗以及患者的伴发疾病有关[11]。显然除治疗方案外，健康服务的运输保障亟待改善，以确保更多的患者能及时准确地转运至合适的治疗中心。

卒中的急救保障体系

改善卒中治疗需从院前阶段开始。加利福尼亚卒中注册（California Acute Stroke Prototype Registry, CASPR）的研究者认为，如果卒中症状出现至送达医院的时间控制在 1 小时之内，获得溶栓治疗的患者至少增加 10 倍；这突显了公共教育和紧急医疗服务响应时间的重要性。将来现场急救员遇到疑似卒中患者或许可以立即进行实时神经影像检查，并将图像传输给接诊的医疗中心，这样可以最大限度地优化诊断、检伤分类和导管插入的时间。经颅超声，特别是使用超声造影剂的经颅超声实时神经影像检查可以快速完成闭塞脑血管的评估[13]。与 CT 扫描比较，现已证实 95% 的病例彩色双超声可以正确鉴别出血性和缺血性卒中[14]。此外，第一时间使用脑保护剂可能会进一步改善卒中预后。

就人们目前的认识，若患者在溶栓治疗窗之后到达卒中治疗中心，除未来卒中的预防和康复治疗外几乎没有更多的选择；因此延长治疗窗，让更多的患者从急性卒中治疗中获益是关键。随着基于MRI 选择溶栓患者的临床试验的证据积累（DIAS, DEFUSE, DEDAS），现已越来越倾向于用动态的、功能性的时间窗取代传统的"秒表"计时[15]。进行中的 IST-3（Third International Stroke Trial）和 MR RESCUE（Magnetic Resonance and REcanalization of Stroke Clots Using Embolectomy）的结果也将对超出传统时间窗的急性缺血性卒中患者是否采取溶栓治疗产生影响。

介入技术的进步

最近随着血管内治疗装置的爆发式发展，介入方法作为静脉溶栓的补充或替代疗法在急性卒中的应用迅速壮大。PROACT 试验（Prolyse in Acute Cerebral Thromboembolism）是研究静脉溶栓药物治疗急性缺血性卒中最早的大型多中心试验之一，紧随其后的其他几个随机试验包括 IMS 研究（Interventional Management of Stroke）——tPA 静动脉联合溶栓治疗、IMS-Ⅱ——低能量超声联合动脉内接触溶栓治疗，以及评价机械取栓装置治疗急性缺血性卒中的 MERCI（Mechanical Embolus Removal in Cerebral Ischemia）和 Penumbra（San Leandro, CA）试验[15]。无论是药物溶栓还是机械再通，随着新一代取栓装置的开发应用以及药物溶栓和机械再通的联合应用，药物溶栓和机械再通将继续取得突破，血管再通率也将不断提高[16, 17]，未来的取栓装置很可能具备处理远端栓子的能力[18]。

除外血栓清楚和微灌输装置，支架取栓装置在急性脑栓塞患者血管再通中的应用是目前的临床研究热点[19, 20]。支架取栓或取栓后永久性置入作为溶栓治疗的辅助手段对于血管再通、血流重建很可能是有效的。

药物治疗的进展

急性缺血性卒中的药物治疗未来的希望包括如下。

新的溶栓药物和佐剂（包括抗血小板和抗凝剂）：微纤溶酶是重组型的人纤溶酶，较之 tPA，出血风险显著降低，其耐受性已经人志愿者研究证实，疗效也已经动物研究证实。关于微纤溶酶治疗急性缺血性卒中的临床研究目前正在进行[21]。

神经保护剂：神经保护剂一直是研究的热点，但迄今为止疗效不明。在撰写本文时，已经展开的缺血性卒中神经保护剂治疗的研究超过 160 项[22]，遗憾的是取得阳性结果的研究少之又少。然而，最近的 2项研究还是值得关注的，一项是大剂量人血白蛋白治疗（ALIAS, Albumin in Acute Stroke），初期的研究已经取得满意的结果[23]；一项更大的随机多中心安慰剂对照疗效试验正在进行中[15]。另一个是镁，到目前为止的研究表明镁具有相对较弱的神经保护作用[24]；进一步的研究正在进行中，镁制剂安全且相对廉价，特别适合超急性期院前使用或介入治疗过程中应用[15]。

促进潜在的或丧失的神经功能恢复的药物：虽然这类药物目前还处于萌芽期，将来介入治疗可能包括局部给予促神经功能恢复制剂，如外源性或内源性干细胞，或者促进内源性神经再生的神经营养因子等[25, 26]。

颅内动脉粥样硬化性疾病

颅内动脉粥样硬化性疾病（ICAD）占所有卒中的 8% ～ 10%[27]。众所周知，颅内动脉粥样硬化性狭窄的程度与卒中的风险直接相关，既往有缺血性卒中或 TIA 病史的颅内动脉狭窄 ≥ 70% 的患者年卒中发病率高达 18%，而既往有相同病史、颅内动脉狭窄 < 70% 的患者，年卒中发病率仅 6%[28]。

尽管颅内动脉狭窄 ≥ 70% 的患者存在显著的卒中风险，ICAD 的介入治疗仍然充满争议。虽然过去十多年 ICAD 的血管内治疗取得了重大的技术进步，包括分期的血管成形术和支架置入术[29, 30]，以及最近的自膨胀镍钛合金支架，迄今尚无明确的证据表明支架置入术优于强化的药物治疗（抗血小板、他汀类药物，以及综合危险因素的控制）[31]。此外，虽经多方面的努力，居高不下的支架内再狭窄发生率仍然是难以克服的屏障[32]。尽管已有大量的关于 ICAD 介入治疗的临床数据，但缺乏统一的标准和规范，将来急需制定标准化协议以便于结果的直接比较[33]。

介入技术的进步

药物洗脱支架已广泛应用于冠脉疾病的介入治疗，或许是 ICAD 介入治疗的发展方向[34]，但前提是必须解除迟发性再狭窄和血栓形成的困扰。理想的支架在置入后必须尽早形成稳定的内皮化，这可以显著降低支架内血栓形成的风险；新一代的颅内支架或许能达到上述要求，如生物活性涂层支架，其活性涂层可以刺激内皮细胞增生和循环生长因子的分泌[34]。目前正在研制的用于介入心脏病学领域的生物可降解支架或许是血管内装置的未来之星，因置入后可自行降解吸收，理论而言可以防止支架置入后的远期并发症[35]。

颅内动脉瘤

十多年前可解脱铂金弹簧圈在 FDA 获批，彻底改变了破裂和未破裂颅内动脉瘤的治疗。ISAT[36] 旨在比较颅内动脉瘤破裂血管内弹簧圈栓塞术和显微外科夹闭的疗效，其结果关于患者选择和随机化及后续问题产生了一些争论；尽管如此，血管内栓塞仍然是经严格筛选的动脉瘤治疗的合适选择。虽然"合适的动脉瘤"的定义始终在不断地变化，一些类型的动脉瘤迄今为止仍不建议采用简单的弹簧圈填塞治疗，如巨大动脉瘤[37, 38]、复杂的分叉动脉瘤，以及梭形

动脉瘤[39-41]。此外与开放手术相比，在当前非常注重节省成本的环境下，为确保这一领域的持续发展，血管内治疗的潜在高成本亟待解决[42]。

介入技术的进展

对预后和远期疗效的追求有力地推动了颅内动脉瘤血管内栓塞材料和技术的进步。为此，目前正在开发和测试几种有前景的技术（图 40.1）[43]。虽然颅内脉支架置入主要用作弹簧圈填塞的辅助[39, 44, 45]，在局部形成"扶壁"以防止填塞过程中弹簧圈逸出造成远端血管的栓塞；随着技术的进步，现今颅内和颅外支架可单独用于部分动脉瘤的治疗[46, 47]。令人最感兴趣的是血流导向支架用作动脉瘤治疗的一线选择，支架置入载瘤动脉后引起动脉瘤部位的血流动力学改变，促使动脉瘤内血栓形成。这种技术有望用于巨大动脉瘤的治疗，以提高动脉瘤闭塞率，同时降低再通率[48]，目前这些优势尚有待足够数据证明。另一方面，由于支架置入后需要充分的抗血小板治疗，对于破裂动脉瘤的治疗是不利的[49]。然而，支架材料的发展或许很快就能克服这一限制。除使用传统支架之外，根据载瘤动脉穿支血管的密度高低个性化定制支架的开发，有可能在进一步提高动脉瘤的闭塞率的同时最大限度保证重要分支血管的血流[50]。

由于不利的解剖部位以及担心远期复发，分叉动脉瘤，如大脑中动脉动脉瘤，主要采取外科手术治疗[51]。

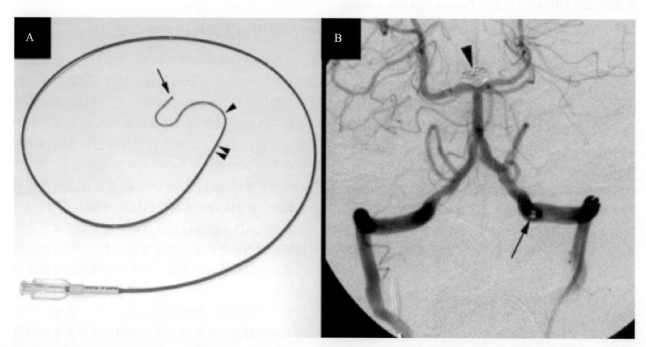

图 40.1　Neuron guide-catheter（Penumbra, San Leandro, CA），有长 6～12 cm 的极为柔软的末端，可置于颅底。（A）双箭头所指为 6F 至 5F 的过渡区，单箭头所指为末端柔软段，箭头所指为不透射线的尖端标记。（B）末端定位于 V3～V4 连接处，箭头所指为部分填塞的动脉瘤。

此类动脉瘤的血管内治疗，除受益于更耐用的栓塞材料之外，有可能会受益于为这类病变专门设计的分叉或 Y 型支架的发展，此类冠状动脉支架现已应用于临床。同样地，血流导向支架，如管道编织支架（ev3 Neurovascular, Irvine, CA），旨在降低血流冲力对动脉瘤壁的影响，同时提供一个支架以诱导"动脉瘤治愈"（"aneurysm healing"）以及血管重构[52]。这些装置可能对此类动脉瘤以及其他类型的动脉瘤的治疗产生重大影响。

除弹簧圈栓塞材料之外，液体栓塞剂如 Onyx（ev3 Neurovascular）可能将更频繁地应用于动脉瘤的治疗，尤其是复杂动脉瘤的治疗[53, 54]。另一方面，虽然初步结果模棱两可，生物活性弹簧圈最近获得极大的关注[55]。涂层弹簧圈所使用的材料分为 3 类：①旨在诱导动脉瘤闭塞的物质（如聚乙醇酸）[56]。②水凝胶弹簧圈（MicroVention, Tustin, CA）释放后发生体积膨胀，理论上可以提高动脉瘤的闭塞[57]，而且水凝胶弹簧圈比普通的铂金弹簧圈更耐久[58]。早期的水凝胶弹簧圈相对比较硬，最近的技术进步已经成功地解决了这个问题。③直接影响动脉瘤生物学特性的材料，包括生长因子（如 VEGF、TGF-β、FGF），以及诱导和促进动脉瘤闭塞的基因载体[59]，后一类栓塞材料有赖于对颅内动脉瘤生物学和遗传学的研究进展，这是目前非常活跃的研究领域。

药物治疗的进展

虽然绝大部分研究聚焦于新型血管内装置和栓塞剂的开发和测试，将来药物治疗的发展很可能将有助于颅内动脉瘤预后的改善。例如，术前抗血小板和抗凝治疗的作用尚未完全阐明，此类药物的使用指南尚未制定。此外，介入治疗过程中神经保护剂使用对介入术后扩散"冲击"的发生率和预后的影响的多个研究目前正在进行中[15]。同样地，降低蛛网膜下腔出血后血管痉挛发生率和严重性的药物也在努力研制中，这类药物或许可以减少此类患者对药物或者球囊血管成形术的依赖[60, 61]。

遗传学、病理生理学和筛查

人们对诱发动脉瘤形成和动脉瘤破裂的病理生理学和潜在遗传因素的了解有非常有限。动脉瘤生物学特性的深入研究，无疑将对其治疗和预后产生重大影响。例如，虽然总体而言生物活性弹簧圈的初步结果并未激起大家的热情，但此建议也不乏响应者[55]。生物活性弹簧圈的发展将来也可能吸收、整合基因或药物治疗以解决每个患者潜在的个性化的病理机制。

此外，更全面地了解脑动脉瘤发病的人口学特征，制定针对性的筛选方案，将有利于颅内动脉瘤早期发现和治疗。例如，Deka 等[62]发现与颅内动脉瘤相关的单核苷酸多态性，存在这种单核苷酸多态性的吸烟者发生颅内动脉瘤的风险显著增加。同样地，识别颅内动脉瘤破裂的危险因素，如影像学证据或动脉瘤内炎症反应的血清标志物，将有助于临床选择适当的治疗。

动静脉畸形（AVM）

AVM 是血管畸形中构成比较复杂的一类，其中一些适合血管内治疗。仅不足 15% 的脑和脊髓 AVM 是血管内治疗可以治愈的[16]。虽然 Galen 静脉畸形和颈动脉海绵窦瘘（CCF）往往血管内治疗即可治愈，很少需要开放手术治疗；但大多数复杂病变需要综合治疗，通常包括早期阶段的血管内栓塞治疗。

介入技术的进展

Onyx 的出现是 AVM 介入治疗新的里程碑。今后的进展将聚焦于新型栓塞剂和输送导管的研制。最近，藻酸钙作为潜在的新型栓塞剂引起广泛的关注，期待其初步结果早日公布[63]。

鉴于复杂的 AVM 常常需要采取包括血管内栓塞和放射外科等的综合治疗，未来的栓塞剂除了改善渗透性和安全性，还需改善辐射敏感度。此外，理想的栓塞剂应不易造成血栓栓塞，当发生意想不到的血管栓塞时应保留溶栓的潜力。最后，随着人们对 AVM 生物学特性的认识不断提高，尤其是进一步明确血管生长因子在 AVM 形成和扩展中所扮演的角色，具有抗血管新生属性的生物活性栓塞材料的引入可能有助于畸形血管的退化吸收，而不仅仅是栓塞。

硬脑膜动静脉瘘（DAVF）

DAVF 是获得性的颅内动静脉短路，病因不完全明确，约占颅内 AVM 的 15%。DAVF 的临床表现、治疗方式的选择以及预后很大程度上取决于静脉回流模式。

在 Onyx 引入之前，血管内栓塞治疗的材料包括聚乙烯醇（PVA）、α-氰基丙烯酸正丁酯（nBCA）和可解脱弹簧圈，经动脉栓塞的目标取决于个案特点，并不总能达到瘘的完全闭塞。自从引入 Onyx 以来，DAVF 的治愈性闭塞变得更加可行，Onyx 栓塞治疗的血管造影闭塞率是既往的栓塞材料的 2 倍[64]。与大多数 AVM 的治疗相似，未来的发展很可能集中于导管的改良和包括生物活性材料在内的新型栓塞剂的开发。

颈动脉病变

颈动脉病变的治疗在 20 世纪 50 年代中期首次被报道，至今仍然是研究和争论的主题。虽然颈动脉内膜切除术（CEA）依然是症状性颈动脉狭窄 > 50% 的治疗选择，但对于狭窄相对较轻或者无症状性狭窄 CEA 治疗仍然是有争议的。过去十多年关于颈动脉狭窄药物治疗和手术治疗的争论现如今已经扩大到包括颈动脉狭窄球囊血管成形术和支架置入术（CAS）的领域。

随着微创技术的逐年发展，颈动脉狭窄的 CAS 治疗也越来越普及。尤其是最近远端血栓保护装置的应用，进一步降低了术中栓塞的风险。一般来说，远端保护装置原理是在血管成形前于狭窄部位的下游展开一片不影响血流而能阻隔栓子的可回收的漏斗形半透膜；另一种防止远端栓塞的选择是近端血流阻断装置，如 MO.MA ULTRA，其优势是最大限度避免血管内装置通过易损斑块而引起栓子脱落，缺点是操作相对复杂，且需阻断血流。许多临床试验研究颈动脉狭窄 CAS 和 CEA 治疗的疗效和安全性[65-67]，其中最重要的是 CREST 研究[68]。CREST 研究无论是对参与研究的中心还是临床试验本身均采取了极为严格的标准，以确保研究结果的可靠性；最后对 2000 多例随机入组患者的临床资料统计分析的结果显示这项研究的主要结果没有显著差异。有趣的是，亚组分析的结果表明，CAS 的卒中发生率显著高于 CEA（4.1% 对 2.3%；$P = 0.01$）；CEA 围手术期的心肌梗死发生率则显著高于 CAS（2.3% 对 1.1%；$P = 0.03$）。CREST 研究认为这两种治疗是互补的，需根据医师个人经验以及患者的伴发疾病、年龄、解剖特点做出审慎的选择。

因颈外动脉（ECA）可能是侧支循环的重要来源，对于症状性同侧颈内动脉闭塞的患者，若 ECA 严重狭窄，ECA 支架治疗是可行的[46, 69]。多中心回顾性分析的初步结果是肯定的，2 年的随访结果显示 12 例患者中 5 例患者的神经系统症状消失。当然，充分阐明 ECA 支架的临床适应证尚需大样本的临床研究。

介入技术的进展

目前的远端保护滤过装置在导入释放过程中有可能造成栓子脱落，展开后也可能无法成功捕获小栓子[70]。而且，绝大部分远端保护滤过装置需要狭窄病变后有一段相对较长且直的血管，但并非所有的病

例都能满足这样的条件。倒流装置（近端血流阻断装置）临床也有使用，其优势是在导丝通过狭窄病变前使颈内动脉血液逆流以防止栓子脱落造成远端栓塞[71]。

随着支架技术的持续改进，根据术中造影进行患者特异性支架定制的前景变得极具吸引力。最近有光学相干层析成像（optical coherence tomography, OCT）的使用报道[72]，OCT 可能是首款描述斑块管腔内特点的设备，也许可用于预判患者远期栓塞事件的风险和可能受益于覆膜支架或细孔支架的患者筛选。随着将来新一代远端保护装置和支架的开发使用，CAS 疗效有望进一步改善。

微型装置、血管内导航和血管内路径

无线微型装置和纳米机器人应用于血管内的诊断和治疗是最近的研究主题和热点（图 40.2）。事实上，纳米机器人研究小组最近发表报告，使用标准 MRI 系统实时控制模拟人体解剖条件的动物模型活体内的铁磁物体[73]。内置铁磁体的血管内导管正在研制中，这种新的血管内介入导航设备可能会大大增加操作的精度和速度。此外，管腔内跟踪装置，如超声波设备，现已证明是可行的，可以准确跟踪定位血管内设备[74]。

血管内设备进入血管内并非没有风险，最近充足的证据显示多达 1/4 的血管内治疗患者 MRI 检查发现无症状性脑缺血性损伤[75]。这一观察报告强调未来工作重点旨在减少术中和术后即刻的卒中风险。

神经介入术的路径，对绝大部分患者而言，仍然首选经股动脉途径。对部分精心挑选的患者，备选途径有时是必要的。虽然经肱动脉[76]、经主动脉[77]、经颈动脉[78]途径以前均有报道，每种途径并非没有重大风险和限制。Bendok 等[79]报道了第一个经桡动脉途径成功完成颅内动脉血管内治疗的病例系列（图 40.3）；并认为随着血管内装置变得越来越精细，会越来越多采用经桡动脉途径。

神经介入成像

中枢神经系统的成像是一个快速发展的技术领域。对于神经介入专家，可将相关进展大致分为两类，一类与术前规划和患者选择有关，另一类则于术中使用。

虽然传统的导管造影仍是许多脑血管病变诊断的金标准，时间分辨磁共振血管造影术（TR-MRA）是

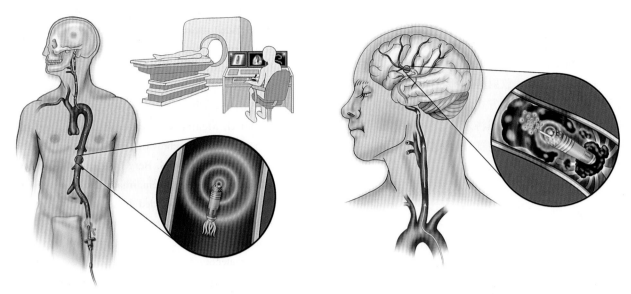

图 40.2 微型机器人通过股动脉插入，在 MRI 无线导航系统控制下到达脑动脉的远端，完成诸如超声成像、局部给药和机械取栓等各种操作。

一种很有前途的血管疾病诊断方法，可以进行时间和空间高分辨率成像，允许识别如 DAVF 等脑血管病变的血管构筑[80]。同样地，CTA 凭借其空间分辨率的不断提高、便捷的三维重建、图像采集时间短，以及久已确立的 CT 扫描架构，继续获得更广泛的应用。CT 是危重患者最常使用的手段，通常急诊非增强 CT 检查即可确立脑血管病的诊断，并为血管内治疗决策的制定提供足够的信息。MRI PWI 成像技术对神经介入而言变得越来越重要，因为借此可以识别低灌注的、可挽救的和梗死的脑实质区域，从而确定治疗目标和制定治疗方案。随着技术从定性和半定性成像向定量成像发展，很可能将出现新的更优越的诊断和治疗指南，以及进一步完善患者介入治疗的选择标准[81]。此外，定性 MRI 灌注成像可以提高脑灌注不足的病理条件的鉴别，包括闭塞性脑血管疾病和蛛网膜下腔出血后的血管痉挛。

　　MRI 还将是术中影像学检查未来的发展方向和保证。如今，神经外科手术室已配备 MRI，而术中 MRI 导航系统正开始走入神经介入导管室。此外，术前 MRI 将与导管的 MR 实时导航数据融合形成增强的三维图像重建，为治疗提供更好的血管外的解剖结构导航[82]。同样地，全息造影技术允许临床医师同步完整观看常规血管造影各个序列的图像，无须在多个序列间切换。

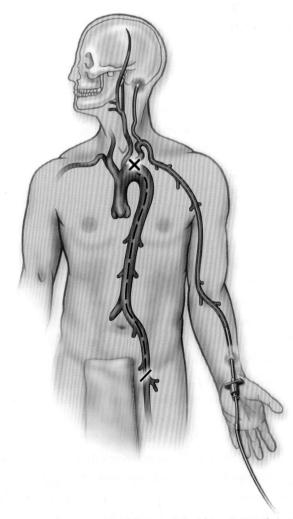

图 40.3 图例说明经桡动脉途径进行后循环病变血管内处理。有时这是经股动脉途径很好的备选方案。

结论

神经介入手术是一个迅速发展的领域，其装备不断改进，其治疗脊髓、头颈部、脑和脑血管疾病的适应证也不断变化。随着新的治疗方式和技术的经验积累，神经外科医师、放射科医师和神经病学家将以证据为基础的和创新性的方式继续推进该领域发展。令人兴奋的多方位的发展即将来临，包括影像、纳米技术、定制的神经血管内装置和植入物，以及疾病的病理生理机制的基础研究。

参考文献

［1］Boulos AS, Levy EI, Bendok BR, et al. Evolution of neuroendovascular intervention: a review of advancement in device technology. Neurosurgery 2004;54:438-452, discussion 452-453

［2］Bendok BR, Hopkins LN. Cutting balloon angioplasty to treat carotid in-stent restenosis. J Invasive Cardiol 2004;16:A16, discussion A16

［3］Bendok BR, Sherma AK, Hage ZA, et al. Periprocedural MRI perfusion imaging to assess and monitor the hemodynamic impact of intracranial angioplasty and stenting for symptomatic atherosclerotic stenosis. J Clin Neurosci 2010;17:54-58

［4］Rahme RJ, Bendok BR. Beyond opening a closed vessel. Neurosurgery 2010;66:N11-N12

［5］Koebbe CJ, Pandey A, Veznedaroglu E, Rosenwasser RH. The evolution and future directions of endovascular therapy. Clin Neurosurg 2006;53:191-195

［6］Rosamond W, Flegal K, Furie K, et al; American Heart Association Statistics Committee and Stroke Statistics Subcommittee. Heart disease and stroke statistics-2008 update: A report from the American Heart Association Statistics Committee and Stroke Statistics Subcommittee. Circulation 2008;117:e25-e146

［7］Marler JR, Tilley BC, Lu M, et al. Early stroke treatment associated with better outcome: the NINDS rt-PA stroke study. Neurology 2000;55:1649-1655

［8］Hacke W, Kaste M, Bluhmki E, et al; ECASS Investigators. Thrombolysis with alteplase 3 to 4.5 hours after acute ischemic stroke. N Engl J Med 2008;359:1317-1329

［9］Rha JH, Saver JL. The impact of recanalization on ischemic stroke outcome: a meta-analysis. Stroke 2007;38:967-973

［10］Katzan IL, Hammer MD, Furlan AJ, Hixson ED, Nadzam DM; Cleveland Clinic Health System Stroke Quality Improvement Team. Quality improvement and tissue-type plasminogen activator for acute ischemic stroke: a Cleveland update. Stroke 2003;34:799-800

［11］Part 9: Adult stroke. Circulation 2005;112: IV-111- IV-120

［12］California Acute Stroke Pilot Registry (CASPR) Investigators. Prioritizing interventions to improve rates of thrombolysis for ischemic stroke. Neurology 2005;64:654-659

［13］Seidel G, Meairs S. Ultrasound contrast agents in ischemic stroke. Cerebrovasc Dis 2009;27(Suppl 2):25-39

［14］Mäurer M, Shambal S, Berg D, et al. Differentiation between intracerebral hemorrhage and ischemic stroke by transcranial color-coded duplex-sonography. Stroke 1998;29:2563-2567

［15］Goldberg M. Stroke trials registry. 2010 http://www.strokecenter.org/ trials/

［16］Hopkins LN, Ecker RD. Cerebral endovascular neurosurgery. Neurosurgery 2008;62(6, Suppl 3)1483-1501, discussion 1501-1502

［17］Sugrue PA, Hage ZA, Surdell DL, Foroohar M, Liu J, Bendok BR. Basilar artery occlusion following C1 lateral mass fracture managed by mechanical and pharmacological thrombolysis. Neurocrit Care 2009;11:255-260

［18］Liebig T, Reinartz J, Hannes R, Miloslavski E, Henkes H. Comparative in vitro study of five mechanical embolectomy systems: effectiveness of clot removal and risk of distal embolization. Neuroradiology 2008;50:43-52

［19］Wakhloo AK, Gounis MJ. Retrievable closed cell intracranial stent for foreign body and clot removal. Neurosurgery 2008;62(5, Suppl 2)ONS390-ONS393, discussion ONS393-ONS394

［20］Zaidat OO, Wolfe T, Hussain SI, et al. Interventional acute ischemic stroke therapy with intracranial self-expanding stent. Stroke 2008;39:2392-2395

［21］Thijs VN, Peeters A, Vosko M, et al. Randomized, placebo-controlled, dose-ranging clinical trial of intravenous microplasmin in patients with acute ischemic stroke. Stroke 2009;40:3789-3795

［22］Internet Stroke Center WU. Stroke trials registry. 2010

［23］Palesch YY, Hill MD, Ryckborst KJ, Tamariz D, Ginsberg MD. The ALIAS Pilot Trial: a dose-escalation and safety study of albumin therapy for acute ischemic stroke-II: neurologic outcome and efficacy analysis. Stroke 2006;37:2107-2114

［24］Muir KW, Lees KR, Ford I, Davis S; Intravenous Magnesium Efficacy in Stroke (IMAGES) Study

Investigators. Magnesium for acute stroke (Intravenous Magnesium Efficacy in Stroke trial): randomized controlled trial. Lancet 2004;363:439-445

[25] Burns TC, Verfaillie CM, Low WC. Stem cells for ischemic brain injury: a critical review. J Comp Neurol 2009;515:125-144

[26] Chen J, Sanberg PR, Li Y, et al. Intravenous administration of human umbilical cord blood reduces behavioral deficits after stroke in rats. Stroke 2001;32:2682-2688

[27] Wityk RJ, Lehman D, Klag M, Coresh J, Ahn H, Litt B. Race and sex differences in the distribution of cerebral atherosclerosis. Stroke 1996;27:1974-1980

[28] Derdeyn CP, Chimowitz MI. Angioplasty and stenting for atherosclerotic intracranial stenosis: rationale for a randomized clinical trial. Neuroimaging Clin N Am 2007;17:355-363, viii-ix

[29] Levy EI, Hanel RA, Boulos AS, et al. Comparison of periprocedure complications resulting from direct stent placement compared with those due to conventional and staged stent placement in the basilar artery. J Neurosurg 2003;99:653-660

[30] Gross BA, Hurley MC, Bernstein R, Shaibani A, Batjer HH, Bendok BR. Endovascular recanalization for subacute symptomatic intracranial arterial occlusion: a report of two cases. Clin Neurol Neurosurg 2008;110:1058-1063

[31] Samaniego EA, Hetzel S, Thirunarayanan S, Aagaard-Kienitz B, Turk AS, Levine R. Outcome of symptomatic intracranial atherosclerotic disease. Stroke 2009;40:2983-2987

[32] Fiorella DJ, Levy EI, Turk AS, et al. Target lesion revascularization after wingspan: assessment of safety and durability. Stroke 2009;40:106-110

[33] Schumacher HC, Meyers PM, Higashida RT, et al. Reporting standards for angioplasty and stent-assisted angioplasty for intracranial atherosclerosis. Stroke 2009;40:e348-e365

[34] Parkinson RJ, Demers CP, Adel JG, et al. Use of heparin-coated stents in neurovascular interventional procedures: preliminary experience with 10 patients. Neurosurgery 2006;59:812-821, discussion 821

[35] Tamai H, Igaki K, Kyo E, et al. Initial and 6-month results of biodegradable poly-l-lactic acid coronary stents in humans. Circulation 2000;102:399-404

[36] Molyneux A, Kerr R, Stratton I, et al; International Subarachnoid Aneurysm Trial (ISAT) Collaborative Group. International Subarachnoid Aneurysm Trial (ISAT) of neurosurgical clipping versus endovascular coiling in 2143 patients with ruptured intracranial aneurysms: a randomized trial. Lancet 2002;360:1267-1274

[37] Parkinson RJ, Eddleman CS, Batjer HH, Bendok BR. Giant intracranial aneurysms: endovascular challenges. Neurosurgery 2008;62(6, Suppl 3)1336-1345

[38] Parkinson RJ, Eddleman CS, Batjer HH, Bendok BR. Giant intracranial aneurysms: endovascular challenges. Neurosurgery 2006;59(5, Suppl 3)S103-S112, discussion S3-S13

[39] O'Shaughnessy BA, Getch CC, Bendok BR, Batjer HH. Late morphological progression of a dissecting basilar artery aneurysm after staged bilateral vertebral artery occlusion: case report. Surg Neurol 2005;63:236-243, discussion 243

[40] Parkinson RJ, Bendok BR, Getch CC, et al. Retrograde suction decompression of giant paraclinoid aneurysms using a No. 7 French ballooncontaining guide catheter. Technical note. J Neurosurg 2006;105:479-481

[41] Surdell DL, Hage ZA, Eddleman CS, Gupta DK, Bendok BR, Batjer HH. Revascularization for complex intracranial aneurysms. Neurosurg Focus 2008;24:E21

[42] Hoh BL, Chi YY, Dermott MA, Lipori PJ, Lewis SB. The effect of coiling versus clipping of ruptured and unruptured cerebral aneurysms on length of stay, hospital cost, hospital reimbursement, and surgeon reimbursement at the university of Florida. Neurosurgery 2009;64:614-619, discussion 619-621

[43] Hurley MC, Sherma AK, Surdell D, Shaibani A, Bendok BR. A novel guide catheter enabling intracranial placement. Catheter Cardiovasc Interv 2009;74:920-924

[44] Adel JG, Sherma AK, Bendok BR. CT angiography for assessment of intracranial basilar apex aneurysm neck diameter reduction poststenting for treatment planning. Catheter Cardiovasc Interv 2010;75:644-647

[45] Bendok BR, Parkinson RJ, Hage ZA, Adel JG, Gounis MJ. The effect of vascular reconstruction device-assisted coiling on packing density, effective neck coverage, and angiographic outcome: an in vitro study. Neurosurgery 2007;61:835-840, discussion 840-841

[46] Xu DS, Abruzzo TA, Albuquerque FC, et al. External carotid artery stenting to treat patients with symptomatic ipsilateral internal carotid artery occlusion: a multicenter case series. Neurosurgery 2010;67:314-321

[47] Adel JG, Bendok BR, Hage ZA, Naidech AM, Miller JW, Batjer HH. External carotid artery angioplasty and stenting to augment cerebral perfusion in the setting of

subacute symptomatic ipsilateral internal carotid artery occlusion. Case report. J Neurosurg 2007;107:1217-1222

[48] Lubicz B, Bandeira A, Bruneau M, Dewindt A, Balériaux D, De Witte O. Stenting is improving and stabilizing anatomical results of coiled intracranial aneurysms. Neuroradiology 2009;51:419-425

[49] Kessler IM, Mounayer C, Piotin M, Spelle L, Vanzin JR, Moret J. The use of balloon-expandable stents in the management of intracranial arterial diseases: a 5-year single-center experience. AJNR Am J Neuroradiol 2005;26:2342-2348

[50] Levy EI, Chaturvedi S. Perforator stroke following intracranial stenting: a sacrifice for the greater good? Neurology 2006;66:1803-1804

[51] Suzuki S, Tateshima S, Jahan R, et al. Endovascular treatment of middle cerebral artery aneurysms with detachable coils: angiographic and clinical outcomes in 115 consecutive patients. Neurosurgery 2009;64:876-888, discussion 888-889

[52] Fiorella D, Woo HH, Albuquerque FC, Nelson PK. Definitive reconstruction of circumferential, fusiform intracranial aneurysms with the pipeline embolization device. Neurosurgery 2008;62:1115-1120, discussion 1120-1121

[53] Cekirge HS, Saatci I, Ozturk MH, et al. Late angiographic and clinical follow-up results of 100 consecutive aneurysms treated with Onyx reconstruction: largest single-center experience. Neuroradiology 2006; 48:113-126

[54] Hurley MC, Gross BA, Surdell D, et al. Preoperative Onyx embolization of aggressive vertebral hemangiomas. AJNR Am J Neuroradiol 2008;29:1095-1097

[55] Fiorella D, Albuquerque FC, McDougall CG. Durability of aneurysm embolization with matrix detachable coils. Neurosurgery 2006;58:51-59, discussion 51-59

[56] Murayama Y, Tateshima S, Gonzalez NR, Vinuela F. Matrix and bioabsorbable polymeric coils accelerate healing of intracranial aneurysms: long-term experimental study. Stroke 2003;34:2031-2037

[57] Kallmes DF, Fujiwara NH. New expandable hydrogel-platinum coil hybrid device for aneurysm embolization. AJNR Am J Neuroradiol 2002;23:1580-1588

[58] O'Hare AM, Fanning NF, Ti JP, Dunne R, Brennan PR, Thornton JM. HydroCoils, occlusion rates, and outcomes: a large single-center study. AJNR Am J Neuroradiol 2010;31:1917-1922

[59] Abrahams JM, Forman MS, Grady MS, Diamond SL. Delivery of human vascular endothelial growth factor with platinum coils enhances wall thickening and coil impregnation in a rat aneurysm model. AJNR Am J Neuroradiol 2001;22:1410-1417

[60] Eddleman CS, Hurley MC, Naidech AM, Batjer HH, Bendok BR. Endovascular options in the treatment of delayed ischemic neurological deficits due to cerebral vasospasm. Neurosurg Focus 2009;26:E6

[61] Mindea SA, Yang BP, Bendok BR, Miller JW, Batjer HH. Endovascular treatment strategies for cerebral vasospasm. Neurosurg Focus 2006;21:E13

[62] Deka R, Koller DL, Lai D, et al; FIA Study Investigators. The relationship between smoking and replicated sequence variants on chromosomes 8 and 9 with familial intracranial aneurysm. Stroke 2010;41:1132-1137

[63] Becker TA, Preul MC, Bichard WD, Kipke DR, McDougall CG. Preliminary investigation of calcium alginate gel as a biocompatible material for endovascular aneurysm embolization in vivo. Neurosurgery 2007;60:1119-1127, discussion 1127-1128

[64] Macdonald JH, Millar JS, Barker CS. Endovascular treatment of cranial dural arteriovenous fistulae: a single-centre, 14-year experience and the impact of Onyx on local practise. Neuroradiology 2010;52:387-395

[65] Endovascular versus surgical treatment in patients with carotid stenosis in the Carotid and Vertebral Artery Transluminal Angioplasty Study (CAVATAS): a randomised trial. Lancet 2001;357:1729-1737

[66] Ringleb PA, Allenberg J, Brückmann H, et al; SPACE Collaborative Group. 30 day results from the SPACE trial of stent-protected angioplasty versus carotid endarterectomy in symptomatic patients: a randomized non-inferiority trial. Lancet 2006;368:1239-1247

[67] Yadav JS, Wholey MH, Kuntz RE, et al; Stenting and Angioplasty with Protection in Patients at High Risk for Endarterectomy Investigators. Protected carotid-artery stenting versus endarterectomy in high-risk patients. N Engl J Med 2004;351:1493-1501

[68] Brott TG, Hobson RW II, Howard G, et al; CREST Investigators. Stenting versus endarterectomy for treatment of carotid-artery stenosis. N Engl J Med 2010;363:11-23

[69] Xu DS, Abruzzo TA, Albuquerque FC, et al. External carotid artery stenting to treat patients with symptomatic ipsilateral internal carotid artery occlusion: a multicenter case series. Neurosurgery 2010;67:314-321

[70] Clair DG. Carotid stenting: new devices on the horizon

and beyond. Semin Vasc Surg 2008;21:88-94

[71] Rabe K, Sugita J, Gödel H, Sievert H. Flow-reversal device for cerebral protection during carotid artery stenting-acute and long-term results. J Interv Cardiol 2006;19:55-62

[72] Yoshimura S, Kawasaki M, Hattori A, Nishigaki K, Minatoguchi S, Iwama T. Demonstration of intraluminal thrombus in the carotid artery by optical coherence tomography: technical case report. Neurosurgery 2010;67(3, Suppl Operative)E305, discussion E305

[73] Martel S, Mathieu JB, Felfoul O, et al. A computer-assisted protocol for endovascular target interventions using a clinical MRI system for controlling untethered microdevices and future nanorobots. Comput Aided Surg 2008;13:340-352

[74] Bond AE, Weaver FA, Mung J, Han S, Fullerton D, Yen J. The influence of stents on the performance of an ultrasonic navigation system for endovascular procedures. J Vasc Surg 2009;50:1143-1148

[75] Bendszus M, Koltzenburg M, Burger R, Warmuth-Metz M, Hofmann E, Solymosi L. Silent embolism in diagnostic cerebral angiography and neurointerventional procedures: a prospective study. Lancet 1999;354:1594-1597

[76] Gritter KJ, Laidlaw WW, Peterson NT. Complications of outpatient transbrachial intraarterial digital subtraction angiography. Work in progress. Radiology 1987;162(1 Pt 1):125-127

[77] Glower DD, Clements FM, Debruijn NP, et al. Comparison of direct aortic and femoral cannulation for port-access cardiac operations. Ann Thorac Surg 1999;68:1529-1531

[78] Berkmen T, Troffkin N, Wakhloo AK. Direct percutaneous puncture of a cervical internal carotid artery aneurysm for coil placement after previous incomplete stent-assisted endovascular treatment. AJNR Am J Neuroradiol 2003;24:1230-1233

[79] Bendok BR, Przybylo JH, Parkinson R, Hu Y, Awad IA, Batjer HH. Neuroendovascular interventions for intracranial posterior circulation disease via the transradial approach: technical case report. Neurosurgery 2005;56:E626, discussion E626

[80] Meckel S, Maier M, Ruiz DS, et al. MR angiography of dural arteriovenous fistulas: diagnosis and follow-up after treatment using a timeresolved 3D contrast-enhanced technique. AJNR Am J Neuroradiol 2007;28:877-884

[81] Schellinger PD, Bryan RN, Caplan LR, et al; Therapeutics and Technology Assessment Subcommittee of the American Academy of Neurology. Evidence-based guideline: The role of diffusion and perfusion MRI for the diagnosis of acute ischemic stroke: report of the Therapeutics and Technology Assessment Subcommittee of the American Academy of Neurology. Neurology 2010;75:177-185

[82] Saybasili H, Faranesh AZ, Saikus CE, Ozturk C, Lederman RJ, Guttman MA. Interventional MRI using multiple 3D angiography roadmaps with real-time imaging. J Magn Reson Imaging 2010;31:1015-1019